中国药典中药材及原植物志

艾铁民　主编

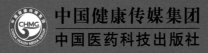

中国健康传媒集团
中国医药科技出版社

编委会

编者名单

主　　编　艾铁民

副　主　编　石上梅　　陈代贤　　王如峰　　张志翔　　马双成　　冯学锋

编　　者　张英涛　　刘　颖　　郭庆梅　　赵鑫磊　　孟武威　　康　帅　　顾　选

　　　　　王茂媛　　刘仁林　　闫双喜　　郭月秋　　王　莎　　庞月笙　　尹彦超

　　　　　高智强　　孙丹丹　　和焕香　　葛　菲　　秦新生　　裘利洪

主编助理　赵鑫磊

副主编助理　康　帅　　李德利　　谢宜飞

摄　影　者（按姓氏笔画排序）

　　　　　于俊林　　及元乔　　王　东　　王　海　　王　瑛　　王玉兵　　王光志

　　　　　王如峰　　王祝年　　王清隆　　王维宁　　王聚乐　　艾铁民　　叶喜阳

　　　　　朱大海　　朱仁斌　　朱鑫鑫　　刘　冰　　刘　军　　刘　翔　　刘广学

　　　　　刘延泽　　刘宗才　　刘培贵　　闫　冲　　安　稳　　许炳强　　孙庆文

　　　　　李　强　　李华东　　李泽贤　　李树红　　李策宏　　杨晓绒　　何　海

　　　　　何希荣　　何顺志　　汪　远　　张　军　　张　洁　　张　继　　张英涛

　　　　　张金龙　　张宪春　　张植玮　　陈　彬　　陈又生　　陈世品　　陈代贤

　　　　　陈贤兴　　陈炳华　　林广旋　　林茂祥　　林秦文　　尚明英　　易思荣

　　　　　罗　霄　　罗晋萍　　图力古尔　周　繇　　周重建　　孟武威　　赵鑫磊

　　　　　南程慧　　钟国跃　　秦新生　　钱　涛　　徐永福　　徐克学　　徐晔春

　　　　　高贤明　　郭月秋　　郭庆梅　　黄　健　　符　潮　　康　帅　　梁同军

　　　　　彭玉德　　敬　松　　蒋　宏　　谭运洪　　潘建斌　　戴攀峰　　魏　泽

序

党和政府全面推进健康中国战略，深化医药卫生体制改革，坚持人民用药安全有效就是最重要的内容。《中华人民共和国药典》（以下简称《中国药典》）是保障公众用药安全、保证药品质量的法定技术规范，是药品生产、供应、使用、检验和监管部门的法定依据，具有法定性和权威性。

《中国药典》2020年版是新中国成立以来颁布的第11版药典，一部收载中药材及成方制剂。众所周知，中药配方和制剂的疗效取决于中药材的真伪优劣。中药材绝大部分来源于植物及制成品，由于区域、民族和使用习惯不同，就产生同名异物和同物异名及混淆的情况，使中药品种复杂混乱，正本求真必须从源头做起，编写《中国药典中药材及原植物志》正是基于上述考虑，使读者获取植物药基源、产地、鉴别和直观的信息，更准确理解和执行《中国药典》，结合中药的特性，强化药品生产源头及全过程的质量管理。

中药是我国拥有自主知识产权最多的药品，使用人口最多，应用历史最悠久，有完整的理论应用体系，也是我国创新药研究的重点领域之一。由于中药的特点，标准的建立无疑是一个复杂的系统工程，需要相关学科学者集思广益、群策群力才能实现，特别是在执行实践中获得的宝贵经验。正如本版药典前言中关于完善药典工作机制所述："始终坚持公开、公正、公平的原则，不断完善药品标准的形成机制。……鼓励社会各界积极参与国家药品标准修正工作，积极研究和回应业界反馈意见和建议"。遵循这种开放精神，本书的作者们在编写过程中，守正创新，经多次编写会议补充完善，作为建议供大众讨论，以便在实践中日臻完善。

本书的出版将为读者严谨执行《中国药典》2020 年版提供详实依据，为中药国际标准的制订提供重要参考，希望成为中药药政监督管理，中医药科研、教学、临床、生产、营销及国际贸易重要的参考书，为中医药推进健康中国建设作出应有的贡献。

乐为之序。

中国工程院院士

中国医学科学院药用植物研究所名誉所长

2022 年 3 月

前 言

《中国药典》2020年版于2020年12月30日起实施，以本版药典一部为纲的《中国药典中药材及原植物志》即将付梓，旨在为准确实施药典、保障人民群众用药安全有效做一件有意义的工作。

由于编写工作量大，且为保证图片的准确无误，本书的编著者在原植物与药材图片的拍摄、征集和反复鉴别上花了很大的功夫。在深入研究第1版至第11版《中国药典》，以及借鉴以往出版的类似图书的宝贵经验基础上，汲取精华，采长补短。本着本版前言的"始终坚持公开、公正、公平的原则，不断完善药品标准的形成机制"精神，特别是着眼于中国要主导制定中药国际标准的理念，本书有以下创新点：

1. 物种的可追溯性。在物种文献的引证上借鉴了《中国植物志》（世界上重要植物志与其类同）编写方法，首引在物种的原文献，次引在《中国植物志》的出处，后引在中国药典的首次收入的版次和页数，这就保证该药用物种在生物学上的可追溯性。

2. 命名的唯一性。科学命名原则是保证名称的唯一性，一物一名，一名一物。谢宗万教授在其《汉拉英对照中药材正名辞典》（2004）就提出这个理念，我非常佩服和支持，但中药的复杂性主要原因在于一种药材有多种基源的情况，因给出多个带修饰语的中文名称在临床上是行不通的（中医古籍、中医方剂学、中药学及临床处方一般不会使用谢宗万教授提议的中文多基源药材的区分命名），故为了严谨就必须求其次：使药材拉丁名要做到"一物一名"，这样才能严谨科学地刊载在国际标准中。所以，本书对多基源的药材按基源不同分别给出药材拉丁名，总计涉及大黄等114种多基源中药材。其他个别命名的药材拉丁名也做了相应修订，例如真菌子实体药材命名添加药用部位拉丁名。

3. 命名要符合拉丁语法。拉丁文中被修饰的主词一般放在前面，修饰词变第二格放在后面。就药材拉丁名命名来说，一般是药用部位应放在前面，修饰它的学名变第二格放在后面。本书采用这种命名方式。如金钗石斛 Caulis Dendrobii Nobilis 将主词茎（药用部位）Caulis 放在前面，学名变第二格 Dedrobii Nobilis 放在后面。

4. 关于拉丁学名的字体。《中国植物志》的中文版和英文版，世界上各大重要植物志的植物学名的字体正名用黑正体，命名者用白正体，所列文献中的斜体学名为该种的拉丁异名，这样既能和西文相区别，也能使学名的正名和异名相区分，在学术讨论中是非常必要的。本书所列《中国药典》物种文献中，异名用斜体便于与正名很好地区分，准确无误地表明该物种曾用过的异名，从而不会被误认成是两个物种。

本书为中药材的科学命名进行了探讨和尝试，目的是使命名更加严谨。由于国内的拉丁文献较少，加之编者水平有限，在一些多基源药材命名所有格变格上可能有误，恳请广大读者指正为盼。

本书是供学习和应用《中国药典》时的参考书，如认为命名妥切，欢迎采纳，如有不同意见可以商榷或不采纳。

北京大学药学院教授

中国植物学会药用植物及植物药专业委员会名誉主任

艾铁民

2022 年 3 月

编写说明

本书编写目的主要是为《中华人民共和国药典》2020 年版收载的植物来源中药材提供形态学鉴定所需的相关特征描述及参考图片，以方便广大药品生产、供应、使用、检验和监督部门实践工作之需要。

一、本书按中药材中文名称的笔画顺序编列，以方便读者与《中国药典》相对照。

二、每种中药材项下按以下顺序给出相关内容：中文名称、拼音名称、拉丁名、来源、原植物、性状、功能主治，同时附每种药材的原植物图与药材图。

三、本书所载中药材拉丁名按照药用部位在前、植物名称在后的命名法。

四、原植物项包括每个原植物的名称、形态特征、地理分布等内容，在名称部分收载了植物中文名称、拉丁名及原始文献、《中国植物志》及《中国药典》的最早收载版次，以及历版《中国药典》出现的拉丁异名；将植物拉丁学名的属名与种名设定为黑正体，拉丁异名的属名与种名设定为斜体；"根茎"一律表述为"根状茎"。

五、本书尽可能提供了每个药材所有基源的植物图及药材图（市场难见流通的个别冷背药材图暂缺如），并采用中文名称与拉丁名结合的方式进行了分别标识。为了简便起见，在原植物图的标识中仅采用了拉丁简名（属名 + 种名，略去命名人缩写）；对于多个植物来源的同一药材采用了相同的药材中文名称，但对多基源的药材拉丁名进行了分别定名。

六、对于不同药材来源于同一植物的情况，仅在第一次出现的时候给出完整的原植物信息及植物图，其后出现的中药材项下不再重复叙述。

七、炮制药材附列于生品药材之后，不按笔画参与目录排序。

八、为方便读者检索，书后附有药材中文名称、药材拉丁名及原植物拉丁学名索引。

九、本书编写主要参考文献包括：《中国植物志》第 1~80 卷；《中国药用植物志》第 1~13 卷；第 1~11 版《中国药典》。

目 录

一枝黄花 Yizhihuanghua

HERBA SOLIDAGINIS

本品为菊科植物一枝黄花 **Solidago decurrens** Lour. 的干燥全草。秋季花果期采挖，除去泥沙，晒干。

原 植 物 一枝黄花 **Solidago decurrens** Lour., Fl. Cochinch. 501. 1790; 中国植物志 , 74: 75, 1985; 中华人民共和国药典（1977），1: 1, 1978.

多年生草本，高（9～）35～100cm。茎直立，下部光滑无毛，上部微有茸毛。单叶互生；卵形至矩圆形，长2～5cm，宽1～5cm，下部叶具柄，有极小的锯齿，上部叶较小而狭，近于全缘，上面深绿色，下面灰绿色，两面近光滑无毛。头状花序小，直径6～9mm，多数，排成顶生总状花序，或伞房圆锥花序，有时密聚成复头状花序；总苞片4～6层，披针形或狭披针形，具干膜质边缘，长5～6mm，大小不等，数列呈覆瓦状排列；舌状花黄色，雌性；中央管状花，两性，花冠5裂，花药聚合，基部钝。瘦果近圆柱形，无毛或顶端被疏柔毛。花果期4～11月。

产于江苏、浙江、安徽、江西、湖北、湖南、广东、广西、四川、贵州、云南、陕西南部、山东、台湾、海南等省区。生于海拔500～2850m的林缘、林下、灌丛及山坡草地。

性 状 本品长30～100cm。根状茎短粗，簇生淡黄色细根。茎圆柱形，直径0.2～0.5cm；表面黄绿色、灰棕色或暗紫红色，有棱线，上部被毛；质脆，易折断，断面纤维性，有髓。单叶互生，多皱缩、破碎，完整叶片展平后呈卵形或披针形，长1～9cm，宽0.3～1.5cm；先端稍尖或钝，全缘或有不规则的疏锯齿，基部下延成柄。头状花序直径约0.7cm，排成总状，偶有黄色舌状花残留，多皱缩扭曲；苞片3层，卵状披针形。瘦果细小，冠毛黄白色。气微香，味微苦辛。

功能主治 清热解毒，疏散风热。用于喉痹，乳蛾，咽喉肿痛，疮疖肿毒，风热感冒。

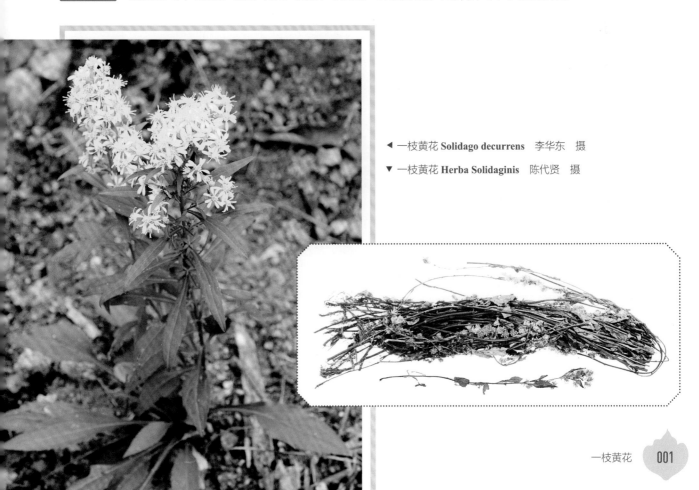

◀ 一枝黄花 **Solidago decurrens** 李华东 摄

▼ 一枝黄花 **Herba Solidaginis** 陈代贤 摄

丁公藤 Dinggongteng

本品为旋花科植物丁公藤 **Erycibe obtusifolia** Benth. 或光叶丁公藤 **Erycibe schmidtii** Craib 的干燥藤茎。全年均可采收，切段或片，晒干。

原 植 物

丁公藤 Erycibe obtusifolia Benth., Fl. Hongk. 236. 1861; 中国植物志 , 64（1）: 20, 1979; 中华人民共和国药典（1977）, 1: 2, 1978.

木质藤本，长约 12m。小枝干后黄褐色，有棱。单叶互生，叶柄长 0.8～1.2cm，无毛，叶片革质，椭圆形或倒长卵形，长 6.5～9cm，宽 2.5～4cm，先端钝或钝圆，基部渐狭成楔形，两面无毛；侧脉 4～5 对，至边缘以内网结上举。聚伞花序腋生和顶生，腋生的花少至多数，顶生的排列成总状，花序轴和花梗被淡褐色柔毛；花萼球形，萼片 5，近圆形，外面被淡褐色柔毛并有缘毛；花冠白色，5 裂，裂片长圆形，长约 1cm，全缘或浅波状；雄蕊 5，不等长，花药先端渐尖，花丝之间有鳞片；子房圆柱形，柱头圆锥状贴着子房。浆果卵状椭圆形，长约 1.4cm。种子 1 粒。花期 6～8 月。

产于广东、广西及海南。生于山谷湿润密林中或路旁灌丛。也分布于越南。

光叶丁公藤 Erycibe schmidtii Craib in Bot. Tidsskr. 32: 352. 1916; 中国植物志 , 64（1）: 21, 1979; 中华人民共和国药典（1995）, 1: 1, 1995.

与丁公藤 **Erycibe obtusifolia** 相似，区别点为叶片卵状椭圆形至长圆状椭圆形，先端骤然渐尖；花冠裂片边缘啮蚀状；浆果球形。

产于云南东南部、广西西南至东部、广东。生于海拔 250～1200m 的山谷密林或疏林中，攀生于乔木上。

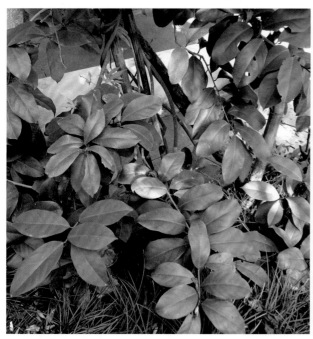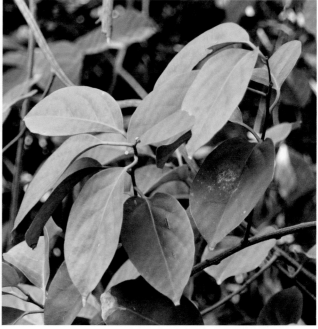

丁公藤 **Erycibe obtusifolia**　徐晔春　摄

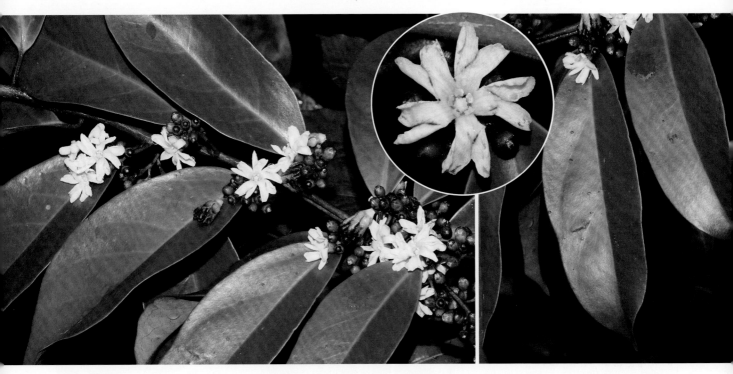

光叶丁公藤 **Erycibe schmidtii** 徐晔春 摄

性　状 本品为斜切的段或片，直径 1～10cm。外皮灰黄色、灰褐色或浅棕褐色，稍粗糙，有浅沟槽及不规则纵裂纹或龟裂纹，皮孔点状或疣状，黄白色，老的栓皮呈薄片剥落。质坚硬，纤维较多，不易折断，切面椭圆形，黄褐色或浅黄棕色，异型维管束呈花朵状或块状，木质部导管呈点状。气微，味淡。

功能主治 祛风除湿，消肿止痛。用于风湿痹痛，半身不遂，跌扑肿痛。

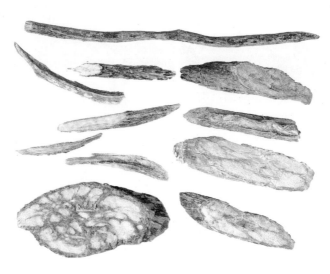

丁公藤 **Caulis Erycibes obtusifoliae** 王如峰 摄

丁香 Dingxiang

本品为桃金娘科植物丁香 **Eugenia caryophyllata** Thunb. 的干燥花蕾。当花蕾颜色由绿色转红时采摘，晒干。

原植物 丁香 **Eugenia caryophyllata** Thunb. in Docente Deo Museum naturalium Academiae upsaliensis. 1. 1788; 中华人民共和国药典（1963），1: 1, 1964.

常绿乔木，高达 10m。叶对生；叶柄明显；叶片长卵形或长倒卵形，长 5～10cm，宽 2.5～5cm，先端渐尖或急尖，基部狭窄常下延成柄，全缘。花芳香，成顶生聚伞圆锥花序；花萼肥厚，绿色，后转紫色，长管状，先端 4 裂，裂片三角形；花冠白色，稍带淡紫色，短管状，4 裂；雄蕊多数，花药纵裂；子房下位，与萼管合生，花柱粗厚，柱头不明显。浆果红棕色，长椭圆形，长 1～1.5cm，直径 5～8mm，先端萼片宿存。种子长方形，与果皮分离。

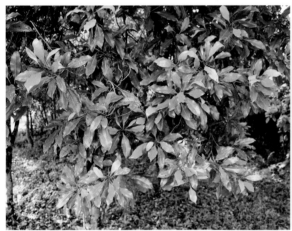
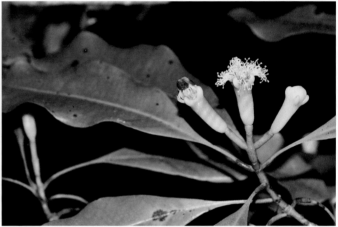

丁香 **Eugenia caryophyllata** 王清隆、朱仁斌 摄

产于马来群岛及非洲，我国广东、广西等地有栽培。

性状 本品略呈研棒状，长 1～2cm。花冠圆球形，直径 0.3～0.5cm，花瓣 4，覆瓦状抱合，棕褐色或褐黄色，花瓣内为雄蕊和花柱，搓碎后可见众多黄色细粒状的花药。萼筒圆柱状，略扁，有的稍弯曲，长 0.7～1.4cm，直径 0.3～0.6cm，红棕色或棕褐色，上部有 4 枚三角状的萼片，十字状分开。质坚实，富油性。气芳香浓烈，味辛辣、有麻舌感。

功能主治 温中降逆，补肾助阳。用于脾胃虚寒，呃逆呕吐，食少吐泻，心腹冷痛，肾虚阳痿。

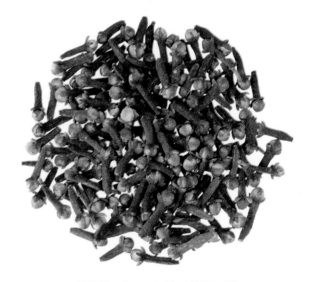

丁香 **Flos Caryophylli** 王如峰 摄

八角茴香 Bajiaohuixiang

本品为木兰科植物八角茴香 **Illicium verum** Hook. f. 的干燥成熟果实。秋、冬二季果实由绿变黄时采摘，置沸水中略烫后干燥或直接干燥。

原 植 物 八角茴香 **Illicium verum** Hook. f. in Bot. Mag. 114: , pl. 7005. 1888; 中国植物志, 30（1）: 228, 1996; 中华人民共和国药典（1953）, 6, 1953.

乔木，高 10～15m。叶不整齐互生，在顶端 3～6 片近轮生或簇生，革质或厚革质，倒卵状椭圆形，倒披针形或椭圆形，长 5～15cm，宽 2～5cm；中脉在叶上面稍凹下，在下面隆起；叶柄长 8～20mm。花粉红色至深红色，腋生或近顶生，花梗长 15～40mm；花被片 7～12 片，宽椭圆形到宽卵圆形，最大的长 9～12mm；雄蕊 11～20 枚，长 1.8～3.5mm，花丝长 0.5～1.6mm，药隔截形，药室稍凸起；心皮 7～9（～11），通常为 8，子房长 1.2～2mm，花柱钻形。果梗长 20～56mm，聚合果直径 3.5～4cm，饱满平直，蓇葖多为 8，呈八角形。花期 3～5 月，二次开花常 8～10 月，果期 9～10 月或翌年 3～4 月。

产于广西西部和南部。分布于海拔 200～700m，最高可到 1600m 的林中。福建南部、广东西部、云南东南部和南部也有栽培。

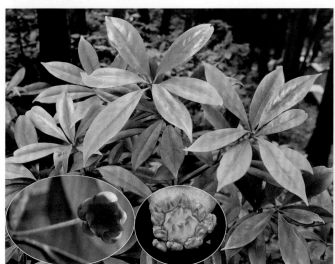
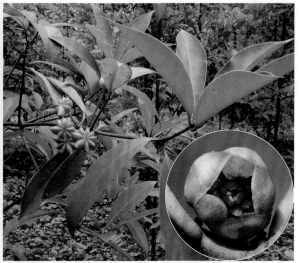

八角茴香 **Illicium verum** 张英涛、朱鑫鑫、李策宏 摄

性　状 本品为聚合果，多由 8 个蓇葖果组成，放射状排列于中轴上。蓇葖果长 1～2cm，宽 0.3～0.5cm，高 0.6～1cm；外表面红棕色，有不规则皱纹，顶端呈鸟喙状，上侧多开裂；内表面淡棕色，平滑，有光泽；质硬而脆。果梗长 3～4cm，连于果实基部中央，弯曲，常脱落。每个蓇葖果含种子 1 粒，扁卵圆形，长约 6mm，红棕色或黄棕色，光亮，尖端有种脐；胚乳白色，富油性。气芳香，味辛、甜。

功能主治 温阳散寒，理气止痛。用于寒疝腹痛，肾虚腰痛，胃寒呕吐，脘腹冷痛。

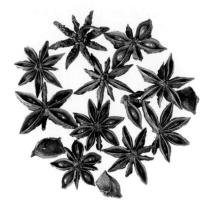

八角茴香 **Fructus Illicii veri** 王如峰 摄

本品为五加科植物人参 **Panax ginseng** C. A. Mey. 的干燥根和根状茎。多于秋季采挖，洗净经晒干或烘干。栽培的俗称"园参"；播种在山林野生状态下自然生长的称"林下山参"，习称"籽海"。

原植物 人参 **Panax ginseng** C. A. Mey. in Bull. Cl. Phys. -Math. Acad. Imp. Sci. Saint-Pétersbourg 1: 340. 1843; 中国植物志, 54: 180, 1978; 中华人民共和国药典（1977），1: 5, 1978.—— *P. schinseng* Nees, 中华人民共和国药典（1963），1: 2, 1964.

多年生草本，高 30~60cm；主根纺锤形。掌状复叶 3~6 枚，轮生茎顶，叶柄长 3~8cm；小叶 3~5，膜质，中央小叶椭圆形或长圆状椭圆形，长 8~12cm，侧生小叶卵形或菱状卵形，长 2~4cm，基部宽楔形，边缘具细密锯齿，齿具刺尖，先端长渐尖，上面疏被刚毛，下面无毛，侧脉 5~6 对；小叶柄长 0.5~2.5cm。伞形花序单生茎顶，具 30~50 花，花序梗长 15~30cm。花梗长 0.8~1.5cm；花淡黄绿色；萼具 5 小齿，无毛；花瓣 5；雄蕊 5，花丝短；子房 2 室，花柱 2，离生。核果肾形或扁球形，鲜红色，直径 6~7mm。种子肾形，乳白色。

产于黑龙江、吉林、辽宁，生于林下。吉林、辽宁广泛栽培。俄罗斯远东地区锡霍特山脉和朝鲜也有分布。

性状 本品主根呈纺锤形或圆柱形，长 3~15cm，直径 1~2cm。表面灰黄色，上部或全体有疏浅断续的粗横纹及明显的纵皱，下部有支根 2~3 条，并着生多数细长的须根，须根上常有不明显的细小疣状突出。根状茎（芦头）长 1~4cm，直径 0.3~1.5cm，多拘挛而弯曲，具不定根（芋）和稀疏的凹窝状茎痕（芦碗）。质较硬，断面淡黄白色，显粉性，形成层环纹棕黄色，皮部有黄棕色的点状树脂道及放射状裂隙。香气特异，味微苦、甘。

或主根多与根状茎近等长或较短，呈圆柱形、菱角形或人字形，长 1~6cm。表面灰黄色，具纵皱纹，上部或中下部有环纹。支根多为 2~3 条，须根少而细长，清晰不乱，有较明显的疣状突起。根状茎细长，少数粗短，中上部具稀疏或密集而深陷的茎痕。不定根较细，多下垂。

功能主治 大补元气，复脉固脱，补脾益肺，生津养血，安神益智。用于体虚欲脱，肢冷脉微，脾虚食少，肺虚喘咳，津伤口渴，内热消渴，气血亏虚，久病虚羸，惊悸失眠，阳痿宫冷。

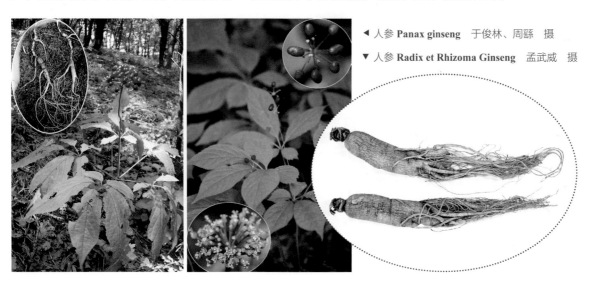

◀ 人参 **Panax ginseng** 于俊林、周繇 摄

▼ 人参 **Radix et Rhizoma Ginseng** 孟武威 摄

人参叶 Renshenye

FOLIUM GINSENG

本品为五加科植物人参 **Panax ginseng** C. A. Mey. 的干燥叶。秋季采收，晾干或烘干。

原 植 物 见"人参"项下。

性　　状 本品常扎成小把，呈束状或扇状，长 12～35cm。掌状复叶带有长柄，暗绿色，3～6 枚轮生。小叶通常 5 枚，偶有 7 或 9 枚，呈卵形或倒卵形。基部的小叶长 2～8cm，宽 1～4cm；上部的小叶大小相近，长 4～16cm，宽 2～7cm。基部楔形，先端渐尖，边缘具细锯齿及刚毛，上表面叶脉生刚毛，下表面叶脉隆起。纸质，易碎。气清香，味微苦而甘。

功能主治 补气，益肺，祛暑，生津。用于气虚咳嗽，暑热烦躁，津伤口渴，头目不清，四肢倦乏。

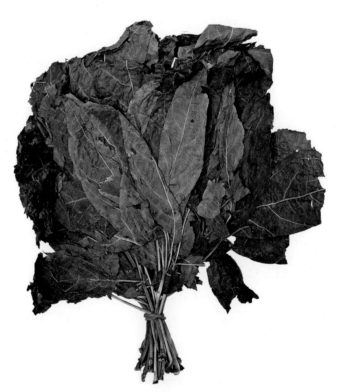

人参叶 **Folium Ginseng**　陈代贤　摄

儿茶 Ercha

本品为豆科植物儿茶 **Acacia catechu**（L. f.）Willd. 的去皮枝、干的干燥煎膏。冬季采收枝、干，除去外皮，砍成大块，加水煎煮，浓缩，干燥。

原植物 儿茶 **Acacia catechu**（L. f.）Willd., Sp. Pl. 4: 1079. 1806; 中国植物志 , 39: 28, 1988; 中华人民共和国药典（1977）, 1: 12, 1978.——*A. catechu* Willd., 中华人民共和国药典（1963）, 1: 6, 1964.

落叶小乔木，高 6～10m；树皮棕色，常呈条状薄片开裂，但不脱落；小枝被短柔毛。托叶下面常有一对扁平、棕色的钩状刺或无。二回羽状复叶，总叶柄近基部及叶轴顶部数对羽片间有腺体；叶轴被长柔毛；羽片 10～30 对；小叶 20～50 对，线形，长 2～6mm，宽 1～1.5mm，被缘毛。穗状花序，长 2.5～10cm，1～4 个生于叶腋处；花淡黄色或白色；花萼长 1.2～1.5cm，钟状，萼齿三角形，被毛；花瓣披针形或倒披针形，长 2.5cm，被疏柔毛。荚果条带状，长 5～12cm，宽 1～1.8cm，棕色，有光泽，成熟时开裂，果柄长 3～7mm，顶端有喙尖，内有 3～10 粒种子。花期 4～8 月；果期 9 月至翌年 1 月。

产于云南（西双版纳、临沧），广西、广东、浙江南部及台湾有引种栽培。印度、缅甸和非洲东部亦有分布。

性 状 本品呈方形或不规则块状，大小不一。表面棕褐色或黑褐色，光滑而稍有光泽。质硬，易碎，断面不整齐，具光泽，有细孔，遇潮有黏性。气微，味涩、苦，略回甜。

功能主治 活血止痛，止血生肌，收湿敛疮，清肺化痰。用于跌扑伤痛，外伤出血，吐血衄血，疮疡不敛，湿疹、湿疮，肺热咳嗽。

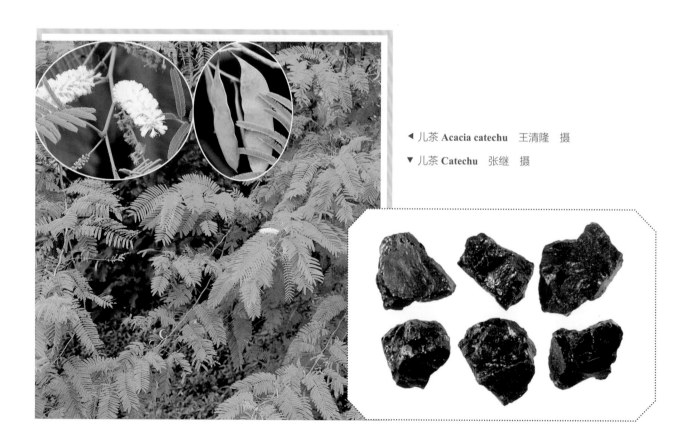

◀ 儿茶 Acacia catechu　王清隆　摄

▼ 儿茶 Catechu　张继　摄

九里香 Jiulixiang

FOLIUM ET CACUMEN MURRAYAE EXOTICAE ET AL.

本品为芸香科植物九里香 **Murraya exotica** L. 和千里香 **Murraya paniculata**（L.）Jack 的干燥叶和带叶嫩枝。全年均可采收，除去老枝，阴干。

原 植 物

九里香 Murraya exotica L. in Mant. Pl. 563. 1771; 中国植物志, 43（2）: 143, 1997; 中华人民共和国药典（1995）, 1: 7, 1995.

灌木或小乔木，高 3～8m，小枝无毛，嫩枝略被毛，绿色，老枝白色或淡黄灰色，具纵皱纹。羽状复叶，具 3～7 小叶，互生；小叶卵形至倒卵形至菱形，最宽处在中部以上，长 2～6cm，宽 0.5～3cm，先端圆或钝，急尖或有时微凹，基部略偏斜，全缘，绿色，薄革质，上表面有透明腺点；叶轴略被微柔毛；叶脉在两面凸起；小叶柄短或近无柄，下部有时被柔毛。聚伞花序短缩，腋生或顶生，花大而多，花萼 5；花瓣 5，白色，芳香；雄蕊 10。浆果肉质，成熟时红色，圆形或卵形，长 0.8～1.2cm，宽 0.6～1.0cm，果肉胶质状。种子 1～2 粒；种子表面具短棉质毛。花期 6～8 月，果期 9～11 月。

产于广东、广西、海南、云南、台湾、福建、贵州及湖南等省区，生于海边的砂质土壤中，多为栽培。也分布于东自菲律宾，南达印度尼西亚，西至斯里兰卡各地。

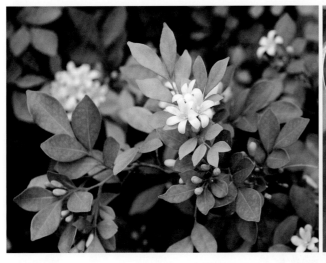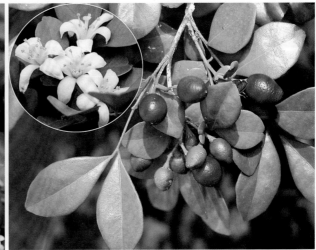

九里香 **Murraya exotica**　李华东、徐克学、王清隆　摄

千里香 Murraya paniculata（L.）Jack. in Malay. Misc. 1: 31. 1820; 中国植物志, 43（2）: 141, 1997; 中华人民共和国药典（1977）, 1: 14, 1978.

小乔木。树干及小枝灰白色或淡黄灰色，当年生枝横切面呈钝三角形。单数羽状复叶互生小叶片 3～7（～9）；小叶叶面有光泽，卵形或卵状披针形，长 2～7cm，宽 1～3cm，两侧对称或一侧偏斜，全缘呈波状，侧脉每边 4～8 条。聚伞花序通常有花 10 朵以内，稀多达 50 余朵；萼片 5，卵形，宿存；花瓣 5，倒披针形或狭长椭圆形，盛花时稍反折，散生淡黄色半透明油点；雄蕊 10 枚，长短不一；花柱绿色，柱头头状。浆果，橙黄色至朱红色，狭长椭圆形。种子 1～2 粒；种皮有棉质毛。花期 4～9 月或秋冬季，少见二次开花，果期 9～12 月。

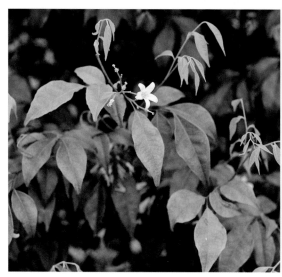
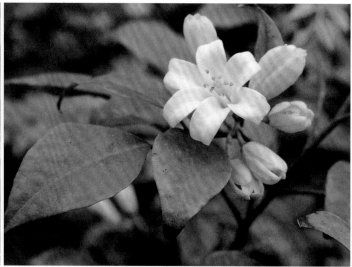

千里香 **Murraya paniculata** 徐晔春 摄

产于广东、广西、海南、云南、台湾、福建、贵州及湖南等省区，生于丘陵或海拔稍高的山地林中，多见于季节性干旱的石灰岩山地。也分布于缅甸、越南、泰国、菲律宾和印度。

性　　状

九里香　本品嫩枝呈圆柱形，直径 1～5mm。表面灰褐色，具纵皱纹。质坚韧，不易折断，断面不平坦。羽状复叶有小叶 3～9 片，多已脱落；小叶片呈倒卵形或近菱形，最宽处在中部以上，长约 3cm，宽约 1.5cm；先端钝，急尖或凹入，基部略偏斜，全缘；黄绿色，薄革质，上表面有透明腺点，小叶柄短或近无柄，下部有时被柔毛。气香，味苦、辛，有麻舌感。

千里香　本品小叶片呈卵形或椭圆形，最宽处在中部或中部以下，长 2～8cm，宽 1～3cm，先端渐尖或短尖。

功能主治　行气止痛，活血散瘀。用于胃痛，风湿痹痛；外治牙痛，跌扑肿痛，虫蛇咬伤。

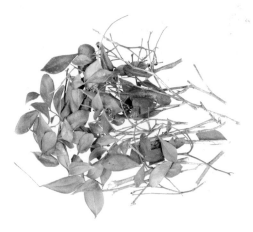
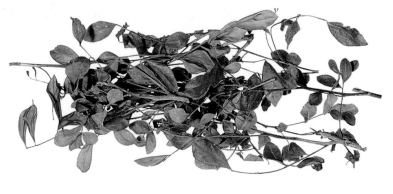

九里香 **Folium et Cacumen Murrayae exoticae**
王如峰　摄

九里香 **Folium et Cacumen Murrayae paniculatae**　陈代贤　摄

刀豆 Daodou

SEMEN CANAVALIAE

本品为豆科植物刀豆 **Canavalia gladiata**（Jacq.）DC. 的干燥成熟种子。秋季采收成熟果实，剥取种子，晒干。

原 植 物 刀豆 **Canavalia gladiata**（Jacq.）DC. Prodr.（DC.）2: 404.1825; 中国植物志, 41: 208, 1995; 中华人民共和国药典（1963），1: 1, 1964.

缠绕草质藤本，缠绕茎无毛或稍被毛。羽状复叶具 3 小叶，小叶卵形，长 8～15cm，宽（4～）8～12cm，先端渐尖或具急尖的尖头，基部宽楔形，两面疏被微柔毛或近无毛，侧生小叶偏斜；叶柄常较小叶片为短；小叶柄长约 7mm，被毛。总状花序具较长的总花梗，有花数朵生于总轴中部以上；花梗极短，生于花序轴隆起的节上；小苞片早落；花萼长 15～16mm，稍被毛，上唇约为萼管长的 1/3，具 2 枚阔而圆的裂齿，下唇 3 裂，齿小，长约 2～3mm，急尖；花冠白色或粉红色，长 3～3.5cm，旗瓣宽椭圆形，顶端凹入，基部具不明显的耳及阔瓣柄，翼瓣和龙骨瓣均弯曲，具向下的耳；子房线形，被毛。荚果带状，略弯曲，长 20～35cm，宽 4～6cm，离缝线约 5mm 处有棱。种子 10～14 粒，椭圆形或长椭圆形，种皮红色或褐色，种脐约为种子周长的 3/4。花期 7～9 月，果期 10 月。

我国长江以南各省区均有栽培。热带、亚热带及非洲广布。

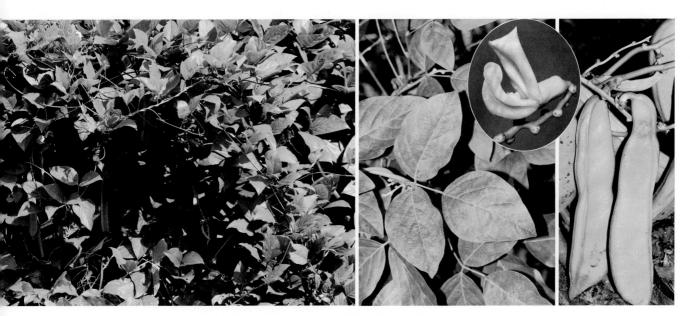

刀豆 **Canavalia gladiata** 李华东、朱鑫鑫 摄

性 状 本品呈扁卵形或扁肾形，长 2～3.5cm，宽 1～2cm，厚 0.5～1.2cm。表面淡红色至红紫色，微皱缩，略有光泽。边缘具眉状黑色种脐，长约 2cm，上有白色细纹 3 条。质硬，难破碎。种皮革质，内表面棕绿色而光亮；子叶 2，黄白色，油润。气微，味淡，嚼之有豆腥味。

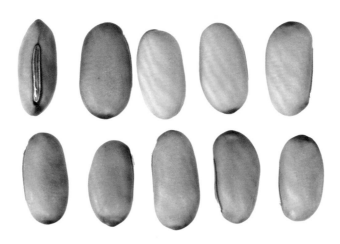

刀豆 **Semen Canavaliae**　王如峰　摄

功能主治　温中，下气，止呃。用于虚寒呃逆，呕吐。

三七 Sanqi

本品为五加科植物三七 **Panax notoginseng**（Burk.）F. H. Chen 的干燥根和根状茎。秋季花开前采挖，洗净，分开主根、支根及根状茎，干燥。支根习称"筋条"，根状茎习称"剪口"。

原植物 三七 **Panax notoginseng**（Burk.）F. H. Chen in Acta Phytotax.Sin. 13（2）：41. 1975; 中国植物志，54: 183, 1978; 中华人民共和国药典（1977），1: 18, 1978.——*P. pseudoginseng* Wall., 中华人民共和国药典（1963），1: 8, 1964.

多年生草本，高约 30～60cm；根状茎短，横生，有 1 至数条肉质根；肉质根纺锤形。地上茎单一，直立，具条纹。掌状复叶 2～5 枚，轮生茎顶；叶柄长 4～10cm，无毛；托叶小，披针形或椭圆形；小叶片（3～）5～7（～10），薄膜质，透明，倒卵状椭圆形至倒卵状长圆形，中央的长 9～10cm，侧生的较小，基部渐狭下延，边缘有重锯齿，上面脉上密生刚毛，下面无毛。伞形花序，顶生，花序梗长 7～25cm；有花 80～100 朵或更多的花；花萼 5 裂，裂片齿状，三角形；花瓣 5，卵形，淡黄绿色；雄蕊 5，与花瓣等长；子房 2 室，花柱上部 2 裂。核果，肾形，红色。种子 1～3，卵球状，白色。花期 7～8 月，果期 8～10 月。

云南多见栽培，野生种质绝灭。

性状 本品主根呈类圆锥形或圆柱形，长 1～6cm，直径 1～4cm。表面灰褐色或灰黄色，有断续的纵皱纹和支根痕。顶端有茎痕，周围有瘤状突起。体重，质坚实，断面灰绿色、黄绿色或灰白色，木部微呈放射状排列。气微，味苦回甜。

筋条呈圆柱形或圆锥形，长 2～6cm，上端直径约 0.8cm，下端直径约 0.3cm。

剪口呈不规则的皱缩块状或条状，表面有数个明显的茎痕及环纹，断面中心灰绿色或白色，边缘深绿色或灰色。

功能主治 散瘀止血，消肿定痛。用于咯血，吐血，衄血，便血，崩漏，外伤出血，胸腹刺痛，跌扑肿痛。

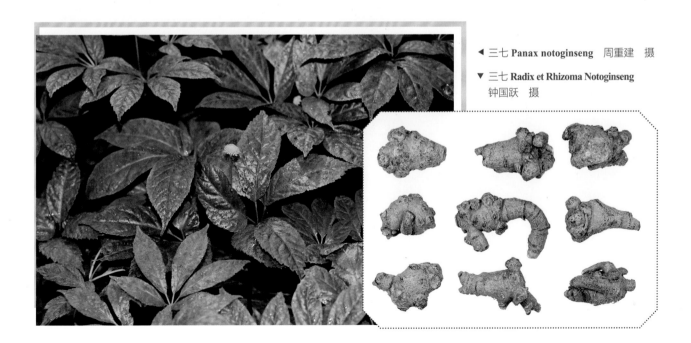

◀ 三七 Panax notoginseng　周重建　摄

▼ 三七 Radix et Rhizoma Notoginseng
钟国跃　摄

三白草 Sanbaicao

本品为三白草科植物三白草 **Saururus chinensis**（Lour.）Baill. 的干燥地上部分，全年均可采收，洗净，晒干。

原植物 三白草 **Saururus chinensis**（Lour.）Baill. in Adansonia 10: 71.1871; 中国植物志, 20（1）: 6.1982; 中华人民共和国药典（1977）, 1: 22, 1978.

多年生草本，高 30 ~ 80cm。茎直立或下部伏地，具纵长粗棱和沟槽，无毛。叶密生腺点，卵状披针形，长 6 ~ 15cm，宽 3 ~ 10cm，顶端短尖或渐尖，基部心形或斜心形，两面均无毛；茎上部的叶较小，在茎顶端的 2 ~ 3 片于花期常呈白色，呈花瓣状；基出叶脉 5 ~ 7 条，网状脉明显；叶柄长 1 ~ 3cm，无毛。总状花序白色，长 12 ~ 20cm；总花梗长 3 ~ 4.5cm，无毛，但花序轴密被短柔毛；苞片近匙形；雄蕊 6 枚。果近球形，直径约 3mm，分成 4 个分果爿，表面多疣状突起。花期 4 ~ 6 月；果期 6 ~ 7 月。

产于河北、山东、河南和长江流域及其以南各省区。生于溪谷湿地或水边。

性状 本品茎呈圆柱形，有纵沟 4 条，一条较宽广；断面黄棕色至棕褐色，纤维性，中空。单叶互生，叶片卵形或卵状披针形，长 4 ~ 15cm，宽 2 ~ 10cm；先端渐尖，基部心形，全缘，基出脉 5 条；叶柄较长，有纵皱纹。总状花序于枝顶与叶对生，花小，棕褐色。蒴果近球形。气微，味淡。

功能主治 利尿消肿，清热解毒。用于水肿，小便不利，淋沥涩痛，带下；外治疮疡肿毒，湿疹。

▼ 三白草 **Saururus chinensis** 赵鑫磊 摄

▶ 三白草 **Herba Saururi** 陈代贤 摄

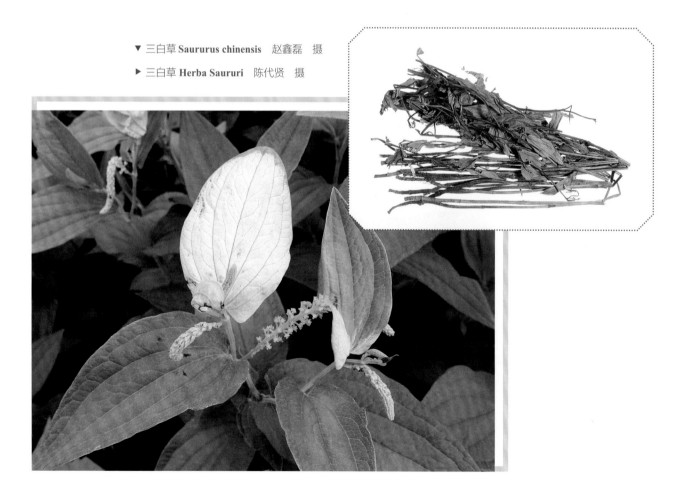

三棱 Sanleng

RHIZOMA SPARGANII

本品为黑三棱科植物黑三棱 **Sparganium stoloniferum** Buch.-Ham. 的干燥块茎。冬季至次年春采挖，洗净，削去外皮，晒干。

原植物 黑三棱 **Sparganium stoloniferum** Buch. -Ham. in Komarov Fl. URSS. 1: 219. 1934.; 中国植物志，8: 25, 1992; 中华人民共和国药典（1977），1: 22, 1978.——*S. ramosum* Huds., 中华人民共和国药典（1963），1: 8, 1964.

多年生水生或沼生草本。块茎膨大，比茎粗 2～3 倍或更多；根状茎粗壮，横走。茎直立，粗壮，高 0.7～1.2m 或更高，挺水。叶线形，长（20～）40～90cm，宽 1～1.5cm，上部扁平，下部背面呈龙骨状凸起，或呈三棱形，基部鞘状。圆锥花序开展，具 3～7 个侧枝，每个侧枝上着生 7～11 个雄性头状花序和 1～2 个雌性头状花序，主轴顶端通常具 3～5 个雄性头状花序，或更多，无雌性头状花序；雄花花被片匙形，先端浅裂，花丝长约 3mm，花药近倒圆锥形；雌花花被长 5～7mm，宽约 1～1.5mm，着生于子房基部，子房无柄。果实长 6～9mm，倒圆锥形，上部通常膨大呈冠状，具棱，褐色。花果期 5～10 月。

产于东北、华北及陕西、甘肃、新疆、江苏、江西、湖北、湖南、云南等省区。生于海拔 1500m 以下的湖泊、河沟、沼泽或水塘边浅水中。阿富汗、朝鲜、日本及中亚、西伯利亚及远东其他地区也有分布。

性　状 本品呈圆锥形，略扁，长 2～6cm，直径 2～4cm。表面黄白色或灰黄色，有刀削痕，须根痕小点状，略呈横向环状排列。体重，质坚实。气微，味淡，嚼之微有麻辣感。

功能主治 破血行气，消积止痛。用于癥瘕痞块，痛经，瘀血经闭，胸痹心痛，食积胀痛。

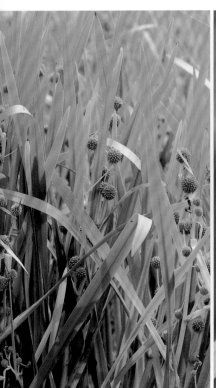

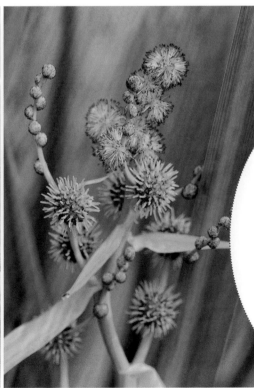

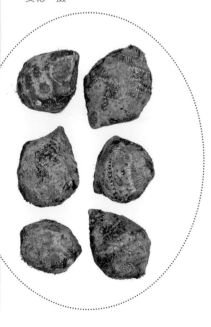

◀ 黑三棱 Sparganium
stoloniferum　戴仕林　摄

▼ 三棱 Rhizoma Sparganii
安稳　摄

三颗针 Sankezhen

RADIX BERBERIDIS SOULIEANAE ET AL.

本品为小檗科植物拟獴猪刺 **Berberis soulieana** Schneid. 、小黄连刺 **Berberis wilsonae** Hemsl. 、细叶小檗 **Berberis poiretii** Schneid. 或匙叶小檗 **Berberis vernae** Schneid. 等同属数种植物的干燥根。春、秋二季采挖，除去泥沙和须根，晒干或切片晒干。

原 植 物

拟獴猪刺 Berberis soulieana Schneid. in Bull. Herb. Boissier, sér. 2. 5: 449, 1905.; 中国植物志 , 29: 142, 2001; 中华人民共和国药典（1977），1: 23, 1978.

常绿灌木，高 1~2m。老枝圆柱形，有时具棱槽，暗灰色，具稀疏疣点，幼枝灰黄色，圆柱形；茎刺粗壮，三分叉，腹面扁平。叶革质，坚硬，长圆形、长圆状椭圆形或长圆状倒卵形，长 3.5~10cm，宽 1~2.5cm，先端急尖，具 1 硬刺尖，基部楔形，上面暗绿色，中脉凹陷，背面黄绿色，中脉明显隆起，不被白粉，叶缘平展，每边具 5~18 刺齿。花 7~20 朵簇生；花梗长 5~11mm；花黄色；小苞片 2，卵状三角形；萼片 3 轮，外萼片卵形，中萼片近圆形，内萼片倒卵状长圆形；花瓣倒卵形，长约 5mm，宽 3.8~4mm，先端缺裂，基部呈短爪，具 2 枚分离腺体。浆果倒卵状长圆形，熟时红色，顶端具明显宿存花柱，被白粉。种子 2~3 枚。花期 3~4 月，果期 6~9 月。

产于湖北、四川、陕西、甘肃。生于海拔 600~1800m 的杂木林中及林缘、山坡灌丛中或沟谷林下。

小黄连刺 Berberis wilsonae Hemsl. in Kew Bull. 1906: 151, 1906: 中国植物志 , 29: 105, 2001; 中华人民共和国药典（1977），1: 23, 1978 .

半常绿灌木，高约 1m。枝条常弓状弯曲，老枝棕灰色，幼枝暗红色，散生黑色疣点；茎刺细弱，三分叉，长 1~2cm，淡黄色或淡紫红色，有时单一或缺。叶革质，倒卵形或倒卵状匙形或倒披针形，长 6~25mm，宽 2~6mm，先端圆钝或近急尖，有时短尖，基部楔形，上面暗灰绿色，背面灰色，常微被白粉，全缘或偶有 1~2 细刺齿。花 4~7 朵簇生；花梗长 3~7mm；花金黄色；小苞片卵形；萼片 2 轮，外萼片卵形，内轮萼片倒卵状圆形或倒卵形；花瓣倒卵形，长约 4mm，宽约 2mm，先端缺裂；雄蕊长约 3mm。浆果近球形，长 6~7mm，直径 4~5mm，粉红色，顶端具明显宿存花柱，微被白粉。花期 6~9 月，果期翌年 1~2 月。

产于云南、四川、西藏、甘肃。生于海拔 1000~4000m 的山坡、灌丛、林缘或沟边。

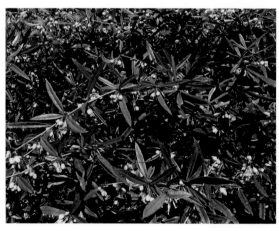

拟獴猪刺 **Berberis soulieana**　赵鑫磊　摄

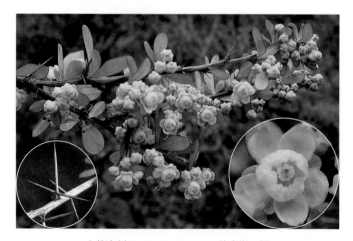

小黄连刺 **Berberis wilsonae**　徐克学　摄

细叶小檗 Berberis poiretii C. K. Schneid. in Mitt. Deutsch. Dendrol. Ges. 180. 1906; 中国植物志，29: 160，2001; 中华人民共和国药典（1977），1: 23，1978.

　　落叶灌木，高 1～2m。老枝灰黄色，幼枝紫褐色，散生黑色疣点，具条棱; 茎刺缺如或单一，有时三分叉，长 4～9mm。叶纸质，倒披针形，长 1.5～4cm，宽 0.5～1cm，基部渐狭，先端渐尖或短尖，上面深绿色，中脉下陷，下面常为灰绿色，中脉隆起，侧脉和网脉明显，两面无毛，叶全缘，偶有边缘中上部具细小刺齿数枚; 近无柄。穗状花序长 3～6cm，具花 8～15 朵，下垂; 花梗长 3～6mm，无毛; 花黄色; 萼片 2 轮，外轮椭圆形或长圆状卵形，内轮长圆状椭圆形; 花瓣倒卵形或椭圆形，先端锐裂。浆果长圆形，长约 9mm，顶端无宿存花柱，不被白粉。花期 5～6 月，果期 7～9 月。

　　产于吉林、内蒙古、辽宁、河北、山西、陕西、青海。生于海拔 600～2300m 的山坡灌丛、草原化荒漠、河岸或杂木林中。朝鲜、蒙古及俄罗斯（远东）也有分布。

匙叶小檗 Berberis vernae Schneid. in Pl. Wilson.（Sargent）1（3）: 372. 1913; 中国植物志，29: 159，2001; 中华人民共和国药典（1977），1: 23，1978.

　　落叶灌木，高 0.5～1.5m。老枝深灰色，具条棱，无毛，散生黑色疣点，幼枝常带红色; 茎刺粗壮，单一，淡黄色，长 1～3cm。叶倒披针形或匙状倒披针形，长 1～5cm，宽 0.3～1cm，基部渐狭，先端圆钝，全缘，偶生 1～3 枚刺齿; 叶柄长 2～6mm，无毛。穗状总状花序长 2～4cm，多花，具花 15～35 朵; 花梗长 1.5～4mm，无毛; 苞片披针形，短于花梗; 花黄色; 小苞片披针形，常带红色; 萼片 2 轮，卵形至倒卵形，内轮较外轮大约 1 倍; 花瓣倒卵状椭圆形，先端全缘，基部收缩呈爪状。浆果长圆形，长 4～5mm，淡红色，无宿花柱和白粉。花期 5～6 月，果期 8～9 月。

　　产于甘肃、青海、四川。生于海拔 2200～3850m 之间的河滩或山坡灌丛中。

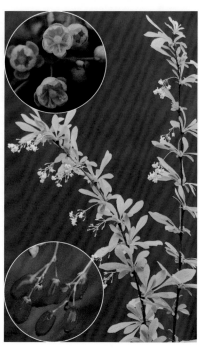

细叶小檗 **Berberis poiretii**　周繇　摄

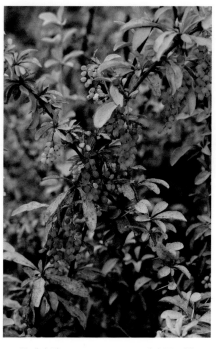

匙叶小檗 **Berberis vernae**　叶喜阳　摄

性　状　本品呈类圆柱形，稍扭曲，有少数分枝，长 10～15cm，直径 1～3cm。根头粗大，向下渐细。外皮灰棕色，有细皱纹，易剥落。质坚硬，不易折断，切面不平坦，鲜黄色，切片近圆形或长圆形，稍显放射状纹理，髓部棕黄色。气微，味苦。

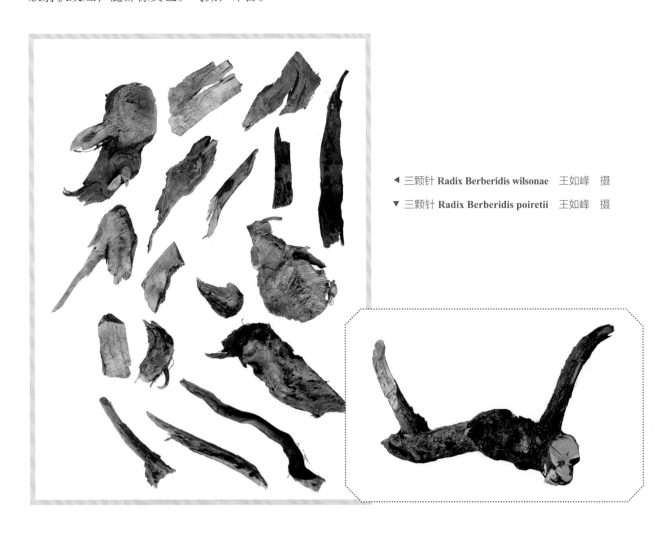

◀ 三颗针 Radix Berberidis wilsonae　王如峰　摄

▼ 三颗针 Radix Berberidis poiretii　王如峰　摄

功能主治　清热燥湿，泻火解毒。用于湿热泻痢，黄疸，湿疹，咽痛目赤，聤耳流脓，痈肿疮毒。

干姜 Ganjiang

本品为姜科植物姜 **Zingiber officinale** Rosc. 的干燥根状茎。冬季采挖，除去须根和泥沙，晒干或低温干燥。趁鲜切片晒干或低温干燥者称为"干姜片"。

原 植 物 姜 **Zingiber officinale** Rosc. in Trans. Linn. Soc. 7: 346. 1807; 中国植物志, 16（2）: 141, 1981; 中华人民共和国药典（1963）, 1: 9, 1964——*Z. officinale* Roscoe 中华人民共和国药典（1953）, 338, 1953; *Z. officinale*（Willd.）Rosc. 中华人民共和国药典（1985）, 1: 8, 1985.

植株高 0.5～1m；根状茎肥厚，多分枝，有芳香及辛辣味。叶片披针形或线状披针形，长 15～30cm，宽 2～2.5cm；叶舌膜质，长 2～4mm。总花梗长达 25cm；穗状花序球果状，长 4～5cm；苞片卵形，长约 2.5cm，淡绿色或边缘淡黄色，顶端有小尖头；花萼管长约 1cm；花冠黄绿色，管长 2～2.5cm，裂片披针形，长不及 2cm；唇瓣中央裂片长圆状倒卵形，有紫色条纹及淡黄色斑点，侧裂片卵形；雄蕊暗紫色。花期秋季。

我国中部、东南部至西南部各省区广为栽培。亚洲热带地区亦常见栽培。

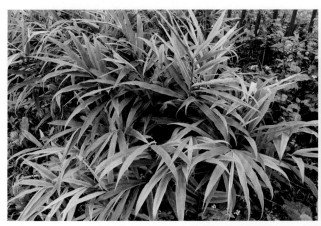
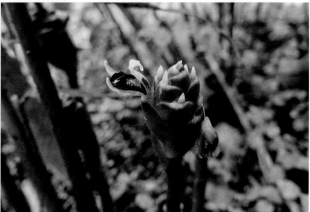

姜 **Zingiber officinale** 赵鑫磊 摄

性　状

干姜 本品呈扁平块状，具指状分枝，长 3～7cm，厚 1～2cm。表面灰黄色或浅灰棕色，粗糙，具纵皱纹和明显的环节。分枝处常有鳞叶残存，分枝顶端有茎痕或芽。质坚实，断面黄白色或灰白色，粉性或颗粒性，内皮层环纹明显，维管束及黄色油点散在。气香、特异，味辛辣。

干姜片 本品呈不规则纵切片或斜切片，具指状分枝，长 1～6cm，宽 1～2cm，厚 0.2～0.4cm。外皮灰黄色或浅黄棕色，粗糙，具纵皱纹及明显的环节。切面灰黄色或灰白色，略显粉性，可见较多的纵向纤维，有的呈毛状。质坚实，断面纤维性。气香、特异，味辛辣。

功能主治 温中散寒，回阳通脉，温肺化饮。用于脘腹冷痛，呕吐泄泻，肢冷脉微，寒饮喘咳。

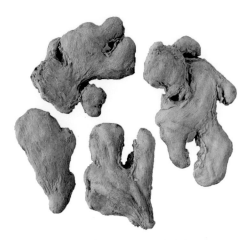

干姜 **Rhizoma Zingiberis** 郭庆梅 摄

炮姜 Paojiang

RHIZOMA ZINGIBERIS PRAEPARATUM

本品为干姜的炮制加工品。

原 植 物 见"干姜"项下。

性　　状 本品呈不规则膨胀的块状，具指状分枝。表面棕黑色或棕褐色。质轻泡，断面边缘处显棕黑色，中心棕黄色，细颗粒性，维管束散在。气香、特异，味微辛、辣。

功能主治 温经止血，温中止痛。用于阳虚失血，吐衄崩漏，脾胃虚寒，腹痛吐泻。

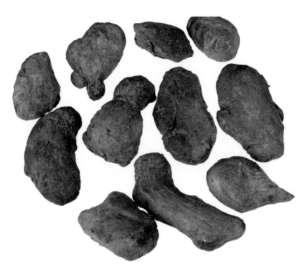

炮姜 **Rhizoma Zingiberis Praeparatum**　王如峰　摄

干漆 Ganqi

RESINA TOXICODENDRI

本品为漆树科植物漆树 **Toxicodendron vernicifluum**（Stokes）F. A. Barkl. 的树脂经加工后的干燥品。一般收集盛漆器具底留下的漆渣，干燥。

原植物 漆树 **Toxicodendron vernicifluum**（Stokes）F. A. Barkl. in Ann. Midl. Nat. 24: 680. 1940; 中国植物志, 45（1）: 111, 1980; 中华人民共和国药典（1990）, 1: 10, 1990.——*Rhus verniciflua* Stokes, 中华人民共和国药典（1963）, 1: 10, 1964.

落叶乔木，高达 20m；树皮灰白色，粗糙，呈不规则的纵裂；小枝粗壮，密生棕色绒毛。单数羽状复叶，常螺旋状互生，总叶柄长 7～14cm，具小叶 9～15 对，具短柄；小叶卵状披针形，长 5～16cm，宽 2～5.5cm，先端渐尖或长渐尖，基部偏斜，全缘，侧脉 10～15 对。圆锥花序腋生，长 15～30cm，有短柔毛；花 5 数，杂性或雌雄异株，密而小，直径约 1mm，黄绿色。果序下垂，核果扁圆形或肾形，棕黄色，直径约 6～7mm，光滑。花期 5～6 月，果期 7～10 月。

产于华北至长江以南各省区。生于海拔 300～1500m 的阔叶林中。

性状 本品呈不规则块状，黑褐色或棕褐色，表面粗糙，有蜂窝状细小孔洞或呈颗粒状。质坚硬，不易折断，断面不平坦。具特殊臭气。

功能主治 破瘀通经，消积杀虫。用于瘀血经闭，癥瘕积聚，虫积腹痛。

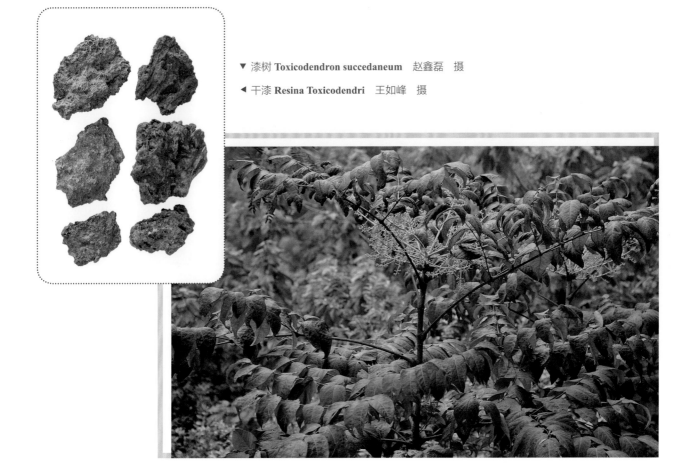

▼ 漆树 Toxicodendron succedaneum　赵鑫磊　摄

◀ 干漆 Resina Toxicodendri　王如峰　摄

土木香 Tumuxiang

本品为菊科植物土木香 **Inula helenium** L. 的干燥根。秋季采挖，除去泥沙，晒干。

原植物 土木香 **Inula helenium** L., Sp. Pl. 881. 1753; 中国植物志, 75: 252, 1979; 中华人民共和国药典（1985），1: 10, 1985.

多年生草本，根状茎块状。茎直立，高 60～150（～250）cm，不分枝或上部有分枝，被开展的长柔毛，基部和下部叶花期常存在，基部渐狭成具翅的长柄，长 30～60cm，宽 15～25cm；叶片椭圆状披针形，顶端尖，边缘有不规则的锯齿或重锯齿，上面被糙毛，下面密被黄绿色茸毛，中部叶卵形或椭圆形至披针形，基部心形，半抱茎，边缘具锯齿；上部叶较小，披针形。头状花序少数，径 6～8cm，排成伞房状花序；花序梗长 8～12cm，为多数苞叶所围裹。总苞卵圆形，总苞片 5～6 层，外层草质，卵形，长圆形或三角形至披针形，顶端钝，常反折，外面被茸毛；内层渐狭，干膜质；舌状花（15～）50～100，黄色，舌片线形，长 2～3cm，顶端 3～4 浅裂，管状花长约 9～10mm。瘦果四或五面形，无毛；冠毛污白色，基部连合，有多数具齿的刚毛。花果期 6～9 月。

产于新疆，国内广泛栽培。生于海拔 2000m 以下的路边荒地和溪旁。也分布于欧洲、北美、俄罗斯等国。

性状 本品呈圆锥形，略弯曲，长 5～20cm。表面黄棕色或暗棕色，有纵皱纹及须根痕。根头粗大，顶端有凹陷的茎痕及叶鞘残基，周围有圆柱形支根。质坚硬，不易折断，断面略平坦，黄白色至浅灰黄色，有凹点状油室。气微香，味苦、辛。

功能主治 健脾和胃，行气止痛，安胎。用于胸胁、脘腹胀痛，呕吐泻痢，胸胁挫伤，岔气作痛，胎动不安。

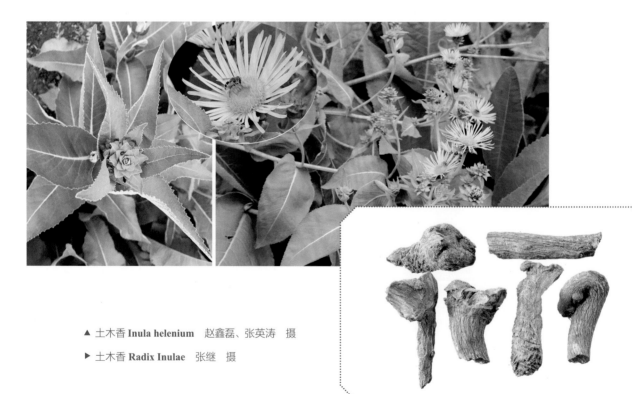

▲ 土木香 **Inula helenium** 赵鑫磊、张英涛 摄

▶ 土木香 **Radix Inulae** 张继 摄

土贝母 Tubeimu

本品为葫芦科植物土贝母 **Bolbostemma paniculatum**（Maxim.）Franquet 的干燥块茎。秋季采挖，洗净，掰开，煮至无白心，取出，晒干。

原 植 物 土贝母 **Bolbostemma paniculatum**（Maxim.）Franquet in Bull. Mus. Hist. Nat. Par. Sér. 2, 2: 327. 1930; 中国植物志, 73（1）: 93, 1986; 中华人民共和国药典（1977）, 1: 26, 1978.

鳞茎肥厚，肉质，乳白色；茎、枝具棱沟，无毛。叶柄长 1.5～3.5cm，叶片掌状 5 深裂，侧裂片卵状长圆形，中间裂片长圆状披针形，花序轴丝状，长 4～10cm，花梗纤细；花黄绿色；花萼与花冠相似，裂片卵状披针形，长约 2.5mm，顶端长丝状尾；雄蕊 5，离生；子房疏生疣状凸起，但不明显。瓠果长 1.5～3cm，径 1～1.2cm。种子卵状菱形，暗褐色，边缘有不规则的齿，顶端有膜质的翅，翅长约 8～10mm。花期 6～8 月，果期 8～9 月。

产于吉林、河北、辽宁、山东、河南、山西、江苏、安徽、陕西、甘肃、四川东部和南部、湖南西北部。生于背阴处山坡上。现各地广泛栽培。

性 状 本品为不规则的块，大小不等。表面淡红棕色或暗棕色，凹凸不平。质坚硬，不易折断，断面角质样，气微，味微苦。

功能主治 解毒，散结，消肿。用于乳痈，瘰疬，痰核。

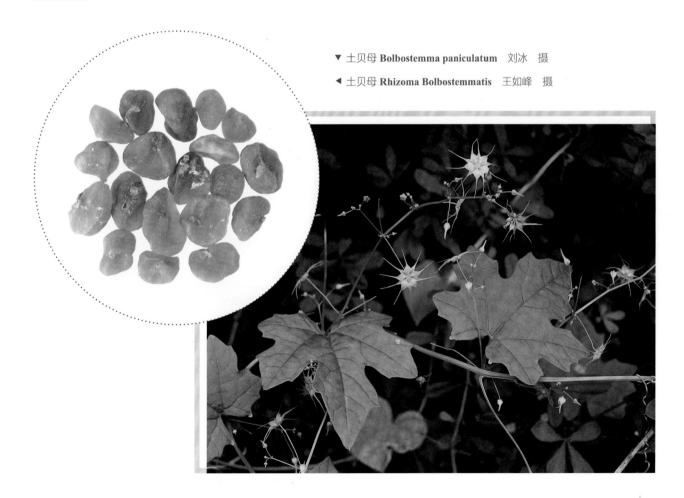

▼ 土贝母 **Bolbostemma paniculatum** 刘冰 摄

◄ 土贝母 **Rhizoma Bolbostemmatis** 王如峰 摄

土荆皮 Tujingpi

CORTEX PSEUDOLARICIS

本品为松科植物金钱松 **Pseudolarix amabilis**（Nelson）Rehd. 的干燥根皮或近根树皮。夏季剥取，晒干。

原植物 金钱松 **Pseudolarix amabilis**（Nelson）Rehd. in J. Arnold Arbor. 1: 53, 1919; 中国植物志, 7: 197, 1978; 中华人民共和国药典（2010）, 1: 16, 2010.——*P. kaempferi* Gord., 中华人民共和国药典（1977）, 1: 26, 1978.

乔木，高达 40m，胸径达 1.5m；树皮粗糙，灰褐色，开裂呈不规则的鳞片状块片；一年生长枝淡红褐色或淡红黄色，无毛，有光泽，二、三年生枝淡黄灰色或淡褐灰色，稀淡紫褐色，老枝及短枝呈灰色、暗灰色或淡褐灰色；矩状短枝生长极慢，有密集成环节状的叶枕。叶条形，柔软，镰状或直，上部稍宽，长 2～5.5cm，宽 1.5～4mm，先端锐尖或尖，上面绿色，中脉微明显，下面蓝绿色，中脉明显，每边有 5～14 条气孔线；长枝的叶辐射伸展，短枝的叶簇状密生，平展成圆盘形，秋后叶呈金黄色。雄球花黄色，圆柱状，下垂；雌球花紫红色，直立，椭圆形，有短梗。球果卵圆形或倒卵圆形，长 6～7.5cm；中部的种鳞卵状披针形；苞鳞长约种鳞的 1/4～1/3，卵状披针形，边缘有细齿；种子卵圆形，长约 6mm，白色，种翅三角状披针形，淡黄色或淡褐黄色。花期 4 月，球果 10 月成熟。

为我国特有树种，产于华东、湖南、四川东部、湖北西部及河南东南部。生于海拔 100～1500m 的针叶、阔叶林中。现多栽培。

性状

根皮 本品呈不规则的长条状，扭曲而稍卷，大小不一，厚 2～5mm。外表面灰黄色，粗糙，有皱纹和灰白色横向皮孔样突起，粗皮常呈鳞片状剥落，剥落处红棕色；内表面黄棕色至红棕色，平坦，有细致的纵向纹理。质韧，折断面呈裂片状，可层层剥离。气微，味苦而涩。

树皮 本品呈板片状，厚约至 8mm，粗皮较厚。外表面龟裂状，内表面较粗糙。

功能主治 杀虫，疗癣，止痒。用于疥癣瘙痒。

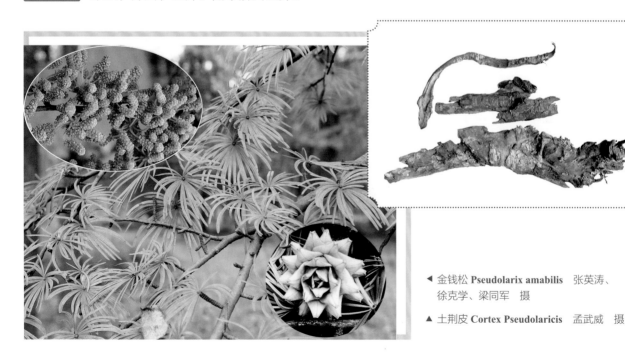

◀ 金钱松 Pseudolarix amabilis　张英涛、徐克学、梁同军　摄

▲ 土荆皮 Cortex Pseudolaricis　孟武威　摄

土茯苓 Tufuling

本品为百合科植物光叶菝葜 **Smilax glabra** Roxb. 的干燥根状茎。夏、秋二季采挖，除去须根，洗净，干燥；或趁鲜切成薄片，干燥。

原植物 光叶菝葜 **Smilax glabra** Roxb., Fl. Ind. ed. 2, 3: 792. 1832; 中国植物志, 15: 212, 1978; 中华人民共和国药典（1963）, 1: 11, 1964.

攀援藤本。根状茎团块状。缠绕茎长 1～4m，光滑，无刺。叶狭椭圆状披针形至狭卵状披针形，长 6～12（～15）cm，宽 1～4（～7）cm，下面通常绿色，有时苍白色；叶柄长 5～15（～20）mm，占全长的 3/5～1/4 具狭鞘，有卷须，脱落点位于近顶端。伞形花序具 10～30（～60）花；总花梗长 1～5（～8）mm，明显短于叶柄；在总花梗与叶柄之间有一芽；花序托膨大；花绿白色，六棱状球形；雄花：外花被片近扁圆形，兜状，背面中央具纵槽，内花被片近圆形，边缘具不规则的齿，雄蕊靠合，与内花被片近等长，花丝极短；雌花：外形与雄花相似，但内花被片边缘无齿，具 3 枚退化雄蕊。浆果成熟时紫黑色，表面具粉霜。花期 7～11 月，果期 11 月至翌年 4 月。

产于长江流域以南各省区，甘肃南部、台湾亦有分布。生于海拔 300～1800m 的林中、灌丛下、河岸或山谷中，也见于林缘。

性状 本品略呈圆柱形，稍扁或呈不规则条块，有结节状隆起，具短分枝，长 5～22cm，直径 2～5cm。表面黄棕色或灰褐色，凹凸不平，有坚硬的须根残基，分枝顶端有圆形芽痕，有的外皮现不规则裂纹，并有残留的鳞叶。质坚硬。切片呈长圆形或不规则，厚 1～5mm，边缘不整齐；切面类白色至淡红棕色，粉性，可见点状维管束及多数小亮点；质略韧，折断时有粉尘飞扬，以水湿润后有黏滑感。气微，味微甘、涩。

功能主治 解毒，除湿，通利关节。用于梅毒及汞中毒所致的肢体拘挛，筋骨疼痛；湿热淋浊，带下，痈肿，瘰疬，疥癣。

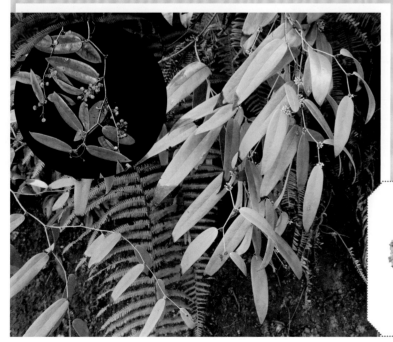

◀ 光叶菝葜 Smilax glabra　赵鑫磊、朱鑫鑫　摄

▼ 土茯苓 Rhizoma Smilacis glabrae
　陈代贤　摄

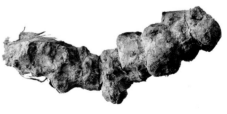

大叶紫珠 Dayezizhu

本品为马鞭草科植物大叶紫珠 **Callicarpa macrophylla** Vahl 的干燥叶或带叶嫩枝。夏、秋二季采摘，晒干。

原植物 大叶紫珠 **Callicarpa macrophylla**, Vahl Symb. 3: 13, t. 53. 1794; 中国植物志，65（1）：38, 1982; 中华人民共和国药典（2010），1: 18, 2010.

灌木或小乔木，高 3~5m；小枝、叶柄及花序密被灰白色星状绒毛，稍有臭味。叶长椭圆形或卵状披针形，长 10~23cm，宽 5~11cm，先端短渐尖，基部钝圆或宽楔形，具细齿，上面被短毛，下面密被星状绒毛及腺点；叶柄粗，长 1~3cm。聚伞花序 5~7 歧分枝，直径 4~8cm，花序梗长 2~3cm。花萼杯状，被星状毛及黄色腺点；花冠紫色；花药卵圆形，药室纵裂，药隔具黄色腺点；子房被微柔毛。果球形，直径约 1.5mm，被毛及腺点。花期 4~7 月，果期 7~12 月。

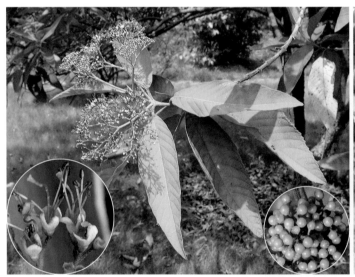
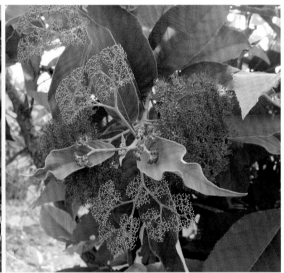

大叶紫珠 **Callicarpa macrophylla** 徐克学、王清隆 摄

产于广东、广西、贵州、云南。生于海拔 100~2000m 的疏林下和灌丛中。

性状 本品多皱缩、卷曲，有的破碎。完整叶片展平后呈长椭圆形至椭圆状披针形，长 10~30cm，宽 5~11cm。上表面灰绿色或棕绿色，被短柔毛，较粗糙；下表面淡绿色或淡棕绿色，密被灰白色绒毛，主脉和侧脉突起，小脉伸入齿端，两面可见腺点。先端渐尖，基部楔形或钝圆，边缘有锯齿。叶柄长 0.8~2cm。纸质。气微，味辛微苦。

功能主治 散瘀止血，消肿止痛。用于衄血，咯血，吐血，便血，外伤出血，跌扑肿痛。

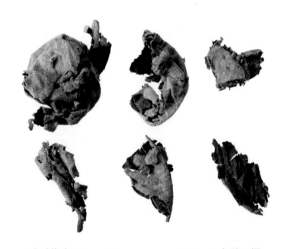

大叶紫珠 **Folium Callicarpae macrophyllae** 王如峰 摄

大血藤 Daxueteng

本品为木通科植物大血藤 Sargentodoxa cuneata（Oliv.）Rehd. et Wils. 的干燥藤茎。秋、冬二季采收，除去侧枝，截段，干燥。

原植物 大血藤 Sargentodoxa cuneata（Oliv.）Rehd. et Wils. in Sargent, Pl. Wils. 1: 351. 1913; 中国植物志, 29: 305, 2001; 中华人民共和国药典（1977）, 1: 30, 1978.

落叶木质藤本，长达 10 余米。藤茎粗 2～9cm，全株无毛，当年枝条暗红色。三出复叶或兼具单叶，稀全部为单叶；叶柄长 3～12cm；小叶革质，顶生小叶近菱状倒卵圆形，长 4～12.5cm，宽 3～9cm，先端急尖，基部渐狭，具短柄，全缘；侧生小叶斜卵形，先端急尖，基部内面楔形，外面截形或圆形，叶背淡绿色。总状花序长 6～12cm，雄花与雌花同序或异序；同序时，雄花生于基部；花梗细，长 2～5cm；苞片 1 枚，先端渐尖；萼片 6，花瓣状；花瓣 6，长约 1mm，蜜腺状；雄蕊长 3～4mm，花丝长仅为花药一半或更短，药隔先端略突出；退化雄蕊长约 2mm，先端较突出；雌蕊多数，螺旋状生于卵状凸起的花托上，子房瓶形，长约 2mm，花柱线形，柱头斜；退化雌蕊线形，长 1mm。浆果近球形，长约 5mm，成熟时黑蓝色。种子卵球形，基部截形。花期 4～5 月，果期 6～9 月。

产于南方大部分省区及陕西。生于海拔 400～1600m 的山坡、疏林和林缘。

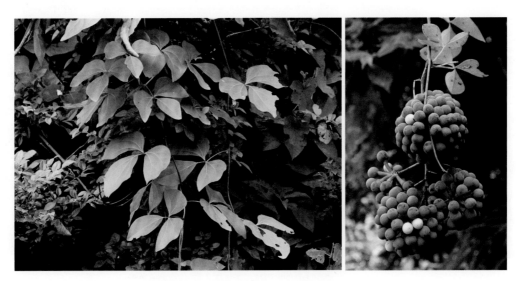

大血藤 Sargentodoxa cuneata　赵鑫磊、吴和珍　摄

性状 本品呈圆柱形，略弯曲，长 30～60cm，直径 1～3cm。表面灰棕色，粗糙，外皮常呈鳞片状剥落，剥落处显暗红棕色，有的可见膨大的节和略凹陷的枝痕或叶痕。质硬，断面皮部红棕色，有数处向内嵌入木部，木部黄白色，有多数细孔状导管，射线呈放射状排列。气微，味微涩。

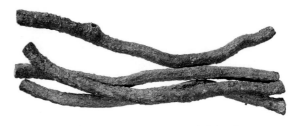

大血藤 Caulis Sargentodoxae　陈代贤　摄

功能主治 清热解毒，活血，祛风止痛。用于肠痈腹痛，热毒疮疡，经闭，痛经，跌扑肿痛，风湿痹痛。

大豆黄卷 Dadouhuangjuan

SEMEN SOJAE GERMINATUM

本品为豆科植物大豆 **Glycine max**（L.）Merr. 的成熟种子经发芽干燥的炮制加工品。取净大豆，用水浸泡至膨胀，放去水，用湿布覆盖，每日淋水二次，待芽长至 0.5~1cm 时，取出，干燥。

原植物 大豆 **Glycine max**（L.）Merr. Interpr. Rumph. Herb. Amb. 274. 1917; 中国植物志，41: 234, 1995; 中华人民共和国药典（1963），1: 13, 1964.

一年生草本，高 30~90cm。茎粗壮，直立，或上部近缠绕状，密被褐色长硬毛。叶通常 3 小叶；托叶宽卵形，渐尖，被黄色柔毛；叶柄长 2~20cm；小叶纸质，宽卵形，近圆形或椭圆状披针形，顶生一枚较大，长 5~12cm，宽 2.5~8cm，先端渐尖或近圆形，稀有钝形，具小凸尖，基部宽楔形或圆形，侧生小叶较小，斜卵形，通常两面散生糙毛或下面无毛。总状花序；总花梗长 10~35mm 或更长，通常有 5~8 朵无柄、排列紧密的花，植株下部的花有时单生或成对生于叶腋间；花萼长 4~6mm，密被长硬毛或糙伏毛，常深裂成二唇形，裂片 5，披针形，上部 2 裂片常合生至中部以上，下部 3 裂片分离，均密被白色长柔毛，花紫色、淡紫色或白色，旗瓣倒卵状近圆形，先端微凹并通常外翻，基部具瓣柄，翼瓣篦状，基部狭，具瓣柄和耳，龙骨瓣斜倒卵形，具短瓣柄；雄蕊二体。荚果肥大，长圆形，稍弯，下垂，黄绿色，长 4~7.5cm，宽 8~15mm，密被褐黄色长毛。花期 6~7 月，果期 7~9 月。

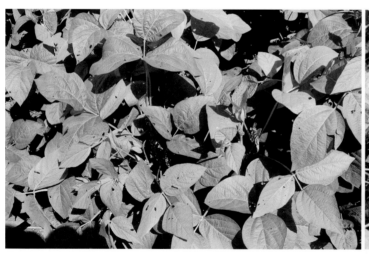 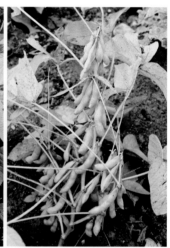

大豆 **Glycine max** 李华东 摄

原产我国。全国各地均有栽培，亦广泛栽培于世界各地。

性状 本品略呈肾形，长约 8mm，宽约 6mm。表面黄色或黄棕色，微皱缩，一侧有明显的脐点；一端有 1 弯曲胚根。外皮质脆，多破裂或脱落。子叶 2，黄色。气微，味淡，嚼之有豆腥味。

功能主治 解表祛暑，清热利湿。用于暑湿感冒，湿温初起，发热汗少，胸闷脘痞，肢体酸重，小便不利。

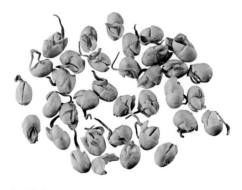

大豆黄卷 Semen Sojae Germinatum 陈代贤 摄

大皂角 Dazaojiao

FRUCTUS GLEDITSIAE SINENSIS

本品为豆科植物皂荚 **Gleditsia sinensis** Lam. 的干燥成熟果实。秋季果实成熟时采摘，晒干。

原 植 物 皂荚 **Gleditsia sinensis** Lam. Encycl.（Lamarck）2: 465. 1786; 中国植物志, 39: 86, 1988; 中华人民共和国药典（1963），1: 13, 1964.

落叶乔木或小乔木，高可达 30m。枝灰色至深褐色；刺粗壮，圆柱形，常分枝，多呈圆锥状，长达16cm。一回羽状复叶，长 10～18（～26）cm；小叶（2～）3～9 对，纸质，卵状披针形至长圆形，长 2～8.5（～12.5）cm，宽 1～4（～6）cm，先端急尖或渐尖，顶端圆钝，具小尖头，基部圆形或楔形，有时稍歪斜，边缘具细锯齿；小叶柄长 1～2（～5）mm，被短柔毛。花杂性，黄白色，组成总状花序；花序腋生或顶生，长 5～14cm，被短柔毛；雄花：直径 9～10mm；花梗长 2～8（～10）mm；花托长 2.5～3mm，深棕色，外面被柔毛；萼片 4，三角状披针形；花瓣 4，长圆形，长 4～5mm，被微柔毛；雄蕊 8（～6）；退化雌蕊长2.5mm；两性花：直径 10～12mm；花梗 2～5mm；花萼、花瓣与雄花的相似，唯萼片长 4～5mm，花瓣长5～6mm；雄蕊 8；子房缝线上及基部被毛，柱头浅 2 裂；胚珠多数。荚果带状，长 12～37cm，宽 8～9cm，劲直或扭曲，两面膨起，或有的荚果短小，弯曲作新月形，内无种子；果瓣革质，褐棕色或红褐色，常被白色粉霜；种子多颗，长圆形或椭圆形，棕色，光亮。花期 3～5 月；果期 5～12 月。

除西北部分高原地带外，全国大部分省区均产，或栽培。

性 状 本品呈扁长的剑鞘状，有的略弯曲，长 15～40cm，宽 2～5cm，厚 0.2～1.5cm。表面棕褐色或紫褐色，被灰色粉霜，擦去后有光泽，种子所在处隆起。基部渐窄而弯曲，有短果柄或果柄痕，两侧有明显的纵棱线。质硬，摇之有声，易折断，断面黄色，纤维性。种子多数，扁椭圆形，黄棕色至棕褐色，光滑。气特异，有刺激性，味辛辣。

功能主治 祛痰开窍，散结消肿。用于中风口噤，昏迷不醒，癫痫痰盛，关窍不通，喉痹痰阻，顽痰喘咳，咳痰不爽，大便燥结；外治痈肿。

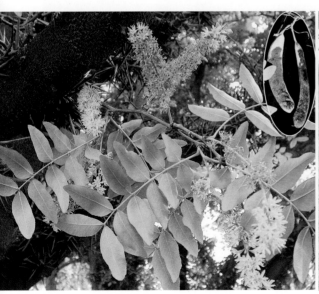
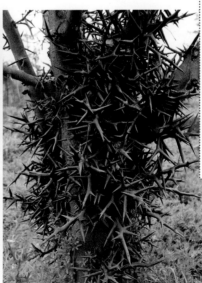
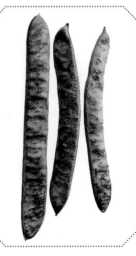

◄ 皂荚 Gleditsia sinensis
张英涛、赵鑫磊 摄

▲ 大皂角 Fructus Gleditsiae sinensis 陈代贤 摄

大青叶 Daqingye

FOLIUM ISATIDIS

本品为十字花科植物菘蓝 **Isatis indigotica** Fort. 的干燥叶。夏、秋二季分 2～3 次采收，除去杂质，晒干。

原植物　菘蓝 **Isatis indigotica** Fort. in Journ. Hort. Soc. London 1: 269. cum ic. xylog. 1. 271. 1846; 中国植物志, 33: 64, 1987; 中华人民共和国药典（1985），1: 13, 1985.——*I. tinctoria* L. 中华人民共和国药典（1977），1: 32, 1978.

二年生草本，植株高 50～100cm。茎直立，绿色，光滑被粉霜。基生叶莲座状，叶片长圆形至宽倒披针形，长 5～15cm，宽 1.5～4cm，先端钝或尖，边缘全缘，或稍具浅波齿，基部叶耳圆形或不明显；茎顶部叶宽条形，全缘，无柄。总状花序呈圆锥状，顶生或腋生；萼片 4，宽卵形或宽披针形，长 2～3mm；花瓣 4，黄色，宽楔形，长 3～4mm，先端近平截，边缘全缘，基部具不明显短爪；雄蕊 6，四强；雌蕊 1，子房近圆柱形，花柱界限不明显，柱头平截。短角果近长圆形，扁平，无毛，边缘具膜质翅，尤以两端的翅较宽，果瓣具中脉。种子 1 粒，长圆形，淡褐色。花期 4～5 月，果期 5～6 月。

我国华北、西北、华中等地广泛栽培。

性状　本品多皱缩卷曲，有的破碎。完整叶片展平后呈长椭圆形至长圆状倒披针形，长 5～20cm，宽 2～6cm；上表面暗灰绿色，有的可见色较深稍突起的小点；先端钝，全缘或微波状，基部狭窄下延至叶柄呈翼状；叶柄长 4～10cm，淡棕黄色。质脆。气微，味微酸、苦、涩。

功能主治　清热解毒，凉血消斑。用于温病高热，神昏，发斑发疹，痄腮，喉痹，丹毒，痈肿。

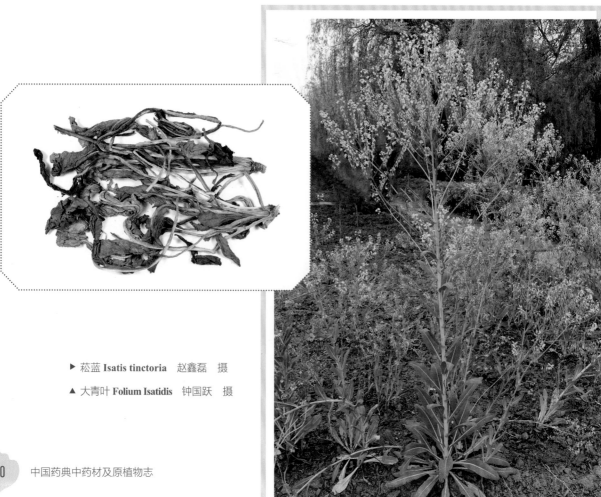

▶ 菘蓝 **Isatis tinctoria**　赵鑫磊　摄

▲ 大青叶 **Folium Isatidis**　钟国跃　摄

大枣 Dazao

FRUCTUS JUJUBAE

本品为鼠李科植物枣 **Ziziphus jujuba** Mill. 的干燥成熟果实。秋季果实成熟时采收，晒干。

原植物 枣 **Ziziphus jujuba Mill.** Gard. Dict. ed. 8, no. 1. 1768; 中国植物志, 48（1）: 133, 1982; 中华人民共和国药典（1977），1: 34, 1978.——*Z. sativa* Gaertn. 中华人民共和国药典（1963），1: 14, 1964.

落叶小乔木，稀灌木，高达 10m 左右；树皮褐色或灰褐色，有长枝、短枝和新枝，长枝光滑，紫红色或灰褐色，呈之字形曲折，具 2 个托叶刺；短枝短粗，自老枝发出；新枝绿色，下垂，单生或 2 ~ 7 个簇生于短枝上。叶纸质，卵形，卵状椭圆形或卵状矩圆形，长 3 ~ 7cm，宽 1.5 ~ 4cm，顶端钝或圆形，基部稍不对称，近圆形，边缘具圆齿状锯齿，上面无毛，下面无毛或仅沿脉多少被疏微毛，基生三出脉；叶柄长 1 ~ 6mm；托叶刺纤细，常脱落。花黄绿色，两性，5 基数，单生或 2 ~ 8 个密集成腋生聚伞花序；萼片卵状三角形；花瓣倒卵圆形，基部有爪；花盘厚，肉质，圆形，5 裂。核果短圆形或长卵圆形，长 2 ~ 3.5cm，直径 1.5 ~ 2cm，成熟后红色，中果皮厚，肉质，味甜，核顶端锐尖，基部锐尖或钝。种子扁椭圆形，长约 1cm。花期 5 ~ 7 月，果期 8 ~ 9 月。

我国大部分省区均产，广为栽培。生于海拔 1700m 以下的山区、丘陵或平原。

性　状 本品呈椭圆形或球形，长 2 ~ 3.5cm，直径 1.5 ~ 2.5cm。表面暗红色，略带光泽，有不规则皱纹。基部凹陷，有短果梗。外果皮薄，中果皮棕黄色或淡褐色，肉质，柔软，富糖性而油润。果核纺锤形，两端锐尖，质坚硬。气微香，味甜。

功能主治 补中益气，养血安神。用于脾虚食少，乏力便溏，妇人脏躁。

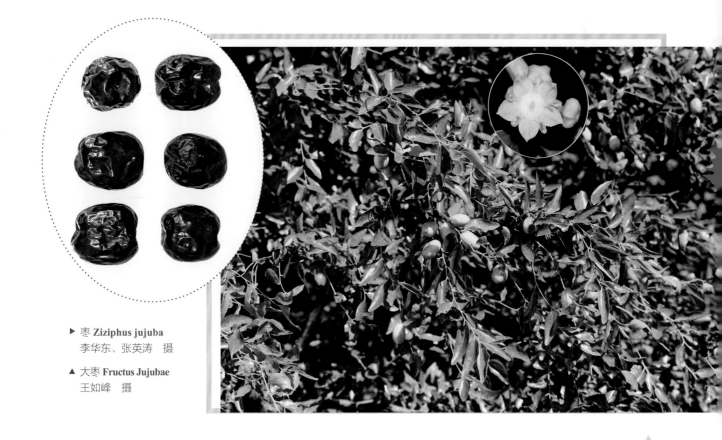

▶ 枣 **Ziziphus jujuba**
　李华东、张英涛　摄

▲ 大枣 **Fructus Jujubae**
　王如峰　摄

大黄 Dahuang

RADIX ET RHIZOMA RHEI PALMATI ET AL.

　　本品为蓼科植物掌叶大黄 **Rheum palmatum** L.、唐古特大黄 **Rheum tanguticum** Maxim. ex Balf. 或药用大黄 **Rheum officinale** Baill. 的干燥根和根状茎。秋末茎叶枯萎或次春发芽前采挖，除去细根，刮去外皮，切瓣或段，绳穿成串干燥或直接干燥。

原 植 物

掌叶大黄 Rheum palmatum L. Syst. ed. 10: 1010. 1759; 中国植物志, 25（1）: 184, 1998; 中华人民共和国药典（1963）, 1: 15, 1964.

　　高大草本，高 1～2m。根及根状茎粗壮木质。茎直立，粗壮，中空。基生叶掌状 5 深裂，长 40～60cm，先端窄渐尖，基部近心形，每一大裂片两侧又具羽状窄三角形小裂片，上面粗糙或具小乳突毛，下面及边缘密被短毛，基出脉 5；叶柄粗壮，圆柱状，与叶片近等长；茎生叶向上渐小；叶柄亦渐短。大型花序圆锥状，分枝较聚拢；花小，紫红色或黄白色；花梗长 2～2.5mm，中下部具关节；花被片 6，外轮 3 片窄小，内轮 3 片较大，宽卵形或近圆形，长 1～1.5mm，雄蕊 9，不外露；子房菱状宽卵形，花柱略反曲，柱头头状。果实长圆形或长圆状椭圆形，长 8～9mm，宽 7～7.5mm，两端均下凹；翅宽约 2.5mm，纵脉靠翅的边缘。种子宽卵形。花期 6～7 月，果期 8～9 月。

　　产于甘肃、四川、青海、云南及西藏东部。生于海拔 1500～4400m 的山坡草地、山谷湿地。现多栽培。

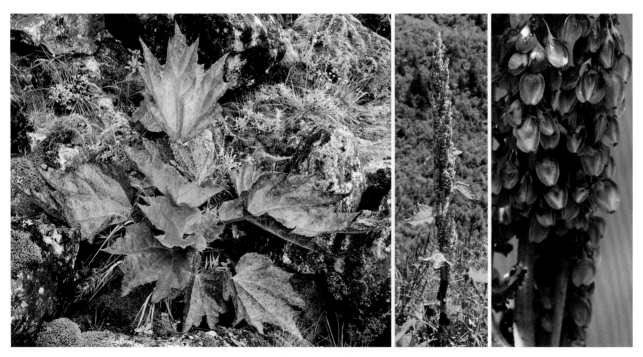

掌叶大黄 **Rheum palmatum**　张英涛、朱鑫鑫　摄

唐古特大黄 Rheum tanguticum Maxim. ex Balf. in Gartenfl. 24: 3. t. 819. 1875; 中国植物志, 25（1）: 184, 1998; 中华人民共和国药典（1977）, 1: 34, 1978. ——*Rh. palmatum* var. *tanguticum* Maxim. 中华人民共和国药典（1963）, 1: 16, 1964.

高大草本，高 1.5～2m，根及根状茎粗壮，内部黄色。茎直立，粗壮，中空，无毛或在节部具柔毛。基生叶近圆形或宽卵形，长 30～60cm，宽 15～25cm，先端急尖，基部心形，通常掌状 5 深裂，中间三个裂片多为羽状深裂，小裂片窄长披针形，基出脉 5 条，上面具乳突或粗糙，下面被短柔毛；叶柄与叶片近等长；茎生叶较小，叶柄亦较短，裂片多更狭窄；托叶鞘大型，膜质。大型花序圆锥状，顶生，长 10～20cm，分枝紧聚；花小，紫红色，稀淡红色；花梗长 2～3mm，下部具关节；花被片 6，椭圆形，内轮 3 片较大，长约 1.5mm；雄蕊 9，不外露；子房宽卵形，花柱较短，柱头头状。果实长圆形或长圆状卵形，顶端圆或平截，基部近心形，长 8～9.5mm，宽 7～7.5mm，翅宽 2～2.5mm。种子卵形，黑褐色。花期 6～7 月，果期 7～8 月。

产于甘肃、陕西、青海、西藏。生于海拔 1600～3300m 的山坡草地、沟谷灌丛。

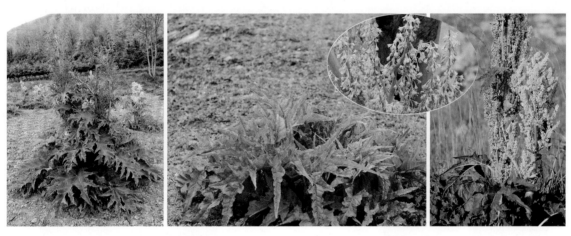

唐古特大黄 **Rheum tanguticum**　赵鑫磊、徐克学、潘建斌　摄

药用大黄 Rheum officinale Baill. in Adanson. 10: 246. 1871; 中国植物志，25（1）: 182, 1998; 中华人民共和国药典（1953），16, 1953.

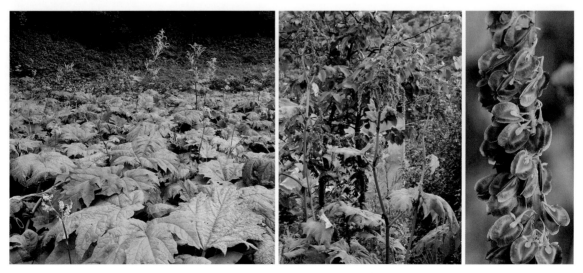

药用大黄 **Rheum officinale**　赵鑫磊、何海　摄

高大草本，高 1.5～2m。根及根状茎粗壮，内部黄色。茎粗壮，基部直径 2～4cm，中空。基生叶近圆形或宽卵形，直径 30～50cm，先端近急尖，基部近心形，掌状浅裂，裂片宽三角形，基出脉 5～7 条，上面无毛，下面具淡褐色短毛；叶柄与叶片近等长；托叶鞘长可达 15cm，开裂。茎生叶向上逐渐变小。花序圆锥状，大型，分枝开展。花 4～10 朵，簇生，绿色或黄白色；花梗细，长 3～3.5mm，中下部具关节；花被片 6，外轮 3 片窄椭圆形，内轮 3 片椭圆形，长 2～2.5mm，宽 1.2～1.5mm；雄蕊 9，不外露。子房卵形或卵圆形，花柱反曲，柱头头状。果实长圆状椭圆形，长 8～10mm，宽 7～9mm，顶端圆，微下凹，基部浅心形；翅宽约 3mm，纵脉靠近翅的边缘。种子宽卵形。花期 5～6 月，果期 7～8 月。

　　产于陕西、甘肃、河南、青海、四川、湖北、贵州、云南。生于海拔 1200～4000m 的山坡林下，山谷草地，多有栽培。

性　状　本品呈类圆柱形、圆锥形、卵圆形或不规则块状，长 3～17cm，直径 3～10cm。除尽外皮者表面黄棕色至红棕色，有的可见类白色网状纹理及星点（异型维管束）散在，残留的外皮棕褐色，多具绳孔及粗皱纹。质坚实，有的中心稍松软，断面淡红棕色或黄棕色，显颗粒性；根状茎髓部宽广，有星点环列或散在；根木部发达，具放射状纹理，形成层环明显，无星点。气清香，味苦而微涩，嚼之黏牙，有沙粒感。

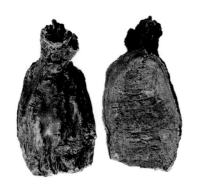

大黄 Radix et Rhizoma Rhei palmati　陈代贤　摄

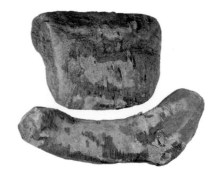

大黄 Radix et Rhizoma Rhei tangutici　钟国跃　摄

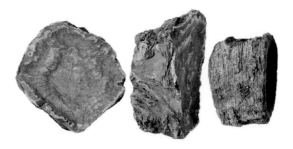

大黄 Radix et Rhizoma Rhei officinalis　陈代贤　摄

功能主治　泻下攻积，清热泻火，凉血解毒，逐瘀通经，利湿退黄。用于实热积滞便秘，血热吐衄，目赤咽肿，痈肿疔疮，肠痈腹痛，瘀血经闭，产后瘀阻，跌打损伤，湿热痢疾，黄疸尿赤，淋证，水肿；外治烧烫伤。酒大黄善清上焦血分热毒，用于目赤咽肿、齿龈肿痛。熟大黄泻下力缓、泻火解毒，用于火毒疮疡。大黄炭凉血化瘀止血，用于血热有瘀出血症。

大蒜 Dasuan

BULBUS ALLII SATIVI

本品为百合科植物大蒜 **Allium sativum** L. 的鳞茎。夏季叶枯时采挖，除去须根和泥沙，通风晾晒至外皮干燥。

原植物 蒜 **Allium sativum** L., Sp. Pl. 1：296.1753；中国植物志，14：268，1980；中华人民共和国药典（1977），1：37，1978.

鳞茎球状至扁球状，通常由多数肉质、瓣状的小鳞茎紧密地排列而成，外面被数层白色至淡紫色的膜质外皮。叶宽条形至线状披针形，扁平，先端长渐尖，短于花葶，宽可达 2.5cm。花葶圆柱状，实心，高可达 60cm，中部以下被叶鞘；总苞具长 7~20cm 的长喙，早落；伞形花序密具珠芽，间有数花；小花梗纤细；小苞片大，卵形，膜质，具短尖；花常为淡红色；花被片披针形至卵状披针形，长 3~4mm，内轮较短；花丝短于花被片，基部合生并贴生于花被片，内轮基部扩大，每侧各具 1 齿，齿端呈长丝状，长超过花被片，外轮锥形；子房球状；花柱不伸出花被外。花期 7 月。

原产于亚洲西部或欧洲。我国南北各地普遍栽培。

性状 本品呈类球形，直径 3~6cm。表面被白色、淡紫色或紫红色的膜质鳞皮。顶端略尖，中间有残留花葶，基部有多数须根痕。剥去外皮，可见独头或 6~16 个瓣状小鳞茎，着生于残留花茎基周围。鳞茎瓣略呈卵圆形，外皮膜质，先端略尖，一面弓状隆起，剥去皮膜，白色，肉质。气特异，味辛辣，具刺激性。

功能主治 解毒消肿，杀虫，止痢。用于痈肿疮疡，疥癣，肺痨，顿咳，泄泻，痢疾。

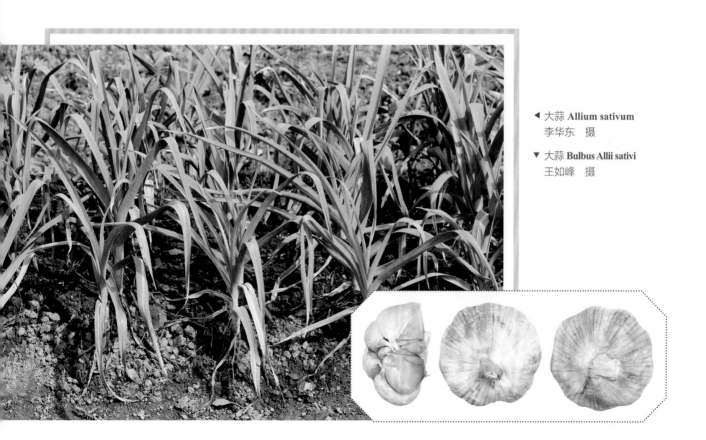

◀ 大蒜 **Allium sativum**
李华东 摄

▼ 大蒜 **Bulbus Allii sativi**
王如峰 摄

大蓟 Daji

本品为菊科植物蓟 **Cirsium japonicum** Fisch. ex DC. 的干燥地上部分。夏、秋二季花开时采割地上部分，除去杂质，晒干。

原 植 物 蓟 **Cirsium japonicum** Fisch. ex DC., Prodr. 6: 640. 1837; 中国植物志, 78（1）: 103, 1987; 中华人民共和国药典（2005）, 1: 18, 2005.——*C. japonicum* DC., 中华人民共和国药典（1977）, 1: 38, 1978.

多年生草本，块根纺锤状或萝卜状。茎直立，高30（100）~ 80（150）cm，分枝或不分枝，被长节毛，茎端头状花序下部灰白色，被稠密绒毛及长节毛。基生叶较大，卵形、长倒卵形、椭圆形或长椭圆形，长8~ 20cm，羽状深裂或几全裂，基部渐窄成翼柄，柄翼边缘有针刺及刺齿，侧裂片6~ 12对；向上的茎生叶渐小，与基生叶同形并等样分裂，两面绿色，基部半抱茎。头状花序直立，顶生。总苞钟状；总苞片约6层，向内层渐长，背面有微糙毛，中肋有黑色粘腺，外层与中层卵状三角形或长三角形，内层披针形或线状披针形。管状花红色或紫色，5裂。瘦果长椭圆形，稍扁，冠毛浅褐色。花果期4~ 11月。

产于华北、华东、华南、西南各省区及青海东北部。生于海拔400~ 2100m的山坡、林缘、灌丛、草地、荒地、田间、路旁或溪旁。也分布于日本及朝鲜半岛。

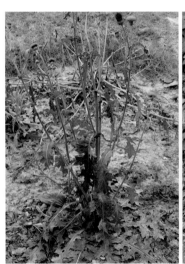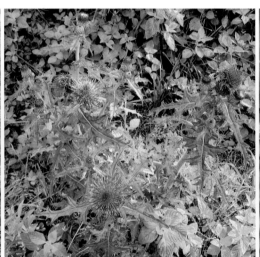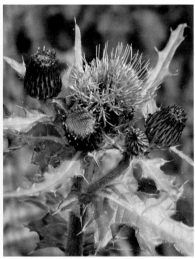

蓟 **Cirsium japonicum**　王清隆、赵鑫磊　摄

性　　状 本品茎呈圆柱形，基部直径可达1.2cm；表面绿褐色或棕褐色，有数条纵棱，被丝状毛；断面灰白色，髓部疏松或中空。叶皱缩，多破碎，完整叶片展平后呈倒披针形或倒卵状椭圆形，羽状深裂，边缘具不等长的针刺；上表面灰绿色或黄棕色，下表面色较浅，两面均具灰白色丝状毛。头状花序顶生，球形或椭圆形，总苞黄褐色，羽状冠毛灰白色。气微，味淡。

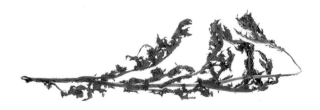

大蓟 **Herba Cirsii japonici**　陈代贤　摄

功能主治 凉血止血，散瘀解毒消痈。用于衄血，吐血，尿血，便血，崩漏，外伤出血，痈肿疮毒。

大蓟炭 Dajitan

HERBA CIRSII JAPONICI CARBONISATA

本品为大蓟的炮制加工品。

原植物 见"大蓟"项下。

性 状 本品呈不规则的段。表面黑褐色。质地疏脆，断面棕黑色。气焦香。

功能主治 凉血止血。用于衄血，吐血，尿血，便血，崩漏，外伤出血。

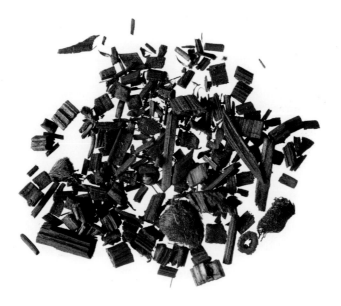

大蓟炭 **Herba Cirsii japonici Carbonisata** 王如峰 摄

大腹皮 Dafupi

PERICARPIUM ARECAE

本品为棕榈科植物槟榔 **Areca catechu** L. 的干燥果皮。冬季至次春采收未成熟的果实，煮后干燥，纵剖两瓣，剥取果皮，习称"大腹皮"；春末至秋初采收成熟果实，煮后干燥，剥取果皮，打松，晒干，习称"大腹毛"。

原 植 物 槟榔 **Areca catechu** L. Sp. Pl. 1189. 1753; 中国植物志, 13（1）: 133. 1991; 中华人民共和国药典（1963）, 1: 17, 1964.

茎直立，乔木状，高 10～30m，有明显的环状叶痕。叶簇生于茎顶，长 1.3～2m，羽片多数，两面无毛，狭长披针形，长 30～60cm，宽 2.5～4cm，上部的羽片合生，顶端有不规则齿裂。雌雄同株，花序多分枝，花序轴粗壮压扁，分枝曲折，长 25～30cm，上部纤细，着生 1～2 列雄花，雌花单生于分枝的基部；雄花小，无梗，通常单生，萼片卵形，花瓣长圆形，雄蕊 6 枚，花丝短，退化雌蕊 3 枚，线形；雌花较大，萼片卵形，花瓣近圆形，退化雄蕊 6 枚，合生。果实长圆形或卵球形，长 3～5cm，橙黄色，中果皮厚，纤维质。种子卵形，基部截平。花果期 3～4 月。

产于云南、海南及台湾等热带地区。亚洲热带地区广泛栽培。

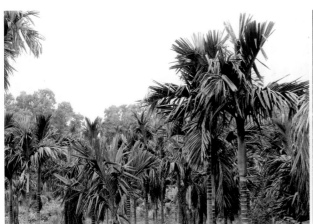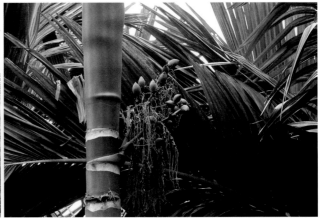

槟榔 **Areca catechu** 赵鑫磊 摄

性 状

大腹皮 本品略呈椭圆形或长卵形瓢状，长 4～7cm，宽 2～3.5cm，厚 0.2～0.5cm。外果皮深棕色至近黑色，具不规则的纵皱纹及隆起的横纹，顶端有花柱残痕，基部有果梗及残存萼片。内果皮凹陷，褐色或深棕色，光滑呈硬壳状。体轻，质硬，纵向撕裂后可见中果皮纤维。气微，味微涩。

大腹毛 本品略呈椭圆形或瓢状。外果皮多已脱落或残存。中果皮棕毛状，黄白色或淡棕色，疏松质柔。内果皮硬壳状，黄棕色或棕色，内表面光滑，有时纵向破裂。气微，味淡。

功能主治 行气宽中，行水消肿。用于湿阻气滞，脘腹胀闷，大便不爽，水肿胀满，脚气浮肿，小便不利。

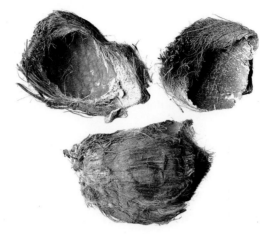

大腹皮 Pericarpium Arecae　陈代贤　摄

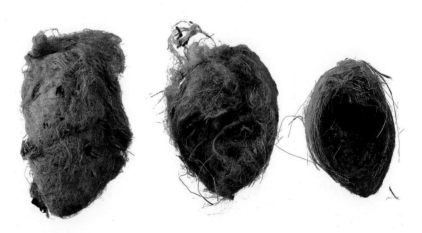

大腹毛 Pericarpium Arecae　康帅　摄

山麦冬 *Shanmaidong*

RADIX LIRIOPES SPICATAE PROLIFERAE ET AL.

本品为百合科植物湖北麦冬 **Liriope spicata**（Thunb.）Lour. var. **prolifera** Y. T. Ma 或短葶山麦冬 **Liriope muscari**（Decne.）Baily 的干燥块根。夏初采挖，洗净，反复暴晒、堆置，至近干，除去须根，干燥。

原植物

湖北麦冬 Liriope spicata（Thunb.）Lour. var. **prolifera** Y. T. Ma in J. Wuhan Bot. Res. 3（1）: 27. 1985; 中华人民共和国药典（1995），1: 19, 1995.

　　多年生草本，植株有时丛生；根稍粗，近末端处常膨大成矩圆形至纺锤形肉质小块根；根状茎短，具地下走茎。叶基生，禾叶状，长 20~45cm，宽 4~6mm；先端急尖或钝，具 5 条脉，边缘具细锯齿。花葶通常长于或近等长于叶，长 25~65cm；总状花序长 6~15（~20）cm，具多数花，花 2~5 朵簇生于苞片腋内；总状花序在花后于苞片腋内长出叶簇或小苗；苞片小，披针形；花梗长约 4mm；花被片矩圆状披针形，淡紫色或淡蓝色；花丝长约 2mm；花药长约 2mm；子房近球形，花柱长约 2mm；柱头不明显。种子近球形。花期 5~7 月，果期 8~10 月。

　　除东北、内蒙古、青海、新疆、西藏等省区外，广泛分布和栽培，主产于湖北。生于海拔 1800m 以下山坡林下。

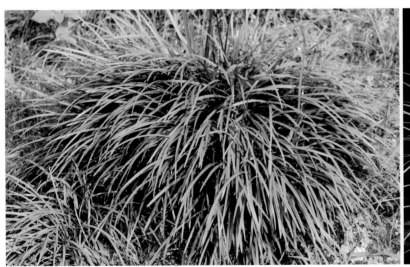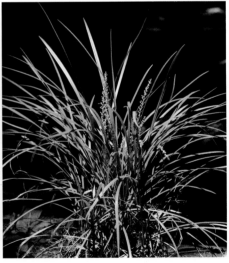

湖北麦冬 **Liriope spicata** var. **prolifera**　赵鑫磊、朱鑫鑫　摄

短葶山麦冬 Liriope muscari（Decne.）L. H. Bailey, Gentes Herb, Occasional Papers on the Kinds of Plants 2: 35. 1929; 中国植物志, 15: 128, 1978; 中华人民共和国药典（1995），1: 19, 1995.

　　根分枝多而细长，有时局部膨大成肉质、纺锤形的小块根，长达 3.5cm，宽 7~8mm。根状茎短，木质。叶密集成丛，革质，长 25~65cm，宽 1~3.5cm，基部渐狭，具 9~11 条脉，有明显的横脉。花葶长于叶，长 45~100cm；总状花序长 25~40cm，具多花；花 4~8 朵簇生于苞片腋内；苞片小，刚毛状，长 3~4mm，有时不明显；小苞片卵形，干膜质；花梗长 4~5mm，关节位于中部或中部偏上；花紫色或红紫色，花被片长圆状披针形或近长圆形，长约 3.5mm，先端钝；花丝长约 1.5mm；花药近长圆状披针形，长 1.5~2mm；子房球形，花柱长约 2mm，柱头 3 齿裂。果实球形，直径 6~7mm，初期绿色，成熟时黑紫色。花期 7~8 月，果期 9~10 月。

　　产于华中、华东、广东、广西各省区，四川和贵州也有分布。生于海拔 100~1400（~2000）m 的山地、山谷的疏密林下或潮湿处，南方常有栽培。

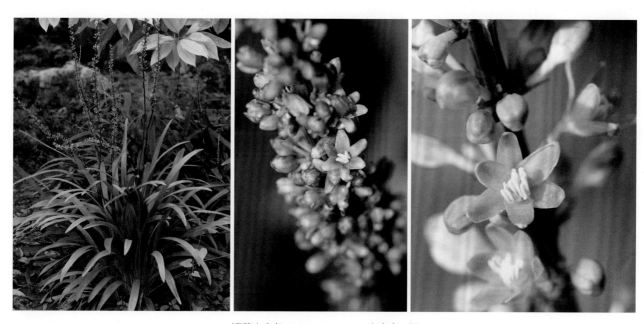

短葶山麦冬 **Liriope muscari** 朱鑫鑫 摄

性　状

湖北麦冬 本品呈纺锤形，两端略尖，长 1.2~3cm，直径 0.4~0.7cm。表面淡黄色至棕黄色，具不规则纵皱纹。质柔韧，干后质硬脆，易折断，断面淡黄色至棕黄色，角质样，中柱细小。气微，味甜，嚼之发黏。

短葶山麦冬 本品稍扁，长 2~5cm，直径 0.3~0.8cm，具粗纵纹。味甘、微苦。

功能主治 养阴生津，润肺清心。用于肺燥干咳，阴虚痨嗽，喉痹咽痛，津伤口渴，内热消渴，心烦失眠，肠燥便秘。

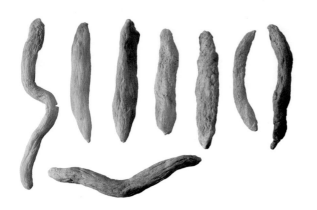

山麦冬 **Radix Liriopes spicatae proliferae** 张继 摄

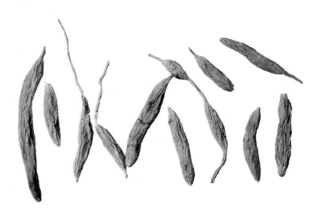

山麦冬 **Radix Liriopes muscari** 张继 摄

山豆根 Shandougen

本品为豆科植物越南槐 **Sophora tonkinensis** Gagnep. 的干燥根和根状茎。秋季采挖，除去杂质，洗净，干燥。

原植物　越南槐 **Sophora tonkinensis** Gagnep. in Lecomte, Not. Syst. 3: 18. 1914; 中国植物志, 40: 76, 1994; 中华人民共和国药典（1985），1: 18, 1985.

灌木，茎纤细，有时攀援状。根粗壮。枝绿色，无毛，圆柱形，分枝多，小枝被灰色柔毛或短柔毛。羽状复叶长 10～15cm；叶柄长 1～2cm，基部稍膨大；小叶 5～9 对，革质或近革质，对生或近互生，椭圆形、长圆形或卵状长圆形，长 15～25mm，叶轴下部的叶明显渐小，顶生小叶大，先端钝，骤尖，基部圆形或微凹成浅心形，上面无毛或散生短柔毛，下面被紧贴的灰褐色柔毛。总状花序或基部分枝近圆锥状，顶生，长 10～30cm；总花梗和花序轴被短而紧贴的丝质柔毛，花梗长约 5mm；苞片小，钻状，被毛；花长 10～12mm；花萼杯状，基部有脐状花托，萼齿小，尖齿状，被灰褐色丝质毛；花冠黄色，旗瓣近圆形，长 6mm，宽 5mm，先端凹缺，基部圆形或微凹，具短柄，翼瓣比旗瓣稍长，长圆形或卵状长圆形，基部具 1 三角形尖耳，龙骨瓣最大，常呈斜倒卵形或半月形，背部明显呈龙骨状，基部具 1 斜展的三角形耳；雄蕊 10，基部稍联合；子房被丝质柔毛，胚珠 4 粒。荚果串珠状，稍扭曲，疏被短柔毛，沿缝线开裂成 2 瓣。花期 5～7 月，果期 8～12 月。

产于广西、贵州、云南。生于海拔 1000～2000m 亚热带或温带的石山或石灰岩山地的灌木林中。

性状　本品根状茎呈不规则的结节状，顶端常残存茎基，其下着生根数条。根呈长圆柱形，常有分枝，长短不等，直径 0.7～1.5cm。表面棕色至棕褐色，有不规则的纵皱纹及横长皮孔样突起。质坚硬，难折断，断面皮部浅棕色，木部淡黄色。有豆腥气，味极苦。

功能主治　清热解毒，消肿利咽。用于火毒蕴结，乳蛾喉痹，咽喉肿痛，齿龈肿痛，口舌生疮。

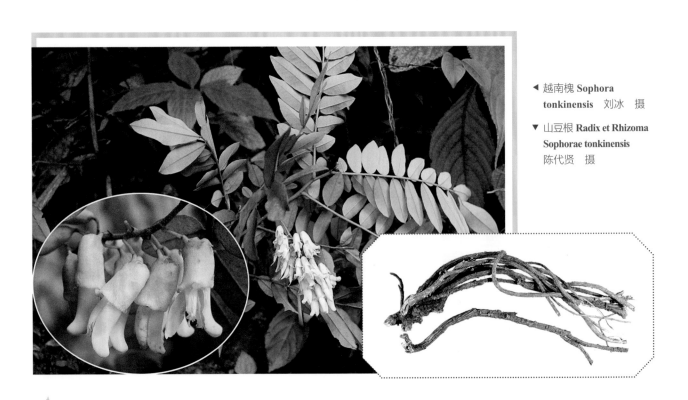

◀ 越南槐 Sophora
tonkinensis　刘冰　摄

▼ 山豆根 Radix et Rhizoma
Sophorae tonkinensis
陈代贤　摄

山茱萸 Shanzhuyu

FRUCTUS CORNI

本品为山茱萸科植物山茱萸 **Cornus officinalis** Sieb. et Zucc. 的干燥成熟果肉。秋末冬初果皮变红时采收果实，用文火烘或置沸水中略烫后，及时除去果核，干燥。

原 植 物 　山茱萸 **Cornus officinalis** Sieb. et Zucc., Fl. Jap. 1: 100. t. 50. 1835; 中国植物志, 56: 84, 1990; 中华人民共和国药典（1963）, 1: 24, 1964.

落叶乔木或灌木，小枝无毛或疏被贴生短毛，冬芽被黄褐色短柔毛。叶对生，纸质，卵状披针形或卵状椭圆形，长 5.5～10cm，宽 2.5～4.5cm，先端渐尖，基部宽楔形或近于圆形，全缘，叶面无毛，叶背疏被白色贴生短毛，脉腋丛毛明显，黄色；侧脉 6～7 对，弓形内弯；叶柄长 0.6～1.2cm。伞形花序生于枝侧，有总苞片 4；总花梗粗壮，长约 2mm；花小，两性，先叶开放；花萼裂片 4 枚，无毛；花瓣 4 枚，黄色，向外反卷；雄蕊 4 枚，与花瓣互生；花盘垫状，无毛；子房下位，花托倒卵形，长约 1mm；花梗纤细，长 0.5～1cm，密被疏柔毛。核果长椭圆形，红色至紫红色；长约 1～1.7cm，直径 5～7mm。花期 3～4 月，果期 9～10 月。

产于山西、陕西、甘肃、山东、江苏、浙江、安徽、江西、河南、湖南等省区。生于海拔 300～1500m 的林缘或森林中。现安徽、河南、湖北、江西、四川等省区广泛栽培。

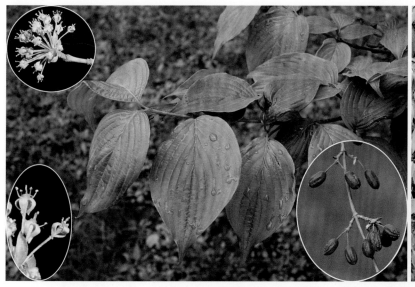
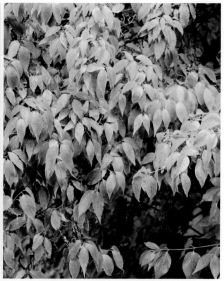

山茱萸 **Cornus officinalis**　张英涛、赵鑫磊　摄

性　　状 　本品呈不规则的片状或囊状，长 1～1.5cm，宽 0.5～1cm。表面紫红色至紫黑色，皱缩，有光泽。顶端有的有圆形宿萼痕，基部有果梗痕。质柔软。气微，味酸、涩、微苦。

功能主治 　补益肝肾，收涩固脱。用于眩晕耳鸣，腰膝酸痛，阳痿遗精，遗尿尿频，崩漏带下，大汗虚脱，内热消渴。

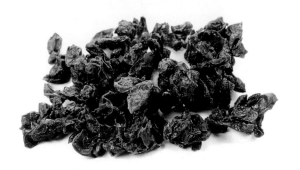

山茱萸 **Fructus Corni**　王海　摄

山药 Shanyao

本品为薯蓣科植物薯蓣 **Dioscorea opposita** Thunb. 的干燥根状茎。冬季茎叶枯萎后采挖，切去根头，洗净，除去外皮和须根，干燥，习称"毛山药"；或除去外皮，趁鲜切厚片，干燥，称为"山药片"；也有选择肥大顺直的干燥山药，置清水中，浸至无干心，闷透，切齐两端，用木板搓成圆柱状，晒干，打光，习称"光山药"。

原 植 物 薯蓣 **Dioscorea opposita** Thunb. in Fl. Jap. 151. 1784; 中国植物志，16（1）：103, 1985; 中华人民共和国药典（1977），1: 48, 1978.——*Dioscorea batatas* Decne. 中华人民共和国药典（1963），1: 23, 1964.

缠绕草质藤本。块茎长圆柱形，垂直生长，长可达 1m，新鲜时断面白色，富黏性，干后白色粉质。茎通常带紫红色，右旋，无毛。单叶，在茎下部的互生，中部以上的对生；叶片变异大，卵状三角形至宽卵状戟形，长 3~9cm，宽 2~7cm，先端渐尖，基部深心形、宽心形或近截形，边缘常 3 浅裂至 3 深裂，中裂片卵状椭圆形至披针形，侧裂片耳状，圆形、近方形至长圆形。叶腋内常有珠芽。雌雄异株。雄花序为穗状花序，长 2~8cm，近直立；2~8 个着生于叶腋；花序轴明显地呈"之"字形曲折。雌花序为穗状花序，1~3 个着生于叶腋。蒴果三棱状扁圆形或三棱状圆形，外面有白粉。种子着生于每室中轴中部，四周有膜质翅。花期 6~9 月，果期 7~11 月。

产于东北、华北、西北、华东和华中地区。生于山坡、山谷林下、溪边、路旁的灌丛或杂草中；或为栽培。

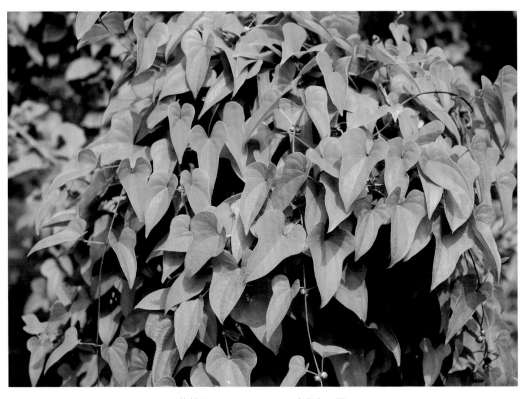

薯蓣 **Dioscorea opposita**　李华东　摄

毛山药　本品略呈圆柱形，弯曲而稍扁，长 15～30cm，直径 1.5～6cm。表面黄白色或淡黄色，有纵沟、纵皱纹及须根痕，偶有浅棕色外皮残留。体重，质坚实，不易折断，断面白色，粉性。气微，味淡、微酸，嚼之发黏。

山药片　本品为不规则的厚片，皱缩不平，切面白色或黄白色，质坚脆，粉性。气微，味淡、微酸。

光山药　本品呈圆柱形，两端平齐，长 9～18cm，直径 1.5～3cm。表面光滑，白色或黄白色。

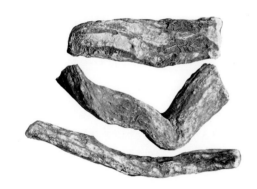

毛山药 **Rhizoma Dioscoreae** 陈代贤　摄

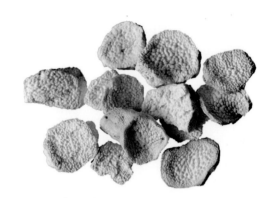

山药片（横切）**Rhizoma Dioscoreae** 陈代贤　摄

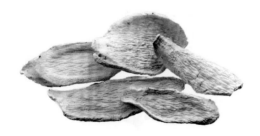

山药片（斜切）**Rhizoma Dioscoreae** 陈代贤　摄

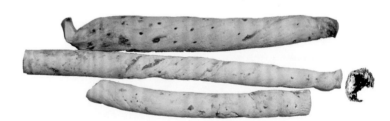

光山药 **Rhizoma Dioscoreae** 陈代贤　摄

功能主治　补脾养胃，生津益肺，补肾涩精。用于脾虚食少，久泻不止，肺虚喘咳，肾虚遗精，带下，尿频，虚热消渴。麸炒山药补脾健胃。用于脾虚食少，泄泻便溏，白带过多。

山奈 Shannai

本品为姜科植物山奈**Kaempferia galanga** L. 的干燥根状茎。冬季采挖，洗净，除去须根，切片，晒干。

原植物 山奈 **Kaempferia galanga** L., Sp. Pl. 1: 2. 1753; 中国植物志 , 16（2）: 41, 1981; 中华人民共和国药典（1963），1: 22, 1964.

多年生宿根草本。根状茎块状，单生或数枚聚合，淡绿色或绿白色，芳香。叶2~4枚，贴近地面生长，圆形或阔卵形，长8~15cm，宽5~12cm，先端急尖或近钝形，基部阔楔形或圆形，质薄，绿色，有时叶缘及尖端有紫色晕染；叶脉10~12条；叶柄下延成鞘，长1~5cm。穗状花序自叶鞘中生出，具花4~12朵，芳香；苞片披针形，绿色，长约2.5cm，花萼与苞片等长；花冠管细长，长2.5~3cm；花冠裂片狭披针形，白色，长1.2~1.5cm；唇瓣阔大，中部深裂，2裂瓣顶端微凹，白色，喉部紫红色；侧生的退化雄蕊花瓣状，倒卵形，白色，长约1.2cm；唇瓣长2.5cm，宽2cm，深2裂至中部以下，基部具紫斑；能育雄蕊1，无花丝，药隔附属体正方形，2裂；子房下位，3室，花柱细长，基部具二细长棒状附属物，柱头盘状，具绿色毛。蒴果。花期8~9月。

产于江西、福建、台湾、广东、海南、广西、四川、贵州、云南等省区，栽培或野生。

性状 本品多为圆形或近圆形的横切片，直径1~2cm，厚0.3~0.5cm。外皮浅褐色或黄褐色，皱缩，有的有根痕或残存须根；切面类白色，粉性，常鼓凸。质脆，易折断。气香特异，味辛辣。

功能主治 行气温中，消食，止痛。用于胸膈胀满，脘腹冷痛，饮食不消。

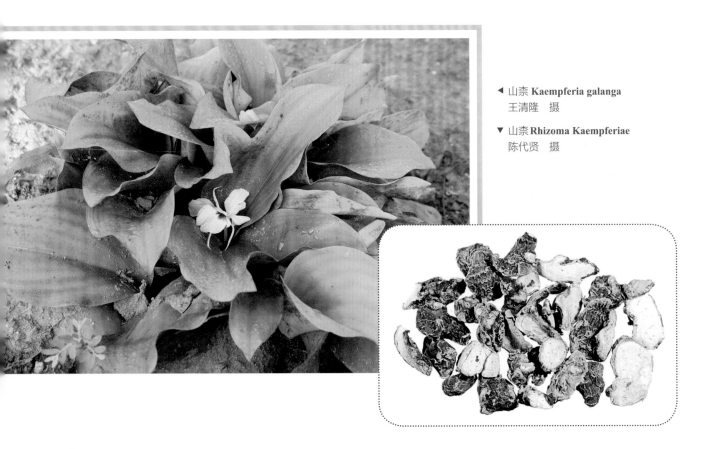

◀ 山奈 **Kaempferia galanga**
王清隆 摄

▼ 山奈 **Rhizoma Kaempferiae**
陈代贤 摄

山香圆叶 Shanxiangyuanye

FOLIUM TURPINIAE

本品为省沽油科植物山香圆 **Turpinia arguta** Seem. 的干燥叶。夏、秋二季叶茂盛时采收，除去杂质，晒干。

原植物 山香圆 **Turpinia arguta** Seem. in Bot. voy. Herald 371. 1857; 中国植物志 , 46: 27, 1981; 中华人民共和国药典（2010）, 1: 28, 2010.

落叶灌木，高 1～3m，老枝灰褐色，幼枝具灰褐色斑点。单叶，对生，厚纸质，椭圆形或长椭圆形，长 7～22cm，宽 2～6cm，先端渐尖，具尖尾，尖尾长 1.5～2mm，基部钝圆或宽楔形，边缘具疏锯齿，齿尖具硬腺体；叶柄长 1.2～1.8cm，托叶生于叶柄内侧。顶生圆锥花序较叶短，长（4～）5～8（～17）cm，密集或较疏松；花长 8～10（～12）mm，白色，花梗中部具二枚苞片；萼片 5，三角形，绿色，边缘具睫毛，或无毛；花瓣白色，无毛，花丝长约 6mm，疏被短柔毛；子房及花柱均被柔毛。果近球形，幼时绿色，成熟时转红色，干后黑色，表面粗糙，先端具小尖头，花盘宿存。

产于福建、江西、湖南、广东、广西、贵州、重庆。生于海拔 300～1000m 的阔叶林中。

注释：山香圆的完整学名为 **Turpinia arguta**（Lindl.）Seem.。

性状 本品呈椭圆形或长圆形，长 7～22cm，宽 2～6cm。先端渐尖，基部楔形，边缘具疏锯齿，近基部全缘，锯齿的顶端具有腺点。上表面绿褐色，具光泽；下表面淡黄绿色，较粗糙，主脉淡黄色至浅褐色，于下表面突起，侧脉羽状；叶柄长 0.5～1cm。近革质而脆。气芳香，味苦。

功能主治 清热解毒，利咽消肿，活血止痛。用于乳蛾喉痹，咽喉肿痛，疮疡肿毒，跌扑伤痛。

▼ 山香圆 Turpinia arguta　赵鑫磊、谢东梅　摄

▶ 山香圆叶 Folium Turpiniae　陈代贤　摄

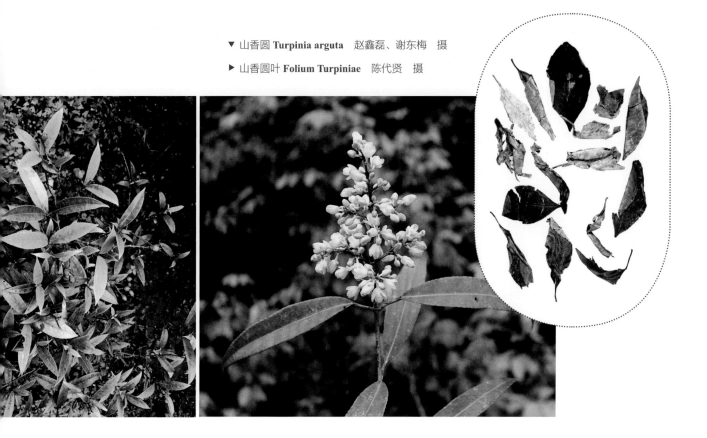

山银花 Shanyinhua

FLOS LONICERAE MACRANTHOIDIS ET AL.

本品为忍冬科植物灰毡毛忍冬 **Lonicera macranthoides** Hand.-Mazz.、红腺忍冬 **Lonicera hypoglauca** Miq.、华南忍冬 **Lonicera confusa** DC. 或黄褐毛忍冬 **Lonicera fulvotomentosa** Hsu et S. C. Cheng 的干燥花蕾或带初开的花。夏初花开放前采收，干燥。

原 植 物

灰毡毛忍冬 Lonicera macranthoides Hand.-Mazz. in Symb. Sin. 7: 1050. 1936; 中国植物志, 72: 244, 1988; 中华人民共和国药典（2005）, 1: 21, 2005.

藤本，幼枝或其顶梢及其总花梗有薄绒状短糙伏毛，有时兼具微腺毛。叶革质，卵形至宽披针形，长 6~14cm，有薄绒状短糙毛，有时具开展长糙毛。花有香味，双花常密集于小枝梢，呈圆锥花序状；总花梗长 0.5~3mm；苞片披针形或条状披针形，连同萼齿外面均有细毡毛或短缘毛；小苞片长约为萼筒一半，有短糙缘毛；萼筒被有蓝白色粉，长近 2mm，萼齿三角形，长 1mm，比萼筒稍短；花冠白色，后变黄色，唇形，筒纤细，上唇裂片卵形，基部具耳，两侧裂片裂隙深达 1/2，中裂片长为侧裂片一半，下唇条状倒披针形，反卷；雄蕊生于花冠筒顶端，连同花柱均伸出而无毛。果实黑色，常被蓝白色粉。花期 6~7 月，果期 10~11 月。

产于安徽南部、浙江、江西、福建西北部、湖北西南部、湖南南部至西部、广东（翁源）、广西东北部、四川东南部及贵州东部和西北部。生于海拔 500~1800m 的山坡、山顶混交林内、山谷溪旁或灌丛中。

注释：灰毡毛忍冬在 FOC 中已并入大花忍冬 **Lonicera macrantha**（D. Don）Spreng.。

红腺忍冬 Lonicera hypoglauca Miq. in Ann. Mus. Bot. Lugd. -Bat. 2: 270. 1866; 中国植物志, 72: 239, 1988; 中华人民共和国药典（1977）, 1: 363, 1978.

落叶藤本，幼枝、叶柄、叶下面和上面中脉及总花梗均密被上端弯曲的淡黄褐色短柔毛，有时还有糙毛。叶纸质，卵形至卵状矩圆形，长 6~9（~11.5）cm，顶端渐尖或尖，基部近圆形或带心形，下面有时粉绿色，有黄色至橘红色蘑菇形腺毛。双花单生至多朵集生于侧生短枝上，或于小枝顶集合成总状；苞片条状披针形，外面有短糙毛和缘毛；小苞片圆卵形或卵形，顶端钝，有缘毛；萼筒无毛或有时略有毛，萼齿三角状披针形，长为萼筒的 1/2~2/3，有缘毛；花冠白色，有时有淡红晕，后变黄色，长 3.5~4cm，唇形，筒比唇瓣稍长，外面疏生倒微伏毛，并常具腺毛；雄蕊与花柱均稍伸出，无毛。果实熟时黑色，近圆形，有时具白粉。花期 4~6 月，果期 10~11 月。

产于安徽南部、浙江、江西、福建及台湾北部和中部、湖北西部至南部、广东（南部除外）、广西、四川东北和东南部和贵州北部、东南部至西南部及云南西北部至南部。生于海拔 200~1600m 的疏林或灌丛中。

华南忍冬 Lonicera confusa DC. in Prodr. 4: 333. 1830; 中国植物志, 72: 238, 1988; 中华人民共和国药典（1977）, 1: 363, 1978.

半常绿藤本，幼枝、叶柄、总花梗、苞片、小苞片和萼筒均密被灰黄色卷曲短柔毛，并疏生微腺毛；小枝淡红褐色或近褐色。叶纸质，卵形至卵状长圆形，长 3~7cm。花有香味，双花腋生或于小枝或侧生短枝顶集合成具 2~4 节的短总状花序，有明显的总苞叶，总花梗长 2~8mm；苞片披针形，长 1~2mm；小苞片圆卵形或卵形，有缘毛；萼筒长 1.5~2mm，被短糙毛；萼齿外密被短柔毛；花冠白色，后变黄色，长 3.2~5cm，唇形，筒直或有时稍弯曲，唇瓣略短于筒；雄蕊和花柱均伸出，比唇瓣稍长，花丝无毛。果实黑色。花期 4~5 月，二次开花 9~10 月，果熟期 10 月。

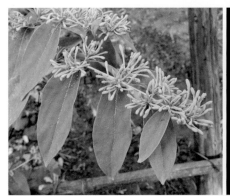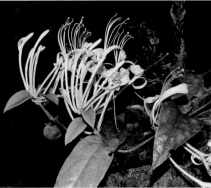

灰毡毛忍冬 **Lonicera macranthoides**　赵鑫磊、朱鑫鑫　摄

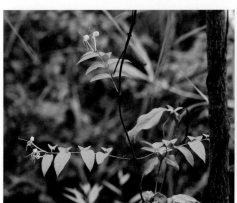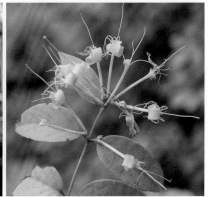

红腺忍冬 **Lonicera hypoglauca**　朱鑫鑫　摄

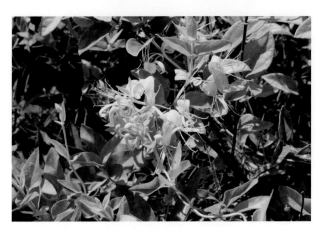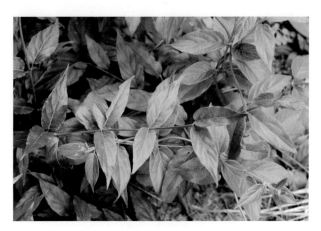

华南忍冬 **Lonicera confusa**　王清隆　摄　　　　　　黄褐毛忍冬 **Lonicera fulvotomentosa**　李华东　摄

　　产于广东、海南和广西。生于丘陵地区的山坡、杂木林和灌丛中及平原旷野路旁或河边，海拔最高达800m。

黄褐毛忍冬 Lonicera fulvotomentosa Hsu et S. C. Cheng in Acta Phytotax. Sinica 17（4）：80. fig. 8. 1979; 中国植物志，72: 231, 1988; 中华人民共和国药典（2010），1: 28, 2010.

木质藤本，老枝暗褐色，干皮条状剥落；幼枝、叶柄、叶背及总花梗各部分均被黄褐色绒状弯糙毛，毛长不超过2mm。叶对生，叶片厚纸质，卵形至椭圆形，长4.5～8cm；双花多对排列成腋生或顶生的小圆锥花序，总花梗长1～5mm，基部有1对较小的叶；苞片线形，远超出花萼，长约为花萼长的1倍，与小苞片均密被黄褐色糙毛，小苞片近卵形；相邻2萼筒分离，萼筒长2mm，无毛，萼齿比萼筒略长；花冠外面有糙毛，冠檐二唇形，上唇具4裂片，下唇反转，唇瓣长为冠筒的1/2；雄蕊5，外露；花柱外露。花期4～5月。

产于广西西部、南部和东北部、湖南西南部和南部、四川（达州）及贵州中部和南部。生于海拔约850m的山坡河边。

注释：在2000年版药典中红腺忍冬 **Lonicera hypoglauca** Miq.、华南忍冬 **Lonicera confusa** DC.、毛花柱忍冬 **Lonicera desystyla** Rehd. 均为金银花的基源植物。

山银花为2005年版药典新出药名，原为华南忍冬 **Lonicera confusa** DC. 的中文异名。经2010年版药典修订后，山银花的基源已为本条目项下所列4种植物。

性　状

灰毡毛忍冬　本品呈棒状而稍弯曲，长3～4.5cm，上部直径约2mm，下部直径约1mm。表面黄色或黄绿色。总花梗集结成簇，开放者花冠裂片不及全长之半。质稍硬，手捏之稍有弹性。气清香，味微苦甘。

红腺忍冬　本品长2.5～4.5cm，直径0.8～2mm。表面黄白色至黄棕色，无毛或疏被毛，萼筒无毛，先端5裂，裂片长三角形，被毛，开放者花冠下唇反转，花柱无毛。

华南忍冬　本品长1.6～3.5cm，直径0.5～2mm。萼筒和花冠密被灰白色毛。

黄褐毛忍冬　本品长1～3.4cm，直径1.5～2mm。花冠表面淡黄棕色或黄棕色，密被黄色茸毛。

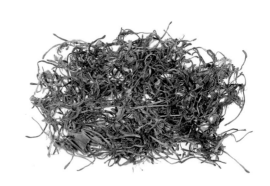

山银花 **Flos Lonicerae macranthoidei**　钟国跃　摄

功能主治

清热解毒，疏散风热。用于痈肿疔疮，喉痹，丹毒，热毒血痢，风热感冒，温病发热。

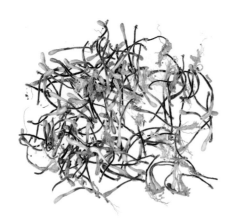

山银花 **Flos Lonicerae confusae**　王如峰　摄

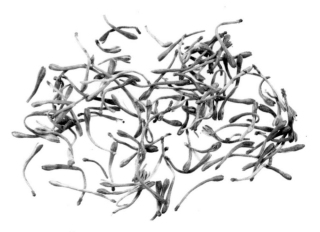

山银花 **Flos Lonicerae fulvotomentosae**　张继　摄

山楂 Shanzha

FRUCTUS CRATAEGI MAJORIS ET AL.

本品为蔷薇科植物山里红 **Crataegus pinnatifida** Bge. var. **major** N. E. Br. 或山楂 **Crataegus pinnatifida** Bge. 的干燥成熟果实。秋季果实成熟时采收，切片，干燥。

原 植 物

山里红 Crataegus pinnatifida var. **major** N. E. Br. in Gard. Chron. n. ser. 26: 621, f. 121. 1886; 中国植物志，36: 190, 1974; 中华人民共和国药典（1963），1: 24, 1964.

落叶乔木，高达 6m。枝刺长 1～2cm，或无刺。单叶互生；叶柄长 2～6cm；叶片阔卵形、三角卵形，稀菱状卵形，长 6～12cm，宽 5～8cm，有 2～4 对羽状裂片，先端短渐尖，基部宽楔形，上面有光泽，下面沿叶脉被短柔毛，边缘有不规则重锯齿。伞房花序多花，直径约 4～6cm；萼筒钟状，5 齿裂；花冠白色，直径约 1.5cm，花瓣 5，倒卵形或近圆形。梨果近球形，直径可达 2.5cm，深红色，有黄白色小斑点，萼片脱落迟，先端圆形深洼；小核 3～5，向外的一面稍具棱，向内面侧面平滑。花期 5～6 月。果期 8～10 月。

产于东北、华北及山东、江苏、安徽、河南等地。生于海拔 100～1500m 的溪边、山谷、林缘或灌木丛中。

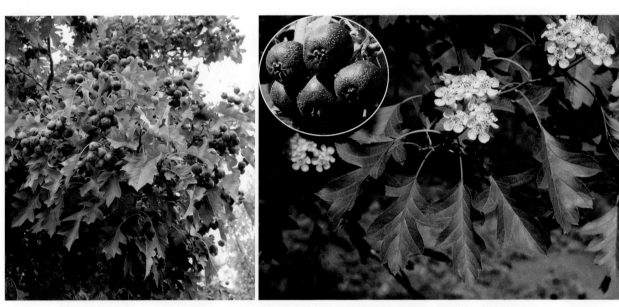

山里红 **Crataegus pinnatifida** var. **major**　赵鑫磊、张英涛　摄

山楂 Crataegus pinnatifida Bge. in Mém. Acad. Imp. Sci. St. -Pétersbourg Divers Savans 2: 100. 1835; 中国植物志，36: 189, 1974; 中华人民共和国药典（1977），1: 49, 1978.

本种与山里红变种极为相似，仅果形较小，直径约 1.5cm；叶片亦较小，且分裂较深。

产于东北及内蒙古、河北、河南、山西、陕西、山东、江苏、浙江等地。生于海拔 100～1500m 的山坡林边或灌木丛中。

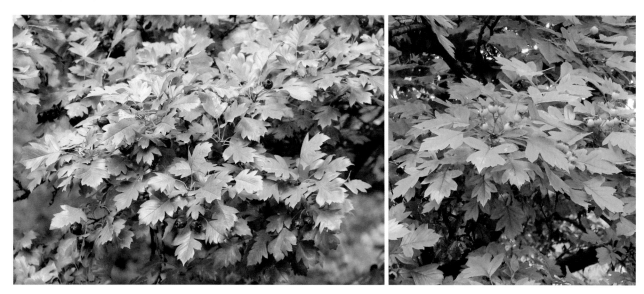

山楂 Crataegus pinnatifida　赵鑫磊　摄

性　状　本品为圆形片，皱缩不平，直径 1～2.5cm，厚 0.2～0.4cm。外皮红色，具皱纹，有灰白色小斑点。果肉深黄色至浅棕色。中部横切片具 5 粒浅黄色果核，但核多脱落而中空。有的片上可见短而细的果梗或花萼残迹。气微清香，味酸、微甜。

功能主治　消食健胃，行气散瘀，化浊降脂。用于肉食积滞，胃脘胀满，泻痢腹痛，瘀血经闭，产后瘀阻，心腹刺痛，胸痹心痛，疝气疼痛，高脂血症。焦山楂消食导滞作用增强。用于肉食积滞，泻痢不爽。

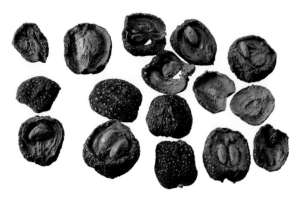

山楂 Fructus Crataegi majoris　张继　摄

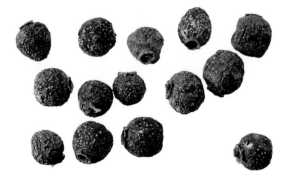

山楂 Fructus Crataegi pinnatifidae　张继　摄

山楂叶 *Shanzhaye*

FOLIUM CRATAEGI MAJORIS ET AL.

本品为蔷薇科植物山里红 **Crataegus pinnatifida** Bge. var. **major** N. E. Br. 或山楂 **Crataegus pinnatifida** Bge. 的干燥叶。夏、秋二季采收，晾干。

原植物 见"山楂"项下。

性　　状 本品多已破碎，完整者展开后呈宽卵形，长 6～12cm，宽 5～8cm，绿色至棕黄色，先端渐尖，基部宽楔形，具 2～6 羽状裂片，边缘具尖锐重锯齿；叶柄长 2～6cm，托叶卵圆形至卵状披针形。气微，味涩、微苦。

功能主治 活血化瘀，理气通脉，化浊降脂。用于气滞血瘀，胸痹心痛，胸闷憋气，心悸健忘，眩晕耳鸣，高脂血症。

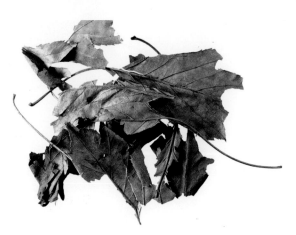

山楂叶 **Folium Crataegi majoris** 张继 摄

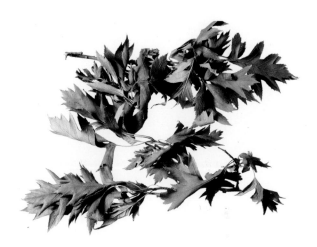

山楂叶 **Folium Crataegi pinnatifidae** 张继 摄

山慈菇 Shancigu

　　本品为兰科植物杜鹃兰 **Cremastra appendiculata**（D. Don）Makino、独蒜兰 **Pleione bulbocodioides**（Franch.）Rolfe 或云南独蒜兰 **Pleione yunnanensis** Rolfe 的干燥假鳞茎。前者习称"毛慈菇"，后二者习称"冰球子"。夏、秋二季采挖，除去地上部分及泥沙，分开大小置沸水锅中蒸煮至透心，干燥。

原植物

杜鹃兰 Cremastra appendiculata（D. Don）Makino in Bot. Mag. Tokyo 18: 24. 1904; 中国植物志, 18: 165, 1999; 中华人民共和国药典（1990）, 1: 21, 1990.

　　陆生植物。假鳞茎聚生，近球形，长 1.5～3cm，直径 1～3cm。叶 1 枚，生于假鳞茎顶端；叶片狭椭圆形至披针状椭圆形，长达 45cm，宽 4～8cm，先端渐尖，基部收窄为柄。花葶侧生于假鳞茎顶端，长 27～70cm，直立，粗壮，通常高出叶外，疏生 2 枚筒状叶鞘；总状花序长（5～）10～27cm，疏生 5～20 余朵花；花偏向一侧，淡紫褐色；花苞片狭披针形；花被片呈筒状，先端略开展；萼片和花瓣近相等，倒披针形，长约 3.5cm，中上部宽约 4mm，先端急尖；唇瓣近匙形，与萼片近等长，基部浅囊状，两侧边缘略向上反折，前端扩大，3 裂，侧裂片狭小，中裂片长圆形，基部具 1 个附属物；合蕊柱纤细，略短于萼片。花期 5～6 月，果期 9～12 月。

　　产于长江流域以南地区及山西、陕西、甘肃等地。生于海拔 500～2900m 的山地林下湿地或沟边湿地上。

独蒜兰 Pleione bulbocodioides（Franch.）Rolfe in Orchid. Rev. 11: 291. 1903; 中国植物志, 18: 377, 1999; 中华人民共和国药典（1990）, 1: 21, 1990.

　　半附生草本。假鳞茎狭卵形或长颈瓶形，顶生 1 枚叶。叶和花同现，椭圆状披针形，长 10～25cm，先端稍钝或渐尖，基部收狭成柄，抱花葶。花葶顶生 1（～2）花。花苞片长圆形，近急尖，等于或长于子房；花淡紫色或粉红色；萼片直立，狭披针形，长达 4cm，宽 5～7mm，先端急尖；唇瓣基部楔形，先端凹缺或几乎不凹缺，上部边缘撕裂状，内面有 3～5 条波状或近直立的褶片。花期 4～5 月，果期 7 月。

　　产于华东、中南、西南及陕西、甘肃等地。生于海拔 750～3600m 的山地常绿阔叶林下至针叶林下，灌木林缘腐殖质丰富的土壤上，或苔藓覆盖的岩石上。

云南独蒜兰 Pleione yunnanensis（Rolfe）Rolfe in Orchid Rev. 11: 291. 1903（Oct.）; 中国植物志, 18: 374, 1999; 中华人民共和国药典（1990）, 1: 21, 1990.

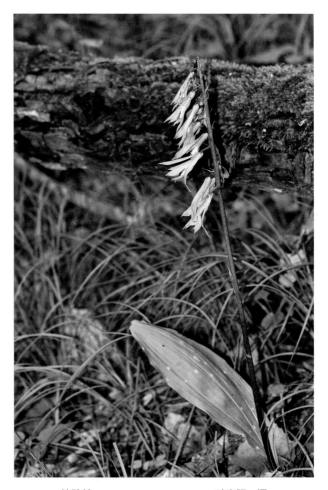

杜鹃兰 **Cremastra appendiculata** 叶喜阳　摄

地生或附生草本。假鳞茎卵形、狭卵形或圆锥形，上端有明显的长颈，顶端具 1 枚叶。叶在花期通常未长出，叶片披针形至狭椭圆形，长 6.5~25cm，宽 1~3.5cm；叶柄长 1~6cm。花葶从无叶的老假鳞茎基部发出，长 10~20cm，顶端具 1 朵花，罕为 2 花；花淡紫色、粉红色或有时近白色，唇瓣上有紫色或深红色斑；中萼片长圆状披针形，长 3.5~4cm，宽 6~8mm；侧萼片长圆状披针形，稍斜歪，常近等长于并稍宽于中萼片；花瓣倒披针形，长 3.5~4cm，宽 5~7mm；唇瓣近宽倒卵形，长 3~4cm，明显或不明显 3 裂；中裂片先端微缺，边缘具不规则缺刻或多少呈撕裂状；唇盘上具 3~5 条近全缘或略呈波状并有细微缺刻的褶片。花期 4~5 月，果期 9~10 月。

产于四川西南部、贵州西部至北部、云南东南部至西北部和西藏。生于海拔 1100~3500m 的山地林下和林缘多石地上或苔藓覆盖的岩石上，也见于草坡稍荫蔽的砾石地上。

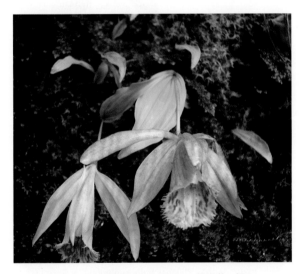

独蒜兰 Pleione bulbocodioides　易思荣　摄

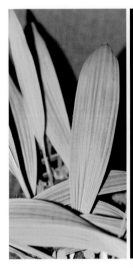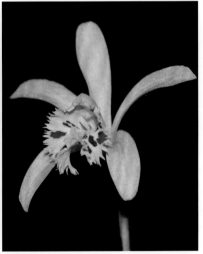

云南独蒜兰 Pleione yunnanensis　朱鑫鑫　摄

性　状

毛慈菇　本品呈不规则扁球形或圆锥形，顶端渐突起，基部有须根痕。长 1.8~3cm，膨大部直径 1~2cm。表面黄棕色或棕褐色，有纵皱纹或纵沟，中部有 2~3 条微突起的环节，节上有鳞片叶干枯腐烂后留下的丝状纤维。质坚硬，难折断，断面灰白色或黄白色，略呈角质。气微，味淡，带黏性。

冰球子　本品呈圆锥形，瓶颈状或不规则团块，直径 1~2cm，高 1.5~2.5cm。顶端渐尖，尖端断头处呈盘状，基部膨大且圆平，中央凹入，有 1~2 条环节，多偏向一侧。撞去外皮者表面黄白色，带表皮者浅棕色，光滑，有不规则皱纹。断面浅黄色，角质半透明。

功能主治　清热解毒，化痰散结。用于痈肿疔毒，瘰疬痰核，蛇虫咬伤，癥瘕痞块。

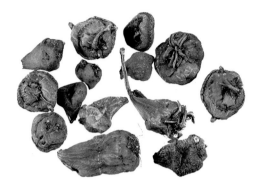

山慈菇 **Pseudobulbus Cremastrae appendiculatae** 陈代贤 摄

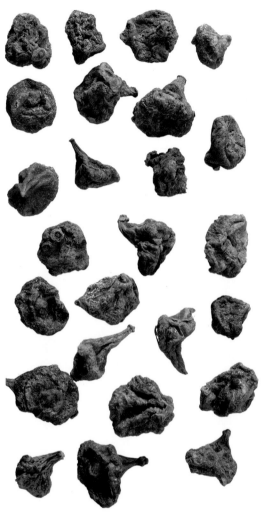

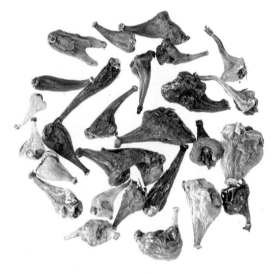

山慈菇 **Pseudobulbus Pleiones yunnanensis** 王如峰 摄

山慈菇 **Pseudobulbus Pleiones bulbocodioidei** 王如峰 摄

千年健 Qiannianjian

本品为天南星科植物千年健 **Homalomena occulta**（Lour.）Schott 的干燥根状茎。春、秋二季采挖，洗净，除去外皮，晒干。

原植物 千年健 **Homalomena occulta**（Lour.）Schott, Melet. 1: 20. 1832; 中国植物志 , 13（2）: 48, 1979; 中华人民共和国药典（1977），1: 52, 1978.

多年生草本。根状茎匍匐，细长，粗 1.5cm。根肉质，圆柱形，密被淡褐色短绒毛，须根纤维状。常具高 30~50cm 的直立的茎。鳞叶线状披针形，长达 16cm，基部宽 2.5cm，向上渐狭，锐尖；叶柄长 20~40cm，下部具宽 3~5mm 的鞘；叶片膜质至纸质，箭状心形至心形，长 15~30cm，宽 10~28cm，先端骤狭渐尖；侧脉平行向上斜升。花序 1~3，生鳞叶腋，花序柄短于叶柄；佛焰苞绿白色，长圆形至椭圆形，长 5~6.5cm，花前卷成纺锤形，盛花时上部略展开成短舟状；肉穗花序长 3~5cm；雌花序长 1~1.5cm，粗 4~5mm；雄花序长 2~3cm，粗 3~4mm；子房长圆形，基部一侧具假雄蕊 1，子房 3 室。浆果；种子褐色，长圆形。花期 7~9 月。

产于广东、海南、广西西南部至东部、云南南部至东南部。生于海拔 80~1100m 的沟谷密林下、竹林或山坡灌丛中。

性状 本品呈圆柱形，稍弯曲，有的略扁，长 15~40cm，直径 0.8~1.5cm。表面黄棕色或红棕色，粗糙，可见多数扭曲的纵沟纹、圆形根痕及黄色针状纤维束。质硬而脆，断面红褐色，黄色针状纤维束多而明显，相对另一断面呈多数针眼状小孔及有少数黄色针状纤维束，可见深褐色具光泽的油点。气香，味辛、微苦。

功能主治 祛风湿，壮筋骨。用于风寒湿痹，腰膝冷痛，拘挛麻木，筋骨痿软。

▼ 千年健 **Homalomena occulta** 赵鑫磊 摄

▶ 千年健 **Rhizoma Homalomenae** 陈代贤 摄

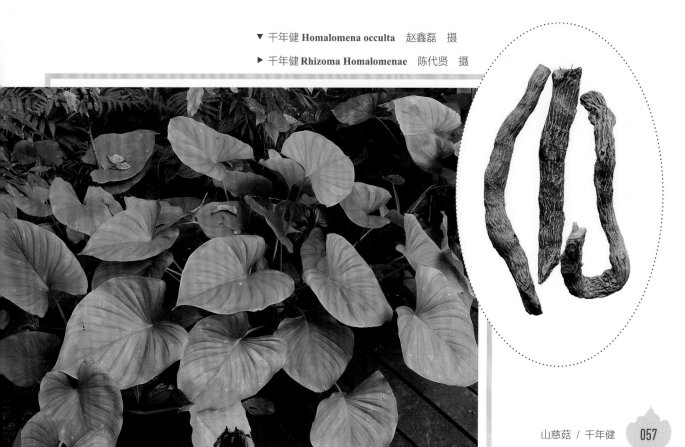

千里光 Qianliguang

本品为菊科植物千里光 **Senecio scandens** Buch.-Ham. 的干燥地上部分。全年均可采收，除去杂质，阴干。

原植物 千里光 **Senecio scandens** Buch.-Ham. in Prodr. Fl. Nepal. 178. 1825; 中国植物志, 77（1）: 294, 1999; 中华人民共和国药典（1977）, 1: 53, 1978.

多年生草本。茎弯曲，长2~5m，多分枝，被柔毛或无毛。叶片卵状披针形至长三角形，长2.5~12cm，宽2~4.5cm，顶端渐尖，基部宽楔形、截形、戟形或稀心形，具浅或深齿，稀全缘，有时具细裂或羽状浅裂，至少向基部具1~3对较小的侧裂片，两面被短柔毛至无毛；叶柄具柔毛或近无毛，无耳或基部有小耳；上部叶变小，披针形或线状披针形，长渐尖。头状花序有舌状花，多数，在茎枝端排列成顶生复聚伞圆锥花序；花序梗长1~2cm，具苞片。总苞圆柱状钟形。总苞片线状披针形，上端和上部边缘有缘毛状短柔毛，边缘宽干膜质，背面有短柔毛或无毛。舌状花8~10；舌片黄色，长圆形，长9~10mm，具3细齿；管状花多数，黄色。瘦果圆柱形，长约3mm，被柔毛；冠毛白色。花期8月至翌年4月。

产于西藏、陕西、湖北、四川、贵州、云南、安徽、浙江、江西、福建、湖南、广东、广西、台湾等省区。常生于海拔50~3200m的森林、灌丛中，攀援于灌木、岩石上或溪边。

性状 本品茎呈细圆柱形，稍弯曲，上部有分枝；表面灰绿色、黄棕色或紫褐色，具纵棱，密被灰白色柔毛。叶互生，多皱缩破碎，完整叶片展平后呈卵状披针形或长三角形，有时具1~6侧裂片，边缘有不规则锯齿，基部戟形或截形，两面有细柔毛。头状花序；总苞钟形；花黄色至棕色，冠毛白色。气微，味苦。

功能主治 清热解毒，明目，利湿。用于痈肿疮毒，感冒发热，目赤肿痛，泄泻痢疾，皮肤湿疹。

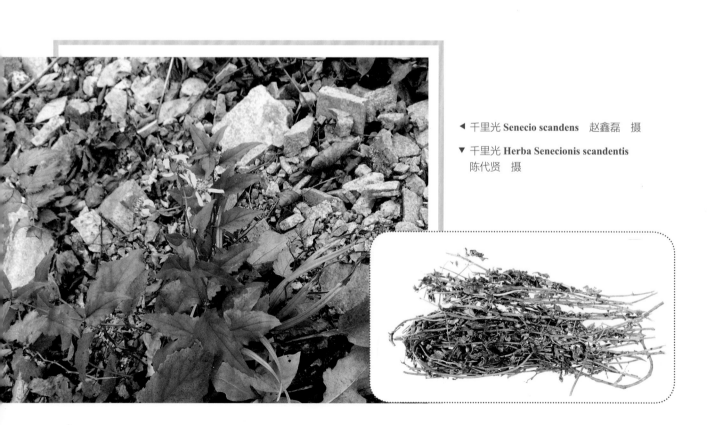

◀ 千里光 Senecio scandens　赵鑫磊　摄

▼ 千里光 Herba Senecionis scandentis
陈代贤　摄

千金子 Qianjinzi

SEMEN EUPHORBIAE

本品为大戟科植物续随子 **Euphorbia lathyris** L. 的干燥成熟种子。夏、秋二季果实成熟时采收，除去杂质，干燥。

原植物 续随子 **Euphorbia lathylris** L. in Sp. Pl. 457. 1753; 中国植物志, 44（3）: 69, 1997; 中华人民共和国药典（1963），1: 25, 1964.

二年生草本，高可达 1m。全株含乳汁。茎粗壮，直立，分枝多。单叶交互对生，无柄；茎下部叶较密，由下而上叶渐增大，线状披针形至阔披针形，长 5～12cm，宽 0.8～2.5cm，先端锐尖，基部心形，抱茎，全缘。杯状聚伞花序顶生，伞梗 2～4，基部轮生叶状苞片 2～4，每伞梗再叉状分枝；苞叶 2，三角状卵形；花单性，无花被；雄花多数和雌花 1 枚同生于萼状总苞内，总苞顶端 4～5 裂，腺体新月形，两端具短而钝的角；雄花仅具雄蕊 1；雌花生于花序中央，雌蕊 1，子房三室。蒴果近球形。种子长圆状球形，表面有黑褐色相间的斑点。花期 4～7 月，果期 6～9 月。

产于黑龙江、吉林、辽宁、河北、山西、江苏、浙江、福建、台湾、河南、湖南、广西、四川、贵州、云南等地。生于向阳山坡，栽培或野生。

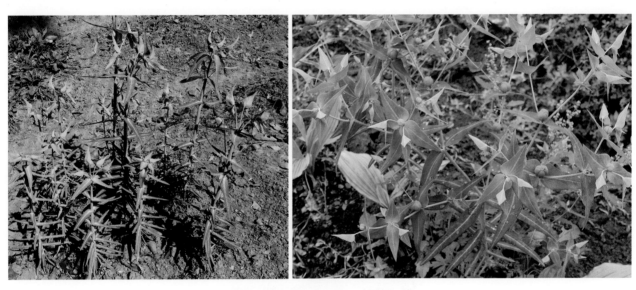

续随子 **Euphorbia lathylris** 赵鑫磊 摄

性状 本品呈椭圆形或倒卵形，长约 5mm，直径约 4mm。表面灰棕色或灰褐色，具不规则网状皱纹，网孔凹陷处灰黑色，形成细斑点。一侧有纵沟状种脊，顶端为突起的合点，下端为线形种脐，基部有类白色突起的种阜或具脱落后的疤痕。种皮薄脆，种仁白色或黄白色，富油质。气微，味辛。

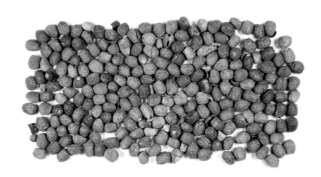

千金子 **Semen Euphorbiae** 钟国跃 摄

功能主治 泻下逐水，破血消癥；外用疗癣蚀疣。用于二便不通，水肿，痰饮，积滞胀满，血瘀经闭；外治顽癣，赘疣。

千金子霜 Qianjinzishuang

SEMEN EUPHORBIAE PULVERATUM

本品为千金子的炮制加工品。

原植物 见"千金子"项下。
性　状 本品为均匀、疏松的淡黄色粉末，微显油性。味辛辣。
功能主治 泻下逐水，破血消癥；外用疗癣蚀疣。用于二便不通，水肿，痰饮，积滞胀满，血瘀经闭；外治顽癣，赘疣。

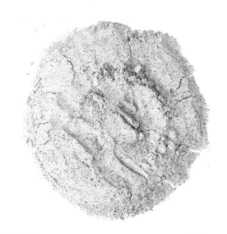

千金子霜 **Semen Euphobiae Pulveratum** 王如峰 摄

川木香 Chuanmuxiang

RADIX VLADIMIRIAE SOULIEI ET AL.

本品为菊科植物川木香 **Vladimiria souliei**（Franch.）Ling 或灰毛川木香 **Vladimiria souliei**（Franch.）Ling var. **cinerea** Ling 的干燥根。秋季采挖，除去须根、泥沙及根头上的胶状物，干燥。

原 植 物

川木香 Vladimiria souliei（Franch.）Ling in Acta Phytotax. Sin. 10（1）：79. 1965; 中华人民共和国药典（1977），1: 55, 1978.——*Jurinea souliei* Franch., 中华人民共和国药典（1963），1: 28, 1964.

多年生草本。主根圆柱形，直径 1～2cm，外皮褐色，少有分枝。几无茎。叶基生，莲座状；叶柄长 8～20cm，被白色茸毛；叶片卵形、长圆状披针形或椭圆形，长 12～30cm，宽 8～20cm，羽状中裂或浅裂，少有不分裂，裂片 5～7 对，卵状披针形，边缘有锯齿，基部有小裂片，两面被糙伏毛，下面疏生蛛丝毛。头状花序 6～8 集生于茎顶；总苞宽钟形，直径 6cm，总苞片 6 层，全部苞片质地坚硬，先端尾状渐尖成针刺状，边缘有稀疏的缘毛；花筒状，花冠紫色，长 3.5～4cm，檐部长 1cm，5 裂，花冠裂片长 6mm；雄蕊 5。瘦果长 7～8mm，扁圆柱形，有宿存冠毛；冠毛刚毛状，向上渐细，淡棕黄色，外层向下皱曲反折包围并紧贴瘦果，内层直立。花果期 7～10 月。

产于四川西部及西藏东部。生于海拔 3700～3800m 的高山草地。

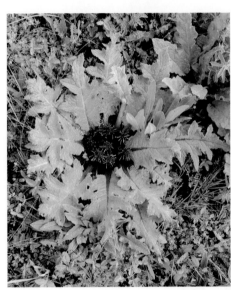 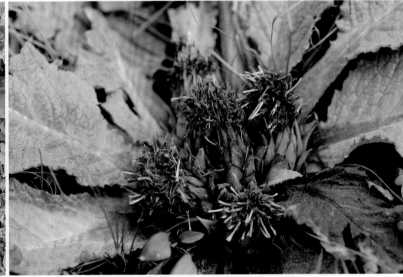

川木香 **Vladimiria souliei**　陈又生　摄

灰毛川木香 Vladimiria souliei（Franch.）Ling var. **cinerea** Ling in Acta Phytotax. Sin. 10（1）：79. 1965; 中华人民共和国药典（1977），1: 55, 1978.

本变种与川木香原变种的主要区别在于叶下面灰白色，被薄蛛丝状毛或绵毛。

产于四川西南部及西北部、西藏东部及云南西北部。生于海拔 3500～4200m 的高山山脊或阳坡草地。

注释：中国植物志 78（1）：146，1987 上记载川木香学名为 **Dolomiaea souliei**（Franch.）C，Shih; 灰毛川木香学名为 **Dolomiaea souliei**（Franch.）C，Shih var. **mirabilis**（Anth.）Shih.。

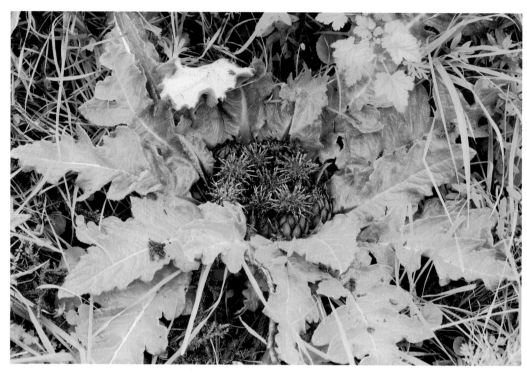

灰毛川木香 **Vladimiria souliei** var. **cinerea** 张植玮 摄

性　状　本品呈圆柱形或有纵槽的半圆柱形，稍弯曲，长 10～30cm，直径 1～3cm。表面黄褐色或棕褐色，具纵皱纹，外皮脱落处可见丝瓜络状细筋脉；根头偶有黑色发黏的胶状物，习称"油头"。体较轻，质硬脆，易折断，断面黄白色或黄色，有深黄色稀疏油点及裂隙，木部宽广，有放射状纹理；有的中心呈枯朽状。气微香，味苦，嚼之粘牙。

功能主治　行气止痛。用于胸胁、脘腹胀痛，肠鸣腹泻，里急后重。

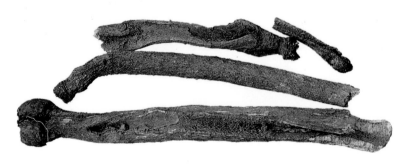

川木香 **Radix Vladimiriae** 陈代贤 摄

川木通 Chuanmutong

CAULIS CLEMATIDIS ARMANDII ET AL.

本品为毛茛科植物小木通 **Clematis armandii** Franch. 或绣球藤 **Clematis montana** Buch.-Ham. 的干燥藤茎。春、秋二季采收，除去粗皮，晒干，或趁鲜切薄片，晒干。

原 植 物

小木通 Clematis armandii Franch. in Nouv. Arch. Mus. Hist. Nat. Paris, sér. 2, 8: 184. 1885; 中国植物志 , 28: 175, 1980; 中华人民共和国药典（1963）, 1: 28, 1964.

木质藤本，长达 6m。茎圆柱形，有纵条纹，小枝有棱，疏生白色短柔毛，后脱落无毛。叶对生；叶柄长 5 ~ 7.5cm；三出复叶，小叶片革质，卵状披针形、卵形或披针形，长 4 ~ 16cm，先端渐尖，基部圆形或浅心形，全缘，两面无毛。聚伞花序圆锥状，顶生或腋生；腋生花序基部有宿存芽鳞片，长 0.8 ~ 3.5cm；花序下部苞片近长圆形，常 3 浅裂，上部苞片渐小，披针形或钻形，花两性，直径 3 ~ 4cm；萼片 4 ~ 7，开展，长圆形或椭圆形，长 1 ~ 4cm，宽 0.3 ~ 2cm，外面边缘有短柔毛；花瓣无；雄蕊多数，无毛，花药长圆形；心皮多数。瘦果扁，椭圆形，长 4 ~ 7mm，疏生柔毛，宿存花柱羽毛状。花期 3 ~ 4 月，果期 4 ~ 7 月。

产于陕西南部、甘肃、福建西南部、湖北、湖南、广东、广西、四川、贵州、云南、西藏东部。生于海拔 100 ~ 2400m 的山坡、山谷水沟边、林边或灌木中。

绣球藤 Clematis montana Buch.-Ham., Syst. Nat. 1: 164. 1818; 中国植物志 , 28: 220, 1980; 中华人民共和国药典（1977）, 1: 55, 1978.

木质藤本，长达 8m。茎圆柱形，有纵条纹；小枝有短柔毛，后脱落变无毛；老茎外皮剥落。叶对生，或数叶与花簇生；叶柄长 5 ~ 6cm；三出复叶，小叶片卵形、宽卵形或椭圆形，长 2 ~ 7cm，先端急尖或渐尖，3 浅裂，边缘有锯齿，两面疏生短柔毛。两性花，1 ~ 6 朵与叶簇生，直径 3 ~ 5cm；萼片 4，开

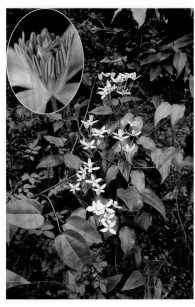

小木通 Clematis armandii 徐克学 摄

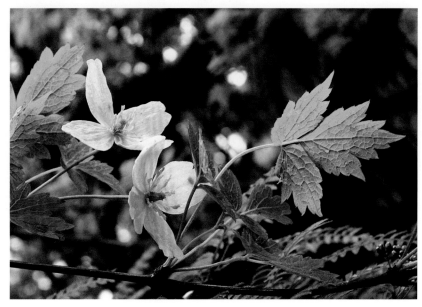

绣球藤 Clematis montana 张英涛 摄

展，长圆状倒卵形或倒卵形，白色或外面带淡红色，长 1.5～2.5cm，外面疏生短柔毛，内面无毛；花瓣无；雄蕊多数，长约 1cm，无毛；心皮多数。瘦果扁，卵形或卵圆形，长 4～6mm，无毛，宿存花柱羽毛状。花期 4～6 月，果期 7～9 月。

产于陕西南部、宁夏南部、甘肃南部、安徽、江西、福建北部、台湾、河南西部、湖北西部、湖南、四川、贵州、云南、西藏南部。生于海拔 1200～4000m 的山坡、山谷灌木林中、林边或沟旁。

注释：绣球藤完整学名为 Clematis montana Buch.-Ham. ex DC.。

性　状　本品呈长圆柱形，略扭曲，长 50～100cm，直径 2～3.5cm。表面黄棕色或黄褐色，有纵向凹沟及棱线；节处多膨大，有叶痕及侧枝痕。残存皮部易撕裂。质坚硬，不易折断。切片厚 2～4mm，边缘不整齐，残存皮部黄棕色，木部浅黄棕色或浅黄色，有黄白色放射状纹理及裂隙，其间布满导管孔，髓部较小，类白色或黄棕色，偶有空腔。气微，味淡。

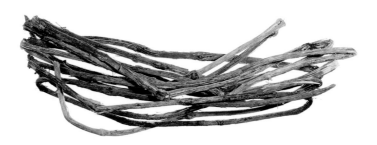

川木通 **Caulis Clematidis armandii**　陈代贤　摄

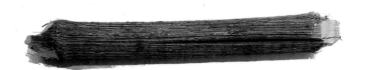

川木通 **Caulis Clematidis montanae**　王光志　摄

功能主治　利尿通淋，清心除烦，通经下乳。用于淋证，水肿，心烦尿赤，口舌生疮，经闭乳少，湿热痹痛。

川贝母 Chuanbeimu

BULBUS FRITILLARIAE CIRRHOSAE ET AL.

本品为百合科植物川贝母 **Fritillaria cirrhosa** D. Don、暗紫贝母 **Fritillaria unibracteata** Hsiao et K. C. Hsia、甘肃贝母 **Fritillaria przewalskii** Maxim. 、梭砂贝母 **Fritillaria delavayi** Franch. 、太白贝母 **Fritillaria taipaiensis** P. Y. Li 或瓦布贝母 **Fritillaria unibracteata** Hsiao et K. C. Hsia var. **wabuensis**（S. Y. Tang et S. C. Yue）Z. D. Liu，S. Wang et S. C. Chen 的干燥鳞茎。按性状不同分别习称"松贝"、"青贝"、"炉贝"和"栽培品"。夏、秋二季或积雪融化后采挖，除去须根、粗皮及泥沙，晒干或低温干燥。

原植物

川贝母 Fritillaria cirrhosa D. Don, Prodr. Fl. Nepal 51. 1825; 中国植物志 , 14: 104, 1980, 中华人民共和国药典（1963），1: 27, 1964.

多年生草本，形态变化较大。鳞茎卵圆形，由 2 枚鳞片组成，直径 1～2cm；叶通常对生，少数在中部兼有散生或轮生；叶片条形至条状披针形，长 4～12cm，宽 3～5（～15）mm，先端稍卷曲或不卷曲。花单生茎顶，极少 2～3 朵，紫色至黄绿色，通常有小方格，少数仅有斑点或条纹；每花有 3 枚叶状苞片，狭长，宽 2～4mm；花被片 6，长 3～4cm，外轮 3 片，宽 1～1.4cm，内轮 3 片近倒卵形或椭圆状倒卵形，宽可达 1.8cm；蜜腺窝在背面明显凸出；雄蕊长约为花被片的 3/5，花药近基着生，花丝多少具小乳突；柱头裂片长 3～5mm。蒴果棱上具宽 1～1.5mm 的窄翅。花期 5～7 月，果期 8～10 月。

产于甘肃、青海、四川、云南、西藏。生于海拔 3200～4600m 的林下、高山灌丛草甸、潮湿处及岩缝中。

暗紫贝母 Fritillaria unibracteata Hsiao et K. C. Hsia in Acta Phytotax. Sin. 15（2）: 39. 1977. 中国植物志 , 14: 109, 1980; 中华人民共和国药典（1977），1: 56, 1978.

多年生草本，高 15～25cm。鳞茎球形或圆锥形，由 2 枚鳞片组成，直径 6～13mm。茎直立，单一，无毛。叶在下面的 1～2 对为对生，上面的 1～2 枚散生或对生，无柄，条形或条状披针形，长

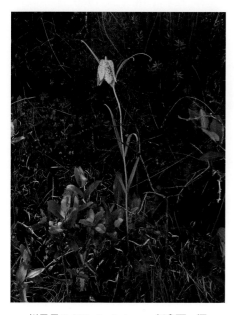

川贝母 Fritillaria cirrhosa　赵鑫磊　摄

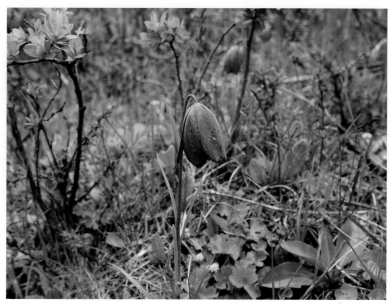

暗紫贝母 Fritillaria unibracteata　赵鑫磊　摄

3.6 ~ 6.5cm，先端急尖，不卷曲。花单生于茎顶，钟形或狭钟形，俯垂，外面暗紫色，有黄褐色小方格；叶状苞片1枚，先端不卷曲；花被片6，2轮，长2.5 ~ 2.7cm，内3片倒卵状长圆形，宽约1cm，外3片近长圆形，宽约6mm；蜜腺窝稍凸出；雄蕊6；柱头3裂，裂片短而外展，长0.5 ~ 1mm。蒴果长圆形，具6棱，棱上的翅窄，宽约1mm。花期6月，果期8月。

产于甘肃南部、青海东南部、四川西北部。生于海拔3200 ~ 4700m的灌丛、草甸中。

甘 肃 贝 母 **Fritillaria przewalskii** Maxim. in Decas Pl. Nov. 9. 1882; 中国植物志, 14: 107, 1980; 中华人民共和国药典（1977）, 1: 56, 1978.

鳞茎具2枚鳞片，卵圆状球形，直径6 ~ 13mm；茎高15 ~ 50cm。叶4 ~ 7枚，基部2枚常对生，其余的互生或偶有近对生；叶片线形至狭披针形，长3 ~ 9cm，尖端不卷曲。苞片1枚，先端稍弯曲；花通常单生，少有2朵，钟形或狭钟形，俯垂；花梗长2 ~ 3cm；花被片淡黄色，具黑紫色斑点，狭长圆形至倒卵形，长2 ~ 3cm，宽0.6 ~ 1.3cm；蜜腺窝不很明显；雄蕊长约为花被片2/3，花丝具小乳突；花柱3裂，裂片长不及1mm。蒴果具宽约1mm的窄翅。花期6 ~ 7月，果期8月。

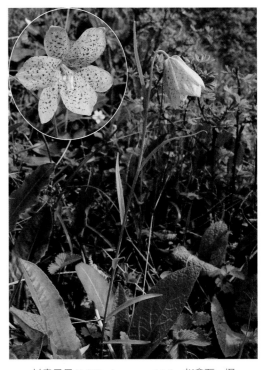

甘肃贝母 **Fritillaria przewalskii** 赵鑫磊 摄

产于甘肃南部、青海东部和南部、四川西北部。生于海拔2800 ~ 4400m的灌丛中或草地上。

梭砂贝母 **Fritillaria delavayi** Franch. in J. Bot.（Morot）12: 222. 1898. 中国植物志, 14: 112, 1980; 中华人民

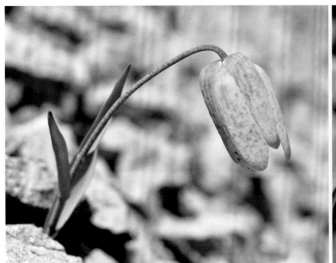
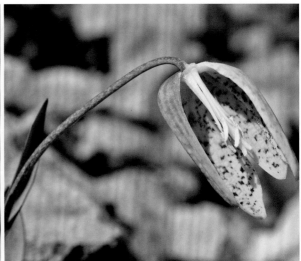

梭砂贝母 **Fritillaria delavayi** 朱鑫鑫 摄

共和国药典（1977），1: 56, 1978.

多年生草本，高 17~35cm。鳞茎长卵圆形，由 2（~3）枚鳞片组成，直径 1~2cm。叶互生，3~5 枚，较紧密地生于植株中部或上部；叶片狭卵形至卵状椭圆形，长 2~7cm，宽 1~3cm，先端不卷曲。单花顶生，宽钟状，略俯垂，浅黄色，具红褐色斑点或小方格；花被片长 3.2~4.5cm，宽 1.2~1.5cm，内轮比外轮稍长而宽；雄蕊长约为花被片的一半，花丝不具小乳突；柱头裂片短，长不及 1mm。蒴果棱上的翅宽约 1mm，宿存花被常多少包住蒴果。花期 6~7 月，果期 8~9 月。

产于青海南部、四川西部、云南西北部、西藏。生于海拔 3400~5600m 的流石滩石缝中。

太白贝母 Fritillaria taipaiensis P. Y. Li in Acta Phytotax. Sin. 11: 251. 1966. 中国植物志，14: 107, 1980; 中华人民共和国药典（2010），1: 34, 2010.

鳞茎具 2 枚鳞片，卵圆形，直径 1~1.5cm；茎高 20~50cm。叶 5~10（~20）枚，通常对生，有时中上部兼有 3~4 枚轮生或互生；叶

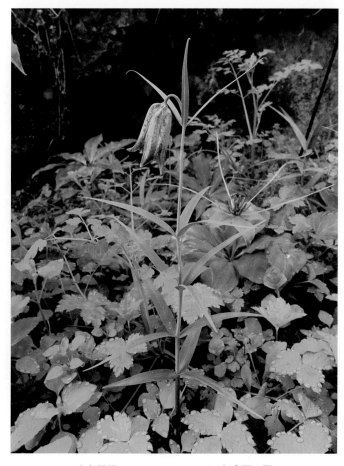

太白贝母 Fritillaria taipaiensis 赵鑫磊 摄

片线形至线状披针形，长 5~13cm，宽 3~7（~12）mm，先端有时稍弯曲。苞片 3 枚，先端常弯曲，不卷曲；花单朵，钟形，俯垂；花梗长 2~4cm；花被片黄绿色，仅在花被片先端近两侧边缘有紫色斑带，外 3 枚花被片倒卵状长圆形，先端浑圆，内 3 片近匙形，先端骤凸而钝；蜜腺窝背面稍突出；雄蕊长约为花被片的 3/5，花丝具小乳突；花柱 3 裂。蒴果具翅，翅宽 0.5~2mm。花期 5~6 月，果期 6~7 月。

产于湖北、陕西、甘肃、四川、重庆。生于海拔 2000~3200m 的山坡灌丛或草丛中。

瓦布贝母 Fritillaria unibracteata Hsiao et K. C. Hsia var. **wabuensis**（S. Y. Tang et S. C. Yue）Z. D. Liu, S. Wang et S. C. Chen in Acta Bot. Yunnan. 31（2）: 145. 2009; 中华人民共和国药典（2010），1: 34, 2010.

鳞茎扁球状，外面的鳞片常 2 枚。植株高 0.5~2m；最下面叶常 2 枚对生，上面的轮生兼互生，多数叶两侧边不等长，近镰形，有的披针状条形，长 7~13cm，宽 9~20mm；花 1~2（~3）朵，花初开时黄绿色、黄色，内面有或无黑紫色斑点，继后外面出现紫色浸染；苞片 1~4；花被片倒卵形至矩圆状倒卵形，长 3.5~5.5cm，花被在子房明显膨大时凋落，蜜腺长 5~8mm，雄蕊花丝长于花药，花柱裂片长 3mm。蒴果长 3~5cm，棱上翅宽 2mm。花期 5~6 月，果期 7~8 月。

产于四川西北部。生于海拔 2500~3600m 的灌木林和草丛中。

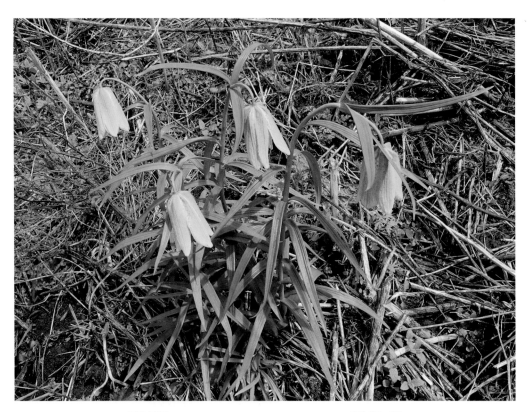

瓦布贝母 *Fritillaria unibracteata* var. *wabuensis* 赵鑫磊 摄

性　状

松贝　本品呈类圆锥形或近球形，高 0.3～0.8cm，直径 0.3～0.9cm。表面类白色。外层鳞叶 2 瓣，大小悬殊，大瓣紧抱小瓣，未抱部分呈新月形，习称"怀中抱月"；顶部闭合，内有类圆柱形、顶端稍尖的心芽和小鳞叶 1～2 枚；先端钝圆或稍尖，底部平，微凹入，中心有 1 灰褐色的鳞茎盘，偶有残存须根。质硬而脆，断面白色，富粉性。气微，味微苦。

青贝　本品呈类扁球形，高 0.4～1.4cm，直径 0.4～1.6cm。外层鳞叶 2 瓣，大小相近，相对抱合，顶部开裂，内有心芽和小鳞叶 2～3 枚及细圆柱形的残茎。

炉贝　本品呈长圆锥形，高 0.7～2.5cm，直径 0.5～2.5cm。表面类白色或浅棕黄色，有的具棕色斑点。外层鳞叶 2 瓣，大小相近，顶部开裂而略尖，基部稍尖或较钝。

栽培品　本品呈类扁球形或短圆柱形，高 0.5～2cm，直径 1～2.5cm。表面类白色或浅棕黄色，稍粗糙，有的具浅黄色斑点。外层鳞叶 2 瓣，大小相近，顶部多开裂而较平。

功能主治　清热润肺，化痰止咳，散结消痈。用于肺热燥咳，干咳少痰，阴虚劳嗽，痰中带血，瘰疬，乳痈，肺痈。

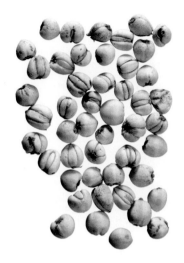

川贝母 **Bulbus Fritillariae unibracteatae**
张继 摄

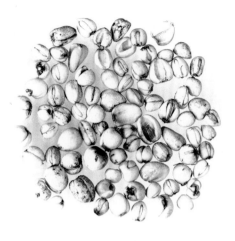

川贝母 **Bulbus Fritillariae przewalskii** 王如峰 摄

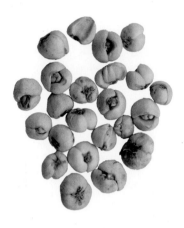

川贝母 **Bulbus Fritillariae cirrhosae**
陈代贤 摄

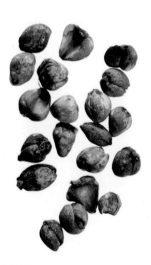

川贝母 **Bulbus Fritillariae**
delavayi 张继 摄

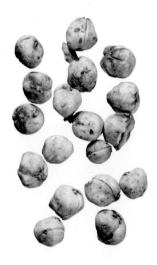

川贝母 **Bulbus Fritillariae taipaiensis**
张继 摄

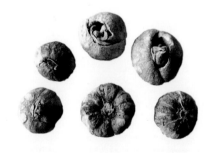

川贝母 **Bulbus Fritillariae unibracteatae**
wabuensis 孟武威 摄

川牛膝 Chuanniuxi

RADIX CYATHULAE

本品为苋科植物川牛膝 **Cyathula officinalis** Kuan 的干燥根。秋、冬二季采挖，除去芦头、须根及泥沙，烘或晒至半干，堆放回润，再烘干或晒干。

原植物 川牛膝 **Cyathula officinalis** Kuan in Acta Phytotax. Sin. 14（1）: 60, 1976; 中国植物志, 25（2）: 221, 1979; 中华人民共和国药典（1977）, 1: 57, 1978.——*C. tomentosa* Moq., *C. capitata* Moq. in 中华人民共和国药典（1963）, 1: 29, 1964.

多年生草本，高 50～100cm。主根圆柱状，鲜时皮近白色，干后灰褐色或黄棕色。茎略四棱，多分枝，疏生长糙毛。叶对生；叶柄长 5～15mm；叶片椭圆形或狭椭圆形，少数倒卵形，长 3～12cm，先端渐尖或尾尖，基部楔形或宽楔形，全缘，上面贴生长糙毛，下面毛较密。复聚伞花序密集成球，多数，直径 1～1.5cm，近白色，在枝端花序轴上交互对生；复聚伞花序 3～6 次分歧；聚伞花序两性，两性花在中央，不育花在两侧；苞片卵形，光亮，先端刺芒或钩状；不育花的花被片常为 4，变成具钩的坚硬芒刺；两性花长 3～5mm，花被片披针形，先端刺尖头，内侧 3 片较窄；退化雄蕊长方形，先端齿状浅裂；花柱宿存，柱头头状。胞果椭圆形或倒卵形，淡黄色，包裹在宿存花被内。种子椭圆形，透镜状，紫红色，光亮。花期 6～7 月，果期 8～9 月。

产于四川、贵州、云南等地。生于海拔 900～1800m 的灌丛、疏林中。

性状 本品呈近圆柱形，微扭曲，向下略细或有少数分枝，长 30～60cm，直径 0.5～3cm。表面黄棕色或灰褐色，具纵皱纹、支根痕和多数横长的皮孔样突起。质韧，不易折断，断面浅黄色或棕黄色，维管束点状，排列成数轮同心环。气微，味甜。

功能主治 逐瘀通经，通利关节，利尿通淋。用于经闭癥瘕，胞衣不下，跌扑损伤，风湿痹痛，足痿筋挛，尿血血淋。

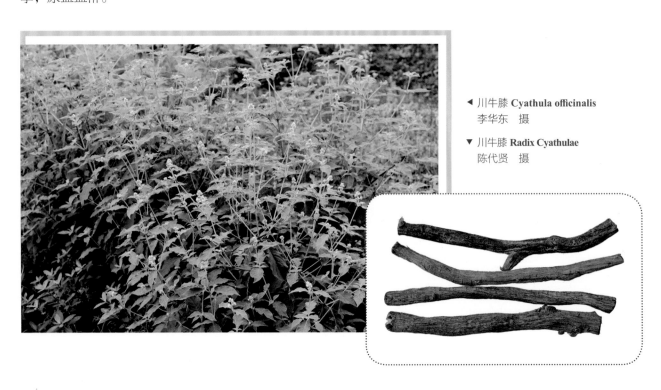

◀ 川牛膝 **Cyathula officinalis**
李华东 摄

▼ 川牛膝 **Radix Cyathulae**
陈代贤 摄

川乌 Chuanwu

RADIX ACONITI

本品为毛茛科植物乌头 **Aconitum carmichaelii** Debx. 的干燥母根。6 月下旬至 8 月上旬采挖，除去子根、须根及泥沙，晒干。

原 植 物 乌头 **Aconitum carmichaelii** Debx. in Acta Soc. Linn. Bord. 33: 87. 1879; 中国植物志, 27: 264, 1979; 中华人民共和国药典（2010），1: 36, 2010.——*A. carmichaeli* Debx. 中华人民共和国药典（1963），1: 26, 1964.

多年生草本，高 60～150（～200）cm。块根通常 2 个连生，纺锤形至倒卵形，外皮黑褐色；栽培品的侧根肥大。茎直立或稍倾斜，下部光滑无毛，上部散生贴伏柔毛。叶互生，革质，有柄；叶片卵圆形，宽 5～12cm，3 裂几达基部，两侧裂片再 2 裂，中央裂片菱状楔形，先端再 3 浅裂，裂片边缘有粗齿或缺刻。顶生总状花序，长 6～10（～25）cm，花序轴有贴伏的柔毛；萼片 5，蓝紫色，外被微柔毛，上萼片高盔形，长 1.5～1.8cm，宽约 2cm，侧萼片近圆形；花瓣无毛；雄蕊多数，花丝下半部扩张成宽线形的翅；心皮 3～5 个，离生，密被灰黄色的短绒毛。蓇葖果长圆形，具横脉，花柱宿存，芒尖状。花期6～7 月，果期 7～8 月。

产于辽宁南部、陕西、甘肃、山东、江苏、安徽、浙江、江西、河南、湖北、湖南、广东北部、广西、四川、贵州、云南。主要栽培于四川，陕西、湖北、湖南、云南等地也有栽培。生于海拔 80～3600m 的山地草坡或灌木丛中。

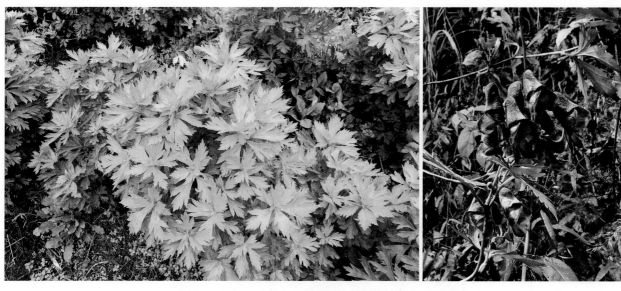

乌头 **Aconitum carmichaelii** 赵鑫磊 摄

性　状 本品呈不规则的圆锥形，稍弯曲，顶端常有残茎，中部多向一侧膨大，长 2～7.5cm，直径 1.2～2.5cm。表面棕褐色或灰棕色，皱缩，有小瘤状侧根及子根脱离后的痕迹。质坚实，断面类白色或浅灰黄色，形成层环纹呈多角形。气微，味辛辣、麻舌。

功能主治 祛风除湿，温经止痛。用于风寒湿痹，关节疼痛，心腹冷痛，寒疝作痛及麻醉止痛。

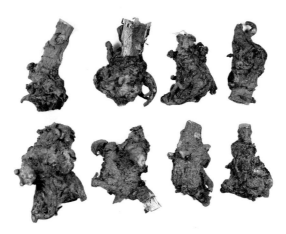

川乌 **Radix Aconiti** 钟国跃 摄

制川乌 Zhichuanwu

RADIX ACONITI COCTA

本品为川乌的炮制加工品。

原植物 见"川乌"项下。

性　　状 本品为不规则或长三角形的片。表面黑褐色或黄褐色，有灰棕色形成层环纹。体轻，质脆，断面有光泽。气微，微有麻舌感。

功能主治 祛风除湿，温经止痛。用于风寒湿痹，关节疼痛，心腹冷痛，寒疝作痛及麻醉止痛。

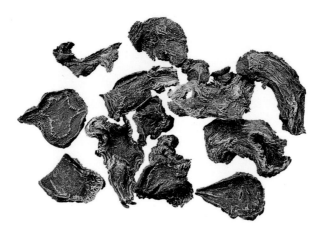

制川乌 **Radix Aconiti Cocta** 孟武威 摄

川芎 Chuanxiong

本品为伞形科植物川芎 **Ligusticum chuanxiong** Hort. 的干燥根状茎。夏季当茎上的节盘显著突出，并略带紫色时采挖，除去泥沙，晒后烘干，再去须根。

原植物 川芎 **Ligusticum chuanxiong** Hort. in Acta Phytotax. Sin. 17（2）: 101. 1979; 中国植物志, 55（2）: 239, 1985; 中华人民共和国药典（1977），1: 59, 1978.——*L. wallichii* Franch. 中华人民共和国药典（1963），1: 30, 1964.

多年生草本，高 40~70cm。全株有浓烈香气。根状茎呈不规则的结节状拳形团块，下端有多数须根。茎直立，圆柱形，中空，表面有纵直沟纹，茎下部的节膨大成盘状（俗称苓子），中部以上的节不膨大。茎下部叶具柄，柄长 3~10cm，基部扩大成鞘；叶片卵状三角形，长 12~15cm，宽 10~15cm，三至四回三出式羽状全裂，羽片 4~5 对，卵状披针形，长 6~7cm，宽 5~6cm，末回裂片线状披针形至长卵形，长 2~5mm，宽 1~2mm，顶端有小尖头，仅脉上有稀疏的短柔毛；茎上部叶渐简化。复伞形花序顶生或侧生，总苞片 3~6，线形，长 0.5~2.5cm；伞辐 7~20，不等长；小伞形花序有花 10~24；小总苞片 2~7，线形，略带紫色，被柔毛；花瓣白色，倒卵形至椭圆形，先端有短尖状突起，内曲；雄蕊 5，花药淡绿色；花柱 2，向下反曲。果椭圆状卵形，长 2~3mm，宽 1.5~2mm，两侧扁压；背棱槽内有油管 1~5，侧棱槽内有油管 2~3，合生面有油管 6~8。花期 7~8 月，果期 9~10 月。

主要栽培于四川。云南、贵州、广西、湖北、湖南、江西、浙江、江苏、陕西、甘肃等地均有引种栽培。

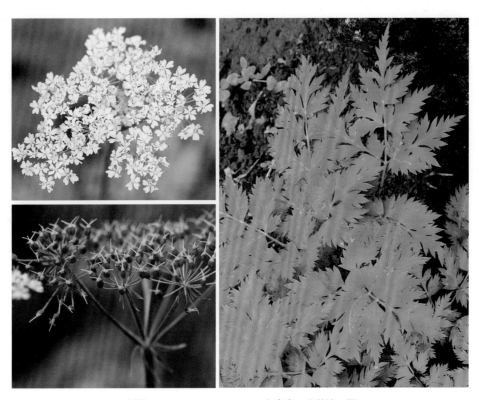

川芎 **Ligusticum chuanxiong**　朱鑫鑫、张英涛　摄

性　状　本品为不规则结节状拳形团块，直径 2～7cm。表面灰褐色或褐色，粗糙皱缩，有多数平行隆起的轮节，顶端有凹陷的类圆形茎痕，下侧及轮节上有多数小瘤状根痕。质坚实，不易折断，断面黄白色或灰黄色，散有黄棕色的油室，形成层环呈波状。气浓香，味苦、辛，稍有麻舌感，微回甜。

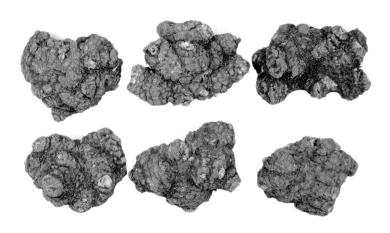

川芎 **Rhizoma Chuanxiong**　钟国跃　摄

功能主治　活血行气，祛风止痛。用于胸痹心痛，胸胁刺痛，跌扑肿痛，月经不调，经闭痛经，癥瘕腹痛，头痛，风湿痹痛。

川射干 Chuanshegan

本品为鸢尾科植物鸢尾 **Iris tectorum** Maxim. 的干燥根状茎。全年均可采挖，除去须根及泥沙，干燥。

原 植 物 鸢尾 **Iris tectorum** Maxim. in Bull. Acad. Sci. St. Petersb. 15: 380. 1871; 中国植物志，16（1）：180, 1985; 中华人民共和国药典（2005），1: 28, 2005.

多年生草本。根状茎二歧分枝，短而粗壮，坚硬，浅黄色。叶剑形，薄纸质，黄绿色，无明显中脉，长 15～50cm，宽 1.5～3.5cm，顶端渐尖或短渐尖，基部鞘状。花葶与叶几等长，单一或 2 分枝，花蓝紫色，外轮 3 花被裂片具深色网纹，中部有鸡冠状突起及白色髯毛，内轮 3 花被裂片较小，呈拱形直立状；花柱分枝 3，花瓣状，覆盖雄蕊，蓝色，顶端 2 裂，子房纺锤状圆柱形，长 1.8～2cm。蒴果狭矩圆形，具 6 棱，外皮坚韧，有网纹；种子多数，球形或圆锥状，深棕褐色，具假种皮。花期 4～5 月，果期 6～8 月。

全国大部分地区均产。生于海拔 800～1800m 的灌木林缘、向阳坡地及水边湿地。

性 状 本品呈不规则条状或圆锥形，略扁，有分枝，长 3～10cm，直径 1～2.5cm。表面灰黄褐色或棕色，有环纹和纵沟。常有残存的须根及凹陷或圆点状突起的须根痕。质松脆，易折断，断面黄白色或黄棕色。气微，味甘、苦。

功能主治 清热解毒，祛痰，利咽。用于热毒痰火郁结，咽喉肿痛，痰涎壅盛，咳嗽气喘。

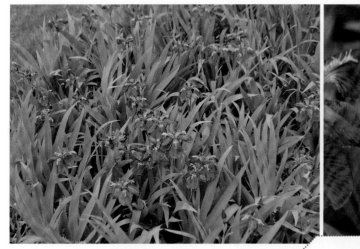
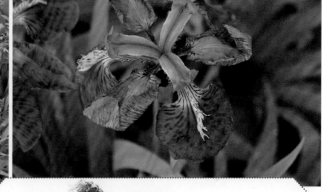

▲ 鸢尾 **Iris tectorum** 赵鑫磊 摄

▶ 川射干 **Rhizoma Iridis tectori** 王如峰 摄

川楝子 Chuanlianzi

FRUCTUS TOOSENDAN

本品为楝科植物川楝 **Melia toosendan** Sieb. et Zucc. 的干燥成熟果实。冬季果实成熟时采收，除去杂质，干燥。

原 植 物 川楝 **Melia toosendan** Sieb. et Zucc. in Abh. Akad. Muench. 4（2）: 159. 1845; 中国植物志, 43（3）: 102, 1997; 中华人民共和国药典（1963）, 1: 30, 1964.

乔木，高达 10m。树皮灰褐色；幼嫩部分密被星状鳞片。二回奇数羽状复叶，长约 35～45cm；每羽片有小叶 4～5 对；椭圆状披针形，长 4～10cm，全缘或少有疏锯齿。圆锥花序腋生；花萼灰绿色，萼片 5～6；花瓣 5～6，淡紫色；雄蕊 10 或 12，花丝合生成筒。核果大，椭圆形或近球形，长约 3cm，黄色或黄棕色，内果皮坚硬木质，有棱，6～8 室。种子长椭圆形，扁平。花期 3～4 月，果期 9～11 月。

产于甘肃、湖北、四川、贵州和云南等省区，其他省区广泛栽培。生于土壤湿润、肥沃的杂木林和疏林内。

性　　状 本品呈类球形，直径 2～3.2cm。表面金黄色至棕黄色，微有光泽，少数凹陷或皱缩，具深棕色小点。顶端有花柱残痕，基部凹陷，有果梗痕。外果皮革质，与果肉间常成空隙，果肉松软，淡黄色，遇水润湿显黏性。果核球形或卵圆形，质坚硬，两端平截，有 6～8 条纵棱，内分 6～8 室，每室含黑棕色长圆形的种子 1 粒。气特异，味酸、苦。

功能主治 疏肝泄热，行气止痛，杀虫。用于肝郁化火，胸胁、脘腹胀痛，疝气疼痛，虫积腹痛。

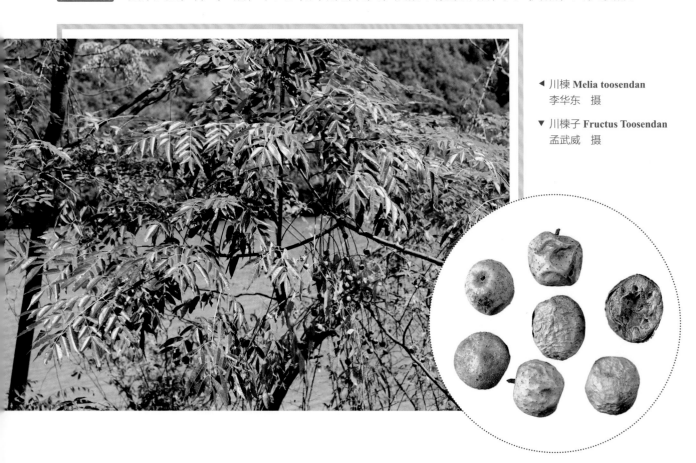

◀ 川楝 **Melia toosendan**
李华东　摄

▼ 川楝子 **Fructus Toosendan**
孟武威　摄

广东紫珠 Guangdongzizhu

CAULIS ET FOLIUM CALLICARPAE

本品为马鞭草科植物广东紫珠 **Callicarpa kwangtungensis** Chun 的干燥茎枝和叶。夏，秋二季采收，切成 10~20cm 的段，干燥。

原植物 广东紫珠 **Callicarpa kwangtungensis** Chun in Sunyats. 1: 302. 1934; 中国植物志, 65（1）: 74, 1982; 中华人民共和国药典（2010）, 1: 40, 2010.

灌木，高 1~2m。幼枝常带紫色，略被星状毛，老枝灰黄色，无毛。单叶对生；叶柄长 1~1.5cm；叶片狭椭圆状披针形、披针形或狭披针形，长 10~27cm，宽 3~5cm，先端渐尖，基部楔形，边缘上半部有细齿，两面通常无毛，背面密生细小黄色腺点；侧脉 12~15 对。聚伞花序，3~4 次分歧，疏被星状毛，花序梗长 5~8mm；花萼外面疏被星状毛，结果时脱落，萼齿 4 浅裂，钝三角形；花冠白色或带紫红色，长约 4mm，先端 4 裂；雄蕊 4，花丝与花冠近等长或稍短；子房有黄色腺点。果实球形，紫红色，直径 3mm。花期 6~7 月，果期 8~9 月。

产于浙江、江西、湖南、湖北、贵州、福建、广东、广西、云南。生于海拔 400~1000m 的山坡灌丛中或山地路旁。

性状 本品茎呈圆柱形，分枝少，长 10~20cm，直径 0.2~1.5cm；表面灰绿色或灰褐色，有的具灰白色花斑，有细纵皱纹及多数长椭圆形稍突起的黄白色皮孔；嫩枝可见对生的类三角形叶柄痕，腋芽明显。质硬，切面皮部呈纤维状，中部具较大类白色髓。叶片多已脱落或皱缩、破碎，完整者呈狭椭圆状披针形，顶端渐尖，基部楔形，边缘具锯齿，下表面有黄色腺点；叶柄长 0.5~1.2cm。气微，味微苦涩。

功能主治 收敛止血，散瘀，清热解毒。用于衄血，咯血，吐血，便血，崩漏，外伤出血，肺热咳嗽，咽喉肿痛，热毒疮疡，水火烫伤。

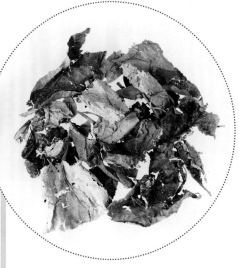

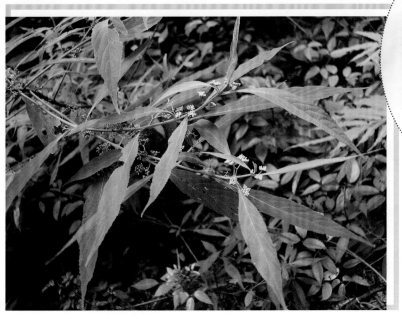

◀ 广东紫珠 Callicarpa kwangtungensis
何顺志 摄

▲ 广东紫珠 Caulis et Folium Callicarpae
王如峰 摄

广枣 Guangzao

FRUCTUS CHOEROSPONDIATIS

本品为漆树科植物南酸枣 **Choerospondias axillaris**（Roxb.）Burtt et Hill 的干燥成熟果实。秋季果实成熟时采收，除去杂质，干燥。本品系蒙古族习用药材。

原植物 南酸枣 **Choerospondias axillaris**（Roxb.）Burtt et Hill in Ann. Bot. n. ser. 1: 254. 1937; 中国植物志, 45（1）: 86. 1980; 中华人民共和国药典（1977）, 1: 63, 1978.

落叶乔木，高 8～20m。树干挺直，树皮灰褐色，纵裂呈片状剥落，小枝粗壮，暗紫褐色，无毛，具皮孔。奇数羽状复叶互生，长 25～40cm，小叶柄长 3～5mm；小叶 7～15 枚，对生，膜质至纸质，卵状椭圆形或长椭圆形，长 4～12cm，先端尾状长渐尖，基部多少偏斜，全缘，两面无毛或稀叶背脉腋被毛。花杂性，异株；雄花和假两性花淡紫红色，排列成顶生或腋生的聚伞状圆锥花序，长 4～10cm；雌花单生于上部叶腋内；萼片、花瓣各 5；雄蕊 10；子房上位，5 室；花柱 5，分离。核果椭圆形或倒卵形，成熟时黄色，中果皮肉质，果核先端具 5 小孔。花期 3～5 月，果期 8～10 月。

产于安徽、浙江、江西、福建、湖北、湖南、广东、海南、广西、贵州、云南、西藏等地。生于海拔 300～2000m 的山坡、丘陵或沟谷林中。

性状 本品呈椭圆形或近卵形，长 2～3cm，直径 1.4～2cm。表面黑褐色或棕褐色，稍有光泽，具不规则的皱褶，基部有果梗痕。果肉薄，棕褐色，质硬而脆。核近卵形，黄棕色，顶端有 5 个（偶有 4 个或 6 个）明显的小孔，每孔内各含种子 1 枚。气微，味酸。

功能主治 行气活血，养心，安神。用于气滞血瘀，胸痹作痛，心悸气短，心神不安。

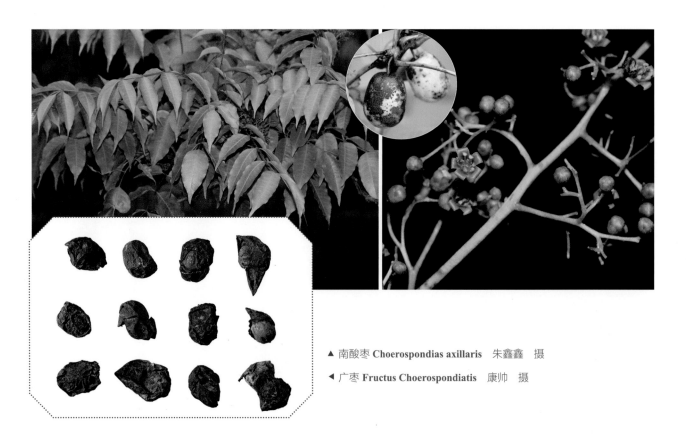

▲ 南酸枣 **Choerospondias axillaris** 朱鑫鑫 摄

◀ 广枣 **Fructus Choerospondiatis** 康帅 摄

广金钱草 Guangjinqiancao

HERBA DESMODII STYRACIFOLII

本品为豆科植物广金钱草 **Desmodium styracifolium**（Osb.）Merr. 的干燥地上部分。夏、秋二季采割，除去杂质，晒干。

原 植 物 广金钱草 **Desmodium styracifolium**（Osb.）Merr. in Amer. J. Bot. 3（10）: 580. 1916; 中国植物志，41: 34, 1995; 中华人民共和国药典（1977），1: 63, 1978.

直立亚灌木状草本，高 30～100cm。多分枝，幼枝密被白色或淡黄色毛。叶通常具单小叶，有时具3 小叶；叶柄长 1～2cm，密被贴伏或开展的丝状毛；托叶披针形，先端尖，基部偏斜，被毛；小叶厚纸质至近革质，圆形或近圆形至宽倒卵形，长与宽均 2～4.5cm，侧生小叶如存在，则较顶生小叶小，先端圆或微凹，基部圆或心形，上面无毛，下面密被贴伏、白色丝状毛，全缘；小托叶钻形或狭三角形，疏生柔毛；小叶柄长 5～8mm，密被贴伏或开展的丝状毛。总状花序短，顶生或腋生，长 1～3cm，总花梗密被绢毛；花密生，每 2 朵生于节上；花梗无毛或疏生开展的柔毛，果时下弯；苞片密集，覆瓦状排列，宽卵形，长 3～4mm，被毛；花萼长约 3.5mm，密被小钩状毛和混生丝状毛，萼筒顶端 4 裂，裂片近等长，上部裂片又 2 裂；花冠紫红色，长约 4mm，旗瓣倒卵形或近圆形，具瓣柄，翼瓣倒卵形，具短瓣柄，龙骨瓣较翼瓣长，极弯曲，有长瓣柄；二体雄蕊；雌蕊长约 6mm，子房线形，被毛。荚果被短柔毛和小钩状毛，腹缝线直，背缝线波状，有荚节 3～6，荚节近方形，扁平，具网纹。花、果期 6～9 月。

产于广东、海南、广西、云南。生于海拔 1000m 以下的山坡、草地或灌木丛中。

性 状 本品茎呈圆柱形，长可达 1m；密被黄色伸展的短柔毛；质稍脆，断面中部有髓。叶互生，小叶 1 或 3，圆形或矩圆形，直径 2～4cm；先端微凹，基部心形或钝圆，全缘；上表面黄绿色或灰绿色，无毛，下表面具灰白色紧贴的绒毛，侧脉羽状；叶柄长 1～2cm，托叶 1 对，披针形，长约 0.8cm。气微香，味微甘。

功能主治 利湿退黄，利尿通淋。用于黄疸尿赤，热淋，石淋，小便涩痛，水肿尿少。

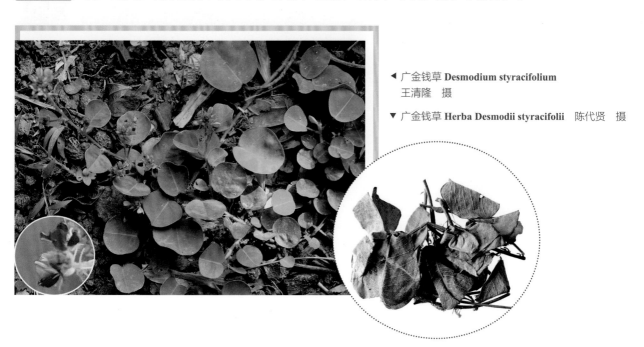

◀ 广金钱草 Desmodium styracifolium
王清隆　摄

▼ 广金钱草 Herba Desmodii styracifolii　陈代贤　摄

广枣 / 广金钱草　**079**

广藿香 Guanghuoxiang

本品为唇形科植物广藿香 **Pogostemon cablin**（Blanco）Benth. 的干燥地上部分。枝叶茂盛时采割，日晒夜闷，反复至干。

原植物 **广藿香 Pogostemon cablin**（Blanco）Benth. in Prodr. 12: 156. 1848; 中国植物志, 66: 370, 1977; 中华人民共和国药典（1977），1: 65, 1978.

多年生芳香草本，半灌木状。茎高 0.3～1m，被绒毛。叶圆形或宽卵圆形，长 2～10.5cm，宽 1～8.5cm，上面被绒毛，老时渐稀疏，下面被绒毛；叶柄长 1～6cm，被绒毛。轮伞花序 10 至多花，下部的稍疏离，向上密集，排列成穗状花序，穗状花序顶生及腋生，密被长绒毛，具总梗，梗长 0.5～2cm，密被绒毛；苞片及小苞片线状披针形；花萼筒状，长 7～9mm，齿钻状披针形；花冠紫色，长约 1cm，裂片外面均被长毛；雄蕊外伸，具髯毛；花柱先端 2 浅裂；花盘环状。花期 4 月。

福建、台湾、海南、广东、广西等省区广为栽培。

性状 本品茎略呈方柱形，多分枝，枝条稍曲折，长 30～60cm，直径 0.2～0.7cm；表面被柔毛；质脆，易折断，断面中部有髓；老茎类圆柱形，直径 1～1.2cm，被灰褐色栓皮。叶对生，皱缩成团，展平后叶片呈卵形或椭圆形，长 4～9cm，宽 3～7cm；两面均被灰白色绒毛；先端短尖或钝圆，基部楔形或钝圆，边缘具大小不规则的钝齿；叶柄细，长 2～5cm，被柔毛。气香特异，味微苦。

功能主治 芳香化浊，和中止呕，发表解暑。用于湿浊中阻，脘痞呕吐，暑湿表证，湿温初起，发热倦怠，胸闷不舒，寒湿闭暑，腹痛吐泻，鼻渊头痛。

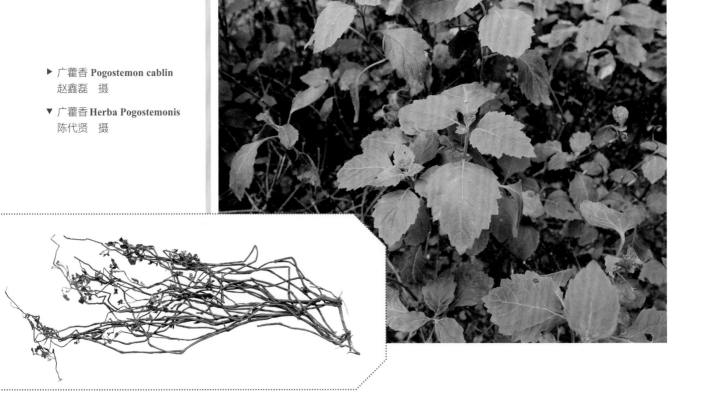

▶ 广藿香 **Pogostemon cablin**
　赵鑫磊　摄

▼ 广藿香 **Herba Pogostemonis**
　陈代贤　摄

女贞子 Nüzhenzi

本品为木犀科植物女贞 **Ligustrum lucidum** Ait. 的干燥成熟果实。冬季果实成熟时采收，除去枝叶，稍蒸或置沸水中略烫后，干燥；或直接干燥。

原植物 女贞 **Ligustrum lucidum** Ait. in Hort. Kew. ed. 2, 1: 19. 1810; 中国植物志, 61: 153, 1992; 中华人民共和国药典（1963），1: 31, 1964.

常绿灌木或乔木，高可达 25m。树皮灰褐色。枝黄褐色、灰色或紫红色，圆柱形，疏生圆形或长圆形皮孔。单叶对生；叶柄长 1~3cm，上面具沟，无毛；叶片革质，卵形、长卵形或椭圆形至宽椭圆形，长 6~17cm，宽 3~8cm，先端锐尖至渐尖或钝，基部圆形，有时宽楔形或渐狭。圆锥花序顶生，长 8~20cm，宽 8~25cm；花序梗长约 3cm；花序基部苞片常与叶同型，小苞片披针形或线形，早落；花无梗或近无梗；花萼无毛，长 1.5~2mm，齿不明显或近截形；花冠长 4~5mm，裂片长 2~2.5mm，反折。果肾形或近肾形，长 7~10mm，径 3~4mm，深蓝黑色，成熟时呈红黑色，被白粉。花期 5~7 月，果期 7 月至翌年 5 月。

产于陕西、甘肃及长江以南各地。生于海拔 2900m 以下的疏林或密林中，亦多栽培于庭院或路旁。

性　状 本品呈卵形、椭圆形或肾形，长 6~8.5mm，直径 3.5~5.5mm。表面黑紫色或灰黑色，皱缩不平，基部有果梗痕或具宿萼及短梗。体轻。外果皮薄，中果皮较松软，易剥离，内果皮木质，黄棕色，具纵棱，破开后种子通常为 1 粒，肾形，紫黑色，油性。气微，味甘、微苦涩。

功能主治 滋补肝肾，明目乌发。用于肝肾阴虚，眩晕耳鸣，腰膝酸软，须发早白，目暗不明，内热消渴，骨蒸潮热。

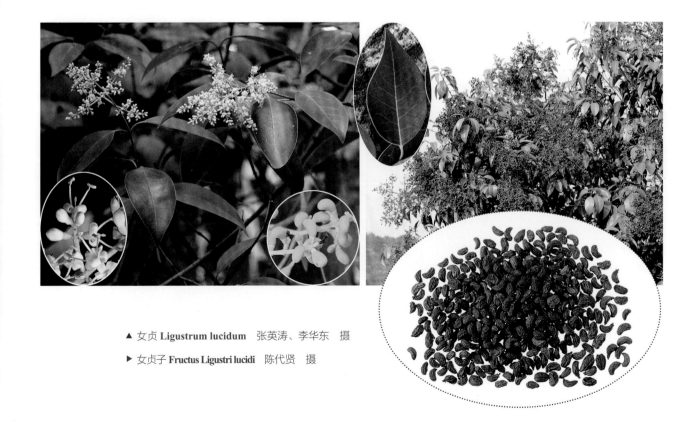

▲ 女贞 Ligustrum lucidum　张英涛、李华东　摄

▶ 女贞子 Fructus Ligustri lucidi　陈代贤　摄

小叶莲 Xiaoyelian

FRUCTUS SINOPODOPHYLLI

本品为小檗科植物桃儿七 **Sinopodophyllum hexandrum**（Royle）Ying 的干燥成熟果实。秋季果实成熟时采摘，除去杂质，干燥。本品系藏族习用药材。

原植物 桃儿七 **Sinopodophyllum hexandrum**（Royle）Ying in Fl. Tibetica 2: 119. 1985; 中国植物志, 29: 249, 2001; 中华人民共和国药典（2010），1: 43, 2010.—— *Podophyllum emodii* Wall., 中华人民共和国药典（1977），1: 40, 1978; *S. emodii*（Wall.）Ying in 中华人民共和国药典（1995），1: 35, 1995.

多年生草本，高 40～70cm。根状茎粗壮，侧根多数，外表浅褐色或棕褐色。茎单一，基部有 2～4 个膜质鞘。叶常 2，生于茎顶，具长叶柄，状似茎的分支，长 10～25cm；叶盾状着生，近圆形，掌状 3～5 深裂至中下部或几达基部，小裂片先端渐尖，上面绿色无毛，下面淡绿色，有白色长柔毛。花单生叶腋，先叶开放，粉红色，萼片 6，早落；花瓣 6，排成 2 轮，外轮较内轮为长；雄蕊 6，花丝向内弯，基部变宽，花药狭长圆形；子房近圆形，柱头盾状，几无花柱。浆果卵圆形，被灰粉，熟时红色。种子多数，暗紫色。花期 4～6 月，果期 6～8 月。

产于四川、陕西、甘肃、青海、云南、西藏等地。生于海拔 2200～4300m 的山地草丛中或林下。

性　状 本品呈椭圆形或近球形，多压扁，长 3～5.5cm，直径 2～4cm。表面紫红色或紫褐色，皱缩，有的可见露出的种子。顶端稍尖，果梗黄棕色，多脱落。果皮与果肉粘连成薄片，易碎，内具多数种子。种子近卵形，长约 4mm；表面红紫色，具细皱纹，一端有小突起；质硬；种仁白色，有油性。气微，味酸甜、涩；种子味苦。

功能主治 调经活血。用于血瘀经闭，难产，死胎、胎盘不下。

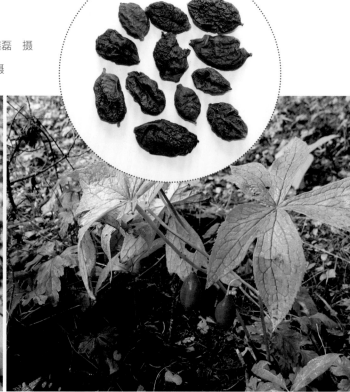

▼ 桃儿七 Sinopodophyllum hexandrum　赵鑫磊　摄

▶ 小叶莲 Fructus Sinopodophylli　尚明英　摄

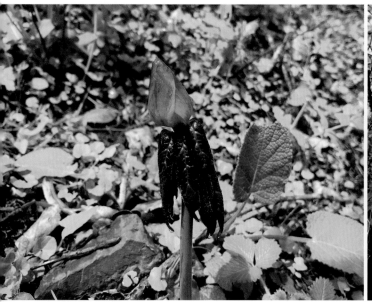

小驳骨 Xiaobogu

HERBA GENDARUSSAE

本品为爵床科植物小驳骨 **Gendarussa vulgaris** Nees 的干燥地上部分。全年均可采收，除去杂质，晒干。

原植物 小驳骨 Gendarussa vulgaris Nees in Wall. Pl. As. Rar. 3: 104. 1832; 中国植物志, 70: 300, 2002; 中华人民共和国药典（1977），1: 41, 1978.

多年生草本或亚灌木，直立无毛，高约 1m。茎圆柱形，节膨大，分枝多，嫩枝常深紫色。叶对生，纸质，叶柄长不及 1cm，叶片狭披针形至披针状线形，长 5～10cm，宽 5～15mm，先端渐尖，基部渐狭，全缘。穗状花序顶生，上部密生，下部间断；苞片对生，每苞片中有花 2 朵至数朵；萼近相等的 5 裂，裂片三角状披针形，长约 4mm；花冠白色或粉红色，长 1.2～1.4cm，花冠管圆筒状，冠檐二唇形，上唇长圆状卵形，下唇浅 3 裂。蒴果棒状，长 1.2cm，无毛。花期春季。

产于台湾、福建、广东、香港、海南、广西和云南等省区。生于村旁或路边的灌丛中。

性　状 本品茎呈圆柱形，有分枝，长 40～90cm，直径 0.2～3cm。茎表面黄绿色、淡绿褐色或褐绿色，有稀疏的黄色小皮孔；小枝微具四棱线，节膨大。质脆，易折断，断面黄白色。叶对生，卷缩破碎，展平后呈狭披针形或条状披针形，长 4～14cm，宽 1～2cm；先端渐尖，基部楔形，全缘，叶脉略带紫色。有的可见穗状花序，顶生或生于上部叶腋，苞片窄细，花冠二唇形。气微，味微辛、酸。

功能主治 祛瘀止痛，续筋接骨。用于跌打损伤，筋伤骨折，风湿骨痛，血瘀经闭，产后腹痛。

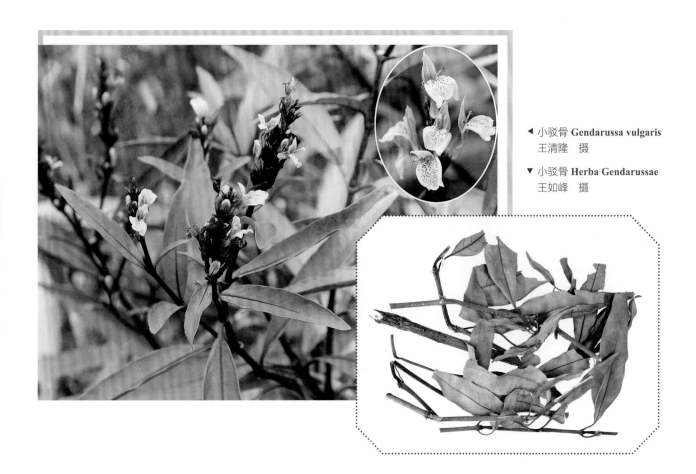

◀ 小驳骨 Gendarussa vulgaris
王清隆 摄

▼ 小驳骨 Herba Gendarussae
王如峰 摄

小茴香 Xiaohuixiang

FRUCTUS FOENICULI

本品为伞形科植物茴香 **Foeniculum vulgare** Mill. 的干燥成熟果实。秋季果实初熟时采割植株，晒干，打下果实，除去杂质。

原植物　茴香 **Foeniculum vulgare** Mill. in Gard. Dict., ed. 8. Foeniculum no. 1. 1768; 中国植物志, 55（2）：213, 1985; 中华人民共和国药典（1953）, 1: 152, 1953.

多年生草本，高 0.4～2m。具强烈香气。茎直立，光滑无毛，灰绿色或苍白色，上部分枝开展，表面具细纵沟纹。茎生叶互生；下部的茎生叶叶柄长 5～15cm，中部或上部叶的叶柄鞘状，叶鞘边缘膜质；叶阔三角形，长 4～30cm，宽 5～40cm，四至五回羽状全裂；末回裂片丝状，长 1～6cm，宽约 1mm。复伞形花序顶生或侧生；小伞形花序有花 14～30 朵，花柄纤细，不等长，长 0.3～1.2cm；花小，无萼齿；花瓣黄色，倒卵形或近倒卵形，长约 1mm；雄蕊 5，花丝略长于花瓣，花药卵圆形，淡黄色，纵裂；子房下位，2 室，花柱基圆锥形，花柱极短，向外叉开或贴伏在花柱基上。双悬果长圆形，长 4～6mm，宽 1.5～2.2mm，主棱 5 条，尖锐；每棱槽内有油管 1，合生面有油管 2。花期 5～6 月，果期 7～9 月。

原产于地中海地区，国内普遍栽培。

性状　本品为双悬果，呈圆柱形，有的稍弯曲，长 4～8mm，直径 1.5～2.5mm。表面黄绿色或淡黄色，两端略尖，顶端残留有黄棕色突起的柱基，基部有时有细小的果梗。分果呈长椭圆形，背面有纵棱 5 条，接合面平坦而较宽。横切面略呈五边形，背面的四边约等长。有特异香气，味微甜、辛。

功能主治　散寒止痛，理气和胃。用于寒疝腹痛，睾丸偏坠，痛经，少腹冷痛，脘腹胀痛，食少吐泻。盐小茴香暖肾散寒止痛。用于寒疝腹痛，睾丸偏坠，经寒腹痛。

▶ 茴香 Foeniculum vulgare　张英涛　摄

▼ 小茴香 Fructus Foeniculi　钟国跃　摄

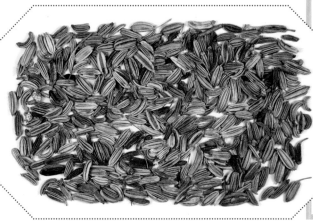

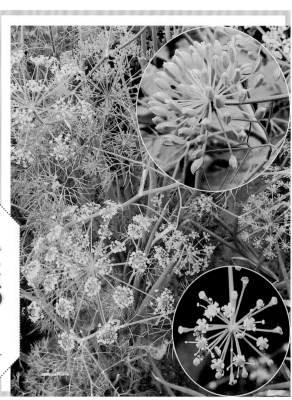

小通草 Xiaotongcao

本品为旌节花科植物喜马山旌节花 **Stachyurus himalaicus** Hook. f. et Thoms. 、中国旌节花 **Stachyurus chinensis** Franch. 或山茱萸科植物青荚叶 **Helwingia japonica**（Thunb.）Dietr. 的干燥茎髓。秋季割取茎，截成段，趁鲜取出髓部，理直，晒干。

原 植 物

喜马山旌节花 Stachyurus himalaicus Hook. f. et Thoms. in Journ. Linn. Soc. Bot. 5: 55. 1861; 中国植物志，52（1）: 93, 1999; 中华人民共和国药典（1977），1: 42, 1978.

落叶灌木或小乔木，高 3～5m；小枝褐色，具浅色皮孔。叶长圆状披针形，长 8～13cm，宽 3.5～5.5cm，先端渐尖至长渐尖，基部钝圆，边缘具细而密的锐锯齿，侧脉 5～7 对；叶柄紫红色，长 0.5～1.5cm。穗状花序腋生，长 5～13cm，无总梗，通常下垂，基部无叶；花黄色，长 6mm，几无梗；萼片 4 枚，长 0.3cm，顶端钝；花瓣 4 枚，倒卵形，长 0.5cm；雄蕊 8 枚，短于花瓣；花药黄色，2 室，纵裂。果实近球形，直径 7～8mm，无梗或近无梗，具宿存花柱。花期 3～4 月，果期 5～8 月。

产于陕西、浙江、湖南、江西、湖北、四川、贵州、台湾、广东、广西、云南、西藏等省区。生于海拔 400～3000m 的山坡阔叶林下、灌丛中或林缘。

中国旌节花 Stachyurus chinensis Franch. in Journ. de. Bot. 12: 254. 1898; 中国植物志，52（1）: 91, 1999; 中华人民共和国药典（1977），1: 42, 1978.

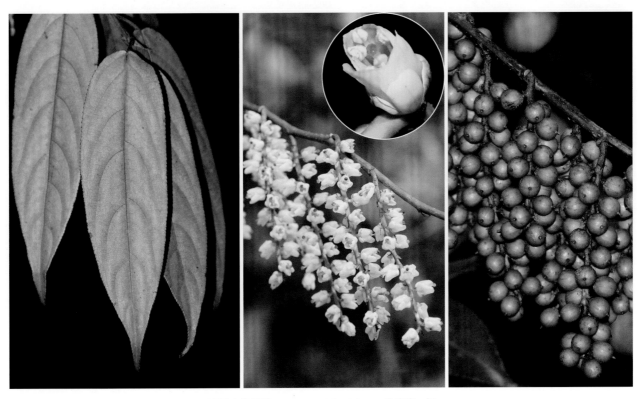

喜马山旌节花 **Stachyurus himalaicus**　朱鑫鑫　摄

落叶灌木，小枝具皮孔。先花后叶，叶互生，长圆状卵形，长 5～12cm，宽 3～7cm，先端渐尖至短尾状渐尖，基部钝圆至近心形，边缘为圆齿状锯齿，侧脉 5～6 对，叶两面无毛；叶柄长 1～2cm，通常暗紫色。穗状花序腋生，先叶开放，长 5～10cm，无梗；花黄色，长 7mm，近无梗或有短梗；苞片 1 枚，长约 3mm；小苞片 2 枚，长约 2cm；萼片 4 枚，黄绿色，长 3.5mm；花瓣 4 枚，卵形，长约 3.5mm；雄蕊 8 枚，与花瓣等长，花药纵裂，2 室；子房瓶状。浆果圆球形，直径 6～7mm，无毛，近无梗，基部具花被的残留物。花期 3～4 月，果期 5～7 月。

产于河南、陕西、西藏、浙江、安徽、江西、湖南、湖北、四川、贵州、福建、广东、广西和云南等省区。生于海拔 400～3000m 的山坡、溪谷或林缘。

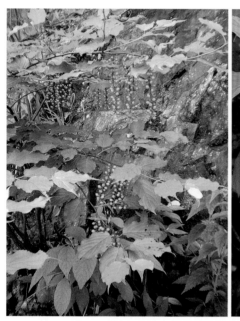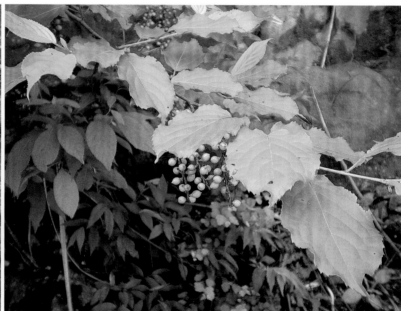

中国旌节花 Stachyurus chinensis　赵鑫磊　摄

青荚叶 Helwingia japonica（Thunb.）Dietr. in Nachtr. Vollst. Lex. Gartn. Bot. 3: 680. 1817; 中国植物志, 56: 21. 1990; 中华人民共和国药典（1977），1: 42, 1978.

落叶灌木，高 1～2m；枝无毛。叶卵圆形，长 3.5～9（～18）cm，宽 2～6（～8.5）cm，先端渐尖，基部阔楔形或近圆形，边缘具刺状细锯齿；叶上面亮绿色，下面淡绿色；叶柄长 1～5（～6）cm；托叶线状分裂。花淡绿色，3～5 数，花萼小，花瓣长 1～2mm，镊合状排列；雄花 4～12 朵呈伞形花序，常着生于叶上面中脉的 1/2～1/3 处，稀着生于幼枝上部；花梗长 1～2.5mm；雄蕊 3～5，生于花盘内侧；雌花 1～3 朵着生于叶上面中脉的 1/2～1/3 处；花梗长 1～5mm；子房卵圆形，柱头 3～5 裂。浆果幼时绿色，成熟后黑色，分核 3～5 枚。花期 4～5 月，果期 8～9 月。

产于我国黄河流域以南各省区。生于海拔 3300m 以下的阔叶林中。

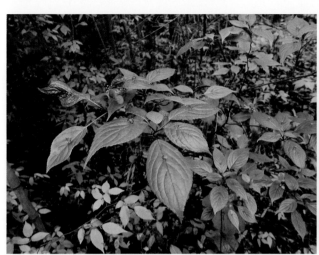
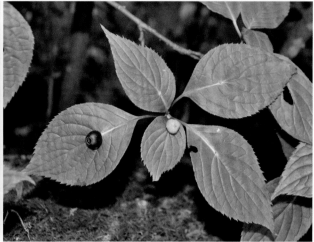

青荚叶 Helwingia japonica　赵鑫磊　摄

喜马山旌节花　本品呈圆柱形，长 30～50cm，直径 0.5～1cm。表面白色或淡黄色，无纹理。体轻，质松软，捏之能变形，有弹性，易折断，断面平坦，无空心，显银白色光泽。水浸后有黏滑感。气微，味淡。

中国旌节花　本品同基源植物"喜马山旌节花"的药材性状。

青荚叶　本品表面有浅纵条纹。质较硬，捏之不易变形。水浸后无黏滑感。

功能主治　清热，利尿，下乳。用于小便不利，淋证，乳汁不下。

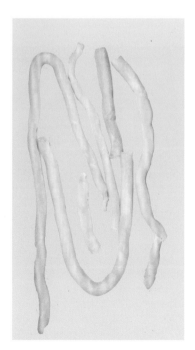
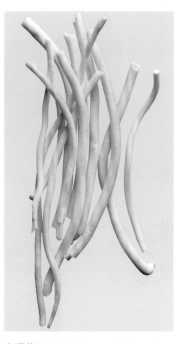
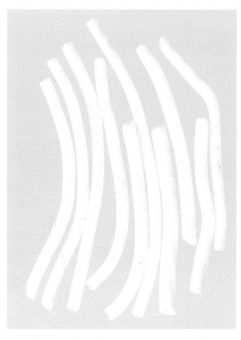

小通草 **Medulla Stachyuri himalaici**
钟国跃　摄

小通草 **Medulla Stachyuri chinensis**
陈代贤　摄

小通草 **Medulla Helwingiae**　王如峰　摄

小蓟 Xiaoji

HERBA CIRSII

本品为菊科植物刺儿菜 Cirsium setosum（Willd.）MB. 的干燥地上部分。夏、秋二季花开时采割，除去杂质，晒干。

原植物 刺儿菜 Cirsium setosum（Willd.）M. B. in Fl. Taur.-Caucas. 3: 560. 1819; 中国植物志, 78（1）: 127, 1987; 中华人民共和国药典（1990）, 1: 35, 1990.——*C. segetum* Bge. 中华人民共和国药典（1963）, 1: 21, 1964.——*Cephalanoplos segetum*（Bge.）Kitam. 中华人民共和国药典（1977）, 1: 44, 1978.

多年生草本。根状茎长。茎直立，高 30~80cm，茎无毛或被蛛丝状毛。基生叶花期枯萎；下部叶和中部叶椭圆形或椭圆状披针形，长 7~15cm，宽 1.5~2.6cm，先端钝或圆形，基部楔形，通常无叶柄，上部茎叶渐小，叶缘有细密的针刺或刺齿，全部茎叶两面同色，无毛。头状花序单生于茎端，雌雄异株；雄花序总苞长约 18mm，雌花序总苞长约 25mm；总苞片 6 层，外层甚短，长椭圆状披针形，内层披针形，先端长尖，具刺；雄花花冠长 17~20mm，裂片长 9~10mm，花药紫红色，长约 6mm；雌花花冠紫红色，长约 26mm，裂片长约 5mm，退化花药长约 2mm。瘦果椭圆形或长卵形，略扁平；冠毛羽状。花期 5~6 月，果期 5~7 月。

除广东、广西、云南、西藏外，全国各地均产。生于海拔 170~2650m 的平原、丘陵、山地、山坡、河旁、荒地或田间。

性状 本品茎呈圆柱形，有的上部分枝，长 5~30cm，直径 0.2~0.5cm；表面灰绿色或带紫色，具纵棱及白色柔毛；质脆，易折断，断面中空。叶互生，无柄或有短柄；叶片皱缩或破碎，完整者展平后呈长椭圆形或长圆状披针形，长 3~12cm，宽 0.5~3cm；全缘或微齿裂至羽状深裂，齿尖具针刺；上表面绿褐色，下表面灰绿色，两面均具白色柔毛。头状花序单个或数个顶生；总苞钟状，苞片 5~8 层，黄绿色；花紫红色。气微，味微苦。

功能主治 凉血止血，散瘀解毒消痈。用于衄血，吐血，尿血，血淋，便血，崩漏，外伤出血，痈肿疮毒。

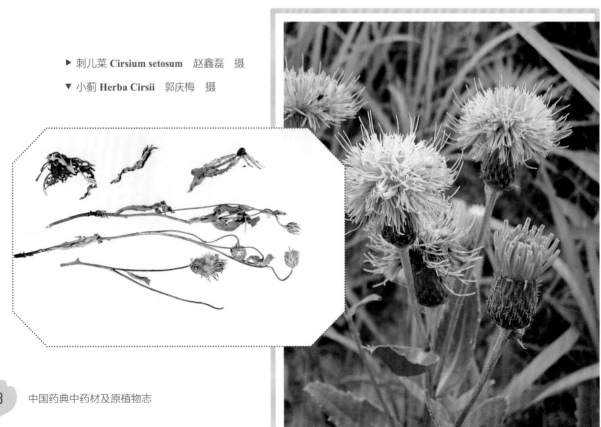

▶ 刺儿菜 Cirsium setosum　赵鑫磊　摄

▼ 小蓟 Herba Cirsii　郭庆梅　摄

飞扬草 Feiyangcao

本品为大戟科植物飞扬草 Euphorbia hirta L. 的干燥全草。夏、秋二季采挖，洗净，晒干。

原植物 飞扬草 Euphorbia hirta L. in Sp. Pl. 454. 1753; 中国植物志, 44（3）: 42. 1997; 中华人民共和国药典（1977），1: 67, 1978.

一年生草本。被硬毛，全株含乳汁。茎通常自基部分枝；枝常淡红色或淡紫色；匍匐状，长15～40cm。叶对生；托叶小，线形；叶片披针状长圆形至卵形或卵状披针形，长 1～4cm，宽 0.5～1.3cm，先端急尖而钝，基部圆而偏斜，边缘有细锯齿，稀全缘，中央常有 1 紫色斑，两面被短柔毛，下面沿脉的毛较密。杯状花序多数密集成腋生的头状花序；花单性；总苞宽钟状，外面密被短柔毛，顶端 4 裂；腺体 4，漏斗状；每一杯状花序由 2～3 个雄花和一个雌花组成；雄花具雄蕊 1；雌花单生中央，子房柄伸出总苞之外，3 室，花柱 3。蒴果卵状三棱形，被短柔毛；种子卵状四棱形。花果期全年。

产于江西、湖南、福建、台湾、广东、广西、海南、四川、贵州和云南等省区。生于路旁、草丛、灌丛及山坡，多见于砂质土。世界热带和亚热带广布。

性状 本品茎呈近圆柱形，长 15～50cm，直径 1～3mm。表面黄褐色或浅棕红色；质脆，易折断，断面中空；地上部分被长粗毛。叶对生，皱缩，展平后叶片椭圆状卵形或略近菱形，长 1～4cm，宽 0.5～1.3cm；绿褐色，先端急尖或钝，基部偏斜，边缘有细锯齿，有 3 条较明显的叶脉。聚伞花序密集成头状，腋生。蒴果卵状三棱形。气微，味淡、微涩。

功能主治 清热解毒，利湿止痒，通乳。用于肺痈，乳痈，疔疮肿毒，牙疳，痢疾，泄泻，热淋，血尿，湿疹，脚癣，皮肤瘙痒，产后少乳。

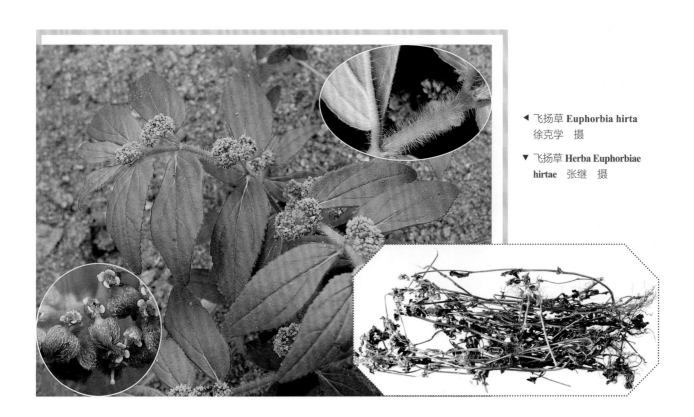

◀ 飞扬草 Euphorbia hirta
　徐克学　摄

▼ 飞扬草 Herba Euphorbiae
　hirtae　张继　摄

马齿苋 Machixian

本品为马齿苋科植物马齿苋 **Portulaca oleracea** L. 的干燥地上部分。夏、秋二季采收，除去残根和杂质，洗净，略蒸或烫后晒干。

原 植 物 马齿苋 **Portulaca oleracea** L. in Sp. Pl. 445. 1753; 中国植物志 , 26: 37, 1996; 中华人民共和国药典（1963），1: 18, 1964.

一年生草本，肥厚多汁，无毛，高 10～15cm。茎圆柱形，下部平卧，上部斜生或直立，多分枝，向阳面常带淡褐红色。叶互生或近对生；倒卵形、长圆形或匙形，长 1～3cm，宽 0.6～1.5cm，先端圆钝，有时微缺，基部狭窄成短柄，上面绿色，下面淡绿或暗红色。花常 3～5 朵簇生于枝端；总苞片 4～5 枚，三角状卵形；萼片 2，对生，卵形；花瓣 5，稀 4，淡黄色，倒卵形，基部与萼片同生于子房上；雄蕊 8～12，花药黄色；雌蕊 1，子房半下位，柱头 4～5 裂，线形，伸出雄蕊外。蒴果短圆锥形，长约 5mm，棕色，盖裂。种子黑色，直径不及 1mm，表面具细点。花期 5～8 月，果期 7～10 月。

产于我国南北各地。生于菜园、农田、河滩、路旁等。

性　状 本品多皱缩卷曲，常结成团。茎圆柱形，长可达 30cm，直径 0.1～0.2cm，表面黄褐色，有明显纵沟纹。叶对生或互生，易破碎，完整叶片倒卵形，长 1～2.5cm，宽 0.5～1.5cm；绿褐色，先端钝平或微缺，全缘。花小，3～5 朵生于枝端，花瓣 5，黄色。蒴果圆锥形，长约 5mm，内含多数细小种子。气微，味微酸。

功能主治 清热解毒，凉血止血，止痢。用于热毒血痢，痈肿疔疮，湿疹，丹毒，蛇虫咬伤，便血，痔血，崩漏下血。

▼ 马齿苋 Portulaca oleracea　赵鑫磊、周繇　摄

▶ 马齿苋 Herba Portulacae　钟国跃　摄

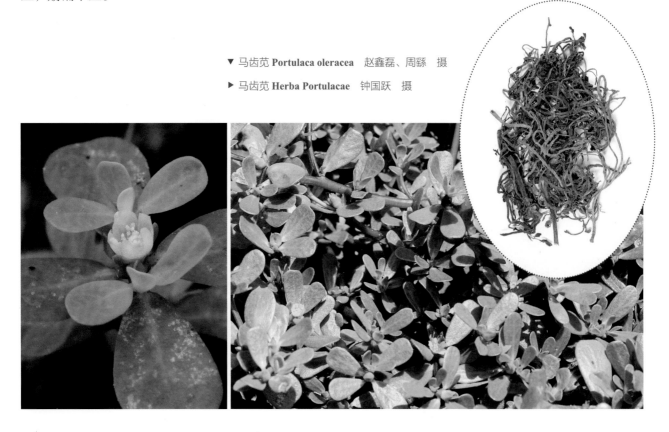

马勃 Mabo

本品为灰包科真菌脱皮马勃 **Lasiosphaera fenzlii** Reich.、大马勃 **Calvatia gigantea**（Batsch ex Pers.）Lloyd 或紫色马勃 **Calvatia lilacina**（Mont. et Berk.）Lloyd 的干燥子实体。夏、秋二季子实体成熟时及时采收，除去泥沙，干燥。

原 植 物

脱皮马勃 Lasiosphaera fenzlii（Reichardt）Fenzl, Reise Oesterr. Novara Bot. 1（3）: 135. 1870., 中华人民共和国药典（1977）, 1: 69, 1978.

腐寄生真菌，子实体近球形或近长圆形，直径 15～30cm，幼时白色，成熟时渐变深，外包被薄，成熟时成块状剥落；内包被纸状，浅烟色，成熟时完全破碎消失。内部孢体成紧密团块，灰褐色，渐变浅；孢丝长，有分枝，多数结合成紧密团块；孢子球形，直径约 5μm，褐色，有小刺。

产于河北、内蒙古、陕西、甘肃、新疆、安徽、江苏、湖北、湖南、贵州等省区。生于山地腐殖质丰富之处。

大马勃 Calvatia gigantea（Batsch）Lloyd, Mycol. Writ. 1（Lycoperd. Australia）1: 166. 1904., 中华人民共和国药典（1977）, 1: 69, 1978.

腐生菌，子实体近球形至长圆形，直径 15～20cm，几无不育柄。包被薄，易消失，外包被白色，内包被黄色，内外包被间有褐色层。初生时内部含有多量水分，后水分渗出，逐渐干燥，外包被成块开裂与内包被分离，内包被青褐色，纸状，轻松而富弹力，受震动时就散出孢子。孢子球形，光滑或有时具细微小疣，淡青黄色，直径 3.5～5μm。孢丝长，与孢子同色，稍分枝，有稀少横隔，粗 2.5～6μm。

产于辽宁、河北、山西、内蒙古、甘肃、新疆、安徽、湖北、湖南、贵州等省区。秋季生于林地和竹林间。

紫色马勃 Calvatia lilacina（Mont. et Berk.）Henn., Hedwigia 43（3）: 205. 1904., 中华人民共和国药典（1977）, 1: 69, 1978.

与大马勃 **Calvatia gigantea** 相似，但子实体陀螺形，较小，直径通常 5～12cm，上部扁圆形产孢子，

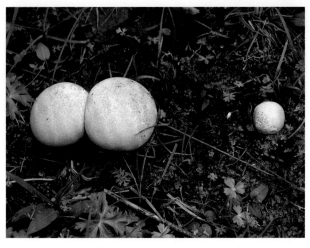

脱皮马勃 **Lasiosphaera fenzlii**　张洁　摄

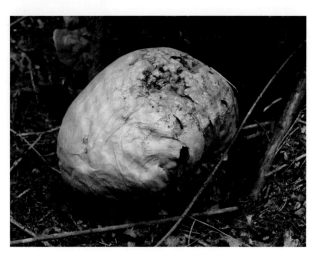

大马勃 **Calvatia gigantea**　图力古尔　摄

下部不育，成一个长圆柱状的柄，又称有柄马勃；孢子老熟后，上部全破失，只剩杯状不育基部。孢子球形，直径 4～5.5μm，上有小刺；孢丝很长，分枝，有横隔，互相交织，色淡，粗 2～5μm。

产于河北、青海、新疆、江苏、安徽、福建、湖北、广西、广东、海南、四川等省区。生于旷野的草地上。

性　状

脱皮马勃　本品呈扁球形或类球形，无不孕基部，直径 15～20cm。包被灰棕色至黄褐色，纸质，常破碎呈块片状，或已全部脱落。孢体灰褐色或浅褐色，紧密，有弹性，用手撕之，内有灰褐色棉絮状的丝状物。触之则孢子呈尘土样飞扬，手捻有细腻感。臭似尘土，无味。

大马勃　本品不孕基部小或无。残留的包被由黄棕色的膜状外包被和较厚的灰黄色的内包被所组成，光滑，质硬而脆，成块脱落。孢体浅青褐色，手捻有润滑感。

紫色马勃　本品呈陀螺形，或已压扁呈扁圆形，直径 5～12cm，不孕基部发达。包被薄，两层，紫褐色，粗皱，有圆形凹陷，外翻，上部常裂成小块或已部分脱落。孢体紫色。

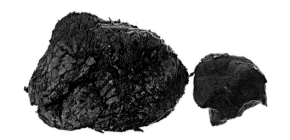

马勃 **Sporophore Lasiosphaerae fenzlii**　陈代贤　摄

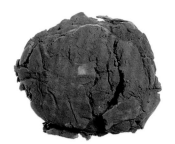

马勃 **Sporophore Calvatiae giganteae**　陈代贤　摄

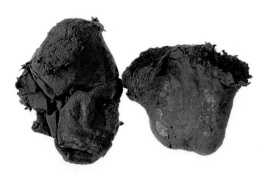

马勃 **Sporophore Calvatiae lilacinae**　陈代贤　摄

功能主治　清肺利咽，止血。用于风热郁肺咽痛，音哑，咳嗽；外治鼻衄，创伤出血。

马钱子 Maqianzi

本品为马钱科植物马钱 **Strychnos nux-vomica** L. 的干燥成熟种子。冬季采收成熟果实，取出种子，晒干。

原植物 马钱子 **Strychnos nux-vomica** L. Sp. Pl. 1: 189. 1753; 中国植物志 , 61: 230, 1992; 中华人民共和国药典（1953），1: 205, 1953.

乔木，高 5~25m。枝条幼时微被毛，老枝毛脱落。叶片纸质，近圆形、宽椭圆形至卵形，长 5~18cm，宽 4~13cm，顶端短渐尖或急尖，基部圆形，有时浅心形；基出脉 3~5 条，具网状横脉；叶柄长 5~12mm。圆锥状聚伞花序腋生，长 3~6cm；苞片小，被短柔毛；花 5 数；花萼裂片卵形，外面密被短柔毛；花冠绿白色，后变白色，长约 13mm，花冠管比花冠裂片长，外面无毛，内壁基部被长柔毛，花冠裂片卵状披针形，长约 3mm；雄蕊着生于花冠管喉部，花药椭圆形，伸出花冠管喉部之外，花丝极短；雌蕊长 9.5~12mm，子房卵形，花柱长达 11mm，柱头头状。浆果球状，直径 2~4cm，成熟时橘黄色，内有种子 1~4 颗。种子扁圆盘状，直径 2~4cm，表面灰黄色，密被银色绒毛。花期春夏两季，果期 8 月至翌年 1 月。

台湾、福建、广东、海南、广西和云南南部等省区有栽培。

性状 本品呈纽扣状圆板形，常一面隆起，一面稍凹下，直径 1.5~3cm，厚 0.3~0.6cm。表面密被灰棕色或灰绿色绢状茸毛，自中间向四周呈辐射状排列，有丝样光泽。边缘稍隆起，较厚，有突起的珠孔，底面中心有突起的圆点状种脐。质坚硬，平行剖面可见淡黄白色胚乳，角质状，子叶心形，叶脉 5~7 条。气微，味极苦。

功能主治 通络止痛，散结消肿。用于跌打损伤，骨折肿痛，风湿顽痹，麻木瘫痪，痈疽疮毒，咽喉肿痛。

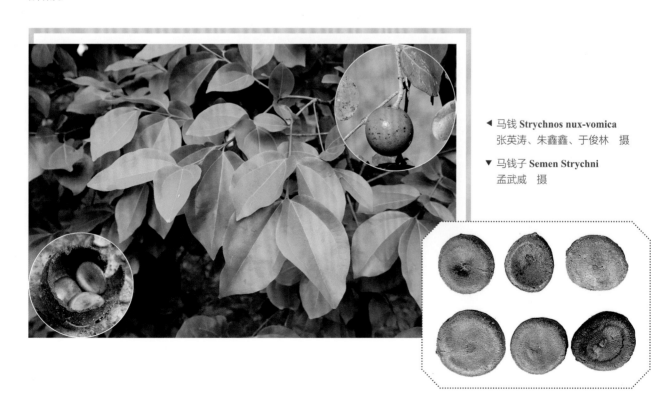

◀ 马钱 Strychnos nux-vomica
张英涛、朱鑫鑫、于俊林　摄

▼ 马钱子 Semen Strychni
孟武威　摄

马钱子粉 Maqianzifen

SEMEN STRYCHNI PULVERATUM

本品为马钱子的炮制加工品。

原植物 见"马钱子"项下。

性　状 本品为黄褐色粉末。气微香，味极苦。

功能主治 通络止痛，散结消肿。用于跌打损伤，骨折肿痛，风湿顽痹，麻木瘫痪，痈疽疮毒，咽喉肿痛。

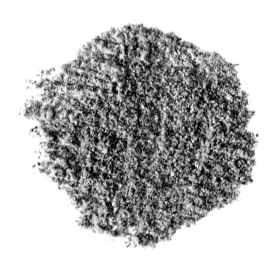

马钱子粉 Semen Strychni Pulveratum　王如峰　摄

马鞭草 Mabiancao

HERBA VERBENAE

本品为马鞭草科植物马鞭草 **Verbena officinalis** L. 的干燥地上部分。6~8 月花开时采割，除去杂质，晒干。

原植物 马鞭草 **Verbena officinalis** L. Sp. Pl. 20. 1753; 中国植物志，65（1）：15, 1982; 中华人民共和国药典（1963），1: 21, 1964.

多年生草本，植株高 30~120cm。茎四棱，节及棱上有硬毛。叶对生；叶片卵圆形、倒卵形至长圆状披针形，长 2~8cm，宽 1~5cm，基生叶的边缘通常有粗锯齿及缺刻；茎生叶多为 3 深裂，裂片边缘有不整齐锯齿，两面均被硬毛。穗状花序顶生及腋生，细弱，长可达 25cm；花小，无柄，初密集，结果时疏离；每花具 1 苞片，有粗毛；花萼管状，长约 2mm，膜质，有 5 棱，具 5 齿；花冠淡紫色至蓝色，长 4~8mm，花冠管先端 5 裂，裂片长圆形；雄蕊 4，着生于花冠管的中部，花丝短。果长圆形，长约 2mm，包于宿萼内，成熟后 4 瓣裂。花期 6~8 月，果期 7~9 月。

产于秦岭以南及新疆。常生于低至高海拔地区的路边、山坡、溪边或林旁。

性状 本品茎呈方柱形，多分枝，四面有纵沟，长 0.5~1m；表面绿褐色，粗糙；质硬而脆，断面有髓或中空。叶对生，皱缩，多破碎，绿褐色，完整者展平后叶片 3 深裂，边缘有锯齿。穗状花序细长，有小花多数。气微，味苦。

功能主治 活血散瘀，解毒，利水，退黄，截疟。用于癥瘕积聚，痛经经闭，喉痹，痈肿，水肿，黄疸，疟疾。

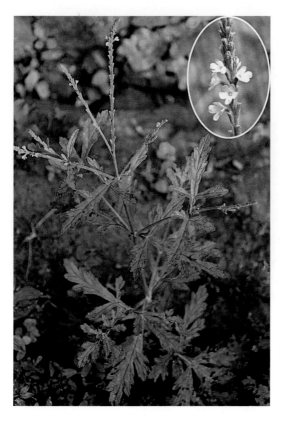

◀ 马鞭草 Verbena officinalis　王清隆　摄

▼ 马鞭草 Herba Verbenae　陈代贤　摄

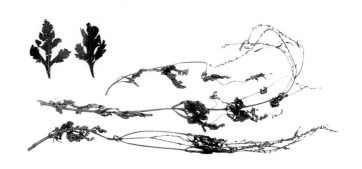

王不留行 Wangbuliuxing

SEMEN VACCARIAE

本品为石竹科植物麦蓝菜 **Vaccaria segetalis**（Neck.）Garcke 的干燥成熟种子。夏季果实成熟、果皮尚未开裂时采割植株，晒干，打下种子，除去杂质，再晒干。

原植物 麦蓝菜 **Vaccaria segetalis**（Neck.）Garcke in Aschers. Fl. Prov. Brandenb. 1: 84. 1864; 中国植物志, 26: 405, 1996; 中华人民共和国药典（1977），1: 74, 1978.——*V. pyramidata* Medic. 中华人民共和国药典（1963），1: 32, 1964.

一年或二年生草本，高 30～70cm。全株平滑无毛，稍被白粉。茎直立，上部呈二叉状分枝，近基部节间粗壮而较短，节略膨大，表面乳白色。单叶对生；无柄；叶片卵状椭圆形至卵状披针形，长 3～9cm，宽 1.5～4cm，先端渐尖，具 3 基 3 出脉，基部圆形或近心形，稍连合抱茎，全缘，两面粉绿色。疏生聚伞花序着生于枝顶，花梗细长，下有鳞片状小苞片 2 枚；花萼圆筒状，长 10～15mm，宽 5～9mm，花后增大呈 5 棱状球形，顶端 5 齿裂；花瓣 5，粉红色，倒卵形，长 14～17mm，宽 2～3mm，先端有不整齐小齿；雄蕊 10，不等长，藏于萼筒内；子房上位，长卵形，1 室，花柱 2。蒴果包于宿存花萼内，成熟后先端呈 4 齿状开裂。种子多数，暗黑色，球形，有明显的疣状突起。花期 5～7 月，果期 6～8 月。

除华南地区外，其余各地均产。生于山坡、路旁，尤以麦田中最多。也有栽培。

性　　状 本品呈球形，直径约 2mm。表面黑色，少数红棕色，略有光泽，有细密颗粒状突起，一侧有 1 凹陷的纵沟。质硬。胚乳白色，胚弯曲成环，子叶 2。气微，味微涩、苦。

功能主治 活血通经，下乳消肿，利尿通淋。用于经闭，痛经，乳汁不下，乳痈肿痛，淋证涩痛。

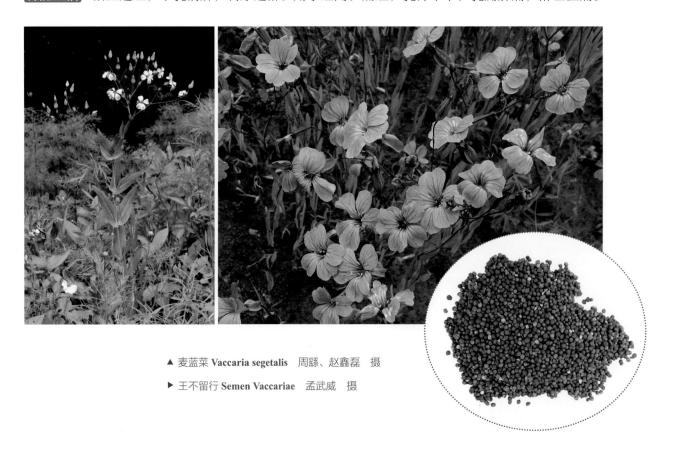

▲ 麦蓝菜 Vaccaria segetalis　周繇、赵鑫磊　摄

▶ 王不留行 Semen Vaccariae　孟武威　摄

天山雪莲 Tianshanxuelian

本品为菊科植物天山雪莲 **Saussurea involucrata**（Kar. et Kir.）Sch. -Bip. 的干燥地上部分。夏、秋二季花开时采收，阴干。本品系维吾尔族习用药材。

原 植 物 天山雪莲 **Saussurea involucrata**（Kar. et Kir.）Sch. Bip. in Linnaea 19: 331. 1846; 中国植物志，78（2）：35, 1999; 中华人民共和国药典（2005），1: 36, 2005.

多年生草本，高 15～35cm。根状茎粗，颈部被多数褐色的叶残迹。茎粗壮，直径 2～3cm，无毛。叶密集，基生叶和茎生叶无柄，叶片椭圆形或卵状椭圆形，长约 14cm，宽约 2～3.5cm，基部下延，两面无毛；最上部叶苞叶状，膜质，淡黄色，宽卵形，包围总花序。头状花序 10～20 个，在茎顶密集成球形的总花序，无或有短小花梗。总苞半球形；总苞片 3～4 层，边缘或全部紫褐色，外层被稀疏的长柔毛，外层长圆形，中层及内层披针形。小花紫色，长 1.6cm。瘦果长圆形。冠毛污白色，2 层，外层小，糙毛状，内层长，羽毛状。花、果期 7～9 月。

产于新疆。生于海拔 2400～3470m 的山坡、山谷、石缝、水边、草甸中。

性　　状 本品茎呈圆柱形，长 2～48cm，直径 0.5～3cm；表面黄绿色或黄棕色，有的微带紫色，具纵棱，断面中空。茎生叶密集排列，无柄，或脱落留有残基，完整叶片呈卵状长圆形或广披针形，两面被柔毛，边缘有锯齿和缘毛，主脉明显。头状花序顶生，10～42 个密集成圆球形，无梗。苞叶长卵形或卵形，无柄，中部凹陷呈舟状，膜质，半透明。总苞片 3～4 层，披针形，等长，外层多呈紫褐色，内层棕黄色或黄白色。花管状，紫红色，柱头 2 裂。瘦果圆柱形，具纵棱，羽状冠毛 2 层。体轻，质脆。气微香，味微苦。

功能主治 维吾尔医：补肾活血，强筋骨，营养神经，调节异常体液。用于风湿性关节炎，关节疼痛，肺寒咳嗽，肾与小腹冷痛，白带过多等。

中医：温肾助阳，祛风胜湿，通经活血。用于风寒湿痹痛、类风湿性关节炎，小腹冷痛，月经不调。

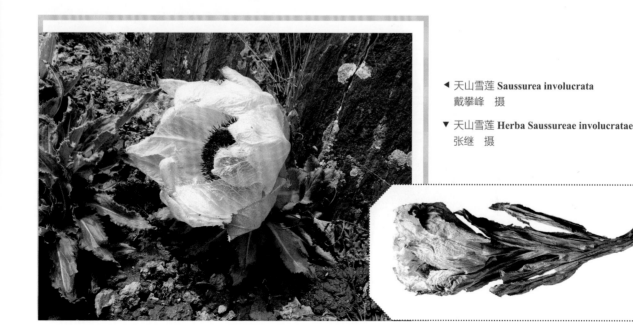

◀ 天山雪莲 Saussurea involucrata
戴攀峰 摄

▼ 天山雪莲 Herba Saussureae involucratae
张继 摄

天仙子 Tianxianzi

SEMEN HYOSCYAMI

本品为茄科植物莨菪 **Hyoscyamus niger** L. 的干燥成熟种子。夏、秋二季果皮变黄色时，采摘果实，暴晒，打下种子，筛去果皮、枝梗，晒干。

原 植 物 莨菪 **Hyoscyamus niger** L., Sp. Pl. 179. 1753; 中国植物志, 67（1）: 31, 1978; 中华人民共和国药典（1953），1: 179, 1953.

一年生或二年生草本，高达 1m。全株被具黏性的腺毛。根粗壮，肉质后变纤维质。一年生植株茎极短，茎基部具莲座状叶丛，叶长可达 30cm，宽达 10cm。二年生植株茎伸长分枝。茎生叶互生，无柄，基部半抱茎；叶片卵形至三角状卵形，长 4～10cm，先端钝或渐尖，边缘呈羽状浅裂或深裂；向顶端的叶呈浅波状，两面除生有具黏性腺毛外，沿叶脉并被柔毛。花在茎中下部单生叶，在上部集成偏向一侧的蝎尾式总状花序；花萼筒状，钟形，5 浅裂，花后增大成坛状，有 10 条纵肋，外被直立白柔毛；花冠钟状，5 浅裂，长约花萼筒的一倍，黄色，脉纹紫堇色；雄蕊 5，着生于花冠筒的近中部，稍长于花冠；子房近球形。蒴果藏于宿存的萼内，长卵圆形，成熟时盖裂。种子小，近圆盘形，淡黄棕色，有多数网状凹穴。花期 5～7 月，果期 6～8 月。

产于我国华北、西北及西南，华东有栽培或逸为野生。常生于山坡、路旁、住宅区及河岸沙地。

注释：中华人民共和国药典（1953）收载药用部位为叶，称"莨菪"。

性　　状 本品呈类扁肾形或扁卵形，直径约 1mm。表面棕黄色或灰黄色，有细密的网纹，略尖的一端有点状种脐。切面灰白色，油质，有胚乳，胚弯曲。气微，味微辛。

功能主治 解痉止痛，平喘，安神。用于胃脘挛痛，喘咳，癫狂。

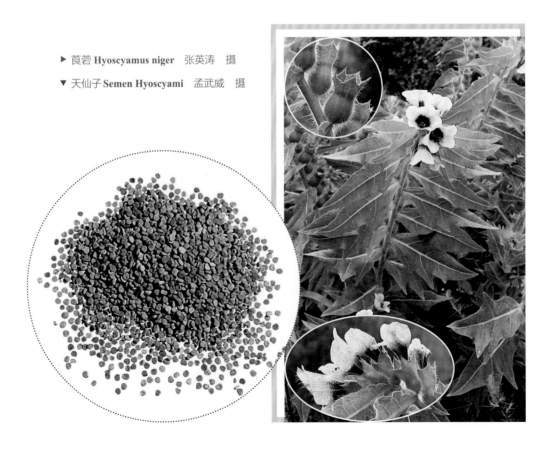

▶ 莨菪 Hyoscyamus niger　张英涛　摄

▼ 天仙子 Semen Hyoscyami　孟武威　摄

天冬 Tiandong

本品为百合科植物天冬 **Asparagus cochinchinensis**（Lour.）Merr. 的干燥块根。秋、冬二季采挖，洗净，除去茎基和须根，置沸水中煮或蒸至透心，趁热除去外皮，洗净，干燥。

原植物 天门冬 **Asparagus cochinchinensis**（Lour.）Merr. in Philip. J. Sci. 15: 230. 1919; 中国植物志, 15: 106, 1978; 中华人民共和国药典（1963），1: 33, 1964.

攀援植物。根在中部或近末端成纺锤状膨大，膨大部分长 3～5cm，直径 1～2cm。茎平滑，常弯曲或扭曲，长可达 1～2m，分枝具棱或狭翅。叶状枝通常每 3 枚成簇，扁平或由于中脉龙骨状而略呈锐三棱形，稍镰刀状，长 0.5～8cm，宽约 1～2mm；茎上的鳞片状叶基部延伸为长 2.5～3.5mm 的硬刺，在分枝上刺较短或不明显。花通常每 2 朵腋生，淡绿色，花梗长 2～6mm，关节一般位于中部，有时位置有变化；雄花花被长 2.5～3mm，花丝不贴生于花被片；雌花大小和雄花相似。浆果熟时红色，有 1 粒种子。花期 5～6 月，果期 8～10 月。

产于河北、山西、陕西、甘肃等省南部及华中、华南、华东、西南、台湾。生于海拔 1800m 以下的山坡、路旁、疏林下、山谷或荒地上。

性状 本品呈长纺锤形，略弯曲，长 5～18cm，直径 0.5～2cm。表面黄白色至淡黄棕色，半透明，光滑或具深浅不等的纵皱纹，偶有残存的灰棕色外皮。质硬或柔润，有黏性，断面角质样，中柱黄白色。气微，味甜、微苦。

功能主治 养阴润燥，清肺生津。用于肺燥干咳，顿咳痰黏，腰膝酸痛，骨蒸潮热，内热消渴，热病津伤，咽干口渴，肠燥便秘。

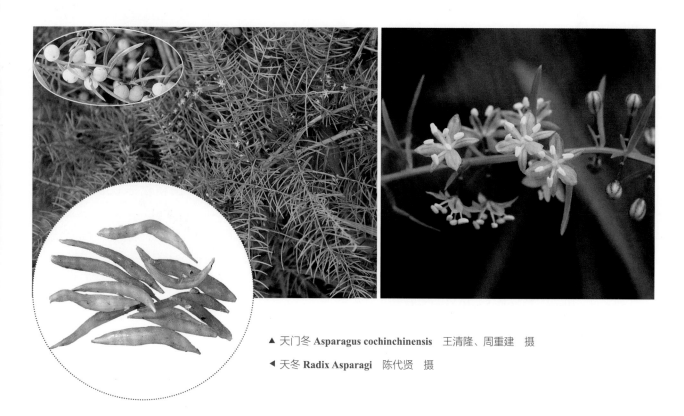

▲ 天门冬 **Asparagus cochinchinensis** 王清隆、周重建 摄

◀ 天冬 **Radix Asparagi** 陈代贤 摄

天花粉 Tianhuafen

RADIX TRICHOSANTHIS KIRILOWII ET AL.

本品为葫芦科植物栝楼 **Trichosanthes kirilowii** Maxim. 或双边栝楼 **Trichosanthes rosthornii** Harms 的干燥根。秋、冬二季采挖，洗净，除去外皮，切段或纵剖成瓣，干燥。

原 植 物

栝 楼 Trichosanthes kirilowii Maxim.in Prim. Pl. Amur. 482. 1859; 中国植物志, 73（1）: 244, 1986; 中华人民共和国药典（1963）, 1: 34, 1964.

攀援藤本。块根圆柱状，粗大肥厚，淡黄褐色。茎多分枝，被白色开展柔毛。叶片纸质，轮廓近圆形，长宽均约 5 ~ 20cm，常 3 ~ 5（~7）浅裂至中裂，稀深裂或不分裂成大的粗齿，两面沿脉被长柔毛状硬毛。卷须 3 ~ 7 歧。花雌雄异株；雄总状花序单生，或与一单花并生，花序长 10 ~ 20cm，顶端有 5 ~ 8 花，苞片倒卵形或阔卵形，长 1.5 ~ 2.5（~3）cm，中上部具粗齿；花萼筒长 2 ~ 4cm，裂片披针形，长 10 ~ 15mm，全缘；花冠白色，裂片倒卵形，长 20mm；雌花单生，花萼筒圆筒形，长约 2.5cm；子房椭圆形，长 2cm。果实椭圆形或圆形，长 7 ~ 10.5cm，黄褐色或橙黄色。种子卵状椭圆形，压扁，长 11 ~ 16mm，宽 7 ~ 12mm，淡黄褐色，近边缘处具棱线。花期 5 ~ 8 月，果期 8 ~ 10 月。

产于华北、华东、中南、陕西、辽宁、甘肃、四川、贵州和云南。生于海拔 200 ~ 1800m 的山坡林下、灌丛中、草地和村旁田边。广为栽培。

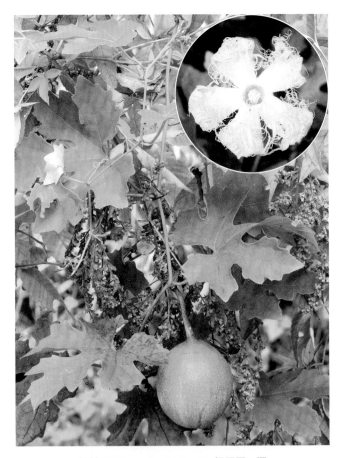

栝楼 Trichosanthes kirilowii　梁同军　摄

双边栝楼 Trichosanthes rosthornii Harms in Engl., Bot. Jahrb. 29: 603. 1901; 中国植物志, 73（1）: 243, 1986; 中华人民共和国药典（1995）, 1: 43, 1995.

攀援藤本。块根条状，肥厚，淡灰黄色。茎疏被短柔毛。卷须 2 ~ 3 歧。叶片纸质，轮廓阔卵形至近圆形，长（6 ~）8 ~ 12（~ 20）cm，宽（5 ~）7 ~ 11（~ 16）cm，3 ~ 7 深裂，通常 5 深裂，裂片线状披针形、披针形至倒披针形，背面无毛。花雌雄异株；雄花单生或为总状花序，或两者并生；单花花梗长可达 7cm，总花梗长 8 ~ 10cm，顶端具 5 ~ 10 花；小苞片菱状倒卵形，长 6 ~ 14mm，宽 5 ~ 11mm；花萼筒狭喇叭形，长 2.5 ~ 3（~ 3.5）cm，裂片线形，长约 10mm，全缘；花冠白色，裂片倒卵形，长 15mm，顶端具有丝状长流苏；雌花单生，子房椭圆形，长 1 ~ 2cm。果实球形或椭圆形，长 8 ~ 11cm，直径 7 ~ 10cm，光滑无毛，成熟时果皮及果瓤均为橙黄色。种子卵状椭圆形，扁平，褐色。花期 6 ~ 8 月，果期 8 ~ 10 月。

产于甘肃东南部、陕西南部、湖北西南部、四川东部、贵州、云南东北部、江西。生于海拔

400～1850m 的山谷密林中、山坡灌丛中及草丛中。

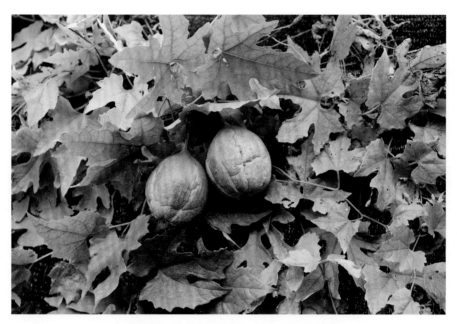

双边栝楼 Trichosanthes rosthornii　李华东　摄

性　状　本品呈不规则圆柱形、纺锤形或瓣块状，长 8～16cm，直径 1.5～5.5cm。表面黄白色或淡棕黄色，有纵皱纹、细根痕及略凹陷的横长皮孔，有的有黄棕色外皮残留。质坚实，断面白色或淡黄色，富粉性，横切面可见黄色木质部，略呈放射状排列，纵切面可见黄色条纹状木质部。气微，味微苦。

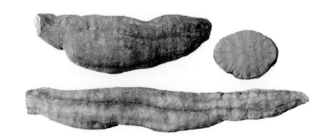

天花粉 Radix Trichosanthis kirilowii　陈代贤　摄

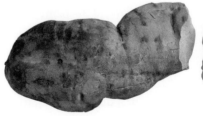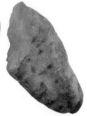

天花粉 Radix Trichosanthis rosthornii　陈代贤　摄

功能主治　清热泻火，生津止渴，消肿排脓。用于热病烦渴，肺热燥咳，内热消渴，疮疡肿毒。

天竺黄 Tianzhuhuang

CONCRETIO SILICEA BAMBUSAE; CONCRETIO SILICEA SCHIZOSTACHYI

本品为禾本科植物青皮竹 **Bambusa textilis** McClure 或华思劳竹 **Schizostachyum chinense** Rendle 等秆内的分泌液干燥后的块状物。秋、冬二季采收。

原 植 物

青皮竹 Bambusa textilis McClure in Lingnan Univ. Sci. Bull. No. 9: 14. 1940; 中国植物志, 9（1）: 122, 1996; 中华人民共和国药典（1977）, 1: 227, 1978.

秆高 8～10m，直径 3～5cm。尾梢弯垂，下部挺直；节间长 40～70cm，绿色，幼时被白蜡粉，并贴生淡棕色刺毛，后变无毛；分枝常自秆中下部第 7～11 节开始，以数枝或多枝簇生，中央 1 枝略较粗长。箨鞘早落；箨耳较小，不相等，大耳狭长圆形至披针形；箨舌边缘齿裂；箨片直立，易脱落。叶鞘无毛，背部具脊，纵肋隆起；叶耳通常呈镰刀形，边缘具弯曲而呈放射状的繸毛；叶舌边缘啮蚀状；叶片线状披针形至狭披针形，一般长 9～17cm，宽 1～2cm，先端渐尖具钻状细尖头，基部近圆形或楔形。假小穗单生或簇生于花枝各节，鲜时暗紫色，干时古铜色；小穗含小花 5～8 朵，顶端小花不孕；颖仅 1 片，具 21 脉；外稃椭圆形，具 25 脉；内稃披针形，具 2 脊，脊间 10 脉；鳞被不相等，边线被长纤毛；花丝细长，花药黄色，子房基部具柄，花柱被短硬毛，柱头 3，羽毛状。

产于安徽、广东、广西，现西南、华中、华东各地均有引种栽培。常栽培于低海拔地的河边、村落附近。

华思劳竹 Schizostachyum chinense Rendle in J. Linn. Soc., Bot. 36: 448. 1904; 中国植物志, 9（1）: 17, 1996; 中华人民共和国药典（1977）, 1: 227, 1978.

秆高 5～8m，直径 2～3cm。节间长 30～45cm，上半部于幼嫩时被白色柔毛，老时毛落。分枝常于秆基部第 3 节上开始，近水平开展。秆箨幼时紫红色，老时变枯黄色，其长度常为其节间的一半；箨鞘近梯形；箨耳呈极狭的线形；箨舌近全缘；箨片窄三角形，先端长渐尖，边缘在近先端部分内卷。叶鞘无毛，先端带紫红色；叶耳和鞘口繸毛具缺；叶舌近截形。叶片披针形至长圆状披针形，长 15～26cm，宽 3～4.5cm，次脉 7～9 对，小横脉明显，先端长渐尖，基部近圆形或宽楔形；叶柄紫红色，无毛，长约 5mm。花枝长 35～40cm，节间长 3～6cm；次级分枝长 5～10cm，基部托以鞘状苞片，基部抱茎。假小穗先端渐尖；苞片卵状披针形，长 7～11mm。小穗先端渐尖；颖 2 片，呈卵状披针形；不孕外稃卵状披针形，具 15 脉，背部中脊隆起；内稃具 6 脉，顶具 1 束短毛，鳞被 3，脉纹不明显；花药基部具不等长的 2 裂；子房近棒状，花柱狭长，柱头羽毛状。

产于云南。常生于海拔 1500～2500m 的山地常绿阔叶灌木林中。

性 状 本品为不规则的片块或颗粒，大小不一。表面灰蓝色、灰黄色或灰白色，有的洁白色，半透明，略带光泽。体轻，质硬而脆，易破碎，吸湿性强。气微，味淡。

功能主治 清热豁痰，凉心定惊。用于热病神昏，中风痰迷，小儿痰热惊痫、抽搐、夜啼。

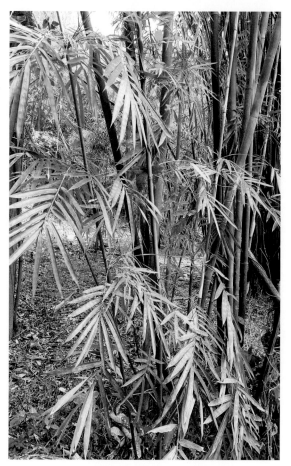

青皮竹 **Bambusa textilis** 林锦锋 摄

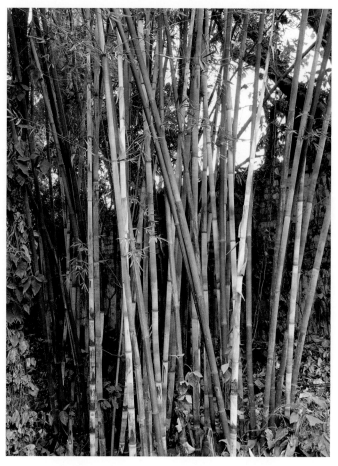

华思劳竹 **Schizostachyum chinense** 赵鑫磊 摄

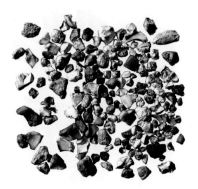

天竺黄 **Concretio Silicea Bambusae textilis** 孟武威 摄

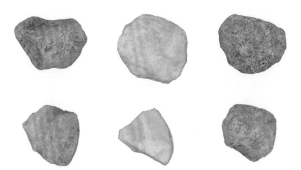

天竺黄 **Concretio Silicea Schizostachyi** 李强 摄

天南星 Tiannanxing

RHIZOMA ARISAEMATIS ERUBESCENTIS ET AL.

本品为天南星科植物天南星 **Arisaema erubescens**（Wall.）Schott、异叶天南星 **Arisaema heterophyllum** Bl. 或东北天南星 **Arisaema amurense** Maxim. 的干燥块茎。秋、冬二季茎叶枯萎时采挖，除去须根及外皮，干燥。

原 植 物

天南星 Arisaema erubescens（Wall.）Schott in Melet. Bot. 1: 17. l832; 中国植物志, 13（2）: 188, 1979; 中华人民共和国药典（1985）, 1: 40, 1985.——*A. consanguineum* Schott in 中华人民共和国药典（1963）, 1: 35, 1964.

多年生草本。块茎近扁球形。鳞叶紫红色或绿白色，间有褐色斑纹。叶单一，偶有 2；柄长达 40~80cm，中部以下具叶鞘；叶片放射状分裂，裂片 7~20，披针形或长圆形，长 7~24cm，宽 1~4cm，长渐尖或延长为线尾状。花序柄自叶柄中部分出，短于叶柄；佛焰苞绿色间有白色条纹，或淡紫色至深紫色中夹杂着绿色、白色条纹；喉部扩展，边缘外卷，檐部宽大，三角状卵形至长圆卵形，先端延伸为长达 15cm 的线形尾尖；肉穗花序；雌花序轴在下部，中性花序轴位于中段，紧接雄花序轴，其上为长约 5cm 的棒状附属器。雄花具短柄，雄蕊 2~4；雌花子房卵圆形。果序成熟时裸露，浆果红色。种子 1~2，球形，淡褐色。花期 4~6 月，果期 8~9 月。

产于除东北、内蒙古和新疆以外的大部分省区。生于海拔 3200m 以下的荒地、草坡、灌丛及林下。

异叶天南星 Arisaema heterophyllum Bl. in Rumphia 1: 110. 1835; 中国植物志, 13（2）: 157, 1979; 中华人民共和国药典（1963）, 1: 35, 1964.

块茎扁球形。叶常单一；叶片鸟足状分裂，裂片 13~19，全缘，暗绿色，背面淡绿色，中裂片无柄或具长 15mm 的短柄，长 3~15cm，宽 0.7~5.8cm；侧裂片向外渐小，排列成蝎尾状。佛焰苞粉绿色，内面绿白色，喉部截形，外缘稍外卷；檐部卵形或卵状披针形，下弯几成盔状，背面深绿色、淡绿色至淡

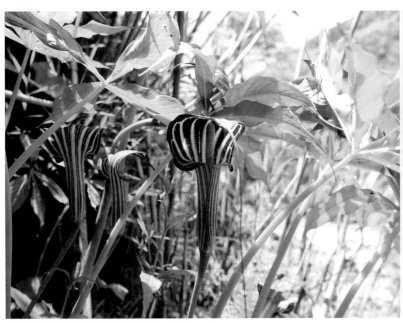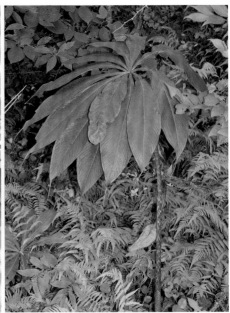

天南星 *Arisaema erubescens* 赵鑫磊 摄

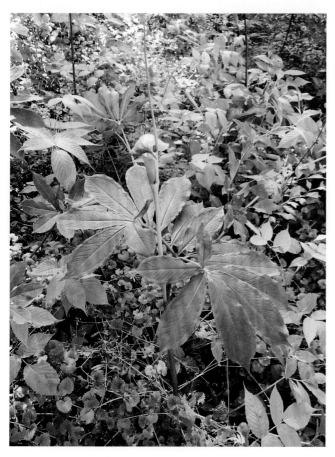

异叶天南星 Arisaema heterophyllum　赵鑫磊　摄

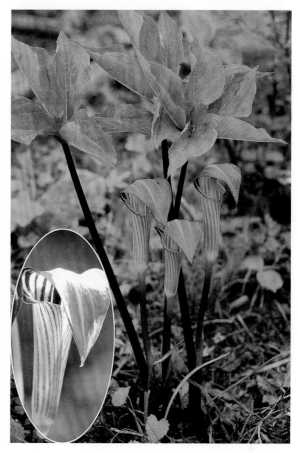

东北天南星 Arisaema amurense　周繇　摄

黄色，先端骤狭渐尖。肉穗花序两性和雄花序单性。各种花序附属器基部粗 5 ~ 11mm，苍白色，向上细狭，长 10 ~ 20cm，至佛焰苞喉部以外之字形上升（稀下弯）。雌花球形，花柱明显，柱头小，胚珠 3 ~ 4，直立于基底胎座上。雄花具柄，花药 2 ~ 4，白色，顶孔横裂。浆果黄红色、红色，圆柱形，长约 5mm，内有棒头状种子 1 枚，不育胚珠 2 ~ 3 枚，种子黄色，具红色斑点。花期 4 ~ 5 月，果期 7 ~ 9 月。

除西北、西藏外，全国大部分省区均产。生于海拔 2700m 以下的林下、灌丛或草地。

东北天南星 Arisaema amurense Maxim. in Mém. Acad. Imp. Sci. St. ~ Pétersbourg Divers Savans 9: 264, 1859; 中国植物志，13（2）：173, 1979; 中华人民共和国药典（1963），1: 35, 1964.

块茎小，近球形。叶 1，叶片鸟足状 5 分裂或幼时 3 裂，裂片倒卵形，倒卵披针形或椭圆形，中裂片具长 0.5 ~ 2.5cm 的柄。佛焰苞白绿色，具淡紫色条纹；喉部边缘斜截形。肉穗花序单性，雄花序圆柱形，花药 2 ~ 3，药室近圆球形，顶孔圆形；雌花序短圆锥形，子房倒卵形，胚珠 4，柱头盘状；各附属器具短柄，直立，棒状，长 2.5 ~ 3.5cm，基部截形，粗 4 ~ 5（~ 7）mm，向上略细，先端钝圆。浆果红色，种子 4，红色，卵形。花期 5 月，果期 9 月。

产于黑龙江、吉林、辽宁、河北、内蒙古、山东、河南、山西、陕西、宁夏等省区。生于海拔 50 ~ 1200m 的林下和沟旁。

性　　状　本品呈扁球形，高1～2cm，直径1.5～6.5cm。表面类白色或淡棕色，较光滑，顶端有凹陷的茎痕，周围有麻点状根痕，有的块茎周边有小扁球状侧芽。质坚硬，不易破碎，断面不平坦，白色，粉性。气微辛，味麻辣。

功能主治　散结消肿。外用治痈肿，蛇虫咬伤。

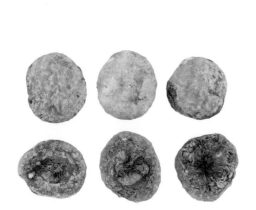

天南星 Rhizoma Arisaematis erubescentis　李强　摄

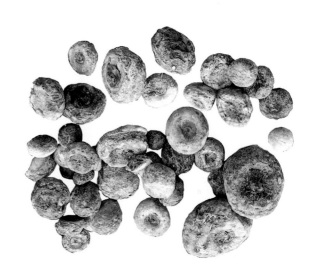

天南星 Rhizoma Arisaematis heterophylli　孟武威　摄

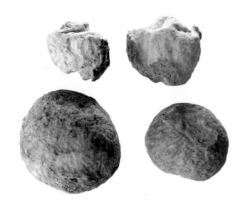

天南星 Rhizoma Arisaematis amurensis　王如峰　摄

制天南星 Zhitiannanxing

RHIZOMA ARISAEMATIS PREPARATUM

本品为天南星的炮制加工品。

原 植 物 见"天南星"项下。

性 状 本品呈类圆形或不规则形的薄片。黄色或淡棕色，质脆易碎，断面角质状。气微，味涩，微麻。

功能主治 燥湿化痰，祛风止痉，散结消肿。用于顽痰咳嗽，风痰眩晕，中风痰壅，口眼㖞斜，半身不遂，癫痫，惊风，破伤风；外用治痈肿，蛇虫咬伤。

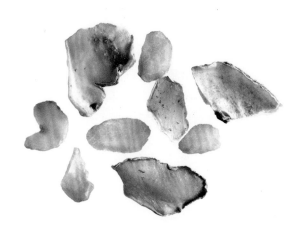

制天南星 **Rhizoma Arisaematis Preparatum** 王如峰 摄

天麻 Tianma

本品为兰科植物天麻 **Gastrodia elata** Bl. 的干燥块茎。立冬后至次年清明前采挖，立即洗净，蒸透，敞开低温干燥。

原植物 天麻 **Gastrodia elata** Bl. in Mus. Bot. Ludg. Bot. 2: 174. 1856; 中国植物志，18: 31, 1999; 中华人民共和国药典（1963），1: 36, 1964.

植株高 30～100cm，有时可达 2m。块茎肥厚，椭圆形或长圆形，肉质，具较密的节，节上被许多三角状宽卵形的鞘。茎直立，橙黄色、黄色、灰棕色或蓝绿色，无绿叶，下部被数枚膜质鞘。总状花序长5～30（～50）cm，通常具 30～50 朵花；花扭转，橙黄色、淡黄色、蓝绿色或黄白色，近直立；萼片和花瓣合生成花被筒，长约 1cm，直径 5～7mm，近斜卵状圆筒形，顶端具 5 枚裂片，两萼片合生处的裂口约 5mm，筒的基部向前方凸出；外轮裂片（萼片离生部分）卵状三角形，先端钝；内轮裂片（花瓣离生部分）近长圆形，较小；唇瓣长圆状卵圆形，长 6～7mm，3 裂，基部贴生于蕊柱足末端与花被筒内壁上并有一对肉质胼胝体，上部离生，上面具乳突，边缘有不规则短流苏；蕊柱长 5～7mm，具短的蕊柱足。蒴果倒卵状椭圆形。种子多数且细小。花、果期 5～7 月。

产于东北、华北、华中、西南及陕西、甘肃、江苏、安徽、浙江、台湾。生于海拔 400～3200m 的疏林下、林中空地、林缘、灌丛边缘。

性　状 本品呈椭圆形或长条形，略扁，皱缩而稍弯曲，长 3～15cm，宽 1.5～6cm，厚 0.5～2cm。表面黄白色至黄棕色，有纵皱纹及由潜伏芽排列而成的横环纹多轮，有时可见棕褐色菌索。顶端有红棕色至深棕色鹦嘴状的芽或残留茎基；另端有圆脐形疤痕。质坚硬，不易折断，断面较平坦，黄白色至淡棕色，角质样。气微，味甘。

功能主治 息风止痉，平抑肝阳，祛风通络。用于小儿惊风，癫痫抽搐，破伤风，头痛眩晕，手足不遂，肢体麻木，风湿痹痛。

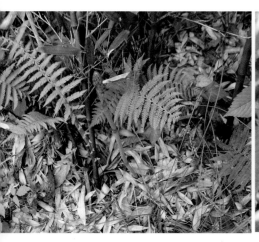
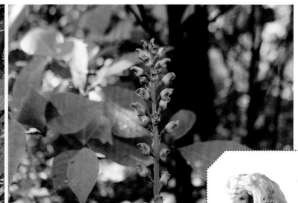

▲ 天麻 Gastrodia elata　赵鑫磊　摄

▶ 天麻 Rhizoma Gastrodiae　王如峰　摄

天葵子 Tiankuizi

RADIX SEMIAQUILEGIAE

本品为毛茛科植物天葵 **Semiaquilegia adoxoides**（DC.）Makino 的干燥块根。夏初采挖，洗净，干燥，除去须根。

原 植 物 天葵 **Semiaquilegia adoxoides**（DC.）Makino in Bot Mag.（Tokyo）16: 119. 1902; 中国植物志，27: 486, 1979; 中华人民共和国药典（1977），1: 79, 1978.

多年生小草本，高 10～30cm。块根外皮棕黑色。茎直立，1～5 条，上部有分枝，被稀疏白色柔毛。基生叶为掌状三出复叶；叶柄长 3～12cm，基部扩大呈鞘状；叶片轮廓卵圆形或肾形，长 1.2～3cm；小叶扇状菱形或倒卵状菱形，长 0.6～2.5cm，宽 1～2.8cm，3 深裂，深裂片又作 2～3 圆齿状缺刻裂，两面无毛，下面常带紫色；茎生叶与基生叶相似，惟较小，互生，叶柄较短。单歧或二歧聚伞花序，花梗长 1～2.5cm，被白色细柔毛；花两性，小，直径 4～6；萼片 5，花瓣状，狭椭圆形，长 4～6mm，白色，常带淡紫色，先端圆钝；花瓣 5，匙形，长 2.5～3.5mm，先端近截形，基部凸起呈囊状；雄蕊 8～14，退化雄蕊 2。蓇葖果 3～4，长 6～7mm，宽 2mm，表面具凸起的横向脉纹，先端有小细喙。种子多数，卵状椭圆形，长约 1mm，黑褐色，表面有小瘤状突起。花期 3～4 月，果期 4～5 月。

产于我国中部、南部地区。生于海拔 100～1050m 间的疏林下、路旁或山谷地的较阴处。

性 状 本品呈不规则短柱状、纺锤状或块状，略弯曲，长 1～3cm，直径 0.5～1cm。表面暗褐色至灰黑色，具不规则的皱纹及须根或须根痕。顶端常有茎叶残基，外被数层黄褐色鞘状鳞片。质较软，易折断，断面皮部类白色，木部黄白色或黄棕色，略呈放射状。气微，味甘、微苦辛。

功能主治 清热解毒，消肿散结。用于痈肿疔疮，乳痈，瘰疬，蛇虫咬伤。

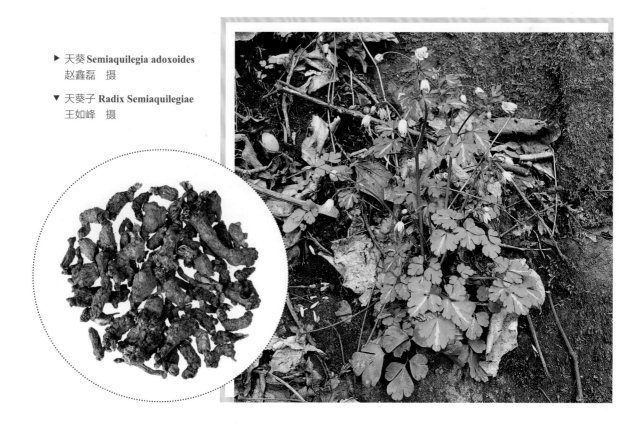

▶ 天葵 Semiaquilegia adoxoides
赵鑫磊 摄

▼ 天葵子 Radix Semiaquilegiae
王如峰 摄

天然冰片（右旋龙脑） Tianranbingpian

BORNEOLUM

本品为樟科植物樟 **Cinnamomum camphora**（L.）Presl 的新鲜枝、叶经提取加工制成。

原植物 樟 **Cinnamomum camphora**（L.）Presl, Priorz, Rostlin 2: 36et 47-56, t. 8. 1825; 中国植物志，31: 182, 1982; 中华人民共和国药典（1953），1: 306, 1953.

常绿乔木，高 20～30m。树皮灰褐色或黄褐色，纵裂；小枝淡褐色，光滑；枝和叶均有樟脑味。叶互生，革质，卵状椭圆形至卵形，长 6～12cm，宽 3～6cm，先端急尖，基部钝或阔楔形，全缘或呈波状，上面深绿色有光泽，下面灰绿色或粉白色，无毛，幼叶淡红色，脉在基部以上 3 出，脉腋内有隆起的腺体；叶柄长 2～3cm。圆锥花序腋生；花小，绿白色或淡黄色，长约 3mm；花被 6 裂，椭圆形，长约 2mm，内面密生细柔毛；能育雄蕊 9，花药 4 室；子房球形，光滑无毛，花柱短；柱头头状。核果球形，宽约 1cm，熟时紫黑色，基部为宿存、扩大的花被管所包围。花期 4～6 月，果期 8～11 月。

产于广东、广西、云南、贵州、江苏、浙江、安徽、福建、台湾、江西、湖北、湖南、四川等地。栽培或野生于山坡、沟谷中，或生于较为湿润的平地。

注释：中华人民共和国药典（1953 年版）收载樟脑为药材名，中华人民共和国药典（2005）收载天然冰片为药材名。

性状 本品为白色结晶性粉末或片状结晶。气清香，味辛、凉。具挥发性，点燃时有浓烟，火焰呈黄色。

功能主治 开窍醒神，清热止痛。用于热病神昏、惊厥，中风痰厥，气郁暴厥，中恶昏迷，胸痹心痛，目赤，口疮，咽喉肿痛，耳道流脓。

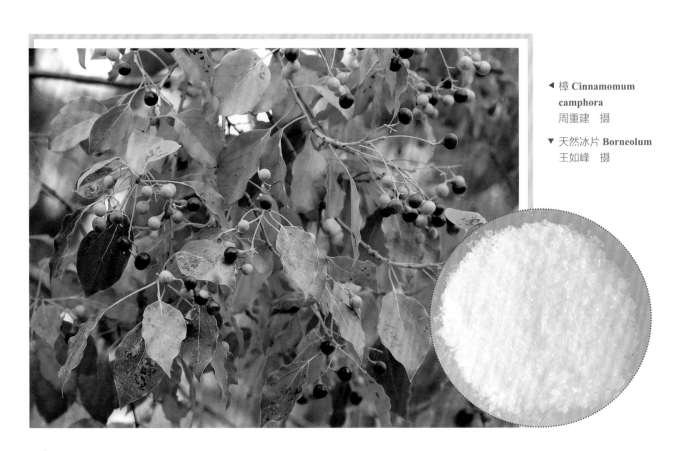

◀ 樟 Cinnamomum camphora
周重建 摄

▼ 天然冰片 Borneolum
王如峰 摄

云芝 Yunzhi

本品为多孔菌科真菌彩绒革盖菌 **Coriolus versicolor**（L. ex Fr.）Quel 的干燥 子实体。全年均可采收，除去杂质，晒干。

原 植 物 彩绒革盖菌 **Coriolus versicolor**（L.）Quél., Enchir. Fung.（Paris）: 175. 1886., 中华人民共和国药典（2005），1: 40, 2005.

菌盖半圆形至肾形，革质，（1~6）cm×（1~10）cm，厚 0.1~0.3cm，色泽由灰黑色到灰黄色，多变，随生态条件不同而异，有色泽深浅交间的同心环带，环带宽 0.1~0.15cm，表面密生短绒毛，边缘薄，完整或呈波浪状。菌肉白色，厚 0.5~1.5mm，菌管长 0.5~3mm，管口面白色至灰色，每 1mm 间3~5 个近圆形。孢子腊肠形，（5~8）μm×（1.5~2.5）μm。

全国大部分地区均产。生于阔叶树的倒木或枯立木上，有时亦长在针叶树的倒木上。

性　状 本品菌盖单个呈扇形、半圆形或贝壳形，常数个叠生成覆瓦状或莲座状；直径 1~10cm，厚1~4mm。表面密生灰、褐、蓝、紫黑等颜色的绒毛（菌丝），构成多色的狭窄同心性环带，边缘薄；腹面灰褐色、黄棕色或淡黄色，无菌管处呈白色，菌管密集，管口近圆形至多角形，部分管口开裂成齿。革质，不易折断，断面菌肉类白色，厚约 1mm；菌管单层，长 0.5~2mm，多为浅棕色，管口近圆形至多角形，每 1mm 有 3~5 个。气微，味淡。

功能主治 健脾利湿，清热解毒。用于湿热黄疸，胁痛，纳差，倦怠乏力。

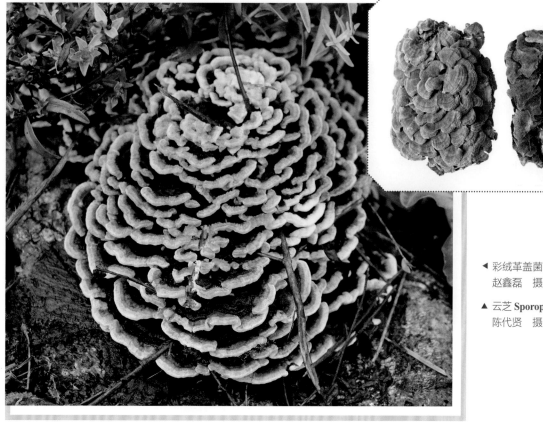

◀ 彩绒革盖菌 Coriolus versicolor
赵鑫磊　摄

▲ 云芝 Sporophore Corioli
陈代贤　摄

木瓜 Mugua

本品为蔷薇科植物贴梗海棠 **Chaenomeles speciosa**（Sweet）Nakai 的干燥近成熟果实。夏、秋二季果实绿黄色时采收，置沸水中烫至外皮灰白色，对半纵剖，晒干。

原 植 物 **贴梗海棠 Chaenomeles speciosa**（Sweet）Nakai in Jap. J. Bot. 4: 331. 1929; 中国植物志, 36: 351, 1974; 中华人民共和国药典（1977）, 1: 82, 1978.——*C. lagenaria* Kodiz 中华人民共和国药典（1963）, 1: 40, 1964.

落叶灌木，高达 2m。枝条直立开展，有刺；小枝微屈曲，无毛；冬芽三角状卵形，近无毛或鳞片边缘具短柔毛。托叶草质，肾形或半圆形，稀卵形，长 5~10mm，边有尖锐重锯齿，无毛；叶柄长约 1cm；叶片卵形至椭圆形，稀长椭圆形，长 3~9cm，宽 1.5~5cm，无毛或在萌蘖时下面沿脉有短柔毛，基部楔形至宽楔形，边缘有尖锐锯齿，齿尖开展。花先于叶开放，3~5 朵簇生于二年生老枝上；花梗短粗，长约 3mm 或近于无柄；花直径 3~5cm；萼筒钟状，外面无毛；萼片直立，半圆形，稀卵形，长 3~5mm，长约萼筒之半，全缘或有波状齿及黄褐色睫毛，先端圆钝；花瓣猩红色，稀淡红色或白色，倒卵形或近圆形，长 10~15mm，基部延伸成短爪；花柱 5，基部合生，无毛或稍有毛；柱头头状，有不明显分裂。果实球形或卵球形，直径 4~6cm，黄色或带黄绿色，有稀疏不明显斑点，味芳香；萼片脱落，果梗短或近于无梗。花期 3~5 月，果期 9~10 月。

产于陕西、甘肃、四川、贵州、云南、广东。常栽培。

性　　状 本品呈长圆形，多纵剖成两半，长 4~9cm，宽 2~5cm，厚 1~2.5cm。外表面紫红色或红棕色，有不规则的深皱纹；剖面边缘向内卷曲，果肉红棕色，中心部分凹陷，棕黄色；种子扁长三角形，多脱落。质坚硬。气微清香，味酸。

功能主治 舒筋活络，和胃化湿。用于湿痹拘挛，腰膝关节酸重疼痛，暑湿吐泻，转筋挛痛，脚气水肿。

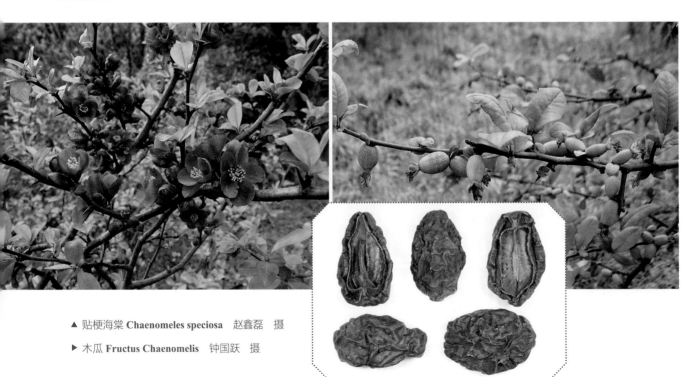

▲ 贴梗海棠 Chaenomeles speciosa　赵鑫磊　摄

▶ 木瓜 Fructus Chaenomelis　钟国跃　摄

木芙蓉叶 Mufurongye

FOLIUM HIBISCI MUTABILIS

本品为锦葵科植物木芙蓉 **Hibiscus mutabilis** L. 的干燥叶。夏、秋二季采收，干燥。

原植物 木芙蓉 **Hibiscus mutabilis** L. Sp. Pl. 694, 1753; 中国植物志, 49（2）: 73, 1984. 中华人民共和国药典（2015），1: 61, 2015.

落叶灌木或小乔木，高 2～5m；小枝、叶柄、花梗和花萼均密被星状毛与直毛相混的细绵毛。叶宽卵形至圆卵形或心形，直径 10～15cm，常 5～7 裂，裂片三角形，先端渐尖，具钝圆锯齿，两面均具星状毛；主脉 7～11 条；叶柄长 5～20cm；托叶披针形，常早落。花单生于枝端叶腋，花梗长约 5～8cm，近顶端具节；小苞片 8，线形，长 10～16mm，密被星状绵毛，基部合生；萼钟形，长 2.5～3cm，5 裂；花初开时白色或淡红色，后变深红色，直径约 8cm，花瓣近圆形，基部具髯毛；雄蕊柱长 2.5～3cm，无毛；花柱枝 5，疏被毛。蒴果扁球形，直径约 2.5cm，被淡黄色刚毛和绵毛，果爿 5；种子肾形，背面被长柔毛。花期 8～10 月。

我国大部分省区常有栽培。

性状 本品多卷缩、破碎，全体被毛。完整叶片展平后呈卵圆状心形，宽 10～20cm，掌状 3～7 浅裂，裂片三角形，边缘有钝齿。上表面暗黄绿色，下表面灰绿色，叶脉 7～11 条，于两面突起。叶柄长 5～20cm。气微，味微辛。

功能主治 凉血，解毒，消肿，止痛。治痈疽焮肿，缠身蛇丹，烫伤，目赤肿痛，跌打损伤。

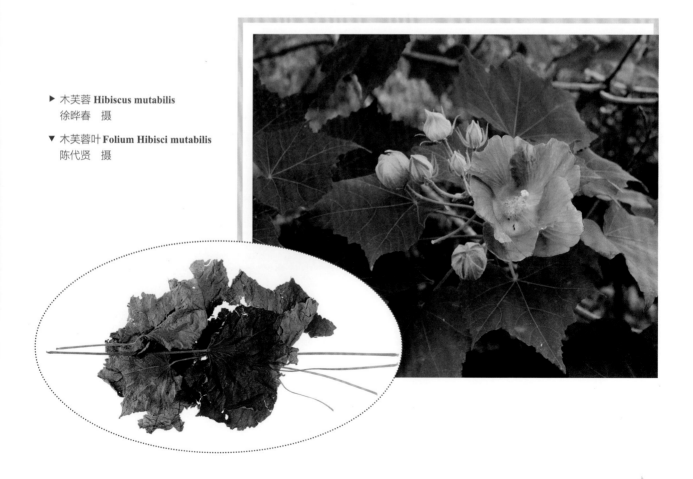

► 木芙蓉 Hibiscus mutabilis
徐晔春 摄

▼ 木芙蓉叶 Folium Hibisci mutabilis
陈代贤 摄

木香 Muxiang

RADIX AUCKLANDIAE

本品为菊科植物木香 **Aucklandia lappa** Decne. 的干燥根。秋、冬二季采挖，除去泥沙和须根，切段，大的再纵剖成瓣，干燥后撞去粗皮。

原 植 物 木香 **Aucklandia lappa** Decne., Iconogr. Cormophytorum Sinicoruml 4: 643, f. 6700. 1875; 中国植物志，78（2）：58, 1999; 中华人民共和国药典（1977），1: 83, 1978.——*Saussurea lappa* Clarke, 中华人民共和国药典（1963），1: 41, 1964.

多年生草本，茎高 60cm，基部被暗褐色的残叶鞘，上部密被白色柔毛。叶膜质，4 枚，上部 2 枚椭圆状披针形，长 7～14cm，先端渐尖，基部耳形，边缘为不整齐的齿，顶端具短尖头，下部 2 枚为椭圆形，大头羽状深裂，侧裂片矩圆形，长 2.5～3.5cm，中裂片大，长 10cm，边缘为不规则的波状齿，基部呈耳状抱茎，上面被糙毛，下面被蛛丝状绵毛。头状花序 5 个，具极短的梗，聚生于茎端成半球形；总苞卵形，总苞片 4 层，外层宽卵状披针形，上部长渐尖，基部圆形，上部及边缘暗紫红色，被柔毛，内层窄矩圆形，先端紫红色；花紫红色。瘦果圆柱形，无毛，顶端有具细齿状的小冠；冠毛 2 层，褐色，外层短，糙毛状，内层长，羽毛状。

产于我国陕西、甘肃、湖北、湖南、广东、广西、四川、云南、西藏等地，有引种栽培，以云南西北部种植较多，产量较大。栽培于海拔 2500～4000m 的高山地区，在凉爽的平原和丘陵地区也可生长。

性　　状 本品呈圆柱形或半圆柱形，长 5～10cm，直径 0.5～5cm。表面黄棕色至灰褐色，有明显的皱纹、纵沟及侧根痕。质坚，不易折断，断面灰褐色至暗褐色，周边灰黄色或浅棕黄色，形成层环棕色，有放射状纹理及散在的褐色点状油室。气香特异，味微苦。

功能主治 行气止痛，健脾消食。用于胸胁、脘腹胀痛，泻痢后重，食积不消，不思饮食。煨木香实肠止泻，用于泄泻腹痛。

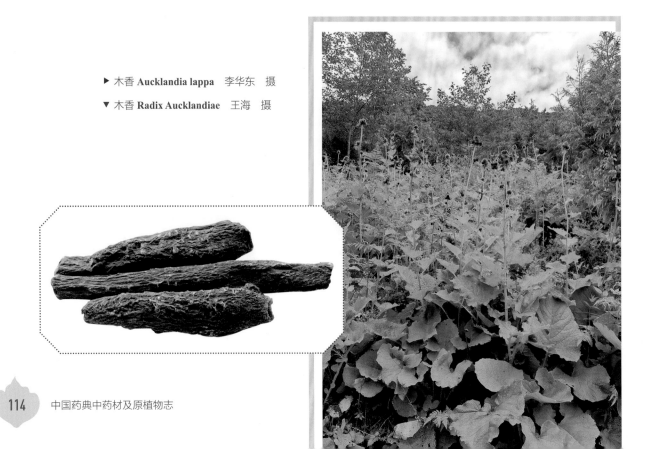

▶ 木香 Aucklandia lappa　李华东　摄

▼ 木香 Radix Aucklandiae　王海　摄

木贼 Muzei

本品为木贼科植物木贼 **Equisetum hyemale** L. 的干燥地上部分。夏、秋二季采割，除去杂质，晒干或阴干。

原植物 木贼 **Equisetum hyemale** L., Sp. Pl. 2: 1062. 1753; 中国植物志, 6（3）: 238, 2004; 中华人民共和国药典（2015），1: 63, 2015.——*E. hiemale* L. 中华人民共和国药典（1963），1: 42, 1964.

大型蕨类植物。根状茎横走或直立，茎节和根被黄棕色长毛。枝一型，地上枝多年生，高达 1m 以上，中部直径（3～）5～9mm，节间长 5～8cm，绿色，不分枝或基部具少数直立侧枝。地上枝有脊 16～22 条，脊背弧形或近方形，具 2 行小瘤；叶鞘筒长 0.7～1cm，黑棕色或顶部及基部各有一圈或仅顶部具有一圈黑棕色，鞘齿 16～22 枚，披针形，长 3～4mm，先端芒状，淡棕色，膜质，早落，下部黑棕色，薄革质，基部背面有 3～4 条纵棱，宿存或早落。孢子囊穗卵形，长 1～1.5cm，直径 5～7mm，顶端具小尖突，无柄。

产于东北、华北及河南、陕西、甘肃、青海、新疆、湖北和四川。生于海拔 100～3000m 的山坡湿地或疏林下。

性　　状 本品呈长管状，不分枝，长 40～60cm，直径 0.2～0.7cm。表面灰绿色或黄绿色，有 18～30 条纵棱，棱上有多数细小光亮的疣状突起；节明显，节间长 2.5～9cm，节上着生筒状鳞叶，叶鞘基部和鞘齿黑棕色，中部淡棕黄色。体轻，质脆，易折断，断面中空，周边有多数圆形的小空腔。气微，味甘淡、微涩，嚼之有沙粒感。

功能主治 疏散风热，明目退翳。用于风热目赤，迎风流泪，目生云翳。

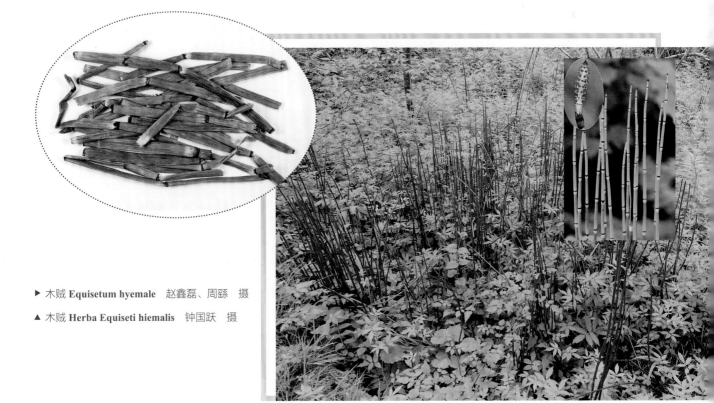

▶ 木贼 **Equisetum hyemale**　赵鑫磊、周繇　摄

▲ 木贼 **Herba Equiseti hiemalis**　钟国跃　摄

木通 Mutong

CAULIS AKEBIAE QUINATAE ET AL.

本品为木通科植物木通 **Akebia quinata**（Houtt.）Decne.、三叶木通 **Akebia trifoliata**（Thunb.）Koidz. 或白木通 **Akebia trifoliata**（Thunb.）Koidz. var. **australis**（Diels）Rehd. 的干燥藤茎。秋季采收，截取茎部，除去细枝，阴干。

原 植 物

木通 Akebia quinata（Houtt.）Decne. in Arch. Mus. Hist. Nat. 1: 195, pl. 13a. 1839. 中国植物志 , 29: 5, 2001; 中华人民共和国药典（1963）, 1: 42, 1964.

落叶木质藤本。茎纤细，圆柱状，缠绕，茎皮灰褐色，有圆形、小而凸起的皮孔；冬芽鳞片覆瓦状排列，淡红褐色。掌状复叶互生或在短枝上簇生，通常有小叶 5 片，纸质，倒卵形或卵状倒椭圆形，顶生小叶长 2.5~5（~7）cm，侧生小叶长 2~5cm，先端圆或微凹，基部圆或阔楔形；小叶柄纤细，长 4.5~10mm。总状花序腋生，长 6~12cm；花单性，雌雄同株，紫红色；雄花 4~8（~11），生于花序上部，花梗长 7~10mm；萼片 3（~5），浅紫色，偶有淡绿色或白色；雄蕊 6~7，最初直，最后弯曲；花丝极短；退化雌蕊 3~6；雌花 1~2 朵生花序基部，花梗长 2~5cm；萼片深紫色，偶尔绿色或白色；心皮 3~6（~9）；退化雄蕊 6~9 枚。果成熟时略带紫色，直或稍弯曲，近椭圆形。种子卵球状长圆形，压扁，着生白色、多汁果肉中；种皮棕色到黑色，发亮。花期 4~5 月，果期 6~8 月。

产于长江以南各省区。生于海拔 300~1500m 的山地灌木丛、林缘和谷沟中。

三叶木通 Akebia trifoliata（Thunb.）Koidz. in Bot. Mag.（Tokyo）39: 310. 1925; 中国植物志 , 29: 8, 2001; 中华人民共和国药典（1977）, 1: 508, 1978.

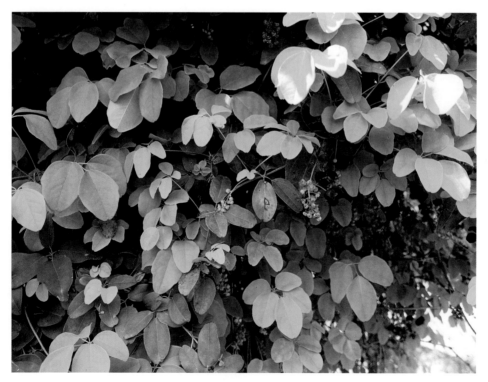

木通 *Akebia quinata* 赵鑫磊 摄

落叶或半常绿藤本。茎皮灰褐色，有稀疏的皮孔及小疣点。掌状复叶互生或在短枝上簇生；小叶3枚，纸质或薄革质，卵形至长卵圆形，长4~7.5cm，宽2~6cm，先端钝圆或具短尖，基部截平或圆形，有时略呈心形，边缘浅裂或呈波状，表面深绿色，背面浅绿色，叶脉在两面明显突起。花单性，雌雄同株，紫红色；总状花序腋生，长约8~10cm；雄花15~30，生于花序上部，花梗丝状，长2~5mm；萼片3，宽椭圆形至长圆形；雄蕊6，花丝极短；退化雌蕊3，长圆状锥形；雌花1~2朵生花序基部，花梗较雄花的稍粗，长1.5~3cm；萼片3，近圆形，先端圆而略凹入，开花时广展反折；心皮3~9，离生，圆柱形，直，长4~6mm；退化雄蕊6枚或更多。果长圆形，直或稍弯曲，成熟时灰白色略带淡紫色；种子扁卵形。花期4~5月，果期6~9月。

　　产于河北、山西、山东、河南及甘肃东南部、陕西南部、安徽、福建、广东、贵州、湖南、江苏、江西、四川、台湾、云南、浙江等省区。生于海拔200~2100m的山地沟谷边疏林或丘陵灌丛中。

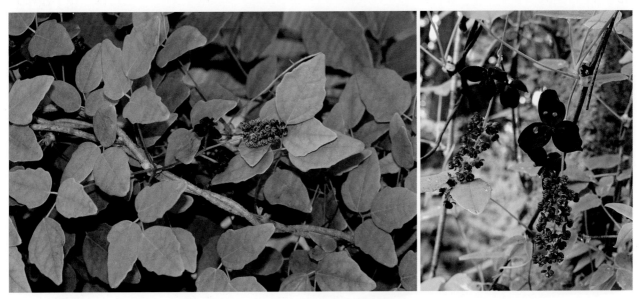

三叶木通 Akebia trifoliata　陈彬、赵鑫磊　摄

白木通 Akebia trifoliata（Thunb.）Koidz. var. **australis**（Diels）Rehd. in Quart. Journ. Taiwan Mus. 14: 201. 1961; 中国植物志, 29: 9, 2001; 中华人民共和国药典（1977）, 1: 508, 1978.

　　小叶3枚，革质，卵状长圆形或卵形，长4~7cm，宽1.5~3（~5）cm，先端狭圆，微凹，基部圆形、宽楔形、截形或心形，边通常全缘。总状花序在短枝上腋生；雄花萼片3，紫色，长2~3mm，雄蕊6，离生，长约2.5mm，红色或紫红色；雌花直径约2cm，萼片长9~12mm，宽7~10mm，暗紫色；心皮5~7，紫色。果实长圆形，成熟时黄褐色；种子卵形，黑褐色。花期4~5月，果期6~9月。

　　产于长江流域各省区，向北分布至河南、山西和陕西。生于海拔300~2100m的山坡灌丛或沟谷疏林中。

性　状　本品呈圆柱形，常稍扭曲，长30~70cm，直径0.5~2cm。表面灰棕色至灰褐色，外皮粗糙而有许多不规则的裂纹或纵沟纹，具突起的皮孔。节部膨大或不明显，具侧枝断痕。体轻，质坚实，不易折断，断面不整齐，皮部较厚，黄棕色，可见淡黄色颗粒状小点，木部黄白色，射线呈放射状排列，髓小或

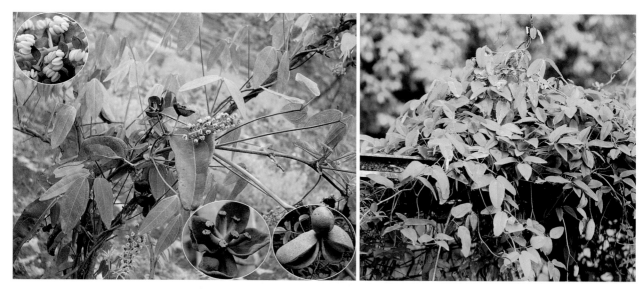

白木通 **Akebia trifoliata** var. **australis** 孙庆文、李华东 摄

有时中空，黄白色或黄棕色。气微，味微苦而涩。

功能主治 利尿通淋，清心除烦，通经下乳。用于淋证，水肿，心烦尿赤，口舌生疮，经闭乳少，湿热痹痛。

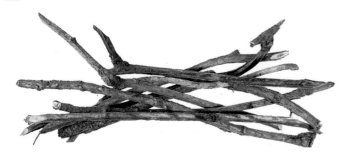

木通 **Caulis Akebiae quinatae** 陈代贤 摄

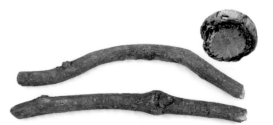

木通 **Caulis Akebiae trifoliatae** 罗晋萍 摄

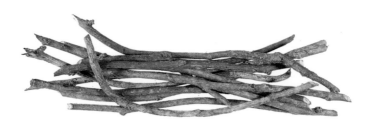

木通 **Caulis Akebiae trifoliatae australis** 陈代贤 摄

木棉花 Mumianhua

本品为木棉科植物木棉 **Gossampinus malabarica**（DC.）Merr. 的干燥花。春季花盛开时采收，除去杂质，晒干。

原 植 物 木棉 **Gossampinus malabarica**（DC.）Merr. in Lingnan Sci. Journ. 5: 126. 1927；中国植物志，49（2）：106，1984；中华人民共和国药典（1977），1: 85, 1978.

落叶大乔木，高达 25m。树皮灰白色，幼树的树干通常有圆锥状的粗刺；分枝平展。掌状复叶，小叶 5~7 片，长圆形至长圆状披针形，长 10~16cm，宽 3.5~5.5cm，顶端渐尖，基部阔或渐狭，全缘，两面均无毛，羽状侧脉 15~17 对；叶柄长 10~20cm；小叶柄长 1.5~4cm。花单生枝顶叶腋，红色或橙红色，直径约 10cm；萼杯状，长 2~3cm，外面无毛，内面密被淡黄色短绢毛，萼齿 3~5，半圆形；花瓣肉质，倒卵状长圆形，长 8~10cm，宽 3~4cm，两面被星状柔毛；雄蕊管短，花丝较粗，内轮部分花丝上部分 2 叉，中间 10 枚雄蕊较短，不分叉，外轮雄蕊多数，集成 5 束，每束花丝 10 枚以上，较长；花柱长于雄蕊。蒴果长圆形，长 10~15cm，密被灰白色长柔毛和星状柔毛。花期 3~4 月，果期 7~10 月。

产于云南、四川、贵州、广西、广东、福建、台湾等热带和南亚热带地区。生于海拔 1400（~1700）m 以下的干热河谷，也生长在沟谷季雨林内。

性　状 本品常皱缩成团。花萼杯状，厚革质，长 2~4cm，直径 1.5~3cm，顶端 3 或 5 裂，裂片钝圆形，反曲；外表面棕褐色，有纵皱纹，内表面被棕黄色短绒毛。花瓣 5 片，椭圆状倒卵形或披针状椭圆形，长 3~8cm，宽 1.5~3.5cm；外表面浅棕黄色或浅棕褐色，密被星状毛，内表面紫棕色，有疏毛。雄蕊多数，基部合生呈筒状，最外轮集生成 5 束，柱头 5 裂。气微，味淡、微甘、涩。

功能主治 清热利湿，解毒。用于泄泻，痢疾，痔疮出血。

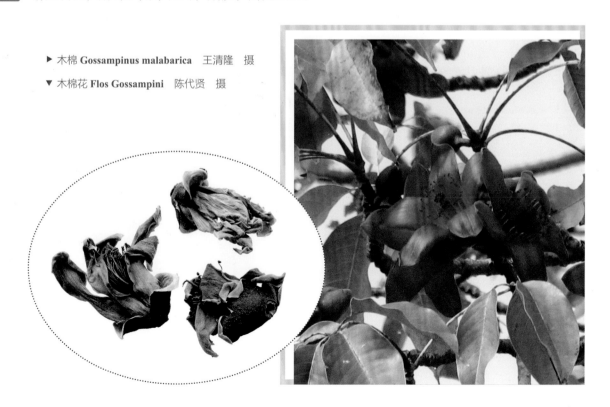

▶ 木棉 Gossampinus malabarica　王清隆　摄

▼ 木棉花 Flos Gossampini　陈代贤　摄

木蝴蝶 Muhudie

本品为紫葳科植物木蝴蝶 **Oroxylum indicum**（L.）Vent. 的干燥成熟种子。秋、冬二季采收成熟果实，暴晒至果实开裂，取出种子，晒干。

原植物　木蝴蝶 **Oroxylum indicum**（L.）Benth. ex Kurz, Forest Fl. Burma 2: 237. 1877; 中国植物志, 69: 11, 1990; 中华人民共和国药典（1963）, 1: 44, 1964.

小乔木，高达 10m。二至三回奇数羽状复叶，集生于茎近顶端，长 0.6 ~ 1.3m；小叶三角状卵形，长 5 ~ 13cm，宽 3 ~ 10cm，先端短渐尖，边缘全缘，基部近圆形或心形，偏斜，两面无毛，干后带蓝色，侧脉 5 ~ 6 对，网脉在叶背面明显。总状聚伞花序顶生，长 0.4 ~ 1.5m；花梗长 3 ~ 7cm；花萼钟状，紫色，膜质，果期近木质，长 2.2 ~ 4.5cm，宽 2 ~ 3cm，光滑，顶端平截；花冠紫红色，肉质，长 3 ~ 9cm，基部直径 1 ~ 1.5cm，口部直径 5.5 ~ 8cm，檐部上唇 2 裂，下唇 3 裂，裂片微反折，傍晚开花，有臭味；雄蕊 4，着生于花冠筒中部，花丝长约 4cm，稍伸出花冠外，花丝基部被绵毛，花药椭圆形，长 0.8 ~ 1cm，略叉开；花盘肉质，5 浅裂，直径约 1.5cm；花柱长 5 ~ 7cm，柱头 2 裂，长约 7mm，宽约 5mm。蒴果木质，常悬垂于树梢，长 0.4 ~ 1.2m，宽 5 ~ 9cm，厚约 1cm，2 瓣开裂，果瓣具中肋，边缘肋状突起。种子多数，圆形，连翅长 6 ~ 7cm，宽 3.5 ~ 4cm，周围具纸质的薄翅。

产于福建、台湾、广东、海南、广西、贵州西南部、云南及四川。生于海拔 500 ~ 900m 的河谷密林中。

性　状　本品呈蝶形薄片，除基部外三面延长成宽大菲薄的翅，长 5 ~ 8cm，宽 3.5 ~ 4.5cm。表面浅黄白色，翅半透明，有绢丝样光泽，上有放射状纹理，边缘多破裂。体轻，剥去种皮，可见一层薄膜状的胚乳紧裹于子叶之外。子叶 2，蝶形，黄绿色或黄色，长径 1 ~ 1.5cm。气微，味微苦。

功能主治　清肺利咽，疏肝和胃。用于肺热咳嗽，喉痹，音哑，肝胃气痛。

▶ 木蝴蝶 Oroxylum indicum
朱鑫鑫　摄

▼ 木蝴蝶 Semen Oroxyli
康帅　摄

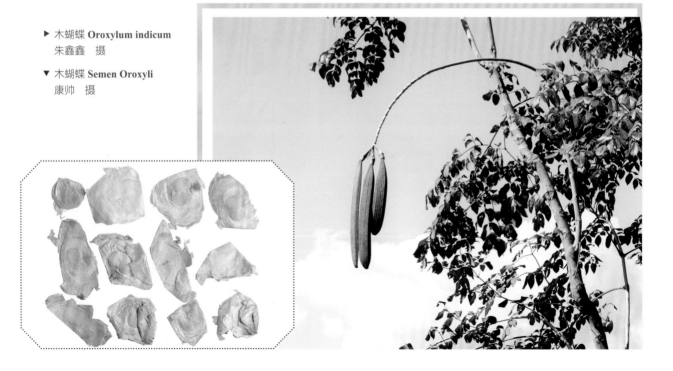

木鳖子 Mubiezi

本品为葫芦科植物木鳖 Momordica cochinchinensis（Lour.）Spreng. 的干燥成熟种子。冬季采收成熟果实，剖开，晒至半干，除去果肉，取出种子，干燥。

原植物 木鳖子 Momordica cochinchinensis（Lour.）Spreng., Syst. Veg. 3: 14. 1826; 中国植物志, 73（1）: 192, 1986; 中华人民共和国药典（1977）, 1: 87, 1978.——M. cochinchinensis Spreng. 中华人民共和国药典（1963）, 1: 44, 1964.

粗壮大藤本，具块状根；全株近无毛或稍被短柔毛。叶柄在基部或中部有 2~4 个腺体；叶片卵状心形或宽卵状圆形，质稍硬，长、宽均为 10~20cm，3~5 中裂至深裂或不分裂。卷须不分歧。花雌雄异株，或同株；雄花：单生于叶腋或有时 3~4 朵着生在极短的总状花序轴上，花梗顶端生一大型苞片；苞片无梗，兜状，圆肾形，长 3~5cm，宽 5~8cm，花萼裂片宽披针形或长圆形；花冠黄色，裂片卵状长圆形，长 5~6cm，宽 2~3cm；雄蕊 3，药室 1 回折曲。雌花：花梗近中部生一苞片；苞片兜状，长、宽均为 2mm；花萼、花冠同雄花，子房卵状长圆形，密生刺状毛。果实卵球形，成熟时红色，肉质，密生长 3~4mm 的具刺尖的突起。种子干后黑褐色，边缘有齿，两面稍拱起，具雕纹。花期 6~8 月，果期 8~10 月。

分布于江苏、安徽、江西、福建、台湾、广东、广西、湖南、四川、贵州、云南和西藏。常生于海拔 450~1100m 的山沟、林缘及路旁。

性状 本品呈扁平圆板状，中间稍隆起或微凹陷，直径 2~4cm，厚约 0.5cm。表面灰棕色至黑褐色，有网状花纹，在边缘较大的一个齿状突起上有浅黄色种脐。外种皮质硬而脆，内种皮灰绿色，绒毛样。子叶 2，黄白色，富油性。有特殊的油腻气，味苦。

功能主治 散结消肿，攻毒疗疮。用于疮疡肿毒，乳痈，瘰疬，痔瘘，干癣，秃疮。

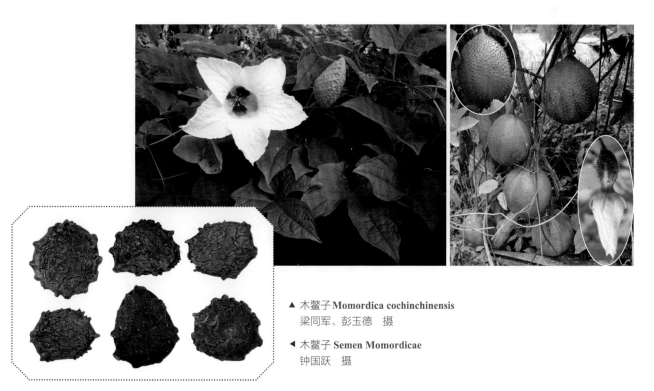

▲ 木鳖子 Momordica cochinchinensis
梁同军、彭玉德 摄

◄ 木鳖子 Semen Momordicae
钟国跃 摄

五加皮 Wujiapi

CORTEX ACANTHOPANACIS

本品为五加科植物细柱五加 **Acanthopanax gracilistylus** W. W. Smith 的干燥根皮。夏、秋二季采挖根部，洗净，剥取根皮，晒干。

原植物 细柱五加 **Acanthopanax gracilistylus** W. W. Smith in Notes Bot. Gard. Edinb. 10: 6. 1917 & 14: 85. 1924; 中国植物志 , 54: 107, 1978; 中华人民共和国药典（1963），1: 37, 1964.

灌木，有时蔓生状，高 2～3m。枝灰棕色，无刺或在叶柄基部单生扁平的刺。叶为掌状复叶，在长枝上互生，在短枝上簇生；叶柄长 3～8cm，常有细刺；小叶 5，稀为 3 或 4，中央一片最大，倒卵形至倒披针形，长 3～8cm，宽 1～3.5cm，先端尖或短渐尖，基部楔形，两面无毛，或沿脉上疏生刚毛，下面脉腋间有淡棕色簇毛，边缘有细锯齿。伞形花序腋生或单生于短枝顶端，直径约 2cm；总花梗长 1～2cm；花梗长 6～10mm；萼 5 齿裂；花黄绿色，花瓣 5，长圆状卵形，先端尖；雄蕊 5，花丝细长；子房 2 室，花柱 2，分离或基部合生，柱头圆形。核果浆果状，扁球形，直径 5～6mm，成熟时黑色，宿存花柱反曲。种子 2 粒，细小，淡褐色。花期 4～8 月，果期 6～10 月。

产于安徽、江苏、浙江、福建、江西、广东、广西、湖南、湖北、河南、山西、陕西、甘肃、贵州、四川和云南。生于海拔 3000m 以下的林下、林缘、溪旁、路旁或灌丛中。

性状 本品呈不规则卷筒状，长 5～15cm，直径 0.4～1.4cm，厚约 0.2cm。外表面灰褐色，有稍扭曲的纵皱纹和横长皮孔样瘢痕；内表面淡黄色或灰黄色，有细纵纹。体轻，质脆，易折断，断面不整齐，灰白色。气微香，味微辣而苦。

功能主治 祛风除湿，补益肝肾，强筋壮骨，利水消肿。用于风湿痹病，筋骨痿软，小儿行迟，体虚乏力，水肿，脚气。

▶ 细柱五加 Acanthopanax gracilistylus 张英涛 摄

▼ 五加皮 Cortex Acanthopanacis 张英涛 摄

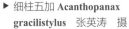

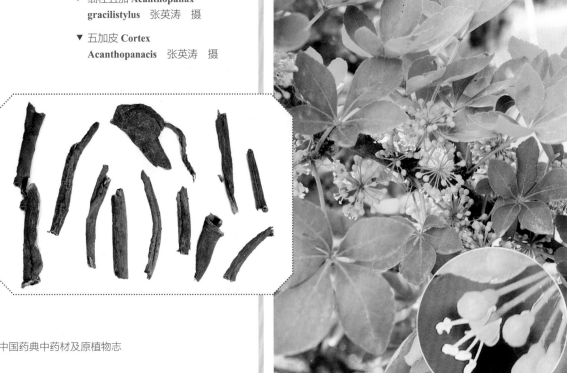

五味子 Wuweizi

本品为木兰科植物五味子 **Schisandra chinensis**（Turcz.）Baill. 的干燥成熟果实。习称"北五味子"。秋季果实成熟时采摘，晒干或蒸后晒干，除去果梗和杂质。

原 植 物 五味子 **Schisandra chinensis**（Turcz.）Baill. Hist. Pl. 1: 148. 1868; 中国植物志, 30（1）: 252, 1996; 中华人民共和国药典（1977）, 1: 89, 1978.——*S. chinensis* Baill. 中华人民共和国药典（1963）, 1: 39, 1964.

落叶木质藤本。叶膜质，宽椭圆形、卵形、倒卵形或近圆形，长（3～）5～10（～14）cm，宽（2～）3～5（～9）cm；叶柄长 1～4cm，先端急尖，基部楔形。花单性，雌雄异株；雄花：花梗长 5～25mm，花被片粉白色或粉红色，6～9 片，长圆形或椭圆状长圆形，长 6～11mm，宽 2～5.5mm，外面的较狭小；雄蕊长约 2mm，花药长约 1.5mm，无花丝或外 3 枚雄蕊具极短花丝，药隔凹入或稍凸出钝尖头；雄蕊仅 5（6）枚，直立排列，形成近倒卵圆形的雄蕊群；雌花：花梗长 17～38mm，花被片和雄花相似；雌蕊群近卵圆形，长 2～4mm，心皮 17～40，柱头鸡冠状。聚合果长 1.5～8.5cm；小浆果红色。种子 1～2 粒，肾形。花期 5～7 月，果期 7～10。

产于黑龙江、吉林、辽宁、内蒙古、河北、山西、宁夏、甘肃、山东。生于海拔 1200～1700m 的沟谷、溪旁、山坡。

性 状 本品呈不规则的球形或扁球形，直径 5～8mm。表面红色、紫红色或暗红色，皱缩，显油润；有的表面呈黑红色或出现"白霜"。果肉柔软，种子 1～2，肾形，表面棕黄色，有光泽，种皮薄而脆。果肉气微，味酸；种子破碎后，有香气，味辛、微苦。

功能主治 收敛固涩，益气生津，补肾宁心。用于久嗽虚喘，梦遗滑精，遗尿尿频，久泻不止，自汗盗汗，津伤口渴，内热消渴，心悸失眠。

▶ 五味子 Schisandra chinensis
周繇 摄

▼ 五味子 Fructus Schisandrae chinensis 钟国跃 摄

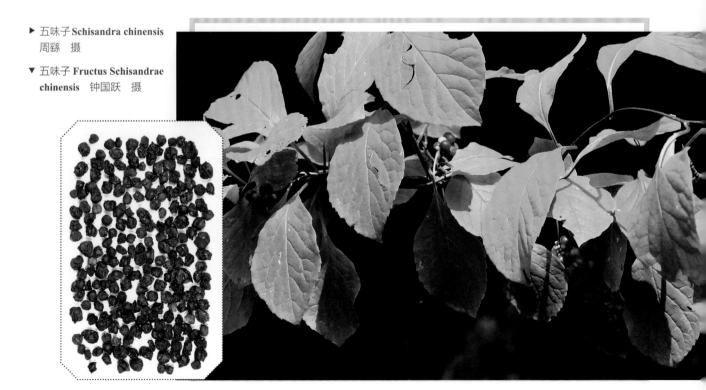

五倍子 Wubeizi

GALLA CHINENSIS ET AL.

本品为漆树科植物盐肤木 **Rhus chinensis** Mill.、青麸杨 **Rhus potaninii** Maxim. 或红麸杨 **Rhus punjabensis** Stew. var. **sinica**（Diels）Rehd. et Wils. 叶上的虫瘿，主要由五倍子蚜 **Melaphis chinensis**（Bell）Baker寄生而形成。秋季采摘，置沸水中略煮或蒸至表面呈灰色，杀死蚜虫，取出，干燥。按外形不同，分为"肚倍"和"角倍"。

原 植 物

盐肤木 Rhus chinensis Mill. Gard. Dict. ed. 8, 7. 1768; 中国植物志, 45（1）: 100, 1980; 中华人民共和国药典（1963）, 1: 40, 1964.

落叶小乔木或灌木，高 2~10m。小枝被锈色柔毛；奇数羽状复叶，具小叶 3~6 对，叶轴具较宽的叶状翅，叶轴和叶柄密被锈色柔毛；小叶近无柄，长 6~12cm，宽 3~7cm，先端急尖，基部圆形，顶生小叶基部楔形，边缘具粗锯齿或圆齿；叶背被锈色柔毛。圆锥花序宽大，多分枝，雄花序长 30~40cm，雌花序较短，密被锈色柔毛；苞片披针形，被微柔毛，小苞片极小；花白色，花梗长 1mm；雄花的子房不育；雌花的子房卵形，花柱 3。核果扁球形，被具节柔毛和腺毛，成熟时红色，果核直径 3~4mm。花期 8~9 月，果期 10 月。

除东北、内蒙古和新疆外，我国南北均产。生于海拔 170~2700m 的向阳山坡、沟谷、林缘或山坡灌丛中。

青麸杨 Rhus potaninii Maxim. Trudy Imp. S. -Peterburgsk. Bot. Sada. 11: 110. 1889; 中国植物志, 45（1）: 105, 1980; 中华人民共和国药典（1963）, 1: 40, 1964.

落叶乔木，高 5~8m。树皮灰褐色，小枝无毛。奇数羽状复叶，具小叶 3~5 对，叶轴无翅，被微

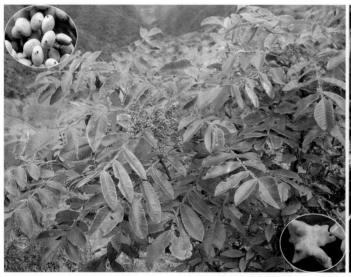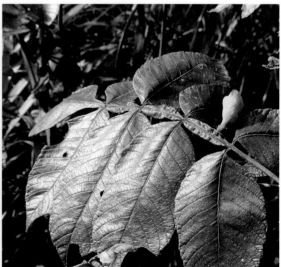

盐肤木 **Rhus chinensis** 何顺志、赵鑫磊 摄

柔毛；小叶卵状长圆形或长圆状披针形，长5～10cm，宽2～4cm，先端渐尖，基部多少偏斜，近圆形，全缘，两面沿中脉被微柔毛或近无毛；小叶具短柄。圆锥花序长10～20cm，被微柔毛；苞片钻形，长约1mm，被微柔毛；花白色，直径2.5～3mm；花梗长约1mm，被微柔毛；花萼外面被微柔毛，裂片卵形，长约1mm，边缘具细睫毛；花瓣卵形或卵状长圆形，长1.5～2mm，宽约1mm，两面被微柔毛，边缘具细睫毛，开花时先端外卷；花丝线形，长约2mm，在雌花中较短，花药卵形；花盘厚，无毛；子房球形，直径约0.7mm，密被白色绒毛。核果近球形，略压扁，直径3～4mm，密被具节柔毛和腺毛，成熟时红色。

产于云南、四川、重庆、甘肃、陕西、山西、河南。生于海拔900～2500m的山坡疏林或灌木中。

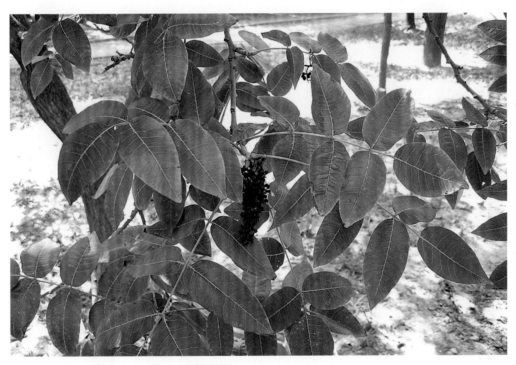

青麸杨 **Rhus potaninii** 刘冰 摄

红麸杨 Rhus punjabensis Stew. var. **sinica**（Diels）Rehd.et Wils. in Sarg. Pl. Wils. 2: 176. 1914; 中国植物志，45（1）：104, 1980; 中华人民共和国药典（1977），1: 91, 1978.

落叶乔木或小乔木，小枝被微柔毛。奇数羽状复叶，具小叶3～6对，叶轴上部具狭翅；小叶卵状长圆形，长5～12cm，宽2～4.5cm，先端渐尖，基部圆形或近心形，全缘，叶背疏被微柔毛或仅脉上被毛，侧脉约20对，不达边缘；叶近无柄。圆锥花序长15～20cm，密被微绒毛；苞片钻形；花小，白色；花梗短，长1mm；花萼外面疏被微毛；花瓣长圆形，长约2mm，两面被微毛，边缘具睫毛；花盘厚，紫红色，无毛；子房球形，密被白色柔毛，直径约1mm。核果近球形，略压扁，直径约4mm，成熟时暗紫红色，被具节柔毛和腺毛。种子小。花期6～7月，果期10～11月。

产于云南、贵州、湖南、湖北、陕西、甘肃、四川、西藏等省区。生于海拔460～3000m的灌丛或密林中。

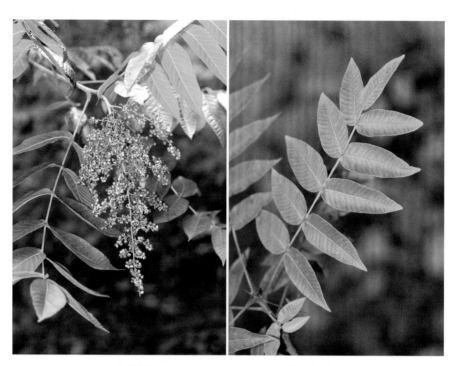

红麸杨 Rhus punjabensis var. sinica 刘宗才 摄

性　　状

肚倍　本品呈长圆形或纺锤形囊状，长 2.5～9cm，直径 1.5～4cm。表面灰褐色或灰棕色，微有柔毛。质硬而脆，易破碎，断面角质样，有光泽，壁厚 0.2～0.3cm，内壁平滑，有黑褐色死蚜虫及灰色粉状排泄物。气特异，味涩。

角倍　本品呈菱形，具不规则的钝角状分枝，柔毛较明显，壁较薄。

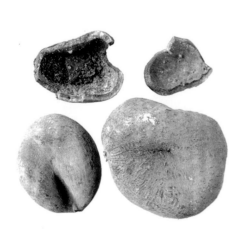

肚倍 Galla Chinensis 陈代贤 摄

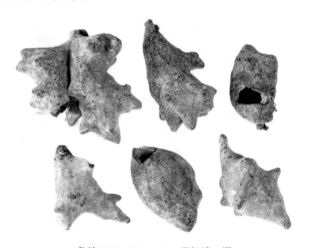

角倍 Galla Chinensis 王如峰 摄

功能主治　敛肺降火，涩肠止泻，敛汗，止血，收湿敛疮。用于肺虚久咳，肺热痰嗽，久泻久痢，自汗盗汗，消渴，便血痔血，外伤出血，痈肿疮毒，皮肤湿烂。

太子参 Taizishen

RADIX PSEUDOSTELLARIAE

本品为石竹科植物孩儿参 **Pseudostellaria heterophylla**（Miq.）Pax ex Pax et Hoffm. 的干燥块根。夏季茎叶大部分枯萎时采挖，洗净，除去须根，置沸水中略烫后晒干或直接晒干。

原植物 孩儿参 **Pseudostellaria heterophylla**（Miq.）Pax ex Pax et Hoffm. in Engler u. Prantl, Nat. Pflanzenfam. 2. Aufl. 16c: 318. 1934; 中国植物志, 26: 67, 1996; 中华人民共和国药典（1985），1: 51, 1985.——*P. heterophylla*（Miq.）Pax, 中华人民共和国药典（1963），1: 46, 1964.

多年生草本，高 15～20cm。块根长纺锤形，白色，稍带灰黄色。茎直立，单生，被 2 列短毛。茎下部叶常 1～2 对，叶片倒披针形，顶端钝尖，基部渐狭呈长柄状，上部叶 2～3 对，叶片宽卵形或菱状卵形，长 3～6cm，宽 2～17（～20）mm，顶端渐尖，基部渐狭，上面无毛，下面沿脉疏生柔毛。开花受精花 1～3 朵，腋生或呈聚伞花序；花梗长 1～2cm，有时长达 4cm，被短柔毛；萼片 5，狭披针形，长约 5mm，顶端渐尖，外面及边缘疏生柔毛；花瓣 5，白色，长圆形或倒卵形，长 7～8mm，顶端 2 浅裂；雄蕊 10，短于花瓣；子房卵形，花柱 3，微长于雄蕊；柱头头状。闭花受精花具短梗；萼片疏生多细胞毛。蒴果宽卵形，含少数种子，顶端不裂或 3 瓣裂；种子褐色，扁圆形，长约 1.5mm，具疣状凸起。花期 4～7 月，果期 7～8 月。

产于辽宁、内蒙古、河北、陕西、山东、江苏、安徽、浙江、江西、河南、湖北、湖南、四川。生于海拔 800～2700m 的山谷林下阴湿处。

性状 本品呈细长纺锤形或细长条形，稍弯曲，长 3～10cm，直径 0.2～0.6cm。表面灰黄色至黄棕色，较光滑，微有纵皱纹，凹陷处有须根痕。顶端有茎痕。质硬而脆，断面较平坦，周边淡黄棕色，中心淡黄白色，角质样。气微，味微甘。

功能主治 益气健脾，生津润肺。用于脾虚体倦，食欲不振，病后虚弱，气阴不足，自汗口渴，肺燥干咳。

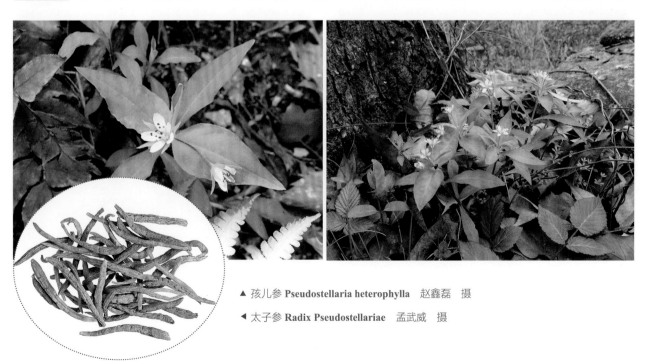

▲ 孩儿参 **Pseudostellaria heterophylla** 赵鑫磊 摄

◄ 太子参 **Radix Pseudostellariae** 孟武威 摄

车前子 Cheqianzi

SEMEN PLANTAGINIS ASIATICA ET AL.

本品为车前科植物车前 **Plantago asiatica** L. 或平车前 **Plantago depressa** Willd. 的干燥成熟种子。夏、秋二季种子成熟时采收果穗，晒干，搓出种子，除去杂质。

原 植 物

车前 Plantago asiatica L., Sp. Pl. 113. 1753; 中国植物志, 70: 325, 2002; 中华人民共和国药典（1963），1: 47, 1964.

多年生草本。叶基生呈莲座状，叶片宽卵形，长 4~12cm，宽 2.5~6.5cm，先端钝圆至急尖，边缘波状、全缘或中部以下有锯齿、牙齿或裂齿，基部宽楔形或近圆形并沿叶柄下延，两面近无毛；脉 5~7 条；叶柄长 2~15cm。穗状花序细圆柱状，长 3~40cm，紧密或稀疏，下部常间断。花具短梗；花萼 4 裂，长 2~3mm；花冠 3~4 裂，白色，无毛，冠筒与萼片约等长，裂片三角形，长约 1.5mm；蒴果纺锤状卵形。花期 4~8 月，果期 6~9 月。

产于我国大部分省区。生于海拔 1000m 以下的沟边、河岸湿地、田边、湖泊湿地，也见于路旁、村边空旷处。

平车前 Plantago depressa Willd., Enum. Pl. Hort. Berol. Suppl. 8. 1813; 中国植物志, 70: 332, 2002; 中华人民共和国药典（1963），1: 47, 1964.

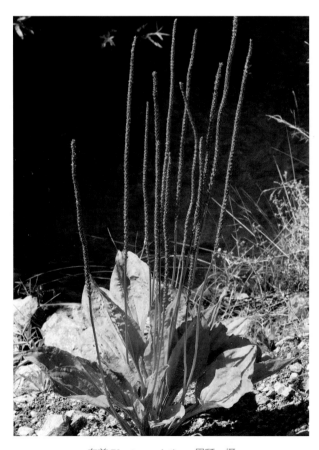

车前 **Plantago asiatica** 周繇 摄

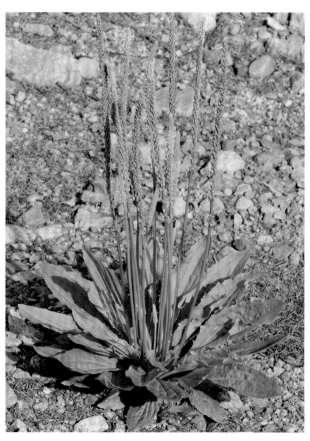

平车前 **Plantago depressa** 周繇 摄

一年生或二年生草本。叶基生呈莲座状，平卧、斜展或直立；叶片纸质，椭圆形、椭圆状披针形或卵状披针形，长 3~12cm，宽 1~3.5cm，先端急尖或微钝，边缘具浅波状钝齿、不规则锯齿或牙齿，基部宽楔形至狭楔形，下延至叶柄，脉 5~7 条，两面疏生白色短柔毛；叶柄长 2~6cm，基部扩大成鞘状。花序 3~10 余个；花序梗长 5~18cm，有纵条纹，疏生白色短柔毛；穗状花序细圆柱状，上部密集，基部常间断，长 6~12cm；苞片三角状卵形，长 2~3.5mm，内凹，无毛，龙骨突宽厚，宽于两侧片，不延至或延至顶端。花萼长 2~2.5mm，无毛，龙骨突宽厚，不延至顶端，前对萼片狭倒卵状椭圆形至宽椭圆形，后对萼片倒卵状椭圆形至宽椭圆形。花冠白色，无毛，冠筒等长或略长于萼片，裂片极小，椭圆形或卵形，长 0.5~1mm，于花后反折。雄蕊着生于冠筒内面近顶端，同花柱明显外伸，花药卵状椭圆形或宽椭圆形，长 0.6~1.1mm，先端具宽三角状小突起，新鲜时白色或绿白色，干后变淡褐色。胚珠 5。蒴果卵状椭圆形至圆锥状卵形，长 4~5mm，于基部上方周裂。种子 4~5，椭圆形，腹面平坦，长 1.2~1.8mm，黄褐色至黑色；子叶背腹向排列。花期 5~7 月，果期 7~9 月。

产于我国大部分省区。生于海拔 5~4500m 的草地、河滩、沟边、草甸、田间及路旁。

性　状　本品呈椭圆形、不规则长圆形或三角状长圆形，略扁，长约 2mm，宽约 1mm。表面黄棕色至黑褐色，有细皱纹，一面有灰白色凹点状种脐。质硬。气微，味淡。

功能主治　清热利尿通淋，渗湿止泻，明目，祛痰。用于热淋涩痛，水肿胀满，暑湿泄泻，目赤肿痛，痰热咳嗽。

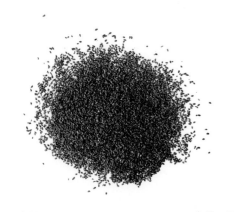

车前子 Semen Plantaginis asiaticae　王如峰　摄

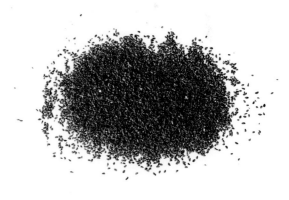

车前子 Semen Plantaginis depressae　王如峰　摄

车前草 Cheqiancao

HERBA PLANTAGINIS ASIATICAE ET AL.

本品为车前科植物车前 **Plantago asiatica** L. 或平车前 **Plantago depressa** Willd. 的干燥全草。夏季采挖，除去泥沙，晒干。

原 植 物　见"车前子"项下。

性　　状

车前　本品根丛生，须状。叶基生，具长柄；叶片皱缩，展平后呈卵状椭圆形或宽卵形，长 6～13cm，宽 2.5～8cm；表面灰绿色或污绿色，具明显弧形脉 5～7 条；先端钝或短尖，基部宽楔形，全缘或有不规则波状浅齿。穗状花序数条，花茎长。蒴果盖裂，萼宿存。气微香，味微苦。

平车前　本品主根直而长。叶片较狭，长椭圆形或椭圆状披针形，长 5～14cm，宽 2～3cm。

功能主治　清热利尿通淋，祛痰，凉血，解毒。用于热淋涩痛，水肿尿少，暑湿泄泻，痰热咳嗽，吐血衄血，痈肿疮毒。

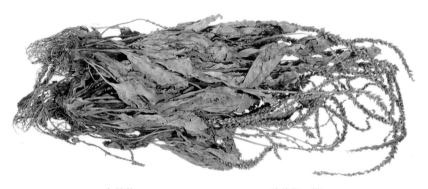

车前草 Herba Plantaginis asiaticae　陈代贤　摄

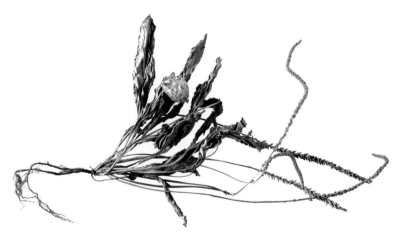

车前草 Herba Plantaginis depressae　陈代贤　摄

瓦松 Wasong

HERBA OROSTACHYIS

本品为景天科植物瓦松 **Orostachys fimbriata**（Turcz.）Berg. 的干燥地上部分。夏、秋二季花开时采收，除去根及杂质，晒干。

原植物 瓦松 **Orostachys fimbriata**（Turcz.）Berg. in Nat. Pflanzenfam.（ed. 2）18（a）：464. 1930；中国植物志，34（1）：42，1984；中华人民共和国药典（1963），1：45，1964.

二年生或多年生草本，高 10～40cm。全株粉绿色，无毛，密生紫红色斑点。茎直立，不分枝。基生叶莲座状，肉质，匙状线形至倒披针形，长 2～4cm，宽 4～5mm，先端具半圆形软骨质附属物，中央有 1 针状尖刺；茎生叶互生，无柄，线形至披针形，长 2～3cm，宽 2～5mm，先端长渐尖，全缘。总状花序，紧密，下部有分枝组成尖塔形；花小，两性，苞片线状渐尖，叶片状；萼片 5，长圆形，长 1～3mm；花瓣 5，淡红色，披针状椭圆形，长 5～6mm，基部稍连合；雄蕊 10，2 轮，与花瓣等长或稍短，花药紫色；心皮 5，分离，每心皮基部附生 1 枚鳞片，近四方形。蓇葖果，长圆形，长约 5mm，喙细，长约 1mm。种子多数，细小，卵形。花期 8～9 月，果期 9～11 月。

产于东北、华北、西北、华东地区及湖北等地。生于海拔 1600m 以下山坡石上或屋瓦上。在甘肃、青海 3500m 以下也有。

性状 本品茎呈细长圆柱形，长 5～27cm，直径 2～6mm。表面灰棕色，具多数突起的残留叶基，有明显的纵棱线。叶多脱落，破碎或卷曲，灰绿色。圆锥花序穗状，小花白色或粉红色，花梗长约 5mm。体轻，质脆，易碎。气微，味酸。

功能主治 凉血止血，解毒，敛疮。用于血痢，便血，痔血，疮口久不愈合。

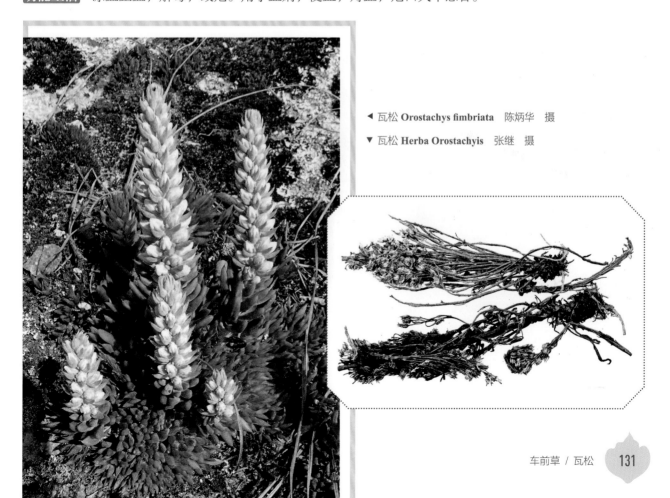

◄ 瓦松 Orostachys fimbriata　陈炳华　摄

▼ 瓦松 Herba Orostachyis　张继　摄

牛蒡子 Niubangzi

FRUCTUS ARCTII

本品为菊科植物牛蒡 **Arctium lappa** L. 的干燥成熟果实。秋季果实成熟时采收果序，晒干，打下果实，除去杂质，再晒干。

原植物 牛蒡 **Arctium lappa** L., Sp. Pl. 816. 1753; 中国植物志, 78（1）: 58, 1987; 中华人民共和国药典（1963），1: 53, 1964.

二年生草本，具粗大的肉质直根，长 15cm，具分枝支根。茎直立，高达 2m，粗壮，紫红色或淡紫红色，多分枝，被稀疏的乳头状短毛及长蛛丝毛并混杂棕黄色的小腺点。基生叶宽卵形，长 30cm，宽 21cm，边缘稀疏的浅波状凹齿或齿尖，基部心形，叶柄长达 32cm，两面异色，上面绿色，有稀疏短糙毛及黄色小腺点，下面灰白色或淡绿色。茎生叶与基生叶同形或近同形。头状花序多或少数，排成疏松的伞房花序或圆锥状伞房花序。总苞卵形或卵球形；总苞片多层，外层三角状或披针状钻形，中内层披针状或线状钻形；顶端有软骨状钩刺。小花紫红色。花冠长 1.4cm，外面无腺点。瘦果倒长卵形或偏斜倒长卵形，两侧压扁，浅褐色。冠毛多层，浅褐色；冠毛刚毛糙毛状，基部不连合成环，分散脱落。花、果期 6~9 月。

全国各地均产。生于海拔 750~3500m 的山坡、山谷、林缘、林中、灌木丛中、河边潮湿地、村庄路旁或荒地。

性状 本品呈长倒卵形，略扁，微弯曲，长 5~7mm，宽 2~3mm。表面灰褐色，带紫黑色斑点，有数条纵棱，通常中间 1~2 条较明显。顶端钝圆，稍宽，顶面有圆环，中间具点状花柱残迹；基部略窄，着生面色较淡。果皮较硬，子叶 2，淡黄白色，富油性。气微，味苦后微辛而稍麻舌。

功能主治 疏散风热，宣肺透疹，解毒利咽。用于风热感冒，咳嗽痰多，麻疹，风疹，咽喉肿痛，痄腮，丹毒，痈肿疮毒。

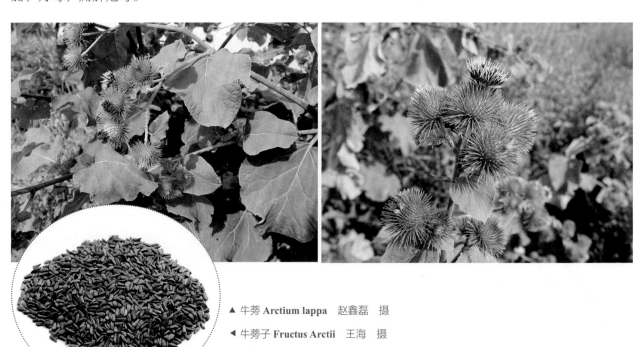

▲ 牛蒡 **Arctium lappa**　赵鑫磊　摄

◀ 牛蒡子 Fructus Arctii　王海　摄

牛膝 Niuxi

本品为苋科植物牛膝 **Achyranthes bidentata** Bl. 的干燥根。冬季茎叶枯萎时采挖，除去须根和泥沙，捆成小把，晒至干皱后，将顶端切齐，晒干。

原植物 牛膝 **Achyranthes bidentata** Bl., Bijdr. 545. 1825; 中国植物志, 25（2）: 228, 1979; 中华人民共和国药典（1963），1: 53, 1964.

多年生草本，高 70 ~ 120cm；茎有棱角或四方形，绿色或带紫色，分枝对生。叶椭圆披针形，长 4.5 ~ 12cm，宽 2 ~ 7.5cm，顶端尾尖，基部楔形，两面有贴生或开展的柔毛。穗状花序顶生或腋生，长 3 ~ 5cm，花期后反折；总花梗长 1 ~ 2cm，有白色柔毛；花密生，长 5mm；苞片宽卵形，长 2 ~ 3mm，小苞片刺状，长 2.5 ~ 3mm，顶端弯曲，基部两侧各有 1 卵形膜质小裂片；花被片披针形，长 3 ~ 5mm，顶端急尖，有 1 中脉；雄蕊长 2 ~ 2.5mm，退化雄蕊顶端平圆，稍有缺刻状细锯齿。胞果矩圆形，长 2 ~ 2.5mm。种子长圆形，黄褐色。花期 7 ~ 9 月，果期 9 ~ 10 月。

产于我国南北各省区（除东北外）。生于海拔 100 ~ 1750m 的灌丛、路边、荒坡草丛中。

性 状 本品呈细长圆柱形，挺直或稍弯曲，长 15 ~ 70cm，直径 0.4 ~ 1cm。表面灰黄色或淡棕色，有微扭曲的细纵皱纹、排列稀疏的侧根痕和横长皮孔样的突起。质硬脆，易折断，受潮后变软，断面平坦，淡棕色，略呈角质样而油润，中心维管束木质部较大，黄白色，其外周散有多数黄白色点状维管束，断续排列成 2 ~ 4 轮。气微，味微甜而稍苦涩。

功能主治 逐瘀通经，补肝肾，强筋骨，利尿通淋，引血下行。用于经闭，痛经，腰膝酸痛，筋骨无力，淋证，水肿，头痛，眩晕，牙痛，口疮，吐血，衄血。

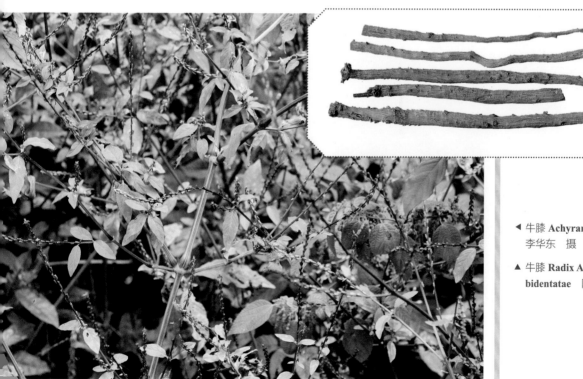

◀ 牛膝 **Achyranthes bidentata**
　李华东　摄

▲ 牛膝 **Radix Achyranthis bidentatae**　陈代贤　摄

毛诃子 Maohezi

FRUCTUS TERMINALIAE BELLIRICAE

本品为使君子科植物毗黎勒 **Terminalia bellirica**（Gaertn.）Roxb. 的干燥成熟果实。冬季果实成熟时采收，除去杂质，晒干。本品系藏族习用药材。

原植物 毗黎勒 **Terminalia bellirica**（Gaertn.）Roxb. Pl. Corom. 2: 54. t. 198. 1798; 中国植物志, 53（1）: 11, 1984; 中华人民共和国药典（1985）, 1: 53, 1985.——*T. bellirica* Roxb., 中华人民共和国药典（1977）, 1: 109-110, 1978.

落叶乔木；枝具纵纹及明显的螺旋状上升的叶痕；小枝、幼叶及叶柄基部常具锈色绒毛。叶阔卵形或倒卵形，聚生枝顶，呈螺旋状排列，长 18～26cm，宽 6～12cm，全缘，无毛，疏生白色细瘤点，边缘且呈微波状；叶先端钝或短尖，叶背网脉细密；叶柄长 3～9cm，中上部具 2 腺体。穗状花序腋生，在茎上部常聚成伞房状，密被红褐色的丝状毛；上部为雄花，基部为两性花；花 5 数，淡黄色；萼管杯状，被绒毛，长 3.5mm，5 裂；花瓣缺；雄蕊 10，生着被毛的花盘外；花盘仅出现在两性花上，10 裂，被红褐色髯毛；子房上位，1 室，花柱棒状，被疏生的长绒毛。假核果密被锈色绒毛，直径 1.8～2.5cm，具明显的 5 棱，种子 1 枚。花期 6～7 月，果期 9～10 月。

分布于云南南部。生于海拔 400～1200m 山阳坡的阔叶林中。

性状 本品呈卵形或椭圆形，长 2～3.8cm，直径 1.5～3cm。表面棕褐色，被细密绒毛，基部有残留果柄或果柄痕。具 5 棱脊，棱脊间平滑或有不规则皱纹。质坚硬。果肉厚 2～5mm，暗棕色或浅绿黄色，果核淡棕黄色。种子 1，种皮棕黄色，种仁黄白色，有油性。气微，味涩、苦。

功能主治 清热解毒，收敛养血，调和诸药。用于各种热证，泻痢，黄水病，肝胆病，病后虚弱。

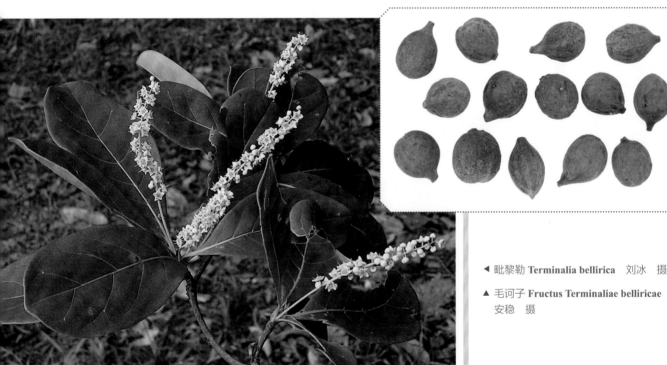

◀ 毗黎勒 **Terminalia bellirica** 刘冰 摄

▲ 毛诃子 **Fructus Terminaliae belliricae**
安稳 摄

升麻 Shengma

本品为毛茛科植物大三叶升麻 **Cimicifuga heracleifolia** Kom. 、兴安升麻 **Cimicifuga dahurica**（Turcz.）Maxim. 或升麻 **Cimicifuga foetida** L. 的干燥根状茎。秋季采挖，除去泥沙，晒至须根干时，燎去或除去须根，晒干。

原植物

大三叶升麻 Cimicifuga heracleifolia Kom. in Trudy Imp. S. ~ Peterburgsk. Bot. Sada 18: 438. 1901; 中国植物志 , 27: 99, 1979; 中华人民共和国药典（1963）, 1: 54, 1964.

根状茎粗壮，表面黑色，有许多下陷圆洞状的老茎残痕。茎高 1m 以上，下部微具槽，无毛。下部的茎生叶为二回三出复叶；叶片三角状卵形；顶生小叶倒卵形至倒卵状椭圆形，顶端三浅裂，基部圆形、圆楔形或微心形，边缘有粗齿，侧生小叶通常斜卵形，比顶生小叶为小，无毛，或背面沿脉疏被白色柔毛；叶柄无毛，长达 20cm。上部的茎生叶常为一回三出复叶。花序具 2~9 条分枝；轴及花梗被灰色腺毛和柔毛；苞片钻形；花梗长 2~4mm；萼片黄白色，倒卵状圆形至宽椭圆形；退化雄蕊椭圆形，顶部白色，近膜质，通常全缘；花丝丝形；心皮 3~5，有短柄，无毛。蓇葖果下部有长约 1mm 的细柄；种子通常 2 粒，四周生膜质的鳞翅。花期 8~9 月，果期 9~10 月。

产于辽宁、吉林、黑龙江。生于山坡草丛或灌木丛中。

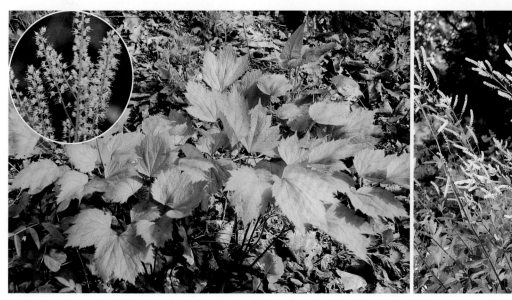
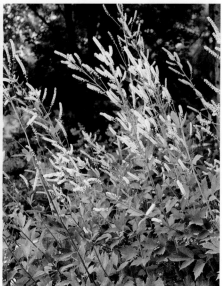

大三叶升麻 Cimicifuga heracleifolia　周繇　摄

兴安升麻 Cimicifuga dahurica（Turcz.）Maxim. in Prim. Fl. Amur. 28. 1859; 中国植物志 , 27: 102, 1979; 中华人民共和国药典（1977）, 1: 110, 1978.——C. dahurica Maxim., 中华人民共和国药典（1963）, 1: 54, 1964.

雌雄异株。根状茎粗壮，多弯曲，表面黑色，有许多下陷圆洞状的老茎残痕。茎高达 1m，无毛或微被毛。下部茎生叶为二回或三回三出复叶；叶片三角形；顶生小叶宽菱形，三深裂，基部通常微心形或圆形，边缘有锯齿，侧生小叶长椭圆状卵形，稍斜，表面无毛，背面沿脉疏被柔毛；叶柄长达 17cm。茎上部叶似下部叶，但较小，具短柄。花序复总状，雄株花序大，分支7~20余条，雌株花序稍小，分枝也少；轴和花梗被灰色腺毛和短毛；苞片钻形，渐尖；萼片宽椭圆形至宽倒卵形；退化雄蕊叉状二深裂，先端有二个乳白色的空花药；花丝丝形，长4~5mm；心皮4~7，疏被灰色柔毛或近无毛，无柄或有短柄。蓇葖果生于长1~2mm的心皮柄上，顶端近截形，被贴伏的白色柔毛；种子3~4粒，椭圆形，褐色，四周生膜质鳞翅，中央生横鳞翅。花期7~8月，果期8~9月。

产于山西、河北、内蒙古、辽宁、吉林、黑龙江。生于海拔300~1200m间的山地林缘灌丛以及山坡疏林或草地中。

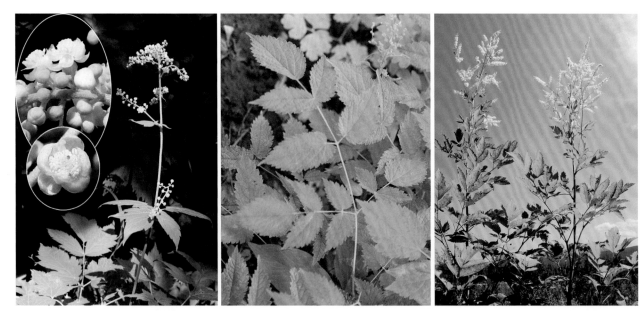

兴安升麻 Cimicifuga dahurica　张英涛、朱鑫鑫、周繇　摄

升麻 Cimicifuga foetida L., Syst. Nat. ed. 12, 2: 659. 1767; 中国植物志, 27: 101, 1979; 中华人民共和国药典（1963）, 1: 54, 1964.

根状茎粗壮，坚实，表面黑色，有许多下陷圆洞状的老茎残痕。茎高1~2m，分枝，被短柔毛。叶为二至三回三出状羽状复叶；茎下部叶的叶片三角形；顶生小叶具长柄，菱形，边缘有锯齿，侧生小叶具短柄或无柄，表面无毛，背面沿脉疏被白色柔毛；叶柄长达15cm。上部的茎生叶较小，具短柄或无柄。花序具分枝3~20条；轴密被灰色或锈色的腺毛及短毛；苞片钻形，比花梗短；花两性；萼片倒卵状圆形，白色或绿白色，长约3~4mm；退化雄蕊宽椭圆形，顶端微凹或二浅裂；雄蕊长4~7mm，花药黄色或黄白色；心皮2~5，密被灰色毛，无柄或有极短的柄。蓇葖果长圆形，有伏毛，基部渐狭成长2~3mm的柄，顶端有短喙；种子椭圆形，褐色，有横向的膜质鳞翅，四周有鳞翅。花期7~9月，果期8~10月。

产于西藏、云南、四川、青海、甘肃、陕西、河南西部和山西。生于海拔1700~2300m的山地林缘、林中或路旁草丛中。

性　状　本品为不规则的长形块状，多分枝，呈结节状，长10~20cm，直径2~4cm。表面黑褐色或棕褐色，粗糙不平，有坚硬的细须根残留，上面有数个圆形空洞的茎基痕，洞内壁显网状沟纹；下面凹凸不

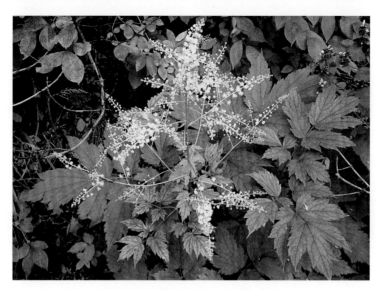
升麻 **Cimicifuga foetida** 汪远 摄

平，具须根痕。体轻，质坚硬，不易折断，断面不平坦，有裂隙，纤维性，黄绿色或淡黄白色。气微，味微苦而涩。

功能主治 发表透疹，清热解毒，升举阳气。用于风热头痛，齿痛，口疮，咽喉肿痛，麻疹不透，阳毒发斑，脱肛，子宫脱垂。

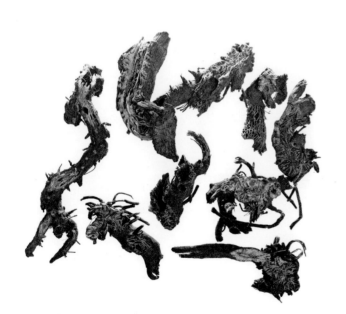

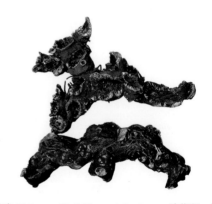
升麻 **Rhizoma Cimicifugae dahuricae** 陈代贤 摄

升麻 **Rhizoma Cimicifugae heracleifoliae** 王如峰 摄

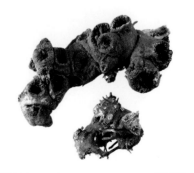
升麻 **Rhizoma Cimicifugae foetidae** 王如峰 摄

片姜黄 Pianjianghuang

本品为姜科植物温郁金 **Curcuma wenyujin** Y. H. Chen et C. Ling 的干燥根状茎。冬季茎叶枯萎后采挖，洗净，除去须根，趁鲜纵切厚片，晒干。

原植物 温郁金 Curcuma wenyujin Y. H. Chen et C. Ling in Acta Pharm. Sin. 16（5）: 387. 1981, Fl. China 24: 360, 2000; 中华人民共和国药典（1990），1: 59, 1990.——*C. aromatica* Salisb., 中华人民共和国药典（1963），1: 57, 1964.

多年生草本，高 80～160cm。主根状茎陀螺状，侧根状茎指状，内面柠檬色。须根细长，末端常膨大成纺锤形块根，内面白色。叶片 4～7，2 列，叶柄短，长不及叶片的一半；叶片宽椭圆形，长 35～75cm，宽 14～22cm，先端渐尖或短尾状渐尖，基部楔形，下延至叶柄，下面无毛。穗状花序圆柱状，先叶于根状茎处抽出，长 20～30cm，直径 4～6cm，上部无花的苞片长椭圆形，长 5～7cm，宽 1.5～2.5cm，蔷薇红色，中下部有花的苞片长椭圆形，长 3～5cm，宽 2～4cm，绿白色；花萼筒白色，先端具不等的 3 齿；花冠管漏斗状，白色，裂片 3，膜质，长椭圆形，后方一片较大，先端略成兜状，近先端处有粗糙毛；侧生退化雄蕊与花冠裂片相似，黄色；唇瓣倒卵形，外折，黄色，先端微凹；能育雄蕊 1，花药基部有距；子房被长柔毛，花柱细长。花期 4～6 月。

产于我国东南部和西南部。栽培或野生于林下。

性状 本品呈长圆形或不规则的片状，大小不一，长 3～6cm，宽 1～3cm，厚 0.1～0.4cm。外皮灰黄色，粗糙皱缩，有时可见环节及须根痕。切面黄白色至棕黄色，有一圈环纹及多数筋脉小点。质脆而坚实。断面灰白色至棕黄色，略粉质。气香特异，味微苦而辛凉。

功能主治 破血行气，通经止痛。用于胸胁刺痛，胸痹心痛，痛经经闭，癥瘕，风湿肩臂疼痛，跌扑肿痛。

▶ 温郁金 Curcuma wenyujin　赵鑫磊　摄

▼ 片姜黄 Rhizoma Wenyujin Concisum　陈代贤　摄

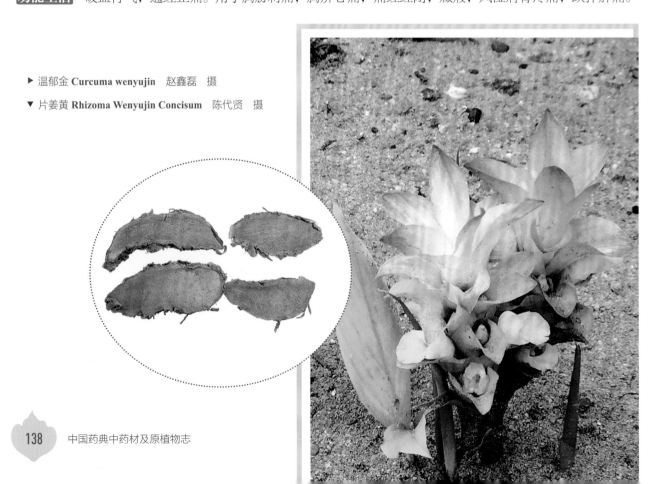

化橘红 Huajuhong

EXOCARPIUM CITRI GRANDIS

本品为芸香科植物化州柚 **Citrus grandis** 'Tomentosa' 或柚 **Citrus grandis**（L.）Osbeck 的未成熟或近成熟的干燥外层果皮。前者习称"毛橘红"，后者习称"光七爪"、"光五爪"。夏季果实未成熟时采收，置沸水中略烫后，将果皮割成 5 或 7 瓣，除去果瓤和部分中果皮，压制成形，干燥。

原 植 物

化州柚 Citrus grandis 'Tomentosa'，中国植物志，43（2）：189，1997；中华人民共和国药典（1985），1：51，1985.

为柚 **Citrus grandis**（L.）Osbeck 的栽培种，形态同柚，但果被柔毛，果皮比柚厚，果肉浅黄白色，味酸带苦，不堪生食。果期 10～11 月。

栽培于广东化州、廉江、遂溪、徐闻，广西南宁及博白等地亦有栽培。栽培于丘陵或低山地带。

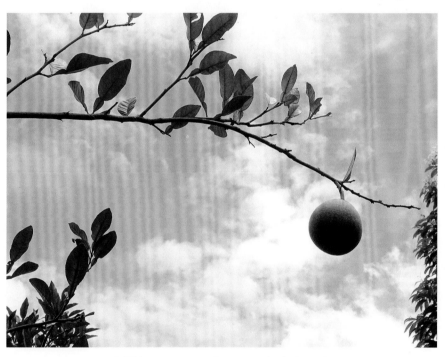

化州柚 **Citrus grandis** 'Tomentosa' 　赵鑫磊　摄

柚 Citrus grandis（L.）Osbeck, Dagbok Ost. Resa 98. 1757；中国植物志，43（2）：187，1997；中华人民共和国药典（1963），1：310，1964.——*C. grandis* Osbeck，中华人民共和国药典（1977），1：658，1978.

常绿乔木，高 5～10m。小枝扁，幼枝及新叶被短柔毛，有刺或有时无刺。单身复叶，互生；叶柄有倒心形宽叶翼，长 1～4cm，宽 0.4～2cm；叶片长椭圆形或阔卵形，长 8～20cm，宽 5～12cm，先端钝圆或微凹，基部圆钝，边缘浅波状或有钝锯齿，有疏柔毛或无毛，有半透明油腺点。花单生或为总状花序，腋生，白色；花萼杯状，4～5 浅裂；花瓣 4～5，长圆形，肥厚；雄蕊 25～35；雌蕊 1，子房球形，柱头扁头状。柑果梨形、倒卵形或扁圆形，直径 10～25cm，黄色或黄绿色。花期 4～5 月，果熟期 9～11 月。

浙江、江西、福建、台湾、湖北、湖南、广东、广西、四川、贵州、云南等地均有栽培。栽培于丘陵

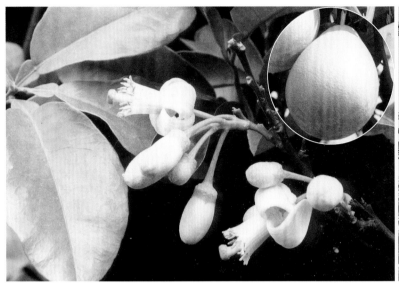
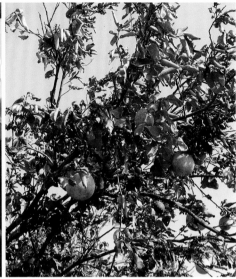

柚 *Citrus grandis* 徐克学、赵鑫磊 摄

或低山地带。

注释：中华人民共和国药典（1963）收载药材名为"橘红"，中华人民共和国药典（1985）收载药材名为"化橘红"。

性 状

化州柚　本品呈对折的七角或展平的五角星状，单片呈柳叶形。完整者展平后直径 15～28cm，厚 0.2～0.5cm。外表面黄绿色，密布茸毛，有皱纹及小油室；内表面黄白色或淡黄棕色，有脉络纹。质脆，易折断，断面不整齐，外缘有 1 列不整齐的下凹的油室，内侧稍柔而有弹性。气芳香，味苦、微辛。

柚　本品外表面黄绿色至黄棕色，无毛。

功能主治　理气宽中，燥湿化痰。用于咳嗽痰多，食积伤酒，呕恶痞闷。

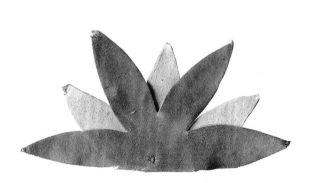

化橘红 **Exocarpium Citri grandis Tomentosa** 陈代贤 摄

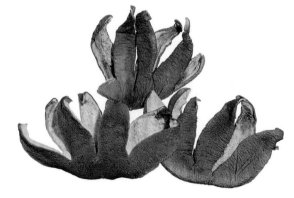

化橘红 **Exocarpium Citri grandis** 陈代贤 摄

月季花 Yuejihua

FLOS ROSAE CHINENSIS

本品为蔷薇科植物月季 **Rosa chinensis** Jacq. 的干燥花。全年均可采收，花微开时采摘，阴干或低温干燥。

原植物 月季 **Rosa chinensis** Jacq., Obs. Bot. 3: 7, t. 55. 1768; 中国植物志 , 37: 422, 1985; 中华人民共和国药典（1963）, 1: 51, 1964.

直立灌木，高 1～2m；小枝无毛，有短粗钩状皮刺或无刺。小叶 3～5，稀 7，连叶柄长 5～11cm，顶生小叶片有短柄，侧生小叶片近无柄，小叶柄和叶轴有散生皮刺和腺毛；托叶大部贴生于叶柄，顶端分离呈耳状，边缘有腺毛；小叶片宽卵形至卵状长圆形，长 2.5～6cm，宽 1～3cm，两面无毛，基部近圆形或宽楔形，边缘有锐锯齿，先端长渐尖或渐尖。花数朵集生，稀单生；花梗长 2.5～6cm，近无毛或有腺毛；花直径 4～5cm；萼筒长圆形；萼片卵形，先端尾状渐尖，有时呈叶状，边缘常有羽状裂片，稀全缘，外面无毛，内面有长柔毛；花瓣重瓣至半重瓣，粉红色、红色或白色，倒卵形，先端微凹，基部楔形；雄蕊多数；花柱离生，伸出萼筒之外，约与雄蕊等长。果实卵球形或梨形，长 1～2cm，红色，萼片脱落。花期 4～9 月，果期 6～11 月。

各地普遍栽培。

性状 本品呈类球形，直径 1.5～2.5cm。花托长圆形，萼片 5，暗绿色，先端尾尖；花瓣呈覆瓦状排列，有的散落，长圆形，紫红色或淡紫红色；雄蕊多数，黄色。体轻，质脆。气清香，味淡、微苦。

功能主治 活血调经，疏肝解郁。用于气滞血瘀，月经不调，痛经，闭经，胸胁胀痛。

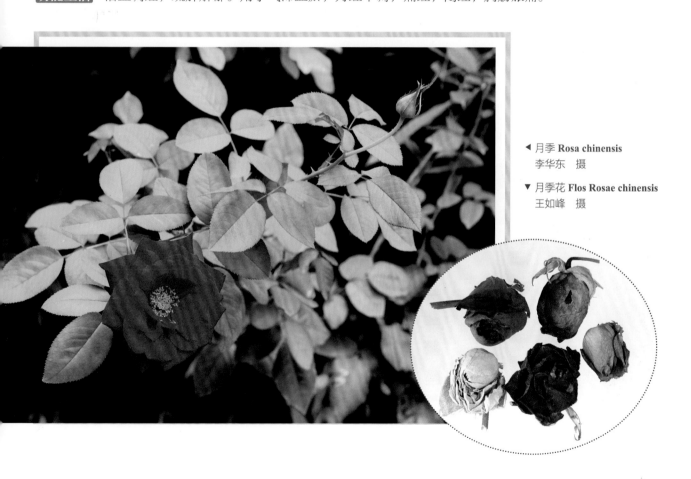

◀ 月季 **Rosa chinensis**
李华东 摄

▼ 月季花 **Flos Rosae chinensis**
王如峰 摄

丹参 Danshen

RADIX ET RHIZOMA SALVIAE MILTIORRHIZAE

本品为唇形科植物丹参**Salvia miltiorrhiza** Bge. 的干燥根和根状茎。春、秋二季采挖，除去泥沙，干燥。

原植物 丹参**Salvia miltiorrhiza** Bge. in Mem. Acad. Sci. St. Petersb. Sav. Etrang. 2: 124. 1833; 中国植物志, 66: 145, 1977; 中华人民共和国药典（1963），1: 50, 1964.

多年生直立草本；根肥厚，肉质，外面朱红色，内面白色。茎高 40～80cm。叶常为奇数羽状复叶，叶柄长 1.3～7.5cm，密被向下长柔毛，小叶 3～7，长 1.5～8cm，宽 1～4cm，卵圆形或宽披针形，被疏柔毛。轮伞花序 6 花或多花，组成总状花序；苞片披针形。花萼钟形，常带紫色，长约 1.1cm，内面中部密被白色长硬毛，11 脉，上唇全缘，先端具 3 个小尖头，侧脉外缘具狭翅。花冠紫蓝色，长 2～2.7cm，外被具腺短柔毛，尤以上唇为密，内面离冠筒基部约 2～3mm 生有斜向不完全毛环，冠筒向上渐宽，冠檐上唇镰刀状，向上竖立，下唇稍短，3 裂，中裂片先端再二裂，裂片顶端具不整齐的尖齿。药隔长 17～20mm，中部关节处略被小疏柔毛，上臂十分伸长，长 14～17mm，下臂短而粗，药室不育，顶端联合。小坚果黑色，椭圆形。花期 4～8 月，花后见果。

产于河北、河南、安徽、山西、陕西、湖南、江西、山东、江苏、浙江。生于海拔 120～1300m 的山坡、林下草丛或溪谷旁。

性状 本品根状茎短粗，顶端有时残留茎基。根数条，长圆柱形，略弯曲，有的分枝并具须状细根，长 10～20cm，直径 0.3～1cm。表面棕红色或暗棕红色，粗糙，具纵皱纹。老根外皮疏松，多显紫棕色，常呈鳞片状剥落。质硬而脆，断面疏松，有裂隙或略平整而致密，皮部棕红色，木部灰黄色或紫褐色，导管束黄白色，呈放射状排列。气微，味微苦涩。

栽培品较粗壮，直径 0.5～1.5cm。表面红棕色，具纵皱纹，外皮紧贴不易剥落。质坚实，断面较平整，略呈角质样。

功能主治 活血祛瘀，通经止痛，清心除烦，凉血消痈。用于胸痹心痛，脘腹胁痛，癥瘕积聚，热痹疼痛，心烦不眠，月经不调，痛经经闭，疮疡肿痛。

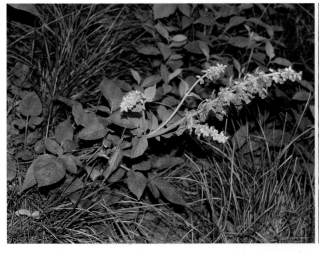

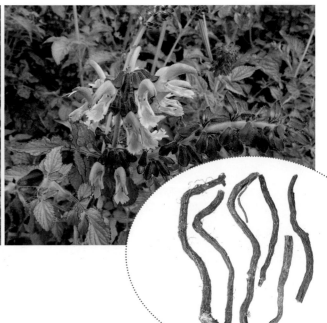

▲ 丹参 **Salvia miltiorrhiza** 赵鑫磊 摄

▶ 丹参 **Radix et Rhizoma Salviae miltiorrhizae** 王如峰 摄

乌药 Wuyao

RADIX LINDERAE

本品为樟科植物乌药 **Lindera aggregata**（Sims）Kosterm. 的干燥块根。全年均可采挖，除去细根，洗净，趁鲜切片，晒干，或直接晒干。

原植物 乌药 **Lindera aggregata**（Sims）Kosterm. in Reinwardtia 9（1）：98 1974. 中国植物志，31: 434, 1982; 中华人民共和国药典（1990），1: 60, 1990.——*L. strychnifolia* F. vill., 中华人民共和国药典（1963），1: 55, 1964.——*L. strychnifolia*（Sieb. et Zucc.）vill., 中华人民共和国药典（1977），1: 116, 1978.

常绿灌木或小乔木，高可达 5m；根由纺锤状或结节状膨大。幼枝具纵向细条纹，密被金黄色绢毛，后渐脱落。叶互生，卵形，椭圆形至近圆形，通常长 2.7～5cm，先端长渐尖或尾尖，基部圆形，革质或近革质，上面绿色，下面苍白色，幼时密被棕褐色柔毛，后渐脱落，两面有小凹窝，三出脉，中脉及第一对侧脉上面通常凹下，下面明显凸出；叶柄长 0.5～1cm，有褐色柔毛，后毛被渐脱落。伞形花序腋生，无总梗，常 6～8 花序集生于短枝上；花被片 6，外面被白色柔毛，内面无毛；花梗长约 0.4mm，被柔毛。雄花花丝被疏柔毛，第三轮的花丝基部有 2 宽肾形具柄腺体；退化雌蕊坛状。雌花退化，雄蕊长条片状，被疏柔毛，第三轮基部着生 2 具柄腺体；子房椭圆形，被褐色短柔毛。果卵形，稀近圆形，长 0.6～1cm，直径 4～7mm。花期 3～4 月，果期 5～11 月。

产于浙江、江西、福建、安徽、湖南、广东、广西、台湾等地。生于海拔 200～1000m 的向阳坡地、山谷或疏林灌丛中。

性状 本品多呈纺锤状，略弯曲，有的中部收缩成连珠状，长 6～15cm，直径 1～3cm。表面黄棕色或黄褐色，有纵皱纹及稀疏的细根痕。质坚硬。切片厚 0.2～2mm，切面黄白色或淡黄棕色，射线放射状，可见年轮环纹，中心颜色较深。气香，味微苦、辛，有清凉感。

质老、不呈纺锤状的直根，不可供药用。

功能主治 行气止痛，温肾散寒。用于寒凝气滞，胸腹胀痛，气逆喘急，膀胱虚冷，遗尿尿频，疝气疼痛，经寒腹痛。

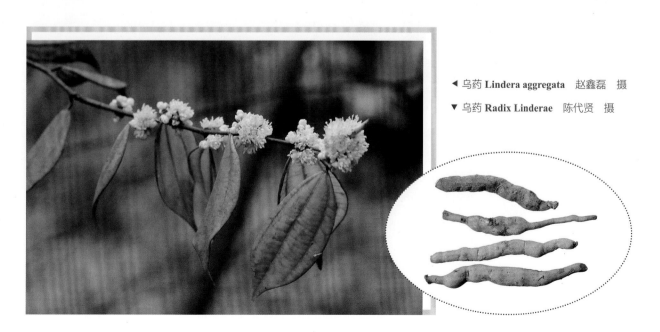

◀ 乌药 Lindera aggregata 赵鑫磊 摄

▼ 乌药 Radix Linderae 陈代贤 摄

乌梅 Wumei

本品为蔷薇科植物梅 **Prunus mume**（Sieb.）Sieb. et Zucc. 的干燥近成熟果实。夏季果实近成熟时采收，低温烘干后闷至色变黑。

原植物 梅 **Prunus mume**（Sieb.）Sieb. et Zucc. in Fl. Jap. 1: 29. t. 11. 1836; 中国植物志, 38: 31, 1986; 中华人民共和国药典（1963），1: 56, 1964.

小乔木，稀灌木，高 4～10m；树皮浅灰色或带绿色，平滑；小枝绿色，无毛。叶片卵形或椭圆形，长 4～8cm，宽 2.5～5cm，先端尾尖，基部宽楔形至圆形，叶缘常具小锐锯齿，幼嫩时两面被短柔毛，成长时逐渐脱落，或仅下面脉腋间具短柔毛；叶柄长 1～2cm，幼时具毛，常有腺体。花单生或有时 2 朵同生于 1 芽内，直径 2～2.5cm，香味浓，先于叶开放；花梗短，长约 1～3mm，常无毛；花萼通常红褐色，但有些品种的花萼为绿色或绿紫色；萼筒宽钟形，无毛或有时被短柔毛；萼片卵形或近圆形，先端圆钝；花瓣倒卵形，白色至粉红色；雄蕊短或稍长于花瓣；子房密被柔毛，花柱短或稍长于雄蕊。果实近球形，直径 2～3cm，黄色或绿白色，被柔毛，味酸；果肉与核粘贴；核椭圆形，顶端圆形而有小突尖头，基部楔形，两侧微扁，腹棱稍钝，腹面和背棱上均有明显纵沟，表面具蜂窝状孔穴。花期冬春季，果期 5～6 月（在华北果期延至 7～8 月）。

我国各地均有栽培，但以长江流域以南各省最多，江苏北部和河南南部也有少数栽培品种，某些栽培品种已在华北引种成功。

性状 本品呈类球形或扁球形，直径 1.5～3cm。表面乌黑色或棕黑色，皱缩不平，基部有圆形果梗痕。果核坚硬，椭圆形，棕黄色，表面有凹点；种子扁卵形，淡黄色。气微，味极酸。

功能主治 敛肺，涩肠，生津，安蛔。用于肺虚久咳，久泻久痢，虚热消渴，蛔厥呕吐腹痛。

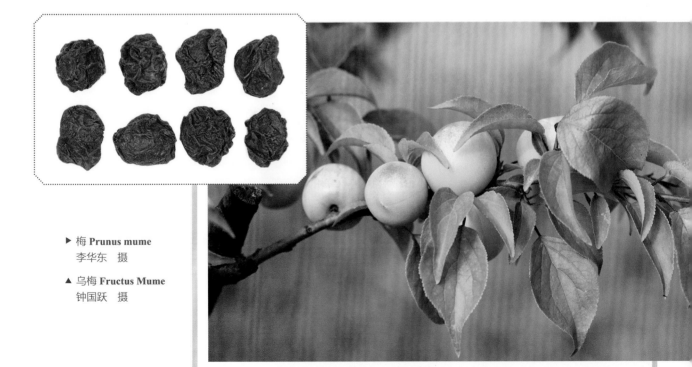

▶ 梅 Prunus mume
　李华东　摄

▲ 乌梅 Fructus Mume
　钟国跃　摄

火麻仁 Huomaren

FRUCTUS CANNABIS

本品为桑科植物大麻 **Cannabis sativa** L. 的干燥成熟果实。秋季果实成熟时采收，除去杂质，晒干。

原植物 大麻 **Cannabis sativa** L. Sp. Pl. 2: 1027. 1753; 中国植物志, 23（1）: 223, 1998; 中华人民共和国药典（1963），1: 32, 1964.

一年生草本，高 1~3m。茎直立，表面有纵沟，密被短柔毛，皮层富纤维，基部木质化。掌状叶互生或下部对生，全裂，裂片 3~11 枚，披针形至条状披针形，先端渐尖，基部狭楔形，边缘具粗锯齿，上面深绿色，有粗毛，下面密被灰白色毡毛，后变无毛；叶柄长 4~15cm，被短绵毛；托叶小，离生，披针形。花单性，雌雄异株；雄花序为疏散的圆锥花序，长达 25cm，顶生或腋生；雄花具花被片 5，黄绿色，雄蕊 5，花丝细长，花药大；雌花簇生于叶腋，绿色，每朵花外面有一卵形苞片，花被膜质；子房圆球形，花柱呈二歧。瘦果卵圆形，长 4~5mm，质硬，灰褐色，有细网状纹，为宿存的黄褐色苞片所包裹。花期 5~6 月，果期 7~8 月。

产于东北、华北、华东、中南等地。各地均有栽培，也有逸为野生。

性状 本品呈卵圆形，长 4~5.5mm，直径 2.5~4mm，表面灰绿色或灰黄色，有微细的白色或棕色网纹，两边有棱，顶端略尖，基部有 1 圆形果梗痕。果皮薄而脆，易破碎。种皮绿色，子叶 2，乳白色，富油性。气微，味淡。

功能主治 润肠通便。用于血虚津亏，肠燥便秘。

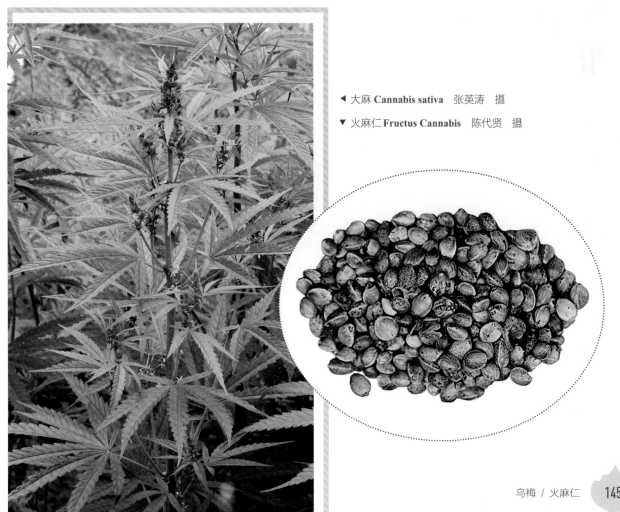

◀ 大麻 Cannabis sativa　张英涛　摄

▼ 火麻仁 Fructus Cannabis　陈代贤　摄

巴豆 Badou

FRUCTUS CROTONIS

本品为大戟科植物巴豆 **Croton tiglium** L. 的干燥成熟果实。秋季果实成熟时采收，堆置 2～3 天，摊开，干燥。

原 植 物 巴豆 **Croton tiglium** L. Sp. Pl. 1004. 1753; 中国植物志，44（2）：133，1996; 中华人民共和国药典（1963），1: 48，1964.

小乔木或灌木，高 2～10m。单叶互生；叶柄长 2～6cm；叶片卵形或长圆状卵形，膜质，长 5～15cm，宽 2.5～8cm，先端短尖，稀渐尖，基部圆形或阔楔形，近叶柄处有 2 杯状腺体，叶缘齿尖常具小腺体，主脉 3（～5）出。花单性，雌雄同株；总状花序顶生，长 8～20cm，上部着生雄花，下部着生雌花，亦有全为雄花者；苞片钻状，长 2mm；雄花花萼 5 深裂，花瓣 5，长圆形，内面及边缘密生细绵毛，雄蕊 15～20，着生于花盘边缘；雌花花萼 5 深裂，无花瓣，子房倒卵形，密被短粗的星状毛，子房上位，3 室，每室 1 胚珠。蒴果长圆形至倒卵形，有 3 钝角，长约 2cm。种子长卵形，3 枚，背面稍凸，淡黄褐色。花期 4～6 月，果期 7～11 月。

产于浙江、福建、江西、湖南、广东、海南、广西、贵州、四川和云南等省区。生于村旁或山地疏林中，或栽培。

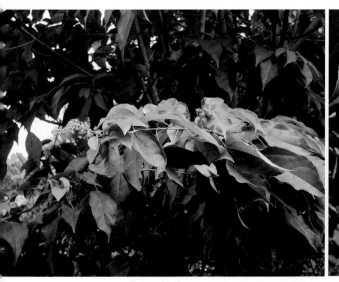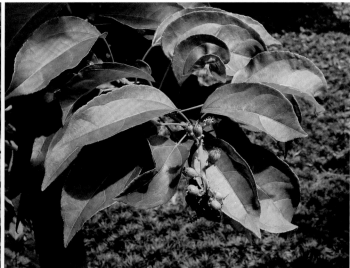

巴豆 **Croton tiglium** 赵鑫磊 摄

性 状 本品呈卵圆形，一般具三棱，长 1.8～2.2cm，直径 1.4～2cm。表面灰黄色或稍深，粗糙，有纵线 6 条，顶端平截，基部有果梗痕。破开果壳，可见 3 室，每室含种子 1 粒。种子呈略扁的椭圆形，长 1.2～1.5cm，直径 0.7～0.9cm，表面棕色或灰棕色，一端有小点状的种脐和种阜的疤痕，另端有微凹的合点，其间有隆起的种脊；外种皮薄而脆，内种皮呈白色薄膜；种仁黄白色，油质。气微，味辛辣。

功能主治 外用蚀疮。用于恶疮疥癣，疣痣。

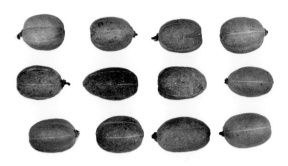

巴豆 **Fructus Crotonis** 钟国跃 摄

巴豆霜 Badoushuang

SEMEN CROTONIS PULVERATUM

本品为巴豆的炮制加工品。

原植物 见"巴豆"项下。

性　状 本品为粒度均匀、疏松的淡黄色粉末，显油性。

功能主治 峻下冷积，逐水退肿，豁痰利咽；外用蚀疮。用于寒积便秘，乳食停滞，腹水臌胀，二便不通，喉风，喉痹；外治痈肿脓成不溃，疥癣恶疮，疣痣。

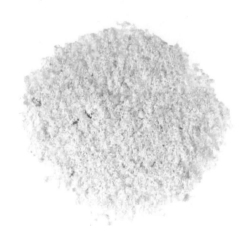

巴豆霜 **Semen Crotonis Pulveratum** 王如峰 摄

巴戟天 Bajitian

RADIX MORINDAE OFFICINALIS

本品为茜草科植物巴戟天 **Morinda officinalis** How 的干燥根。全年均可采挖，洗净，除去须根，晒至六七成干，轻轻捶扁，晒干。

原植物 巴戟天 **Morinda officinalis** How in Acta Phytotax. Sinica 7: 325. 1958; 中国植物志，71（2）：199，1999; 中华人民共和国药典（1963），1: 48, 1964.

藤本。肉质根肠状缢缩，根肉略紫红色，干后紫蓝色。叶薄或稍厚，纸质，干后棕色，长圆形、卵状长圆形或倒卵状长圆形，长 6～13cm，宽 3～6cm，顶端急尖或具小短尖，基部钝圆或楔形；侧脉每边（4～）5～7 条。花序 3～7，伞形排列于枝顶；头状花序具花 4～10 朵；花（2～）3（～4）基数；花萼倒圆锥状；花冠白色，近钟状，稍肉质，长 6～7mm，冠管长 3～4mm，顶部收狭而呈壶状，檐部通常 3 裂，有时 4 或 2 裂；雄蕊与花冠裂片同数，着生于裂片侧基部；子房（2～）3（～4）室，每室胚珠 1 颗。聚花核果由多花或单花发育而成，熟时红色，扁球形或近球形，直径 5～11mm；核果具分核（2～）3（～4）；分核三棱形；种子熟时黑色，略呈三棱形，无毛。花期 5～7 月，果熟期 10～11 月。

产于福建、广东、海南和广西等省区。生于山地疏、密林下或灌丛中，常攀于灌木或树干上，常栽培。

性状 本品呈扁圆柱形，略弯曲，长短不等，直径 0.5～2cm。表面灰黄色或暗灰色，具纵纹和横裂纹，有的皮部横向断离露出木部；质韧，断面皮部厚，紫色或淡紫色，易与木部剥离；木部坚硬，黄棕色或黄白色，直径 1～5mm。气微，味甘而微涩。

功能主治 补肾阳，强筋骨，祛风湿。用于阳痿遗精，宫冷不孕，月经不调，少腹冷痛，风湿痹痛，筋骨痿软。

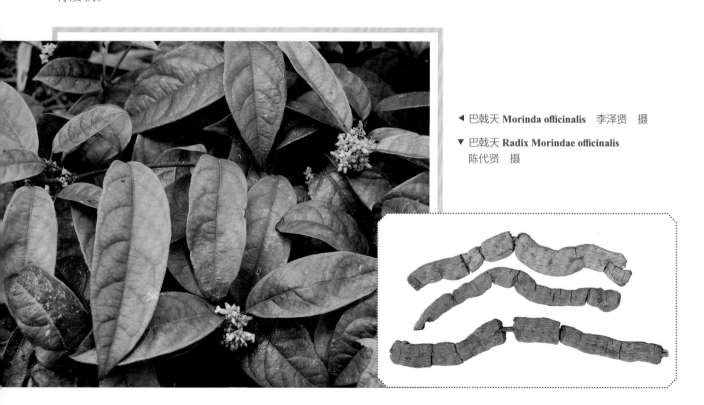

◀ 巴戟天 Morinda officinalis 李泽贤 摄

▼ 巴戟天 Radix Morindae officinalis 陈代贤 摄

水飞蓟 Shuifeiji

FRUCTUS SILYBI

本品为菊科植物水飞蓟 **Silybum marianum**（L.）Gaertn. 的干燥成熟果实。秋季果实成熟时采收果序，晒干，打下果实，除去杂质，晒干。

原植物 水飞蓟 **Silybum marianum**（L.）Gaertn., Fruct. Sem. Pl. 2: 378. 1791; 中国植物志, 78（1）: 161, 1987; 中华人民共和国药典（2005）, 1: 56, 2005.

一年生或二年生草本，高 1.2m。茎直立，分枝，有白色粉质覆被物，被稀疏的蛛丝毛或脱毛。莲座状基生叶与下部茎叶有叶柄，全形椭圆形或倒披针形，长达 50cm，羽状浅裂至全裂；中部与上部茎叶渐小，长卵形或披针形，基部半抱茎，最上部茎叶更小。全部叶两面同色，绿色，无毛，具白色花斑。头状花序大，生枝端。总苞球形或卵球形；总苞片 6 层；中外层宽匙形、椭圆形、长菱形至披针形，内层线状披针形。全部苞片无毛，中外层苞片质地坚硬。小花红紫色，少有白色。瘦果长椭圆形或长倒卵形，褐色，有线状长椭圆形的深褐色斑，顶端有果缘，果缘全缘，无锯齿。冠毛多层，刚毛状；冠毛刚毛锯齿状，基部连合成环。最内层冠毛极短，柔毛状。花、果期 5～10 月。

我国各地均有栽培。

性状 本品呈长倒卵形或椭圆形，长 5～7mm，宽 2～3mm。表面淡灰棕色至黑褐色，光滑，有细纵花纹。顶端钝圆，稍宽，有一圆环，中间具点状花柱残迹，基部略窄。质坚硬。破开后可见子叶 2 片，浅黄白色，富油性。气微，味淡。

功能主治 清热解毒，疏肝利胆。用于肝胆湿热，胁痛，黄疸。

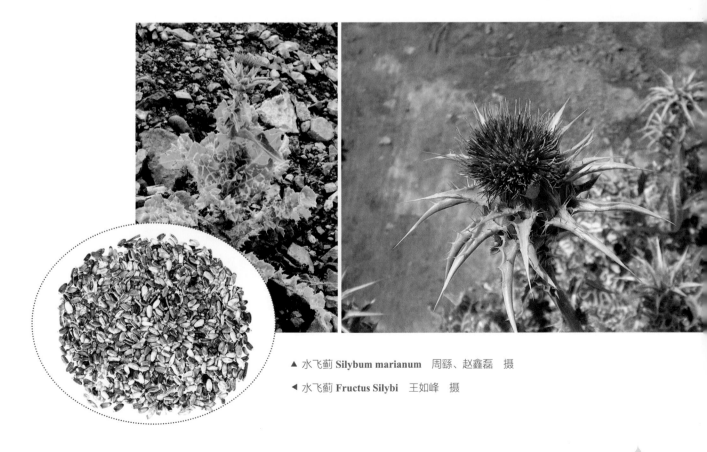

▲ 水飞蓟 **Silybum marianum**　周繇、赵鑫磊　摄

◀ 水飞蓟 **Fructus Silybi**　王如峰　摄

水红花子 *Shuihonghuazi*

FRUCTUS POLYGONI ORIENTALIS

本品为蓼科植物红蓼 **Polygonum orientale** L. 的干燥成熟果实。秋季果实成熟时割取果穗，晒干，打下果实，除去杂质。

原植物 红蓼 **Polygonum orientale** L., Sp. Pl. 362. 1753; 中国植物志, 25（1）: 24, 1998; 中华人民共和国药典（1977）, 1: 97, 1978.

一年生草本。茎直立，粗壮，高 1～2cm，密被开展的长柔毛。叶宽卵形、宽椭圆形或卵状披针形，长 10～20cm，宽 5～12cm，先端渐尖，边缘全缘，密生缘毛，两面密生短柔毛，基部圆形或近心形，微下延；叶柄长 2～10cm，被长柔毛；托叶鞘筒状，长 1～2cm，被长柔毛，边缘具长缘毛，有时沿顶端具绿色，草质的翅状环边。花序穗状，顶生或腋生，长 3～7cm，紧密，微下垂，由数个再组成圆锥状；苞片漏斗状，长 3～5mm，草质，绿色，边缘被长缘毛；花梗比苞片长；花被 5 深裂，淡红色或白色；花被片椭圆形，长 3～4mm，雄蕊 7，比花被长，子房宽卵形，花柱 2，中下部合生，比花被短，柱头头状；有一些植株则雄蕊比花被短，花柱比花被长。瘦果近圆形，两侧扁，双凹，长 3～3.5mm，黑褐色，有光泽，包于宿存花被内。花期 7～8 月，果期 9～10 月。

除西藏外，产于全国各地，野生或栽培。生于海拔 30～2700m 的沟边湿地、村边路旁。

性状 本品呈扁圆形，直径 2～3.5mm，厚 1～1.5mm。表面棕黑色，有的红棕色，有光泽；两面微凹，中部略有纵向隆起。顶端有突起的柱基，基部有浅棕色略突起的果梗痕，有的有膜质花被残留。质硬。气微，味淡。

功能主治 散血消瘀，消积止痛，利水消肿。用于癥瘕痞块，瘿瘤，食积不消，胃脘胀痛，水肿腹水。

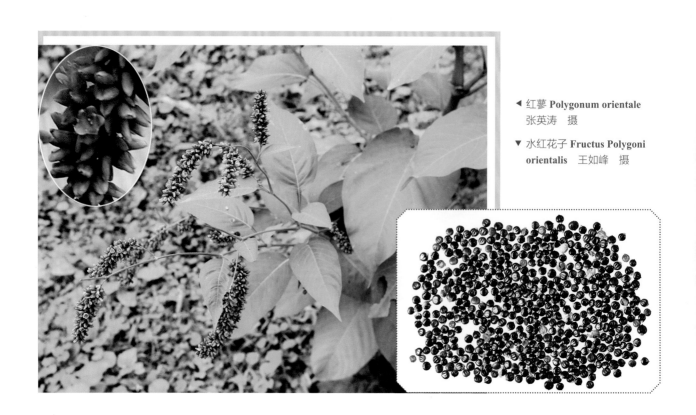

◀ 红蓼 **Polygonum orientale**
张英涛 摄

▼ 水红花子 **Fructus Polygoni orientalis** 王如峰 摄

玉竹 *Yuzhu*

本品为百合科植物玉竹 **Polygonatum odoratum**（Mill.）Druce 的干燥根状茎。秋季采挖，除去须根，洗净，晒至柔软后，反复揉搓、晾晒至无硬心，晒干；或蒸透后，揉至半透明，晒干。

原植物 **玉竹 Polygonatum odoratum**（Mill.）Druce in Ann. Scott. Nat. Hist. 60: 226. 1906; 中国植物志，15: 61, 1978; 中华人民共和国药典（1977），1: 125, 1978.——*P. officinale* All., 中华人民共和国药典（1963），1: 61, 1964.

根状茎圆柱形，直径 5～14mm。茎高 20～50（～100）cm，无毛。叶 7～12 枚，互生；叶片背面具白霜，椭圆形至卵状长圆形，长 5～12（～20）cm，宽 3～6（～8）cm，先端渐尖，下面灰白色，脉上平滑至具乳头状粗糙；叶柄短。花序具 1～4（～8）朵花，总花梗通常长 1～1.5cm；苞片小或无；花下垂，花梗长 5～10（～20）cm；花被圆筒状至钟状圆筒状，长 1.3～2（～2.5）cm，黄绿色至白色，裂片长约 3mm；花丝丝状，光滑或具疣状突起，花药长约 4mm；子房长 3～4mm，花柱长 1～1.4cm。浆果蓝黑色，直径 7～10（～12）mm，具 7～9 粒种子。

产于东北、华北及山东、江苏、安徽、浙江、江西、甘肃、青海、河南、湖北、湖南、广西、台湾。生于海拔 500～3000m 的林下和阴坡。

性状 本品呈长圆柱形，略扁，少有分枝，长 4～18cm，直径 0.3～1.6cm。表面黄白色或淡黄棕色，半透明，具纵皱纹和微隆起的环节，有白色圆点状的须根痕和圆盘状茎痕。质硬而脆或稍软，易折断，断面角质样或显颗粒性。气微，味甘，嚼之发黏。

功能主治 养阴润燥，生津止渴。用于肺胃阴伤，燥热咳嗽，咽干口渴，内热消渴。

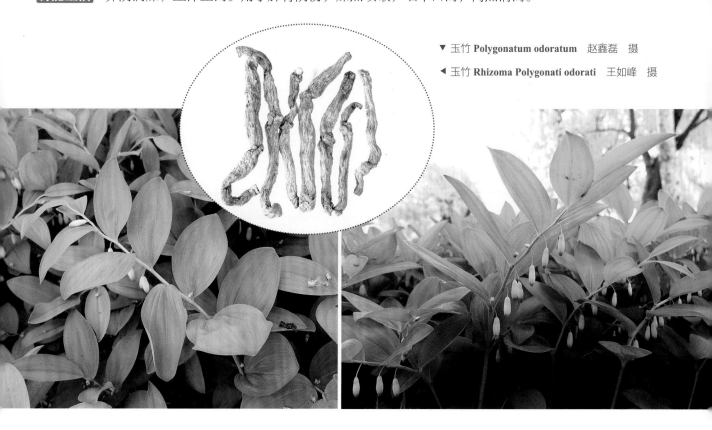

▼ 玉竹 Polygonatum odoratum　赵鑫磊　摄

◀ 玉竹 Rhizoma Polygonati odorati　王如峰　摄

功劳木 Gonglaomu

CAULIS MAHONIAE BEALEI ET AL.

本品为小檗科植物阔叶十大功劳 **Mahonia bealei**（Fort.）Carr. 或细叶十大功劳 **Mahonia fortunei**（Lindl.）Fedde 的干燥茎。全年均可采收，切块片，干燥。

原 植 物

阔叶十大功劳 Mahonia bealei（Fort.）Carr. in Fl. Serres Jard. Eur. 10: 166. 1854; 中国植物志, 29: 235, 2001; 中华人民共和国药典（1977）, 1: 128, 1978.

灌木至乔木，通常高 0.5 ~ 4（~8）m。叶长圆形，长 21 ~ 51cm，宽 10 ~ 20cm，具小叶 4 ~ 10 对，最下一对小叶距叶柄基部 0.5 ~ 2.5cm，下面常苍白色；小叶厚革质，最下一对卵形，长 1 ~ 3.5cm，宽 1 ~ 2cm，边缘每边具 1 ~ 2 枚粗锯齿，中部的小叶近圆形至长圆状卵形，长 2 ~ 10.5cm，宽 2 ~ 6cm，边缘每边具 2 ~ 6 枚粗锯齿，顶生小叶较大，长 7 ~ 13cm，宽 3.5 ~ 10cm，具长 1 ~ 6cm 的柄。总状花序通常 3 ~ 9 个簇生；花梗长 4 ~ 6mm；花黄色；外、中、内萼片分别为卵形、椭圆形和长圆状椭圆形；花瓣倒卵状椭圆形，长 6 ~ 7mm，宽 3 ~ 4mm，先端微缺；雄蕊长 3.2 ~ 4.5cm；子房长圆柱卵形，胚珠 3 ~ 4 枚。浆果卵形，长约 1.5cm，直径约 1.1cm，熟时蓝色，外被白粉。花期 9 月至翌年 1 月，果期 3 ~ 5 月。

产于河南、陕西、安徽、湖北、四川、浙江、江西、湖南、福建、广东、广西。生于低至中海拔的林下或林缘。

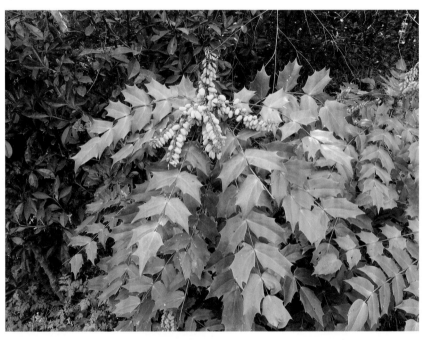

阔叶十大功劳 **Mahonia bealei** 赵鑫磊 摄

细叶十大功劳 Mahonia fortunei（Lindl.）Fedde in Bot. Jahrb. Syst. 31: 130. 1910; 中国植物志, 29: 228, 2001; 中华人民共和国药典（1977）, 1: 128, 1978.

灌木至小乔木，高 0.5 ~ 2（~4）m。叶倒卵形至倒卵披针形，长可达 30cm，宽 8 ~ 19cm，具小叶 2 ~ 5 对，最下一对小叶其形状和大小与其他小叶相似，距叶柄基部 2 ~ 9cm，上面脉不明显，下面脉明显隆起，叶轴较细，直径1~2mm，节间长1.5~4cm，往上渐变短；中部小叶狭披针形或狭椭圆形，长4~14cm，宽1~2.5cm，基部楔形，先端常渐尖，下面稍呈苍白色，边缘每边具5~10枚刺齿，近无柄。总状花序4~10个簇生，长3~7cm；内萼片长圆状椭圆形，长4~5.5mm，宽2~2.5mm；花瓣长圆形，长3.5~4mm，宽1.5~2mm，先端微缺裂；雄蕊长2~2.5mm，药隔不延伸，先端平截；子房长1.1~2mm，胚珠2枚。浆果球形，直径4~6mm，熟时紫黑色。花期7~9月，果期9~11月。

产于湖北、四川、浙江、江西、贵州、广西。生于海拔350~2000m的山坡沟谷、林下或灌丛中，较常见。各地栽培作观赏植物。

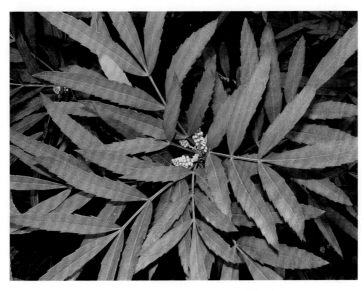

细叶十大功劳 **Mahonia fortunei** 陈彬 摄

性　状 本品呈不规则的块片，大小不等。外表面灰黄色至棕褐色，有明显的纵沟纹和横向细裂纹，有的外皮较光滑，有光泽，或有叶柄残基。质硬，切面皮部薄，棕褐色，木部黄色，可见数个同心性环纹及排列紧密的放射状纹理，髓部色较深。气微，味苦。

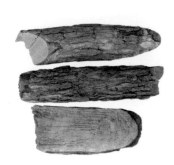

功劳木 **Caulis Mahoniae bealei** 张继 摄

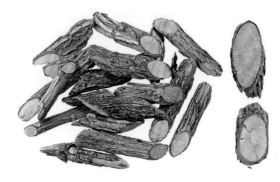

功劳木 **Caulis Mahoniae fortunei** 陈代贤 摄

功能主治 清热燥湿，泻火解毒。用于湿热泻痢，黄疸尿赤，目赤肿痛，胃火牙痛，疮疖痈肿。

甘松 Gansong

RADIX ET RHIZOMA NARDOSTACHYOS

本品为败酱科植物甘松 **Nardostachys jatamansi** DC. 的干燥根及根状茎。春、秋二季采挖，除去泥沙和杂质，晒干或阴干。

原植物 甘松 **Nardostachys jatamansi** DC., Prodr. 4: 624. 1830; 中国植物志，73（1）：25, 1986; 中华人民共和国药典（1977），1: 129-130, 1978.

根状茎木质、粗短，下面有粗长主根。叶丛生，长匙形或线状倒披针形，长 3～25cm，宽 0.5～2.5cm，主脉 3，平行，无毛或微被毛，全缘；叶柄与叶片近等长。花茎高 5～50cm，茎生叶 2 或 3 对，下部的椭圆形至倒卵形，基部下延叶柄，上部的倒披针形至披针形，有时具疏齿，无柄。头状聚伞花序，顶生，直径 1.5～2cm，花后主轴及侧轴略伸长；总苞片 4～6，披针形，苞片 1，窄卵形至卵形，与花近等长；小苞片 2，较小。花萼 5 齿裂，裂片半圆形至三角状披针形，果时常增大，常具缘毛；花冠紫红色，钟形，长 4.5～9mm，裂片 5，宽卵形至长圆形，长 2～3.8mm；雄蕊 4，与花冠裂片近等长，花丝具毛；花柱与雄蕊近等长，柱头头状。瘦果倒卵形，长 3～4mm，全部或仅上部被白色硬毛至全无毛；宿萼不等 5 裂，裂片三角形至卵形，长 1.5～2.5mm，顶端渐尖，稀锐尖，具明显的网脉，被毛。花期 6 月下旬至 8 月，果期 8～9 月。

产于甘肃东南部、青海南部、四川西南部、云南北部、西藏。生于海拔 2600～5000m 的高山灌丛或草甸。

性状 本品略呈圆锥形，多弯曲，长 5～18cm。根状茎短小，上端有茎、叶残基，呈狭长的膜质片状或纤维状。外层黑棕色，内层棕色或黄色。根单一或数条交结、分枝或并列，直径 0.3～1cm。表面棕褐色，皱缩，有细根和须根。质松脆，易折断，断面粗糙，皮部深棕色，常成裂片状，木部黄白色。气特异，味苦而辛，有清凉感。

功能主治 理气止痛，开郁醒脾；外用祛湿消肿。用于脘腹胀满，食欲不振，呕吐；外用治牙痛，脚气肿毒。

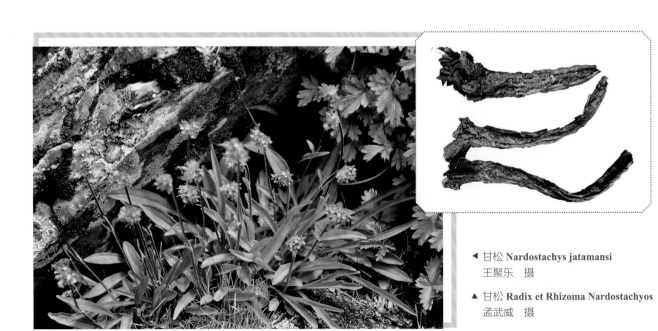

◀ 甘松 Nardostachys jatamansi
王聚乐 摄

▲ 甘松 Radix et Rhizoma Nardostachyos
孟武威 摄

甘草 Gancao

RADIX ET RHIZOMA GLYCYRRHIZAE URALENSIS ET AL.

本品为豆科植物甘草 **Glycyrrhiza uralensis** Fisch.、胀果甘草 **Glycyrrhiza inflata** Bat. 或光果甘草 **Glycyrrhiza glabra** L. 的干燥根和根状茎。春、秋二季采挖,除去须根,晒干。

原植物

甘草 Glycyrrhiza uralensis Fisch. in DC. Prodr. 2: 248. 1825; 中国植物志, 42(2): 169, 1998; 中华人民共和国药典(1963), 1: 63, 1964.

多年生草本;根与根状茎粗壮,直径 1~3cm,外皮褐色,里面淡黄色,具甜味。茎直立,多分枝,高 30~120cm,密被鳞片状腺点、刺毛状腺体及白色或褐色的绒毛,叶长 5~20cm;托叶三角状披针形,长约 5mm,宽约 2mm,两面密被白色短柔毛;叶柄密被褐色腺点和短柔毛;小叶 5~17 枚,卵形、长卵形或近圆形,长 1.5~5cm,宽 0.8~3cm,上面暗绿色,下面绿色,两面均密被黄褐色腺点及短柔毛,顶端钝,具短尖,基部圆,边缘全缘或微呈波状,多少反卷。总状花序腋生,具多数花,总花梗短于叶,密生褐色的鳞片状腺点和短柔毛;苞片长圆状披针形,长 3~4mm,褐色,膜质,外面被黄色腺点和短柔毛;花萼钟状,长 7~14mm,密被黄色腺点及短柔毛,基部偏斜并膨大呈囊状,萼齿 5,与萼筒近等长,上部 2 齿大部分连合;花冠紫色、白色或黄色,长 10~24mm,旗瓣长圆形,顶端微凹,基部具短瓣柄,翼瓣短于旗瓣,龙骨瓣短于翼瓣;子房密被刺毛状腺体。荚果弯曲呈镰刀状或呈环状,密集成球,密生瘤状突起和刺毛状腺体。种子 3~11,暗绿色,圆形或肾形,长约 3mm。花期 6~8 月,果期 7~10 月。

产于东北、华北、西北各省区及山东。常生于干旱沙地、河岸砂质地、山坡草地及盐渍化土壤中。

胀果甘草 Glycyrrhiza inflata Bat. in Acta Hort. Petrop. 11: 484. 1891; 中国植物志, 42(2): 172, 1998; 中华人民共和国药典(1977), 1: 130, 1978.

多年生草本;根与根状茎粗壮,外皮褐色,被黄色鳞片状腺体,里面淡黄色,有甜味。茎直立,基

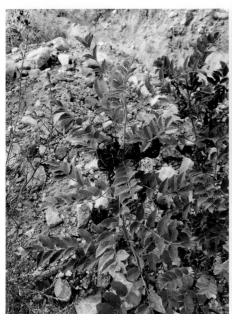
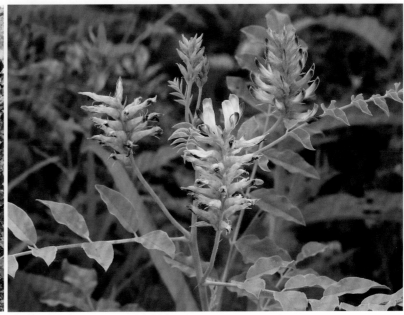

甘草 *Glycyrrhiza uralensis* 赵鑫磊、周重建 摄

部带木质，多分枝，高 50～150cm。叶长 4～20cm；托叶小，三角状披针形，褐色，长约 1mm，早落；叶柄、叶轴均密被褐色鳞片状腺点，幼时密被短柔毛；小叶 3～7（～9）枚，卵形、椭圆形或长圆形，长 2～6cm，宽 0.8～3cm，先端锐尖或钝，基部近圆形，上面暗绿色，下面淡绿色，两面被黄褐色腺点，沿脉疏被短柔毛，边缘或多或少波状。总状花序腋生，具多数疏生的花；总花梗与叶等长或短于叶，花后常延伸，密被鳞片状腺点，幼时密被柔毛；苞片长圆状披针形，长约 3mm，密被腺点及短柔毛；花萼钟状，长 5～7mm，密被橙黄色腺点及柔毛，萼齿 5，披针形，与萼筒等长，上部 2 齿在 1/2 以下连合；花冠紫色或淡紫色，旗瓣长椭圆形，长 6～9（～12）mm，宽 4～7mm，先端圆，基部具短瓣柄，翼瓣与旗瓣近等大，明显具耳及瓣柄，龙骨瓣稍短，均具瓣柄和耳。荚果椭圆形或长圆形，长 8～30mm，宽 5～10mm，直或微弯，二种子间膨胀或与侧面不同程度下隔，被褐色的腺点和刺毛状腺体，疏被长柔毛。种子 1～4 枚，圆形，绿色，直径 2～3mm。花期 5～7 月，果期 6～10 月。

产于内蒙古、甘肃和新疆。常生于河岸阶地、水边、农田边或荒地中。

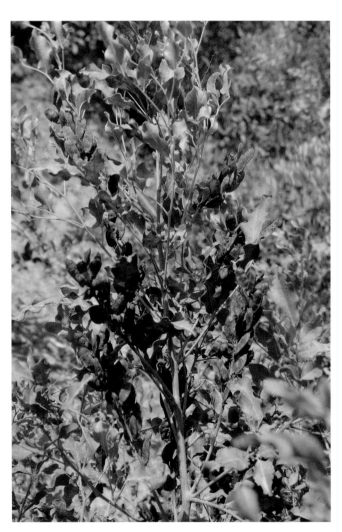

胀果甘草 Glycyrrhiza inflata　陈又生　摄

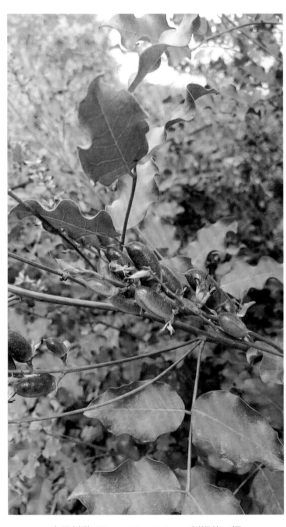

光果甘草 Glycyrrhiza glabra　刘根德　摄

光果甘草 Glycyrrhiza glabra L., Sp. Pl. 2: 742. 1753; 中国植物志 , 42（2）: 171, 1998; 中华人民共和国药典（1977）, 1: 130, 1978.

多年生草本；根与根状茎粗壮，直径 0.5～3cm，根皮褐色，里面黄色，具甜味。茎直立而多分枝，高 0.5～1.5m，基部带木质，密被淡黄色鳞片状腺点和白色柔毛，幼时具条棱，有时具短刺毛状腺体。叶长 5～14cm；托叶线形，长仅 1～2mm，早落；叶柄密被黄褐色腺毛及长柔毛；小叶 11～17 枚，卵状长圆形、长圆状披针形、椭圆形，长 1.7～4cm，宽 0.8～2cm，上面近无毛或疏被短柔毛，下面密被淡黄色鳞片状腺点，沿脉疏被短柔毛，顶端圆或微凹，具短尖，基部近圆形。总状花序腋生，具多数密生的花；总花梗短于叶或与叶等长（果后延伸），密生褐色的鳞片状腺点及白色长柔毛和绒毛；苞片披针形，膜质，长约 2mm；花萼钟状，长 5～7mm，疏被淡黄色腺点和短柔毛，萼齿 5 枚，披针形，与萼筒近等长，上部的 2 齿大部分连合；花冠紫色或淡紫色，长 9～12mm，旗瓣卵形或长圆形，长 10～11mm，顶端微凹，瓣柄长为瓣片长的 1/2，翼瓣长 8～9mm，龙骨瓣直，长 7～8mm；子房无毛。荚果长圆形，扁，长 1.7～3.5cm，宽 4.5～7mm，微作镰形弯，有时在种子间微缢缩，无毛或疏被毛，有时被或疏或密的刺毛状腺体。种子 2～8 颗，暗绿色，光滑，肾形，直径约 2mm。花期 5～6 月，果期 7～9 月。

产于东北、华北、西北各省区。生于河岸阶地、沟边、田边、路旁，较干旱的盐渍化土壤中亦能生长。

性 状

甘草 本品根呈圆柱形，长 25～100cm，直径 0.6～3.5cm。外皮松紧不一。表面红棕色或灰棕色，具显著的纵皱纹、沟纹、皮孔及稀疏的细根痕。质坚实，断面略显纤维性，黄白色，粉性，形成层环明显，射线放射状，有的有裂隙。根状茎呈圆柱形，表面有芽痕，断面中部有髓。气微，味甜而特殊。

胀果甘草 本品根和根状茎木质粗壮，有的分枝，外皮粗糙，多灰棕色或灰褐色。质坚硬，木质纤维多，粉性小。根状茎不定芽多而粗大。

光果甘草 本品根和根状茎质地较坚实，有的分枝，外皮不粗糙，多灰棕色，皮孔细而不明显。

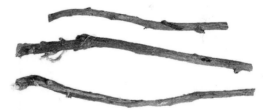

甘草 **Radix et Rhizoma Glycyrrhizae uralensis** 张英涛 摄

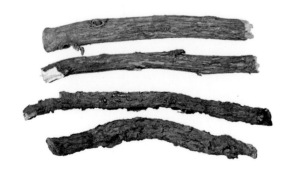

甘草 **Radix et Rhizoma Glycyrrhizae inflatae** 陈代贤、张英涛 摄

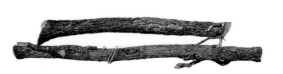

甘草 **Radix et Rhizoma Glycyrrhizae glabrae** 陈代贤 摄

功能主治 补脾益气，清热解毒，祛痰止咳，缓急止痛，调和诸药。用于脾胃虚弱，倦怠乏力，心悸气短，咳嗽痰多，脘腹、四肢挛急疼痛，痈肿疮毒，缓解药物毒性、烈性。

炙甘草 Zhigancao

RADIX ET RHIZOMA GLYCYRRHIZAE PRAEPARATA CUM MELLE

本品为甘草的炮制加工品。

原植物 见"甘草"项下。

性状 本品呈类圆形或椭圆形切片。外表皮红棕色或灰棕色，微有光泽。切面黄色至深黄色，形成层环明显，射线放射状。略有黏性。具焦香气，味甜。

功能主治 补脾和胃，益气复脉。用于脾胃虚弱，倦怠乏力，心动悸，脉结代。

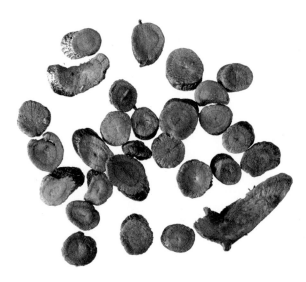

炙甘草 **Radix et Rhizoma Glycyrrhizae Praeparata Cum Melle** 王如峰 摄

甘遂 Gansui

RADIX KANSUI

本品为大戟科植物甘遂 **Euphorbia kansui** T. N. Liou ex T. P. Wang 的干燥块根。春季开花前或秋末茎叶枯萎后采挖，撞去外皮，晒干。

原 植 物 甘遂 **Euphorbia kansui** T. N. Liou ex S. B. Ho, 秦岭植物志 1（3）：Add. 450. 1981; 中国植物志，44（3）：124, 1997; 中华人民共和国药典（1977），1: 133, 1978.

多年生肉质草本，高 25～40cm，全草含乳汁。根细长而微弯曲，中段及末端常有呈连珠状，棒状或长椭圆形块根。茎自基部多分枝或仅有 1～2 分枝，高 20～29cm，下部淡紫红色，上部淡绿色。单叶互生，全缘，线状披针形、线形或线状椭圆形，先端钝，基部楔形，长 2～9cm，宽 4～10mm，侧脉羽状。杯状聚伞花序顶生，通常 5～9 枝伞梗簇生于茎端，基部轮生叶长圆形或狭卵形，每伞梗常再分枝，长 2～4cm，苞片 2，三角状卵形；总苞杯状，先端 4 裂，裂片半圆形，边缘及内侧有白柔毛，腺体 4 枚；花单性。蒴果三棱状球形，灰褐色，长约 3.5～4.5mm。种子长球形，长约 2.5mm，浅褐色至灰棕色。花期 4～6 月，果期 6～8 月。

产于河南、山西、陕西、甘肃和宁夏等省区。生于荒坡、沙地、田边、低山坡、路旁等。

性　　状 本品呈椭圆形、长圆柱形或连珠形，长 1～5cm，直径 0.5～2.5cm。表面类白色或黄白色，凹陷处有棕色外皮残留。质脆，易折断，断面粉性，白色，木部微显放射状纹理；长圆柱状者纤维性较强。气微，味微甘而辣。

功能主治 泻水逐饮，消肿散结。用于水肿胀满，胸腹积水，痰饮积聚，气逆咳喘，二便不利，风痰癫痫，痈肿疮毒。

▶ 甘遂 Euphorbia kansui
赵鑫磊　摄

▼ 甘遂 Radix Kansui　张继　摄

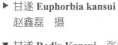

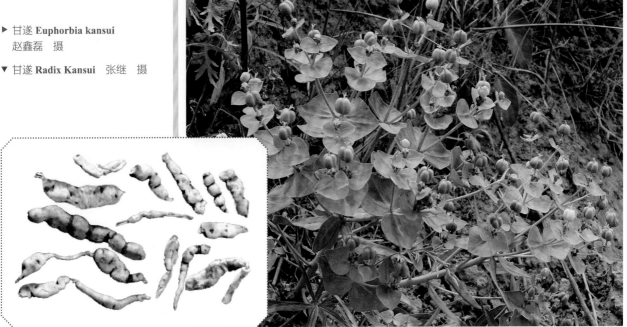

艾片（左旋龙脑） Aipian

l-BORNEOLUM

本品为菊科植物艾纳香 **Blumea balsamifera**（L.）DC. 的新鲜叶经提取加工制成的结晶。

原植物 艾纳香 **Blumea balsamifera**（L.）DC., Prodr., 5: 447. 1836; 中国植物志 , 75: 19, 1979; 中华人民共和国药典（2010）, 1: 82, 2010.

多年生草本或亚灌木，高 1～3m。茎粗壮，茎皮灰褐色，有纵条棱，木质部松软，白色，有髓部，节间长 2～6cm，上部的较短，被黄褐色密柔毛。下部叶宽椭圆形或长圆状披针形，长 22～25cm，宽 8～10cm，先端短尖或锐，基部渐狭，具柄，柄两侧有 3～5 对狭线形的附属物，边缘有细锯齿，上面被柔毛，下面被淡褐色或黄白色密绢状绵毛；中脉在下面凸起，侧脉 10～15 对；上部叶长圆状披针形或卵状披针形，长 7～12cm，宽 1.5～3.5cm，先端渐尖，基部略尖，无柄或有短柄，柄的两侧常有 1～3 对狭线形的附属物，全缘或具细锯及羽状齿裂。头状花序多数，排成开展具叶的大圆锥花序；花序梗被黄褐色密柔毛；总苞钟形；总苞片约 6 层，外层长圆形，背面被密柔毛，中层线形，内层长于外层 4 倍；花托蜂窝状。花黄色；雌花多数，花冠檐部 2～4 齿裂；两性花较少，花冠檐部 5 齿裂，被短柔毛。瘦果圆柱形，具棱 5 条，被密柔毛；冠毛红褐色，糙毛状。花期几乎全年。

产于华南及福建、台湾、贵州、云南等地。生于海拔 600～1000m 的林下、林缘、河谷地或草地上。

性状 本品为白色半透明片状、块状或颗粒状结晶，质稍硬而脆，手捻不易碎。具清香气，味辛、凉，具挥发性，点燃时有黑烟，火焰呈黄色，无残迹遗留。

功能主治 开窍醒神，清热止痛。用于热病神昏、痉厥，中风痰厥，气郁暴厥，中恶昏迷，目赤，口疮，咽喉肿痛，耳道流脓。

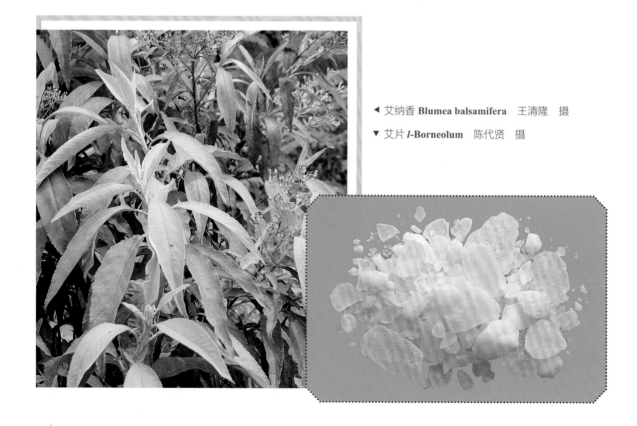

◀ 艾纳香 **Blumea balsamifera** 王清隆 摄

▼ 艾片 *l*-Borneolum 陈代贤 摄

艾叶 Aiye

本品为菊科植物艾 **Artemisia argyi** Lévl. et Vant. 的干燥叶。夏季花未开时采摘，除去杂质，晒干。

原植物 艾 **Artemisia argyi** H. Lév. et Vant. in Repert. Spec. Nov. Regni Veg. 8: 138. 1910; 中国植物志 , 76（2）: 87, 1991; 中华人民共和国药典（1963）, 1: 64, 1964.

多年生草本或稍亚灌木状，高 80～150（～250）cm，植株有浓烈香气。茎、枝被灰色蛛丝状柔毛。叶厚纸质，上面被灰白色柔毛及白色腺点与小凹点，下面密被白色蛛丝状绒毛；基生叶具长柄；茎下部叶近圆形或宽卵形，羽状深裂，叶柄长 0.5～0.8cm，中部叶卵形、三角状卵形或近菱形，长 5～8cm，一至二回羽状深裂或半裂，叶柄长 0.2～0.5cm；上部叶与苞片叶羽状半裂、浅裂、3 深裂或不裂。头状花序椭圆形，排成穗状花序或复穗状花序，在茎顶常组成尖塔形窄圆锥花序；总苞片背面被灰白色蛛丝状绵毛；花序托小，花紫色，雌花 6～10，为边花；两性花 8～12，位于中央。瘦果长卵圆形或长圆形。花果期 7～10 月。

全国各省区均产。生于低至中海拔的荒地、路旁、河边、山坡及草原。

性状 本品多皱缩、破碎，有短柄。完整叶片展平后呈卵状椭圆形，羽状深裂，裂片椭圆状披针形，边缘有不规则的粗锯齿；上表面灰绿色或深黄绿色，有稀疏的柔毛和腺点；下表面密生灰白色绒毛。质柔软。气清香，味苦。

功能主治 温经止血，散寒止痛；外用祛湿止痒。用于吐血，衄血，崩漏，月经过多，胎漏下血，少腹冷痛，经寒不调，宫冷不孕；外治皮肤瘙痒。醋艾炭温经止血，用于虚寒性出血。

▼ 艾 Artemisia argyi　赵鑫磊　摄

▶ 艾叶 Folium Artemisiae argyi　王如峰　摄

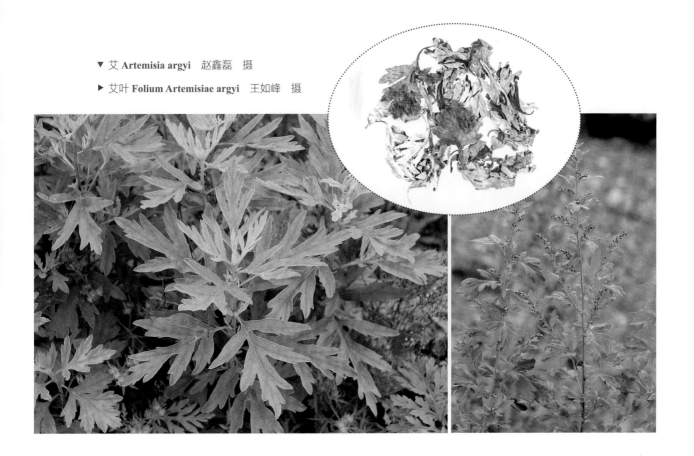

石韦 Shiwei

FOLIUM PYRROSIAE SHEARERI ET AL.

本品为水龙骨科植物庐山石韦 **Pyrrosia sheareri**（Bak.）Ching、石韦 **Pyrrosia lingua**（Thunb.）Farwell 或有柄石韦 **Pyrrosia petiolosa**（Christ）Ching 的干燥叶。全年均可采收，除去根状茎和根，晒干或阴干。

原 植 物

庐山石韦 Pyrrosia sheareri（Bak.）Ching in Bull. Chin. Bot. Soc. 1: 64. 1935; 中国植物志，6（2）：128, 2000; 中华人民共和国药典（1963），1: 66, 1964.

植株高 20~50cm。根状茎粗壮，横卧，密被线状具睫毛棕色鳞片。叶近生，一型；叶柄粗壮，长 3.5~5cm，基部密被鳞片，向上疏被星状毛，禾秆色或灰禾秆色；叶片椭圆状披针形，近基部处最宽，向上渐狭，顶端钝圆，基部近圆截形或心形，长 10~30cm，或更长，宽 2.5~6cm，全缘，干后软厚革质，上面淡灰绿色或淡棕色，几光滑无毛，但布满洼点，下面棕色，被厚层星状毛。主脉粗壮，两面均隆起，侧脉可见，小脉不显。孢子囊群呈不规则的点状排列于侧脉间，布满基部以上的叶片下面，无盖，幼时被星状毛覆盖，成熟时孢子囊开裂而呈砖红色。

产于安徽、浙江、台湾、福建、江西、湖北、湖南、广东、广西、贵州、四川及云南。附生于海拔 60~2100m 的溪边岩石上或树干上。

石韦 Pyrrosia lingua（Thunb.）Farwell in Amer. Midl. Nat. 12: 302. 1931; 中国植物志，6（2）：127, 2000; 中华人民共和国药典（1977），1: 138, 1978.

植株高 10~30cm。根状茎长而横走，密被鳞片；鳞片披针形，淡棕色，边缘具睫毛。叶远生，近二型；能育叶通常远比不育叶长且高和狭窄，两者的叶片略比叶柄长，少相等，稀有短过叶柄的。不育叶片近长圆形，下部 1/3 处为最宽，向上渐狭，短渐尖头，基部楔形，宽 1.5~5cm，长（5~）10~20cm，全缘，干后革质，上面灰绿色，近光滑无毛，下面淡棕色或砖红色，被星状毛；能育叶长过不育叶 1/3，而较其狭 1/3~2/3。主脉下面稍隆起，上面不明显下凹，侧脉在下面隆起，小脉不显。孢子囊群近椭圆形，在侧脉间整齐排成多行，布满整个叶片下面，或聚生于叶片大上半部，幼时被星状毛覆盖而呈淡棕色，成熟时孢子囊开裂外露而成砖红色。

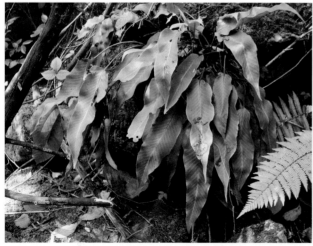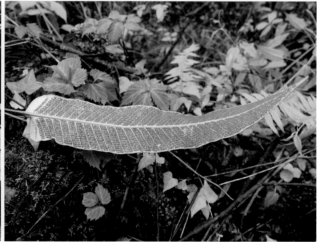

庐山石韦 **Pyrrosia sheareri** 赵鑫磊 摄

产于河北、陕西、甘肃、江苏、安徽、浙江、台湾、福建、江西、湖北、湖南、广东、香港、海南、广西、贵州、四川、云南及西藏。附生于海拔 100～1800m 的林下树干上，或稍干的岩石上。

有柄石韦 Pyrrosia petiolosa（Christ）Ching in Bull. Chin. Bot. Soc. 1: 59. 1935; 中国植物志，6（2）: 125, 2000; 中华人民共和国药典（1963），1: 66, 1964.

植株高 5～15cm。根状茎细长横走，幼时密被披针形棕色鳞片。叶远生，二型；具长柄，通常等于叶片长度的 1/2～2 倍长，基部被鳞片，向上被星状毛，棕色或灰棕色；叶片椭圆形，急尖短钝头，基部楔形，下延，干后厚革质，全缘，上面灰棕色，具洼点，疏被星状毛，下面被厚层星状毛，初为淡棕色，后为砖红色。主脉下面稍隆起，上面凹陷，侧脉和小脉均不显。孢子囊群密布叶片下面，成熟时扩散并汇合。

产于我国东北、华北、西北、西南和长江中下游各省区。附生于海拔 250～2200m 的干旱山坡裸露岩石上。

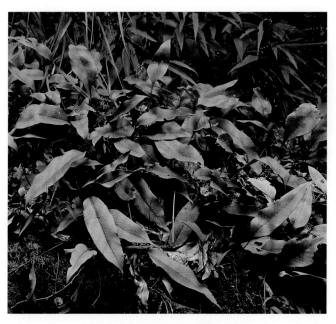
石韦 Pyrrosia lingua　赵鑫磊　摄

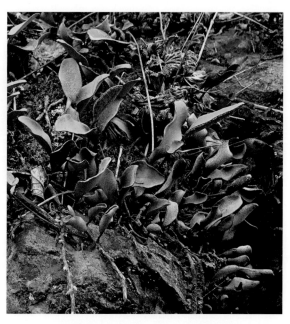
有柄石韦 Pyrrosia petiolosa　赵鑫磊　摄

性　状

庐山石韦　本品叶片略皱缩，展平后呈披针形，长 10～25cm，宽 3～5cm。先端渐尖，基部耳状偏斜，全缘，边缘常向内卷曲；上表面黄绿色或灰绿色，散布有黑色圆形小凹点；下表面密生红棕色星状毛，有的侧脉间布满棕色圆点状的孢子囊群。叶柄具四棱，长 10～20cm，直径 1.5～3mm，略扭曲，有纵槽。叶片革质。气微，味微涩苦。

石韦　本品叶片披针形或长圆披针形，长 8～12cm，宽 1～3cm。基部楔形，对称。孢子囊群在侧脉间，排列紧密而整齐。叶柄长 5～10cm，直径约 1.5mm。

有柄石韦　本品叶片多卷曲呈筒状，展平后呈长圆形或卵状长圆形，长 3～8cm，宽 1～2.5cm。基部楔形，对称；下表面侧脉不明显，布满孢子囊群。叶柄长 3～12cm，直径约 1mm。

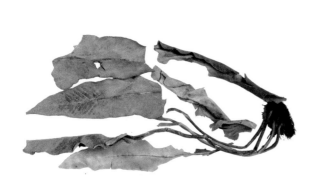

石韦 **Folium Pyrrosiae sheareri** 陈代贤　摄

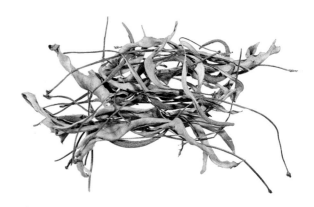

石韦 **Folium Pyrrosiae linguae** 陈代贤　摄

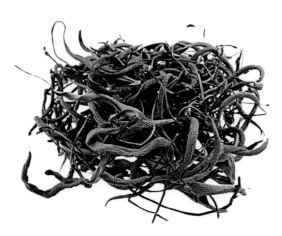

石韦 **Folium Pyrrosiae petiolosae** 陈代贤　摄

功能主治 利尿通淋，清肺止咳，凉血止血。用于热淋，血淋，石淋，小便不通，淋沥涩痛，肺热喘咳，吐血，衄血，尿血，崩漏。

石吊兰 Shidiaolan

HERBA LYSIONOTI

本品为苦苣苔科植物吊石苣苔 **Lysionotus pauciflorus** Maxim. 的干燥地上部分。夏、秋二季叶茂盛时采割，除去杂质，晒干。

原植物 **吊石苣苔** *Lysionotus pauciflorus* Maxim. in Bull. Acad. Sci. St.-Petersb. 19: 534. 1874; 中国植物志，69: 550. 1990; 中华人民共和国药典（1977），1: 140, 1978.

小灌木。茎长 7～30cm。叶 3 枚轮生，有时对生或 4 枚轮生，具短柄或近无柄；叶片革质，形状变化大，线形、线状倒披针形、狭长圆形或倒卵状长圆形，少有为狭倒卵形或长椭圆形，长 1.5～5.8cm，宽 0.4～1.5（～2）cm，顶端急尖或钝，基部钝、宽楔形或近圆形，两面无毛，中脉上面下陷，侧脉每侧 3～5 条；叶柄长 1～4（～9）mm，上面常被短伏毛。花序有 1～2（～5）花；花序梗纤细，长 0.4～2.6（～4）cm，无毛；苞片披针状线形，长 1～2mm；花梗长 3～10mm，无毛。花萼长 3～4（～5）mm，5 裂达或近基部；裂片狭三角形或线状三角形。花冠白色带淡紫色条纹或淡紫色，长 3.5～4.8cm，无毛；筒细漏斗状，长 2.5～3.5cm，口部直径 1.2～1.5cm；上唇长约 4mm，2 浅裂，下唇长 10mm，3 裂。雄蕊无毛，花丝着生于距花冠基部 13～15mm 处，狭线形，长约 12mm，花药直径约 1.2mm，药隔背面突起长约 0.8mm；退化雄蕊 3，无毛，中央的长约 1mm，侧生的狭线形，长约 5mm，弧状弯曲。花盘杯状，高 2.5～4mm，有尖齿。雌蕊长 2～3.4cm，无毛。蒴果线形，长 5.5～9cm，宽 2～3mm，无毛。种子纺锤形，长 0.6～1mm，毛长 1.2～1.5mm。花期 7～10 月。

产于云南东部、广西、广东、福建、台湾、浙江、江苏南部、安徽、江西、湖南、湖北、贵州、四川、陕西南部。生于海拔 300～2000m 的丘陵或山地林中或阴处石崖上或树上。

性状 本品茎呈圆柱形，长 25～60cm，直径 0.2～0.5cm；表面淡棕色或灰褐色，有纵皱纹，节膨大，常有不定根；质脆，易折断，断面黄绿色或黄棕色，中心有空隙。叶轮生或对生，有短柄；叶多脱落，脱落后叶柄痕明显；叶片披针形至狭卵形，长 1.5～6cm，宽 0.5～1.5cm，边缘反卷，边缘上部有齿，两面灰绿色至灰棕色。气微，味苦。

功能主治 化痰止咳，软坚散结。用于咳嗽痰多，瘰疬痰核。

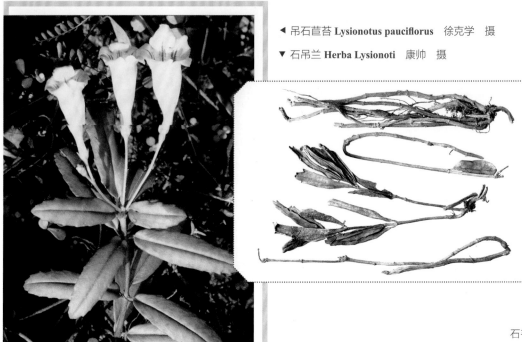

◀ 吊石苣苔 Lysionotus pauciflorus　徐克学　摄

▼ 石吊兰 Herba Lysionoti　康帅　摄

石菖蒲 Shichangpu

RHIZOMA ACORI TATARINOWII

本品为天南星科植物石菖蒲 **Acorus tatarinowii** Schott 的干燥根状茎。秋、冬二季采挖，除去须根和泥沙，晒干。

原 植 物　石菖蒲 *Acorus tatarinowii* Schott in Osterr. Bot. Zeitschr. 9: 101. 1859; 中国植物志, 13（2）: 7, 1979; 中华人民共和国药典（1985）, 1: 70, 1985.——*A. gramineus* Soland., 中华人民共和国药典（1963）, 1: 69, 1964.

　　多年生草本，高 20～30cm。根状茎较短，长 5～10cm，横走或斜伸，芳香，外皮淡黄色，节间 3～5mm；根肉质，多须根。根状茎上部多分枝，呈丛生状。叶无柄，叶片薄，线形，长 20～50cm，叶基对折，中部以上平展，宽 7～13mm，无中肋，平行脉多数。花序柄腋生，长 4～15cm，三棱形。叶状佛焰苞短，长 13～25cm，为肉穗花序长的 2～5 倍，稀比肉穗花序短。肉穗花序黄绿色，圆柱形，长 3～9.5cm，直径 4～7mm。果序直径达 1cm，果黄绿色。花期 5～6 月，果成熟期 7～8 月。

　　产于黄河以南各省区。生于海拔 20～2600m 以下的水旁湿地或溪边石上。

性 　 状　本品呈扁圆柱形，多弯曲，常有分枝，长 3～20cm，直径 0.3～1cm。表面棕褐色或灰棕色，粗糙，有疏密不匀的环节，节间长 0.2～0.8cm，具细纵纹，一面残留须根或圆点状根痕；叶痕呈三角形，左右交互排列，有的其上有毛鳞状的叶基残余。质硬，断面纤维性，类白色或微红色，内皮层环明显，可见多数维管束小点及棕色油细胞。气芳香，味苦、微辛。

功能主治　开窍豁痰，醒神益智，化湿开胃。用于神昏癫痫，健忘失眠，耳鸣耳聋，脘痞不饥，噤口下痢。

▶ 石菖蒲 Acorus tatarinowii
　赵鑫磊 摄

▼ 石菖蒲 Rhizoma Acori
　tatarinowii 钟国跃 摄

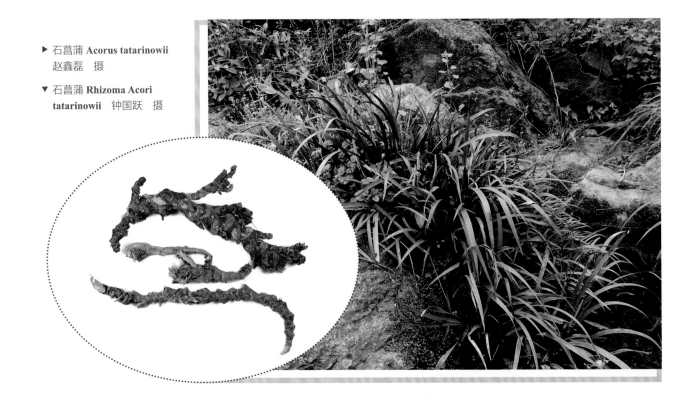

石斛 Shihu

CAULIS DENDROBII NOBILIS ET AL.

本品为兰科植物金钗石斛 **Dendrobium nobile** Lindl. 、霍山石斛 **Dendrobium huoshanense** C. Z. Tang et S. J. Cheng、鼓槌石斛 **Dendrobium chrysotoxum** Lindl. 或流苏石斛 **Dendrobium fimbriatum** Hook. 的栽培品及其同属植物近似种的新鲜或干燥茎。全年均可采收，鲜用者除去根和泥沙；干用者采收后，除去杂质，用开水略烫或烘软，再边搓边烘晒，至叶鞘搓净，干燥。霍山石斛 11 月至翌年 3 月采收，除去叶、根须及泥沙等杂质、洗净，鲜用，或加热除去叶鞘制成干条；或边加热边扭成螺旋状或弹簧状，干燥，称霍山石斛枫斗。

原 植 物

金钗石斛 Dendrobium nobile Lindl., Gen. Sp. Orch. Pl.: 79. 1830, et in Bot. Reg. 48（Misc.）. 1844; 中国植物志, 19: 111, 1999; 中华人民共和国药典（1977），1: 145, 1978.

茎直立，肉质状肥厚，稍扁的圆柱形，长 10~60cm，直径达 1.3cm，上部多少回折状弯曲，基部明显收狭，不分枝，具多节，节有时稍肿大；节间多少呈倒圆锥形，长 2~4cm，干后金黄色。叶片革质，长圆形，长 6~11cm，宽 1~3cm，先端钝并且不等侧 2 裂。总状花序从具叶或落了叶的老茎中部以上部分发出，具 1~4 朵花；苞片膜质，卵状披针形，长 6~13mm；花梗和子房淡紫色；花大，白色带淡紫色先端，有时全体淡紫红色或除唇盘上具 1 个紫红色斑块外，其余均为白色；中萼片长圆形，长 2.5~3.5cm，宽 1~1.4cm；侧萼片相似于中萼片，先端锐尖，基部歪斜；萼囊圆锥形，长 6mm；花瓣斜宽卵形，长 2.5~3.5cm，宽 1.8~2.5cm，基部具短爪；唇瓣宽卵形，长 2.5~3.5cm，宽 2.2~3.2cm，先端钝，边缘具短的睫毛，两面密布短绒毛；唇盘中央具 1 个紫红色大斑块。花期 4~5 月。

产于湖北南部（宜昌）、湖南西南部（通道）、海南（白沙）、广西西部至东北部、四川、贵州西南部至西北部、云南东南部至西北部和西藏东南部（墨脱）。生于海拔 480~1700m 的山地林中树干上或山谷岩石上。

霍山石斛 Dendrobium huoshanense C. Z. Tang et S. J. Cheng in Bull. Bot. Res. 4（3）: 141, 145（fig. 1）. 1984; 中国植物志, 19: 118, 1999; 中华人民共和国药典（2020），1: 94, 2020.

茎直立，肉质，长 3~9cm，从基部上方向上逐渐变细，基部上方直径 3~18mm，不分枝，具 3~7 节，节间长 3~8mm，淡黄绿色，有时带淡紫红色斑点，干后淡黄色。叶革质，2~3 枚互生于茎的上部，斜出，舌状长圆形，长 9~21cm，宽 5~7mm，先端钝并且微凹，基部具抱茎的鞘。总状花序 1~3 个，从落了叶的老茎上部发出，具 1~2 朵花；花序柄长 2~3mm，基部被 1~2 枚鞘；鞘纸质，卵状披针形，长 3~4mm，先端锐尖；花苞片浅白色带栗色，卵形，长 3~4mm，先端锐尖；花梗和子房浅黄绿色，长 2~2.7cm；花淡黄绿色，开展；中萼片卵状披针形，长 12~14mm，宽 4~5mm，先端钝，具 5 条脉；侧萼片镰状披针形，长 12~14mm，宽 5~7mm，先端钝，基部歪斜；萼囊近矩形，长 5~7mm，末端近圆形。花瓣卵状长圆形，通常长 12~15mm，宽 6~7mm，先端钝，具 5 条脉；唇瓣近菱形，长和宽约相等，1~1.5cm，基部楔形并且具 1 个胼胝体，上部稍 3 裂，两侧裂片之间密生短毛，近基部处密生长白毛；中裂片半圆状三角形，先端近钝尖，基部密生长白毛并且具 1 个黄色横椭圆形的斑块；蕊柱淡绿色，长约 4mm，具长 7mm 的蕊柱足；蕊柱足基部黄色，密生长白毛，两侧偶然具齿突；药帽绿白色，近半球形，长 1.5mm，顶端微凹。花期 5 月。

产于河南西南部、安徽西南部。生于山地林中树干上和山谷岩石上。

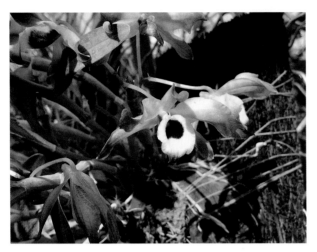

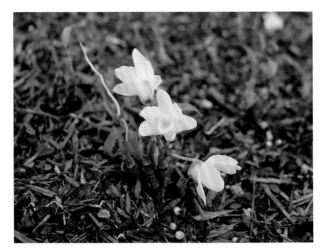

金钗石斛 Dendrobium nobile　赵鑫磊　摄　　　　　　霍山石斛 Dendrobium huoshanense　赵鑫磊　摄

鼓槌石斛 Dendrobium chrysotoxum Lindl. in Bot. Reg. 33: sub. t. 19, 36. 1847; 中国植物志 , 19: 80, 1999; 中华人民共和国药典（2010）, 1: 85, 2010.

茎直立，肉质，纺锤形，长 6～30cm，中部直径 1.5～5cm，具 2～5 节间，具多数圆钝的条棱，干后金黄色，近顶端具 2～5 枚叶。叶片革质，长圆形，长达 19cm。总状花序近茎顶端发出，长达 20cm，疏生多数花；花质地厚，金黄色，稍带香气；中萼片长圆形，长 1.2～2cm；侧萼片与中萼片近等大；萼囊近球形，长 4mm；花瓣倒卵形；唇瓣近肾状圆形，长约 2cm，先端 2 浅裂，上面密被短绒毛。花期 3～5 月。

产于云南南部至西部（石屏、景谷、普洱、勐腊、景洪、耿马、镇康、沧源、澜沧）。生于海拔 520～1620m 阳光充足的常绿阔叶林中树干上或疏林下岩石上。

流苏石斛 Dendrobium fimbriatum Hook., Exot. Fl. 1: t. 71. 1823; 中国植物志 , 19: 90, 1999; 中华人民共和国药典（2010）, 1: 85, 2010.

茎粗壮，斜立或下垂，质地硬，圆柱形或有时基部上方稍呈纺锤形，长 50～100cm，直径 8～12（～20）mm，不分枝，具多数节，干后淡黄色或淡黄褐色，节间长 3.5～4.8cm，具多数纵槽。叶二列，革质，长圆形或长圆状披针形，长 8～15.5cm，宽 2～3.6cm，先端急尖，基部具紧抱于茎的叶鞘。总状花序生于无叶的茎上部节上，长 5～15cm，疏生 6～12 朵花；花序轴较细；花序柄长 2～4cm，基部被数枚套叠的鞘；鞘膜质，筒状，基部的长约 3mm，顶部的长达 1cm；花苞片卵状三角形，膜质，长 3～5mm；花开展，金黄色，质地薄，稍具香气；中萼片长圆形，长 1.3～1.8cm，宽 6～8mm；侧萼片卵状披针形，与中萼片等长而稍狭，基部歪斜；萼囊近圆形，长约 3mm；花瓣长圆状椭圆形，长 1.2～1.9cm，宽 7～10mm；边缘微啮蚀状；唇瓣近圆形，颜色比萼片和花瓣深，长 15～20mm，基部两侧具紫红色条纹，边缘具复流苏；唇盘具 1 个新月形横生的深紫色斑块。花期 4～6 月。

产于广西南部至西北部、贵州（罗甸、兴义、独山）和云南东南部至西南部。生于海拔 600～1700m 的山地密林中树干上或山谷阴湿岩石上。

性　状

鲜石斛　本品呈圆柱形或扁圆柱形，长约 30cm，直径 0.4～1.2cm。表面黄绿色，光滑或有纵纹，节明

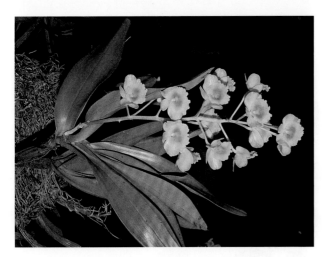

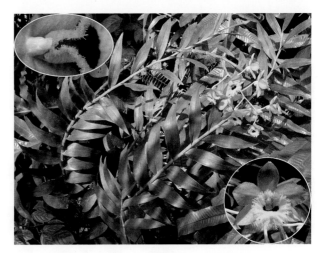

鼓槌石斛 *Dendrobium chrysotoxum* 谭运洪 摄　　　　流苏石斛 *Dendrobium fimbriatum* 徐克学 摄

显，色较深，节上有膜质叶鞘。肉质多汁，易折断。气微，味微苦而回甜，嚼之有黏性。

金钗石斛　本品呈扁圆柱形，长 20～40cm，直径 0.4～0.6cm，节间长 2.5～3cm。表面金黄色或黄中带绿色，有深纵沟。质硬而脆，断面较平坦而疏松。气微，味苦。

霍山石斛　本品干条呈直条状或不规则弯曲形，长 2～8cm，直径 1～4mm。表面淡黄绿色至黄绿色，偶有黄褐色斑块，有细纵纹，节明显，节上有的可见残留的灰白色膜质叶鞘；一端可见茎基部残留的短须根或须根痕，另一端为茎尖，较细。质硬而脆，易折断，断面平坦，灰黄色至灰绿色，略角质状。气微，味淡，嚼之有黏性。鲜品稍肥大。肉质，易折断，断面淡黄绿色至深绿色。气微，味淡，嚼之有黏性且少有渣。枫斗呈螺旋形或弹簧状，通常为 2～5 个旋纹，茎拉直后性状同干条。

鼓槌石斛　本品呈粗纺锤形，中部直径 1～3cm，具 3～7 节。表面光滑，金黄色，有明显凸起的棱。质轻而松脆，断面海绵状。气微，味淡，嚼之有黏性。

流苏石斛　本品呈长圆柱形，长 20～150cm，直径 0.4～1.2cm，节明显，节间长 2～6cm。表面黄色至暗黄色，有深纵槽。质疏松，断面平坦或呈纤维性。味淡或微苦，嚼之有黏性。

功能主治　益胃生津，滋阴清热。用于热病津伤，口干烦渴，胃阴不足，食少干呕，病后虚热不退，阴虚火旺，骨蒸劳热，目暗不明，筋骨痿软。

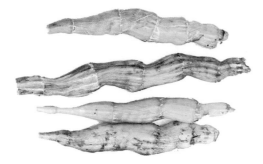

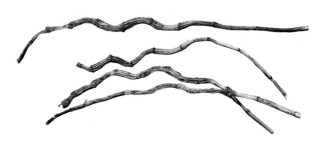

鲜石斛 *Caulis Dendrobii nobilis* 周重建 摄　　　　石斛 *Caulis Dendrobii nobilis* 孟武威 摄

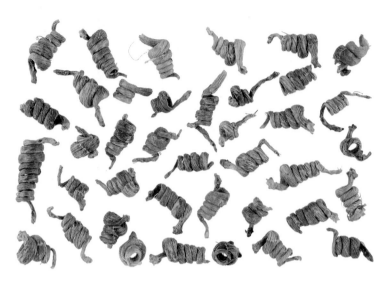

石斛 **Caulis Dendrobii huoshanensis** 李强 摄

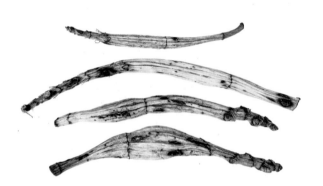

石斛 **Caulis Dendrobii chrysotoxi** 陈代贤 摄

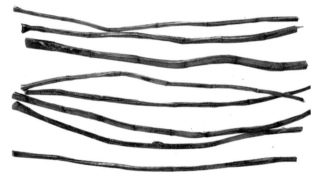

石斛 **Caulis Dendrobii fimbriati** 王如峰 摄

石榴皮 Shiliupi

本品为石榴科植物石榴 **Punica granatum** L. 的干燥果皮。秋季果实成熟后收集果皮，晒干。

原植物 **石榴 Punica granatum** L., Sp. Pl. 1: 472. 1753; 中国植物志, 52（2）: 120, 1983; 中华人民共和国药典（1963），1: 71, 1964.

落叶灌木或乔木，高通常 3~5m，稀达 10m。枝顶常成尖锐尖长刺，幼枝有棱角，无毛，老枝近圆柱形。叶对生或簇生；叶柄短；叶片长圆状披针形，纸质，长 2~9cm，宽 1~1.8cm，先端尖或微凹，基部渐狭，全缘，上面光亮；侧脉稍细密。花 1~5 朵生枝顶；花梗长 2~3mm；花径约 3cm；萼筒钟状，长 2~3cm，通常红色或淡黄色，6 裂，裂片略外展，卵状三角形，外面近顶端有一黄绿色腺体，边缘有小乳突；花瓣 6，红色、黄色或白色，与萼片互生，倒卵形，长 1.5~3cm，宽 1~2cm，先端圆钝；雄蕊多数，着生于萼管中部，花药球形，花丝细短；雌蕊 1，子房下位，上部 6 室，为侧膜胎座，下部 3 室，为中轴胎座，柱头头状。浆果近球形，直径 5~12cm，通常淡黄褐色、淡黄绿色或带红色，果皮肥厚，先端有宿存花萼裂片。种子多数，钝角形，红色至乳白色。花期 5~6 月，果期 7~8 月。

我国大部分地区均产。生于向阳山坡或栽培于庭园等处。

性状 本品呈不规则的片状或瓢状，大小不一，厚 1.5~3mm。外表面红棕色、棕黄色或暗棕色，略有光泽，粗糙，有多数疣状突起，有的有突起的筒状宿萼及粗短果梗或果梗痕。内表面黄色或红棕色，有隆起呈网状的果蒂残痕。质硬而脆，断面黄色，略显颗粒状。气微，味苦涩。

功能主治 涩肠止泻，止血，驱虫。用于久泻，久痢，便血，脱肛，崩漏，带下，虫积腹痛。

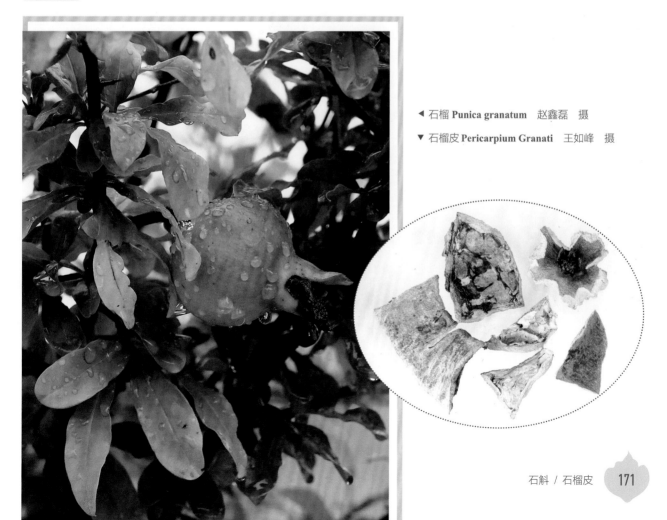

◀ 石榴 Punica granatum　赵鑫磊　摄

▼ 石榴皮 Pericarpium Granati　王如峰　摄

布渣叶 *Buzhaye*

FOLIUM MICROCTIS

本品为椴树科植物破布叶 **Microcos paniculata** L. 的干燥叶。夏、秋二季采收，除去枝梗和杂质，阴干或晒干。

原植物 破布叶 **Microcos paniculata** L. Sp. Pl. 1: 514. 1753; 中国植物志，49（1）：87, 1989; 中华人民共和国药典（1977），1: 149, 1978.

灌木或小乔木，高 3～12m，树皮粗糙；嫩枝有毛。叶薄革质，卵状长圆形，长 8～18cm，宽4～8cm，先端渐尖，基部圆形，两面初时有极稀疏星状柔毛，后变秃净，三出脉的两侧脉从基部发出，边缘有细钝齿；叶柄长 1～1.5cm，被毛；托叶线状披针形，长 5～7mm。顶生圆锥花序长 4～10cm，被星状柔毛；苞片披针形；萼片长圆形，长 5～8mm，外面有毛；花瓣长圆形，长 3～4mm，下半部有毛；雄蕊多数；子房球形，无毛，柱头锥形。核果近球形或倒卵形，长约 1cm。花期 6～7 月。

产于广东、广西和云南等省区。生于向阳林缘或空旷处。

性状 本品多皱缩或破碎。完整叶展平后呈卵状长圆形或卵状矩圆形，长 8～18cm，宽 4～8cm。表面黄绿色、绿褐色或黄棕色。先端渐尖，基部钝圆，稍偏斜，边缘具细齿。基出脉 3 条，侧脉羽状，小脉网状。具短柄，叶脉及叶柄被柔毛。纸质，易破碎。气微，味淡，微酸涩。

功能主治 消食化滞，清热利湿。用于饮食积滞，感冒发热，湿热黄疸。

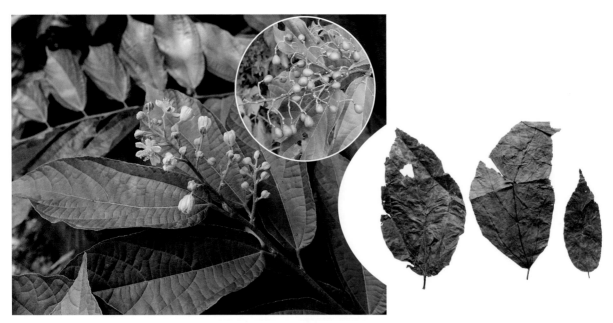

破布叶 **Microcos paniculata** 赵鑫磊、秦新生 摄　　　　布渣叶 **Folium Microctis** 陈代贤 摄

龙胆 Longdan

RADIX ET RHIZOMA GENTIANAE MANSHURICAE ET AL.

本品为龙胆科植物条叶龙胆 **Gentiana manshurica** Kitag. 、龙胆 **Gentiana scabra** Bge. 、三花龙胆 **Gentiana triflora** Pall. 或坚龙胆 **Gentiana rigescens** Franch. 的干燥根和根状茎。前三种习称"龙胆"，后一种习称"坚龙胆"。春、秋二季采挖，洗净，干燥。

原植物

条叶龙胆 Gentiana manshurica Kitag. in Bot. Mag. Tokyo 48: 103. 1934et in Rep. Inst. Sci. Res. Manch. 3. Append. 1: 359. 1939; 中国植物志 , 62: 107, 1988; 中华人民共和国药典（1977）, 1: 152, 1978.

多年生草本，高 20~30cm。根状茎平卧或直立，短缩或长达 4cm，具多数粗壮、略肉质的须根。花枝单生，直立。茎下部叶膜质；淡紫红色，鳞片形，长 5~8mm，上部分离，中部以下连合成鞘状抱茎；中、上部叶近革质，无柄，线状披针形至线形，长 3~10cm，宽 0.3~0.9（~1.4）cm，愈向茎上部叶愈小，先端急尖或近急尖，基部钝，边缘微外卷，平滑，叶脉 1~3 条。花 1~2 朵，顶生或腋生；无花梗或具短梗；每朵花下具 2 个苞片，苞片线状披针形与花萼近等长，长 1.5~2cm；花萼筒钟状，长 8~10mm，裂片稍不整齐，线形或线状披针形，长 8~15mm，先端急尖，边缘微外卷，平滑，弯缺截形；花冠蓝紫色或紫色，筒状钟形，长 4~5cm，裂片卵状三角形，长 7~8mm，先端渐尖，全缘，褶偏斜，卵形，长 3.5~4mm，先端钝，边缘有不整齐细齿；雄蕊着生于冠筒下部，整齐，花丝钻形，花药狭长圆形；子房狭椭圆形或椭圆状披针形，柄长 7~9mm，花柱短，柱头 2 裂。蒴果内藏，宽椭圆形，柄长至 2cm。种子褐色，有光泽，线形或纺锤形，两端具翅。花、果期 8~11 月。

产于黑龙江、吉林、辽宁、内蒙古、河南、江苏、安徽、湖北、浙江、江西、湖南、广东、广西。生于海拔 100~1100m 的山坡草地、湿草地、路旁。

龙胆 Gentiana scabra Bge. in Mém. Acad. Imp. Sci. Saint Pétersbourg（Sér. 7）2: 543. 1835; 中国植物志 , 62: 104, 1988; 中华人民共和国药典（1953）, 1: 321, 1953.

多年生草本，高 30~60cm。根状茎平卧或直立，短缩或长达 5cm，具多数粗壮、略肉质的须根。花枝单生，直立。枝下部叶膜质，淡紫红色，鳞片形，长 4~6mm，先端分离，中部以下连合成筒状抱茎；中、上部叶近革质，无柄，卵形或卵状披针形至线状披针形，长 2~7cm，宽 2~3cm，愈向茎上部叶愈小，先端急尖，基部心形或圆形，边缘微外卷，粗糙，叶脉 3~5 条。花多数，簇生枝顶和叶腋；无花梗；每朵花下具 2 个苞片，苞片披针形或线状披针形，与花萼近等长，长 2~2.5cm；花萼筒倒锥状筒形或宽筒形，长 10~12mm，裂片常外翻或开展，不整齐，线形或线状披针形，长 8~10mm，先端急尖，边缘粗糙；花冠蓝紫色，筒状钟形，长 4~5cm，裂片卵状三角形，长 7~9mm，先端渐尖，全缘，褶偏斜；雄蕊着生冠筒中部，整齐，花丝钻形，花药狭长圆形；子房狭椭圆形或披针形，花柱短，柱头 2 裂。蒴果内藏，宽椭圆形，柄长至 1.5cm。种子褐色，有光泽，线形或纺锤形，两端具宽翅。花、果期 5~11 月。

产于黑龙江、吉林、辽宁、内蒙古、陕西、江苏、安徽、湖北、浙江、湖南、福建、广东、广西、贵州。生于海拔 100~1700m 的山坡草地、路边、河滩、灌丛中、林缘及林下、草甸。

三花龙胆 Gentiana triflora Pall., Fl. Ross. 1（2）: 105. t. 93. 1788; 中国植物志, 62: 106, 1988; 中华人民共和国药典（1963）, 1: 72, 1964.

多年生草本，高 35~80cm。根状茎平卧或直立，短缩或长达 4cm，具多数粗壮、略肉质的须根。花枝单生，直立。茎下部叶膜质，淡紫红色，鳞片形，长 1~1.2cm，上部分离，中部以下连合成筒状抱

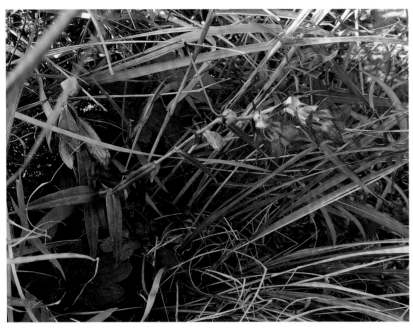

条叶龙胆 Gentiana manshurica 赵鑫磊 摄

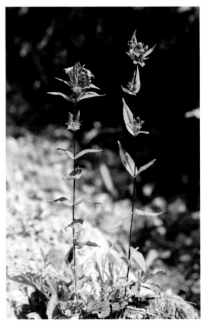

龙胆 Gentiana scabra 周繇 摄

茎；中上部叶近革质，无柄，线状披针形至线形，长 5～10cm，宽 0.4～0.7cm，愈向茎上部叶愈小，先端急尖或近急尖，基部圆形，边缘微外卷，平滑，叶脉 1～3 条。花多数，稀 3 朵，簇生枝顶及叶腋；无花梗；每朵花下具 2 个苞片，苞片披针形，与花萼近等长，长 8～12mm；花萼外面紫红色，萼筒钟形，长 10～12mm，常一侧浅裂，裂片稍不整齐，狭三角形，稀线状披针形，长 4～8mm，先端急尖，边缘微外卷，平滑；花冠蓝紫色，钟形，长 3.5～4.5cm，裂片卵圆形，长 5～6mm，先端钝圆，全缘，褶偏斜，宽三角形，长 1～1.5mm 或截形，边缘啮蚀形，稀全缘；雄蕊着生于冠筒中部，整齐，花丝钻形，花药狭长圆形；子房狭椭圆形，柄长 7～9mm，花柱短，柱头 2 裂，裂片长圆形。蒴果内藏，宽椭圆形，柄长至 1cm。种子褐色，有光泽，线形或纺锤形，两端有翅。花、果期 8～9 月。

产于黑龙江、辽宁、吉林、内蒙古、河北。生于海拔 640～950m 的草地、湿草地、林下。

坚龙胆 Gentiana rigescens Franch. in Journ. Linn. Soc. Bot. 26: 134. 1890; 中国植物志 , 62: 100, 1988; 中华人民共和国药典（1977），1: 152, 1978.

多年生草本，高 30～50cm。须根肉质。主茎粗壮，发达，有分枝。花枝多数，丛生，直立，坚硬。无莲座状叶丛；茎生叶多对，下部 2～4 对小，鳞片形，其余叶卵状长圆形，长 1.2～4.5cm，宽 0.7～2.2cm，先端钝圆，基部楔形，边缘略外卷，有乳突或光滑，上面深绿色，下面黄绿色，叶脉 1～3 条，叶柄边缘具乳突，长 5～8mm。花多数，簇生枝端呈头状，稀腋生或簇生小枝顶端，被包围于最上部的苞叶状的叶丛中；无花梗；花萼倒锥形，长 10～12mm，萼筒膜质，全缘不开裂，裂片绿色，不整齐，2 个大，倒卵状长圆形或长圆形，长 5～8mm，先端钝，具小尖头，基部狭缩成爪，3 个小，线形或披针形，长 2～3.5mm，先端渐尖，具小尖头，基部不狭缩；花冠蓝紫色或蓝色，冠槽具多数深蓝色斑点，漏斗形或钟形，长 2.5～3cm，裂片宽三角形，长 5～5.5mm，先端具尾尖，全缘或下部边缘有细齿，褶偏斜，三角形，长 1～1.5mm，先端钝，全缘：雄蕊着生冠筒下部，整齐，花丝线状钻形，花药长圆形；子房线状披针形，柄长8~10mm，花柱线形，柱头2裂，裂片外卷，线形。蒴果内藏，椭圆形或椭圆状披针形，柄长至15mm。种子黄褐色，有光泽，长圆形。花、果期8~12月。

产于四川、湖南、贵州、云南、广西。生于海拔1100~3000m的山坡草地、灌丛中、林下及山谷中。

注释：坚龙胆的完整学名为 **Gentiana rigescens** Franch. ex Hemsl.。

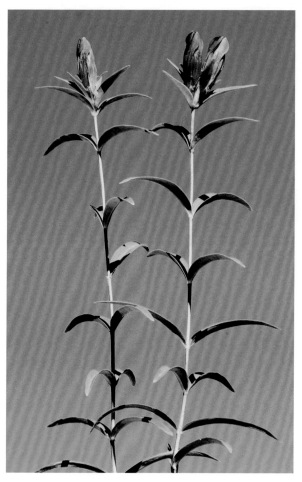

三花龙胆 Gentiana triflora　周繇　摄

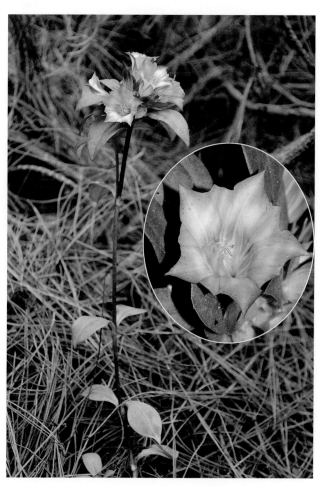

坚龙胆 Gentiana rigescens　朱鑫鑫　摄

性　状

龙胆　本品根状茎呈不规则的块状，长1~3cm，直径0.3~1cm；表面暗灰棕色或深棕色，上端有茎痕或残留茎基，周围和下端着生多数细长的根。根圆柱形，略扭曲，长10~20cm，直径0.2~0.5cm；表面淡黄色或黄棕色，上部多有显著的横皱纹，下部较细，有纵皱纹及支根痕。质脆，易折断，断面略平坦，皮部黄白色或淡黄棕色，木部色较浅，呈点状环列，气微，味甚苦。

坚龙胆　本品表面无横皱纹，外皮膜质，易脱落，木部黄白色，易与皮部分离。

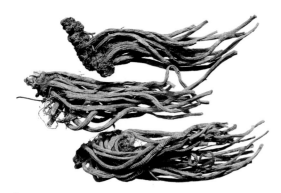

龙胆 Radix et Rhizoma Gentianae manshuricae
何希荣 摄

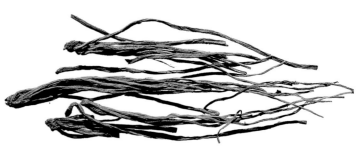

龙胆 Radix et Rhizoma Gentianae scabrae 何希荣 摄

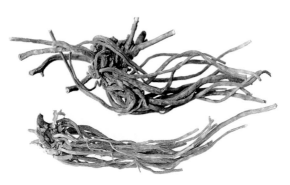

龙胆 Radix et Rhizoma Gentianae rigescentis 陈代贤 摄

功能主治 清热燥湿，泻肝胆火。用于湿热黄疸，阴肿阴痒，带下，湿疹瘙痒，肝火目赤，耳鸣耳聋，胁痛口苦，强中，惊风抽搐。

龙眼肉 Longyanrou

ARILLUS LONGAN

本品为无患子科植物龙眼 **Dimocarpus longan** Lour. 的假种皮。夏、秋二季采收成熟果实，干燥，除去壳、核，晒至干爽不黏。

原植物 龙眼 **Dimocarpus longan** Lour. Fl. Cochinch. 233. 179; 中国植物志, 47（1）: 28, 1985; 中华人民共和国药典（1977）, 1: 153, 1978.——*D. longan*（Lour.）Steud., 中华人民共和国药典（1963）, 1: 73, 1964.

常绿乔木，高 10（~40）m；小枝被微柔毛。羽状复叶长 15~30cm 或更长；小叶 4~5 对，少为 3 或 6 对，长圆状椭圆形至长圆状披针形，两侧常不对称，长 6~15cm，宽 2.5~5cm；侧脉 12~15 对，在背面凸起。花序多分枝，顶生和近枝顶腋生，密被星状毛；萼片三角状卵形，长 2.5mm，两面均被褐黄色绒毛和成束的星状毛；花瓣乳白色，披针形，与萼片近等长，仅外面被微柔毛；花丝被短硬毛。果近球形，外面稍粗糙或少有微凸的小瘤体；种子全部被肉质的假种皮包裹。花期 2~3 月，果期 6~7 月。

野生植株分布于云南及广东、广西。广泛栽培于我国西南部至东南部地区。生于海拔 600m 以下的阔叶林中。

性状 本品为纵向破裂的不规则薄片，或呈囊状，长约 1.5cm，宽 2~4cm，厚约 0.1cm。棕黄色至棕褐色，半透明。外表面皱缩不平，内表面光亮而有细纵皱纹。薄片者质柔润，囊状者质稍硬。气微香，味甜。

功能主治 补益心脾，养血安神。用于气血不足，心悸怔忡，健忘失眠，血虚萎黄。

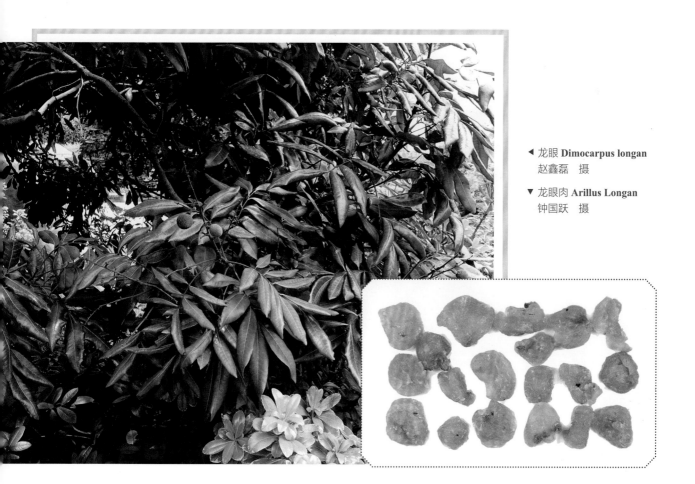

◀ 龙眼 Dimocarpus longan
赵鑫磊 摄

▼ 龙眼肉 Arillus Longan
钟国跃 摄

龙脷叶 Longliye

FOLIUM SAUROPI

本品为大戟科植物龙脷叶 **Sauropus spatulifolius** Beille 的干燥叶。夏、秋二季采收，晒干。

原植物 龙脷叶 **Sauropus spatulifolius** Beille in Lec. Fl. Gen. Indo-Chine 5: 652. 1927; 中国植物志，44（1）：165. 1994; 中华人民共和国药典（2010），1: 90, 2010.——*S. changianus* S. Y. Hu, 中华人民共和国药典（1977），1: 153, 1978.

常绿小灌木，高 10～40cm；枝条圆柱状，蜿蜒状弯曲，多皱纹。叶常聚生于小枝上部，常向下弯曲，叶片鲜时近肉质，干后近革质或厚纸质，匙形、倒卵状长圆形或卵形，有时长圆形，长 4.5～16.5cm，宽 2.5～6.3cm，顶端浑圆或钝，有小凸尖，稀凹缺，基部楔形或钝，稀圆形，上面鲜时深绿色，叶脉处呈灰白色；侧脉每边 6～9 条；托叶三角状耳形。花红色或紫红色，雌雄同枝，2～5 朵簇生于落叶的枝条中部或下部，或茎花，有时组成短聚伞花序。雄花：萼片 6，2 轮；花盘腺体 6；雄蕊 3。雌花：无花盘；子房近圆球状，3 室，花柱 3，顶端 2 裂。花期 2～10 月。

我国福建、广东和广西等省区的药圃、公园、村边及屋旁有栽培。

性状 本品呈团状或长条状皱缩，展平后呈长卵形、卵状披针形或倒卵状披针形，表面黄褐色、黄绿色或绿褐色，长 5～9cm，宽 2.5～3.5cm。先端圆钝稍内凹而有小尖刺，基部楔形或稍圆，全缘或稍皱缩成波状。下表面中脉腹背突出，基部偶见柔毛，侧脉羽状，5～6 对，于近外缘处合成边脉；叶柄短。气微，味淡、微甘。

功能主治 润肺止咳，通便。用于肺燥咳嗽，咽痛失音，便秘。

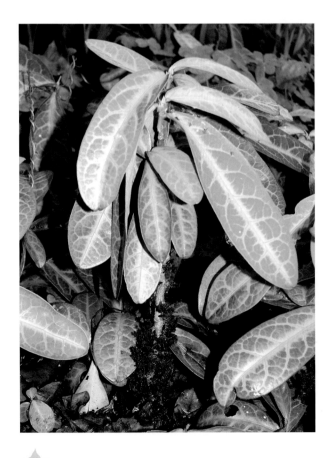

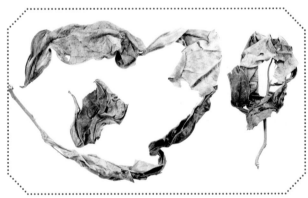

◀ 龙脷叶 Sauropus spatulifolius　李泽贤　摄

▲ 龙脷叶 Folium Sauropi　张继　摄

平贝母 Pingbeimu

BULBUS FRITILLARIAE USSURIENSIS

本品为百合科植物平贝母 **Fritillaria ussuriensis** Maxim. 的干燥鳞茎。春季采挖，除去外皮、须根及泥沙，晒干或低温干燥。

原植物 平贝母 **Fritillaria ussuriensis** Maxim. in Trautv. et al., Dec. Pl. Nov. 9. 1882; 中国植物志 , 14: 104, 1980; 中华人民共和国药典（1977），1: 155, 1978.

　　植株高 50 ~ 60（ ~ 100）cm。鳞茎具 2 枚鳞片，直径 1 ~ 1.5cm，周围还常有少数小鳞茎，易脱落。叶 14 ~ 17 枚，基部的叶 3 枚排成一轮，中上部的叶轮生或互生，兼有少数散生的；叶片线形至披针形，长 7 ~ 14cm，宽 3 ~ 6.5cm，先端不卷曲或稍卷曲。顶端的花具 4 ~ 6 枚苞片，先端强烈卷曲；花 1 ~ 3 朵，窄钟形，俯垂；花梗长 2.5 ~ 3.5cm；花被片紫色而具黄色小方格，长圆状倒卵形至近椭圆形，长约 3.5cm，宽约 1.5cm；蜜腺窝在背面明显突出；雄蕊 6，长约为花被片的 3/5，花药近基着，花丝具小乳突；花柱也具小乳突，3 裂，裂片长约 5mm。蒴果宽卵形。花期 5 ~ 6 月，果期 7 月。

　　产于黑龙江、吉林、辽宁。生于海拔 500m 以下的林下、灌丛、草甸或河谷。

性状 本品呈扁球形，高 0.5 ~ 1cm，直径 0.6 ~ 2cm。表面黄白色至浅棕色，外层鳞叶 2 瓣，肥厚，大小相近或一片稍大抱合，顶端略平或微凹入，常稍开裂；中央鳞片小。质坚实而脆，断面粉性。气微，味苦。

功能主治 清热润肺，化痰止咳。用于肺热燥咳，干咳少痰，阴虚劳嗽，咳痰带血。

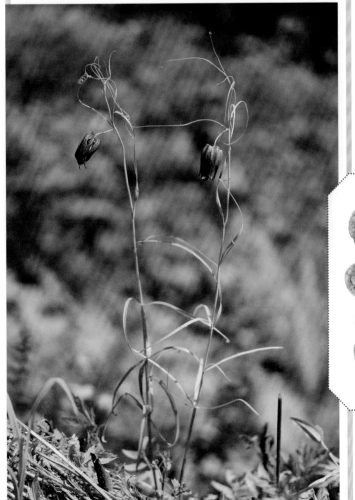

◀ 平贝母 Fritillaria ussuriensis　周繇　摄

▼ 平贝母 Bulbus Fritillariae ussuriensis　孟武威　摄

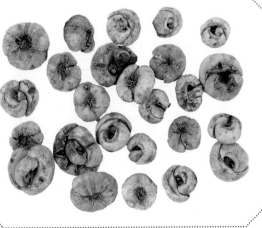

北刘寄奴 Beiliujinu

HERBA SIPHONOSTEGIAE

本品为玄参科植物阴行草 **Siphonostegia chinensis** Benth. 的干燥全草。秋季采收，除去杂质，晒干。

原植物 阴行草 **Siphonostegia chinensis** Benth., Bot. Beechey Voy. 203, pl. 44. 1841（1837）；中国植物志，68: 384, 1963; 中华人民共和国药典（1977），1: 254, 1978.

一年生草本，高 30～60（～80）cm，干后变为黑色，密被锈色短毛。茎通常单一。叶厚纸质，宽卵形，长 0.8～5.5cm，宽 0.4～0.6cm，二回羽状全裂，裂片约 3 对，小裂片线形。花对生，具短梗；小苞片2；苞片叶状；花萼筒部长 1～1.5cm，萼齿 5，长为萼筒长的 1/4～1/3；花冠长 2.2～2.5cm，上唇红紫色，背部被长纤毛，下唇黄色，褶襞瓣状；花丝基部被毛。蒴果长约 1.5cm，黑褐色。花期 6～8 月。

产于东北、华北、华东、中南、西南及陕西、甘肃、宁夏。生于海拔 500～3400m 的干山坡或草地上。

性状 本品长 30～80cm，全体被短毛。根短而弯曲，稍有分枝。茎圆柱形，有棱，有的上部有分枝，表面棕褐色或黑棕色；质脆，易折断，断面黄白色，中空或有白色髓。叶对生，多脱落破碎，完整者羽状深裂，黑绿色。总状花序顶生，花有短梗，花萼长筒状，黄棕色至黑棕色，有明显 10 条纵棱，先端 5 裂，花冠棕黄色，多脱落。蒴果狭卵状椭圆形，较萼稍短，棕黑色。种子细小。气微，味淡。

功能主治 活血祛瘀，通经止痛，凉血，止血，清热利湿。用于跌打损伤，外伤出血，瘀血经闭，月经不调，产后瘀痛，癥瘕积聚，血痢，血淋，湿热黄疸，水肿腹胀，白带过多。

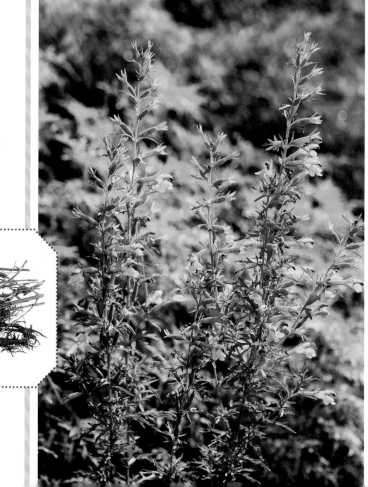

▶ 阴行草 Siphonostegia chinensis 周繇 摄

▼ 北刘寄奴 Herba Siphonostegiae 陈代贤 摄

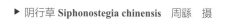

北豆根 Beidougen

本品为防己科植物蝙蝠葛 **Menispermum dauricum** DC. 的干燥根状茎。春、秋二季采挖，除去须根和泥沙，干燥。

原植物 蝙蝠葛 **Menispermum dauricum** DC. in Syst. Veg. 1: 540. 1818et Prodr. 1: 102. 1824; 中国植物志，30（1）：39, 1996; 中华人民共和国药典（1977），1: 155, 1978.

草质、落叶藤本，根状茎褐色，垂直生。叶纸质或近膜质，常为心状扁圆形，长和宽均 3～12cm，边缘有 3～9 角或 3～9 裂，很少近全缘，基部心形至近截平，下面有白粉；掌状脉 9～12 条，均在背面凸起。圆锥花序单生或有时双生，有细长的总梗，有花数朵至 20 余朵，花密集成稍疏散。雄花：萼片 4～8，膜质，绿黄色，倒披针形至倒卵状椭圆形；花瓣 6～8 或多至 9～12 片，肉质，凹成兜状，有短爪，长 1.5～2.5mm；雄蕊常 12，有时稍多或较少，长 1.5～3mm。雌花：退化雄蕊 6～12，长约 1mm，雌蕊群具长约 0.5～1mm 的柄。核果紫黑色；果核宽约 10mm，高约 8mm。花期 6～7 月，果期 8～9 月。

产于我国东北部、北部和东部。常生于路边灌丛或疏林中。

性状 本品呈细长圆柱形，弯曲，有分枝，长可达 50cm，直径 0.3～0.8cm。表面黄棕色至暗棕色，多有弯曲的细根，并可见突起的根痕和纵皱纹，外皮易剥落。质韧，不易折断，断面不整齐，纤维细，木部淡黄色，呈放射状排列，中心有髓。气微，味苦。

功能主治 清热解毒，祛风止痛。用于咽喉肿痛，热毒泻痢，风湿痹痛。

▶ 蝙蝠葛 Menispermum dauricum
　赵鑫磊 摄

▼ 北豆根 Rhizoma Menispermi
　康帅 摄

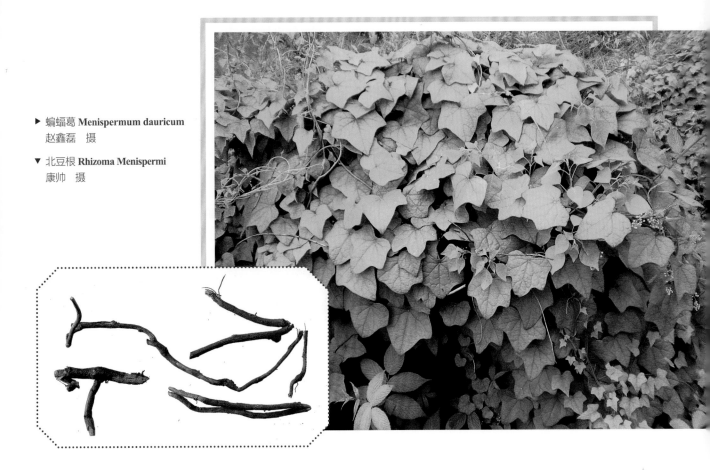

北沙参 Beishashen

RADIX GLEHNIAE

本品为伞形科植物珊瑚菜 **Glehnia littoralis** Fr. Schmidt ex Miq. 的干燥根。夏、秋二季采挖，除去须根，洗净，稍晾，置沸水中烫后，除去外皮，干燥。或洗净直接干燥。

原植物 珊瑚菜 **Glehnia littoralis** Fr. Schmidt ex Miq. in Ann. Mus. Bot. Lugd. -Botav. 3: 61. 1867; 中国植物志, 55（3）: 77, 1992; 中华人民共和国药典（1977）, 1: 157, 1978.——*G. littoralis* Fr. Schm, 中华人民共和国药典（1963）, 1: 74, 1964.

多年生草本，高 5~20cm；全体有灰褐色绒毛。主根圆柱形，直径 0.5~1.5cm。茎多埋于沙地下，露于地面部分较短。叶多数基生，叶柄长约 5~15cm，多带紫红色，叶片卵形或宽三角状卵形，长 6~10cm，宽 2.5~4cm，三出式羽状分裂或二至三回羽状深裂，小叶片厚纸质或革质，边缘具三角形圆锯齿；茎上部叶卵形，三小叶，小叶片同基生叶。复伞形花序，总梗长 4~10cm，无总苞；小伞形花序的伞幅 10~14，不等长，小总苞片 8~12，条状披针形，花 15~20；花瓣白色。双悬果圆球形或椭圆形，直径 6~10mm，分生果果棱发达，具木栓质翅，有棕色粗毛。花期 4~6 月，果期 5~8 月。

产于福建、广东、海南、河北、江苏、辽宁、山东、台湾、浙江。生于海边沙滩或栽培。

性状 本品呈细长圆柱形，偶有分枝，长 15~45cm，直径 0.4~1.2cm。表面淡黄白色，略粗糙，偶有残存外皮，不去外皮的表面黄棕色。全体有细纵皱纹和纵沟，并有棕黄色点状细根痕；顶端常留有黄棕色根状茎残基；上端稍细，中部略粗，下部渐细。质脆，易折断，断面皮部浅黄白色，木部黄色。气特异，味微甘。

功能主治 养阴清肺，益胃生津。用于肺热燥咳，劳嗽痰血，胃阴不足，热病津伤，咽干口渴。

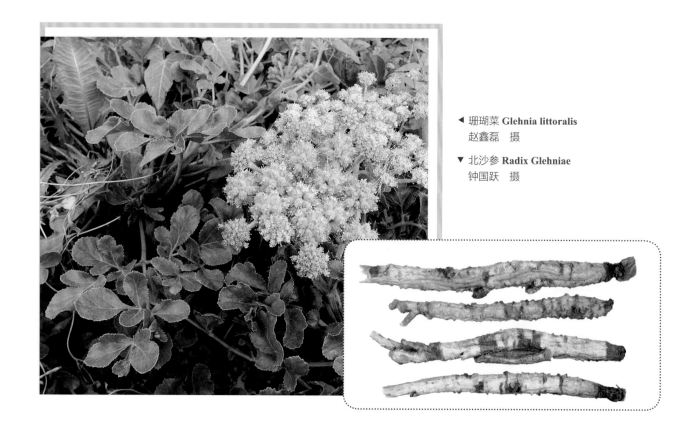

◀ 珊瑚菜 Glehnia littoralis
赵鑫磊 摄

▼ 北沙参 Radix Glehniae
钟国跃 摄

四季青 Sijiqing

FOLIUM ILICIS CHINENSIS

本品为冬青科植物冬青 **Ilex chinensis** Sims 的干燥叶。秋、冬二季采收，晒干。

原植物 冬青 **Ilex chinensis** Sims in Bot. Mag. 46: pl. 2043. 1819; 中国植物志，45（2）：30, 1999; 中华人民共和国药典（1977），1: 160, 1978.

常绿乔木，高13m；树皮灰黑色，当年小枝浅灰色。叶片薄革质至革质，椭圆形或披针形，稀卵形，长5~11cm，宽2~4cm，先端渐尖，基部楔形或钝，边缘具圆齿，叶面绿色，有光泽，无毛，或雄株的幼枝顶芽、幼叶叶柄及主脉被长柔毛，侧脉6~9对，网脉下面明显；叶柄长8~15mm。花雌雄异株，紫红色或淡紫色，4~5基数；雄花7~24朵排成三至四回二歧聚伞花序，腋生，总花梗长7~14mm，二级轴长2~5mm，花梗长2mm，无毛，花萼浅杯状；花冠辐状，花瓣卵形，长2.5mm，基部稍合生；雄蕊短于花瓣；雌花3~7朵排成一至二回二歧聚伞花序，花梗长6~10mm，花萼与花瓣同雄花，退化雄蕊长为花瓣的1/2；子房卵球形，柱头厚盘状。果椭圆形，长10~12mm，深红色；分核4~5，背部具1深纵沟，内果皮厚革质。 花期4~5月，果期7~12月。

产于长江流域及其以南各省区。生于海拔500~1000m的山坡常绿阔叶林中或林缘。

性 状 本品呈椭圆形或狭长椭圆形，长6~12cm，宽2~4cm。先端急尖或渐尖，基部楔形，边缘具疏浅锯齿。上表面棕褐色或灰绿色，有光泽；下表面色较浅；叶柄长0.5~1.8cm。革质。气微清香，味苦、涩。

功能主治 清热解毒，消肿祛瘀。用于肺热咳嗽，咽喉肿痛，痢疾，胁痛，热淋；外治烧烫伤，皮肤溃疡。

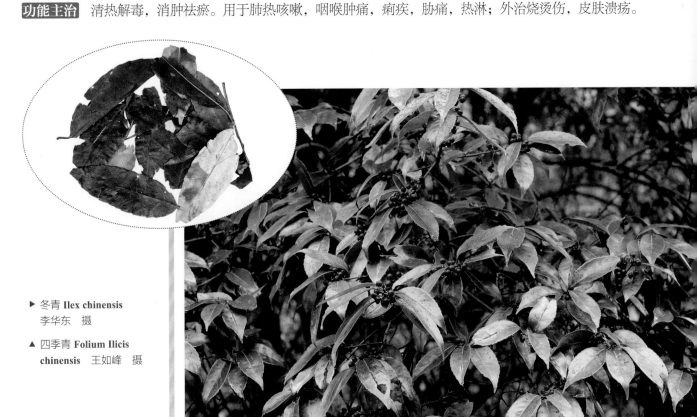

▶ 冬青 **Ilex chinensis**
李华东 摄

▲ 四季青 **Folium Ilicis chinensis** 王如峰 摄

生姜 Shengjiang

RHIZOMA ZINGIBERIS RECENS

本品为姜科植物姜 **Zingiber officinale** Rosc. 的新鲜根状茎。秋、冬二季采挖，除去须根和泥沙。

原 植 物 见"干姜"项下。

性 状 本品呈不规则块状，略扁，具指状分枝，长 4 ~ 18cm，厚 1 ~ 3cm。表面黄褐色或灰棕色，有环节，分枝顶端有茎痕或芽。质脆，易折断，断面浅黄色，内皮层环纹明显，维管束散在。气香特异，味辛辣。

功能主治 解表散寒，温中止呕，化痰止咳，解鱼蟹毒。用于风寒感冒，胃寒呕吐，寒痰咳嗽，鱼蟹中毒。

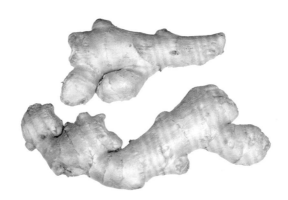

生姜 **Rhizoma Zingiberis Recens** 王如峰 摄

仙茅 Xianmao

本品为石蒜科植物仙茅 **Curculigo orchioides** Gaertn. 的干燥根状茎。秋、冬二季采挖，除去根头和须根，洗净，干燥。

原植物　仙茅 **Curculigo orchioides** Gaertn. Fruct. Sem. Pl. 1: 63, pl. 16. 1788; 中国植物志，16（1）：37，1985; 中华人民共和国药典（1963），1: 77, 1964.

　　根状茎近圆柱形，粗厚，直生，直径约 1cm，长可达 10cm。叶线形、线状披针形或披针形，大小变化甚大，长 10~45（~90）cm，宽 5~25mm，顶端长渐尖，基部渐狭成短柄或近无柄，两面散生疏柔毛或无毛。花茎甚短，长 6~7cm，大部分藏于鞘状叶柄基部之内，亦被毛；苞片披针形，长 2.5~5cm，具缘毛；总状花序多少呈伞房状，通常具 4~6 朵花；花黄色；花梗长约 2mm；花被裂片长圆状披针形，长 8~12mm，宽 2.5~3mm，外轮的背面有时散生长柔毛；雄蕊长约为花被裂片的 1/2，花丝长 1.5~2.5mm，花药长 2~4mm；柱头 3 裂，分裂部分较花柱为长；子房狭长，顶端具长喙，连喙长达 7.5mm（喙约占 1/3），被疏毛。浆果近纺锤状，长 1.2~1.5cm，宽约 6mm，顶端有长喙。种子表面具纵凸纹。花、果期 4~9 月。

　　产于浙江、江西、福建、台湾、湖南、广东、广西、四川南部、云南和贵州。生于海拔 1600m 以下的林中、草地或荒坡上。

性　状　本品呈圆柱形，略弯曲，长 3~10cm，直径 0.4~1.2cm。表面棕色至褐色，粗糙，有细孔状的须根痕和横皱纹。质硬而脆，易折断，断面不平坦，灰白色至棕褐色，近中心处色较深。气微香，味微苦、辛。

功能主治　补肾阳，强筋骨，祛寒湿。用于阳痿精冷，筋骨痿软，腰膝冷痛，阳虚冷泻。

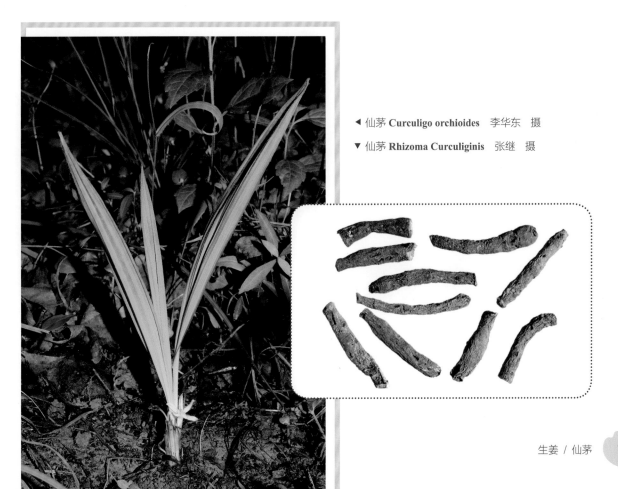

◀ 仙茅 **Curculigo orchioides**　李华东　摄

▼ 仙茅 **Rhizoma Curculiginis**　张继　摄

仙鹤草 Xianhecao

HERBA AGRIMONIAE

本品为蔷薇科植物龙芽草 **Agrimonia pilosa** Ledeb. 的干燥地上部分。夏、秋二季茎叶茂盛时采割，除去杂质，干燥。

原植物 龙芽草 **Agrimonia pilosa** Ledeb. in Ind. Sern. Hort. Dorpat. Suppl. 1. 1823; 中国植物志 , 37: 457, 1985; 中华人民共和国药典（1963），1: 78, 1964.

多年生草本。根状茎短，基部常有 1 至数个地下芽。茎高 30～120cm，被柔毛及短柔毛，稀下部被稀疏长硬毛。叶为间断奇数羽状复叶，有小叶 3～4 对，向上减少至 3 小叶；叶柄被稀疏柔毛或短柔毛；小叶片无柄或有短柄，倒卵形、倒卵状椭圆形或倒卵状披针形，长 1.5～5cm，宽 1～2.5cm，基部楔形至宽楔形，边缘有急尖至圆钝锯齿，先端急尖至圆钝，两面被疏柔毛，稀脱落几无毛，有显著腺点；托叶草质，绿色，镰形，稀卵形，边缘有尖锐锯齿或裂片。穗状总状花序顶生，分枝或不分枝，花序轴被柔毛；花梗长 1～5mm，被柔毛；苞片通常深 3 裂，小苞片对生，卵形；花直径 6～9mm；萼片 5，三角状卵形；花瓣黄色，长圆形；雄蕊 5～8（～15）枚；花柱 2，柱头头状。果实倒卵圆锥形，外面有 10 条肋，被疏柔毛，顶端有数层钩刺，幼时直立，成熟时靠合，连钩刺长 7～8mm，最宽处直径 3～4mm。花、果期 5～12 月。

产于我国南北各省区。生于海拔 100～3800m 的溪边、草地、路边、灌丛、林缘及疏林下。

性状 本品长 50～100cm，全体被白色柔毛。茎下部圆柱形，直径 4～6mm，红棕色，上部方柱形，四面略凹陷，绿褐色，有纵沟和棱线，有节；体轻，质硬，易折断，断面中空。单数羽状复叶互生，暗绿色，皱缩卷曲；质脆，易碎；叶片有大小 2 种，相间生于叶轴上，顶端小叶较大，完整小叶片展平后呈卵形或长椭圆形，先端尖，基部楔形，边缘有锯齿；托叶 2，抱茎，斜卵形。总状花序细长，花萼下部呈筒状，萼筒上部有钩刺，先端 5 裂，花瓣黄色。气微，味微苦。

功能主治 收敛止血，截疟，止痢，解毒，补虚。用于咯血，吐血，崩漏下血，疟疾，血痢，痈肿疮毒，阴痒带下，脱力劳伤。

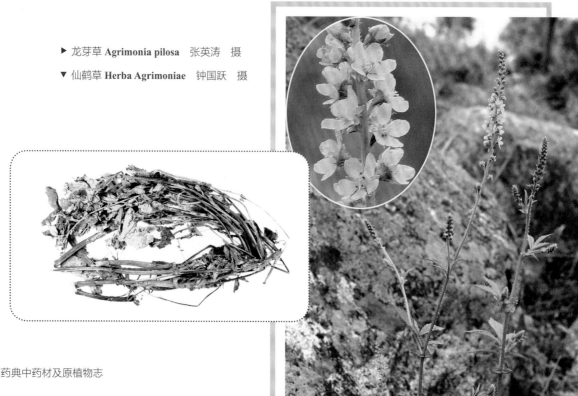

▶ 龙芽草 Agrimonia pilosa 张英涛 摄
▼ 仙鹤草 Herba Agrimoniae 钟国跃 摄

白及 Baiji

RHIZOMA BLETILLAE

本品为兰科植物白及 **Bletilla striata**（Thunb.）Reichb. f. 的干燥块茎。夏、秋二季采挖，除去须根，洗净，置沸水中煮或蒸至无白心，晒至半干，除去外皮，晒干。

原植物 白及 **Bletilla striata**（Thunb.）Reichb. f. in Bot. Zeit. 36: 75. 1878; 中国植物志 , 18: 50, 1999; 中华人民共和国药典（1963）, 1: 79, 1964.

植株高 18～60cm。假鳞茎扁球形，上面具荸荠似的环带，富黏性。茎粗壮，劲直。叶 4～6 枚。叶片狭长圆形或披针形，长 8～29cm，宽 1.5～4cm，先端急尖，基部收狭成鞘并抱茎。花序具 3～10 朵花，常不分枝或极罕分枝；花序轴或多或少呈"之"字状曲折；花苞片长圆状披针形，长 2～2.5cm，开花时常凋落；花大，紫红色或粉红色；萼片和花瓣近等长，狭长圆形，长 25～30mm，宽 6～8mm，花瓣较萼片稍宽；唇瓣较萼片和花瓣稍短，倒卵状椭圆形，长 23～28mm，白色或带紫红色，具紫色脉，唇盘上面具 5 条纵脊状褶片；褶片从基部伸达中裂片近顶部，仅在中裂片上面为波状；蕊柱长 18～20mm，具狭翅，稍内弯。蒴果。花期 4～5 月。

产于陕西南部、甘肃东南部、江苏、安徽、浙江、江西、福建、湖北、湖南、广东、广西、四川和贵州。生于海拔 100～3200m 的常绿阔叶林下、栎树林或针叶林下、路边草丛或岩石缝中。

性　状 本品呈不规则扁圆形，多有 2～3 个爪状分枝，少数具 4～5 个爪状分枝，长 1.5～6cm，厚 0.5～3cm。表面灰白色至灰棕色，有数圈同心环节和棕色点状须根痕，上面有突起的茎痕，下面有连接另一块茎的痕迹。质坚硬，不易折断，断面类白色，角质样。气微，味苦，嚼之有黏性。

功能主治 收敛止血，消肿生肌。用于咯血，吐血，外伤出血，疮疡肿毒，皮肤皲裂。

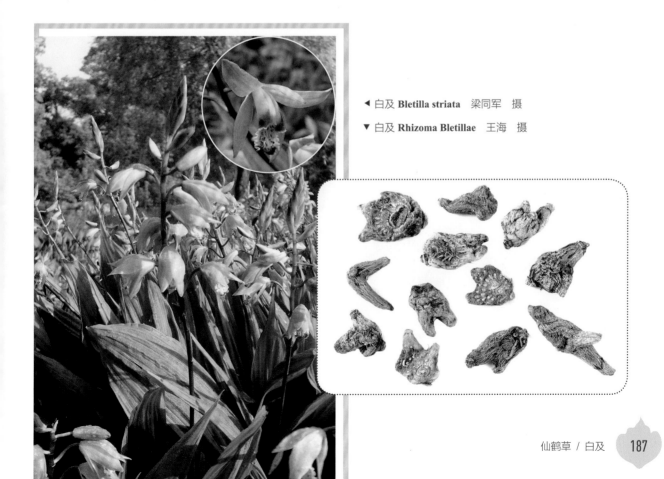

◀ 白及 **Bletilla striata** 梁同军 摄

▼ 白及 **Rhizoma Bletillae** 王海 摄

白术 Baizhu

本品为菊科植物白术 **Atractylodes macrocephala** Koidz. 的干燥根状茎。冬季下部叶枯黄、上部叶变脆时采挖，除去泥沙，烘干或晒干，再除去须根。

原 植 物 白术 **Atractylodes macrocephala** Koidz., Fl. Symb. Orient.-Asiat. 5. 1930; 中国植物志, 78（1）: 28, 1987; 中华人民共和国药典（1963）, 1: 79, 1964.

多年生草本，高 20～60cm，根状茎结节状。茎直立，自中下部长分枝，无毛。中部茎叶有长叶柄，叶片 3～5 羽状全裂，少有不裂叶为长椭圆形，侧裂片 1～2 对，倒披针形、椭圆形或长椭圆形，顶裂片比侧裂片大；自中部茎叶向上向下，叶渐小，接花序下部的叶不裂，无柄；或大部茎叶不裂，杂有 3～5 羽状全裂的叶。全部叶纸质，两面绿色，无毛。边缘或裂片边缘具针刺状缘毛或细刺齿。头状花序单生茎枝顶端，具 6～10 个头状花序。苞叶针刺状羽状全裂。总苞大，宽钟状，直径 3～4cm，总苞片 9～10 层；外层及中外层长卵形或三角形；中层披针形或椭圆状披针形；最内层宽线形，苞片边缘具白色蛛丝毛。小花紫红色。瘦果倒圆锥状，被稠密的白色贴伏长直毛。冠毛刚毛羽毛状，污白色，基部连合成环。花、果期 8～10 月。

产于江西、湖南、浙江、四川，野生于山坡草地、山坡林下。江苏、福建、安徽、浙江、湖北等省区也有栽培。

性　　状 本品为不规则的肥厚团块，长 3～13cm，直径 1.5～7cm。表面灰黄色或灰棕色，有瘤状突起及断续的纵皱和沟纹，并有须根痕，顶端有残留茎基和芽痕。质坚硬不易折断，断面不平坦，黄白色至淡棕色，有棕黄色的点状油室散在；烘干者断面角质样，色较深或有裂隙。气清香，味甘、微辛，嚼之略带黏性。

功能主治 健脾益气，燥湿利水，止汗，安胎。用于脾虚食少，腹胀泄泻，痰饮眩悸，水肿，自汗，胎动不安。

▶ 白术 Atractylodes macrocephala
　李华东　摄

▼ 白术 Rhizoma Atractylodis macrocephalae
　王海　摄

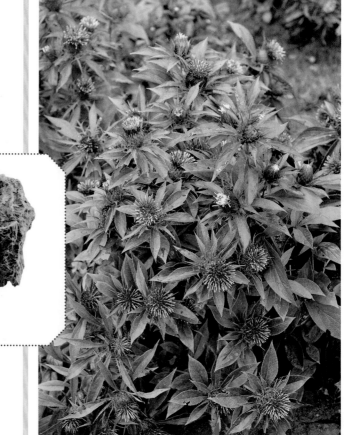

白头翁 Baitouweng

RADIX PULSATILLAE

本品为毛茛科植物白头翁 **Pulsatilla chinensis**（Bge.）Regel 的干燥根。春、秋二季采挖，除去泥沙，干燥。

原 植 物 白头翁 **Pulsatilla chinensis**（Bge.）Regel in Tent. Fl. Ussur. 5. 1861; 中国植物志, 28: 65, 1980; 中华人民共和国药典（1963）, 1: 80, 1964.

植株高 15~35cm。根状茎直径 0.8~1.5cm。基生叶 4~5，通常在开花时刚刚生出，有长柄；叶片宽卵形，三全裂，中全裂片有柄或近无柄，宽卵形，三深裂，中深裂片楔状倒卵形，少有狭楔形或倒梯形，全缘或有齿，侧深裂片不等二浅裂，侧全裂片无柄或近无柄，不等三深裂，表面变无毛，背面有长柔毛；叶柄长 7~15cm，有密长柔毛。花葶 1~2，有柔毛；苞片 3，基部合生成 3~10mm 筒，三深裂，深裂片条形，不分裂或上部三浅裂，背面密被长柔毛；花梗长 2.5~5.5cm；花直立；萼片蓝紫色，长圆状卵形，背面有密柔毛；雄蕊长约为萼片之半。聚合果直径 9~12cm，瘦果纺锤形，扁，有长柔毛，宿存花柱长 3.5~6.5cm，有向上斜展的长柔毛。花期 4~5 月。

产于四川、湖北北部、江苏、安徽、河南、甘肃南部、陕西、山西、山东、河北、内蒙古、辽宁、吉林、黑龙江。生于平原和低山山坡草丛中、林边或干旱多石的坡地。

性　　状 本品呈类圆柱形或圆锥形，稍扭曲，长 6~20cm，直径 0.5~2cm。表面黄棕色或棕褐色，具不规则纵皱纹或纵沟，皮部易脱落，露出黄色的木部，有的有网状裂纹或裂隙，近根头处常有朽状凹洞。根头部稍膨大，有白色绒毛。有的可见鞘状叶柄残基。质硬而脆，断面皮部黄白色或淡黄棕色，木部淡黄色。气微，味微苦涩。

功能主治 清热解毒，凉血止痢。用于热毒血痢，阴痒带下。

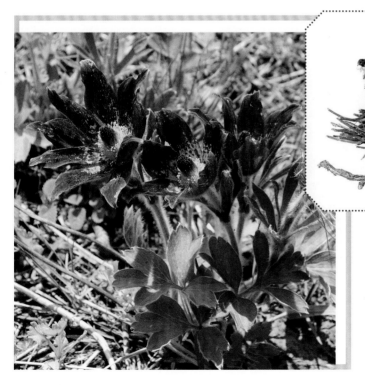

◀ 白头翁 **Pulsatilla chinensis**
张英涛　摄

▲ 白头翁 **Radix Pulsatillae**
钟国跃　摄

白芍 Baishao

本品为毛茛科植物芍药 **Paeonia lactiflora** Pall. 的干燥根。夏、秋二季采挖，洗净，除去头尾和细根，置沸水中煮后除去外皮或去皮后再煮，晒干。

原植物 芍药 **Paeonia lactiflora** Pall. Reise 3: 286. 1776; 中国植物志, 27: 51, 1979; 中华人民共和国药典（1963），1: 81, 1964.

多年生草本，高 40～70cm，无毛。根肥大，纺锤形或圆柱形，黑褐色。茎直立，上部分枝，基部有数枚鞘状膜质鳞片。叶互生；叶柄长达 9cm，位于茎顶部者叶柄较短；茎下部叶为二回三出复叶，上部叶为三出复叶；小叶狭卵形、椭圆形或披针形，长 7.5～12cm，宽 2～4cm，先端渐尖，基部楔形或偏斜，边缘具白色软骨质细齿，两面无毛，下面沿叶脉疏生短柔毛，近革质。花两性，数朵生茎顶和叶腋，直径 7～12cm；苞片 4～5，披针形，大小不等；萼片 4，宽卵形或近圆形，长 1～1.5cm，宽 1～1.7cm，绿色，宿存；花瓣 9～13，倒卵形，长 3.5～6cm，宽 1.5～4.5cm，白色，有时基部具深紫色斑块或粉红色，栽培品花瓣各色并具重瓣；雄蕊多数，花丝长 7～12mm，花药黄色；花盘浅杯状，包裹心皮基部，先端裂片钝圆；心皮（2～）4～5，离生，无毛。蓇葖果卵形或卵圆形，长 2.5～3cm，直径 1.2～1.5cm，先端具喙。花期 5～6 月，果期 6～8 月。

产于东北、华北、陕西及甘肃南部。在东北分布于海拔 480～700m 的山坡草地及林下，在其他各省分布于海拔 1000～2300m 的山坡草地。多数省区均有栽培。

性状 本品呈圆柱形，平直或稍弯曲，两端平截，长 5～18cm，直径 1～2.5cm。表面类白色或淡棕红色，光洁或有纵皱纹及细根痕，偶有残存的棕褐色外皮。质坚实，不易折断，断面较平坦，类白色或微带棕红色，形成层环明显，射线放射状。气微，味微苦、酸。

功能主治 养血调经，敛阴止汗，柔肝止痛，平抑肝阳。用于血虚萎黄，月经不调，自汗，盗汗，胁痛，腹痛，四肢挛痛，头痛眩晕。

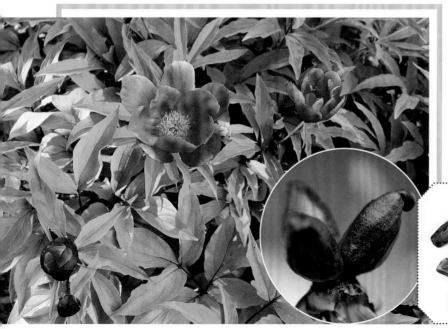

◄ 芍药 Paeonia lactiflora
张英涛 摄

▼ 白芍 Radix Paeoniae Alba
钟国跃 摄

白芷 Baizhi

RADIX ANGELICAE DAHURICAE ET AL.

本品为伞形科植物白芷 **Angelica dahurica**（Fisch. ex Hoffm.）Benth. et Hook. f. 或杭白芷 **Angelica dahurica**（Fisch. ex Hoffm.）Benth. et Hook. f. var. **formosana**（Boiss.）Shan et Yuan 的干燥根。夏、秋间叶黄时采挖，除去须根和泥沙，晒干或低温干燥。

原 植 物

白芷 Angelica dahurica（Fisch. ex Hoffm.）Benth. et Hook. f. in Enum. Pl. Jap. 1（1）: 187. 1873; 中国植物志，55（3）: 35, 1992; 中华人民共和国药典（1977），1: 170, 1978.——*A. dahurica*（Fisch.）Benth. et Hook., 中华人民共和国药典（1963），1: 82, 1964.

多年生草本。根粗大，直径 3～5cm，有时有数条支根，具强烈香味。茎高达 2.5m，粗壮，直径 2～5（～9）cm，中空，通常呈紫红色，近花序处有短柔毛。叶大，叶柄长，叶鞘抱茎；叶片二至三回羽状分裂，最终裂片卵形至长卵形，长 2～6cm，先端锐尖，边缘有尖锐的重锯齿，基部下延成小柄；茎上部的叶较小，叶柄全部扩大成卵状的叶鞘。复伞形花序，总苞片无或 1～2 片呈膨大的鞘状；小总苞 14～16 片，狭披针形。无花萼；花瓣白色，卵状披针形，先端渐尖。双悬果扁平椭圆形或近于圆形，分生果背棱粗圆钝形，明显，侧棱宽翅状；棱槽油管 1，合生面油管 2。花期 6～7 月，果期 7～9 月。

产于东北、华北。多生于海拔 500～1000m 的河岸、溪边。

杭白芷 Angelica dahurica（Fisch. ex Hoffm.）Benth. et Hook. f. var. **formosana**（Boiss.）Shan et Yuan in Bull. Nanjing Bot. Gard. Mem. 7: 35. 1979; 中国植物志，55（3）: 36, 1992; 中华人民共和国药典（1977），1: 170, 1978.

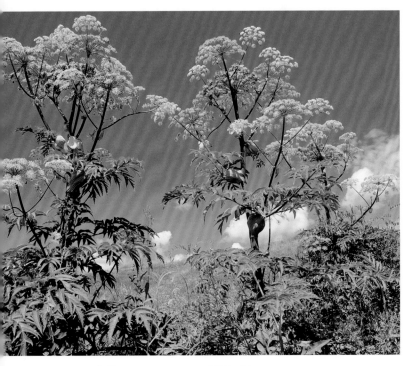

白芷 Angelica dahurica　周繇　摄

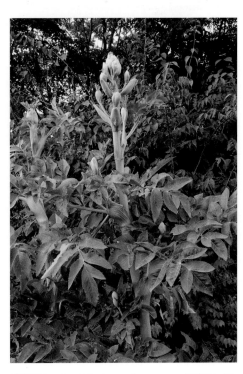

杭白芷 Angelica dahurica var. **formosana**　赵鑫磊　摄

本变种与白芷原变种的植物形态基本一致，但植株高 1～1.5m。茎及叶鞘多为黄绿色。根长圆锥形，上部近方形，表面灰棕色，有多数较大的皮孔样横向突起，略排列成数纵行，质硬较重，断面白色，粉性大。

栽培于四川、浙江、湖南、湖北、江西、江苏、安徽等省区。

性　状　本品呈长圆锥形，长 10～25cm，直径 1.5～2.5cm。表面灰棕色或黄棕色，根头部钝四棱形或近圆形，具纵皱纹、支根痕及皮孔样的横向突起，有的排列成四纵行。顶端有凹陷的茎痕。质坚实，断面白色或灰白色，粉性，形成层环棕色，近方形或近圆形，皮部散有多数棕色油点。气芳香，味辛、微苦。

功能主治　解表散寒，祛风止痛，宣通鼻窍，燥湿止带，消肿排脓。用于感冒头痛，眉棱骨痛，鼻塞流涕，鼻衄，鼻渊，牙痛，带下，疮疡肿痛。

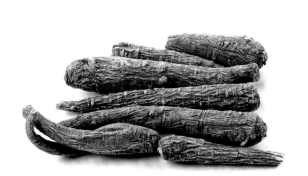

白芷 Radix Angelicae dahuricae　王海　摄

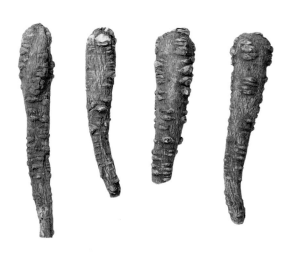

白芷 Radix Angelica dahuricae formosanae　张英涛　摄

白附子 Baifuzi

本品为天南星科植物独角莲 **Typhonium giganteum** Engl. 的干燥块茎。秋季采挖，除去须根和外皮，晒干。

原植物 独角莲 **Typhonium giganteum** Engl. in Bot. Jahrb. Syst. 4（1）：66. 1883；中国植物志 13（2）：102，1979；中华人民共和国药典（1963），1：210，1964.

块茎倒卵形。通常 1~2 年生的只有 1 叶，3~4 年生的有 3~4 叶。叶柄圆柱形，长约 60cm，密生紫色斑点；叶片幼时内卷如角状，后即展开，箭形，长 15~45cm，宽 9~25cm，先端渐尖，基部箭状，后裂片叉开成 70° 的锐角，钝。佛焰苞紫色，管部圆筒形或长圆状卵形，长约 6cm，粗 3cm。檐部卵形，展开，长达 15cm，先端渐尖常弯曲。肉穗花序几无梗，长达 14cm，雌花序圆柱形，长约 3cm，粗 1.5cm，中性花序长 3cm，粗约 5mm；雄花序长 2cm，粗 8mm，附属器紫色，长（2~）6cm，粗 5mm，圆柱形，直立，基部无柄，先端钝。雄花无柄，药室卵圆形，顶孔开裂。雌花子房圆柱形，顶部截平，胚珠 2；柱头无柄，圆形。花期 6~8 月，果期 7~9 月。

产于吉林、辽宁、河北、陕西、甘肃、山东、河南、湖北、四川至西藏南部。通常生于海拔 1500m 以下的荒地、山坡、水沟旁。

性状 本品呈椭圆形或卵圆形，长 2~5cm，直径 1~3cm。表面白色至黄白色，略粗糙，有环纹及须根痕，顶端有茎痕或芽痕。质坚硬，断面白色，粉性。气微，味淡、麻辣刺舌。

功能主治 祛风痰，定惊搐，解毒散结，止痛。用于中风痰壅，口眼㖞斜，语言謇涩，惊风癫痫，破伤风，痰厥头痛，偏正头痛，瘰疬痰核，毒蛇咬伤。

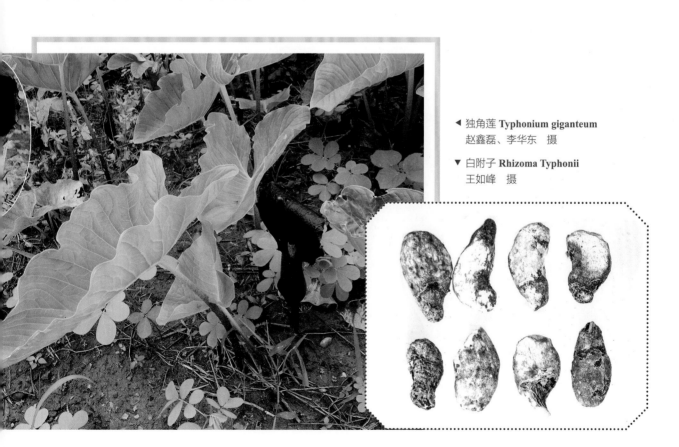

◀ 独角莲 Typhonium giganteum
赵鑫磊、李华东 摄

▼ 白附子 Rhizoma Typhonii
王如峰 摄

白茅根 Baimaogen

RHIZOMA IMPERATAE

本品为禾本科植物白茅 **Imperata cylindrica** Beauv. var. **major**（Nees）C. E. Hubb. 的干燥根状茎。春、秋二季采挖，洗净，晒干，除去须根和膜质叶鞘，捆成小把。

原 植 物 白茅 **Imperata cylindrica** Beauv. var. **major**（Nees）C. E. Hubb. in Grass. Mauritius & Rodriguez 96. 1940；Fl. China 22：583. 2006；中华人民共和国药典（1963），1：86，1964.

多年生草本，高 20～100cm。根状茎白色，匍匐横走，密被鳞片。秆丛生，直立，圆柱形，光滑无毛，基部被多数老叶及残留的叶鞘。叶线形或线状披针形；根出叶长几与植株相等；茎生叶较短，宽 3～8mm，叶鞘褐色，无毛，或上部及边缘和鞘口具纤毛，具短叶舌。圆锥花序紧缩呈穗状花序，顶生，圆筒状，长 5～20cm，宽 1～2.5cm；小穗披针形或长圆形，成对排列在花序轴上，其中一小穗具较长的梗，另一小穗的梗较短；花两性，每小穗具 1 花，基部被白色丝状柔毛；两颖相等或第 1 颖稍短而狭，具 3～4 脉，第 2 颖较宽，具 4～6 脉；稃膜质，无毛，第 1 外稃卵状长圆形，内稃短，第 2 外稃披针形，与内稃等长；雄蕊 2，花药黄色，长约 3mm；雌蕊 1，具较长的花柱，柱头羽毛状。颖果椭圆形，暗褐色，成熟的果序被白色长柔毛。花期 5～6 月，果期 6～7 月。

产于东北、华北、华东、中南、西南及陕西、甘肃等地。生于路旁向阳干草地或山坡上。

性　　状 本品呈长圆柱形，长 30～60cm，直径 0.2～0.4cm。表面黄白色或淡黄色，微有光泽，具纵皱纹，节明显，稍突起，节间长短不等，通常长 1.5～3cm。体轻，质略脆，断面皮部白色，多有裂隙，放射状排列，中柱淡黄色，易与皮部剥离。气微，味微甜。

功能主治 凉血止血，清热利尿。用于血热吐血，衄血，尿血，热病烦渴，湿热黄疸，水肿尿少，热淋涩痛。

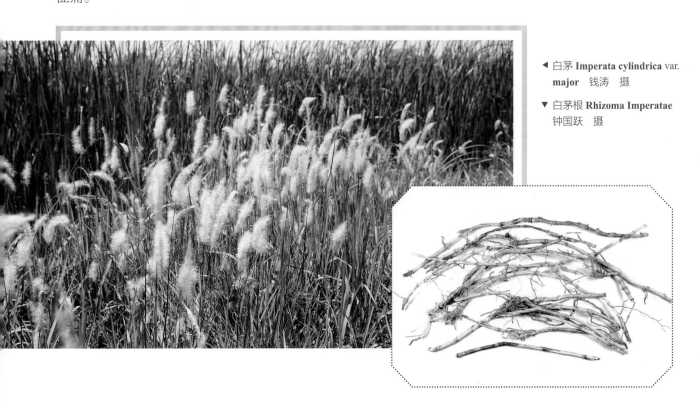

◀ 白茅 Imperata cylindrica var. major　钱涛　摄

▼ 白茅根 Rhizoma Imperatae
钟国跃　摄

白果 Baiguo

本品为银杏科植物银杏 **Ginkgo biloba** L. 的干燥成熟种子。秋季种子成熟时采收，除去肉质外种皮，洗净，稍蒸或略煮后，烘干。

原植物 **银杏 Ginkgo biloba** L., Mant. Pl. 2: 313.1771; 中国植物志, 7: 18, 1978; 中华人民共和国药典（1963）, 1: 84, 1964.

乔木，高达 40m，胸径 4m。树皮灰褐色，纵裂；大枝斜展；一年生长枝淡褐黄色，二年生以上变为灰色；短枝密被叶痕，黑灰色；叶扇形，上部宽 5～8cm，上缘有浅或深的波状缺刻，有时中部缺裂较深，基部宽楔形，有长柄；叶在一年生长枝上螺旋状散生，在短枝上 3～8 叶呈簇生状，秋季落叶前变为黄色。球花雌雄异株，单性，簇生于短枝顶端的鳞片状叶腋内；雄球花 4～6 生于短枝顶端叶腋或苞腋，柔荑状下垂，淡黄色；雌球花生于短枝叶丛中，具长梗，梗端常分为两叉，稀有 3～5 叉或不分叉的，叉顶端形成盘状珠座，各着生一枚胚珠，常一枚发育，淡绿色。种子具长梗，下垂，常为椭圆形、长倒卵形、卵圆形或近圆球形，长 2.5～3.5cm。外种皮肉质，熟时黄色或橙黄色，被白粉，有臭味；中种皮白色，骨质，具 2～3 条纵脊；内种皮膜质，淡红褐色；胚乳肉质，味甘略苦；球花期 3～4 月，种子 9～10 月成熟。

浙江天目山有野生植株，常见栽培。

性状 本品略呈椭圆形，一端稍尖，另端钝，长 1.5～2.5cm，宽 1～2cm，厚约 1cm。表面黄白色或淡棕黄色，平滑，具 2～3 条棱线。中种皮（壳）骨质，坚硬。内种皮膜质，种仁宽卵球形或椭圆形，一端淡棕色，另一端金黄色，横断面外层黄色，胶质样，内层淡黄色或淡绿色，粉性，中间有空隙。气微，味甘、微苦。

功能主治 敛肺定喘，止带缩尿。用于痰多喘咳，带下白浊，遗尿尿频。

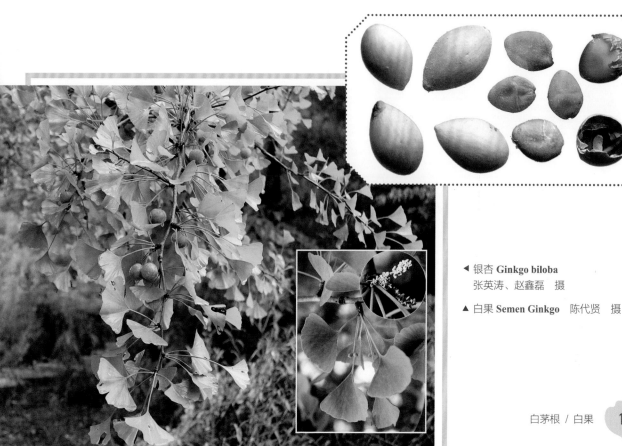

◀ 银杏 Ginkgo biloba
张英涛、赵鑫磊 摄

▲ 白果 Semen Ginkgo 陈代贤 摄

白屈菜 Baiqucai

HERBA CHELIDONII

本品为罂粟科植物白屈菜 **Chelidonium majus** L. 的干燥全草。夏、秋二季采挖，除去泥砂，阴干或晒干。

原植物 白屈菜 **Chelidonium majus** L. Sp. pl. 505. 1753; 中国植物志，32: 74. 1999; 中华人民共和国药典（1977），1: 176, 1978.

多年生草本，高 30～100cm，有黄色乳汁。茎直立，多分枝，嫩绿色，被白粉，疏生柔毛。叶互生，一至二回羽状全裂，基生叶全裂片 5～8 对，茎生叶全裂片 2～4 对，边缘有不整齐缺刻，上面近无毛，下面疏生短柔毛，有白粉。花数朵，伞状排列；萼片 2，早落；花瓣 4，黄色，倒卵圆形，雄蕊多数；子房线形，无毛。蒴果线状圆柱形，成熟时由基部向上开裂。种子多数，卵球形，黄褐色，有光泽及网纹。花期 5～8 月，果期 6～10 月。

我国大部分省区均产。生于海拔 500～2200m 的山坡、山谷林缘草地或路旁、石缝。

性状 本品根呈圆锥状，多有分枝，密生须根。茎干瘪中空，表面黄绿色或绿褐色，有的可见白粉。叶互生，多皱缩、破碎，完整者为一至二回羽状分裂，裂片近对生，先端钝，边缘具不整齐的缺刻；上表面黄绿色，下表面绿灰色，具白色柔毛，脉上尤多。花瓣 4 片，卵圆形，黄色，雄蕊多数，雌蕊 1。蒴果细圆柱形；种子多数，卵形，细小，黑色。气微，味微苦。

功能主治 解痉止痛，止咳平喘。用于胃脘挛痛，咳嗽气喘，百日咳。

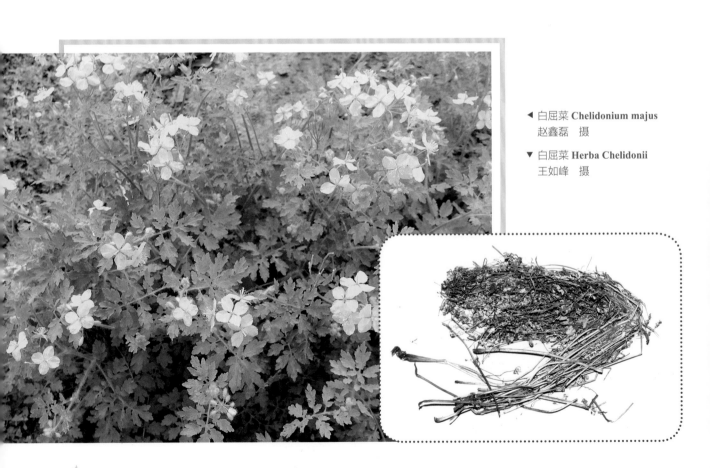

◄ 白屈菜 Chelidonium majus
赵鑫磊　摄

▼ 白屈菜 Herba Chelidonii
王如峰　摄

白前 Baiqian

本品为萝摩科植物柳叶白前 **Cynanchum stauntonii**（Decne.）Schltr. ex Lévl. 或芫花叶白前 **Cynanchum glaucescens**（Decne.）Hand.-Mazz. 的干燥根状茎和根。秋季采挖，洗净，晒干。

原 植 物

柳叶白前 Cynanchum stauntonii（Decne.）Schltr. ex Lévl., Mem. Real. Acad. Sci. Barcelona 12: 4. 1916; 中国植物志, 63: 337, 1977; 中华人民共和国药典（1977）, 1: 177, 1978. ——*C. stauntonii*（Decne.）Hand.-Mazz., 中华人民共和国药典（1963）, 1: 86, 1964.

多年生直立半灌木，高 0.5～1cm。根状茎横生或斜生，空如鹅管状，系极发达，根多而细，呈须状，黄白色或略带红棕。茎圆柱形，表面灰绿色，有细棱。叶对生，具短柄；叶片纸质，披针形或线状披针形，长 3～12cm，宽 0.3～1.4cm，先端渐尖，基部渐窄，全缘，中脉在叶背明显，侧脉约 6 对。伞形聚伞花序腋生，有 3～8 朵，小苞片多数；花萼 5 深裂，内面基部腺体不多；花冠辐状，5 深裂，裂片线形，紫红色，内面具长柔毛；副花冠裂片盾状，肥厚，较花药为短；雄蕊 5，与雌蕊合生成蕊柱，花药 2 室，每室具一淡黄色下垂的花粉块；柱头微突，包在花药的薄膜内。蓇葖果单生，窄长披针形，长达 9cm。种子披针形，黄棕色。先端具白色丝状绢毛。花期 5～8 月，果期 9～10 月。

产于江苏、江苏、安徽、浙江、江西、福建、湖北、湖南、广东、广西、贵州等地。生于海拔 100～500m 的山谷湿地、水旁或溪边浅水中。

芫花叶白前 Cynanchum glaucescens（Decne.）Hand.-Mazz., Symb. Sin. 7: 994. 1936; 中国植物志, 63: 353, 1977; 中华人民共和国药典（1963）, 1: 86, 1964.

直立矮灌木，高达 50cm；茎具二列柔毛。叶无毛，长圆形或长圆状披针形，长 1～5cm，宽 0.7～1.2cm，顶端钝或急尖，基部楔形或圆形，近无柄；侧脉不明显，约 3～5 对。伞形聚伞花序腋内或腋间生，比叶为短，无毛或具微毛，着花 10 余朵；花萼 5 深裂，内面基部有腺体 5 个，极小；花冠黄色、辐状；副花冠浅杯状，裂片 5，肉质，卵形，龙骨状内向，其端部倾倚于花药；花粉块每室 1 个，下垂；柱头扁平。蓇葖单生，

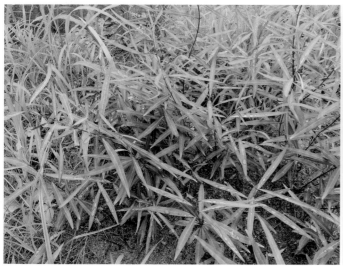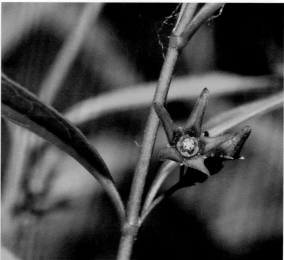

柳叶白前 **Cynanchum stauntonii**　赵鑫磊、周重建　摄

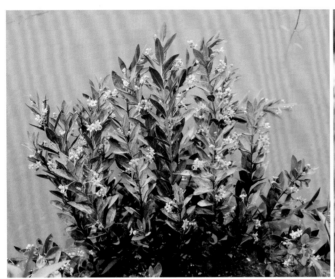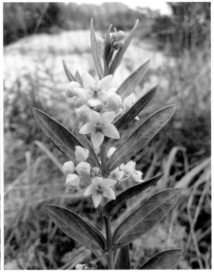

芫花叶白前 Cynanchum glaucescens 李华东、梁同军 摄

纺锤形，先端渐尖，基部紧窄，长 6cm，直径 1cm；种子扁平，宽约 5mm；种毛白色绢质，长 2cm。花期 5～11 月，果期 7～11 月。

产于江苏、浙江、福建、江西、湖南、广东、广西和四川等省区。生于海拔 100～300m 的江边河岸及沙石间。

性　　状

柳叶白前　本品根状茎呈细长圆柱形，有分枝，稍弯曲，长 4～15cm，直径 1.5～4mm。表面黄白色或黄棕色，节明显，节间长 1.5～4.5cm，顶端有残茎。质脆，断面中空。节处簇生纤细弯曲的根，长可达 10cm，直径不及 1mm，有多次分枝呈毛须状，常盘曲成团。气微，味微甜。

芫花叶白前　本品根状茎较短小或略呈块状；表面灰绿色或灰黄色，节间长 1～2cm。质较硬。根稍弯曲，直径约 1mm，分枝少。

功能主治　降气，消痰，止咳。用于肺气壅实，咳嗽痰多，胸满喘急。

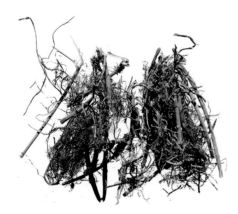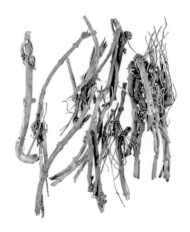

白前 Rhizoma et Radix Cynanchi stauntonii 何希荣 摄　　　　白前 Rhizoma et Radix Cynanchi glaucescensis 陈代贤 摄

白扁豆 Baibiandou

本品为豆科植物扁豆 **Dolichos lablab** L. 的干燥成熟种子。秋、冬二季采收成熟果实，晒干，取出种子，再晒干。

原 植 物 扁豆 **Dolichos lablab** L., Sp. Pl. 725. 1753; 中国植物志, 41: 271, 1995; 中华人民共和国药典（1963）, 1: 87, 1964.

一年生缠绕草质藤本，长达 6m。茎常呈淡紫色或淡绿色，无毛或疏被柔毛。三出复叶；叶柄长 4~14cm；托叶披针形或三角状卵形，被白色柔毛；顶生小叶柄长 1.5~3.5cm，两侧小叶柄较短，长 2~3mm，均被白色柔毛；顶生小叶宽三角状卵形，长 5~10cm，宽约与长相等，先端尖，基部广楔形或截形，全缘，两面均被短柔毛，沿叶脉处较多，基出 3 主脉，侧脉羽状；侧脉小叶斜卵形，两边不均等。总状花序腋生，长 15~25cm，直立，花序轴较粗壮；2~4 花或多花丛生于花序轴的节上，小苞片舌状，2 枚，早落；花萼宽钟状，先端 5 齿，上部 2 齿几乎完全合生，其余 3 齿近相等，边缘密被白色柔毛；花冠蝶形，白色或淡紫色，长约 2cm，旗瓣广椭圆形，先端向内微凹，翼瓣斜椭圆形，近基部处一侧有耳状突起，龙骨瓣舟状，弯曲几成直角；雄蕊 10，1 枚单生，其余 9 枚的花丝部分连合成管状，将雌蕊包被；子房线形，有绢毛，基部有腺体，花柱近先端有白色髯毛，柱头头状。荚果镰形或倒卵状长椭圆形，扁平，长 5~8cm，宽 1~3cm，先端较宽，顶上具一向下弯曲的喙，边缘粗糙。种子 2~5 颗，扁椭圆形，白色、红褐色或近黑色，长 8~13mm，宽 6~9mm，厚 4~7mm，种脐与种脊长而隆起，一侧边缘有隆起的白色半月形种阜。花期 6~8 月，果期 9 月。

全国各地均有栽培。主要产于辽宁、河北、山西、陕西、山东、江苏、安徽、浙江、江西、福建、台湾、河南、湖北、湖南、广东、海南、广西、四川、贵州、云南等地。

性 状 本品呈扁椭圆形或扁卵圆形，长 8~13mm，宽 6~9mm，厚约 7mm。表面淡黄白色或淡黄色，平滑，略有光泽，一侧边缘有隆起的白色眉状种阜。质坚硬。种皮薄而脆，子叶 2，肥厚，黄白色。气微，味淡，嚼之有豆腥气。

功能主治 健脾化湿，和中消暑。用于脾胃虚弱，食欲不振，大便溏泻，白带过多，暑湿吐泻，胸闷腹胀。炒白扁豆健脾化湿。用于脾虚泄泻，白带过多。

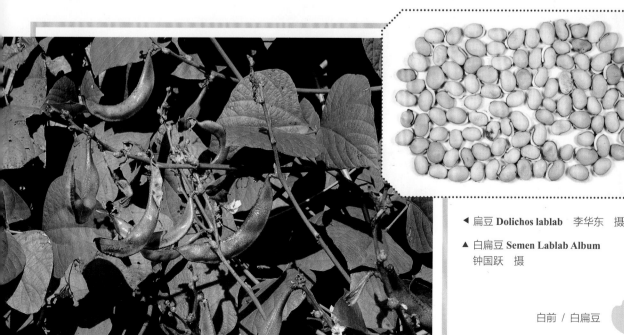

◀ 扁豆 **Dolichos lablab** 李华东 摄

▲ 白扁豆 Semen Lablab Album
钟国跃 摄

白蔹 Bailian

RADIX AMPELOPSIS

本品为葡萄科植物白蔹 **Ampelopsis japonica**（Thunb.）Makino 的干燥块根。春、秋二季采挖，除去泥沙和细根，切成纵瓣或斜片，晒干。

原植物 白蔹 **Ampelopsis japonica**（Thunb.）Makino in Bot. Mag.（Tokyo）17: 113. 1903; 中国植物志, 48（2）: 46, 1998; 中华人民共和国药典（1963）, 1: 91, 1964.

落叶攀援木质藤本，长约 1m。块根粗壮，肉质，卵形、长圆形或长纺锤形，深棕褐色，数个相聚。茎多分枝，幼枝带淡紫色，光滑，有细条纹；卷须与叶对生。掌状复叶互生；叶柄长 3~5cm，微淡紫色，光滑或略具细毛；叶片长 6~10cm，宽 7~12cm；小叶 3~5，羽状分裂或羽状缺刻，裂片卵形至椭圆状卵形或卵状披针形，先端渐尖，基部楔形，边缘有深锯齿或缺刻，中间裂片最长，两侧的较小，中轴有狭翅，裂片基部有关节，两面无毛。聚伞花序小，与叶对生，花序梗长 3~8cm，细长，常缠绕；花小，黄绿色；花萼 5 浅裂；花瓣、雄蕊各 5；花盘边缘稍分裂。浆果球形，直径约 6mm，熟时白色或蓝色，有针孔状凹点。花期 5~6 月，果期 9~10 月。

产于华北、东北、华东、中南及陕西、宁夏、四川等地。生于山地、荒坡及灌木林中。

性　状 本品纵瓣呈长圆形或近纺锤形，长 4~10cm，直径 1~2cm。切面周边常向内卷曲，中部有 1 突起的棱线。外皮红棕色或红褐色，有纵皱纹、细横纹及横长皮孔，易层层脱落，脱落处呈淡红棕色。斜片呈卵圆形，长 2.5~5cm，宽 2~3cm。切面类白色或浅红棕色，可见放射状纹理，周边较厚，微翘起或略弯曲。体轻，质硬脆，易折断，折断时，有粉尘飞出。气微，味甘。

功能主治 清热解毒，消痈散结，敛疮生肌。用于痈疽发背，疔疮，瘰疬，烧烫伤。

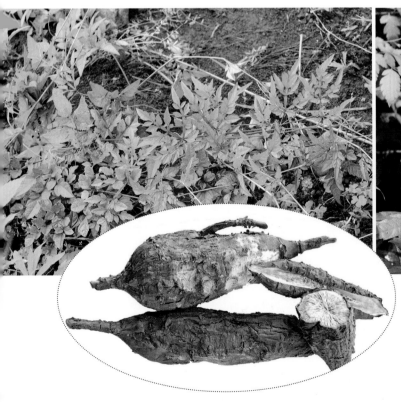

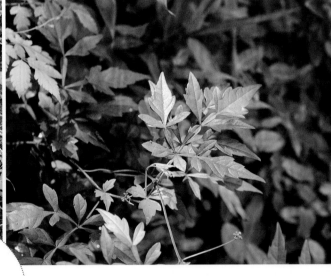

▲ 白蔹 **Ampelopsis japonica** 李华东 摄

◀ 白蔹 **Radix Ampelopsis** 陈代贤 摄

白鲜皮 Baixianpi

CORTEX DICTAMNI

本品为芸香科植物白鲜 **Dictamnus dasycarpus** Turcz. 的干燥根皮。春、秋二季采挖根部，除去泥沙和粗皮，剥取根皮，干燥。

原植物 白鲜 **Dictamnus dasycarpus** Turcz. in Bull. Soc. Nat. Mosc. 15: 637. 1842; 中国植物志，43（2）：91, 1997; 中华人民共和国药典（1963），1: 90, 1964.

多年生宿根草本。根斜生，肉质，淡黄白色。茎直立，幼嫩部分密被长毛及水泡状凸起的油点。一回羽状复叶，小叶对生9~13片，椭圆至长圆形，叶缘有细锯齿，叶脉不明显，成长叶的毛逐渐脱落；叶轴有狭窄的翼叶。总状花序长可达30cm；花梗长1~1.5cm；苞片狭披针形；萼片披针形，长6~8mm，宽2~3mm；花瓣白带淡紫红色或粉红带深紫红色脉纹，倒披针形，长2~2.5cm，宽5~8mm；雄蕊伸出于花瓣外；萼片及花瓣均密生透明油点。蓇葖果沿腹缝线开裂为5个分果瓣，每分果瓣又深裂为2小瓣，每分果瓣有种子2~3粒；种子阔卵形或近圆球形，长3~4mm，厚约3mm，光滑。花期5月，果期8~9月。

产于黑龙江、吉林、辽宁、内蒙古、河北、山东、河南、山西、宁夏、甘肃、陕西、新疆、安徽、江苏、江西（北部）、四川等省区。生于丘陵土坡或平地灌木丛中或草地或疏林下。

性状 本品呈卷筒状，长5~15cm，直径1~2cm，厚0.2~0.5cm。外表面灰白色或淡灰黄色，具细纵皱纹和细根痕，常有突起的颗粒状小点；内表面类白色，有细纵纹。质脆，折断时有粉尘飞扬，断面不平坦，略呈层片状，剥去外层，迎光可见闪烁的小亮点。有羊膻气，味微苦。

功能主治 清热燥湿，祛风解毒。用于湿热疮毒，黄水淋漓，湿疹，风疹，疥癣疮癞，风湿热痹，黄疸尿赤。

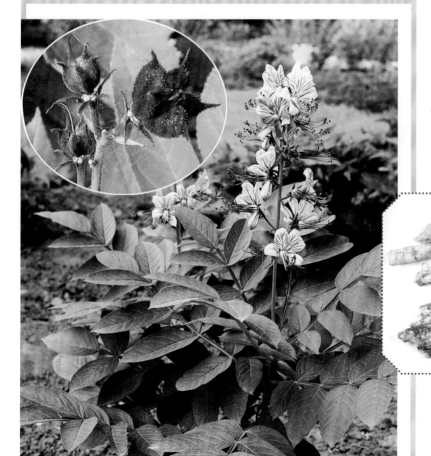

◀ 白鲜 **Dictamnus dasycarpus** 张英涛 摄

▼ 白鲜皮 Cortex Dictamni 钟国跃 摄

白薇 Baiwei

本品为萝藦科植物白薇 **Cynanchum atratum** Bge. 或蔓生白薇 **Cynanchum versicolor** Bge. 的干燥根和根状茎。春、秋二季采挖，洗净，干燥。

原 植 物

白薇 Cynanchum atratum Bge. in Mem. Acad. Sci. St. Petersb. Sav. Etrang. 2: 1-9（Enum. Pl. China Bor.）. 1832: Forbes et Hemsl. in Journ. Linn. Soc. Bot. 26: 104. 1889; 中国植物志, 63: 344, 1977; 中华人民共和国药典（1963），1: 91, 1964.

多年生直立草本，高达50cm。根须状，有香气。叶对生；叶柄长约5mm；叶片纸质，卵形或卵状长圆形，长5~8（~12）cm，宽3~4（~7）cm，先端急尖或渐尖，基部圆形或有时不明显的心形，两面被白色绒毛，背面及脉上被毛更密；侧脉6~7对，明显。伞形状聚伞花序，无总花梗，密集于茎节的周围，着花8~10朵；萼裂片披针形，长约3mm，边缘具缘毛，外面被短柔毛，内面基部具小腺体5个；花冠深紫色，辐状，直径1~1.2（~2.2）cm，外面被短柔毛；副花冠5裂，裂片与合蕊柱等高，顶端圆，贴生在花药上；花药具圆形膜片；花粉块长圆状椭圆体形，下垂；子房卵形，上位，柱头扁平。蓇葖果通常单生，纺锤形至披针形，长5.5~11cm，宽0.5~1.5cm，顶端渐狭，平滑，无肋，无毛。种子卵形，顶端有白色绢毛，长3~4.5cm。花期4~8月，果期6~8月。

产于内蒙古、黑龙江、吉林、辽宁、山东、河北、河南、陕西、山西、四川、贵州、云南、广西、广东、湖南、湖北、福建、江西、江苏等省区。生于海拔100~2600m的河边、山坡、草地、林缘、灌丛或荒地。

蔓生白薇 Cynanchum versicolor Bge. in Mem. Acad. Sci. St. Petersb. Sav. Etrang. 2: 118,（Enum. Pl. China Bor.）. 1832; 中国植物志, 63: 356, 1977; 中华人民共和国药典（1963），1: 91, 1964.

多年生草质藤本，长达3m。全株被绒毛或短柔毛，茎下部通常直立，具纸质，大而宽卵形或椭圆形的叶，上部茎缠绕，具较小而窄卵形的叶。叶对生，叶柄长3~15mm；叶片长7~10cm，宽3~6cm，基部圆或近心形；侧脉6~8对，明显。伞形状聚伞花序腋生或腋外生，长达1.8cm，着花多朵；花序梗长达1cm，被绒毛；花梗长3~5mm；萼裂片条状披针形，长2~3mm，宽约0.5mm，内面基部具小腺体；

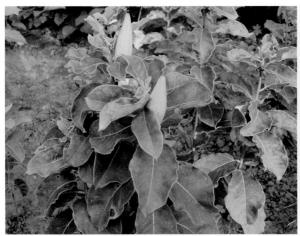
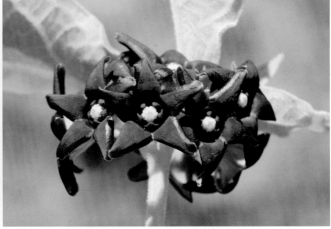

白薇 Cynanchum atratum　赵鑫磊、周繇　摄

花冠淡黄白色至深紫红色，辐状至钟状，花冠筒长约 0.5mm，花冠裂片卵状三角形，长约 2.5mm，宽约 2mm，内面被短柔毛；副花冠 5 裂，短于合蕊柱，裂片三角形，肉质，两侧略扁，贴生在花药上；花药近菱状四方形，顶端具膜质圆形附属体弯向柱头；花粉块椭圆状，下垂；子房长卵形，无毛，花柱短，柱头略凸起。蓇葖果通常单生，宽披针形，长 4~5cm，宽 8~10mm，无毛。种子卵形，长约 5mm，宽约 3mm，顶端种毛约 2cm。花期 5~8 月，果期 7~11 月。

产于吉林、辽宁、河北、河南、湖北、湖南、山东、安徽、江苏、浙江、贵州和四川。生于海拔 100~800m 的山地灌丛或溪旁草丛中。

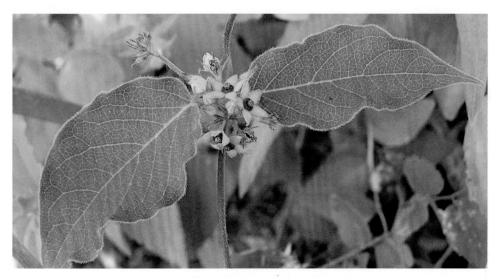

蔓生白薇 Cynanchum versicolor　刘冰　摄

性　状　本品根状茎粗短，有结节，多弯曲。上面有圆形的茎痕，下面及两侧簇生多数细长的根，根长 10~25cm，直径 0.1~0.2cm。表面棕黄色。质脆，易折断，断面皮部黄白色，木部黄色。气微，味微苦。

功能主治　清热凉血，利尿通淋，解毒疗疮。用于温邪伤营发热，阴虚发热，骨蒸劳热，产后血虚发热，热淋，血淋，痈疽肿毒。

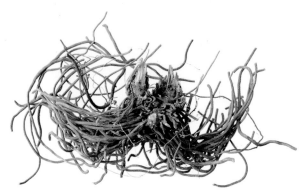

白薇 Radix et Rhizoma Cynanchi atrati　陈代贤　摄

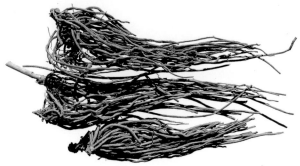

白薇 Radix et Rhizoma Cynanchi versicoloris　何希荣　摄

瓜子金 Guazijin

本品为远志科植物瓜子金 **Polygala japonica** Houtt. 的干燥全草。春末花开时采挖，除去泥沙，晒干。

原植物 瓜子金 **Polygala japonica** Houtt. Handl. 10: 89, t. 62. fig. 1. 1779; 中国植物志, 43（3）: 177, 1997; 中华人民共和国药典（1977）, 1: 181, 1978.

多年生草本，高 15～20cm；茎具纵棱，被卷曲短柔毛。单叶互生，卵状披针形，长 1～3cm，宽 3～9mm，全缘，先端钝，具短尖头；侧脉 3～5 对，两面凸起。总状花序与叶对生，或腋外生。花梗细，基部具 1 披针形苞片；萼片 5 枚、宿存，外面 3 枚披针形，长 4mm，里面 2 枚花瓣状，长 6.5mm；花瓣 3 枚，白色至紫色，基部合生，龙骨瓣舟状，具流苏状鸡冠状附属物；花丝全部合生成鞘，鞘 1/2 以下与花瓣贴生，且具缘毛。蒴果圆形，直径约 6mm，短于内萼片，顶端凹陷，具喙状突尖，边缘具有横脉的阔翅，无缘毛。种子 2，卵形，密被白柔毛。花期 4～5 月，果期 5～8 月。

产于东北、华北、西北、华东、华中和西南地区。生于海拔 800～2100m 的山坡草地、路边或田埂上。

性　状 本品根呈圆柱形，稍弯曲，直径可达 4mm；表面黄褐色，有纵皱纹；质硬，断面黄白色。茎少分枝，长 10～30cm，淡棕色，被细柔毛。叶互生，展平后呈卵形或卵状披针形，长 1～3cm，宽 0.5～1cm；侧脉明显，先端短尖，基部圆形或楔形，全缘，灰绿色；叶柄短，有柔毛。总状花序腋生，最上的花序低于茎的顶端；花蝶形。蒴果圆而扁，直径约 5mm，边缘具膜质宽翅，无毛，萼片宿存。种子扁卵形，褐色，密被柔毛。气微，味微辛、苦。

功能主治 祛痰止咳，活血消肿，解毒止痛。用于咳嗽痰多，咽喉肿痛；外治跌打损伤，疔疮疖肿，蛇虫咬伤。

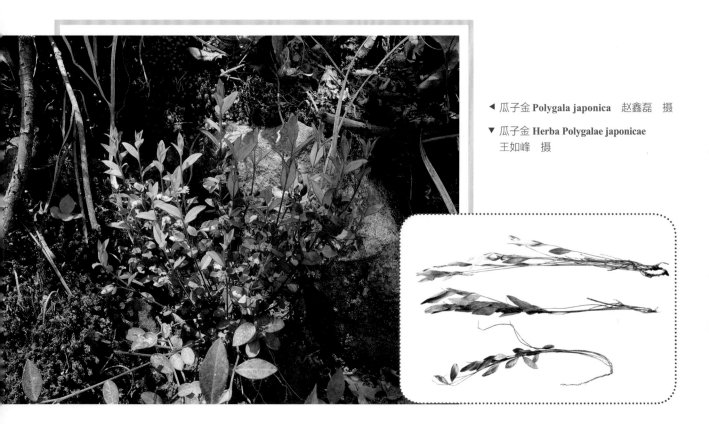

◀ 瓜子金 Polygala japonica　赵鑫磊　摄

▼ 瓜子金 Herba Polygalae japonicae
王如峰　摄

瓜蒌 Gualou

FRUCTUS TRICHOSANTHIS KIRILOWII ET AL.

本品为葫芦科植物栝楼 **Trichosanthes kirilowii** Maxim. 或双边栝楼 **Trichosanthes rosthornii** Harms 的干燥成熟果实。秋季果实成熟时，连果梗剪下，置通风处阴干。

原 植 物 见"天花粉"项下。

性　　状 本品呈类球形或宽椭圆形，长 7～15cm，直径 6～10cm。表面橙红色或橙黄色，皱缩或较光滑，顶端有圆形的花柱残基，基部略尖，具残存的果梗。轻重不一。质脆，易破开，内表面黄白色，有红黄色丝络，果瓤橙黄色，黏稠，与多数种子黏结成团。具焦糖气，味微酸、甜。

功能主治 清热涤痰，宽胸散结，润燥滑肠。用于肺热咳嗽，痰浊黄稠，胸痹心痛，结胸痞满，乳痈，肺痈，肠痈，大便秘结。

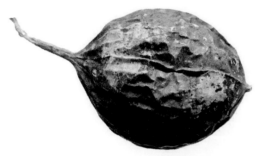

瓜蒌 Fructus Trichosanthis kirilowii　陈代贤　摄

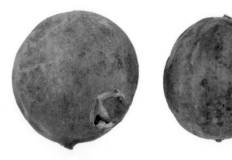

瓜蒌 Fructus Trichosanthis rosthornii　李强　摄

瓜蒌子 Gualouzi

SEMEN TRICHOSANTHIS KIRILOWII ET AL.

　　本品为葫芦科植物栝楼 **Trichosanthes kirilowii** Maxim. 或双边栝楼 **Trichosanthes rosthornii** Harms 的干燥成熟种子。秋季采摘成熟果实，剖开，取出种子，洗净，晒干。

原　植　物　见"天花粉"项下。

性　　　状

栝楼　本品呈扁平椭圆形，长 12～15mm，宽 6～10mm，厚约 3.5mm。表面浅棕色至棕褐色，平滑，沿边缘有 1 圈沟纹。顶端较尖，有种脐，基部钝圆或较狭。种皮坚硬；内种皮膜质，灰绿色，子叶 2，黄白色，富油性。气微，味淡。

双边栝楼　本品较大而扁，长 15～19mm，宽 8～10mm，厚约 2.5mm。表面棕褐色，沟纹明显而环边较宽。顶端平截。

功能主治　润肺化痰，滑肠通便。用于燥咳痰黏，肠燥便秘。

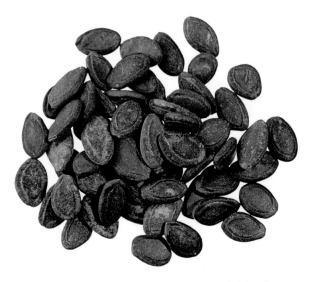

瓜蒌子 **Semen Trichosanthis kirilowii**　陈代贤　摄

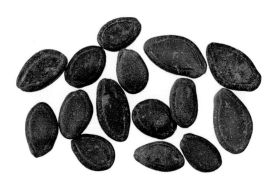

瓜蒌子 **Semen Trichosanthis rosthornii**　陈代贤　摄

炒瓜蒌子 Chaogualouzi

SEMEN TRICHOSANTHIS TOSTUM

本品为瓜蒌子的炮制加工品。

原 植 物 见"天花粉"项下。

性 状 本品呈扁平椭圆形，长12~15mm，宽6~10mm，厚度约3.5mm。表面浅褐色至棕褐色，平滑，偶有焦斑，沿边缘有1圈沟纹，顶端较尖，有种脐，基部钝圆或较狭。种皮坚硬；内种皮膜质，灰绿色，子叶2，黄白色，富油性。气略焦香，味淡。

功能主治 润肺化痰，滑肠通便。用于燥咳痰黏，肠燥便秘。

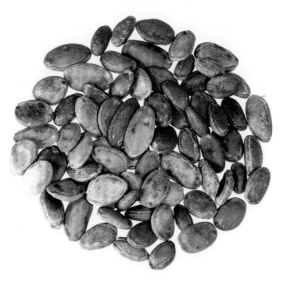

炒瓜蒌子 Semen Trichosanthis Tostum 王如峰 摄

瓜蒌皮 Gualoupi

本品为葫芦科植物栝楼 **Trichosanthes kirilowii** Maxim. 或双边栝楼 **Trichosanthes rosthornii** Harms 的干燥成熟果皮。秋季采摘成熟果实，剖开，除去果瓤及种子，阴干。

原植物 见"天花粉"项下。

性　　状 本品常切成2至数瓣，边缘向内卷曲，长6～12cm。外表面橙红色或橙黄色，皱缩，有的有残存果梗；内表面黄白色。质较脆，易折断。具焦糖气，味淡、微酸。

功能主治 清热化痰，利气宽胸。用于痰热咳嗽，胸闷胁痛。

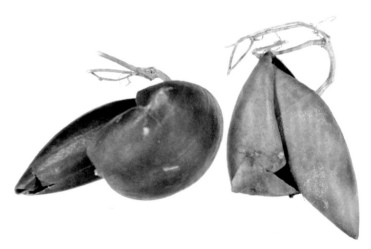

瓜蒌皮 **Pericarpium Trichosanthis kirilowii**　陈代贤　摄

冬瓜皮 Dongguapi

EXOCARPIUM BENINCASAE

本品为葫芦科植物冬瓜 **Benincasa hispida**（Thunb.）Cogn. 的干燥外层果皮。食用冬瓜时，洗净，削取外层果皮，晒干。

原植物 冬瓜 **Benincasa hispida**（Thunb.）Cogn. in DC. Mor. Phan. 3: 513. 1881; 中国植物志，73（1）: 198, 1986; 中华人民共和国药典（1963），1: 75, 1964.

一年生蔓生或架生草本。茎被黄褐色硬毛及长柔毛，有棱沟，长约 6m。单叶互生；叶柄粗壮，长5～20cm，被黄褐色硬毛及长柔毛；叶片肾状近圆形，宽 15～30cm，5～7 浅裂或有时中裂，裂片宽卵形，先端急尖，边缘有小齿，基部深心形，两面均被粗毛，叶脉网状，在叶背面稍隆起，密被毛。卷须生于叶腋，2～3 歧，被粗硬毛和长柔毛。花单性，雌雄同株；花单生于叶腋，花梗被硬毛；花萼筒宽钟形，裂片三角卵形，边缘有锯齿，反折；花冠黄色，5 裂至基部，外展；雄花有雄蕊 3，花丝离生，花药卵形，药室呈 S 形折曲；雌花子房长圆筒形或长卵形，密被黄褐色长硬毛，柱头 3，略扭曲。瓠果大型，肉质，长圆柱状或近球形，长 25～60cm，径 10～25cm，表面有硬毛和蜡质白霜。种子多数，卵形，白色或淡黄色，压扁。花期 5～6 月，果期 6～8 月。

全国各地均有栽培。

性　状 本品为不规则的碎片，常向内卷曲，大小不一。外表面灰绿色或黄白色，被有白霜，有的较光滑不被白霜；内表面较粗糙，有的可见筋脉状维管束。体轻，质脆。气微，味淡。

功能主治 利尿消肿。用于水肿胀满，小便不利，暑热口渴，小便短赤。

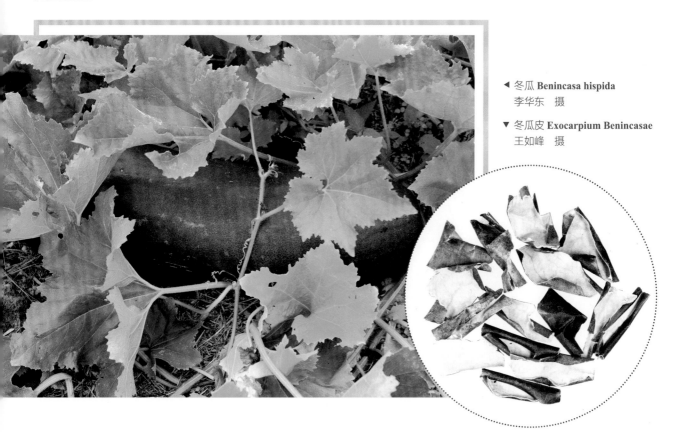

◀ 冬瓜 Benincasa hispida
李华东　摄

▼ 冬瓜皮 Exocarpium Benincasae
王如峰　摄

冬虫夏草 Dongchongxiacao

CORDYCEPS

本品为麦角菌科真菌冬虫夏草菌 **Cordyceps sinensis**（Berk.）Sacc. 寄生在蝙蝠蛾科昆虫幼虫上的子座和幼虫尸体的干燥复合体。夏初子座出土、孢子未发散时挖取，晒至六七成干，除去似纤维状的附着物及杂质，晒干或低温干燥。

原植物 冬虫夏草菌 **Cordyceps sinensis**（Berk.）Sacc., Michelia 1（no. 3）: 320. 1878; 中华人民共和国药典（1963），1: 77, 1964.

囊子菌之子座出自寄主幼虫的头部，单生，罕 2～3 个从寄主前端发出，细长如长棒形或圆柱形，长 4～11cm；基部长 3～8cm，直径 1.5～4mm，向上渐细；上部为子座头部，稍膨大，呈圆柱形，长 1.5～4cm，直径 2.5～6mm，褐色，初期内部充实，后变中空。除先端小部外，密生多数子囊壳；子囊壳大部陷入子座中，先端凸出于子座之外，卵形或椭圆形，长 250～500μm，直径 80～200μm，每一子囊壳内有多数长条状线形的子囊；每一子囊内有 1～3 个（少数 4 个以上）子囊孢子；子囊孢子长线形，有多数横隔，不断裂为小断。

产于甘肃、四川、青海、西藏、云南等省。生于海拔 3600m 以上的高山上。

性状 本品由虫体与从虫头部长出的真菌子座相连而成。虫体似蚕，长 3～5cm，直径 0.3～0.8cm；表面深黄色至黄棕色，有环纹 20～30 个，近头部的环纹较细；头部红棕色；足 8 对，中部 4 对较明显；质脆，易折断，断面略平坦，淡黄白色。子座细长圆柱形，长 4～7cm，直径约 0.3cm；表面深棕色至棕褐色，有细纵皱纹，上部稍膨大；质柔韧，断面类白色。气微腥，味微苦。

功能主治 补肾益肺，止血化痰。用于肾虚精亏，阳痿遗精，腰膝酸痛，久咳虚喘，劳嗽咯血。

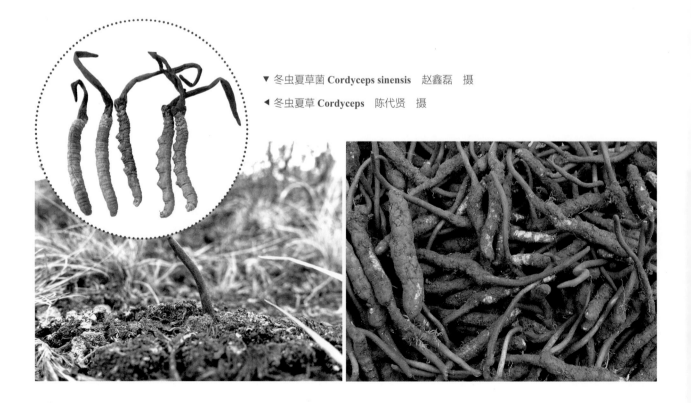

▼ 冬虫夏草菌 Cordyceps sinensis　赵鑫磊　摄

◀ 冬虫夏草 Cordyceps　陈代贤　摄

冬凌草 Donglingcao

HERBA RABDOSIAE RUBESCENTIS

本品为唇形科植物碎米桠 **Rabdosia rubescens**（Hemsl.）Hara 的干燥地上部分。夏、秋二季茎叶茂盛时采割，晒干。

原 植 物 碎米桠 **Rabdosia rubescens**（Hemsl.）Hara in Journ. Jap. Bot. 47（7）: 199. 1972; 中国植物志，66: 457, 1977; 中华人民共和国药典（1977），1: 186, 1978.

小灌木，高 0.5～1m。根状茎木质，有长纤维状须根。茎直立，基部近圆柱形，皮层纵向剥落，茎上部及分枝均四棱形，具条纹，褐色或带紫红色，密被小疏柔毛，幼枝极密被绒毛，带紫红色。叶对生；叶片卵圆形或菱状卵圆形，长 2～6cm，宽 1.3～3cm，先端锐尖或渐尖，先端一齿较长，基部宽楔形，骤然渐狭下延成假翅，边缘具粗圆齿状锯齿，齿尖具胼胝体，上面疏被小疏柔毛及腺点，下面密被灰白色短绒毛至近无毛，脉纹常带紫红色。聚伞花序 3～5 花，在茎及分枝顶上排列成狭圆锥花序，总梗与长 2～5mm 的花梗及序轴密被微柔毛，但常带紫红色；苞叶菱形或菱状卵圆形至披针形，向上渐变小，在圆锥花序下部者远超出于聚伞花序；小苞片钻状线形或线形，被微柔毛；花萼钟形，长 2.5～3mm，外密被灰色微柔毛及腺点，明显带紫红色，10 脉，萼齿 5，微呈 3/2 式二唇形，齿均卵圆状三角形，近钝尖，约占花萼长 1/2，上唇 3 齿，中齿略小，下唇 2 稍大而平伸，果时花萼增大；花冠长约 7mm，但也有雄蕊退化的花冠变小，外疏被微柔毛及腺点，冠筒长 3.5～5mm，基部上方浅囊状突起，至喉部直径 2～2.5mm，冠檐二唇形，上唇外翻，先端具 4 圆齿，下唇宽卵形，内凹；雄蕊 4，略伸出，或有时雄蕊退化而内藏，花丝扁平，中部以下具髯毛；花柱丝状，伸出，先端相等 2 浅裂。花盘环状。小坚果倒卵状三棱形。花期 7～10 月，果期 8～11 月。

产于河北、山西、陕西、甘肃、安徽、浙江、江西、河南、湖北、湖南、广西、四川、贵州。生于海拔 100～2800m 的山坡、灌木丛、林地、砾石地及路边等向阳处。

性 状 本品茎基部近圆形，上部方柱形，长 30～70cm。表面红紫色，有柔毛；质硬而脆，断面淡黄色。叶对生，有柄；叶片皱缩或破碎，完整者展平后呈卵形或菱状卵形，长 2～6cm，宽 1.5～3cm；先端锐尖或渐尖，基部宽楔形，急缩下延成假翅，边缘具粗锯齿；上表面棕绿色，下表面淡绿色，沿叶脉被疏柔毛。有时带花，聚伞状圆锥花序顶生，花小，花萼筒状钟形，5 裂齿，花冠二唇形。气微香，味苦、甘。

功能主治 清热解毒，活血止痛。用于咽喉肿痛，癥瘕痞块，蛇虫咬伤。

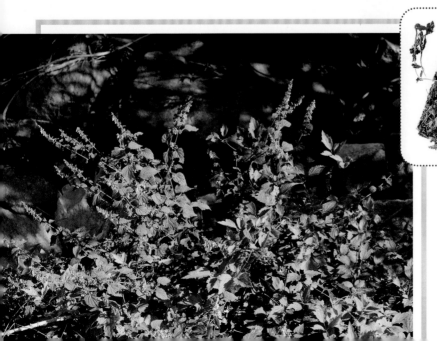

◀ 碎米桠 Rabdosia rubescens 李华东 摄

▲ 冬凌草 Herba Rabdosiae rubescentis
陈代贤 摄

冬葵果 Dongkuiguo

FRUCTUS MALVAE

本品为锦葵科植物冬葵 **Malva verticillata** L. 的干燥成熟果实。夏、秋二季果实成熟时采收，除去杂质，阴干。本品系蒙古族习用药材。

原植物 冬葵 **Malva verticillata** L. Sp. Pl. 689, 1753; 中国植物志 , 49（2）: 5. 1984; 中华人民共和国药典（1977）, 1: 187, 1978.

二年生草本，高可达 1m。茎被星状长柔毛。叶圆肾形或圆形，直径 5～11cm，通常掌状 5～7 裂，裂片三角形，具钝齿，两面疏被糙伏毛或近无毛；叶柄长 2～8cm，上面槽内被绒毛，托叶卵状披针形。花数朵至十数朵簇生叶腋，花梗近无或极短；小苞片 3，线状披针形，长 5～6mm，被纤毛；花萼杯状，5裂，裂片宽三角形，疏被星状毛；花冠白色或淡红色，长稍超过萼片；花瓣 5，长 6～8mm，先端微凹，爪无毛或具少数细毛；雄蕊柱长约 4mm，被毛；花柱分枝 10～11。分果扁球形，径 5～7mm；分果片10～11，背面无毛，两侧具网纹。种子肾形，长约 1.5mm，无毛，紫褐色。花期 3～11 月。

全国各地均产。生于平原或山地。

性　状 本品呈扁球状盘形，直径 4～7mm。外被膜质宿萼，宿萼钟状，黄绿色或黄棕色，有的微带紫色，先端 5 齿裂，裂片内卷，其外有条状披针形的小苞片 3 片。果梗细短。果实由分果瓣 10～12 枚组成，在圆锥形中轴周围排成 1 轮，分果类扁圆形，直径 1.4～2.5mm。表面黄白色或黄棕色，具隆起的环向细脉纹。种子肾形，棕黄色或黑褐色。气微，味涩。

功能主治 清热利尿，消肿。用于尿闭，水肿，口渴；尿路感染。

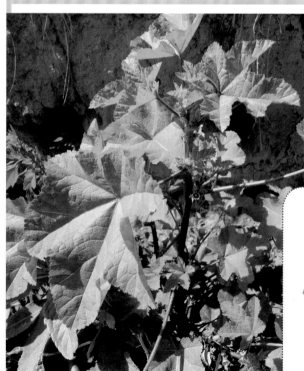

◀ 冬葵 **Malva verticillate** 孟武威　摄

▼ 冬葵果 **Fructus Malvae** 陈代贤　摄

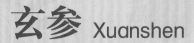

玄参 Xuanshen

本品为玄参科植物玄参 **Scrophularia ningpoensis** Hemsl. 的干燥根。冬季茎叶枯萎时采挖，除去根状茎、幼芽、须根及泥沙，晒或烘至半干，堆放 3~6 天，反复数次至干燥。

原植物 玄参 **Scrophularia ningpoensis** Hemsl. in Journ. Linn. Soc. Bot. 26: 178. 1890; 中国植物志，67（2）：55, 1979; 中华人民共和国药典（1963），1: 58, 1964.

草本，高达 1m。支根数条，纺锤形或胡萝卜状膨大，粗可达 3cm 以上。茎四棱形，有浅槽。叶在茎下部者多对生而具柄，上部者有时互生而柄极短，叶形多变，通常为卵形，上部者卵状披针形或披针形，长 8~30cm，宽 1~19cm，基部楔形、圆形或近心形，边缘具细锯齿，稀为不规则的细重锯齿。花序由顶生和腋生的聚伞圆锥花序合成大型圆锥花序，长达 50cm，在较小的植株中，仅有顶生聚伞圆锥花序，长不及 10cm，聚伞花序常 2~4 回复出；花梗长 3~30mm，有腺毛；花萼长 2~3mm，裂片圆形，边缘稍膜质；花冠褐紫色，长 8~9mm，上唇长于下唇，裂片圆形，下唇裂片稍卵形，中裂片稍短。能育雄蕊 4，稍短于下唇；子房上位，2 室，花柱细长。蒴果卵圆形，长 8~9mm。花期 6~10 月，果期 9~11 月。

产于河北南部、山西、陕西南部、江苏、安徽、浙江、江西、福建、河南、湖北、湖南、广东、四川、贵州。生于海拔 1700m 以下的竹林、溪旁、丛林及高草丛中。全国各地均有栽培。

性　状 本品呈类圆柱形，中间略粗或上粗下细，有的微弯曲，长 6~20cm，直径 1~3cm。表面灰黄色或灰褐色，有不规则的纵沟、横长皮孔样突起和稀疏的横裂纹和须根痕。质坚实，不易折断，断面黑色，微有光泽。气特异似焦糖，味甘、微苦。

功能主治 清热凉血，滋阴降火，解毒散结。用于热入营血，温毒发斑，热病伤阴，舌绛烦渴，津伤便秘，骨蒸劳嗽，目赤，咽痛，白喉，瘰疬，痈肿疮毒。

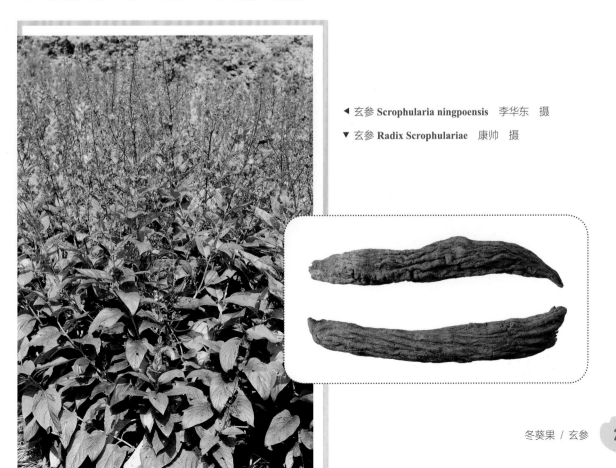

◀ 玄参 Scrophularia ningpoensis　李华东　摄

▼ 玄参 Radix Scrophulariae　康帅　摄

半边莲 Banbianlian

HERBA LOBELIAE CHINENSIS

本品为桔梗科植物半边莲 **Lobelia chinensis** Lour. 的干燥全草。夏季采收，除去泥沙，洗净，晒干。

原植物 半边莲 **Lobelia chinensis** Lour., Fl. Cochinch. 2: 514. 1790; 中国植物志，73（2）: 154, 1983; 中华人民共和国药典（1985），1: 93, 1985.——*L. radicans* Thunb., 中华人民共和国药典（1963），1: 60, 1964.

多年生草本。茎细弱，匍匐，节上生根，分枝直立，高 6～15cm，无毛。叶互生，无柄或近无柄，椭圆状披针形至线形，长 8～25mm，宽 2～6mm，顶端急尖，基部圆形至宽楔形，全缘或顶部有明显的锯齿，无毛。花通常 1 朵，生分枝的上部叶腋；花梗细，长 1.2～2.5（～3.5）cm；花萼筒倒长锥状，基部渐细而与花梗无明显区分，长 3～5mm，无毛，裂片披针形，约与萼筒等长，全缘或下部有 1 对小齿；花冠粉红色或白色，长 10～15mm，背面裂至基部，喉部以下生白色柔毛，裂片全部平展于下方，2 侧裂片披针形，较长，中间 3 枚裂片椭圆状披针形，较短；雄蕊长约 8mm，花丝中部以上连合，花丝筒无毛，未连合部分的花丝侧面被柔毛，花药管长约 2mm，背部无毛或疏生柔毛。蒴果倒锥状，长约 6mm。种子椭圆状，稍扁压，近肉色。花、果期 5～10 月。

产于长江中、下游及以南各省区。生于水田边、沟边及潮湿草地上。

性状 本品常缠结成团。根状茎极短，直径 1～2mm；表面淡棕黄色，平滑或有细纵纹。根细小，黄色，侧生纤细须根。茎细长，有分枝，灰绿色，节明显，有的可见附生的细根。叶互生，无柄，叶片多皱缩，绿褐色，展平后叶片呈狭披针形，长 1～2.5cm，宽 0.2～0.5cm，边缘具疏而浅的齿或全缘。花梗细长，花小，单生于叶腋，花冠基部筒状，上部 5 裂，偏向一边，浅紫红色，花冠筒内有白色茸毛。气微特异，味微甘而辛。

功能主治 清热解毒，利尿消肿。用于痈肿疔疮，蛇虫咬伤，臌胀水肿，湿热黄疸，湿疹湿疮。

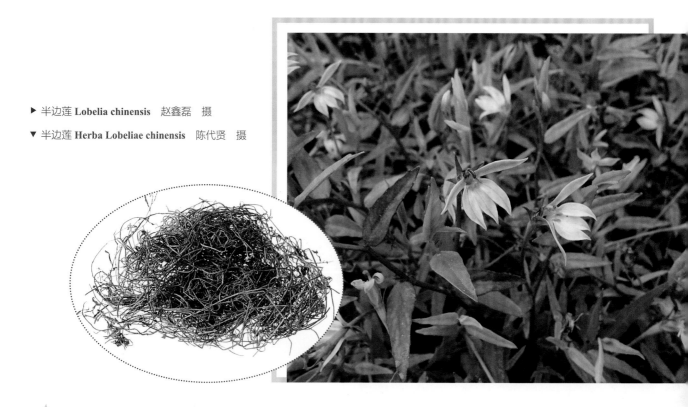

▶ 半边莲 **Lobelia chinensis**　赵鑫磊　摄

▼ 半边莲 **Herba Lobeliae chinensis**　陈代贤　摄

半枝莲 Banzhilian

本品为唇形科植物半枝莲 **Scutellaria barbata** D. Don 的干燥全草。夏、秋二季茎叶茂盛时采挖，洗净，晒干。

原植物 半枝莲 **Scutellaria barbata** D. Don in Prodr. Fl. Nepal. 109. 1825；中国植物志，65（2）：229，1977；中华人民共和国药典（1977），1: 189, 1978.

多年生草本，高 15～50cm。茎四棱形，无毛或在花序轴上部疏被紧贴小毛，不分枝或具或多或少的分枝。叶对生；叶柄长 1～3mm；叶片卵形、三角状卵形或披针形，长 1～3cm，宽 0.4～1.5cm，先端急尖或稍钝，基部宽楔形或近截形，边缘具疏浅钝齿，上面橄榄绿色，下面带紫色，两面沿脉疏生贴伏短毛或近无毛，侧脉 2～3 对，与中脉在下面隆起。花对生，偏向一侧，排列成 4～10 的顶生或腋生的总状花序；下部苞叶叶状，较小，上部的逐渐变得更小，全缘；花梗长 1～2mm，有微柔毛，中部有 1 对长约 0.5mm 的针状小苞片；花萼长 2～2.5mm，果时达 4mm，外面沿脉有微柔毛，裂片具短缘毛，盾片高约 1mm，果时高约 2mm；花冠蓝紫色，长 1～1.4cm，外被短柔毛，花冠筒基部囊状增大，宽 1.5mm，向上渐宽，至喉部 3.5mm，上唇盔状，长约 2mm，下唇较宽，中裂片梯形，长约 3mm，侧裂片三角状卵形；雄蕊 4，前对较长，具能育半药，退化半药不明显，后对较短，具全药，花丝下部疏生短柔毛；花盘盘状，前方隆起，后方延伸成短子房柄；子房 4 裂，花柱细长。小坚果褐色，扁球形，径约 1mm，具小疣状突起。花期 5～10 月，果期 6～11 月。

产于华东、华南、西南及河北、陕西南部、湖南、湖北。生于海拔 2000m 以下的溪沟边、田边或湿润草地上。

性状 本品长 15～35cm，无毛或花轴上疏被毛。根纤细。茎丛生，较细，方柱形；表面暗紫色或棕绿色。叶对生，有短柄；叶片多皱缩，展平后呈三角状卵形或披针形，长 1.5～3cm，宽 0.5～1cm；先端钝，基部宽楔形，全缘或有少数不明显的钝齿；上表面暗绿色，下表面灰绿色。花单生于茎枝上部叶腋，花萼裂片钝或较圆；花冠二唇形，棕黄色或浅蓝紫色，长约 1.2cm，被毛。果实扁球形，浅棕色。气微，味微苦。

功能主治 清热解毒，化瘀利尿。用于疔疮肿毒，咽喉肿痛，跌扑伤痛，水肿，黄疸，蛇虫咬伤。

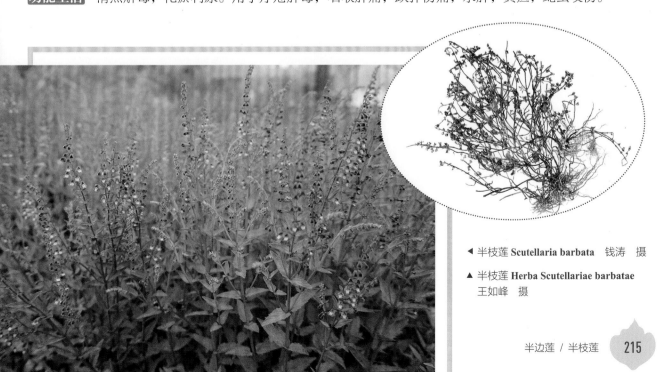

◀ 半枝莲 Scutellaria barbata　钱涛　摄

▲ 半枝莲 Herba Scutellariae barbatae
王如峰　摄

半夏 Banxia

RHIZOMA PINELLIAE

本品为天南星科植物半夏 **Pinellia ternata**（Thunb.）Breit. 的干燥块茎。夏、秋二季采挖，洗净，除去外皮和须根，晒干。

原植物 半夏 **Pinellia ternata**（Thunb.）Breit. in Bot. Zeitg. 687, fig. 1-4. 1879; 中国植物志，13（2）: 203, 1979; 中华人民共和国药典（1953），1: 41, 1953.

块茎圆球形，直径 1～2cm，具须根。叶 2～5 枚，有时 1 枚。叶柄基部具鞘，鞘内、鞘部以上或叶片基部（叶柄顶头）有直径 3～5mm 的珠芽，珠芽在母株上萌发或落地后萌发；幼苗叶片卵状心形至戟形，为全缘单叶，长 2～3cm，宽 2～2.5cm；老株叶片 3 全裂，裂片绿色，背淡，长圆状椭圆形或披针形，两头锐尖，中裂片长 3～10cm，宽 1～3cm；侧裂片稍短；全缘或具不明显的浅波状圆齿。花序柄长于叶柄。佛焰苞绿色或绿白色，管部狭圆柱形，长 1.5～2cm；檐部长圆形，绿色，有时边缘青紫色，长 4～5cm，宽 1.5cm，钝或锐尖。肉穗花序：雌花序长 2cm，雄花序长 5～7mm，其中间隔 3mm；附属器绿色变青紫色，长 6～10cm，直立，有时"S"形弯曲。浆果卵圆形，黄绿色。花期 5～7 月，果 8 月成熟。

除内蒙古、新疆、青海、西藏外，全国各地广布。常生于海拔 2500m 以下的草坡、荒地、玉米地、田边或疏林下，为旱地中的杂草之一。

性状 本品呈类球形，有的稍偏斜，直径 0.7～1.6cm。表面白色或浅黄色，顶端有凹陷的茎痕，周围密布麻点状根痕；下面钝圆，较光滑。质坚实，断面洁白，富粉性。气微，味辛辣、麻舌而刺喉。

功能主治 燥湿化痰，降逆止呕，消痞散结。用于湿痰寒痰，咳喘痰多，痰饮眩悸，风痰眩晕，痰厥头痛，呕吐反胃，胸脘痞闷，梅核气；外治痈肿痰核。

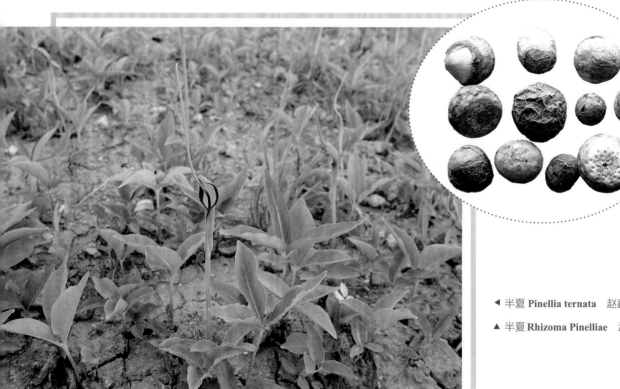

◀ 半夏 Pinellia ternata　赵鑫磊　摄

▲ 半夏 Rhizoma Pinelliae　孟武威　摄

法半夏 Fabanxia

RHIZOMA PINELLIAE PRAEPARATUM

本品为半夏的炮制加工品。

原 植 物 见"半夏"项下。

性　　状 本品呈类球形或破碎成不规则颗粒状。表面淡黄白色、黄色或棕黄色。质较松脆或硬脆，断面黄色或淡黄色，颗粒者质稍硬脆。气微，味淡略甘、微有麻舌感。

功能主治 燥湿化痰。用于痰多咳喘，痰饮眩悸，风痰眩晕，痰厥头痛。

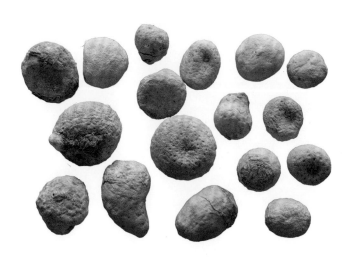

法半夏 **Rhizoma Pinelliae Praeparatum**　陈代贤　摄

姜半夏 Jiangbanxia

RHIZOMA PINELLIAE PRAEPARATUM CUM ZINGIBERE ET ALUMINE

本品为半夏的炮制加工品。

原植物 见"半夏"项下。

性　状 本品呈片状、不规则颗粒状或类球形。表面棕色至棕褐色。质硬脆，断面淡黄棕色，常具角质样光泽。气微香，味淡、微有麻舌感，嚼之略粘牙。

功能主治 温中化痰，降逆止呕。用于痰饮呕吐，胃脘痞满。

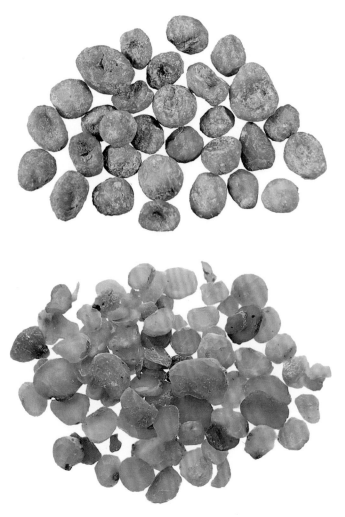

姜半夏 **Rhizoma Pinelliae Praeparatum Cum Zingibere et Alumine**　陈代贤　摄

清半夏 Qingbanxia

RHIZOMA PINELLIAE PRAEPARATUM CUM ALUMINE

本品为半夏的炮制加工品。

原植物 见"半夏"项下。

性状 本品呈椭圆形、类圆形或不规则的片。切面淡灰色至灰白色或黄白色至黄棕色，可见灰白色点状或短线状维管束迹，有的残留栓皮处下方显淡紫红色斑纹。质脆，易折断，断面略呈粉性或角质样。气微，味微涩、微有麻舌感。

功能主治 燥湿化痰。用于湿痰咳嗽，胃脘痞满，痰涎凝聚，咯吐不出。

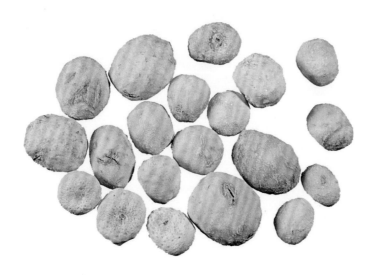

清半夏 Rhizoma Pinelliae Praeparatum Cum Alumine　陈代贤　摄

母丁香 Mudingxiang

本品为桃金娘科植物丁香 **Eugenia caryophyllata** Thunb. 的干燥近成熟果实。果将熟时采摘，晒干。

原植物 见"丁香"项下。

性　状 本品呈卵圆形或长椭圆形，长 1.5～3cm，直径 0.5～1cm。表面黄棕色或褐棕色，有细皱纹；顶端有四个宿存萼片向内弯曲成钩状；基部有果梗痕；果皮与种仁可剥离，种仁由两片子叶合抱而成，棕色或暗棕色，显油性，中央具一明显的纵沟；内有胚，呈细杆状。质较硬，难折断。气香，味麻辣。

功能主治 温中降逆，补肾助阳。用于脾胃虚寒，呃逆呕吐，食少吐泻，心腹冷痛，肾虚阳痿。

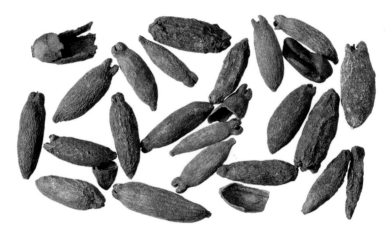

母丁香 **Fructus Caryophylli**　康帅　摄

丝瓜络 Sigualuo

FRUCTUS RETINERIUS LUFFAE

本品为葫芦科植物丝瓜 **Luffa cylindrica**（L.）Roem. 的干燥成熟果实的维管束。夏、秋二季果实成熟、果皮变黄、内部干枯时采摘，除去外皮和果肉，洗净，晒干，除去种子。

原植物 丝瓜 **Luffa cylindrica**（L.）Roem., Syn. Mon. 2: 63. 1846; 中国植物志, 73（1）: 194, 1986; 中华人民共和国药典（1963）, 1: 213, 1964.

一年生攀援草本。茎枝粗糙，有棱沟，有微柔毛。卷须稍粗壮，通常2～4歧。叶互生；叶柄粗糙，长10～12cm，近无毛；叶片三角形或近圆形，长宽均为10～12cm，通常掌状5～7裂，裂片三角形，中间较长，长8～12cm，顶端急尖或渐尖，边缘有锯齿，基部深心形，上面深绿色，有疣点，下面浅绿色，有短柔毛，脉掌状，具白色长柔毛。花单性，雌雄同株；雄花通常10～20朵，生于总状花序的上部，花序梗稍粗壮，长12～14cm，花梗长2cm；花萼筒钟形，被短柔毛；花冠黄色，幅状，开展后直径5～9cm，裂片5，长圆形，长3～5cm，宽2～3cm，里面被黄白色长柔毛，外面具3～5条突起的脉，雄蕊5，稀3，花丝6～8mm，花初开放时稍靠合，最后完全分离；雌花单生，花梗长2～10cm；花被与雄花同，退化雄蕊3，子房长圆柱状，有柔毛，柱头3，膨大。果实圆柱状，直或稍弯，长15～30cm，直径5～8cm，表面平滑，通常有深色纵条纹，未成熟时肉质，成熟后干燥，里面有网状纤维，由先端盖裂。种子多数，黑色，卵形，扁，平滑，边缘狭翼状。花、果期为夏、秋季。

全国各地均有栽培。云南南部有野生，但果较短小。

性状 本品为丝状维管束交织而成，多呈长棱形或长圆筒形，略弯曲，长30～70cm，直径7～10cm。表面黄白色。体轻，质韧，有弹性，不能折断。横切面可见子房3室，呈空洞状。气微，味淡。

功能主治 祛风，通络，活血，下乳。用于痹痛拘挛，胸胁胀痛，乳汁不通，乳痈肿痛。

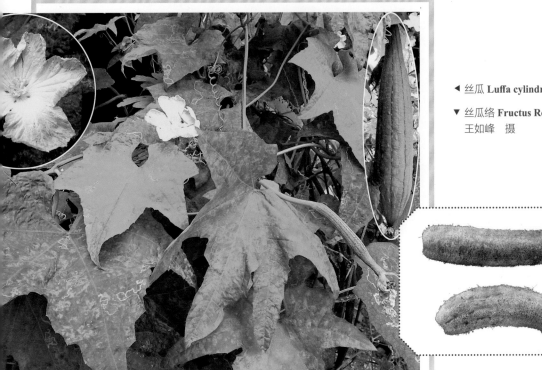

◄ 丝瓜 Luffa cylindrica　张英涛　摄

▼ 丝瓜络 Fructus Retinerius Luffae
王如峰　摄

老鹳草 Laoguancao

HERBA ERODII STEPHANIANI; HERBA GERANII WILFORDII ET AL.

　　本品为牻牛儿苗科植物牻牛儿苗 **Erodium stephanianum** Willd.、老鹳草 **Geranium wilfordii** Maxim. 或野老鹳草 **Geranium carolinianum** L. 的干燥地上部分，前者习称"长嘴老鹳草"，后两者习称"短嘴老鹳草"，夏、秋二季果实近成熟时采割，捆成把，晒干。

原 植 物

牻牛儿苗 Erodium stephanianum Willd., Sp. Pl. 3: 625. 1800; 中国植物志, 43（1）: 22, 1998; 中华人民共和国药典（1963）, 1: 100, 1964.

　　多年生草本，高通常 15～50cm。茎多数，仰卧或蔓生，具节，被柔毛。叶对生；托叶三角状披针形，分离，具缘毛；基生叶和茎下部叶具长柄；叶片轮廓卵形或三角状卵形，基部心形，长 5～10cm，宽 3～5cm，二回羽状深裂，小裂片卵状条形，全缘或具疏齿，表面被疏伏毛，背面被疏柔毛。伞形花序腋生，明显长于叶，总花梗被开展长柔毛和倒向短柔毛，每梗具 2～5 花；萼片矩圆状卵形，长 6～8mm，宽 2～3mm，先端具长芒，被长糙毛，花瓣紫红色，倒卵形，等于或稍长于萼片，先端圆形或微凹；雄蕊稍长于萼片，花丝紫色，中部以下扩展，被柔毛；雌蕊被糙毛，花柱紫红色。蒴果长约 4cm，密被短糙毛。种子褐色，具斑点。花期 6～8 月，果期 8～9 月。

　　产于华北、东北、西北、四川、重庆和西藏。生于干山坡、农田边、沙质河滩地和草原凹地等。

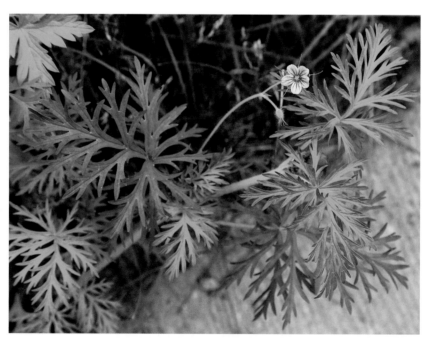

牻牛儿苗 Erodium stephanianum　张英涛　摄

老鹳草 Geranium wilfordii Maxim. in Bull. Acad. Sci. St. Petersb. 26: 453. 1880; 中国植物志, 43（1）: 32, 1998; 中华人民共和国药典（1963）, 1: 100, 1964.

　　多年生草本，高 30～50cm。茎直立，单生，具棱槽，假二叉状分枝，被倒向短柔毛，有时上部混生开

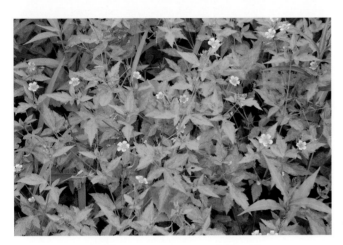

老鹳草 Geranium wilfordii　周繇　摄

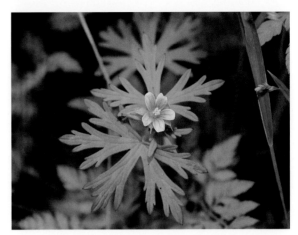

野老鹳草 Geranium carolinianum　赵鑫磊　摄

展腺毛。叶基生和茎生叶对生；托叶卵状三角形或上部为狭披针形，长5～8mm，宽1～3mm，基生叶和茎下部叶具长柄，柄长为叶片的2～3倍，被倒向短柔毛，茎上部叶柄渐短或近无柄；基生叶片圆肾形，长3～5cm，宽4～9cm，5深裂达2/3处，裂片倒卵状楔形，下部全缘，上部不规则状齿裂，茎生叶3裂至3/5处，裂片长卵形或宽楔形，上部齿状浅裂，先端长渐尖。花序腋生和顶生，稍长于叶，总花梗被倒向短柔毛，有时混生腺毛，每梗具2花；花梗与总花梗相似，长为花的2～4倍，花、果期通常直立；萼片长卵形或卵状椭圆形，长5～6mm，宽2～3mm，先端具细尖头，背面沿脉和边缘被短柔毛，有时混生开展的腺毛；花瓣白色或淡红色，倒卵形，与萼片近等长，内面基部被疏柔毛；雄蕊10；子房上位，被短糙状毛，花柱分枝紫红色。蒴果长约2cm，被短柔毛和长糙毛。花期6～8月，果期8～9月。

产于东北、华北、华东、华中及陕西、甘肃、四川和重庆。生于海拔1800以下的低山林下、草甸。

野老鹳草 Geranium carolinianum L., Sp.Pl. 2: 682. 1753; 中国植物志，43（1）：29, 1998; 中华人民共和国药典（2000），1: 91, 2000.

一年生草本，高20～60cm。茎直立或仰卧，单一或多数，具棱角，密被倒向短柔毛。基生叶早枯，茎生叶互生或最上部对生；叶片圆肾形，长2～3cm，宽4～6cm，基部心形，掌状5～7裂近基部，裂片楔状倒卵形或菱形，下部楔形、全缘，上部羽状深裂，小裂片条状矩圆形，先端急尖。花序腋生和顶生，长于叶，被倒生短柔毛和开展的长腺毛，每总花梗具2花，顶生总花梗常数个集生，花序呈伞形状；花梗与总花梗相似，等于或稍短于花；萼片长卵形或近椭圆形，长5～7mm，宽3～4mm，先端急尖，具长约1mm尖头；花瓣淡紫红色，倒卵形，稍长于萼，先端圆形，基部宽楔形，雄蕊稍短于萼片；雌蕊稍长于雄蕊，密被糙柔毛。蒴果长约2cm，被短糙毛，果瓣由喙上部先裂向下卷曲。花期4～7月，果期5～9月。

产于山东、安徽、江苏、浙江、江西、湖南、湖北、四川、重庆和云南。生于平原和低山荒坡杂草丛中。

性　状

长嘴老鹳草　本品茎长30～50cm，直径0.3～0.7cm，多分枝，节膨大。表面灰绿色或带紫色，有纵沟纹和稀疏茸毛。质脆，断面黄白色，有的中空。叶对生，具细长叶柄；叶片卷曲皱缩，质脆易碎，完整者为二回羽状深裂，裂片披针线形。果实长圆形，长0.5～1cm。宿存花柱长2.5～4cm，形似鹳喙，有的裂成

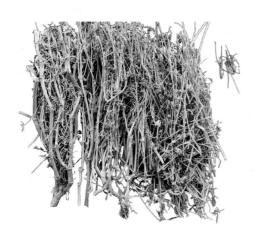

老鹳草 Herba Erodii stephaniani　王维宁　摄

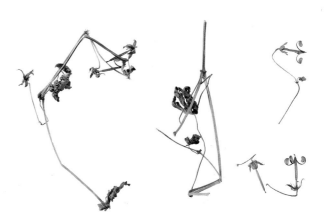

老鹳草 Herba Geranii wilfordii　康帅　摄

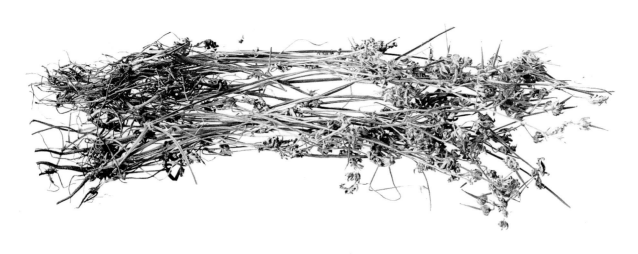

老鹳草 Herba Geranii caroliniani　陈代贤　摄

5 瓣，呈螺旋形卷曲。气微，味淡。

短嘴老鹳草　本品茎较细，略短。叶片圆形，3 或 5 深裂，裂片较宽，边缘具缺刻。果实球形，长 0.3 ~ 0.5cm。花柱长 1 ~ 1.5cm，有的 5 裂向上卷曲呈伞形。

野老鹳草　本品叶片掌状 5 ~ 7 深裂，裂片条形，每裂片又 3 ~ 5 深裂。

功能主治　祛风湿，通经络，止泻痢。用于风湿痹痛，麻木拘挛，筋骨酸痛，泄泻痢疾。

地枫皮 Difengpi

本品为木兰科植物地枫皮 Illicium difengpi K. I. B. et K. I. M. 的干燥树皮。春、秋二季剥取，晒干或低温干燥。

原 植 物 地枫皮 Illicium difengpi K. I. B. et K. I. M in Acta Phytotax. Sin. 15: 76-77. f. 1. 1977；中国植物志，30（1）：218, 1996；中华人民共和国药典（1977），1: 200, 1978.

灌木，高1～3m。叶常3～5片聚生或在枝的近顶端簇生，革质或厚革质，倒披针形或长椭圆形，长（7～）10～14cm，宽（2～）3～5cm，先端短尖或近圆形，基部楔形；中脉在叶上面下凹，干后网脉在两面比较明显；叶柄较粗壮，直径1.5～4mm，长13～25mm。花紫红色或红色，腋生或近顶生，单朵或2～4朵簇生；花梗长12～25mm；花被片（11～）15～17（～20），最大一片长15mm，宽10mm，肉质；雄蕊（14～）20～23枚，长3～4mm；心皮13枚，长4.5～5.5mm；花柱长2.5～3.5mm；子房长2～2.5mm。果梗长1～4cm；聚合果直径2.5～3cm，蓇葖9～11枚，长12～16mm。种子长6～7mm。花期4～5月，果期8～10月。

产于广西南部及西南部。常生于海拔200～500m的石灰岩石山山顶与有土的石缝中或石山疏林下，海拔700～1 200m的石山上也有分布。

注释：地枫皮的完整学名为地枫皮 Illicium difengpi K. I. B. et K. I. M. ex B. N. Chang。

性 状 本品呈卷筒状或槽状，长5～15cm，直径1～4cm，厚0.2～0.3cm。外表面灰棕色至深棕色，有的可见灰白色地衣斑，粗皮易剥离或脱落，脱落处棕红色。内表面棕色或棕红色，具明显的细纵皱纹。质松脆，易折断，断面颗粒状。气微香，味微涩。

功能主治 祛风除湿，行气止痛。用于风湿痹痛，劳伤腰痛。

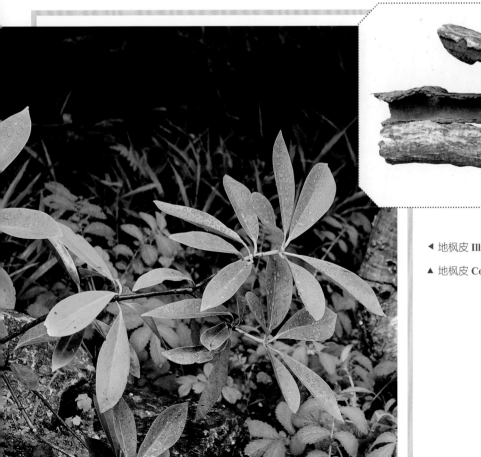

◀ 地枫皮 Illicium difengpi　高贤明　摄

▲ 地枫皮 Cortex Illicii　孟武威　摄

地肤子 Difuzi

FRUCTUS KOCHIAE

本品为藜科植物地肤 **Kochia scoparia**（L.）Schrad. 的干燥成熟果实。秋季果实成熟时采收植株，晒干，打下果实，除去杂质。

原植物 地肤 **Kochia scoparia**（L.）Schrad. in Neues Journ. 3: 85. 1809; 中国植物志, 25（2）: 102, 1979; 中华人民共和国药典（1963），1: 97, 1964.

一年生草本，高 50～100cm。茎直立，圆柱状，淡绿色或带紫红色，粗壮，自基部分枝，幼枝被短柔毛。叶披针形或条状披针形，长 2～5cm，宽 3～7mm，先端短渐尖，基部狭窄成短柄，淡绿色，无毛或疏被柔毛，通常具3条明显的脉，边缘具缘毛。花两性兼有雌性，下部无毛，1～3 朵，生枝上部的叶腋，构成疏穗状圆锥状花序，花被近球形，5 深裂，花被裂片近三角形，果时背部具横生的翅；翅端附属物三角形、倒卵形稀为扇形，膜质，脉不明显，边缘微波状或具缺刻；花丝丝状，比花被长；花柱极短，柱头 2，紫褐色。胞果球形，果皮膜质，与种子离生。种子扁球形，黑褐色，稍有光泽，直径 1.5～2mm；胚杯形，胚乳块状。花期 6～9 月，果期 7～10 月。

全国各地均产。生于田边、路旁、荒地等处。

性状 本品呈扁球状五角星形，直径 1～3mm。外被宿存花被，表面灰绿色或浅棕色，周围具膜质小翅 5 枚，背面中心有微突起的点状果梗痕及放射状脉纹 5～10 条；剥离花被，可见膜质果皮，半透明。种子扁卵形，长约 1mm，黑色。气微，味微苦。

功能主治 清热利湿，祛风止痒。用于小便涩痛，阴痒带下，风疹，湿疹，皮肤瘙痒。

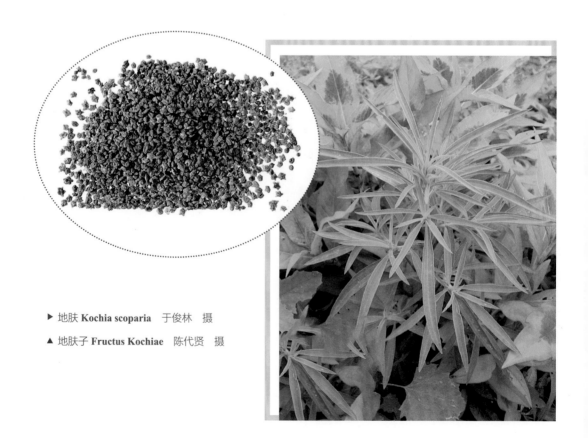

▶ 地肤 **Kochia scoparia** 于俊林 摄

▲ 地肤子 **Fructus Kochiae** 陈代贤 摄

地骨皮 Digupi

CORTEX LYCII CHINENSIS ET AL.

本品为茄科植物枸杞 **Lycium chinense** Mill. 或宁夏枸杞 **Lycium barbarum** L. 的干燥根皮。春初或秋后采挖根部，洗净，剥取根皮，晒干。

原 植 物

枸杞 Lycium chinense Mill., Gard. Dict. ed. 8, no. 5. 1768; 中国植物志, 67（1）: 15, 1978; 中华人民共和国药典（1963）, 1: 98, 1064.

多分枝灌木，高 0.5~1m，栽培时可达 2m 多；枝条细弱，弓状弯曲或俯垂，淡灰色，棘刺长 0.5~2cm。单叶或 2~4 枚簇生，卵形、卵状菱形、长椭圆形、卵状披针形，长 1.5~5cm，宽 0.5~2.5cm，顶端急尖，基部心形，栽培者较大，长可达 10cm，宽达 4cm。花萼通常 3 中裂或 4~5 齿裂；花冠漏斗状，长 9~12mm，淡紫色，筒部向上骤然扩大，稍短于或近等于檐部裂片，5 深裂，裂片卵形，顶端圆钝，平展或稍向外反曲，边缘有缘毛，基部耳显著；雄蕊花丝在近基部处密生一圈绒毛并交织成椭圆状的毛丛，与毛丛等高处的花冠内壁亦密生一环绒毛。浆果红色，卵状，栽培者可成长矩圆状或长椭圆状，长 7~15mm，栽培者长可达 22mm，直径 5~8mm。种子扁肾脏形，长 2.5~3mm，黄色。花、果期 6~11 月。

产于我国东北及河北、山西、陕西、甘肃南部以及西南、华中、华南和华东各省区。常生于山坡、荒地、丘陵地、盐碱地、路旁及村边宅旁。

宁夏枸杞 Lycium barbarum L., Sp. Pl. 192. 1753; 中国植物志, 67（1）: 13, 1978; 中华人民共和国药典（1963）, 1: 196, 1964.

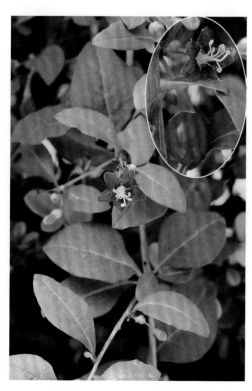

枸杞 **Lycium chinense**　张英涛　摄

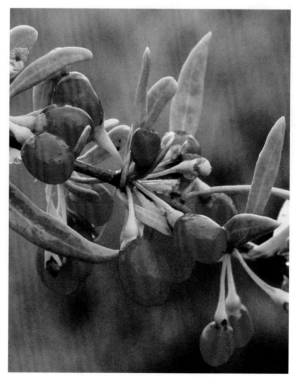

宁夏枸杞 **Lycium barbarum**　赵鑫磊　摄

灌木，高 0.8～2m，栽培者茎粗达 10～20cm；分枝灰白色或灰黄色。叶披针形或长椭圆状披针形，长 20～30mm，宽 4～6mm，栽培时达长 12cm，宽 1.5～2cm。花在长枝上 1～2 朵生于叶腋，在短枝上 2～6 朵同叶簇生。花萼钟状，长 4～5mm，通常 2 中裂，或顶端又 2～3 齿裂；花冠漏斗状，紫堇色，筒部长 8～10mm，明显长于檐部裂片，裂片长 5～6mm，顶端圆钝，基部有耳，边缘无缘毛；花丝基部稍上处及花冠筒内壁生一圈密绒毛。浆果红色或在栽培类型中也有橙色，果皮肉质，多汁液，形状及大小经长期人工培育而多变，广椭圆状、矩圆状、卵状或近球状，长 8～20mm，直径 5～10mm。种子常 20 余粒，略成肾脏形，扁压，棕黄色，长约 2mm。花果期较长，一般从 5 月到 10 月边开花边结果。

我国北方各省区均产。

性　状　本品呈筒状或槽状，长 3～10cm，宽 0.5～1.5cm，厚 0.1～0.3cm。外表面灰黄色至棕黄色，粗糙，有不规则纵裂纹，易成鳞片状剥落。内表面黄白色至灰黄色，较平坦，有细纵纹。体轻，质脆，易折断，断面不平坦，外层黄棕色，内层灰白色。气微，味微甘而后苦。

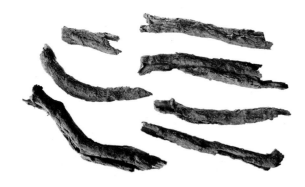

地骨皮 **Cortex Lycii chinensis**　王如峰　摄

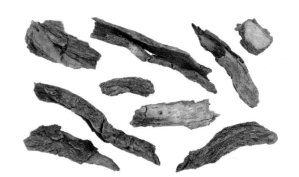

地骨皮 **Cortex Lycii barbari**　王如峰　摄

功能主治　凉血除蒸，清肺降火。用于阴虚潮热，骨蒸盗汗，肺热咳嗽，咯血，衄血，内热消渴。

地黄 Dihuang

RADIX REHMANNIAE

本品为玄参科植物地黄 **Rehmannia glutinosa** Libosch. 的新鲜或干燥块根。秋季采挖，除去芦头、须根及泥沙，鲜用；或将地黄缓缓烘焙至约八成干。前者习称"鲜地黄"，后者习称"生地黄"。

原 植 物 地黄 **Rehmannia glutinosa** Libosch. in Index Sem.（St. Petersburg）1: 36. 1835; 中国植物志, 67（2）: 214, 1979; 中华人民共和国药典（1963），1: 98, 1964.

体高 10 ~ 30cm，密被灰白色柔毛和腺毛。根状茎肉质，鲜时黄色，栽培者径达 5.5cm。茎紫红色。叶基生者呈莲座状，卵形或长椭圆形，上面绿色，下面略带紫色或成紫红色，长 2 ~ 13cm，宽 1 ~ 6cm，基部渐狭成柄，边缘具不规则圆齿、钝锯齿或牙齿；茎生叶互生，较小。花单生叶腋或在茎顶部略排列成总状花序；花梗长 0.5 ~ 3cm；花萼长 1 ~ 1.5cm，萼齿 5，长圆状披针形、卵状披针形或稍呈三角形，稀前方 2 枚开裂而使萼齿总数达 7 枚；花冠长 3 ~ 4.5cm，筒部略弓曲，外面紫红色，裂片 5，先端钝或微凹，内面黄紫色，长 5 ~ 7mm；雄蕊 4；子房无毛。蒴果卵形或长卵形，长 1 ~ 1.5cm。花、果期 4 ~ 7 月。

产于华北、西北、华东、中南及辽宁、贵州。生于海拔 50 ~ 1300m 的砂质壤土、荒山坡、山脚、墙边、路旁等处。

注释：地黄的完整学名为 **Rehmannia glutinosa**（Gaert.）Libosch. ex Fisch. et Mey.。

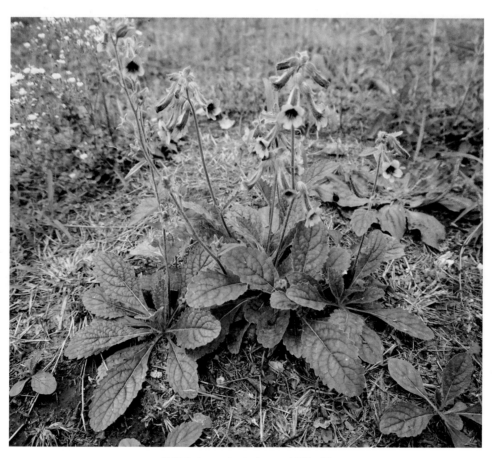

地黄 **Rehmannia glutinosa**　钱涛　摄

性　状

鲜地黄　本品呈纺锤形或条状，长 8 ～ 24cm，直径 2 ～ 9cm。外皮薄，表面浅红黄色，具弯曲的纵皱纹、芽痕、横长皮孔样突起及不规则疤痕。肉质，易断，断面皮部淡黄白色，可见橘红色油点，木部黄白色，导管呈放射状排列。气微，味微甜、微苦。

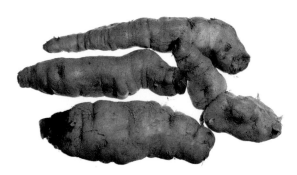

鲜地黄 **Radix Rehmanniae**　陈代贤　摄

生地黄　本品多呈不规则的团块状或长圆形，中间膨大，两端稍细，有的细小，长条状，稍扁而扭曲，长 6 ～ 12cm，直径 2 ～ 6cm。表面棕黑色或棕灰色，极皱缩，具不规则的横曲纹。体重，质较软而韧，不易折断，断面棕黑色至黑色或乌黑色，有光泽，具黏性。气微，味微甜。

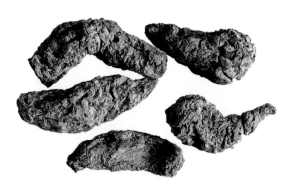

生地黄 **Radix Rehmanniae**　陈代贤　摄

功能主治

鲜地黄　清热生津，凉血，止血。用于热病伤阴，舌绛烦渴，温毒发斑，吐血，衄血，咽喉肿痛。
生地黄　清热凉血，养阴生津。用于热入营血，温毒发斑，吐血衄血，热病伤阴，舌绛烦渴，津伤便秘，阴虚发热，骨蒸劳热，内热消渴。

熟地黄 Shudihuang

RADIX REHMANNIAE PRAEPARATA

本品为生地黄的炮制加工品。

原植物 见"地黄"项下。

性 状 本品为不规则的块片、碎块，大小、厚薄不一。表面乌黑色，有光泽，黏性大。质柔软而带韧性，不易折断，断面乌黑色，有光泽。气微，味甜。

功能主治 补血滋阴，益精填髓。用于血虚萎黄，心悸怔忡，月经不调，崩漏下血，肝肾阴虚，腰膝酸软，骨蒸潮热，盗汗遗精，内热消渴，眩晕，耳鸣，须发早白。

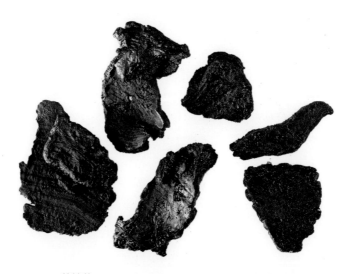

熟地黄 **Radix Rehmanniae Praeparata** 王如峰 摄

地榆 Diyu

本品为蔷薇科植物地榆 **Sanguisorba officinalis** L. 或长叶地榆 **Sanguisorba officinalis** L. var. **longifolia**（Bert.）Yü et Li 的干燥根。后者习称"绵地榆"。春季将发芽时或秋季植株枯萎后采挖，除去须根，洗净，干燥，或趁鲜切片，干燥。

原植物

地榆 Sanguisorba officinalis L., Sp. Pl. 116. 1753; 中国植物志, 37: 465, 1985; 中华人民共和国药典（1963），1: 100, 1964.

多年生草本，高 30~120m；根多呈纺锤形，稀圆柱形，横切面黄白或紫红色，较平整。茎直立，无毛或基部有疏腺毛。基生叶为羽状复叶，有小叶 4~6 对，叶柄无毛或基部有疏腺毛；基生叶托叶膜质，褐色，外面无毛或被稀疏腺毛；茎生叶托叶大，草质，半圆形；基生叶小叶片卵形或长圆状卵形，长 1~7cm，宽 0.5~3cm，两面无毛，基部心形至浅心形，边缘有多数粗大圆钝稀急尖锯齿，顶端圆钝，稀急尖；茎生叶较少。穗状花序椭圆形、圆柱形或卵球形，直立，通常长 1~3（~4）cm，从花序顶端向下部开放；花序轴无毛偶有稀疏腺毛；苞片披针形，比萼片短或近等长，外面及边缘有柔毛；萼片 4，紫红色，椭圆形至宽卵形，外面被疏柔毛；雄蕊 4；花丝丝状，不扩大，与萼片近等长或稍短；子房外面无毛或基部微被毛。果实包藏在宿存萼筒内，外面有 4 棱。花、果期 7~10 月。

产于东北、华北、华东、华中、西南及陕西、甘肃、青海、新疆、广西。生于海拔 30~3000m 的草

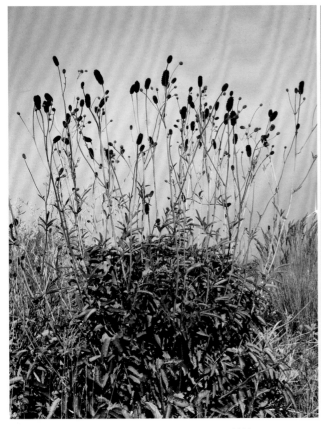
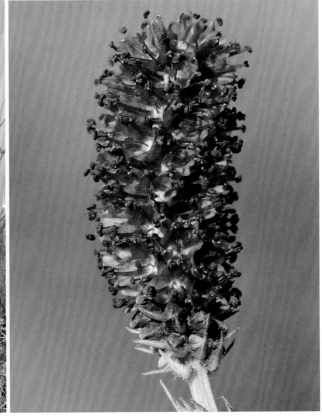

地榆 *Sanguisorba officinalis*　周繇　摄

原、草甸、山坡草地、灌丛或疏林下。

长叶地榆 Sanguisorba officinalis L. var. **longifolia**（Bert.）Yü et Li in Acta Phytotax. Sin. 17（1）: 9, Pl. 1: 1. 1979; 中国植物志 , 37: 467, 1985; 中华人民共和国药典（1985），1: 98, 1985.

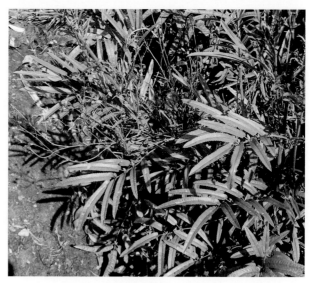

长叶地榆 *Sanguisorba officinalis* var. **longifolia**　张军　摄

与地榆原变种相似，但基生叶小叶带状长圆形至带状披针形，基部微心形，圆形至宽楔形，茎生叶较多，与基生叶相似，但更长而狭窄；花穗长圆柱形，长 2～6cm，直径通常 0.5～1cm，雄蕊与萼片近等长。花、果期 8～11 月。

产于黑龙江、辽宁、河北、山西、甘肃、河南、山东、湖北、安徽、江苏、浙江、江西、四川、湖南、贵州、云南、广西、广东、台湾。生于海拔 100～3000m 的山坡草地、溪边、灌丛中。

性　状

地榆　本品呈不规则纺锤形或圆柱形，稍弯曲，长 5～25cm，直径 0.5～2cm。表面灰褐色至暗棕色，粗糙，有纵纹。质硬，断面较平坦，粉红色或淡黄色，木部略呈放射状排列。气微，味微苦涩。

绵地榆　本品呈长圆柱形，稍弯曲，着生于短粗的根状茎上；表面红棕色或棕紫色，有细纵纹。质坚韧，断面黄棕色或红棕色，皮部有多数黄白色或黄棕色绵状纤维。气微，味微苦涩。

功能主治　凉血止血，解毒敛疮。用于便血，痔血，血痢，崩漏，水火烫伤，痈肿疮毒。

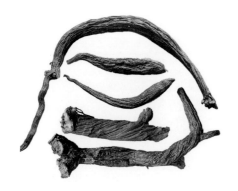

地榆 *Radix Sanguisorbae officinalis*　王维宁　摄

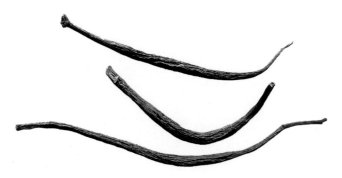

地榆 *Radix Sanguisorbae officinalis longifoliae*　王维宁　摄

地锦草 Dijincao

HERBA EUPHORBIAE HUMIFUSAE ET AL.

本品为大戟科植物地锦 **Euphorbia humifusa** Willd. 或斑地锦 **Euphorbia maculata** L. 的干燥全草。夏、秋二季采收，除去杂质，晒干。

原 植 物

地锦 **Euphorbia humifusa** Willd. in Enum. Pl. Hort. Berol. suppl. 27. 1814; 中国植物志, 44（3）: 49. 1997; 中华人民共和国药典（1977），1: 205, 1978.

一年生草本。茎匍匐，自基部以上多分枝，偶尔先端斜向上伸展，基部常红色或淡红色，长达 20（30）cm。叶对生，矩圆形或椭圆形，长 5～10mm，宽 3～6mm，先端钝圆，基部偏斜，边缘常于中部以上具细锯齿；叶两面被疏柔毛。花序单生于叶腋，基部具 1～3mm 的短柄；总苞陀螺状，高与直径各约 1mm，边缘 4 裂，裂片三角形；腺体 4，矩圆形，边缘具白色或淡红色附属物。雄花数枚，近与总苞边缘等长；雌花 1 枚，子房柄伸出至总苞边缘；子房三棱状卵形；花柱 3，分离；柱头 2 裂。蒴果三棱状卵球形，长约 2mm，直径约 2.2mm，成熟时分裂为 3 个分果爿，花柱宿存；种子三棱状卵球形，长约 1.3mm，直径约 0.9mm，灰色。花、果期 5～10 月。

除海南外，全国各地均产。生于原野荒地、路旁、田间、沙丘、海滩、山坡等处。

斑地锦 **Euphorbia maculata** L. in Sp. Pl. 455. 1753; 中国植物志，44（3）: 53. 1997; 中华人民共和国药典（1990），1: 101, 1990.——*E. supina* Rafin., 中华人民共和国药典（1977），1: 205, 1978.

一年生草本。茎匍匐，长 10～17cm，被白色疏柔毛。叶对生，长椭圆形至肾状长圆形，长 6～12mm，宽 2～4mm，先端钝，基部偏斜，边缘中部以下全缘，中部以上常具细小疏锯齿；叶面绿色，中部常具有一个长圆形的紫色斑点，叶背淡绿色或灰绿色；托叶钻状，不分裂，边缘具睫毛。花序单生于叶腋；总苞狭杯状，高 0.7～1.0mm，直径约 0.5mm，外部具白色疏柔毛，边缘 5 裂，裂片三角状圆形；腺体 4，黄绿色，边缘具白色附属物；雄花 4～5，微伸出总苞外；雌花 1，子房柄伸出总苞外；柱头 2 裂。蒴果三角状卵形，长约 2mm，直径约 2mm，成熟时易分裂为 3 个分果爿。种子卵状四棱形，长约

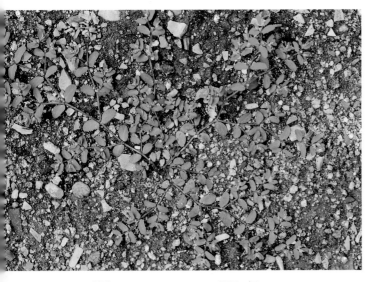

地锦 **Euphorbia humifusa** 周繇 摄

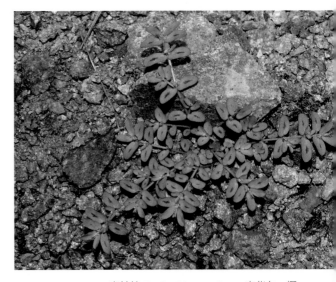

斑地锦 **Euphorbia maculata** 李华东 摄

1mm，直径约 0.7mm，灰色或灰棕色，每个棱面具 5 个横沟。花、果期 4～9 月。

产于江苏、江西、浙江、湖北、河南、河北和台湾等。生于平原或低山坡的路旁。

性　状

地锦　本品常皱缩卷曲，根细小。茎细，呈叉状分枝，表面带紫红色，光滑无毛或疏生白色细柔毛；质脆，易折断，断面黄白色，中空。单叶对生，具淡红色短柄或几无柄；叶片多皱缩或已脱落，展平后呈长椭圆形，长 5～10mm，宽 4～6mm；绿色或带紫红色，通常无毛或疏生细柔毛；先端钝圆，基部偏斜，边缘具小锯齿或呈微波状。杯状聚伞花序腋生，细小。蒴果三棱状球形，表面光滑。种子细小，卵形，褐色。气微，味微涩。

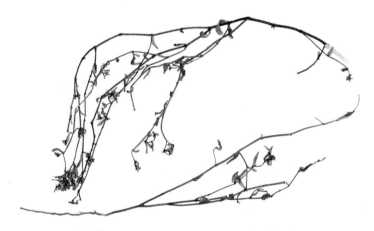

地锦草 **Herba Euphorbiae humifusae**　郭庆梅　摄

斑地锦　本品叶上表面具红斑。蒴果被稀疏白色短柔毛。

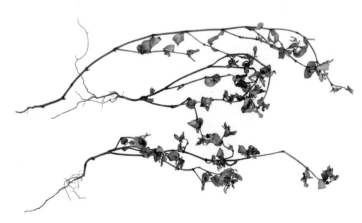

地锦草 **Herba Euphorbiae maculatae**　郭庆梅　摄

功能主治　清热解毒，凉血止血，利湿退黄。用于痢疾，泄泻，咯血，尿血，便血，崩漏，疮疖痈肿，湿热黄疸。

亚乎奴（锡生藤）Yahunu

本品为防己科植物锡生藤 **Cissampelos pareira** L. var. **hirsuta**（Buch. ex DC.）Forman 的干燥全株。春、夏二季采挖，除去泥沙，晒干。本品系傣族习用药材。

原植物 锡生藤 **Cissampelos pareira** L. var. **hirsuta**（Buch. ex DC.）Forman in Kew Bull. 22: 356. 1968; 中国植物志，30（1）：71.1996; 中华人民共和国药典（1985），1: 102, 1985.

木质藤本。枝细瘦，有条纹，常密被柔毛，很少近无毛。叶纸质，心状近圆形或近圆形，长宽均2~5（~12）cm，顶端常微缺，具凸尖，基部常心形，有时近截平，很少微圆，两面被毛，上面常稀疏，下面很密；掌状脉5~7条；叶柄常密被柔毛。雄花序为伞房状聚伞花序，单生或几个簇生；雄花：萼片长1.2~1.5mm，背面被疏而长的毛；花冠碟状；聚药雄蕊长约0.7mm；雌花序为狭长的聚伞圆锥花序，长达18cm，叶状苞片近圆形；雌花：萼片阔倒卵形，长约1.5mm；花瓣很小，长约0.7mm。核果被柔毛，阔倒卵圆形，长3~5mm，背肋两侧各有2行皮刺状小凸起。

产于广西、贵州和云南等省区。生于林中。

性状 本品根呈扁圆柱形，多弯曲，长短不一，直径约1cm。表面棕褐色或暗褐色，有皱纹及支根痕；断面枯木状。匍匐茎圆柱形，节略膨大，常有根痕或细根；表面棕褐色，节间有扭旋的纵沟纹；易折断，折断时有粉尘飞扬，断面具放射状纹理。缠绕茎纤细，有分枝，表面被黄棕色绒毛。叶互生，有柄，微盾状着生；叶片多皱缩，展平后呈心状扁圆形，先端微凹，具小突尖，上表面疏被白色柔毛，下表面密被褐黄色绒毛。气微，味苦、微甜。

功能主治 消肿止痛，止血，生肌。用于外伤肿痛，创伤出血。

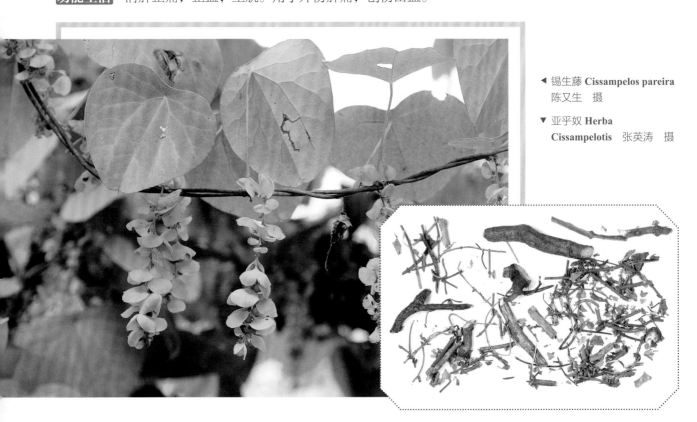

◀ 锡生藤 Cissampelos pareira
陈又生 摄

▼ 亚乎奴 Herba
Cissampelotis 张英涛 摄

亚麻子 Yamazi

SEMEN LINI

本品为亚麻科植物亚麻 **Linum usitatissimum** L. 的干燥成熟种子。秋季果实成熟时采收植株，晒干，打下种子，除去杂质，再晒干。

原植物 亚麻 **Linum usitatissimum** L., Sp. Pl. 1: 277. 1753; 中国植物志 , 43（1）: 102, 1998; 中华人民共和国药典（1953）, 1: 81, 1953.

一年生草本。茎直立，高 30～120cm，多在上部分枝，有时自茎基部亦有分枝。叶互生；叶片线形、线状披针形或披针形，长 2～4cm，宽 1～5mm，先端锐尖，基部渐狭，无柄，内卷，有 3（5）出脉。花单生于枝顶或枝的上部叶腋，组成疏散的聚伞花序；花直径 15～20mm；花梗长 1～3cm，直立；萼片 5，卵形或卵状披针形，长约 5～8mm，先端凸尖或长尖，有 3（5）脉；边缘膜质，无腺点，全缘；花瓣 5，倒卵形，长 8～12mm，蓝色或紫蓝色，稀白色或红色，先端啮蚀状；雄蕊 5 枚，花丝基部合生；退化雄蕊 5 枚，钻状；子房 5 室，花柱 5 枚，分离，柱头细线状或棒状，长于或几等于雄蕊。蒴果球形，干后棕黄色，直径 6～9mm，顶端微尖，室间开裂成 5 瓣；种子 10 粒，长圆形，扁平，长 3.5～4mm，棕褐色。花期 6～8 月，果期 7～10 月。

全国各地均有栽培，以华北和西南地区较为普遍。

性状 本品呈扁平卵圆形，一端钝圆，另端尖而略偏斜，长 4～6mm，宽 2～3mm。表面红棕色或灰褐色，平滑有光泽，种脐位于尖端的凹入处；种脊浅棕色，位于一侧边缘。种皮薄，胚乳棕色，薄膜状；子叶 2，黄白色，富油性。气微，嚼之有豆腥味。

功能主治 润燥通便，养血祛风。用于肠燥便秘，皮肤干燥，瘙痒，脱发。

▶ 亚麻 Linum usitatissimum 朱鑫鑫 摄

▼ 亚麻子 Semen Lini 钟国跃 摄

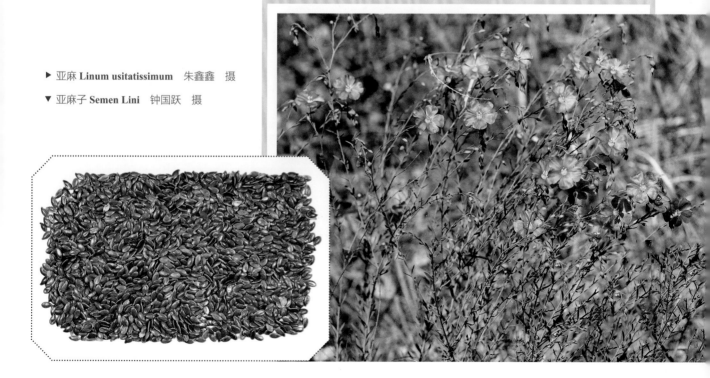

西瓜霜 Xiguashuang

MIRABILITUM PRAEPARATUM

本品为葫芦科植物西瓜 **Citrullus lanatus**（Thunb.）Matsumu. et Nakai 的成熟新鲜果实与皮硝经加工制成。

原植物 西瓜 **Citrullus lanatus**（Thunb.）Matsumu. et Nakai in Cat. Sem. Spor. Hort. Bot. Univ. Imp. Tokyo 30: 854. 1916; 中国植物志，73（1）: 200, 1986; 中华人民共和国药典（2005），1: 85, 2005.

一年生蔓生藤本。茎、枝粗壮，被长而密的白色或淡黄褐色长柔毛。卷须 2 歧；叶片轮廓三角状卵形，带白绿色，长 8~20cm，宽 5~15cm，3 深裂，中裂片较长，裂片羽状或二重羽状浅裂或深裂，先端钝圆，基部心形或成半圆形弯缺。雌雄花均单生叶腋。花萼筒宽钟形，密被长柔毛，花萼裂片狭披针形；花冠淡黄色，径 2.5~3cm，裂片卵状长圆形，长 1~1.5cm，宽 0.5~0.8cm；子房卵形，长 0.5~0.8cm，密被长柔毛。果实大型，近于球形或椭圆形，肉质，多汁，果皮光滑，色泽及纹饰各式。种子多数，卵形，黑色、红色，有时为白色、黄色、淡绿色或有斑纹。花果期夏季。

全国各省区均产。

性状 本品为类白色至黄白色的结晶性粉末。气微、味咸。

功能主治 清热泻火，消肿止痛。用于咽喉肿痛，喉痹，口疮。

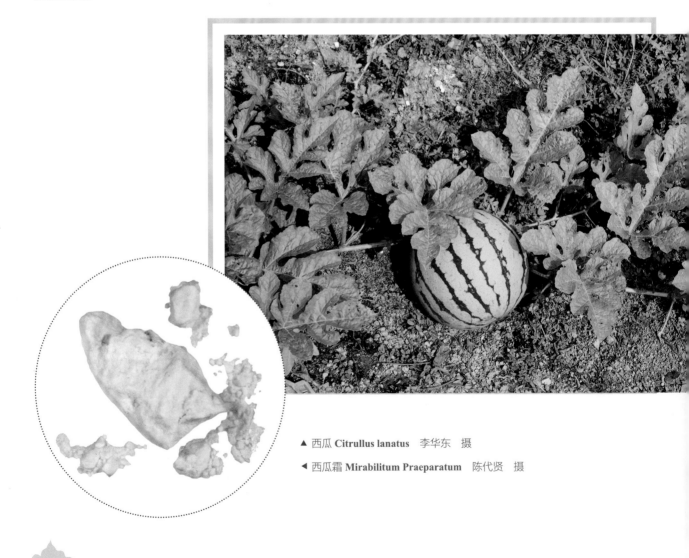

▲ 西瓜 **Citrullus lanatus** 李华东 摄

◀ 西瓜霜 **Mirabilitum Praeparatum** 陈代贤 摄

西红花 Xihonghua

本品为鸢尾科植物番红花 **Crocus sativus** L. 的干燥柱头。

原植物 **番红花 Crocus sativus** L. Sp. Pl. 36. 1753; 中国植物志, 16（1）: 122, 1985; 中华人民共和国药典（1963）, 1: 284, 1964.

多年生草本。球茎扁圆形，径约 3cm，外有黄褐色膜质包被。叶基生，9～15 枚，线形，灰绿色，边缘反卷。花茎甚短不伸出地面；花 1～2，淡蓝色、红紫色或白色，有香味，径 2.5～3cm；花被裂片 6，倒卵形，顶端钝，长 4～5cm；雄蕊花药黄色，长约 2.5cm；雌蕊花柱橙红色，长约 4cm，上部 3 分枝，分支弯曲而下垂，柱头稍扁，子房窄纺锤形。蒴果椭圆形，长约 3cm。

我国有栽培。原产于欧洲南部。

性状 本品呈线形，三分枝，长约 3cm。暗红色，上部较宽而略扁平，顶端边缘显不整齐的齿状，内侧有一短裂隙，下端有时残留一小段黄色花柱。体轻，质松软，无油润光泽，干燥后质脆易断。气特异，微有刺激性，味微苦。

功能主治 活血化瘀，凉血解毒，解郁安神。用于经闭癥瘕，产后瘀阻，温毒发斑，忧郁痞闷，惊悸发狂。

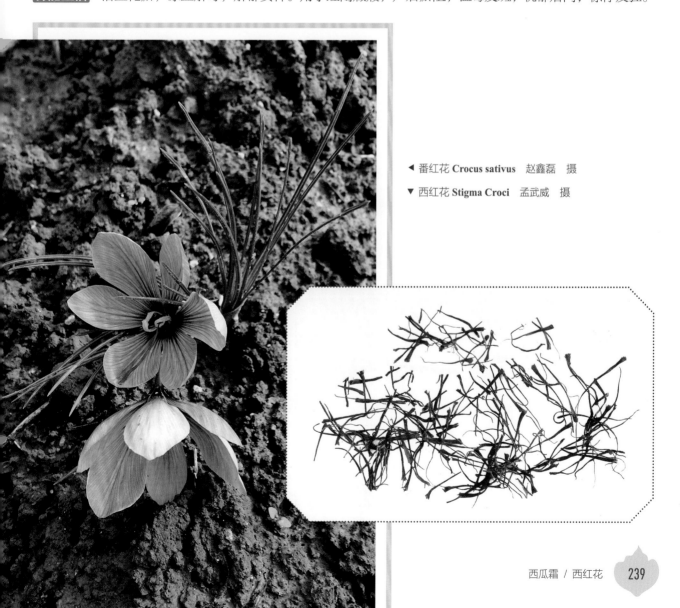

◀ 番红花 **Crocus sativus** 赵鑫磊 摄

▼ 西红花 **Stigma Croci** 孟武威 摄

西青果 Xiqingguo

FRUCTUS CHEBULAE IMMATURUS

本品为使君子科植物诃子 **Terminalia chebula** Retz. 的干燥幼果。

原 植 物 诃子 **Terminalia chebula** Retz. in Obs. Bot. 5: 31. 1789; 中国植物志, 53（1）: 13, 1984; 中华人民共和国药典（1963）, 1: 119, 1964.

常绿乔木，高可达 30m。幼枝黄褐色，被绒毛。叶互生或近对生；叶片卵形或椭圆形，无毛，密被细瘤点，长 7~14cm，宽 4.5~8.5cm，基部偏斜，边全缘或微波状；叶柄长 1.8~2.3cm，近叶柄顶端有 2~4 腺体。穗状花序，长 5.5~10cm；花萼杯状，长约 3.5mm，5 齿裂，长 1mm，外面无毛，内面被黄棕色的柔毛；雄蕊 10 枚，高出花萼之上；子房圆柱形、被毛；花柱锥尖形；胚珠 2。核果常具有 5 条棱，长 2.4~4.5cm，直径 1.9~2.3cm，成熟时变黑褐色。花期 5 月，果期 7~9 月。

产于云南西部和西南部。生于海拔 800~1840m 的疏林中或林缘。广东、广西有栽培。

性　　状 本品呈长卵形，略扁，长 1.5~3cm，直径 0.5~1.2cm。表面黑褐色，具有明显的纵皱纹，一端较大，另一端略小，钝尖，下部有果梗痕。质坚硬。断面褐色，有胶质样光泽，果核不明显，常有空心，小者黑褐色，无空心。气微，味苦涩，微甘。

功能主治 清热生津，解毒。用于阴虚白喉。

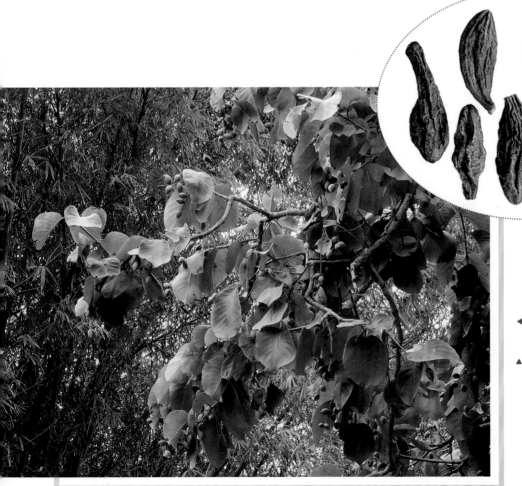

◀ 诃子 **Terminalia chebula**
赵鑫磊 摄

▲ 西青果 **Fructus Chebulae Immaturus** 陈代贤 摄

西河柳 Xiheliu

CACUMEN TAMARICIS

本品为柽柳科植物柽柳 **Tamarix chinensis** Lour. 的干燥细嫩枝叶。夏季花未开时采收，阴干。

原植物 柽柳 **Tamarix chinensis** Lour., Fl. Cochinch. 1: 182. Pl. 24. 1790; 中国植物志，50（2）：157, 1990; 中华人民共和国药典（1963），1: 101, 1964.

灌木或小乔木，高 3～6m。幼枝柔弱，开展而下垂，红紫色或暗紫色。叶鳞片状，鲜绿色，钻形或卵状披针形，长 1～3mm，半贴生，背面有龙骨状隆起，薄膜质。每年开花 2～3 次；春季在去年生小枝节上侧生总状花序，花稍大而稀疏；夏、秋季在当年生幼枝顶端形成总状花序，组成顶生大型圆锥花序，常下弯，花略小而密生，每朵花具 1 线状钻形的绿色小苞片；花 5 数，粉红色；萼片三角状卵形；花瓣椭圆状倒卵形，长约 2mm；雄蕊着生于花盘裂片之间，长于花瓣；子房圆锥状瓶形，花柱 3，棍棒状。蒴果长约 3～5mm，3 瓣裂。花期 4～9 月，果期 6～10 月。

野生于辽宁、河北、河南、山东、江苏（北部）、安徽（北部）等省区。喜生于河流冲积平原、海滨、滩头、潮湿盐碱地和沙荒地。栽培于我国东部至西南部各地。

性状 本品茎枝呈细圆柱形，直径 0.5～1.5mm。表面灰绿色，有多数互生的鳞片状小叶。质脆，易折断。稍粗的枝表面红褐色，叶片常脱落而残留突起的叶基，断面黄白色，中心有髓。气微，味淡。

功能主治 发表透疹，祛风除湿。用于麻疹不透，风湿痹痛。

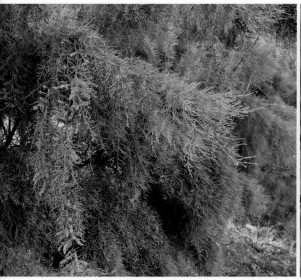

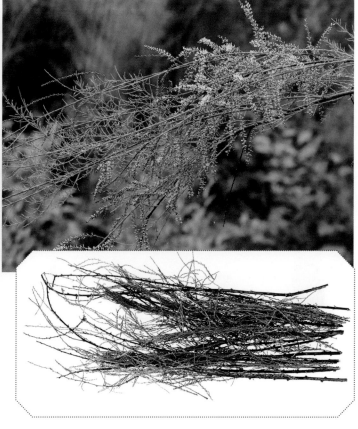

▲ 柽柳 Tamarix chinensis　赵鑫磊、周重建　摄

▶ 西河柳 Cacumen Tamaricis　陈代贤　摄

西洋参 Xiyangshen

RADIX PANACIS QUINQUEFOLII

本品为五加科植物西洋参 **Panax quinquefolium** L. 的干燥根。均系栽培品，秋季采挖，洗净，晒干或低温干燥。

原植物 **西洋参 Panax quinquefolius** L., Sp. Pl. 2: 1058. 1753; 中华人民共和国药典（2000），1: 99, 2000.

多年生草本，高 20～60cm。主根肉质，纺锤形。茎单一。掌状复叶，常 3～4 枚轮生于茎顶端；叶柄和小叶柄基部具披针形的托叶状附属物；小叶通常 5，倒卵状长圆形、卵形或近圆形，膜质，长 8～14cm，宽 2～8cm，先端突尖或尾尖，边缘有不整齐锯齿，沿脉疏被刚毛或上面无毛。伞形花序单生于茎顶端，具花 6～20 朵；花萼 5 裂，裂片齿状；花瓣 5，黄绿色；雄蕊 5；雌蕊 1，子房下位，花柱 2，上部分裂成叉状。果扁球形，成熟时鲜红色。

原产于北美，我国近年有引种栽培。

性状 本品呈纺锤形、圆柱形或圆锥形，长 3～12cm，直径 0.8～2cm。表面浅黄褐色或黄白色，可见横向环纹和线形皮孔状突起，并有细密浅纵皱纹和须根痕。主根中下部有一至数条侧根，多已折断。有的上端有根状茎（芦头），环节明显，茎痕（芦碗）圆形或半圆形，具不定根（艼）或已折断。体重，质坚实，不易折断，断面平坦，浅黄白色，略显粉性，皮部可见黄棕色点状树脂道，形成层环纹棕黄色，木部略呈放射状纹理。气微而特异，味微苦、甘。

功能主治 补气养阴，清热生津。用于气虚阴亏，虚热烦倦，咳喘痰血，内热消渴，口燥咽干。

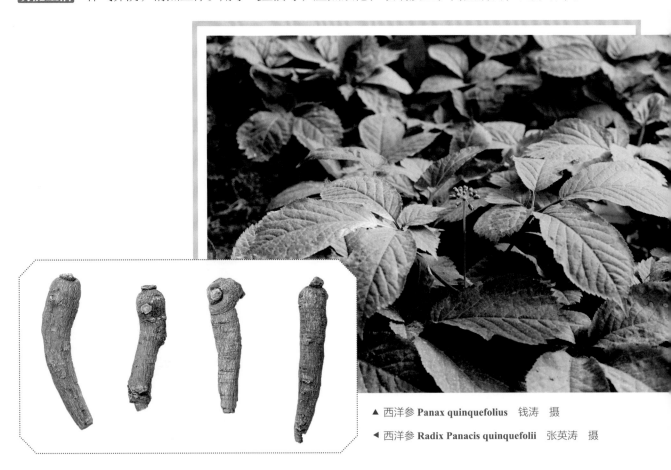

▲ 西洋参 Panax quinquefolius　钱涛　摄

◀ 西洋参 Radix Panacis quinquefolii　张英涛　摄

百合 Baihe

BULBUS LILII LANCIFOLII ET AL.

本品为百合科植物卷丹 **Lilium lancifolium** Thunb.、百合 **Lilium brownii** F. E. Brown var. **viridulum** Baker 或细叶百合 **Lilium pumilum** DC. 的干燥肉质鳞叶。秋季采挖，洗净，剥取鳞叶，置沸水中略烫，干燥。

原 植 物

卷 丹 Lilium lancifolium Thunb. in Trans. Linn. Soc. London 2: 333. 17. 1794; 中国植物志, 14: 152, 1980; 中华人民共和国药典（1977）, 1: 213, 1978.

多年生草本，鳞茎宽球形，鳞叶宽卵形，长 2.5～3cm，宽 1.4～2.5cm，白色。茎高 0.8～1.5m，带紫色条纹，具白色绵毛。叶散生，长圆状披针形或披针形，长 6.5～9cm，宽 1～1.8cm，两面近无毛，先端有白毛，边缘有乳头状突起，上部叶腋有珠芽。花 3～6 朵或更多；苞片叶状，卵状披针形，长 1.5～2cm，宽 2～5mm，先端钝，有绵毛；花梗长 6.5～9cm，紫色，有白色绵毛；花下垂，花被片披针形，反卷，橙红色，有紫黑色斑点；外轮花被片长 6～10cm，宽 1～2cm；内轮花被片比外轮稍宽，蜜腺两边有乳头状突起和流苏状突起；雄蕊 6，向四面开张，淡红色，无毛；子房圆柱形，长 1.5～2cm，宽 2～3mm；花柱长 4.5～6.5cm，柱头稍膨大，3 裂。蒴果狭长圆形，长 3～4cm。花期 7～8 月，果期 9～10 月。

产于吉林、河北、山西、河南、湖北、湖南、广西、山东、安徽、江苏、浙江、江西、陕西、甘肃、青海、四川、西藏。生于海拔 400～2300m 的山坡灌木林下、草地、路边或水旁。各地广泛栽培。

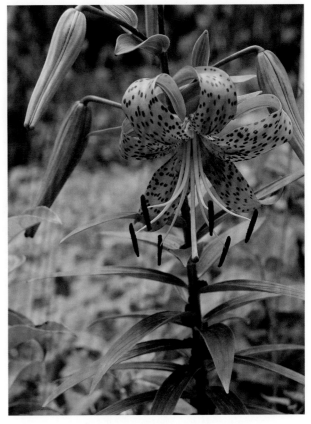

卷丹 Lilium lancifolium　赵鑫磊　摄

百合 Lilium brownii F. E. Brown var. **viridulum** Baker in Gard. Chron. ser. 2, 24: 134. 1885; 中国植物志, 14: 121, 1980; 中华人民共和国药典（1977）, 1: 213, 1978.——*L. brownii* F. E. Brown var. *colchesteri* Wils., 中华人民共和国药典（1963）, 1: 102, 1964.

多年生草本，高 70～150cm。茎上有紫色条纹，无毛；鳞茎球形，直径约 5cm，鳞叶广展，无节，白色。叶散生，具短柄；上部叶常小于中部叶，叶片倒披针形至倒卵形，长 7～10cm，宽 2～3cm，先端急尖，基部斜窄，全缘，无毛，有 3～5 条脉。花 1～4 朵，喇叭形，有香味；花被片 6，倒卵形，长 15～20cm，宽 3～4.5cm，多为白色，背面带紫褐色，无斑点，先端弯而不卷，蜜腺两边具小乳头状突起；雄蕊 6，前弯，花丝长 9.5～11cm，具柔毛，花药椭圆形，丁字着生，花粉粒褐红色；子房长柱形，长约 3.5cm，花柱长 11cm，无毛，柱头 3 裂。蒴果长圆形，长约 5cm，宽约 3cm，有棱。种子多数。花、果期 6～9 月。

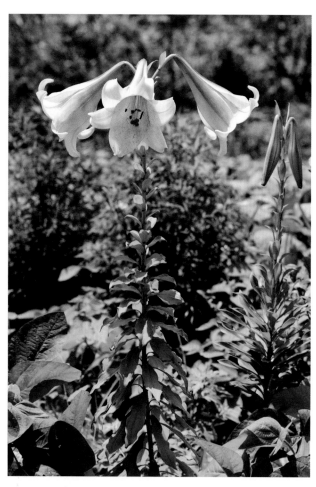
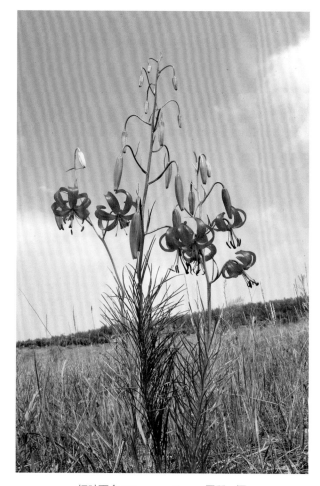

百合 Lilium brownii var. viridulum 朱鑫鑫 摄

细叶百合 Lilium pumilum 周繇 摄

产于河北、山西、河南、湖北、湖南、安徽、江西、浙江、陕西。生于海拔 300～1000m 的山坡草丛中、疏林下、山沟旁、地边或村旁，也有栽培。

细叶百合 Lilium pumilum DC. in Redouté, Liliac. 7: t. 378. 1812; 中国植物志, 14: 147, 1980; 中华人民共和国药典（1977），1: 213, 1978.——*L. tenuifolium* Fisch., 中华人民共和国药典（1963），1: 102, 1964.

多年生草本。鳞茎卵形或圆锥形；鳞叶长圆形或长卵形，长 2～3.5cm，宽 1～1.5cm，白色。茎高 15～60cm，有小乳头状突起，有的带紫色条纹。叶散生于茎中部，线形，长 3.5～9cm，宽 1.5～3mm，中脉下面突出，边缘有小乳头状突起。花单生或数朵排成总状花序，鲜红色，通常无斑点，有时有少数斑点，下垂；花被片反卷，长 4～4.5cm，宽 0.8～1.1cm，蜜腺两边有乳头状突起；花丝长 1.2～2.5cm，无毛，花药长椭圆形，长约 1cm；花柱稍长于子房或长 1 倍多，长 1.2～1.6cm，柱头膨大，直径 5mm，3 裂。蒴果长圆形，长约 2cm，宽 1.2～1.8cm。花期 7～8 月，果期 9～10 月。

产于东北、华北及河南、山东、陕西、甘肃、宁夏、青海。生于海拔 400～2600m 的山坡草地或林缘。

性　状　本品呈长椭圆形，长 2～5cm，宽 1～2cm，中部厚 1.3～4mm。表面黄白色至淡棕黄色，有的微带紫色，有数条纵直平行的白色维管束。顶端稍尖，基部较宽，边缘薄，微波状，略向内弯曲。质硬而脆，断面较平坦，角质样。气微，味微苦。

功能主治 养阴润肺，清心安神。用于阴虚燥咳，劳嗽咳血，虚烦惊悸，失眠多梦，精神恍惚。

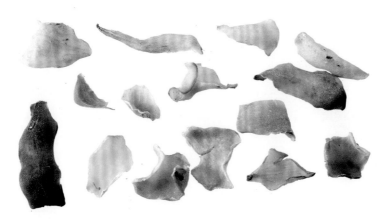

百合 **Bulbus Lilii lancifolii** 张继 摄

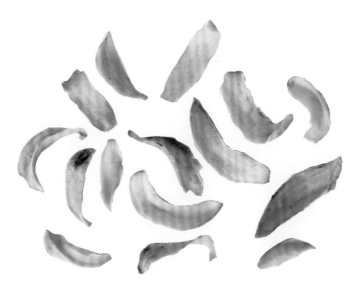

百合 **Bulbus Lilii brownii viriduli** 孟武威 摄

百部 Baibu

本品为百部科植物直立百部 **Stemona sessilifolia**（Miq.）Miq.、蔓生百部 **Stemona japonica**（Bl.）Miq. 或对叶百部 **Stemona tuberosa** Lour. 的干燥块根。春、秋二季采挖，除去须根，洗净，置沸水中略烫或蒸至无白心，取出，晒干。

原植物

直立百部 Stemona sessilifolia（Miq.）Miq., Prolus. Fl. Jap. 386. 1867; 中国植物志, 13（3）: 256, 1997; 中华人民共和国药典（1977）, 1: 214, 1978.——*S. sessilifolia*（Miq.）Franch. et Savat., 中华人民共和国药典（1963）, 1: 104, 1964.

半灌木。块根纺锤状，粗约 1cm。茎直立，高 30～60cm，不分枝，具细纵棱。叶薄革质，通常 3～4 枚轮生，稀 5 或 2 枚，卵状椭圆形或卵状披针形，长 3.5～6cm，宽 1.5～4cm，具短柄或近无柄。花单朵，通常出自茎下部鳞片腋内；鳞片披针形，长约 8mm；花柄向外平展，长约 1cm，中上部具关节，花向上斜升或直立；花被片长 1～1.5cm，宽 2～3mm，淡绿色；雄蕊紫红色，花丝短，花药长约 3.5mm，其顶端附属物与花药等长或稍短，药隔伸延物长约为花药 2 倍；子房三角状卵形。蒴果有种子数粒。花期 3～5 月，果期 6～7 月。

产于山东、江苏、安徽、浙江、江西、河南等省区。常生于林下。国内多有栽培。

蔓生百部 Stemona japonica（Bl.）Miq., Prolus. Fl. Jap. 386. 1867; 中国植物志, 13（3）: 255, 1997; 中华人民共和国药典（1977）, 1: 214, 1978.——*S. japonica* Miq., 中华人民共和国药典（1963）, 1: 104, 1964.

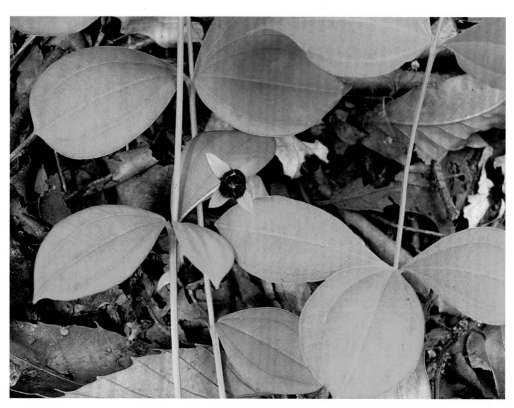

直立百部 Stemona sessilifolia 刘冰 摄

多年生缠绕草本。块根肉质，成簇，长圆状纺锤形，粗 1～1.5cm。茎长达 1m，下部直立，上部攀援状。叶 2～4（～5）枚轮生，卵形、卵状披针形或卵状长圆形，长 4～9（～11）cm，宽 1.5～4.5cm，边缘微波状；主脉通常 5～9 条，两面隆起。花序柄贴生于叶片中脉上，花单生或数朵排成聚伞状花序；花被片 4，淡绿色，披针形，开放后反卷；雄蕊紫红色，短于或近等长于花被，花丝短，花药线形，顶端具箭头状附属物，两侧各具一直立或下垂的丝状体，药隔延伸为钻状或线状附属物。蒴果卵形，扁，红褐色，长 1～1.4cm，宽 4～8mm，顶端锐尖，2 片开裂，常具 2 颗种子。种子椭圆形，稍扁平，长约 6mm，宽 3～4mm，深紫褐色，表面具纵槽纹。花期 5～7 月，果期 7～10 月。

产于江苏、安徽、浙江、江西等省区。生于海拔 300～400m 的山坡草丛、路旁和林下。

对叶百部 Stemona tuberosa Lour., Fl. Cochinch. 2: 404. 1790; 中国植物志，13（3）：256, 1997; 中华人民共和国药典（1963），1: 104, 1964.

多年生缠绕草本。块根肉质，纺锤状，长达 30cm。茎常具少数分枝，下部木质化，分枝表面具纵槽。叶对生或轮生，极少兼有互生，卵状披针形、卵形或宽卵形，长 6～24cm，宽（2～）5～17cm，边缘稍波状。花单生或 2～3 朵排成总状花序，生于叶腋或偶尔贴生于叶柄上，花柄或花序柄长 2.5～5（～12）cm；花被片黄绿色带紫色脉纹，长 3.5～7.5cm，宽 7～10mm，顶端渐尖，内轮比外轮稍宽，具 7～10 脉；雄蕊 4，紫红色，顶端具短钻状附属物，药隔肥厚，延伸为长钻状或披针形附属物；子房小，卵形，花柱近无。蒴果倒卵形，且扁，光滑，具多数种子。花期 4～7 月，果期 5～8 月。

产于长江流域以南各省区。生于海拔 370～2240m 的山坡丛林下、溪边、路旁以及山谷和阴湿岩石中。

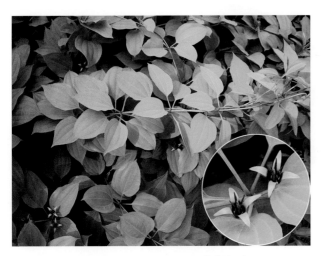

蔓生百部 Stemona japonica　张英涛　摄

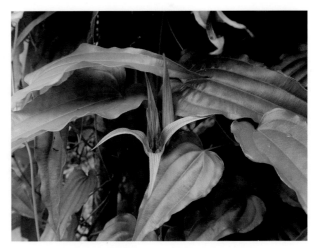

对叶百部 Stemona tuberosa　赵鑫磊　摄

性　状

直立百部　本品呈纺锤形，上端较细长，皱缩弯曲，长 5～12cm，直径 0.5～1cm。表面黄白色或淡棕黄色，有不规则深纵沟，间或有横皱纹。质脆，易折断，断面平坦，角质样，淡黄棕色或黄白色，皮部较宽，中柱扁缩。气微，味甘、苦。

蔓生百部　本品两端稍狭细，表面多不规则皱褶和横皱纹。

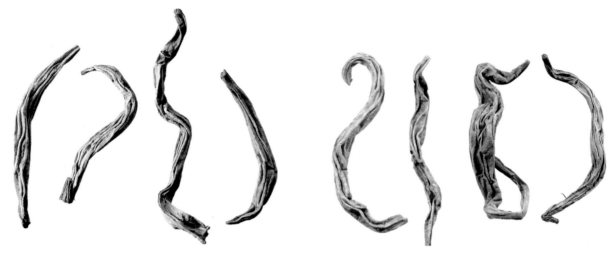

百部 Radix Stemonae sessilifoliae　张继　摄　　　　　百部 Radix Stemonae japonicae　张继　摄

对叶百部　本品呈长纺锤形或长条形，长 8～24cm，直径 0.8～2cm。表面浅黄棕色至灰棕色，具浅纵皱纹或不规则纵槽。质坚实，断面黄白色至暗棕色，中柱较大，髓部类白色。

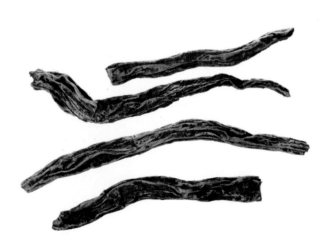

百部 Radix Stemonae tuberosae　陈代贤　摄

功能主治　润肺下气止咳，杀虫灭虱。用于新久咳嗽，肺痨咳嗽，顿咳；外用于头虱，体虱，蛲虫病，阴痒。蜜百部润肺止咳。用于阴虚劳嗽。

当归 Danggui

RADIX ANGELICAE SINENSIS

本品为伞形科植物当归 **Angelica sinensis**（Oliv.）Diels 的干燥根。秋末采挖，除去须根和泥沙，待水分稍蒸发后，捆成小把，上棚，用烟火慢慢熏干。

原植物 当归 **Angelica sinensis**（Oliv.）Diels in Engl. Jahrb. 29: 500. 1901; 中国植物志 , 55（3）: 41, 1992; 中华人民共和国药典（1963）, 1: 106, 1964.

多年生草本，高 40～100cm。根圆柱状，有多数肉质须根。茎直立，带紫红色。基生叶及茎下部叶卵形，长 8～18cm，二至三回三出式羽状全裂，最终裂片卵形或卵状披针形，长 1～2cm，宽 5～15mm，3浅裂，有尖齿，叶脉及边缘有白色细毛，叶柄长 3～11cm，基部扩大成叶鞘；茎上部叶简化成囊状的鞘和羽状分裂的叶片。复伞形花序，伞幅 9～30，不等长，无总苞或有 2 片；每一小伞有花 12～36，小总苞片 2～4，条形；花白色，5 数。双悬果椭圆形，长 4～6mm，宽 3～4mm，侧棱具翅，翅边缘淡紫色；每棱槽油管 1，合生面油管 2 或无。花期 6～7 月，果期 7～9 月。

四川、云南多栽培，野生植株罕见。生于海拔 2500～3000m 的山坡林下。

性状 本品略呈圆柱形，下部有支根 3～5 条或更多，长 15～25cm。表面浅棕色至棕褐色，具纵皱纹和横长皮孔样突起。根头（归头）直径 1.5～4cm，具环纹，上端圆钝，或具数个明显突出的根状茎痕，有紫色或黄绿色的茎和叶鞘的残基；主根（归身）表面凹凸不平；支根（归尾）直径 0.3～1cm，上粗下细，多扭曲，有少数须根痕。质柔韧，断面黄白色或淡黄棕色，皮部厚，有裂隙和多数棕色点状分泌腔，木部色较淡，形成层环黄棕色。有浓郁的香气，味甘、辛、微苦。

柴性大、干枯无油或断面呈绿褐色者不可供药用。

功能主治 补血活血，调经止痛，润肠通便。用于血虚萎黄，眩晕心悸，月经不调，经闭痛经，虚寒腹痛，风湿痹痛，跌扑损伤，痈疽疮疡，肠燥便秘。酒当归活血通经。用于闭经痛经，风湿痹痛，跌扑损伤。

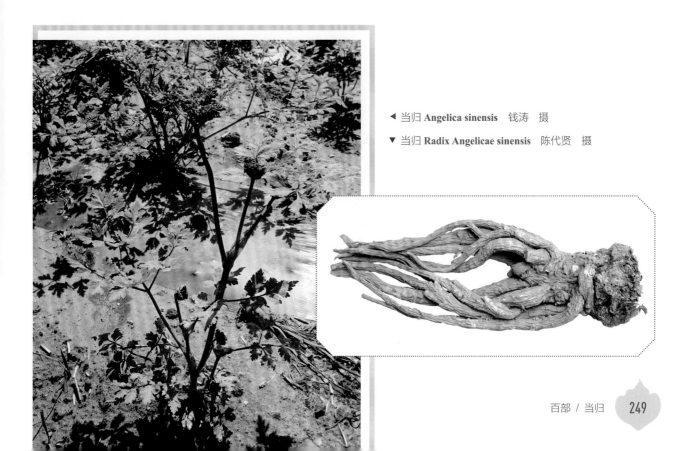

◀ 当归 Angelica sinensis　钱涛　摄

▼ 当归 Radix Angelicae sinensis　陈代贤　摄

当药 Dangyao

本品为龙胆科植物瘤毛獐牙菜 **Swertia pseudochinensis** Hara 的干燥全草。夏、秋二季采挖，除去杂质，晒干。

原植物 瘤毛獐牙菜 **Swertia pseudochinensis** Hara in J. Jap. Bot. 25（5）：89, f. 2a. 1950; 中国植物志，62: 396, 1988; 中华人民共和国药典（1977），1: 219, 1978.

一年生草本，高 10～15cm。主根明显。茎直立，四棱形，棱上有窄翅，从下部起多分枝。叶无柄，线状披针形至线形，长达 3.5cm，宽至 0.6cm，两端渐狭，下面中脉明显突起。圆锥状复聚伞花序多花，开展；花梗直立，四棱形，长至 2cm；花 5 数，直径达 2cm；花萼绿色，与花冠近等长，裂片线形，长达 15mm，先端渐尖；花冠蓝紫色，具深色脉纹，裂片披针形，长 9～16mm，先端锐尖，基部具 2 个腺窝，腺窝长圆形，沟状，基部浅囊状，边缘具长柔毛状流苏，流苏表面有瘤状突起；花丝线形，花药窄椭圆形；子房无柄，狭椭圆形，花柱短，不明显，柱头 2 裂，裂片半圆形。花期 8～9 月。

产于黑龙江、吉林、辽宁、内蒙古、河北、山西、山东、河南。生于海拔 500～1600m 的山坡上、河滩、林下、灌丛中。

性状 本品长 10～40cm。根呈长圆锥形，长 2～7cm，表面黄色或黄褐色，断面类白色。茎方柱形，常具狭翅，多分枝，直径 1～2.5mm；表面黄绿色或黄棕色带紫色，节处略膨大；质脆，易折断，断面中空。叶对生，无柄；叶片多皱缩或破碎，完整者展平后呈条状披针形，长 2～4cm，宽 0.3～0.9cm，先端渐尖，基部狭，全缘。圆锥状聚伞花序顶生或腋生。花萼 5 深裂，裂片线形。花冠淡蓝紫色或暗黄色，5 深裂，裂片内侧基部有 2 腺体，腺体周围有长毛。蒴果椭圆形。气微，味苦。

功能主治 清湿热，健胃。用于湿热黄疸，胁痛，痢疾腹痛，食欲不振。

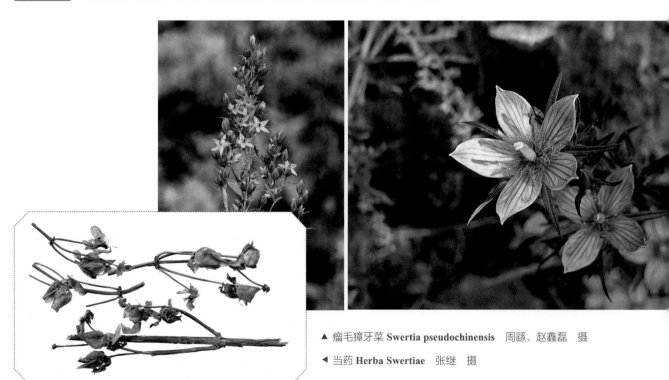

▲ 瘤毛獐牙菜 Swertia pseudochinensis　周繇、赵鑫磊　摄

◀ 当药 Herba Swertiae　张继　摄

肉苁蓉 Roucongrong

HERBA CISTANCHES DESERTICOLAE ET AL.

本品为列当科植物肉苁蓉 **Cistanche deserticola** Y. C. Ma 或管花肉苁蓉 **Cistanche tubulosa**（Schenk）Wight 的干燥带鳞叶的肉质茎。春季苗刚出土时或秋季冻土之前采挖，除去茎尖。切段，晒干。

原植物

肉苁蓉 Cistanche deserticola Y. C. Ma, 内蒙古大学学报（自然科学）1969（1）: 63, F. 1. 1960; 中国植物志，69: 86. 1990; 中华人民共和国药典（1977），1: 220, 1978.

多年生草本，高 0.4～1.6m，植物体大部分生长于地下。茎不分枝或自基部分 2～4 枝，茎由下向上逐渐变细，直径 2～5cm。叶宽卵形，长 0.5～1.5cm，宽 1～2cm，生于茎下部的叶较密，上部的叶较稀疏并狭窄，长 2～4cm，宽 0.5～1cm，两面无毛。花序穗状，长 15～50cm；花序的苞片较长，苞片与花冠近等长，苞片和花冠裂片外面及边缘疏被柔毛或近无毛；小苞片 2 枚，与花萼等长。花萼钟状，长 1～1.5cm，顶端 5 浅裂，裂片近圆形，长 2.5～4mm。花冠筒状钟形，长 3～4cm，顶端 5 裂，裂片近半圆形，长 4～6mm，边缘常稍外卷，颜色为淡黄白色或淡紫色。雄蕊 4 枚，花丝基部被皱曲长柔毛，花药密被长柔毛。子房椭圆形，长约 1cm，基部有蜜腺。蒴果卵球形，长 1.5～2.7cm，直径 1.3～1.4cm，顶端常具宿存的花柱，2 瓣开裂。花期 5～6 月，果期 6～8 月。

产于内蒙古、宁夏、甘肃及新疆等沙漠地区。生长于海拔 230～1000m 的有梭梭荒漠、沙丘。

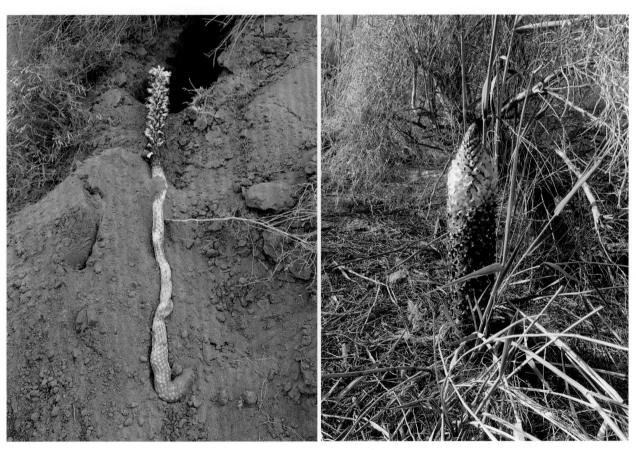

肉苁蓉 Cistanche deserticola　赵鑫磊　摄

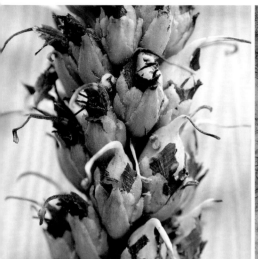
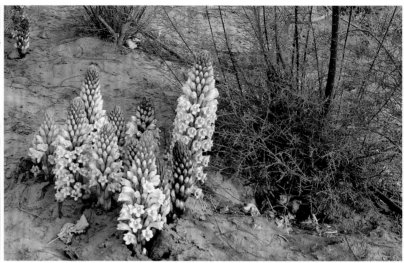
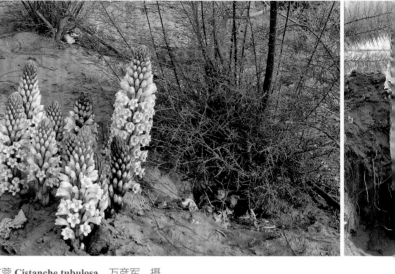

管花肉苁蓉 *Cistanche tubulosa* 万彦军 摄

管花肉苁蓉 Cistanche tubulosa（Schenk）Wight, Ic. Pl. Ind. Or. 4: tab. 1420. et 142Obis. 1850; 中国植物志，69: 85. 1990; 中华人民共和国药典（2005），1: 90, 2005.

植株高 60～100cm，地上部分高 30～35cm。茎不分枝，基部直径 3～4cm。叶乳白色，干后变褐色，三角形，长 2～3cm，宽约 5mm，生于茎上部的渐狭为三角状披针形或披针形。穗状花序，长 12～18cm，直径 5～6cm；苞片长圆状披针形或卵状披针形，长 2～2.7cm，宽 5～6.5mm，边缘被柔毛，两面无毛；小苞片 2 枚，线状披针形或匙形，长 1.5～1.7cm，宽 2.5mm，近无毛。花萼筒状，长 1.5～1.8cm，顶端 5 裂至近中部，裂片与花冠筒部一样，乳白色，干后变黄白色，近等大，长卵状三角形或披针形，长 0.6～1cm，宽 2.5～3mm。花冠筒状漏斗形，长 4cm，顶端 5 裂，裂片在花蕾时带紫色，干后变棕褐色，近等大，近圆形，长 8mm，宽 1cm，两面无毛。雄蕊 4 枚，花丝着生于距筒基部 7～8mm 处，长 1.5～1.7cm，基部膨大并密被黄白色长柔毛，花药卵形，长 4～6mm，密被黄白色长柔毛，基部钝圆，不具小尖头。子房长卵形，花柱长 2.2～2.5cm，柱头扁圆球形，2 浅裂。蒴果长圆形，长 1～1.2cm，直径 7mm。种子多数，近圆形，干后变黑褐色，外面网状。花期 5～6 月，果期 7～8 月。

产于新疆南部。生于水分较充足的柽柳丛中及沙丘地。

性 状

肉苁蓉 本品呈扁圆柱形，稍弯曲，长 3～15cm，直径 2～8cm。表面棕褐色或灰棕色，密被覆瓦状排列的肉质鳞叶，通常鳞叶先端已断。体重，质硬，微有柔性，不易折断，断面棕褐色，有淡棕色点状维管束，排列成波状环纹。气微，味甜、微苦。

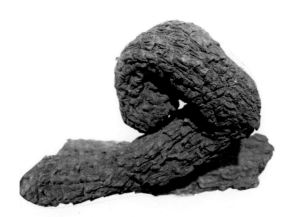

肉苁蓉 **Herba Cistanches deserticolae**　马清温　摄

管花肉苁蓉　本品呈类纺锤形、扁纺锤形或扁柱形，稍弯曲，长 5～25cm，直径 2.5～9cm。表面棕褐色至黑褐色。断面颗粒状，灰棕色至灰褐色，散生点状维管束。

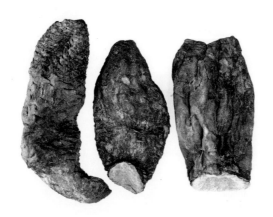

肉苁蓉 **Herba Cistanches tubulosae**　王如峰　摄

功能主治　补肾阳，益精血，润肠通便。用于肾阳不足，精血亏虚，阳痿不孕，腰膝酸软，筋骨无力，肠燥便秘。

肉豆蔻 Roudoukou

SEMEN MYRISTICAE

本品为肉豆蔻科植物肉豆蔻 **Myristica fragrans** Houtt. 的干燥种仁。

原 植 物 肉豆蔻 **Myristica fragrans** Houtt. in Handleid Hist. Nat. Linn. 2: 333. 1774; 中国植物志, 30（2）: 194, 1979; 中华人民共和国药典（1990），1: 109, 1990.

小乔木；幼枝细长。叶近革质，椭圆形或椭圆状披针形，长 3.5～7cm，先端短渐尖，基部宽楔形或近圆形，两面无毛；侧脉 8～10 对；叶柄长 7～10mm。雄花序长 1～3cm，无毛，着花 3～20，稀 1～2，小花长 4～5mm；花被裂片 3（～4），三角状卵形，外面密被灰褐色绒毛；花药 9～12 枚，线形，长约雄蕊柱的一半；雌花序较雄花序长；总梗粗壮；花长 6mm，直径约 4mm；花被裂片 3，外面密被微绒毛；花梗长于雌花；小苞片着生在花被基部，脱落后残存通常为环形的疤痕；子房椭圆形，外面密被锈色绒毛，花柱极短，柱头先端 2 裂。果梨形，具短柄；假种皮红色。种子卵珠形。

我国台湾、广东、云南、海南等省区已引种试种。

性　　状 本品呈卵圆形或椭圆形，长 2～3cm，直径 1.5～2.5cm。表面灰棕色或灰黄色，有时外被白粉（石灰粉末）。全体有浅色纵行沟纹和不规则网状沟纹。种脐位于宽端，呈浅色圆形突起，合点呈暗凹陷。种脊呈纵沟状，连接两端。质坚，断面显棕黄色相杂的大理石花纹，宽端可见干燥皱缩的胚，富油性。气香浓烈，味辛。

功能主治 温中行气，涩肠止泻。用于脾胃虚寒，久泻不止，脘腹胀痛，食少呕吐。

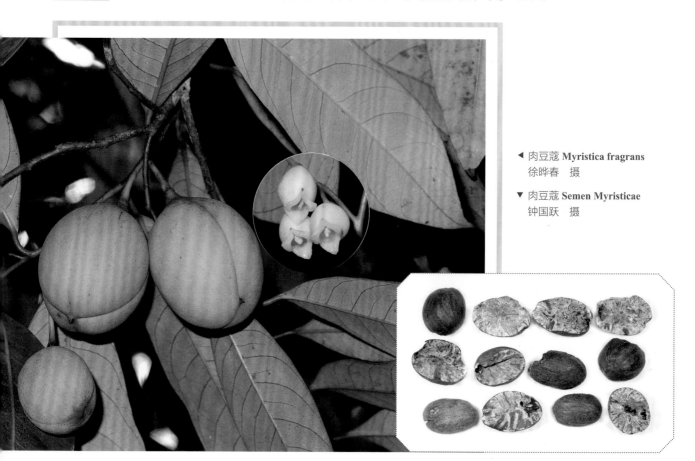

◀ 肉豆蔻 Myristica fragrans
徐晔春 摄

▼ 肉豆蔻 Semen Myristicae
钟国跃 摄

肉桂 Rougui

本品为樟科植物肉桂 **Cinnamomum cassia** Presl 的干燥树皮。多于秋季剥取，阴干。

原植物 肉桂 **Cinnamomum cassia** Presl in Prodr Fl. Nepal. 67. 1825; 中国植物志 , 31: 223, 1982; 中华人民共和国药典（1963），1: 107, 1964.

乔木。叶互生或近对生，长椭圆形至近披针形，长 8 ~ 34cm，先端稍急尖，基部急尖，革质，上面无毛，下面疏被黄色短绒毛，离基三出脉，侧脉近对生，与中脉在上面明显凹陷，下面十分凸起；叶柄长 1.2 ~ 2cm，被黄色短绒毛。圆锥花序腋生或近顶生，长 8 ~ 16cm，分枝末端为 3 花的聚伞花序，总梗与各级序轴被黄色绒毛。花梗长 3 ~ 6mm，被黄褐色短绒毛。花被内外两面密被黄褐色短绒毛，花被裂片卵状长圆形，近等大。能育雄蕊 9，花丝被柔毛。退化雄蕊 3，被柔毛，先端箭头状正三角形。子房卵球形，长约 1.7mm。果椭圆形，长约 1cm，宽 7 ~ 9mm，成熟时黑紫色；果托浅杯状，边缘截平或略具齿裂。花期 6 ~ 8 月，果期 10 ~ 12 月。

广东、广西、福建、台湾、云南等热带、亚热带地区广泛栽培。

性状 本品呈槽状或卷筒状，长 30 ~ 40cm，宽或直径 3 ~ 10cm，厚 0.2 ~ 0.8cm。外表面灰棕色，稍粗糙，有不规则的细皱纹和横向突起的皮孔，有的可见灰白色的斑纹；内表面红棕色，略平坦，有细纵纹，划之显油痕。质硬而脆，易折断，断面不平坦，外层棕色而较粗糙，内层红棕色而油润，两层间有 1 条黄棕色的线纹。气香浓烈，味甜、辣。

功能主治 补火助阳，引火归元，散寒止痛，温通经脉。用于阳痿宫冷，腰膝冷痛，肾虚作喘，虚阳上浮，眩晕目赤，心腹冷痛，虚寒吐泻，寒疝腹痛，痛经经闭。

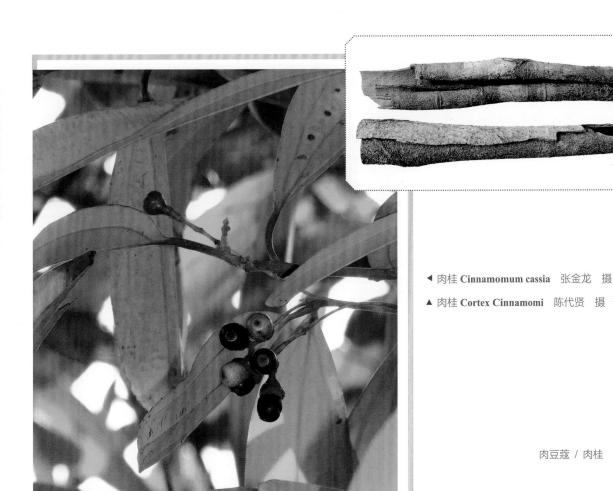

◀ 肉桂 Cinnamomum cassia　张金龙　摄

▲ 肉桂 Cortex Cinnamomi　陈代贤　摄

朱砂根 Zhushagen

RADIX ARDISIAE CRENATAE

本品为紫金牛科植物朱砂根 **Ardisia crenata** Sims 的干燥根。秋、冬二季采挖，洗净，晒干。

原植物 朱砂根 **Ardisia crenata** Sims in Curtis's, Bot. Mag. 45: pl. 1950. 1818; 中国植物志 , 58: 68, 1979; 中华人民共和国药典（1977），1: 224, 1978.

灌木，高 1~2m。除侧生特殊花枝外，无分枝。叶互生；叶柄长约 1cm；叶片革质或坚纸质，椭圆形、椭圆状披针形至倒披针形，先端急尖或渐尖，基部楔形，长 7~15cm，宽 2~4cm，边缘具皱波状或波状齿，具明显的边缘腺点，有时背面具极小的鳞片；侧脉 12~18 对，构成不规则的边缘脉。伞形花序或聚伞花序，着生于侧生特殊花枝顶端；花枝近顶端常具 2~3 片叶；花梗长 7~10mm；萼片长圆状卵形，长 1.5mm 或略短，稀达 2.5mm，具腺点；花瓣白色，稀略带粉红色，盛开时反卷，卵形，先端急尖，具腺点，里面有时近基部具乳头状突起；雄蕊较花瓣短，花药三角状披针形，背面常具腺点；雌蕊与花瓣近等长或略长，子房卵珠状，具腺点。果球形，直径 6~8mm，鲜红色，具腺点。花期 5~6 月，果期 10~12 月，有时 2~4 月。

产于长江流域各省区和东南、华南、西南地区。生于海拔 90~2400m 的丘陵山地常绿阔叶林下、杉木林下或溪边、村边荫蔽潮湿灌木丛中。

性状 本品根簇生于略膨大的根状茎上，呈圆柱形，略弯曲，长 5~30cm，直径 0.2~1cm。表面灰棕色或棕褐色，可见多数纵皱纹，有横向或环状断裂痕，皮部与木部易分离。质硬而脆，易折断，断面不平坦，皮部厚，约占断面的 1/3~1/2，类白色或粉红色，外侧有紫红色斑点散在，习称"朱砂点"；木部黄白色，不平坦。气微，味微苦，有刺舌感。

功能主治 解毒消肿，活血止痛，祛风除湿。用于咽喉肿痛，风湿痹痛，跌打损伤。

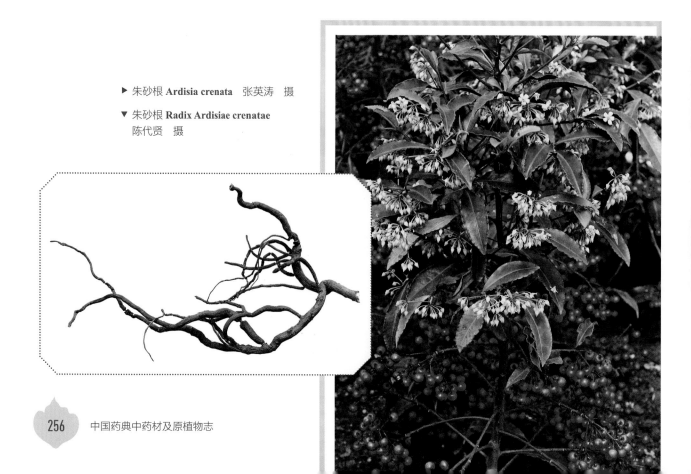

▶ 朱砂根 Ardisia crenata　张英涛　摄

▼ 朱砂根 Radix Ardisiae crenatae
  陈代贤　摄

竹节参 Zhujieshen

RHIZOMA PANACIS JAPONICI

本品为五加科植物竹节参 **Panax japonicus** C. A. Mey. 的干燥根状茎。秋季采挖，除去主根和外皮，干燥。

原植物 竹节参 **Panax japonicus** C. A. Mey., Bull. Cl. Phys.-Math. Acad. Imp. Sci. Saint-Pétersbourg 1: 340. 1843; Fl. China13: 489, 2007; 中华人民共和国药典（1977），1: 225, 1978.

多年生草本，高 50～100cm。根状茎横卧，呈竹鞭状，肉质，结节间具凹陷的茎痕。茎直立，圆柱形，具条纹，无毛。掌状复叶 3～5 枚轮生于茎顶端；叶柄长 8～11cm，具条纹，无毛，基部稍扁；小叶通常 5，两侧的较小，薄膜质，倒卵状椭圆形至长椭圆形，长 5～18cm，宽 2～6.5cm，先端渐尖至长渐尖，稀尾状渐尖，基部阔楔形至近圆形，两侧稍偏斜，边缘具细锯齿或重锯齿，两面沿脉疏生刚毛。伞形花序单生于茎顶端，具花 50～80 朵或更多；花序梗长 12～21cm，具条纹，无毛或疏被短柔毛；花梗长 7～12mm，疏被短柔毛；花萼 5 裂，裂片齿状、三角状卵形，无毛；花瓣 5，淡绿色，长卵形；雄蕊 5，短于花瓣；子房下位，2～5 室，花柱 2～5，中部以下连合，果时外弯。核果近球形，成熟时红色。种子白色，三角状长卵形。花期 5～6 月，果期 7～9 月。

产于青海、甘肃、陕西、河南、湖北、湖南、江西、浙江、安徽、福建、广西、贵州、四川、云南及西藏。生于海拔 1200～3600m 的林下或灌丛中。

性　状 本品略呈圆柱形，稍弯曲，有的具肉质侧根。长 5～22cm，直径 0.8～2.5cm。表面黄色或黄褐色，粗糙，有致密的纵皱纹及根痕。节明显，节间长 0.8～2cm，每节有 1 凹陷的茎痕。质硬，断面黄白色至淡黄棕色，黄色点状维管束排列成环。气微，味苦、后微甜。

功能主治 散瘀止血，消肿止痛，祛痰止咳，补虚强壮。用于痨嗽咯血，跌扑损伤，咳嗽痰多，病后虚弱。

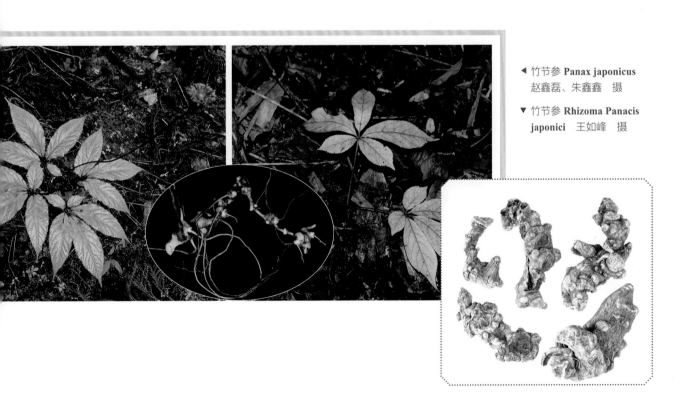

◀ 竹节参 **Panax japonicus**
赵鑫磊、朱鑫鑫　摄

▼ 竹节参 **Rhizoma Panacis japonici** 王如峰　摄

竹茹 Zhuru

本品为禾本科植物青秆竹 **Bambusa tuldoides** Munro、大头典竹 **Sinocalamus beecheyanus**（Munro）McClure var. **pubescens** P. F. Li 或淡竹 **Phyllostachys nigra**（Lodd.）Munro var. **henonis**（Mitf.）Stapf ex Rendle 的茎秆的干燥中间层。全年均可采制，取新鲜茎，除去外皮，将稍带绿色的中间层刮成丝条，或削成薄片，捆扎成束，阴干。前者称"散竹茹"，后者称"齐竹茹"。

原 植 物

青秆竹 Bambusa tuldoides Munro in Trans. Linn. Soc. London 26（1）: 93. 1868; 中国植物志, 9（1）: 87, 1996; 中华人民共和国药典（1985）, 1: 109, 1985.——*B. breviflora* Munro, 中华人民共和国药典（1977）, 1: 227, 1978.

竿高 6 ~ 10m；基部第一至二节于箨环之上下方各环生一圈灰白色绢毛；分枝常自竿基第一或第二节开始，以数枝乃至多枝簇生。箨鞘早落，背面无毛；箨耳不相等，大耳长约 2.5cm，宽 1 ~ 1.4cm，小耳约为大耳的一半；箨舌高 3 ~ 4mm；箨片直立，易脱落，腹面脉间被棕色或淡棕色小刺毛。叶片长 10 ~ 18cm，宽 1.5 ~ 2cm。假小穗以数枚簇生于花枝各节，长 2 ~ 3cm，宽 3 ~ 4mm；小穗含小花 6 或 7 朵，位于上下两端者不孕，中间的小花为两性；颖常 1 片，长 8.5mm；外稃长 11 ~ 14mm，具 19 脉；内稃与其外稃近等长或稍较短，具两脊，脊间和脊外的每边均具 4 脉，并生有小横脉；鳞被 3；花药长 3mm；柱头 3。

产于广东、广西，香港也有分布。生于低丘陵地或溪河两岸，也常栽培于村落附近。

大头典竹 Sinocalamus beecheyanus（Munro）McClure var. **pubescens** P. F. Li in Journ. Bamb. Res. 2（1）: 12. 1983; 中国植物志, 9（1）: 145, 1996; 中华人民共和国药典（1977）, 1: 227, 1978.

竿高达 16m，节间长 34 ~ 40.5cm，幼时被白粉并多少有些具柔毛，后渐变无毛；竿壁厚 1.5 ~ 2cm。竿箨大型，箨鞘近革质，背面贴生分布不均的深棕色刺毛，愈近基部则刺毛愈密；箨耳微小或不显著；箨舌显著伸出；箨片直立或外翻，背面无毛。分枝习性较低，常在竿第三节以上就开始发枝；每节具 1 或 3 枝，主枝甚粗壮。叶片长 11 ~ 28cm，宽 15 ~ 35mm，次脉 5 ~ 10 对，小横脉明显或为透明微点；叶柄长 2 ~ 6mm。假小穗单生或簇生于花枝各节，长 1.5 ~ 2cm，宽 5 ~ 8mm；小穗含 6 ~ 8 朵小花；颖 2 片，具多脉，小横脉存在；外稃与颖相似而稍大，中部小花者长与宽均约为 9mm；内稃较其外稃窄甚，长 4 ~ 8mm，背部 2 脊间宽 2 ~ 2.5mm，脊间有 2 ~ 5 脉；花药长约 5mm。笋期 6 ~ 7 月，花期 3 ~ 5 月。

产于广东南部至香港，台湾有栽培。

淡竹 Phyllostachys nigra McClure var. **henonis**（Mitford）Stapf ex Rendle in Journ. Linn. Soc. Bot. 36: 443. 1904; 中国植物志, 9（1）: 289, 1996; 中华人民共和国药典（1977）, 1: 227, 1978.

竿高 5 ~ 12m，粗 2 ~ 5cm；竿环与箨环均稍隆起，同高。箨鞘背面淡紫褐色至淡紫绿色，无毛，无箨耳及鞘口䍁毛；箨舌高约 2 ~ 3mm；箨片开展或外翻。叶耳及鞘口䍁毛均存在但早落；叶片长 7 ~ 16cm，宽 1.2 ~ 2.5cm。花枝呈穗状，长达 11cm，基部有 3 ~ 5 片逐渐增大的鳞片状苞片；佛焰苞 5 ~ 7 片，每苞内有 2 ~ 4 枚假小穗，其中常仅 1 或 2 枚发育正常，小穗长约 2.5cm，含 1 或 2 朵小花，常以最上端一朵成熟；颖不存在或仅 1 片；外稃长约 2cm；内稃稍短于其外稃；花药长 12mm。笋期 4 月中旬至 5 月底，花期 6 月。

产于黄河流域至长江流域各地，常见栽培。

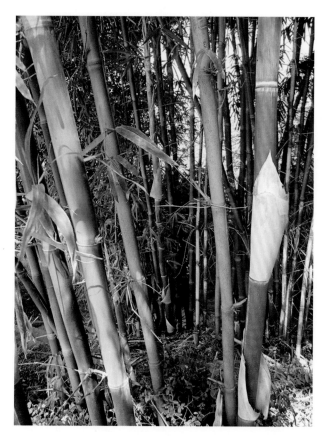

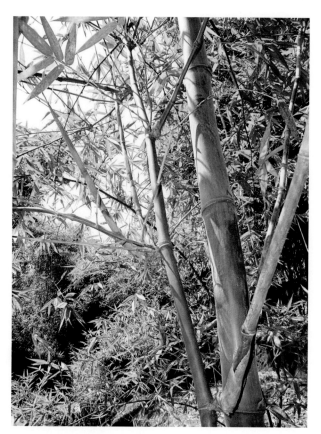

青秆竹 **Bambusa tuldoides**　郭涛　摄

大头典竹 **Sinocalamus beecheyanus** var. **pubescens**　郭涛　摄

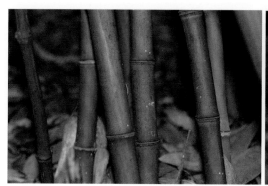
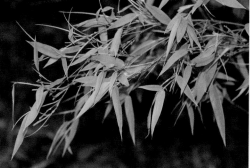
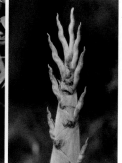

淡竹 **Phyllostachys nigra** var. **henonis**　朱鑫鑫　摄

性　状　本品为卷曲成团的不规则丝条或呈长条形薄片状。宽窄厚薄不等，浅绿色、黄绿色或黄白色。纤维性，体轻松，质柔韧，有弹性。气微，味淡。

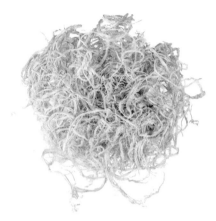

竹茹 **Caulis In Taenias Bambusae tuldoides**　王如峰　摄

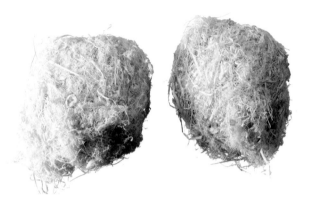

竹茹 **Caulis In Taenias Sinocalami beecheyani pubescentis**
张继　摄

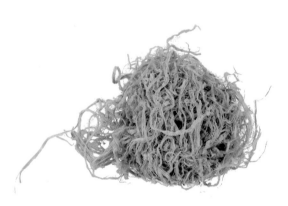

竹茹 **Caulis In Taenias Phyllostachyis nigrae henonis**　王如峰　摄

功能主治　清热化痰，除烦，止呕。用于痰热咳嗽，胆火挟痰，惊悸不宁，心烦失眠，中风痰迷，舌强不语，胃热呕吐，妊娠恶阻，胎动不安。

延胡索（元胡） Yanhusuo

RHIZOMA CORYDALIS

本品为罂粟科植物延胡索 **Corydalis yanhusuo** W. T. Wang 的干燥块茎。夏初茎叶枯萎时采挖，除去须根，洗净，置沸水中煮至恰无白心时，取出，晒干。

原植物 延胡索 **Corydalis yanhusuo** W. T. Wang, 中国高等植物图鉴 2: 12, 图 1754. 1972, nom. seminud. et 补编 1: 662, in clavi sin. 1982; 中国植物志, 32: 475, 1999; 中华人民共和国药典（1990）, 1: 116, 1990.——*C. bulbosa* DC., 中华人民共和国药典（1963）, 1: 109, 1964.——*C. turtschaninowii* Bess. f. *yanhusuo* Y. H. Chou et C. C. Hsü, 中华人民共和国药典（1985）, 1: 113, 1985.

多年生草本，高 10～30cm。块茎圆球形，直径（0.5～）1～2.5cm，质黄。茎直立、分枝，具 1～2 鳞片；茎生叶 3～4 枚。叶二回三出或近三回三出，小叶三裂或三深裂，具全缘的披针形裂片，裂片长 2～2.5cm，宽 5～8mm；下部茎生叶常具长柄；叶柄基部具鞘。总状花序疏生 5～15 花；苞片全缘；花梗 1～2cm。花紫红色。萼片小，早落；外花瓣宽展，具齿，顶端微凹，并具短尖；上花瓣长 1.5～2.2cm，瓣片与距常上弯；距圆筒形，长 1.1～1.3cm；蜜腺体约贯穿距长的 1/2，末端钝；下花瓣具短爪，向前渐增大成宽展的瓣片；内花瓣长 8～9mm，爪长于瓣片。蒴果线形，长 2～2.8cm，具一列种子。花期 5～6月，果期 9～10 月。

分布于安徽、江苏、浙江、湖北、河南等省区。生长于海拔 650m 以下的丘陵山坡草丛。

注释：延胡索的完整学名为 **Corydalis yanhusuo** W. T. Wang ex Z. Y. Su et C. Y. Wu。

性　状 本品呈不规则的扁球形，直径 0.5～1.5cm。表面黄色或黄褐色，有不规则网状皱纹。顶端有略凹陷的茎痕，底部常有疙瘩状突起。质硬而脆，断面黄色，角质样，有蜡样光泽。气微，味苦。

功能主治 活血，行气，止痛。用于胸胁、脘腹疼痛，胸痹心痛，经闭痛经，产后瘀阻，跌扑肿痛。

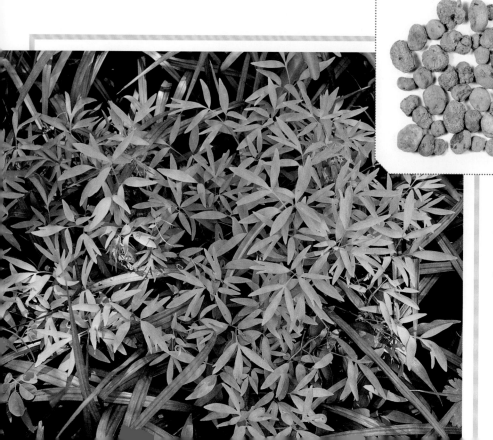

◀ 延胡索 Corydalis yanhusuo
　赵鑫磊　摄

▲ 延胡索 Rhizoma Corydalis
　钟国跃　摄

华山参 Huashanshen

RADIX PHYSOCHLAINAE

本品为茄科植物漏斗泡囊草 **Physochlaina infundibularis** Kuang 的干燥根。春季采挖，除去须根，洗净，晒干。

原 植 物　漏斗泡囊草 **Physochlaina infundibularis** Kuang in Acta Phytotax. Sin., 12（4）：410. Pl. 80, f. 8. 1974; 中国植物志, 67（1）：38, 1978; 中华人民共和国药典（1977），1: 228, 1978.

高 20 ~ 60cm，除叶片外全体被腺质短柔毛；直径 15 ~ 20mm 或更粗；根状茎短而粗壮。叶互生，叶片三角形或卵状三角形，有时近卵形，长 4 ~ 9cm，宽 4 ~ 8cm，顶端常急尖，基部心形或截形，边缘有少数三角形大牙齿。花生于顶生或腋生伞形式聚伞花序上。花萼漏斗状钟形，长约 6mm，直径约 4mm，5 中裂，花后增大成漏斗状，果萼膜质，长 1 ~ 1.8cm，直径 1 ~ 1.5cm。花冠漏斗状钟形，长约 1cm，除筒部略带浅紫色外其他部分绿黄色，5 浅裂，裂片卵形。蒴果直径约 5mm。种子肾形，浅橘黄色。花期 3 ~ 4 月，果期 4 ~ 6 月。

产于陕西秦岭中部到东部、河南西部和南部、山西南部。生于山谷或林下。

性　状　本品呈长圆锥形或圆柱形，略弯曲，有的有分枝，长 10 ~ 20cm，直径 1 ~ 2.5cm。表面棕褐色，有黄白色横长皮孔样突起、须根痕及纵皱纹，上部有环纹。顶端常有 1 至数个根状茎，其上有茎痕和疣状突起。质硬，断面类白色或黄白色，皮部狭窄，木部宽广，可见细密的放射状纹理。具烟草气，味微苦，稍麻舌。

功能主治　温肺祛痰，平喘止咳，安神镇惊。用于寒痰喘咳，惊悸失眠。

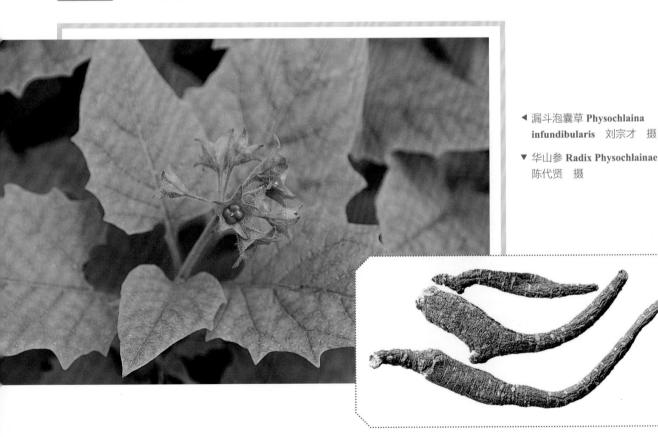

◀ 漏斗泡囊草 Physochlaina
　infundibularis　刘宗才　摄

▼ 华山参 Radix Physochlainae
　陈代贤　摄

伊贝母 Yibeimu

BULBUS FRITILLARIAE PALLIDIFLORAE ET AL.

本品为百合科植物新疆贝母 **Fritillaria walujewii** Regel 或伊犁贝母 **Fritillaria pallidiflora** Schrenk 的干燥鳞茎。5~7 月间采挖，除去泥沙，晒干，再去须根和外皮。

原 植 物

新疆贝母 Fritillaria walujewii Regel in Gartenfl. 28: 353, t. 993. 1879; 中国植物志 , 14: 102, 1980; 中华人民共和国药典（1977），1: 232, 1978.

植株高 20~50cm。鳞茎具 2 枚鳞片，直径 1~2.5cm；叶 7~13 枚，基部 2 枚对生，中部通常 3~5枚轮生，顶端的对生或互生；叶片线形至披针形，长 5.5~10cm，宽 2~9mm。具 3 枚先端卷曲的叶状苞片；花单朵，钟形，俯垂；花梗长 2~3cm；花被片紫色具黄色小方格，或外面白绿色或淡紫色，内面浅褐紫色、具稍白的斑点或小方格，长圆状椭圆形，长 3~5cm，宽 1~1.5cm；蜜腺窝在背面明显突出；雄蕊长约为花被片的 1/2~2/3，花丝无小乳突；花柱 3 裂，裂片长 2~3mm。蒴果棱上具翅，翅宽 4~5mm。花期 5~6 月，果期 7~8 月。

产于新疆天山地区。生于海拔 1300~2000m 的云杉林下、灌丛、山地草原及草甸。

伊犁贝母 Fritillaria pallidiflora Schrenk in Fisch. et Mey. , Enum. Pl. Nov. 1: 5. 1842; 中国植物志 , 14: 101, 1980; 中华人民共和国药典（1977），1: 232, 1978.

植株高 30~60cm。鳞茎具 2 枚鳞片，卵形或长圆状卵形，直径 1~4cm，鳞茎皮较厚。叶 8~13 枚，互生，有时近对生或近轮生；叶片宽披针形或长圆状披针形，长 5~7cm，宽 2~4cm，顶端钝。每花具 1~2（~3）枚苞片，顶端渐尖；花（1~）2~5 朵，钟形，俯垂，花被片淡黄色，具暗色的脉和暗红色斑点，长圆状倒卵形或长圆状匙形，长 3~5cm，宽 1.2~2cm；蜜腺窝在背面明显突出；雄蕊长 2~3.5cm，花丝无小乳突，花药近基着；花柱 3 裂，裂片长约 2mm。蒴果棱上具宽翅，翅宽 4~7mm。花期 5~6 月，果期 9 月。

产于新疆西北部。生于海拔 1300~2500m 的林下、灌丛、山地草甸、草坡。

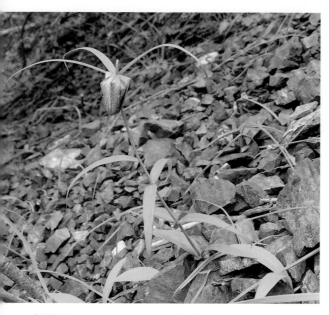

新疆贝母 **Fritillaria walujewii**　赵鑫磊　摄

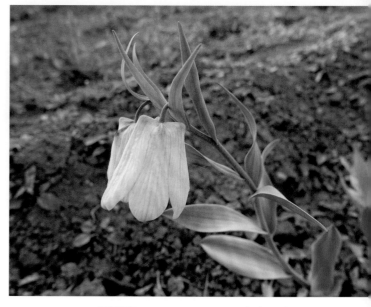

伊犁贝母 **Fritillaria pallidiflora**　赵鑫磊　摄

新疆贝母　本品呈扁球形，高 0.5～1.5cm。表面类白色，光滑。外层鳞叶 2 瓣，月牙形，肥厚，大小相近而紧靠。顶端平展而开裂，基部圆钝，内有较大的鳞片和残茎、心芽各 1 枚。质硬而脆，断面白色，富粉性。气微，味微苦。

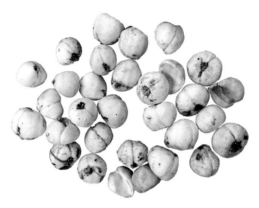

伊贝母 **Bulbus Fritillariae walujewianae**　孟武威　摄

伊犁贝母　本品呈圆锥形，较大。表面稍粗糙，淡黄白色。外层鳞叶两瓣，心脏形，肥大，一片较大或近等大，抱合。顶端稍尖，少有开裂，基部微凹陷。

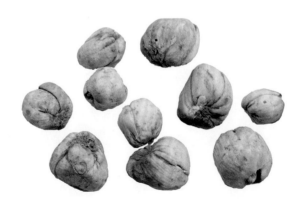

伊贝母 **Bulbus Fritillariae pallidiflorae**　陈代贤　摄

功能主治　清热润肺，化痰止咳。用于肺热燥咳，干咳少痰，阴虚劳嗽，咳痰带血。

血竭 Xuejie

SANGUIS DRACONIS

本品为棕榈科植物麒麟竭 **Daemonorops draco** Bl. 果实渗出的树脂经加工制成。

原 植 物 **麒麟竭 Daemonorops draco** Bl. in Rumphia 2: viii. 1838; 中华人民共和国药典（2000），1: 110, 2000.

多年生常绿藤本，长达10～20m。茎被叶鞘并遍生尖刺。羽状复叶在枝梢互生，在下部有时近生；小裂片互生，线状披针形，长约20～30cm，宽约3cm，先端锐尖，基部狭，脉3出行平行；叶柄及叶轴具锐刺。肉穗花序，开淡黄色的冠状花，单性，雌雄异株；花被6，排成2轮；雄花雄蕊6，花药长锥形；雌花有不育雄蕊6，雌蕊1，瓶状，子房略呈卵状，密被鳞片，柱头3裂。果实核果状，卵状球形，径约2～3cm，赤褐色，具黄色鳞片，果实内含深赤色的液状树脂，常由鳞片下渗出，干后如血块样；种子1枚。

产于印度尼西亚、马来西亚和伊朗等。

性　　状 本品略呈类圆四方形或方砖形，表面暗红，有光泽，附有因摩擦而成的红粉。质硬而脆，破碎面红色，研粉为砖红色。气微，味淡。在水中不溶，在热水中软化。

功能主治 活血定痛，化瘀止血，生肌敛疮。用于跌打损伤，心腹瘀痛，外伤出血，疮疡不敛。

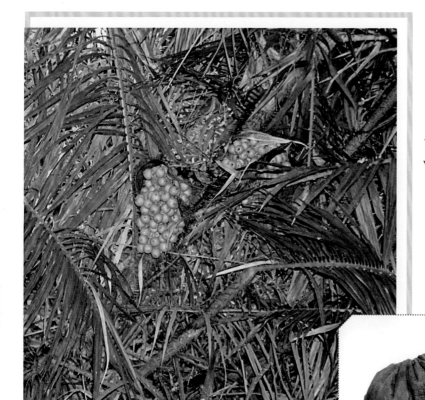

◀ 麒麟竭 Daemonorops draco　潘超美　摄

▼ 血竭 Sanguis Draconis　陈代贤　摄

合欢皮 Hehuanpi

CORTEX ALBIZIAE

本品为豆科植物合欢 **Albizia julibrissin** Durazz. 的干燥树皮。夏、秋二季剥取，晒干。

原植物 合欢 **Albizia julibrissin** Durazz. in Mag. Tosc. 3: 11. 1772; 中国植物志 , 39: 65, 1988; 中华人民共和国药典（1963）, 1: 110, 1964.

落叶乔木，高可达 16m，树冠开展；小枝有棱角，嫩枝、花序和叶轴被绒毛或短柔毛。托叶线状披针形，较小叶小，早落。二回羽状复叶，总叶柄近基部及最顶一对羽片着生处各有 1 枚腺体；羽片 4～12 对，栽培的有时达 20 对；小叶 10～30 对，线形至长圆形，长 6～12mm，宽 1～4mm，向上偏斜，先端有小尖头，有缘毛，有时在下面或仅中脉上有短柔毛；中脉紧靠上边缘。头状花序于枝顶排成圆锥花序；花粉红色；花萼管状，长 3mm；花冠长 8mm，裂片三角形，长 1.5mm，花萼、花冠外均被短柔毛；花丝长 2.5cm。荚果带状，长 9～15cm，宽 1.5～2.5cm，嫩荚有柔毛，老荚无毛。花期 6～7 月，果期 8～10 月。

产于我国东北至华南及西南部各省区。生于山坡，常见栽培。

性 状 本品呈卷曲筒状或半筒状，长 40～80cm，厚 0.1～0.3cm。外表面灰棕色至灰褐色，稍有纵皱纹，有的成浅裂纹，密生明显的椭圆形横向皮孔，棕色或棕红色，偶有突起的横棱或较大的圆形枝痕，常附有地衣斑；内表面淡黄棕色或黄白色，平滑，有细密纵纹。质硬而脆，易折断，断面呈纤维性片状，淡黄棕色或黄白色。气微香，味淡、微涩、稍刺舌，而后喉头有不适感。

功能主治 解郁安神，活血消肿。用于心神不安，忧郁失眠，肺痈，疮肿，跌扑伤痛。

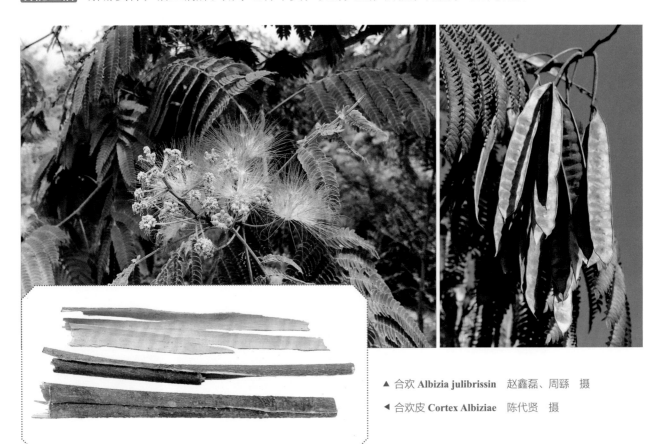

▲ 合欢 Albizia julibrissin 赵鑫磊、周繇 摄

◄ 合欢皮 Cortex Albiziae 陈代贤 摄

合欢花 Hehuanhua

FLOS ALBIZIAE

　　本品为豆科植物合欢 **Albizia julibrissin** Durazz. 的干燥花序或花蕾。夏季花开放时择晴天采收或花蕾形成时采收，及时晒干。前者习称"合欢花"，后者习称"合欢米"。

原 植 物　见"合欢皮"项下。

性　状

合欢花　本品为头状花序，皱缩成团。总花梗长 3~4cm，有时与花序脱离，黄绿色，有纵纹，被稀疏毛茸。花全体密被毛茸，细长而弯曲，长 0.7~1cm，淡黄色或黄褐色，无花梗或几无花梗。花萼筒状，先端有 5 小齿；花冠筒长约为萼筒的 2 倍，先端 5 裂，裂片披针形；雄蕊多数，花丝细长，黄棕色至黄褐色，下部合生，上部分离，伸出花冠筒外。气微香，味淡。

合欢米　本品呈棒槌状，长 2~6mm，膨大部分直径约 2mm，淡黄色至黄褐色，全体被毛茸，花梗极短或无。花萼筒状，先端有 5 小齿；花冠未开放；雄蕊多数，细长并弯曲，基部连合，包于花冠内。气微香，味淡。

功能主治　解郁安神。用于心神不安，忧郁失眠。

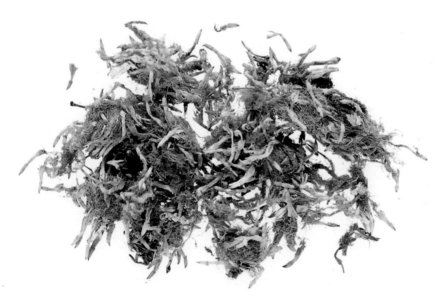

合欢花 **Flos Albiziae**　孟武威　摄

决明子 Juemingzi

SEMEN CASSIAE OBTUSIFOLIAE ET AL.

本品为豆科植物钝叶决明 **Cassia obtusifolia** L. 或决明（小决明）**Cassia tora** L. 的干燥成熟种子。秋季采收成熟果实，晒干，打下种子，除去杂质。

原 植 物

决明 Cassia obtusifolia L., Sp. Pl. 1: 377. 1753; 中华人民共和国药典（1977），1: 241, 1978.

一年生亚灌木状草本。株高 1～2m。偶数羽状复叶，叶柄无腺体，在叶柄顶端 1 对小叶之间的叶轴上有 1 钻形腺体。小叶 6 枚，倒卵形或倒卵状长圆形，长 1.5～6.5cm，宽 1～3cm，先端圆形，基部楔形，幼时疏生柔毛。花通常 2 朵生于叶腋。萼片 5，卵形或卵状披针形，外面有毛。花瓣倒卵形或椭圆形，基部有短爪，黄色。雄蕊 10，上面 3 枚退化；子房具柄，被毛。荚果直，细长；长 15～24cm，具四棱，稍弯曲。种子多粒，近菱形。花期 7～8 月，果期 9 月。

产于我国东北至华南及西南部各省区。生于山坡，常见栽培。

小决明 Cassia tora L., Sp. Pl. 211. 1753; 中国植物志，39: 126. 1988; 中华人民共和国药典（1963），1: 93, 1964.

一年生亚灌木状草本，直立、粗壮；高 1～2m。叶长 4～8cm；叶柄上无腺体；叶轴上每对小叶间有

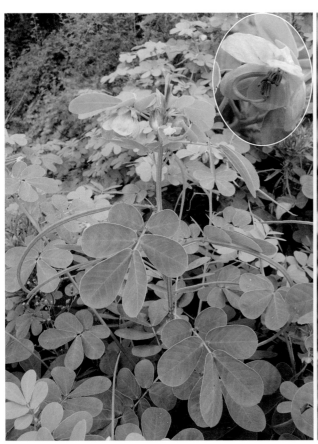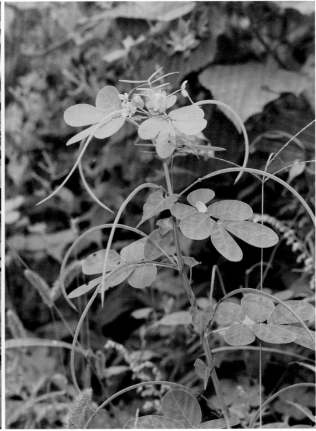

决明 **Cassia obtusifolia** 梁同军、周重建 摄

棒状的腺体1枚；小叶3对，膜质，倒卵形或倒卵状长椭圆形，长2～6cm，宽1.5～2.5cm，顶端圆钝而有小尖头，基部渐狭，偏斜，上面被稀疏柔毛，下面被柔毛；小叶柄长1.5～2mm；托叶线状，被柔毛，早落。花腋生，通常2朵聚生；总花梗长6～10mm；花梗长1～1.5cm，丝状；萼片稍不等大，卵形或卵状长圆形，膜质，外面被柔毛，长约8mm；花瓣黄色，下面二片略长，长12～15mm，宽5～7mm；能育雄蕊7枚，花药四方形，顶孔开裂，长约4mm，花丝短于花药；子房无柄，被白色柔毛。荚果纤细，近四棱形，两端渐尖，长达15cm，宽3～4mm，膜质；种子约25颗。菱形，光亮。花、果期8～11月。

我国长江以南各省区普遍分布。生于山坡、旷野及河滩沙地上。

注：本项所载决明 **Cassia obtusifolia** L. 在《Flora of China》中已修订为：钝叶决明 **Senna tora** var. **obtusifolia**（L.）X. Y. Zhu 。另本项所载小决明 **Cassia tora** L. 在《Flora of China》中已修订为：决明 **Senna tora**（L.）Roxb.。

性　状

决明　本品略呈菱方形或短圆柱形，两端平行倾斜，长3～7mm，宽2～4mm。表面绿棕色或暗棕色，平滑有光泽。一端较平坦，另端斜尖，背腹面各有1条突起的棱线，棱线两侧各有1条斜向对称而色较浅的线形凹纹。质坚硬，不易破碎。种皮薄，子叶2，黄色，呈"S"形折曲并重叠。气微，味微苦。

小决明　本品呈短圆柱形，较小，长3～5mm，宽2～3mm。表面棱线两侧各有1片宽广的浅黄棕色带。

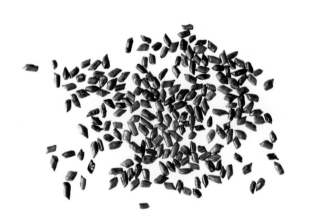

决明子 Semen Cassiae obtusifoliae　王如峰　摄

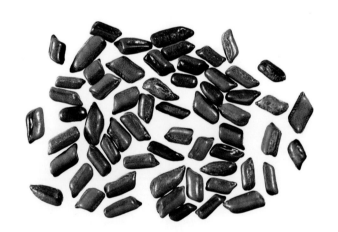

决明子 Semen Cassiae torae　陈代贤　摄

功能主治　清热明目，润肠通便。用于目赤涩痛，羞明多泪，头痛眩晕，目暗不明，大便秘结。

关黄柏 Guanhuangbo

CORTEX PHELLODENDRI AMURENSIS

本品为芸香科植物黄檗 **Phellodendron amurense** Rupr. 的干燥树皮。剥取树皮，除去粗皮，晒干。

原植物 黄檗 **Phellodendron amurense** Rupr. in Bull. Phys. Math. Acad. Sci. St. -Petersb. 15: 3531857; 中国植物志，43（2）：100, 1997; 中华人民共和国药典（1963），1: 267, 1964.

落叶乔木，高 10～25m。树皮厚，外皮灰褐色，木栓发达，不规则网状纵沟裂，内皮鲜黄色。小枝通常灰褐色或淡棕色，罕为红棕色，有小皮孔。奇数羽状复叶对生，小叶柄短；小叶 5～15 枚，披针形至卵状长圆形，长 3～11cm，宽 1.5～4cm，先端长渐尖，叶基不等的广楔形或近圆形，边缘有细钝齿，齿缝有腺点，上面暗绿色，无毛，下面苍白色，仅中脉基部两侧密被柔毛，薄纸质。雌雄异株；圆锥状聚伞花序，花轴及花枝幼时被毛；花小，黄绿色；雄花雄蕊 5，伸出花瓣外，花丝基部有毛；雌花的退化雄蕊呈小鳞片状，雌蕊 1，子房有短柄，5 室，花枝短，柱头 5 浅裂。浆果状核果呈球形，直径 8～10mm，密集成团，熟后紫黑色，内有种子 2～5 颗。花期 5～6 月，果期 9～10 月。

产于东北及华北，河南、安徽、宁夏也有分布。生于山地杂木林中或山谷溪流附近。

性状 本品呈板片状或浅槽状，长宽不一，厚 2～4mm。外表面黄绿色或淡棕黄色，较平坦，有不规则的纵裂纹，皮孔痕小而少见，偶有灰白色的粗皮残留；内表面黄色或黄棕色。体轻，质较硬，断面纤维性，有的呈裂片状分层，鲜黄色或黄绿色。气微，味极苦，嚼之有黏性。

功能主治 清热燥湿，泻火除蒸，解毒疗疮。用于湿热泻痢，黄疸尿赤，带下阴痒，热淋涩痛，脚气痿躄，骨蒸劳热，盗汗，遗精，疮疡肿毒，湿疹湿疮。盐关黄柏滋阴降火。用于阴虚火旺，盗汗骨蒸。

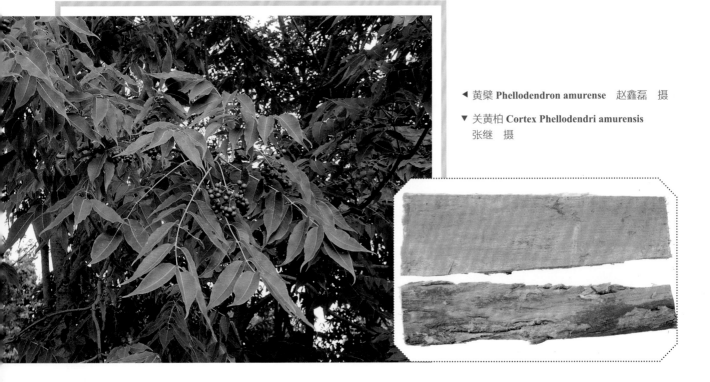

◀ 黄檗 Phellodendron amurense　赵鑫磊　摄

▼ 关黄柏 Cortex Phellodendri amurensis
　张继　摄

灯心草 Dengxincao

MEDULLA JUNCI

本品为灯心草科植物灯心草 **Juncus effusus** L. 的干燥茎髓。夏末至秋季割取茎，晒干，取出茎髓，理直，扎成小把。

原 植 物 灯心草 **Juncus effusus** L., Sp. Pl. 326. 1753; 中国植物志, 13（3）; 160, 1997; 中华人民共和国药典（1977）, 1: 244, 1978.

多年生草本，高 0.3～1m。茎丛生、直立、圆柱形，淡绿色，具纵棱，直径 1～4mm，茎内具白色髓心。叶全为低出叶，呈鞘状或鳞片状且包围在茎的基部，长 1～22cm，基部红褐色；叶片退化为刺芒状。聚伞花序假侧生，含多花，排列紧密或疏散；总苞片圆柱形，生于顶端，似茎的延伸，直立，长 5～28cm，顶端尖锐；小苞片 2 枚，顶端尖；花淡绿色；花被片线状披针形，长 2～12.7mm，宽约 0.8mm；雄蕊 3 枚，长度为花被片的 2/3；花药黄色，长 0.7mm，短于花丝；雌蕊子房 3 室；花柱极短。蒴果长 2.8mm，顶端钝。花期 4～7 月，果期 6～9 月。

产于全国各省区。生于海拔 200～3400m 的河边、池旁、水沟，稻田旁、草地及沼泽湿处。

性　　状 本品呈细圆柱形，长达 90cm，直径 0.1～0.3cm。表面白色或淡黄白色，有细纵纹。体轻，质软，略有弹性，易拉断，断面白色。气微，味淡。

功能主治 清心火，利小便。用于心烦失眠，尿少涩痛，口舌生疮。

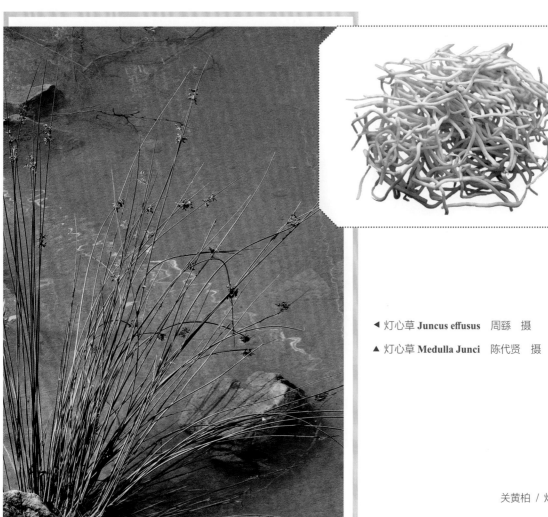

◄ 灯心草 Juncus effusus　周繇　摄

▲ 灯心草 Medulla Junci　陈代贤　摄

灯盏细辛（灯盏花） Dengzhanxixin

HERBA ERIGERONTIS

本品为菊科植物短葶飞蓬 **Erigeron breviscapus**（Vant.）Hand.-Mazz. 的干燥全草。夏、秋二季采挖，除去杂质，晒干。

原植物 短葶飞蓬 **Erigeron breviscapus**（Vant.）Hand.-Mazz., Symb. Sin. 7: 1093. 1936; 中国植物志, 74: 308, 1985; 中华人民共和国药典（1977）, 1: 245, 1978.

多年生草本，高 5～30cm。茎数个或单生，直立葶状，不分枝，稀有 2～4 个分枝，被疏或较密短硬毛，杂有贴生短毛和头状具柄腺毛。基部叶密集，莲座状，花期生存，倒卵状披针形或匙形，长 1.5～11cm，宽 0.5～2.5cm，全缘，顶端钝圆，基部狭成具翅的柄，3 条脉，两面被硬毛，杂有不明显的腺毛，稀近无毛。茎叶 2～4，无柄，狭长圆状披针形或狭披针形，长 1～4cm，基部半抱茎，上部叶渐小，线形。头状花序单生，直径 2～2.8cm。总苞半球形；总苞片 3 层，线状披针形，长于花盘或与花盘等长，背面被短硬毛，短贴毛和头状具柄腺毛，舌状花 3 层，长 10～12mm，舌片蓝色或粉紫色，平；管状花黄色，长 3.5～4mm。瘦果狭长圆形，扁，背面具 1 肋，密被短毛；冠毛淡褐色，刚毛状，外层极短，内层长约 4mm。花、果期 3～10 月。

产于湖南、广西、贵州、四川、云南及西藏等省区。常生于海拔 1200～3500m 的中山和亚高山的山坡草地或林缘。

性状 本品长 15～25cm。根状茎长 1～3cm，直径 0.2～0.5cm；表面凹凸不平，着生多数圆柱形细根，直径约 0.1cm，淡褐色至黄褐色。茎圆柱形，长 14～22cm，直径 0.1～0.2cm；黄绿色至淡棕色，具细纵棱线，被白色短柔毛；质脆，断面黄白色，有髓或中空。基生叶皱缩、破碎，完整者展平后呈倒卵状披针形、匙形、阔披针形或阔倒卵形，长 1.5～9cm，宽 0.5～1.3cm；黄绿色，先端钝圆，有短尖，基部渐狭，全缘；茎生叶互生，披针形，基部抱茎。头状花序顶生。瘦果扁倒卵形。气微香，味微苦。

功能主治 活血通络止痛，祛风散寒。用于中风偏瘫，胸痹心痛，风湿痹痛，头痛，牙痛。

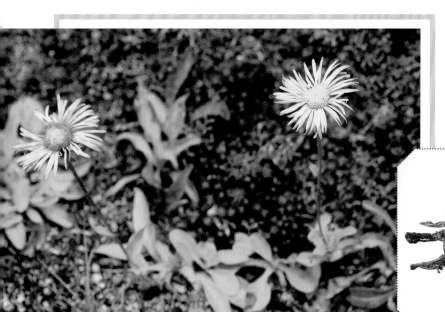

◀ 短葶飞蓬 Erigeron breviscapus　陈又生　摄

▼ 灯盏细辛（灯盏花）Herba Erigerontis
　陈代贤　摄

安息香 Anxixiang

BENZOINUM

本品为安息香科植物白花树 **Styrax tonkinensis**（Pierre）Craib ex Hart. 的干燥树脂。树干经自然损伤或于夏、秋二季割裂树干，收集流出的树脂，阴干。

原植物 白花树 **Styrax tonkinensis**（Pierre）Craib ex Hart. in Apoth. Zeit. 28: 698. 1913; 中国植物志，60（2）: 84, 1987; 中华人民共和国药典（1985），1: 119, 1985.——*S. tonkinensis* Pierre, 中华人民共和国药典（1977），1: 248, 1978.

乔木，高达 6~30m。叶互生，纸质至薄革质，椭圆形、椭圆状卵形至卵形，长 5~18cm，宽 4~10cm，先端短渐尖，基部圆形或楔形，全缘，嫩叶有时具 2~3 个齿裂，下面密被灰色至粉绿色星状绒毛；叶柄长 8~15mm，上面有宽槽。圆锥花序，或渐缩小成总状花序，花序长 3~10cm；花白色，长 12~25mm；花萼杯状，高 3~5mm；花冠裂片膜质，卵状披针形或长圆状椭圆形，长 10~16mm，宽 3~4mm，两面均密被白色星状短柔毛，花蕾时作覆瓦状排列，花冠管长 3~4mm；花丝扁平，上部分离，下部联合成筒；花柱长约 1.5cm，无毛。果实近球形，直径 10~12mm，顶端急尖或钝，外面密被灰色星状绒毛。种子卵形，栗褐色，密被小瘤状突起和星状毛。花期 4~6 月，果熟期 8~10 月。

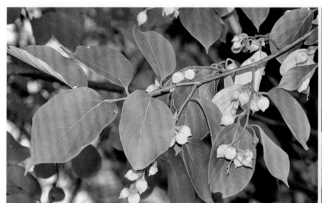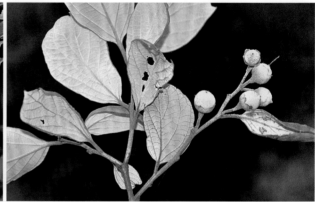

白花树 **Styrax tonkinensis**　徐永福　摄

产于云南、贵州、广西、广东、福建、湖南和江西。分布于海拔 100~2000m 的山坡、山谷、疏林或林缘。

性状 本品为不规则的小块，稍扁平，常黏结成团块。表面橙黄色，具蜡样光泽（自然出脂）；或为不规则的圆柱状、扁平块状。表面灰白色至淡黄白色（人工割脂）。质脆，易碎，断面平坦，白色，放置后逐渐变为淡黄棕色至红棕色。加热则软化熔融。气芳香，味微辛，嚼之有沙粒感。

功能主治 开窍醒神，行气活血，止痛。用于中风痰厥，气郁暴厥，中恶昏迷，心腹疼痛，产后血晕，小儿惊风。

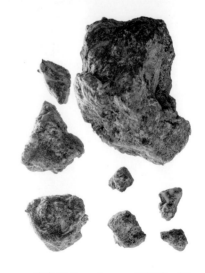

安息香 **Benzoinum**　王如峰　摄

防己 Fangji

本品为防己科植物粉防己 **Stephania tetrandra** S. Moore 的干燥根。秋季采挖，洗净，除去粗皮，晒至半干，切段，个大者再纵切，干燥。

原植物 粉防己 **Stephania tetrandra** S. Moore in Journ. Bot. 13: 225. 1875; 中国植物志, 30（1）: 52, 1996; 中华人民共和国药典（1963），1: 104, 1964.

草质藤本，长约 1～3m。主根肉质，柱状。小枝有直线纹。叶纸质，阔三角形，有时三角状近圆形，长常 4～7cm，宽 5～8.5cm 或过之，顶端有凸尖，基部微凹或近截平，两面或仅下面被贴伏短柔毛；掌状脉 9～10 条，较纤细，网脉甚密，明显；叶柄长 3～7cm。花序头状，于腋生、长而下垂的枝条上作总状式排列，苞片小或很小；花小，雌雄异株；雄花：萼片 4 或有时 5，通常倒卵状椭圆形，连爪长约 0.8mm，有缘毛；花瓣 5，肉质，长 0.6mm，边缘内折；聚药雄蕊长约 0.8mm；雌花：萼片和花瓣与雄花的相似。核果成熟时近球形，红色；果核径约 5.5mm，背部鸡冠状隆起，两侧各有约 15 条小横肋状雕纹。花期夏季，果期秋季。

产于浙江、安徽、福建、台湾、湖南、江西、广西、广东和海南等省区。生于村边、旷野、路边等处的灌丛中。

性　状 本品呈不规则圆柱形、半圆柱形或块状，多弯曲，长 5～10cm，直径 1～5cm。表面淡灰黄色，在弯曲处常有深陷横沟而成结节状的瘤块样。体重，质坚实，断面平坦，灰白色，富粉性，有排列较稀疏的放射状纹理。气微，味苦。

功能主治 祛风止痛，利水消肿。用于风湿痹痛，水肿脚气，小便不利，湿疹疮毒。

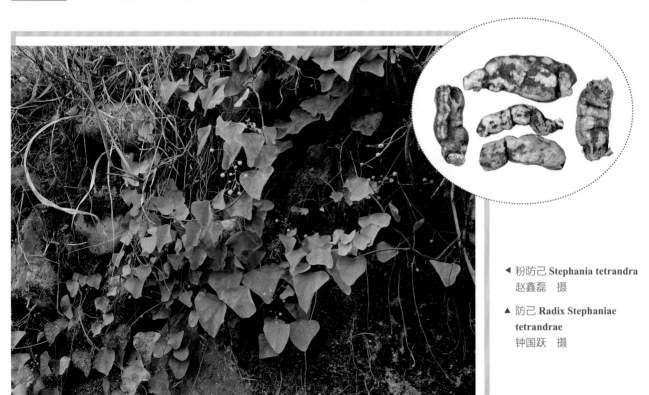

◀ 粉防己 **Stephania tetrandra**
赵鑫磊 摄

▲ 防己 **Radix Stephaniae tetrandrae**
钟国跃 摄

防风 Fangfeng

RADIX SAPOSHNIKOVIAE

本品为伞形科植物防风 **Saposhnikovia divaricate**（Turcz.）Schischk. 的干燥根。春、秋二季采挖未抽花茎植株的根，除去须根和泥沙，晒干。

原植物 防风 **Saposhnikovia divaricata**（Turcz.）Schischk. in Komarov, Fl. URSS. 17: 54. 1951; 中国植物志, 55（3）: 222, 1992; 中华人民共和国药典（1985）, 1: 122, 1985.——*Siler divaricatum*（Turcz.）Benth. et Hook. f., 中华人民共和国药典（1963）, 1: 105, 1964.——*Ledebouriella divaricata*（Turcz.）Hiroë, 中华人民共和国药典（1977）, 1: 255, 1978.

多年生草本，株高 20～80cm，全体无毛。根粗壮，细长圆柱形，分歧，根头处有环纹及褐色纤维状的叶柄残基。茎单生，自基部分枝，分枝二歧状，斜上升。基生叶多数，丛生；叶柄扁；叶片长圆状披针形或宽卵形，长 14～30cm，二回或近于三回羽状全裂，最终裂片线形披针形或楔状倒卵形，长 2～5cm，顶部 3 裂，边缘全缘；茎生叶简化，小，具扩展叶鞘。复伞形花序多数，直径 2～6cm；总花梗长 2～5cm；无总苞片，少有 1 片；伞幅 5～7；小总苞片 4～6，长约 3mm；小伞形花序具花 4～5，花白色，倒卵形，先端微凹，具内折小舌片。双悬果长圆状宽卵形，长 4～5mm。花期 8～9 月，果期 9～10 月。

产于东北、华北以及甘肃、宁夏、山东、陕西。生于海拔 400～800m 的山坡、草原丘陵、多砾石山坡。

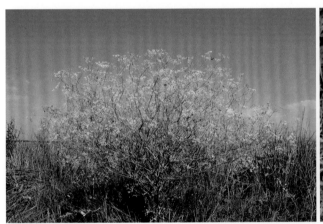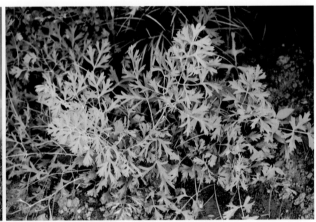

防风 **Saposhnikovia divaricata** 周繇、李华东 摄

性　状 本品呈长圆锥形或长圆柱形，下部渐细，有的略弯曲，长 15～30cm，直径 0.5～2cm。表面灰棕色或棕褐色，粗糙，有纵皱纹、多数横长皮孔样突起及点状的细根痕。根头部有明显密集的环纹，有的环纹上残存棕褐色毛状叶基。体轻，质松，易折断，断面不平坦，皮部棕黄色至棕色，有裂隙，木部黄色。气特异，味微甘。

功能主治 祛风解表，胜湿止痛，止痉。用于感冒头痛，风湿痹痛，风疹瘙痒，破伤风。

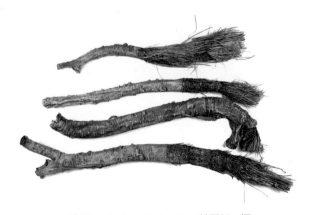

防风 **Radix Saposhnikoviae** 钟国跃 摄

红大戟 Hongdaji

RADIX KNOXIAE

本品为茜草科植物红大戟 **Knoxia valerianoides** Thorel et Pitard 的干燥块根。秋、冬二季采挖，除去须根，洗净，置沸水中略烫，干燥。

原植物 红大戟 **Knoxia valerianoides** Thorel et Pitard in Lecomte, Fl. Gen. Indo-Chine 3: 288. 1923; 中国植物志，71（2）：4. 1999; 中华人民共和国药典（1977），1: 256, 1978.

直立草本，高 30～70cm。全部被毛。有肥大、肉质、纺锤形、紫色的根。叶披针形或长圆状披针形，长 7～10cm，宽 3～5cm，顶端渐尖，基部渐狭；侧脉每边 5～7 条；托叶短鞘形，长 8～10mm，基部阔，顶端有细小、披针形的裂片。聚伞花序密集成半球形，单个或 3～5 个组成聚伞花序式，有长 3～12cm 的总花梗；萼管近无毛，长仅 1mm，萼檐裂片 4，三角形，长 0.5mm；花冠紫红色、淡紫红色至白色，高脚碟形，管长 3mm，内有浓密的柔毛，裂片长 5mm；花丝缺，花药长圆形；柱头 2 裂，叉开。蒴果近球形。花期春夏之间。

产于福建、广东、海南、广西和云南等省区。生于山坡草地上。

性状 本品略呈纺锤形，偶有分枝，稍弯曲，长 3～10cm，直径 0.6～1.2cm。表面红褐色或红棕色，粗糙，有扭曲的纵皱纹。上端常有细小的茎痕。质坚实，断面皮部红褐色，木部棕黄色。气微，味甘、微辛。

功能主治 泻水逐饮，消肿散结。用于水肿胀满，胸腹积水，痰饮积聚，气逆咳喘，二便不利，痈肿疮毒，瘰疬痰核。

▶ 红大戟 **Knoxia valerianoides** 余丽莹 摄

▼ 红大戟 **Radix Knoxiae** 王如峰 摄

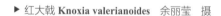

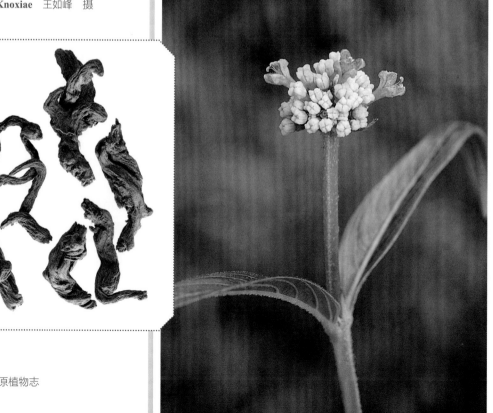

红花 Honghua

本品为菊科植物红花 **Carthamus tinctorius** L. 的干燥花。夏季花由黄变红时采摘，阴干或晒干。

原植物 红花 **Carthamus tinctorius** L., Sp. Pl. 830. 1753; 中国植物志 , 78（1）: 187, 1987; 中华人民共和国药典（1963）, 1: 116, 1964.

一年生草本。高（20～）50～100（～150）cm。茎直立，上部分枝，无毛。茎下部叶披针形、长椭圆形，边缘有各种齿至全缘，少为羽状深裂，齿顶有针刺，向上叶渐小，披针形，齿顶针刺较长。叶质地坚硬，革质，两面无毛无腺点，基部无柄，半抱茎。头状花序多数，在茎顶排成伞房花序，为苞叶所围绕，苞片椭圆形或卵状披针形，总苞卵形；总苞片 4 层，外层竖琴状，中部或下部有收缢，收缢以上绿色，边缘无针刺中有篦齿状针刺，收缢以下黄白色；中内层硬膜质，倒披针状椭圆形或狭长倒披针形。全部苞片无毛无腺点。小花红色、橘红色，全部为两性。瘦果倒卵形，乳白色，有 4 棱，棱在果顶伸出。无冠毛。花、果期 5～8 月。

产于东北、华北及陕西、甘肃、青海、山东、浙江、贵州、四川、西藏、新疆。

性状 本品为不带子房的管状花，长 1～2cm。表面红黄色或红色。花冠筒细长，先端 5 裂，裂片呈狭条形，长 5～8mm；雄蕊 5，花药聚合成筒状，黄白色；柱头长圆柱形，顶端微分叉。质柔软。气微香，味微苦。

功能主治 活血通经，散瘀止痛。用于经闭，痛经，恶露不行，癥瘕痞块，胸痹心痛，瘀滞腹痛，胸胁刺痛，跌扑损伤，疮疡肿痛。

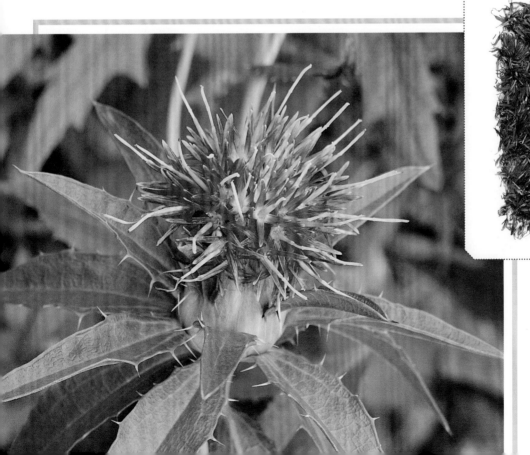

◀ 红花 **Carthamus tinctorius**
　徐晔春　摄

▲ 红花 **Flos Carthami**
　钟国跃　摄

红花龙胆 Honghualongdan

HERBA GENTIANAE RHODANTHAE

本品为龙胆科植物红花龙胆 **Gentiana rhodantha** Franch. 的干燥全草。秋、冬二季采挖，除去泥沙，晒干。

原植物 红花龙胆 **Gentiana rhodantha** Franch. in J. Linn. Soc. Bot. 26（174）：133.1890；中国植物志，62: 148, 1988；中华人民共和国药典（1977），1: 259, 1978.

多年生草本，高 20～50cm。茎直立，单生或数个丛生。基生叶呈莲座状，椭圆形、倒卵形或卵形，长 2～4cm，宽 0.7～2cm，先端急尖，基部楔形，边缘膜质浅波状；茎生叶宽卵形或卵状三角形，长 1～3cm，宽 0.5～2cm，先端渐尖或急尖，基部圆形或心形，边缘浅波状，叶脉 3～5 条，无柄或下部的叶具极短柄，基部连合成短筒抱茎。花单生茎顶，无花梗；花萼膜质，有时微带紫色，萼筒长 7～13mm，脉稍突起具狭翅，裂片线状披针形，长 5～10mm，边缘有时疏生睫毛，弯缺圆形；花冠淡红色，上部有紫色纵纹，筒状，上部稍开展，长 3～4.5cm，裂片卵形或卵状三角形，长 5～9mm，宽 4～5mm，先端钝或渐尖，褶宽三角形，比裂片稍短，宽 4～5mm，先端具细长流苏；雄蕊着生于冠筒下部，花丝丝状，长短不等，花药椭圆形；子房椭圆形，柄短，花柱丝状，柱头线形，2 裂。蒴果内藏或仅先端外露，淡褐色，长椭圆形，果皮薄，柄长约 2cm。种子淡褐色，近圆形，具翅。花、果期 10 月至翌年 2 月。

产于陕西、甘肃、河南、湖北、四川、贵州、云南、广西。生于海拔 570～1750m 的高山灌丛、草地及林下。

注释：红花龙胆的完整学名为 **Gentiana rhodantha** Franch. ex Hemsl.。

性状 本品长 30～60cm。根状茎短，具数条细根；根直径 1～2mm，表面浅棕色或黄白色。茎具棱，直径 1～2mm，黄绿色或带紫色，质脆，断面中空。花单生于枝顶及上部叶腋，花萼筒状，5 裂；花冠喇叭状，长 2～3.5cm，淡紫色或淡黄棕色，先端 5 裂，裂片间褶流苏状。蒴果狭长，2 瓣裂。种子扁卵形，长约 1mm，具狭翅。气微清香，茎叶味微苦，根味极苦。

功能主治 清热除湿，解毒，止咳。用于湿热黄疸，小便不利，肺热咳嗽。

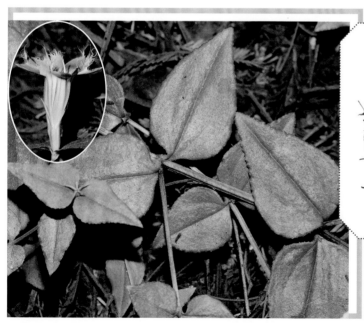

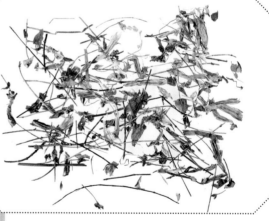

◀ 红花龙胆 Gentiana rhodantha　朱鑫鑫　摄

▲ 红花龙胆 Herba Entianae rhodanthae
王如峰　摄

红芪 Hongqi

本品为豆科植物多序岩黄芪 **Hedysarum polybotrys** Hand. -Mazz. 的干燥根。春、秋二季采挖，除去须根和根头，晒干。

原 植 物 多序岩黄芪 **Hedysarum polybotrys** Hand.-Mazz., Symb. Sin. 7（3）: 563. 1933; 中国植物志, 42（2）: 186, 1998; 中华人民共和国药典（1985）, 1: 124, 1985; 中华人民共和国药典（1977）, 1: 516, 1978.

多年生草本，高 100~120cm。根粗壮，深长，直径约 1~2cm，外皮暗红褐色。茎直立，丛生，多分枝，稍曲折。叶长 5~9cm；托叶披针形，棕褐色干膜质，合生至上部；通常无明显叶柄；小叶 11~19，具长约 1mm 的短柄；小叶片卵状披针形或卵状长圆形，长 18~24mm，宽 4~6mm，先端圆形或钝圆，通常具尖头，基部楔形，上面无毛，下面被贴伏柔毛。总状花序腋生，高度一般不超出叶；花多数，长 12~14mm，具 3~4mm 长的丝状花梗；苞片钻状披针形，等于或稍短于花梗，被柔毛，常早落；花萼斜宽钟状，长 4~5mm，被短柔毛，萼齿三角状钻形，齿间呈宽的微凹，上萼齿长约 1mm，下萼齿长为上萼齿的 1 倍；花冠淡黄色，长 11~12mm，旗瓣倒长卵形，先端圆形、微凹，翼瓣线形，等于或稍长于旗瓣，龙骨瓣长于旗瓣 2~3mm；子房线形，被短柔毛。荚果 2~4 节，被短柔毛，节荚近圆形或宽卵形，宽 3~5mm，两侧微凹，具明显网纹和狭翅。花期 7~8 月，果期 8~9 月。

产于甘肃及四川。生于山地石质山坡和灌丛、林缘等处。

性 状 本品呈圆柱形，少有分枝，上端略粗，长 10~50cm，直径 0.6~2cm。表面灰红棕色，有纵皱纹、横长皮孔样突起及少数支根痕，外皮易脱落，剥落处淡黄色。质硬而韧，不易折断，断面纤维性，并显粉性，皮部黄白色，木部淡黄棕色，射线放射状，形成层环浅棕色。气微，味微甜，嚼之有豆腥味。

功能主治 补气升阳，固表止汗，利水消肿，生津养血，行滞通痹，托毒排脓，敛疮生肌。用于气虚乏力，食少便溏，中气下陷，久泻脱肛，便血崩漏，表虚自汗，气虚水肿，内热消渴，血虚萎黄，半身不遂，痹痛麻木，痈疽难溃，久溃不敛。

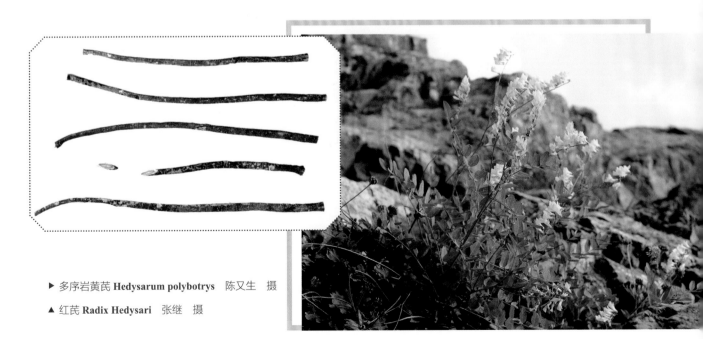

▶ 多序岩黄芪 **Hedysarum polybotrys**　陈又生　摄

▲ 红芪 **Radix Hedysari**　张继　摄

炙红芪 Zhihongqi

RADIX HEDYSARI PRAEPARATA CUM MELLE

本品为红芪的炮制加工品。

原植物 见"红芪"项下。

性 状 本品呈圆形或椭圆形的厚片,直径0.4~1.5cm,厚0.2~0.4cm。外表皮红棕色,略有光泽,可见纵皱纹和残留少数支根痕。切面皮部浅黄色,形成层环浅棕色,木质部浅黄棕色至浅棕色,可见放射状纹理。具蜜香气,味甜,略带黏性,嚼之有豆腥味。

功能主治 补中益气。用于气虚乏力,食少便溏。

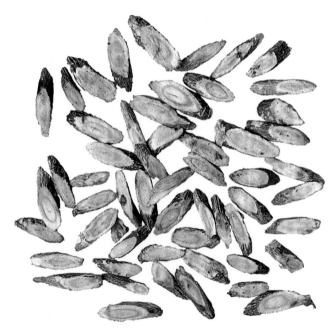

炙红芪 Radix Hedysari Praeparata Cum Melle 孟武威 摄

红豆蔻 Hongdoukou

本品为姜科植物大高良姜 **Alpinia galanga** Willd. 的干燥成熟果实。秋季果实变红时采收,除去杂质,阴干。

原植物 大高良姜 **Alpinia galanga** Willd., Sp. Pl. 12. 1797; 中国植物志, 16(2): 71. 1981; 中华人民共和国药典(1963), 1: 117, 1964.

株高达 2m; 根状茎块状, 稍有香气。叶片长圆形或披针形, 长 25~35cm, 宽 6~10cm, 顶端短尖或渐尖, 基部渐狭; 叶舌近圆形, 长约 5mm。圆锥花序密生多花, 长 20~30cm, 花序轴被毛, 分枝多而短, 长 2~4cm, 每一分枝上有花 3~6 朵; 花绿白色, 有异味; 萼筒状, 长 6~10mm, 果时宿存; 花冠管长约 6~10mm, 裂片长圆形, 长 1.6~1.8cm; 侧生退化雄蕊细齿状至线形, 紫色, 长 2~10mm; 唇瓣倒卵状匙形, 长达 2cm, 白色而有红线条, 深 2 裂。果长圆形, 长 1~1.5cm, 宽约 7mm, 中部稍收缩, 熟时棕色或枣红色, 内有种子 3~6 颗。花期 5~8 月, 果期 9~11 月。

产于台湾、广东、广西和云南等省区。生于海拔 100~1300m 的山野沟谷荫湿林下或灌木丛中和草丛中。

注释: 大高良姜的完整学名为 **Alpinia galanga**(L.)Willd.。

性 状 本品呈长球形, 中部略细, 长 0.7~1.2cm, 直径 0.5~0.7cm。表面红棕色或暗红色, 略皱缩, 顶端有黄白色管状宿萼, 基部有果梗痕。果皮薄, 易破碎。种子 6, 扁圆形或三角状多面形, 黑棕色或红棕色, 外被黄白色膜质假种皮, 胚乳灰白色。气香, 味辛辣。

功能主治 散寒燥湿, 醒脾消食。用于脘腹冷痛, 食积胀满, 呕吐泄泻, 饮酒过多。

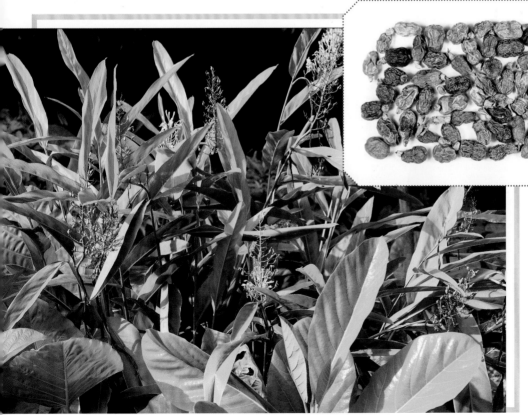

◀ 大高良姜 Alpinia galanga
　李华东 摄

▲ 红豆蔻 Fructus Galangae
　钟国跃 摄

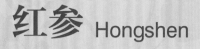

红参 Hongshen

RADIX ET RHIZOMA GINSENG RUBRA

本品为五加科植物人参 **Panax ginseng** C. A. Mey. 的栽培品经蒸制后的干燥根和根状茎。秋季采挖，洗净，蒸制后，干燥。

原植物 见"人参"项下。

性　状 本品主根呈纺锤形、圆柱形或扁方柱形，长 3～10cm，直径 1～2cm。表面半透明，红棕色，偶有不透明的暗黄褐色斑块，具纵沟、皱纹及细根痕；上部有时具断续的不明显环纹；下部有 2～3 条扭曲交叉的支根，并带弯曲的须根或仅具须根残迹。根状茎（芦头）长 1～2cm，上有数个凹窝状茎痕（芦碗），有的带有 1～2 条完整或折断的不定根（芋）。质硬而脆，断面平坦，角质样。气微香而特异，味甘、微苦。

功能主治 大补元气，复脉固脱，益气摄血。用于体虚欲脱，肢冷脉微，气不摄血，崩漏下血。

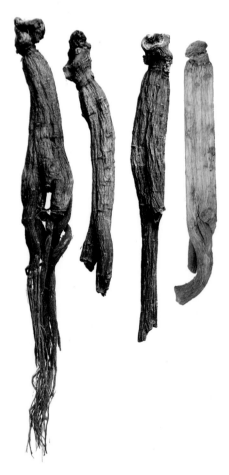

红参 **Radix et Rhizome Ginseng Rubra**　陈代贤　摄

红景天 Hongjingtian

RADIX ET RHIZOMA RHODIOLAE CRENULATAE

本品为景天科植物大花红景天 **Rhodiola crenulata**（Hook. f. et Thoms.）H. Ohba 的干燥根和根状茎。秋季花茎凋枯后采挖，除去粗皮，洗净，晒干。

原 植 物 大花红景天 **Rhodiola crenulata**（Hook. f. et Thoms.）H. Ohba in J. Jap. Bot. 51: 386. 1976; 中国植物志 , 34（1）: 191, 1984; 中华人民共和国药典（2005），1: 106, 2005.

多年生草本。地上的根颈短，残存花枝茎少数，黑色，高 5~20cm。不育枝直立，高 5~17cm，先端密着叶，叶宽倒卵形，长 1~3cm。花茎多，直立或扇状排列，高 5~20cm，稻秆色至红色。叶有短的假柄，椭圆状长圆形至几为圆形，长 1.2~3cm，宽 1~2.2cm，先端钝或有短尖，全缘或波状或有圆齿。花序伞房状，有多花，长 2cm，宽 2~3cm，有苞片；花大形，有长梗，雌雄异株；雄花萼片 5，狭三角形至披针形，长 2~2.5mm，钝；花瓣 5，红色，倒披针形，长 6~7.5mm，宽 1~1.5mm，有长爪，先端钝；雄蕊 10，与花瓣同长，对瓣的着生基部上 2.5mm；鳞片 5，近正方形至长方形，长 1~1.2mm，宽 0.5~0.8mm，先端有微缺；心皮 5，披针形，长 3~3.5mm，不育；雌花蓇葖 5，直立，长 8~10mm，花枝短，干后红色；种子倒卵形，长 1.5~2mm，两端有翅。花期 6~7 月，果期 7~8 月。

产于青海、四川、云南、西藏。生于海拔 2800~5600m 的山坡草地、灌丛及石隙中。

性 状 本品根状茎呈圆柱形，粗短，略弯曲，少数有分枝，长 5~20cm，直径 2.9~4.5cm。表面棕色或褐色，粗糙有褶皱，剥开外表皮有一层膜质黄色表皮且具粉红色花纹；宿存部分老花茎，花茎基部被三角形或卵形膜质鳞片；节间不规则，断面粉红色至紫红色，有一环纹，质轻，疏松。主根呈圆柱形，粗短，长约 20cm，上部直径约 1.5cm，侧根长 10~30cm；断面橙红色或紫红色，有时具裂隙。气芳香，味微苦涩、后甜。

功能主治 益气活血，通脉平喘。用于气虚血瘀，胸痹心痛，中风偏瘫，倦怠气喘。

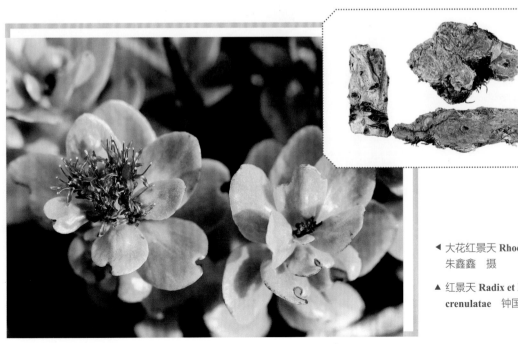

◀ 大花红景天 Rhodiola crenulate
朱鑫鑫 摄

▲ 红景天 Radix et Rhizoma Rhodiolae crenulatae 钟国跃 摄

麦冬 Maidong

RADIX OPHIOPOGONIS

本品为百合科植物麦冬 **Ophiopogon japonicus**（L. f）Ker-Gawl. 的干燥块根。夏季采挖，洗净，反复暴晒、堆置，至七八成干，除去须根，干燥。

原植物 麦冬 **Ophiopogon japonicus**（L. f.）Ker-Gawl. in Bot. Mag. 27: t. 1063. 1807; 中国植物志，15: 163, 1978; 中华人民共和国药典（2010），1: 144, 2010.

多年生草本，植株高 12～40cm。根较粗，中间或近末端常膨大成椭圆形或纺锤形的小块根；小块根长 1～1.5cm，宽 5～10mm，淡黄褐色。地下走茎细长，直径 1～2mm，节上具膜质鞘；茎很短。叶基生成丛，禾叶状，长 10～50cm，宽 1.5～3.5mm。花葶长 6～15（～27）cm，通常比叶短得多，总状花序长 2～5cm，具几朵至十几朵花；花单生或成对着生于苞片腋内；苞片披针形；花梗长 3～4mm，关节位于中部以下或近中部；花被片稍下垂而不展开，披针形，长约 5mm，白色或淡紫色；花药三角状披针形，长 2.5～3mm；花柱长约 4mm，较粗，宽约 1mm，基部宽阔，向上渐狭。种子球形，直径 7～8mm。花期 5～8 月，果期 8～9 月。

产于华中、华南、华东及台湾、河北、陕西南部、四川、贵州、云南。生于海拔 200～2800m 的山坡阴湿处、林下或溪边及草丛中，也有栽培。

性 状 本品呈纺锤形，两端略尖，长 1.5～3cm，直径 0.3～0.6cm。表面淡黄色或灰黄色，有细纵纹。质柔韧，断面黄白色，半透明，中柱细小。气微香，味甘、微苦。

功能主治 养阴生津，润肺清心。用于肺燥干咳，阴虚痨嗽，喉痹咽痛，津伤口渴，内热消渴，心烦失眠，肠燥便秘。

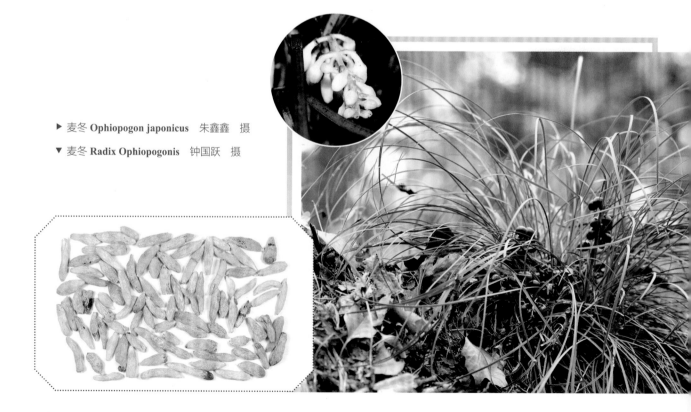

▶ 麦冬 Ophiopogon japonicus　朱鑫鑫　摄

▼ 麦冬 Radix Ophiopogonis　钟国跃　摄

麦芽 Maiya

FRUCTUS HORDEI GERMINATUS

本品为禾本科植物大麦 **Hordeum vulgare** L. 的成熟果实经发芽干燥的炮制加工品。将麦粒用水浸泡后，保持适宜温、湿度，待幼芽长至约 5mm 时，晒干或低温干燥。

原植物 大麦 **Hordeum vulgare** L., Sp. Pl. 1: 84. 1753; 中国植物志, 9（3）: 33, 1987; 中华人民共和国药典（1963）, 1: 123, 1964.——*H. sativum* Jess var. *vulgare* Hack, 中华人民共和国药典（1953）, 1: 198, 1953.

一年生。秆高 50~100cm。叶鞘松弛抱茎；叶耳披针形；叶舌膜质，长 1~2mm；叶片长 9~20cm，宽 6~20mm，扁平。穗状花序长 3~8cm（芒除外），直径约 1.5cm，小穗稠密，每节着生三枚发育的小穗；小穗均无柄，长 1~1.5cm；颖线状披针形，外被短柔毛，先端常延伸为 8~14mm 的芒；外稃具 5 脉，先端延伸成芒，芒长 8~15cm，边棱具细刺；内稃与外稃几等长。颖果熟时与稃体黏着。

我国南北各地均有栽培。

性　状 本品呈梭形，长 8~12mm，直径 3~4mm。表面淡黄色，背面为外稃包围，具 5 脉；腹面为内稃包围。除去内外稃后，腹面有 1 条纵沟；基部胚根处生出幼芽和须根，幼芽长披针状条形，长约 5mm。须根数条，纤细而弯曲。质硬，断面白色，粉性。气微，味微甘。

功能主治 行气消食，健脾开胃，回乳消胀。用于食积不消，脘腹胀痛，脾虚食少，乳汁郁积，乳房胀痛，妇女断乳，肝郁胁痛，肝胃气痛。生麦芽健脾和胃，疏肝行气。用于脾虚食少，乳汁郁积。炒麦芽行气消食回乳。用于食积不消，妇女断乳。焦麦芽消食化滞。用于食积不消，脘腹胀痛。

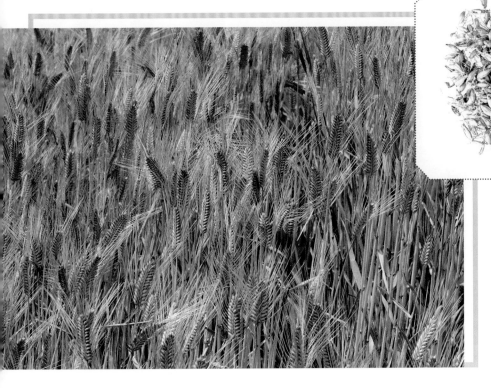

◄ 大麦 **Hordeum vulgare**
李华东　摄

▲ 麦芽 **Fructus Hordei Germinatus**　王如峰　摄

远志 Yuanzhi

本品为远志科植物远志 **Polygala tenuifolia** Willd. 或卵叶远志 **Polygala sibirica** L. 的干燥根。春、秋二季采挖，除去须根和泥沙，晒干或抽取木心晒干。

原 植 物

远志 Polygala tenuifolia Willd., Sp. Pl. 3: 879. 1800; 中国植物志, 43（3）：181, 1997; 中华人民共和国药典（1953），1: 302, 1953.

多年生草本，高 15～50cm；主根肉质，长达 10cm 多，浅黄色。茎丛生，被短柔毛，具纵棱槽。叶线状披针形，互生，近无柄，长 1～3cm，宽 0.5～3mm，全缘，反卷，侧脉不明显。总状花序顶生，长 5～7cm，花较少；萼片 5 枚、宿存，外面 3 枚线状披针形，长 2.5mm；里面 2 枚花瓣状，倒卵形，带紫堇色；花瓣 3 枚，紫色，基部与龙骨瓣合生，基部内侧具柔毛，龙骨瓣具流苏状附属物；雄蕊 8，花丝丝状，具狭翅；花柱弯曲，顶端呈喇叭形，柱头内藏。蒴果圆形，直径 4mm，顶端微凹，具狭翅，无缘毛。花、果期 5～9 月。

产于东北、华北、西北和华中以及四川等省区。生于海拔 200～2300m 的草原、山坡草地、灌丛中或阔叶林下。

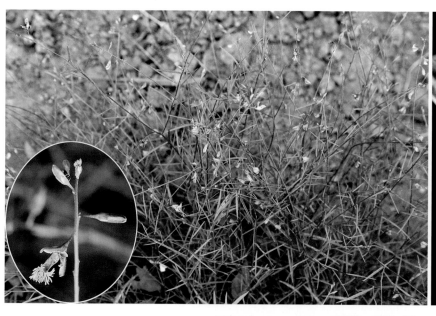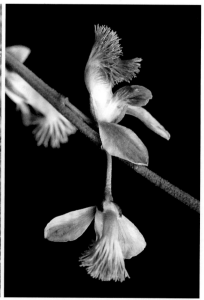

远志 **Polygala tenuifolia** 张英涛、周繇 摄

卵叶远志 Polygala sibirica L., Sp. Pl. ed 2: 702. 1753; 中国植物志, 43（3）：193, 1997; 中华人民共和国药典（1977），1: 265, 1978.

多年生草本，高 10～30cm；根木质。茎丛生，直立，被短柔毛。叶互生，卵形，长 6mm，宽 4mm，先端钝，上部叶大，披针形或椭圆状披针形，长 1～2cm，宽 3～6mm，叶边缘全缘、略反卷，两面被短柔毛。总状花序腋外生或假顶生，通常高出茎顶，被短柔毛，花较少；花长 6～10mm，具 3 枚钻状披针形小苞片；萼片 5 枚，宿存，具缘毛，外面 3 枚披针形，长 3mm，里面 2 枚花瓣状，近镰刀形，长

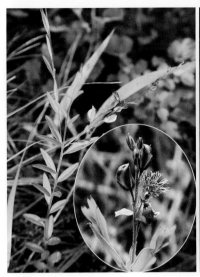
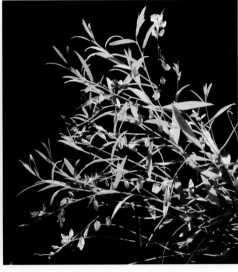
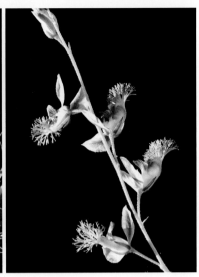

卵叶远志 **Polygala sibirica** 张英涛、周繇 摄

约 7.5mm；花瓣 3 枚，蓝紫色，侧瓣倒卵形，长 5～6mm，2/5 以下与龙骨瓣合生，先端微凹，龙骨瓣背面被柔毛，具流苏状鸡冠状附属物；雄蕊 8，花丝具缘毛；子房倒卵形，花柱肥厚，柱头 2。蒴果近倒心形，顶端微缺，具狭翅及短缘毛。花期 4～7 月，果期 5～8 月。

产于全国各省区。生于海拔 300～3000m 的砂质土、石灰岩山地灌丛、丘陵山坡草地、林缘或草地。

性　状 本品呈圆柱形，略弯曲，长 2～30cm，直径 0.2～1cm。表面灰黄色至灰棕色，有较密并深陷的横皱纹、纵皱纹及裂纹，老根的横皱纹较密更深陷，略呈结节状。质硬而脆，易折断，断面皮部棕黄色，木部黄白色，皮部易与木部剥离，抽取木心者中空。气微，味苦、微辛，嚼之有刺喉感。

功能主治 安神益智，交通心肾，祛痰，消肿。用于心肾不交引起的失眠多梦、健忘惊悸、神志恍惚，咳痰不爽，疮疡肿毒，乳房肿痛。

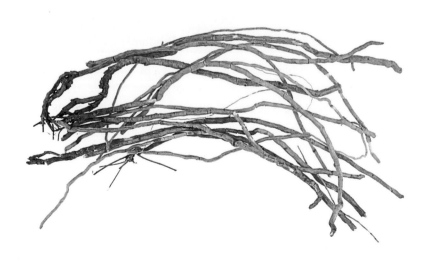

远志 **Radix Polygalae tenuifoliae** 康帅 摄

赤小豆 Chixiaodou

SEMEN VIGNAE UMBELLATAE ET AL.

本品为豆科植物赤小豆 **Vigna umbellata** Ohwi et Ohashi 或赤豆 **Vigna angularis** Ohwi et Ohashi 的干燥成熟种子。秋季果实成熟而未开裂时拔取全株，晒干，打下种子，除去杂质，再晒干。

原植物

赤小豆 Vigna umbellata Ohwi et Ohashi in Journ. Jap. Bot. 44: 31. 1969; 中国植物志, 41: 288, 1995; 中华人民共和国药典（2010）, 1: 147, 2010.——*Phaseolus calcaratus* Roxb., 中华人民共和国药典（1963）, 1: 124, 1964.

一年生草本。茎纤细，长达 1m 或过之，幼时被黄色长柔毛，老时无毛。羽状复叶具 3 小叶；托叶盾状着生，披针形或卵状披针形，长 10～15mm，两端渐尖；小托叶钻形，小叶纸质，卵形或披针形，长 10～13cm，宽（2～）5～7.5cm，先端急尖，基部宽楔形或钝，全缘或微 3 裂，沿两面脉上薄被疏毛，有基出脉 3 条。总状花序腋生，短，有花 2～3 朵；苞片披针形；花梗短，着生处有腺体；花黄色，长约 1.8cm，宽约 1.2cm；龙骨瓣右侧具长角状附属体。荚果线状圆柱形，下垂，长 6～10cm，宽约 5mm，无毛，种子 6～10 颗，长椭圆形，通常暗红色，有时为褐色、黑色或草黄色，直径 3～3.5mm，种脐凹陷。花期 5～8 月。

常见栽培。

注释：赤小豆的完整学名为 **Vigna umbellata**（Thunb.）Ohwi et Ohashi。

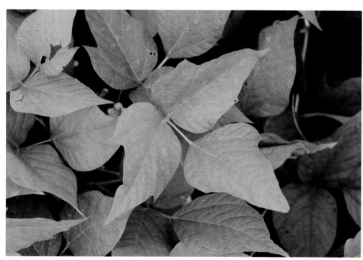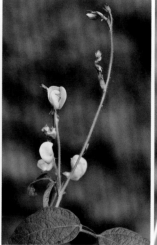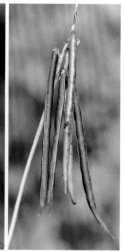

赤小豆 **Vigna umbellata** 朱鑫鑫 摄

赤豆 Vigna angularis Ohwi et H. Ohashi, Journ. Jap. Bot. 44:29. 1969; 中国植物志, 41: 287, 1995; 中华人民共和国药典（2010）, 1: 147, 2010.——*Phaseolus angularis* Wight, 中华人民共和国药典（1977）, 1: 267, 1978.

一年生、直立或缠绕草本。高 30～90cm，植株被疏长毛。羽状复叶具 3 小叶；托叶盾状着生，箭头形，长 0.9～1.7cm；小叶卵形至菱状卵形，长 5～10cm，宽 5～8cm，先端宽三角形或近圆形，侧生的偏斜，全缘或浅三裂，两面均稍被疏长毛。花黄色，约 5 或 6 朵生于短的总花梗顶端；花梗极短；小苞片披针形，长 6～8mm；花萼钟状，长 3～4mm；花冠长约 9mm，旗瓣扁圆形或近肾形，常稍歪斜，顶端凹，翼瓣比龙骨瓣宽，具短瓣柄及耳，龙骨瓣顶端弯曲近半圈，其中一片的中下部有一角状凸起，基部有瓣柄；子房线形，花柱弯曲，近先端有毛。荚果圆柱状，长 5～8cm，宽 5～6mm，平展或下弯，无毛；种

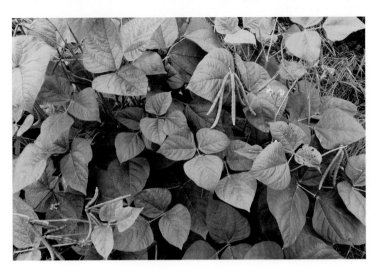

赤豆 *Vigna angularis* 李华东 摄

子通常暗红色或其他颜色，长圆形，长 5～6mm，宽 4～5mm，两头截平或近浑圆，种脐不凹陷。花期夏季，果期 9～10 月。

我国南北均有栽培。

注释：赤豆的完整学名为 **Vigna angularis**（Willd.）Ohwi et Ohashi。

赤小豆　本品呈长圆形而稍扁，长 5～8mm，直径 3～5mm。表面紫红色，无光泽或微有光泽；一侧有线形突起的种脐，偏向一端，白色，约为全长 2/3，中间凹陷成纵沟；另侧有 1 条不明显的棱脊。质硬，不易破碎。子叶 2，乳白色。气微，味微甘。

赤豆　本品呈短圆柱形，两端较平截或钝圆，直径 4～6mm。表面暗棕红色，有光泽，种脐不突起。

功能主治　利水消肿，解毒排脓。用于水肿胀满，脚气浮肿，黄疸尿赤，风湿热痹，痈肿疮毒，肠痈腹痛。

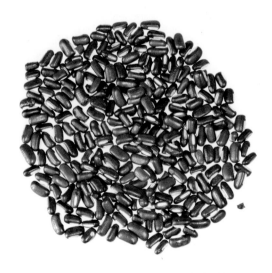

赤小豆 **Semen Vignae umbellatae** 王如峰　摄

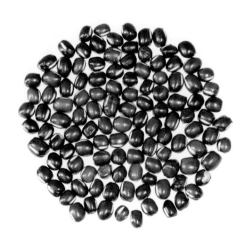

赤小豆 **Semen Vigna angularis** 王如峰　摄

赤芍 Chishao

RADIX PAEONIAE LACTIFLORAE RUBRA ET AL.

本品为毛茛科植物芍药 **Paeonia lactiflora** Pall. 或川赤芍 **Paeonia veitchii** Lynch 的干燥根。春、秋二季采挖，除去根状茎、须根及泥沙，晒干。

原植物

芍药 见"白芍"项下。

川赤芍 Paeonia veitchii Lynch in Gard. Chon. Ser. 3, 46: 2, t.1. 1909; 中国植物志 , 27; 56, 1979; 中华人民共和国药典（1977）, 1: 269, 1978.

多年生草本。根圆柱形，直径 1.5 ~ 2cm。茎高 30 ~ 80cm，全株无毛。叶为二回三出复叶，叶片轮廓宽卵形，长 7.5 ~ 20cm；小叶成羽状分裂，裂片窄披针形至披针形，宽 4 ~ 16mm，顶端渐尖，全缘；叶柄长 3 ~ 9cm。花 2 ~ 4 朵生于茎顶端及叶腋，有时仅顶端一朵花；苞片 2 ~ 3 枚，分裂或不裂；萼片 4 枚；花瓣 6 ~ 9 枚，紫红色或粉红色；花丝长 5 ~ 10mm；花盘肉质，仅包裹心皮基部；心皮 2 ~ 3 枚，密生黄色绒毛。蓇葖长 1 ~ 2cm，密生黄色绒毛。花期 5 ~ 6 月，果期 7 月。

分布于西藏、四川、青海、甘肃及陕西等省区。生于海拔 1800 ~ 3900m 的山坡阔叶林或疏林中、林缘。

性状

本品呈圆柱形，稍弯曲，长 5 ~ 40cm，直径 0.5 ~ 3cm。表面棕褐色，粗糙，有纵沟和皱纹，并有须根痕和横长的皮孔样突起，有的外皮易脱落。质硬而脆，易折断，断面粉白色或粉红色，皮部窄，木部放射状纹理明显，有的有裂隙。气微香，味微苦、酸涩。

功能主治

清热凉血，散瘀止痛。用于热入营血，温毒发斑，吐血衄血，目赤肿痛，肝郁胁痛，经闭痛经，癥瘕腹痛，跌扑损伤，痈肿疮疡。

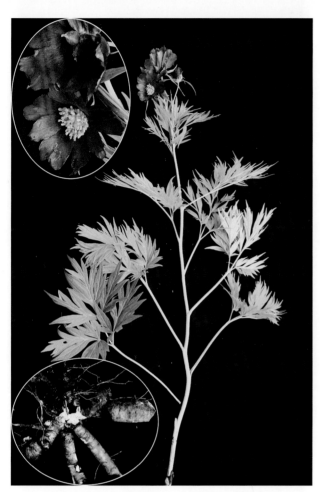

川赤芍 Paeonia anomala ssp. veitchii　张英涛　摄

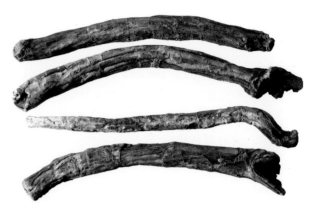

赤芍 Radix Paeoniae lactiflorae Rubra　张继　摄

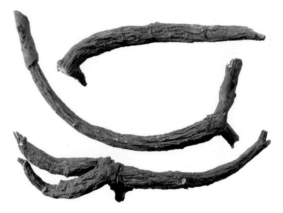

赤芍 Radix Paeoniae veitchii Rubra　张继　摄

芫花 Yuanhua

FLOS GENKWA

本品为瑞香科植物芫花 **Daphne genkwa** Sieb. et Zucc. 的干燥花蕾。春季花未开放时采收，除去杂质，干燥。

原植物 芫花 **Daphne genkwa** Sieb. et Zucc., Fl. Jap. 1: 137, t. 75. 1835; 中国植物志, 52（1）: 336, 1999; 中华人民共和国药典（1963）, 1: 128, 1964.

落叶灌木，高 0.3～1m，多分枝；树皮褐色，无毛；小枝圆柱形，幼枝黄绿色或紫褐色，密被淡黄色丝状柔毛，老枝紫褐色或紫红色，无毛。叶对生，稀互生，纸质，卵形或卵状披针形至椭圆状长圆形，长 3～4cm，宽 1～2cm，先端急尖或短渐尖，基部宽楔形或钝圆形，边缘全缘，幼时密被绢状黄色柔毛，老时则仅叶脉基部散生绢状黄色柔毛，侧脉 5～7 对，在下面较上面显著；叶柄短或几无，长约 2mm。花比叶先开放，紫色或淡紫蓝色，常 3～6 朵簇生于叶腋或侧生；花萼筒细瘦，筒状，长 6～10mm，外面具丝状柔毛，裂片 4，卵形或长圆形，长 5～6mm，宽 4mm，顶端圆形，外面疏生短柔毛；雄蕊 8，2 轮，分别着生于花萼筒的上部和中部，花丝短，长约 0.5mm，花药黄色，卵状椭圆形，长约 1mm，伸出喉部，顶端钝尖；花盘环状，不发达；子房长倒卵形，长 2mm，密被淡黄色柔毛，花柱短或无，柱头头状，橘红色。果实肉质，白色，椭圆形，长约 4mm，包藏于宿存的花萼筒的下部，具 1 颗种子。花期 3～5 月，果期 6～7 月。

产于河北、山西、陕西、甘肃、山东、江苏、安徽、浙江、江西、福建、台湾、河南、湖北、湖南、四川、贵州等省区。生于海拔 300～1000m 的山坡、荒地等。

性状 本品常 3～7 朵簇生于短花轴上，基部有苞片 1～2 片，多脱落为单朵。单朵呈棒槌状，多弯曲，长 1～1.7cm，直径约 1.5mm；花被筒表面淡紫色或灰绿色，密被短柔毛，先端 4 裂，裂片淡紫色或黄棕色。质软。气微，味甘、微辛。

功能主治 泻水逐饮；外用杀虫疗疮。用于水肿胀满，胸腹积水，痰饮积聚，气逆咳喘，二便不利；外治疥癣秃疮，痈肿，冻疮。

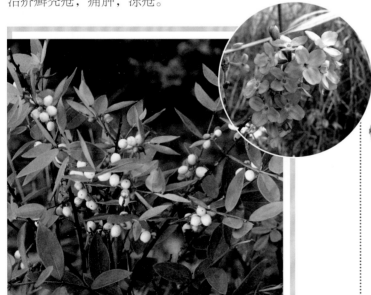

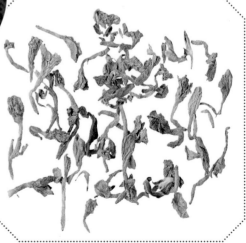

◄ 芫花 Daphne genkwa　徐克学、赵鑫磊　摄

▼ 芫花 Flos Genkwa　陈代贤　摄

花椒 Huajiao

PERICARPIUM ZANTHOXYLI SCHINIFOLII ET AL.

本品为芸香科植物青椒 **Zanthoxylum schinifolium** Sieb. et Zucc. 或花椒 **Zanthoxylum bungeanum** Maxim. 的干燥成熟果皮。秋季采收成熟果实，晒干，除去种子和杂质。

原 植 物

青椒 Zanthoxylum schinifolium Sieb. et Zucc. in Abh. Akad.müchen 4: 137. 1846; 中国植物志，43（2）: 39, 1997; 中华人民共和国药典（1985），1: 133, 1985.

常为 1~2m 高的灌木。树皮暗灰色，多皮刺，无毛；茎枝有短刺，刺基部两侧压扁状，嫩枝暗紫红色。单数羽状复叶，互生；小叶 7~19 片，小叶纸质，对生或近对生，几无柄，位于叶轴基部常互生，宽卵形至披针形，叶全缘或有细裂齿，齿缝有腺点，下面苍青色，疏生腺点；叶轴具狭翅，具稀疏而略向上的小皮刺。伞房状圆锥花序顶生，长 3~8cm；花小而多，单性，5 数；花瓣淡黄白色，长约 2mm；雄花有 5 枚雄蕊，退化心皮细小，顶端 2~3 浅裂；雌花心皮 3，极少 4、5 个，几无花柱，柱头头状。分果瓣红褐色，干后褐黑色，顶端几无芒尖，径约 4~5mm，油点小；种子径约 3~4mm，蓝黑色，有光泽。花期 7~9 月，果期 9~12 月。

产于五岭以北，辽宁以南的大部分省区，但云南不产。生于平原至海拔 800m 的山坡疏林或灌木丛中，也有栽种。

花椒 Zanthoxylum bungeanum Maxim. in Bull. Acad. St.-Pétersb. 16: 212. 1871et inmel. Biol. 8: 2. 1871; 中国植物志，43（2）: 44, 1997; 中华人民共和国药典（1977），1: 275, 1978.

落叶小乔木，高 3~7m。茎刺早落，小枝上的刺基部呈三角形，当年生枝披短柔毛，嫩枝上有细小的皮孔及皮刺。奇数羽状复叶，叶轴腹面具有较狭的叶翼，无毛或有时被微柔毛，背面常着生小皮刺；小叶 5~13 片，小叶对生，无柄，纸质，卵形、椭圆形，稀披针形，长 2~7cm，宽 1~3.5cm，生于叶轴顶部的小叶片通常较大，基部的较小，顶端圆或为短渐尖，基部圆形或钝，稍不对称，叶缘有细裂齿，齿缝有油点；叶背基部中脉两侧有丛毛或常有斜生软皮刺，或小叶两面均被柔毛。聚伞圆锥花序顶生于侧枝上或

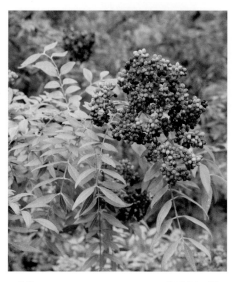

青椒 **Zanthoxylum schinifolium** 赵鑫磊 摄

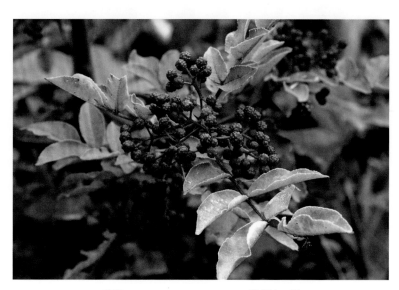

花椒 **Zanthoxylum bungeanum** 张英涛 摄

腋生，花序长 2 ~ 6cm，花序轴被疏短柔毛；花被片 6 ~ 8，黄绿色，形状大小大致相同；雄花与叶同时生出，雄蕊 5 ~ 8 枚，退化雌蕊顶端叉状浅裂；雌花花序较大，长 2 ~ 6cm，具有心皮 3 或 2 个，间有 4 个，子房散生大而凸起的腺点，花柱斜向背弯。蓇葖果球形，红色至紫红色，密生疣状突起腺点。花期 4 ~ 5 月，果期 8 ~ 10 月。

产于全国各地。生于平原至海拔较高的山地。

性　状

青椒　本品多为 2 ~ 3 个上部离生的小蓇葖果，集生于小果梗上，蓇葖果球形，沿腹缝线开裂，直径 3 ~ 4mm。外表面灰绿色或暗绿色，散有多数油点和细密的网状隆起皱纹；内表面类白色，光滑。内果皮常由基部与外果皮分离。残存种子呈卵形，长 3 ~ 4mm，直径 2 ~ 3mm，表面黑色，有光泽。气香，味微甜而辛。

花椒　本品蓇葖果多单生，直径 4 ~ 5mm。外表面紫红色或棕红色，散有多数疣状突起的油点，直径 0.5 ~ 1mm，对光观察半透明；内表面淡黄色。香气浓，味麻辣而持久。

功能主治　温中止痛，杀虫止痒。用于脘腹冷痛，呕吐泄泻，虫积腹痛；外治湿疹，阴痒。

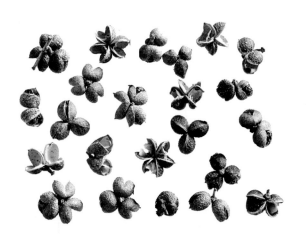

花椒 Pericarpium Zanthoxyli schinifolii　孟武威　摄

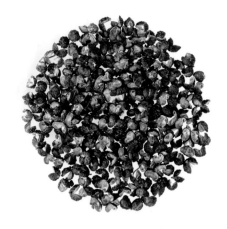

花椒 Pericarpium Zanthoxyli bungeani　王如峰　摄

芥子 Jiezi

SEMEN SINAPIS ALBAE; SEMEN BRASSICAE JUNCEAE

本品为十字花科植物白芥 **Sinapis alba** L. 或芥 **Brassica juncea**（L.）Czern. et Coss. 的干燥成熟种子。前者习称"白芥子"，后者习称"黄芥子"。夏末秋初果实成熟时采割植株，晒干，打下种子，除去杂质。

原 植 物

白芥 Sinapis alba L., Sp. Pl. 2: 668. 1753; 中国植物志, 33: 33, 1987; 中华人民共和国药典（1977）, 1: 276, 1978.

一年生草本。植株高 25～100cm；具倒毛，少无毛。茎直立，上部分枝。下部叶具柄，叶片长圆形或披针形，长 5～15cm，大头羽裂，有 2～3 对裂片，顶裂片宽卵形，长 3.5～6cm，常 3 裂，侧裂片长 1.5～2.5cm，二者顶端皆圆钝或急尖，边缘有不规则粗锯齿；上部叶卵形或长圆卵形，边缘有缺刻状裂齿。总状花序果期长达 30cm；萼片长圆形，长 4～5mm，具白色膜质边缘；花瓣淡黄色，倒卵形，长 8～10mm。长角果，近圆柱形，长 2～4cm，宽 3～4mm，具糙硬毛；果瓣有 3～7 平行脉；喙长 6～15mm，稍扁压，向顶端渐细，常弯曲；每室有种子 1～4 个，种子球形，直径 2～3mm，灰色、黄棕色或红褐色，有细窝穴。花、果期 5～9 月。

西北以及辽宁、山东、安徽、四川等省区有栽培。

芥 Brassica juncea（L.）Czern. et Coss. in Czern. Conspect. Fl. Chark. 8. 1859; 中国植物志, 33: 28, 1987; 中华人民共和国药典（1977）, 1: 276, 1978. ——*B. cernua* Forber et Hemsley, 中华人民共和国药典（1953）, 1: 96, 1953.——*B. juncea*（L.）Coss., 中华人民共和国药典（1963）, 1: 131, 1964.

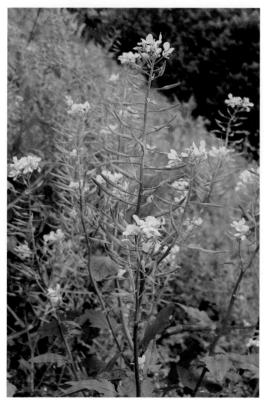

白芥 **Sinapis alba** 林茂祥 摄

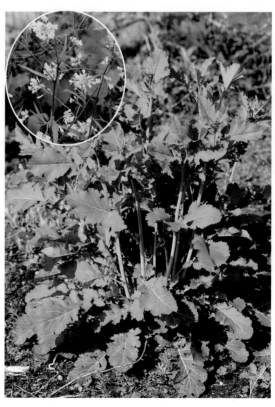

芥 **Brassica juncea** 朱鑫鑫、李华东 摄

一年生草本。高 30 ~ 150cm；常无毛，有时幼茎及叶具刺毛，带粉霜，有辣味。主根细长，圆柱状，少粗达 1.5cm。茎直立，上部有分枝。基生叶宽卵形至倒卵状披针形，长 15 ~ 35cm，大头羽裂或不分裂，基部楔形，裂片 2 ~ 3 对，边缘有缺刻或牙齿，叶柄长 3 ~ 9cm，其上具小裂片；茎下部叶较小，边缘有时具圆钝锯齿；茎上部叶窄披针形，长 2.5 ~ 5cm，边缘具不明显疏齿或全缘。总状花序顶生，花后延长；萼片淡黄色，长圆形，长 4 ~ 5mm；花瓣黄色，倒卵形，长 8 ~ 10mm，爪长 4 ~ 5mm。长角果果线形，长 3 ~ 5.5cm，宽 2 ~ 3.5mm；果瓣具 1 突出中脉，喙长 6 ~ 12mm；果梗长 5 ~ 15mm。种子球形，直径 1 ~ 1.5mm，褐色或灰色，少数为暗红棕色，表面具网纹。花期 3 ~ 5 月，果期 5 ~ 6 月。

全国各地均有栽培。有时逸生于田野、空旷地、路边。

性　　状

白芥子　本品呈球形，直径 1.5 ~ 2.5mm。表面灰白色至淡黄色，具细微的网纹，有明显的点状种脐。种皮薄而脆，破开后内有白色折叠的子叶，有油性。气微，味辛辣。

黄芥子　本品较小，直径 1 ~ 2mm。表面黄色至棕黄色，少数呈暗红棕色。研碎后加水浸湿，则产生辛烈的特异臭气。

功能主治　温肺豁痰利气，散结通络止痛。用于寒痰咳嗽，胸胁胀痛，痰滞经络，关节麻木、疼痛，痰湿流注，阴疽肿毒。

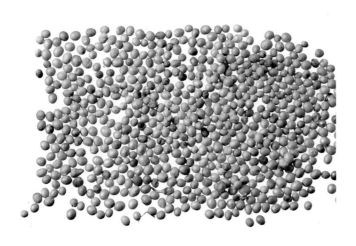

芥子 Semen Sinapis albae　张继　摄

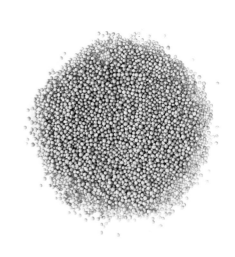

芥子 Semen Brassicae junceae　王如峰　摄

苍术 Cangzhu

本品为菊科植物茅苍术 **Atractylodes lancea**（Thunb.）DC. 或北苍术 **Atractylodes chinensis**（DC.）Koidz. 的干燥根状茎。春、秋二季采挖，除去泥沙，晒干，撞去须根。

原植物

茅苍术 Atractylodes lancea（Thunb.）DC., Prodr. 7: 48. 1838; 中国植物志, 78（1）: 25, 1987; 中华人民共和国药典（1963）, 1: 129, 1964.

多年生草本。根状茎横走，结节状。茎多纵棱，高 30~100m，不分枝或上部稍分枝。叶互生，革质；叶片卵状披针形至椭圆形，长 3~8cm，宽 1~3cm，先端渐尖，基部渐狭，上面深绿色，有光泽，下面淡绿色，边缘有刺状锯齿或重刺齿，上部叶多不裂，无柄；下部叶有柄或无柄，不裂或 3~5（~9）裂，中央裂片较大，两侧较小，卵形。头状花序生于茎枝先端，叶状苞片 1 轮，羽状深裂，裂片刺状；总苞圆柱形，总苞片 5~8 层，卵形至披针形，有纤毛；花多数，两性花或单性花多异株；花冠筒状，白色或稍带红色，长约 1cm，上部略膨大，先端 5 裂，裂片条形；两性花有多数羽状分裂的冠毛，雄蕊 5，子房下位，密被白色柔毛，花柱细长，柱头 2 裂；单性花一般为雌花，具 5 枚线状退化雄蕊，先端略卷曲。瘦果倒卵圆形，被白色柔毛。花、果期 6~10 月。

产于东北、华北及山东、江苏、安徽、浙江、江西、河南、湖北、四川等地，各地多有栽培。生于山坡灌丛、草丛中。

北苍术 Atractylodes chinensis（Bunge）Koidz. Fl. Symb. Orient.-Asiat. 4. 1930; 中国高等植物图鉴 4: 602, 1980; 中华人民共和国药典（1963）, 1: 129, 1964.

与茅苍术近似，但叶片较宽，卵形或长卵形，一般羽状 5 深裂，茎上部叶 3~5 羽状浅裂或不裂，叶缘有不规则的刺状锯齿，通常无叶柄；头状花序稍宽，总苞片 5~6 层，较茅苍术略宽；退化雄蕊先端圆，不卷曲。花期 7~8 月，果期 8~9 月。

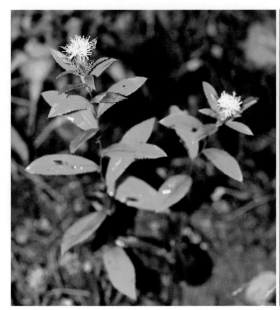
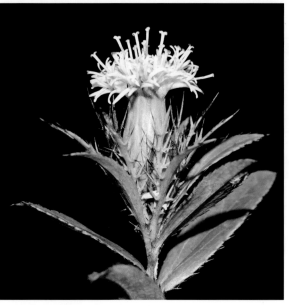

茅苍术 **Atractylodes lancea** 朱鑫鑫 摄

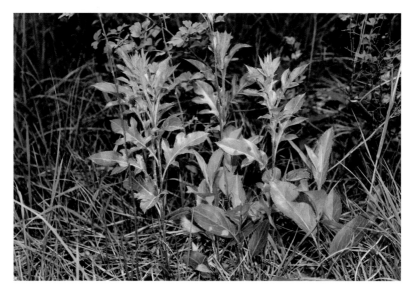

北苍术 **Atractylodes chinensis** 刘冰 摄

分布于东北、华北及陕西、宁夏、甘肃、山东、河南等地。生于低山阴坡灌丛、林下及较干燥处。

注释：《中国植物志》与《Flora of China》均将 Atractylodes chinensis（Bunge）Koidz. 并入 **Atractylodes lancea**（Thunb.）DC，作为其异名处理。

性　状

茅苍术　本品呈不规则连珠状或结节状圆柱形，略弯曲，偶有分枝，长 3～10cm，直径 1～2cm。表面灰棕色，有皱纹、横曲纹及残留须根，顶端具茎痕或残留茎基。质坚实，断面黄白色或灰白色，散有多数橙黄色或棕红色油室，暴露稍久，可析出白色细针状结晶。气香特异，味微甘、辛、苦。

北苍术　本品呈疙瘩块状或结节状圆柱形，长 4～9cm，直径 1～4cm。表面黑棕色，除去外皮者黄棕色。质较疏松，断面散有黄棕色油室。香气较淡，味辛、苦。

功能主治　燥湿健脾，祛风散寒，明目。用于湿阻中焦，脘腹胀满，泄泻，水肿，脚气痿躄，风湿痹痛，风寒感冒，夜盲，眼目昏涩。

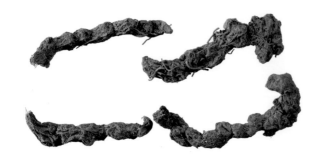

苍术 **Rhizoma Atractylodis lanceae** 康帅 摄

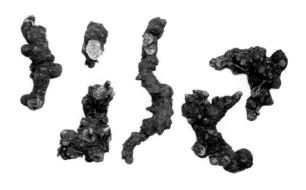

苍术 **Rhizoma Atractylodis chinensis** 张继 摄

苍耳子 Cangerzi

FRUCTUS XANTHII

本品为菊科植物苍耳 **Xanthium sibiricum** Patr. 的干燥成熟带总苞的果实。秋季果实成熟时采收，干燥，除去梗、叶等杂质。

原植物 苍耳 **Xanthium sibiricum** Patr. in Fedde, Repert. Sp. Nov. 20: 32. 1923; 中国植物志, 75: 325, 1979; 中华人民共和国药典（1977）, 1: 278, 1978. ——*X. strumarium* L., 中华人民共和国药典（1963）, 1: 130, 1964.

一年生草本，高 20～90cm。茎直立，有分枝，被灰白色糙伏毛。叶三角状卵形或心形，长 4～9cm，宽 5～10cm，全缘或 3～5 不明显浅裂，顶端尖或钝，基部稍心形或截形，边缘有不规则粗锯齿，基生 3 出脉，两面被糙伏毛，叶柄长 3～11cm，雄性头状花序球形，直径 4～6mm，总苞片长圆状披针形，长 1～1.5mm，被短柔毛。雄花花冠钟形，5 裂；雌性头状花序椭圆形，外层总苞片小，披针形，长约 3mm，被短柔毛，内层总苞片结合成囊状，宽卵形或椭圆形，瘦果成熟期变坚硬，连同喙部长 12～15mm，外面刺极细而直，基部几不增粗的钩刺，长 1～1.5mm，基部被柔毛，常具腺点，喙长 1.5～2.5mm，稀具 1 个喙。瘦果 2，倒卵形。花、果期 7～10 月。

产于东北、华北、华东、华南、西北及西部各省区。常生于平原、丘陵、荒野、路旁、田边、宅旁。

注释：苍耳的完整学名为 **Xanthium sibiricum** Patr. ex Widder。

性状 本品呈纺锤形或卵圆形，长 1～1.5cm，直径 0.4～0.7cm。表面黄棕色或黄绿色，全体有钩刺，顶端有 2 枚较粗的刺，分离或相连，基部有果梗痕。质硬而韧，横切面中央有纵隔膜，2 室，各有 1 枚瘦果。瘦果略呈纺锤形，一面较平坦，顶端具 1 突起的花柱基，果皮薄，灰黑色，具纵纹。种皮膜质，浅灰色，子叶 2，有油性。气微，味微苦。

功能主治 散风寒，通鼻窍，祛风湿。用于风寒头痛，鼻塞流涕，鼻衄，鼻渊，风疹瘙痒，湿痹拘挛。

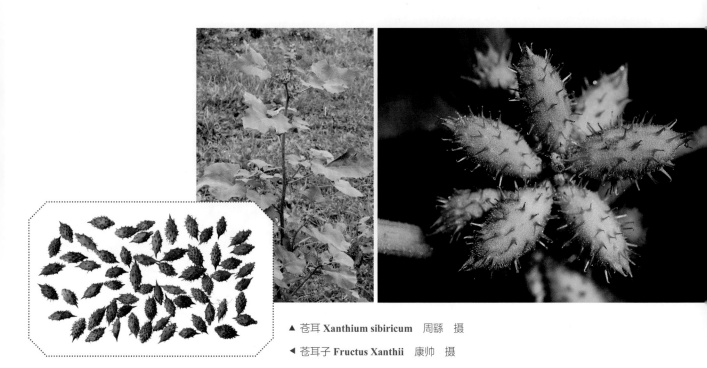

▲ 苍耳 Xanthium sibiricum　周繇　摄

◀ 苍耳子 Fructus Xanthii　康帅　摄

芡实 Qianshi

本品为睡莲科植物芡 **Euryale ferox** Salisb. 的干燥成熟种仁。秋末冬初采收成熟果实，除去果皮，取出种子，洗净，再除去硬壳（外种皮），晒干。

原 植 物　芡实 **Euryale ferox** Salisb. in Ann. Bot.（König et Sims）. 2（1）: 74. 1805; 中国植物志, 27: 6, 1979; 中华人民共和国药典（1963）, 1: 131, 1964.

一年生大型水生草本。沉水叶箭形或椭圆肾形，长 4～10cm，两面无刺；叶柄无刺；浮水叶革质，椭圆肾形至圆形，直径 10～130cm，盾状，有或无弯缺，全缘，下面带紫色，有短柔毛，两面在叶脉分枝处有锐刺；叶柄及花梗粗壮，长可达 25cm，皆有硬刺。花长约 5cm；萼片披针形，长 1～1.5cm，内面紫色，外面密生稍弯硬刺；花瓣矩圆披针形或披针形，长 1.5～2cm，紫红色，成数轮排列，向内渐变成雄蕊；无花柱，柱头红色，成凹入的柱头盘。浆果球形，直径 3～5cm，污紫红色，外面密生硬刺；种子球形，直径约 10mm，黑色。

产于我国南北各省区。生于池塘、湖沼中。

性　　状　本品呈类球形，多为破粒，完整者直径 5～8mm。表面有棕红色或红褐色内种皮，一端黄白色，约占全体 1/3，有凹点状的种脐痕，除去内种皮显白色。质较硬，断面白色，粉性。气微，味淡。

功能主治　益肾固精，补脾止泻，除湿止带。用于遗精滑精，遗尿尿频，脾虚久泻，白浊，带下。

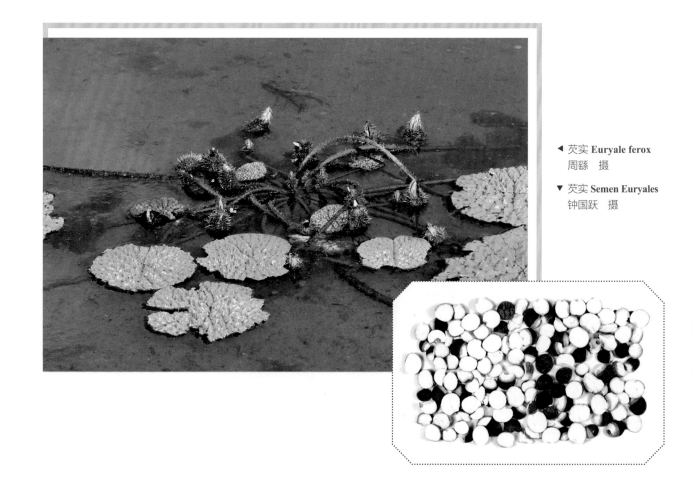

◀ 芡实 Euryale ferox
周繇　摄

▼ 芡实 Semen Euryales
钟国跃　摄

芦荟 Luhui

本品为百合科植物库拉索芦荟 **Aloe barbadensis** Miller、好望角芦荟 **Aloe ferox** Miller 或其他同属近缘植物叶的汁液浓缩干燥物。前者习称"老芦荟"，后者习称"新芦荟"。

原 植 物

库拉索芦荟 Aloe barbadensis Miller, Gard. Dict.（ed.8）. no. 2. 1768; 中华人民共和国药典（1990），1: 136, 1990. ——A. vera L., 中华人民共和国药典（1963），1: 126, 1964.

多年生草本。茎极短。叶簇生于茎顶，直立或近于直立，肥厚多汁；呈狭披针形，长 15~36cm，宽 2~6cm，先端长渐尖，基部宽阔，粉绿色，边缘有刺状小齿。花茎单生或稍分枝，高 60~90cm；总状花序疏散；花点垂，长约 2.5cm，黄色或有赤色斑点；花被管状，6 裂，裂片稍外弯；雄蕊 6，花药丁字着生；雌蕊 1，3 室，每室有多数胚珠。蒴果，三角形，室背开裂。花期 2~3 月。

原产非洲北部地区。我国部分省区有栽培。

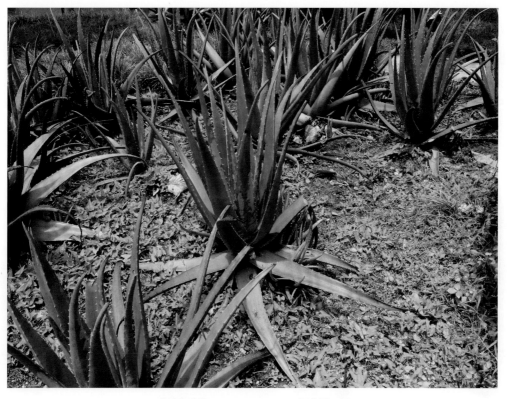

库拉索芦荟 **Aloe barbadensis** 赵鑫磊 摄

好望角芦荟 Aloe ferox Miller, Gard. Dict.（ed.8）. no. 22. 1768; 中华人民共和国药典（1963），1: 126, 1964.

茎直立，高 3~6m，叶 30~50 片，簇生于茎顶；叶片披针形，长达 60~80cm，宽 12cm，具刺，深绿色至蓝绿色，被白粉。圆锥状花序长 60cm 左右；花梗长约 3cm；花被 6，呈管状，基部连合，上部分离，微外卷，淡红色至黄绿色，带绿色条纹；雄蕊 6，花药与花柱外露。蒴果。

原产非洲南部。我国部分省区有栽培。

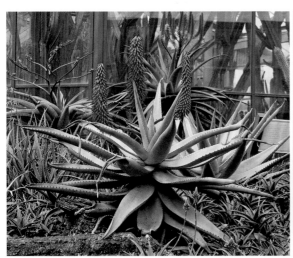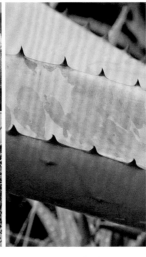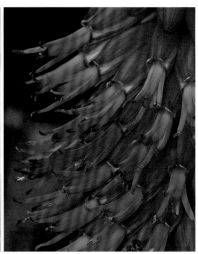

好望角芦荟 **Aloe ferox** 徐晔春 摄

性　状

库拉索芦荟　本品呈不规则块状，常破裂为多角形，大小不一。表面呈暗红褐色或深褐色，无光泽。体轻，质硬，不易破碎，断面粗糙或显麻纹。富吸湿性。有特殊臭气，味极苦。

好望角芦荟　本品表面呈暗褐色，略显绿色，有光泽。体轻，质松，易碎，断面玻璃样而有层纹。

功能主治　泻下通便，清肝泻火，杀虫疗疳。用于热结便秘，惊痫抽搐，小儿疳积；外治癣疮。

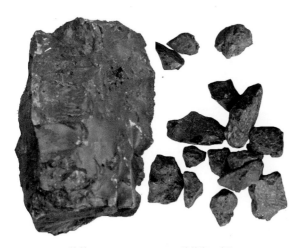

芦荟 **Aloes barbadensis** 陈代贤 摄

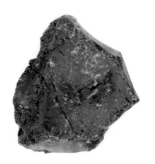

芦荟 **Aloe ferox** 李强 摄

芦根 Lugen

本品为禾本科植物芦苇 **Phragmites communis** Trin. 的新鲜或干燥根状茎。全年均可采挖，除去芽、须根及膜状叶，鲜用或晒干。

原植物 芦苇 **Phragmites communis** Trin. in Fund. Agrost. 134. 1820; 中国植物志, 9（2）: 27, 2002; 中华人民共和国药典（1985），1: 137, 1985.——*P. communis*（L.）Trin., 中华人民共和国药典（1963），1: 127, 1964.

多年生高大草本，高 1~3m。根状茎粗壮，横走，节间中空，节上有芽。茎直立，中空。叶 2 列，互生；叶鞘圆筒状，叶舌有毛；叶片扁平，披针状线形，长 15~45cm，宽 1~3.5cm，边缘粗糙。穗状花序排列成大型圆锥花序，顶生，长 20~40cm，微下垂，下部梗腋间具白色柔毛；小穗通常有 4~7 花，长 10~16mm；第 1 花通常为雄花，颖片披针形，不等长，第 1 颖片长为第 2 颖片之半或更短；外稃长于内稃，光滑开展；两性花，雄蕊 3，雌蕊 1，花柱 2，柱头羽状。颖果椭圆形，与内稃分离。花、果期 7~10 月。

全国大部分省区均产。生于河流、池沼岸边浅水中。

性状

鲜芦根 本品呈长圆柱形，有的略扁，长短不一，直径 1~2cm。表面黄白色，有光泽，外皮疏松可剥离，节呈环状，有残根和芽痕。体轻，质韧，不易折断。切断面黄白色，中空，壁厚 1~2mm，有小孔排列成环。气微，味甘。

芦根 本品呈扁圆柱形。节处较硬，节间有纵皱纹。

功能主治 清热泻火，生津止渴，除烦，止呕，利尿。用于热病烦渴，肺热咳嗽，肺痈吐脓，胃热呕哕，热淋涩痛。

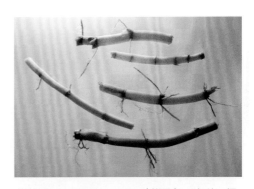

鲜芦根 Rhizoma Phragmitis（鲜品） 王如峰 摄

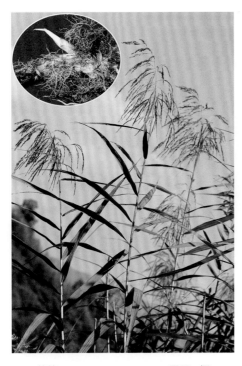

芦苇 Phragmites communis 周繇 摄

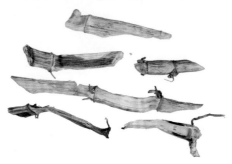

芦根 Rhizoma Phragmitis（干品） 王如峰 摄

苏木 Sumu

LIGNUM SAPPAN

本品为豆科植物苏木 **Caesalpinia sappan** L. 的干燥心材。多于秋季采伐，除去白色边材，干燥。

原植物 苏木 **Caesalpinia sappan** L., Sp. Pl. 1: 381. 1753; 中国植物志 , 39: 105, 1988; 中华人民共和国药典（1963）, 1: 128, 1964.

小乔木，高达 6m。树干具疏刺，新枝幼时被细柔毛；枝上的皮孔凸出，圆形。二回羽状复叶长 30～45cm；羽片 7～13 对，对生，长 8～12 m；小叶 10～17 对，紧靠，无柄，小叶片纸质，长圆形至长圆状菱形，长 1～2cm，宽 5～7mm，先端微缺，基部歪斜。圆锥花序顶生或腋生，长约与叶相等；苞片大，披针形，早落；花梗长 15mm，被细柔毛；花托浅钟形；萼片 5，稍不等，下面一片比其他的大，呈兜状；花瓣黄色，阔倒卵形，长约 9mm，最上面一片基部，带粉红色，具柄；雄蕊稍伸小，花丝下部密被柔毛；子房被灰色绒毛，具柄，花柱细长，被毛，柱头截平。荚果厚革质，偏斜状倒卵圆状形，长约 7cm，宽 3.5～4cm，基部稍狭，先端斜向截平，上角有外弯或上翘的硬喙，不开裂，红棕色，有光泽；种子 3～4 颗，长圆形，稍扁，浅褐色。花期 5～10 月，果期 7 月至翌年 3 月。

产于云南金沙江河谷和红河河谷。生于海拔 200～1050m 的山谷丛林中。福建、台湾、广东、海南、广西、四川、贵州、云南等地有栽培。

性状 本品呈长圆柱形或对剖半圆柱形，长 10～100cm，直径 3～12cm。表面黄红色至棕红色，具刀削痕，常见纵向裂缝。质坚硬。断面略具光泽，年轮明显，有的可见暗棕色、质松、带亮星的髓部。气微，味微涩。

功能主治 活血祛瘀，消肿止痛。用于跌打损伤，骨折筋伤，瘀滞肿痛，经闭痛经，产后瘀阻，胸腹刺痛，痈疽肿痛。

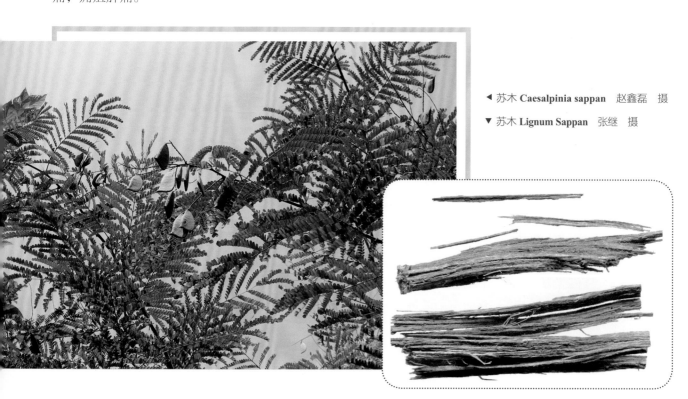

◀ 苏木 Caesalpinia sappan　赵鑫磊　摄

▼ 苏木 Lignum Sappan　张继　摄

苏合香 Suhexiang

STYRAX

本品为金缕梅科植物苏合香树 **Liquidambar orientalis** Mill. 的树干渗出的香树脂经加工精制而成。

原植物 **苏合香树 Liquidambar orientalis** Mill., Gard. Dict.（ed. 8）no. 2. 1768; 中华人民共和国药典（1990），1: 139, 1990.

乔木，高 10～15m。叶互生，具长柄；托叶小，早落；叶片掌状 5 裂，偶为 3 或 7 裂，裂片卵形或长方卵形，先端急尖，基部心形，边缘有锯齿。花单性，雌雄同株，多数成圆头状花序，小花黄绿色。雄花的花序成总状排列；雄花无花被，仅有苞片；雄蕊多数，花药长圆形，2 室，纵裂，花丝短；雌花的花序单生，花柄下垂，花被细小；雌蕊心皮多数，基部愈合；子房半下位，2 室，有胚珠数枚；花柱 2 枚，弯曲。果序圆球状，直径约 2.5cm，聚生多数蒴果，有宿存刺状花柱；蒴果先端喙状，成熟时顶端开裂。种子 1～2 枚，狭长圆形，扁平，顶端有翅。

我国广西等南方地区有少量引种栽培。

性　状 本品为半流动性的浓稠液体。棕黄色或暗棕色，半透明。质黏稠。气芳香。

功能主治 开窍，辟秽，止痛。用于中风痰厥，猝然昏倒，胸痹心痛，胸腹冷痛，惊痫。

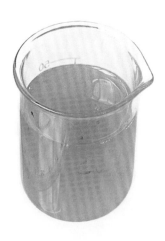

苏合香 **Styrax**　孟武威　摄

杜仲 Duzhong

CORTEX EUCOMMIAE

本品为杜仲科植物杜仲 **Eucommia ulmoides** Oliv. 的干燥树皮。4～6月剥取，刮去粗皮，堆置"发汗"至内皮呈紫褐色，晒干。

原植物 杜仲 **Eucommia ulmoides** Oliv., Hooker's Icon. Pl. 20: pl. 1950. 1890; 中国植物志, 35（2）: 116, 1979; 中华人民共和国药典（1963）, 1: 133, 1964.

落叶乔木，高达20m。树皮灰褐色，内含橡胶，折断拉开有多数细丝。老枝有明显的皮孔。叶椭圆形，长6～15cm，宽3.5～6.5cm；基部圆形或阔楔形，先端渐尖；叶面因网脉下陷而略呈皱纹状，叶背近无毛；侧脉6～9对，叶边缘有锯齿；叶柄长1～2cm。花生于当年枝基部，雄花无花被；花梗长3mm，无毛；苞片倒卵状匙形，长6～8mm，顶端圆形，边缘有睫毛，早落；雄蕊长1cm，花丝长1mm，药隔突出，花粉囊细长，无退化雌蕊。雌花单生，花梗长8mm；子房无毛，1室，扁而长，先端2裂，子房柄极短。翅果扁平，长椭圆形，长3～3.5cm，宽1～1.3cm，先端2裂，基部楔形，周围具薄翅；坚果位于中央，稍突起，子房柄长2～3mm，与果梗相接处有关节。种子扁平，线形，长1.4～1.5cm，宽3mm，两端圆形。花期2～3月，果期9～10月。

产于陕西、甘肃、河南、湖北、四川、云南、贵州、湖南及浙江等省区。生于海拔100～2000m的山谷或山坡疏林中。各地均有栽培。

性　状 本品呈板片状或两边稍向内卷，大小不一，厚3～7mm。外表面淡棕色或灰褐色，有明显的皱纹或纵裂槽纹，有的树皮较薄，未去粗皮者可见明显的皮孔。内表面暗紫色，光滑。质脆，易折断，断面有细密、银白色、富弹性的橡胶丝相连。气微，味稍苦。

功能主治 补肝肾，强筋骨，安胎。用于肝肾不足，腰膝酸痛，筋骨无力，头晕目眩，妊娠漏血，胎动不安。

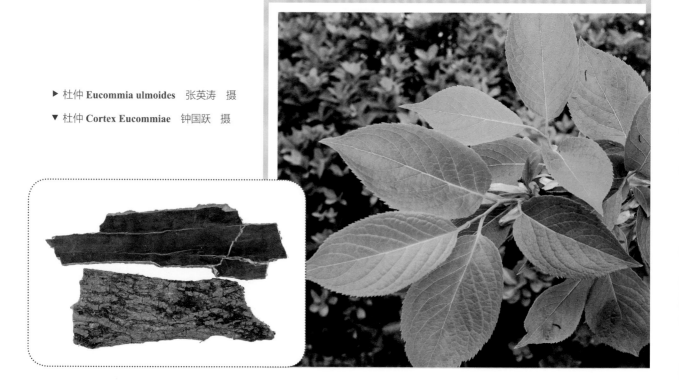

▶ 杜仲 Eucommia ulmoides　张英涛　摄

▼ 杜仲 Cortex Eucommiae　钟国跃　摄

杜仲叶 Duzhongye

FOLIUM EUCOMMIAE

本品为杜仲科植物杜仲 **Eucommia ulmoides** Oliv. 的干燥叶。夏、秋二季枝叶茂盛时采收，晒干或低温烘干。

原植物 见"杜仲"项下。

性 状 本品多破碎，完整叶片展平后呈椭圆形或卵形，长 7～15cm，宽 3.5～7cm。表面黄绿色或黄褐色，微有光泽，先端渐尖，基部圆形或广楔形，边缘有锯齿，具短叶柄。质脆，搓之易碎，折断面有少量银白色橡胶丝相连。气微，味微苦。

功能主治 补肝肾，强筋骨。用于肝肾不足，头晕目眩，腰膝酸痛，筋骨痿软。

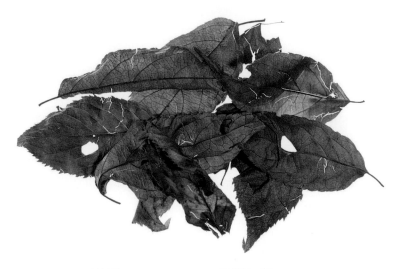

杜仲叶 **Folium Eucommiae** 陈代贤 摄

杠板归 Gangbangui

HERBA POLYGONI PERFOLIATI

本品为蓼科植物杠板归 **Polygonum perfoliatum** L. 的干燥地上部分。夏季开花时采割，晒干。

原植物 杠板归 **Polygonum perfoliatum** L., Sp. Pl. ed. 2. 521. 1762; 中国植物志 , 25（1）: 68, 1998; 中华人民共和国药典（1977）, 1: 284, 1978.

一年生草本。茎攀援，多分枝，长 1~2m，具纵棱，沿棱具稀疏的倒生皮刺。叶三角形，长 3~7cm，宽 2~5cm，先端钝或微尖，上面无毛，下面沿叶脉疏生皮刺，基部截或微心形；叶柄与叶片近等长，具倒生皮刺，盾状着生于叶片的近基部；托叶鞘叶状，草质，绿色，圆形或近圆形，穿叶，直径 1.5~3cm。花序短穗状，顶生或腋生，长 1~3cm；苞片卵圆形，每苞片有花 2~4 朵；花被 5 深裂，白色或淡红色，花被片椭圆形，长约 3mm，果时增大，呈肉质，深蓝色；雄蕊 8，稍短于花被；子房球形，花柱 3，中上部合生，柱头头状。瘦果球形，直径 3~4mm，黑色，有光泽，包于宿存的肉质花被内。花期 6~8 月，果期 7~10 月。

产于东北、华北及山东、河南、陕西、甘肃、江苏、浙江、安徽、江西、湖北、湖南、福建、台湾、海南、广东、广西、四川、贵州、云南和西藏。生于海拔 80~2300m 的田边路旁、山谷湿地。

性状 本品茎略呈方柱形，有棱角，多分枝，直径可达 0.2cm；表面紫红色或紫棕色，棱角上有倒生钩刺，节略膨大，节间长 2~6cm；断面纤维性，黄白色，有髓或中空。叶互生，有长柄，盾状着生；叶片多皱缩，展平后呈近等边三角形，灰绿色至红棕色，下表面叶脉和叶柄均有倒生钩刺；托叶鞘包于茎节上或脱落。短穗状花序顶生或生于上部叶腋，苞片圆形，花小，多萎缩或脱落。气微，茎味淡，叶味酸。

功能主治 清热解毒，利水消肿，止咳。用于咽喉肿痛，肺热咳嗽，小儿顿咳，水肿尿少，湿热泻痢，湿疹，疔肿，蛇虫咬伤。

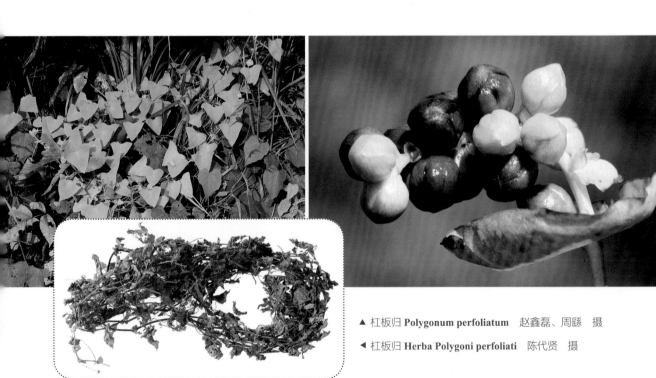

▲ 杠板归 **Polygonum perfoliatum** 赵鑫磊、周繇 摄

◄ 杠板归 **Herba Polygoni perfoliati** 陈代贤 摄

巫山淫羊藿 Wushan Yinyanghuo

FOLIUM EPIMEDII WUSHANENSIS

本品为小檗科植物巫山淫羊藿 **Epimedium wushanense** T. S. Ying 的干燥叶。夏、秋季茎叶茂盛时采收，除去杂质，晒干或阴干。

原 植 物 巫山淫羊藿 **Epimedium wushanense** T. S. Ying in Acta Phytotax. Sin. 13（2）: 55, Pl. 8: 2. 1975; 中国植物志, 29: 291, 2001; 中华人民共和国药典（1990）, 1: 291, 1990.

多年生常绿草本，高 50～80cm。根状茎结节状，表面被褐色鳞片，多须根。一回三出复叶基生和茎生，具长柄，小叶 3 枚；小叶具柄，披针形至狭披针形，长 9～23cm，宽 1.8～4.5cm，先端渐尖或长渐尖，边缘具刺齿，基部心形，顶生小叶基部具均等的圆形裂片，侧生小叶基部的裂片偏斜，内边裂片小，圆形，外边裂片大，三角形，渐尖，叶缘具刺锯齿；花茎具 2 枚对生叶。圆锥花序顶生，长 15～30cm，偶达 50cm，具多数花朵，序轴无毛；花梗长 1～2cm，疏被腺毛或无毛；花淡黄色，直径达 3.5cm；萼片2 轮，外萼片近圆形，长 2～5mm，宽 1.5～3mm，内萼片阔椭圆形，长 3～15mm，宽 1.5～8mm，先端钝；花瓣呈角状距，淡黄色，向内弯曲，基部浅杯状，有时基部带紫色，长 0.6～2cm；雄蕊长约 5mm，花丝长约 1mm，花药长约 4mm，瓣裂，裂片外卷；雌蕊长约 5mm，子房斜圆柱状，有长花柱，含胚珠 10～12 枚。蒴果长约 1.5cm，宿存花柱喙状。花期 4～5 月，果期 5～6 月。

产于四川、贵州、湖北、广西。生于海拔 300～1700m 的杂木林下或山坡灌丛中。

性　状 本品为三出复叶，小叶片披针形至狭披针形，长 9～23cm，宽 1.8～4.5cm，先端渐尖或长渐尖，边缘具刺齿，侧生小叶基部的裂片偏斜，内边裂片小，圆形，外边裂片大，三角形，渐尖。下表面被绵毛或秃净。近革质。气微，味微苦。

功能主治 补肾阳，强筋骨，祛风湿。用于肾阳虚衰，阳痿遗精，筋骨痿软，风湿痹痛，麻木拘挛，绝经期眩晕。

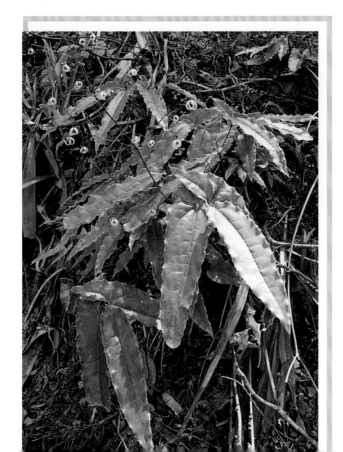

◀ 巫山淫羊藿 Epimedium wushanense　王瑛　摄

▼ 巫山淫羊藿 Folium Epimedii wushanensis

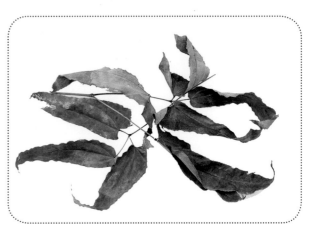

豆蔻 Doukou

FRUCTUS AMOMI KRAVANHII ET AL.

本品为姜科植物白豆蔻 **Amomum kravanh** Pierre ex Gagnep. 或爪哇白豆蔻 **Amomum compactum** Soland ex Maton 的干燥成熟果实。按产地不同分为"原豆蔻"和"印尼白蔻"。

原 植 物

白豆蔻 Amomum kravanh Pierre ex Gagnep. in Bull. Soc. Bot. France 53: 138. 1906; 中国植物志, 16（2）: 116, 1981; 中华人民共和国药典（1985），1: 130, 1985.

草本，高可达 3m。茎丛生。叶片卵状披针形，长约 60cm，宽约 12cm，顶端尾尖；叶舌圆形，长 7~10mm；叶鞘口及叶舌密被长粗毛。穗状花序自近茎基处的根状茎上发出，圆柱形，稀为圆锥形，长 8~11cm，宽 4~5cm，密被覆瓦状排列的苞片；苞片三角形，长 3.5~4cm，麦秆黄色，具明显的方格状网纹；小苞片管状，一侧开裂；花萼管状，白色微透红，外被长柔毛，顶端具三齿；花冠管与花萼管近

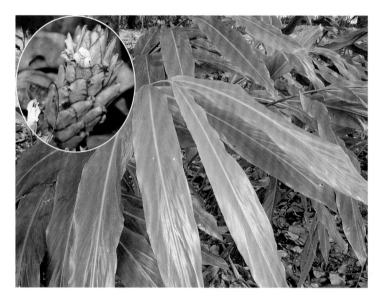

白豆蔻 Amomum kravanh　王清隆　摄

等长，花冠管裂片白色，长椭圆形；唇瓣椭圆形，长约 1.5cm，宽约 1.2cm，中央黄色，内凹，边黄褐色，基部具瓣柄。蒴果近球形，直径约 16mm，白色或淡黄色，略具钝三棱，有 7~9 条浅槽及若干略隆起的纵线条，顶端及基部有黄色粗毛；种子为不规则的多面体，直径约 3~4mm，暗棕色，种沟浅，有芳香味。花期 5 月，果期 6~8 月。

原产于柬埔寨和泰国。生于林下。云南、广东有引种栽培。

爪哇白豆蔻 Amomum compactum Soland ex Maton in Trans. Linn. Soc. 10: 251. 1811; 中国植物志，16（2）: 118, 1981; 中华人民共和国药典（1985），1: 130, 1985.——A. cardamomum L., 中华人民共和国药典（1963），1: 126, 1964.

草本，高 1~1.5m。叶片披针形，长 25~50cm，宽 4~9cm，顶端有长 2.5~3cm 的尾尖，揉之有松节油味；叶舌二裂，圆形，长 5~7mm。穗状花序圆柱形，长约 5cm，宽约 2.5cm；总花梗长达 8cm；苞片卵状长圆形，长 2~2.5cm，宽 7~10mm，麦秆色，具纵条纹及缘毛，宿存；小苞片管状，顶端三裂，被毛；花冠管与花萼管近等长，花萼管长 1~1.2cm，被毛；花冠白色或稍带淡黄，裂片长圆形，长 8mm；唇瓣椭圆形，长 15~18mm，宽 1~1.5mm，稍凹入，淡黄色，中脉有带紫边的橘红色带，被毛；花丝基部被毛；花药椭圆形，长约 2mm；子房被长柔毛。果扁球形，直径 1~1.5cm，干时具 9 条槽，被疏长毛，鲜时淡黄色；种子为不规则多面体，宽约 4mm；种沟明显。花期 2~5 月，果期 6~8 月。

原产印度尼西亚，生于林下。海南有引种。

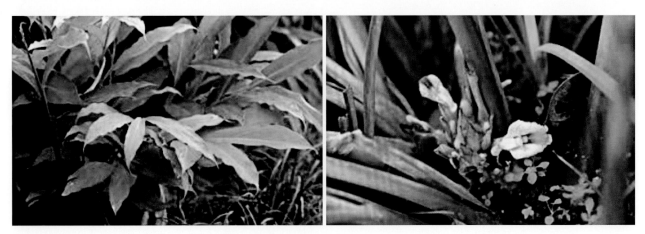

爪哇白豆蔻 *Amomum compactum* 刘洋洋 摄

原豆蔻　本品呈类球形，直径 1.2～1.8cm。表面黄白色至淡黄棕色，有 3 条较深的纵向槽纹，顶端有突起的柱基，基部有凹下的果柄痕，两端均具浅棕色绒毛。果皮体轻，质脆，易纵向裂开，内分 3 室，每室含种子约 10 粒；种子呈不规则多面体，背面略隆起，直径 3～4mm，表面暗棕色，有皱纹，并被有残留的假种皮。气芳香，味辛凉略似樟脑。

印尼白蔻　本品个略小。表面黄白色，有的微显紫棕色。果皮较薄，种子瘦瘪。气味较弱。

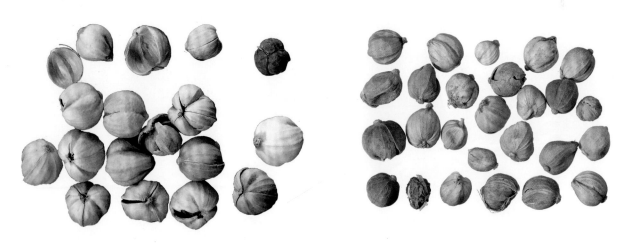

豆蔻 **Fructus Amomi kravanhii**　孟武威 摄　　　　　　豆蔻 **Fructus Amomi compacti**　康帅 摄

功能主治　化湿行气，温中止呕，开胃消食。用于湿浊中阻，不思饮食，湿温初起，胸闷不饥，寒湿呕逆，胸腹胀痛，食积不消。

两头尖 Liangtoujian

RHIZOMA ANEMONES RADDEANAE

本品为毛茛科植物多被银莲花 **Anemone raddeana** Regel 的干燥根状茎。夏季采挖，除去须根，洗净，干燥。

原 植 物 多被银莲花 **Anemone raddeana** Regel. in Bull. Soc. Imp. Nat. Mosc. 34: 16. 1861; 中国植物志，28: 12, 1980; 中华人民共和国药典（1977），1: 226, 1978.

植株高 10～30cm。根状茎横走，圆柱形。基生叶 1，有长柄，长 5～15cm；叶片三全裂，全裂片有细柄，三或二深裂，变无毛；叶柄长 2～7.8cm，有疏柔毛。花葶近无毛；苞片 3，有柄，叶片近扇形，三全裂，中全裂片倒卵形或倒卵状长圆形，顶端圆形，上部边缘有少数小锯齿，侧全裂片稍斜；花梗 1，变无毛；萼片 9～15，白色，长圆形或条状长圆形，顶端圆或钝，无毛；雄蕊长 4～8mm，花药椭圆形，顶端圆形，花丝丝形；心皮约 30，子房密被短柔毛，花柱短。花期 4～5 月。

产于山东东北部、辽宁、吉林、黑龙江。生于海拔 800m 左右的山地林中或草地阴处。

注释：中华人民共和国药典（1977）本种以"竹节香附"药材名收录。

性　状 本品呈类长纺锤形，两端尖细，微弯曲，其中近一端处较膨大，长 1～3cm，直径 2～7mm。表面棕褐色至棕黑色，具微细纵皱纹，膨大部位常有 1～3 个支根痕呈鱼鳍状突起，偶见不明显的 3～5 环节。质硬而脆，易折断，断面略平坦，类白色或灰褐色，略角质样。气微，味先淡后微苦而麻辣。

功能主治 祛风湿，消痈肿。用于风寒湿痹，四肢拘挛，骨节疼痛，痈肿溃烂。

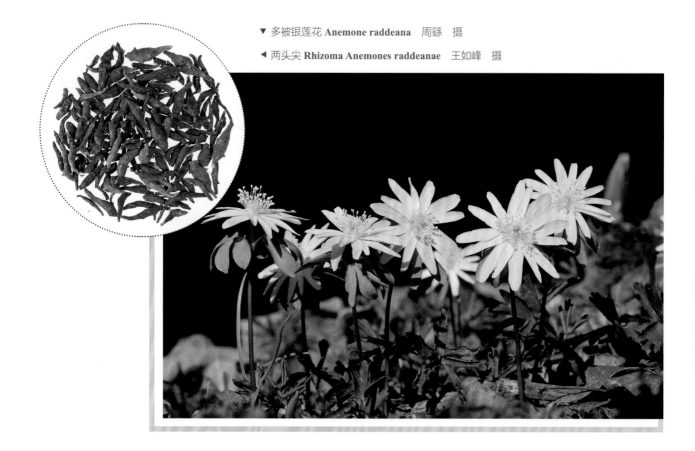

▼ 多被银莲花 Anemone raddeana　周繇　摄

◀ 两头尖 Rhizoma Anemones raddeanae　王如峰　摄

两面针 Liangmianzhen

RADIX ZANTHOXYLI

本品为芸香科植物两面针 **Zanthoxylum nitidum**（Roxb.）DC. 的干燥根。全年均可采挖，洗净，切片或段，晒干。

原植物 两面针 **Zanthoxylum nitidum**（Roxb.）DC. Prod, 1: 727. 1824; 中国植物志, 43（2）: 13, 1997; 中华人民共和国药典（1977）, 1: 287, 1978.

灌木（幼龄）或藤本（成龄）。老茎有木栓层，茎枝及叶轴均有弯钩锐刺。叶有小叶5~11片，对生，成长叶硬革质，阔卵形或近圆形，或狭长椭圆形，长3~12cm，宽1.5~6cm，顶部长或短尾状，顶端凹处有油点，边缘有疏浅裂齿，齿缝处有油点，萌生枝或苗期其小叶片较大；小叶柄长2~5mm。花序腋生。花4基数；萼片上部紫绿色；花瓣淡黄绿色；雄蕊长5~6mm，退化雌蕊半球形顶部4浅裂；雌花的花瓣较宽；子房圆球形，柱头头状。果梗长2~5mm；果皮红褐色，顶端有短芒尖；种子圆珠状，腹面稍平坦，横径5~6mm。花期3~5月，果期9~11月。

产于福建、广东、海南、广西、贵州、云南及台湾。生于海拔800m以下的山地、丘陵、平地的疏林、荒山草坡、灌丛中。

性　状 本品为厚片或圆柱形短段，长2~20cm，厚0.5~6（~10）cm。表面淡棕黄色或淡黄色，有鲜黄色或黄褐色类圆形皮孔样斑痕。切面较光滑，皮部淡棕色，木部淡黄色，可见同心性环纹和密集的小孔。质坚硬，气微香，味辛辣麻舌而苦。

功能主治 活血化瘀，行气止痛，祛风通络，解毒消肿。用于跌扑损伤，胃痛，牙痛，风湿痹痛，毒蛇咬伤；外治烧烫伤。

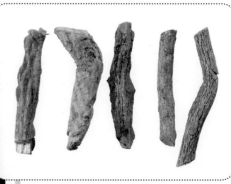

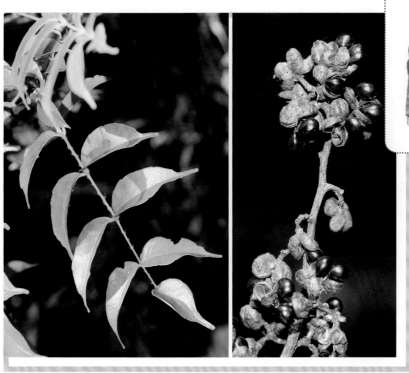

◀ 两面针 Zanthoxylum nitidum　朱鑫鑫　摄

▲ 两面针 Radix Zanthoxyli　张继　摄

连钱草 Lianqiancao

HERBA GLECHOMAE

本品为唇形科植物活血丹 **Glechoma longituba**（Nakai）Kupr. 的干燥地上部分。春至秋季采收，除去杂质，晒干。

原 植 物 活血丹 **Glechoma longituba**（Nakai）Kupr. in Bot. Zhurn. S. S. S. R. 33: 236, pl. l. f. 4. 1948; 中国植物志, 65（2）: 316, 1977; 中华人民共和国药典（1977）, 1: 288, 1978.

多年生草本，具匍匐茎，逐节生根。茎高 10～30cm。下部叶较小，叶片心形或近肾形，叶柄长为叶片的 1～2 倍；上部叶较大，叶片心形，长 1.8～2.6cm，宽 2～3cm。轮伞花序常 2 花，苞片线形，长达 4mm。花萼管状，长 9～11mm，上唇 3 齿较长，下唇较短，齿皆卵状三角形。花冠淡蓝色、蓝色至紫色，下唇具深色斑点，冠筒直立，有长筒与短筒两种，长筒者长 1.7～2.2cm，短筒者通常藏于花萼内，长 1～1.4cm。花柱略伸出。成熟小坚果深褐色，长圆状卵形，长约 1.5mm，基部略呈三棱形。花期 4～5 月，果期 5～6 月。

除甘肃、青海、西藏及新疆外，全国各省区均产。生于海拔 50～2000m 的山坡山地、林缘、草地、溪边。

性 状 本品长 10～20cm，疏被短柔毛。茎呈方柱形，细而扭曲；表面黄绿色或紫红色，节上有不定根；质脆，易折断，断面常中空。叶对生，叶片多皱缩，展平后呈肾形或近心形，长 1～3cm，宽 1.5～3cm，灰绿色或绿褐色，边缘具圆齿；叶柄纤细，长 4～7cm。轮伞花序腋生，花冠二唇形，长达 2cm。搓之气芳香，味微苦。

功能主治 利湿通淋，清热解毒，散瘀消肿。用于热淋，石淋，湿热黄疸，疮痈肿痛，跌打损伤。

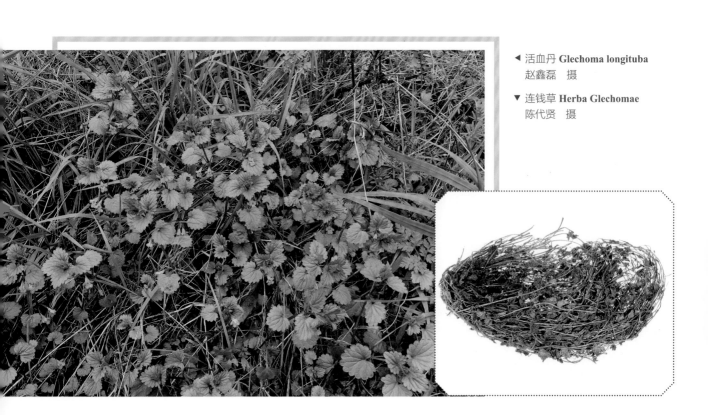

◀ 活血丹 Glechoma longituba
　赵鑫磊 摄

▼ 连钱草 Herba Glechomae
　陈代贤 摄

连翘 Lianqiao

FRUCTUS FORSYTHIAE

本品为木犀科植物连翘 **Forsythia suspensa**（Thunb.）Vahl 的干燥果实。秋季果实初熟尚带绿色时采收，除去杂质，蒸熟，晒干，习称"青翘"；果实熟透时采收，晒干，除去杂质，习称"老翘"。

原 植 物 连翘 **Forsythia suspensa**（Thunb.）Vahl, Enum. Pl. 1: 39. 1804; 中国植物志, 61: 42, 1992; 中华人民共和国药典（1977）, 1: 288, 1978. ——*F. suspensa* Vahl, 中华人民共和国药典（1963）, 1: 121, 1964.

落叶灌木。枝开展或下垂，小枝略呈四棱形，节间中空，节部具实心髓。叶通常为单叶，或 3 裂至三出复叶，叶片卵形、宽卵形或椭圆状卵形至椭圆形。花通常单生或 2 至数朵着生于叶腋，先于叶开放；花梗长 5 ~ 6mm；花萼绿色，裂片长圆形或长圆状椭圆形，长（5 ~）6 ~ 7mm，先端钝或锐尖，边缘具睫毛，与花冠管近等长；花冠黄色，裂片倒卵状长圆形或长圆形，长 1.2 ~ 2cm，宽 6 ~ 10mm；在雌蕊长 5 ~ 7mm 花中，雄蕊长 3 ~ 5mm，在雄蕊长 6 ~ 7mm 的花中，雌蕊长约 3mm。果卵球形、卵状椭圆形或长椭圆形，长 1.2 ~ 2.5cm，宽 0.6 ~ 1.2cm，先端喙状渐尖，表面疏生皮孔；果梗长 0.7 ~ 1.5cm。花期 3 ~ 4 月，果期 7 ~ 9 月。

产于河北、山西、陕西、山东、安徽西部、河南、湖北、四川。生于海拔 250 ~ 2200m 的山坡灌丛、林下或草丛中，或山谷、山沟疏林中。我国除华南地区外，其他各地均有栽培。

性　状 本品呈长卵形至卵形，稍扁，长 1.5 ~ 2.5cm，直径 0.5 ~ 1.3cm。表面有不规则的纵皱纹和多数突起的小斑点，两面各有 1 条明显的纵沟。顶端锐尖，基部有小果梗或已脱落。青翘多不开裂，表面绿褐色，突起的灰白色小斑点较少；质硬；种子多数，黄绿色，细长，一侧有翅。老翘自顶端开裂或裂成两瓣，表面黄棕色或红棕色，内表面多为浅黄棕色，平滑，具一纵隔；质脆；种子棕色，多已脱落。气微香，味苦。

功能主治 清热解毒，消肿散结，疏散风热。用于痈疽，瘰疬，乳痈，丹毒，风热感冒，温病初起，温热入营，高热烦渴，神昏发斑，热淋涩痛。

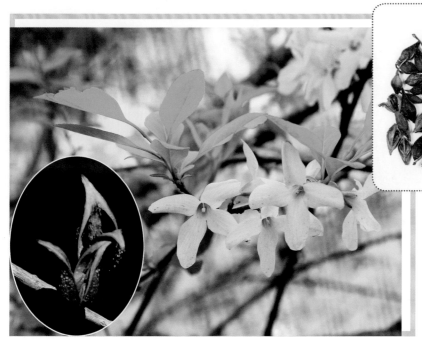

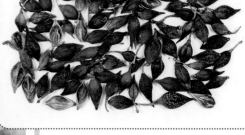

◀ 连翘 Forsythia suspensa　张英涛　摄

▲ 连翘 Fructus Forsythiae　钟国跃　摄

吴茱萸 Wuzhuyu

FRUCTUS EUODIAE RUTAECARPAE ET AL.

本品为芸香科植物吴茱萸 **Euodia rutaecarpa**（Juss.）Benth.、石虎 **Euodia rutaecarpa**（Juss.）Benth. var. **officinalis**（Dode）Huang 或疏毛吴茱萸 **Euodia rutaecarpa**（Juss.）Benth. var. **bodinieri**（Dode）Huang 的干燥近成熟果实。8～11 月果实尚未开裂时，剪下果枝，晒干或低温干燥，除去枝、叶、果梗等杂质。

原 植 物

吴茱萸 Euodia rutaecarpa（Juss.）Benth., Fl. Hongk. 59. 1861; 中国植物志 43（2）: 65. 1997; 中华人民共和国药典（2010），1: 160, 2010.——*Evodia rutaecarpa*（Juss.）Benth., 中华人民共和国药典（1963），1: 138, 1964.

小乔木或灌木，高 3～5m。幼枝紫褐色；幼技、叶轴及花轴均被锈色绒毛。奇数羽状复叶对生；叶柄长 4～8cm，小叶柄长 2～5mm；小叶 5～11，椭圆形至卵形，长 6～18cm，宽 3～7cm，先端骤狭成短尖，基部楔形至广楔形或圆形，全缘或有不明显的钝锯齿，两面均被淡黄褐色长柔毛，脉上尤多，有明显的油点。雌雄异株，聚伞圆锥花序，顶生；雄花序的花彼此疏离，雌花序的花密集或疏离；萼片 5，广卵形，长约 1～2mm，被短柔毛；花瓣 5，白色，长圆形，长 4～6mm；雄花具 5 雄蕊，插生在极小的花盘上，退化子房先端 4～5 裂；雌花的花瓣较雄花瓣大，退化雄蕊鳞片状，柱头先端 4～5 浅裂。果实扁球形，成熟时裂开成 5 个果瓣，呈蓇葖果状，紫红色。每分果有种子 1 个，黑色，有光泽。花期 6～8 月，果期 9～10 月。

产于秦岭以南各地（海南除外）。生长于海拔 1500m 以下的向阳的疏林下或林缘旷地。

石虎 Euodia rutaecarpa（Juss.）Benth. var. **officinalis**（Dode）Huang in Acta Phytotax. Sin. 6: 114. 1957; 中国植物志，43（2）：68. 1997; 中华人民共和国药典（2010），1: 160, 2010.

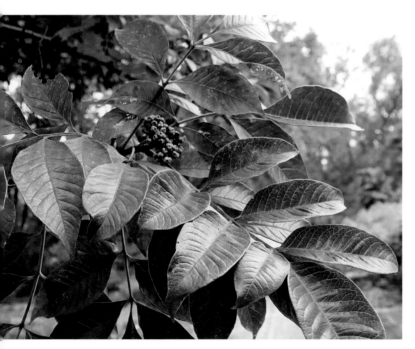

吴茱萸 **Euodia rutaecarpa**　张英涛　摄

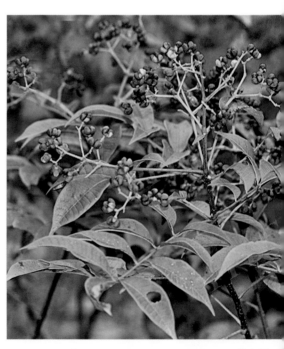

石虎 **Euodia rutaecarpa** var. **officinalis**　徐永福

与吴茱萸原变种相似，但此变种具有特殊的刺激性气味。小叶 3～11，叶片较狭，宽稀超过 5cm，长圆形至狭披针形，先端渐尖或长渐尖，各小叶片相距较疏远，侧脉较明显，全缘，两面密被长柔毛，脉上最密，油腺粗大。果序的果较少，不及原变种密集。种子带蓝黑色。花期 7～8 月，果期 9～10 月。

分布于浙江、江西、湖北、湖南、广西、四川、贵州。生于低海拔坡地、灌丛、疏林下。

疏毛吴茱萸 Euodia rutaecarpa（Juss.）Benth. var. **bodinieri**（Dode）Huang in Acta Phytotax. Sin. 6: 113. 1957. 中国植物志，43（2）：66. 1997; 中华人民共和国药典（2010），1: 160, 2010.——*Evodia rutaecarpa*（Juss.）Benth. var. *bodinieri*（Dode）Huang，中华人民共和国药典（1977），1: 289, 1978.

与吴茱萸原变种相似，但此变种小枝被黄锈色或丝光质的疏长毛。叶轴被长柔毛；小叶 5～11，薄纸质，叶形变化较大，长圆形、披针形、卵状披针形，上表面中脉略被疏短毛，下面脉上被短柔毛，侧脉清晰，油腺点小。雌花序的花彼此疏离，花瓣长约 4mm；果梗纤细且延长。花期 7～8 月，果期 9～10 月。

产于广东、广西、湖南及贵州。生于村边路旁、山坡草丛中。

性　状　本品呈球形或略呈五角状扁球形，直径 2～5mm。表面暗黄绿色至褐色，粗糙，有多数点状突起或凹下的油点。顶端有五角星状的裂隙，基部残留被有黄色茸毛的果梗。质硬而脆，横切面可见子房 5 室，每室有淡黄色种子 1 粒。气芳香浓郁，味辛辣而苦。

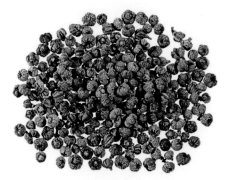 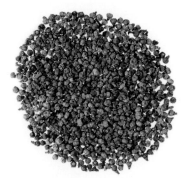 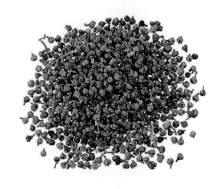

吴茱萸 Fructus Euodiae rutaecarpae
孟武威　摄

吴茱萸 Fructus Euodiae rutaecarpae
officinalis 王如峰　摄

吴茱萸 Fructus Euodiae rutaecarpae
bodinieri 孟武威　摄

功能主治　散寒止痛，降逆止呕，助阳止泻。用于厥阴头痛，寒疝腹痛，寒湿脚气，经行腹痛，脘腹胀痛，呕吐吞酸，五更泄泻。

牡丹皮 Mudanpi

CORTEX MOUTAN

本品为毛茛科植物牡丹 **Paeonia suffruticosa** Andr. 的干燥根皮。秋季采挖根部，除去细根和泥沙，剥取根皮，晒干或刮去粗皮，除去木心，晒干。前者习称"连丹皮"，后者习称"刮丹皮"。

原植物　牡丹 **Paeonia suffruticosa** Andr. in Bot. Rep. 6: t. 373. 1804; 中国植物志, 27: 41, 1979; 中华人民共和国药典（1963），1: 141, 1964.

落叶灌木；茎高 2m，分枝短且粗。叶为二回三出复叶，少见近枝顶的叶为 3 小叶；顶生小叶宽卵形，长 7 ~ 8cm，宽 5.5 ~ 7cm，3 裂至中部，裂片不裂或 2 ~ 3 浅裂，叶两面无毛；小叶柄长 1.2 ~ 3cm；侧生小叶长 4.5 ~ 6.5cm，宽 2.5 ~ 4cm，不等 2 裂至 3 浅裂或不裂，近无柄；总叶柄长 5 ~ 11cm，和叶轴均无毛。花单生枝顶，直径 10 ~ 17cm；花梗长 4 ~ 6cm；苞片 5，大小不等；萼片 5 枚；花瓣 5 或为重瓣，玫瑰色、红紫色、粉红色至白色，顶端呈不规则的波状；雄蕊长 1 ~ 1.7cm，花丝紫红色、粉红色，上部白色，长约 1.3cm；花盘革质，杯状，紫红色，顶端有数个锐齿或裂片，完全包住心皮，在心皮成熟时开裂；心皮 5，密生柔毛。蓇葖长圆形，密生黄褐色硬毛。花期 5 月，果期 6 月。

产于安徽、河南等省区。目前主要为栽培，罕见野生分布。

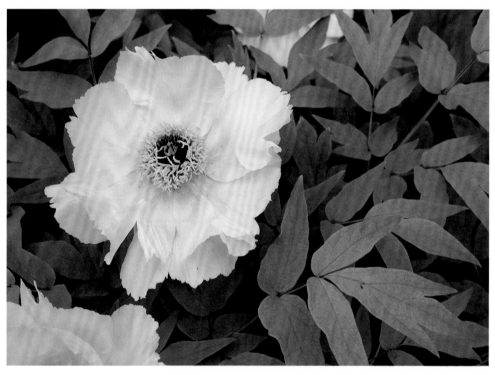

牡丹 **Paeonia suffruticosa**　张英涛　摄

性状

连丹皮　本品呈筒状或半筒状，有纵剖开的裂缝，略向内卷曲或张开，长 5 ~ 20cm，直径 0.5 ~ 1.2cm，厚 0.1 ~ 0.4cm。外表面灰褐色或黄褐色，有多数横长皮孔样突起和细根痕，栓皮脱落处粉红色；内表面淡灰黄色或浅棕色，有明显的细纵纹，常见发亮的结晶。质硬而脆，易折断，断面较平坦，淡粉红色，粉性。

气芳香，味微苦而涩。

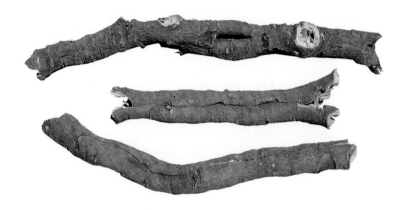

连丹皮 **Cortex Moutan** 陈代贤 摄

刮丹皮 本品外表面有刮刀削痕，外表面红棕色或淡灰黄色，有时可见灰褐色斑点状残存外皮。

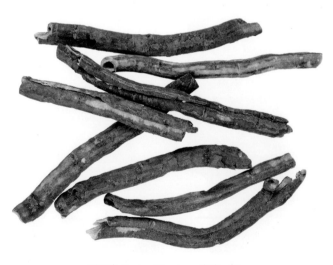

刮丹皮 **Cortex Moutan** 安稳 摄

功能主治 清热凉血，活血化瘀。用于热入营血，温毒发斑，吐血衄血，夜热早凉，无汗骨蒸，经闭痛经，跌扑伤痛，痈肿疮毒。

牡荆叶 Mujingye

FOLIUM VITICIS NEGUNDO

本品为马鞭草科植物牡荆 **Vitex negundo** L. var. **cannabifolia**（Sieb. et Zucc.）Hand. -Mazz. 的新鲜叶。夏、秋二季叶茂盛时采收，除去茎枝。

原 植 物 牡荆 **Vitex negundo** L. var. **cannabifolia**（Sieb.et Zucc.）Hand.-Mazz. in Act. Hort. Gotoburg. 9: 67. 1934; 中国植物志, 65（1）: 143, 1982; 中华人民共和国药典（1977）, 1: 292, 1978.

落叶灌木或小乔木；小枝四棱形。叶对生，掌状复叶，小叶 5，少有 3；小叶片披针形或椭圆状披针形，顶端渐尖，基部楔形，边缘有粗锯齿，表面绿色，背面淡绿色，通常被柔毛。圆锥花序顶生，长 10～20cm；花萼顶端 5 裂；花冠淡紫色，顶端 5 裂，二唇形；雄蕊 4，伸出花冠外；子房球形，柱头 2 裂。果实近球形，黑色。花期 6～7 月，果期 8～11 月。

产于华东各省区及河北、湖南、湖北、广东、广西、四川、贵州、云南。生于山坡路边灌丛中。

性 状 本品为掌状复叶，小叶 5 片或 3 片，披针形或椭圆状披针形，中间小叶长 5～10cm，宽 2～4cm，两侧小叶依次渐小，先端渐尖，基部楔形，边缘具粗锯齿；上表面绿色，下表面淡绿色，两面沿叶脉有短茸毛，嫩叶下表面毛较密；总叶柄长 2～6cm，有一浅沟槽，密被灰白色茸毛。气芳香，味辛微苦。

功能主治 祛痰，止咳，平喘。用于咳嗽痰多。

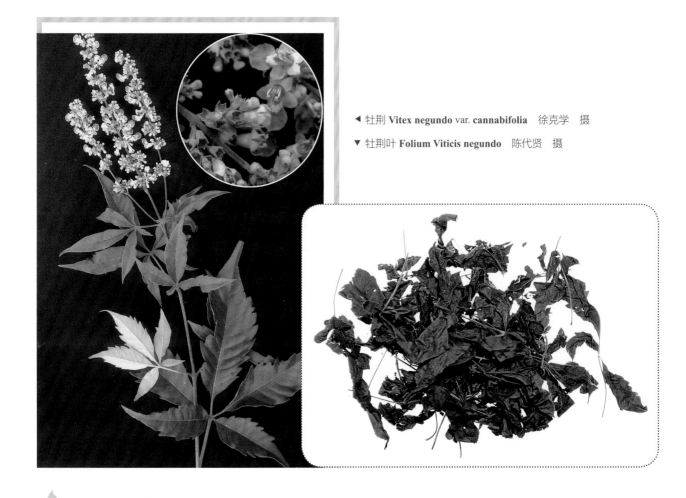

◀ 牡荆 Vitex negundo var. **cannabifolia** 徐克学 摄

▼ 牡荆叶 Folium Viticis negundo 陈代贤 摄

何首乌 Heshouwu

RADIX POLYGONI MULTIFLORI

本品为蓼科植物何首乌 **Polygonum multiflorum** Thunb. 的干燥块根。秋、冬二季叶枯萎时采挖，削去两端，洗净，个大的切成块，干燥。

原 植 物 何首乌 **Polygonum multiflorum** Thunb. in Syst. Veg.（ed. 14）379. 1784; 中国植物志, 25（1）: 102, 1998; 中华人民共和国药典（1963），1: 144, 1964.

多年生草本。根具肥厚的块根。茎缠绕，长 2～4m，具纵棱，无毛，微粗糙，下部木质化。叶卵形或长卵形，长 3～7cm，宽 2～5cm，先端渐尖，基部心形，两面粗糙，边缘全缘；叶柄长 1.5～3cm；托叶鞘膜质，偏斜，无毛，长 3～5mm。花序圆锥状，顶生或腋生，长 10～20cm，分枝开展，具细纵棱，沿棱具小乳突；苞片三角状卵形，顶端急尖；花梗细弱，长 2～3mm，下部具关节，果时延长；花被 5 深裂，白色或淡绿色；花被片椭圆形，大小不相等，外面 3 片较大，背部具翅，果时增大；花被果时外形近圆形，直径 6～7mm；雄蕊 8，花丝下部扩展；子房卵形，花柱 3，极短，柱头头状。瘦果卵形，具 3 棱，长 2.5～3mm，黑褐色，有光泽，包于宿存花被内。花期 8～9 月，果期 9～10 月。

产于陕西南部、甘肃南部和华东、华中、华南及四川、云南、贵州。生于海拔 200～3000m 的山谷灌丛、山坡林下，沟边石缝。

性　　状 本品呈团块状或不规则纺锤形，长 6～15cm，直径 4～12cm。表面红棕色或红褐色，皱缩不平，有浅沟，并有横长皮孔样突起和细根痕。体重，质坚实，不易折断，断面浅黄棕色或浅红棕色，显粉性，皮部有 4～11 个类圆形异型维管束环列，形成云锦状花纹，中央木部较大，有的呈木心。气微，味微苦而甘涩。

功能主治 解毒，消痈，截疟，润肠通便。用于疮痈，瘰疬，风疹瘙痒，久疟体虚，肠燥便秘。

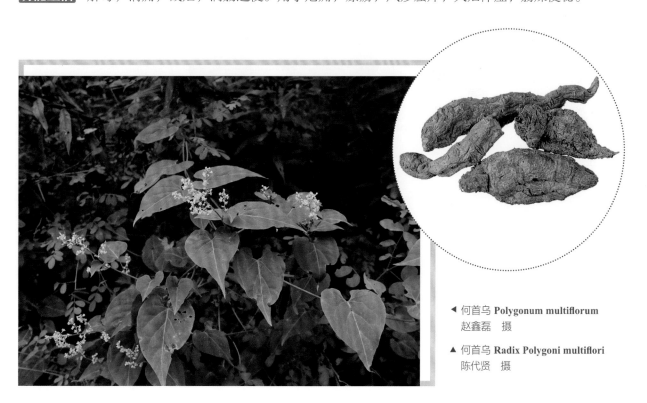

◀ 何首乌 Polygonum multiflorum
赵鑫磊 摄

▲ 何首乌 Radix Polygoni multiflori
陈代贤 摄

制何首乌 Zhiheshouwu

RADIX POLYGONI MULTIFLORI PRAEPARATA

本品为何首乌的炮制加工品。

原植物 见"何首乌"项下。

性　　状 本品呈不规则皱缩状的块片，厚约 1cm。表面黑褐色或棕褐色，凹凸不平。质坚硬，断面角质样，棕褐色或黑色。气微，味微甘而苦涩。

功能主治 补肝肾，益精血，乌须发，强筋骨，化浊降脂。用于血虚萎黄，眩晕耳鸣，须发早白，腰膝酸软，肢体麻木，崩漏带下，高脂血症。

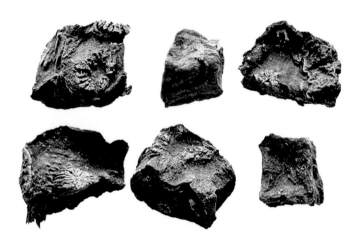

制何首乌 Radix Polygoni multiflori Praeparata　郭月秋　摄

伸筋草 Shenjincao

本品为石松科植物石松 **Lycopodium japonicum** Thunb. 的干燥全草。夏、秋二季茎叶茂盛时采收，除去杂质，晒干。

原 植 物 石松 **Lycopodium japonicum** Thunb., Fl. Jap. 341. 1784; 中国植物志，6（3）: 63, 2004; 中华人民共和国药典（1990），1: 149, 1990.

多年生的土生蕨类。匍匐茎沿地面生长，细长横走，二至三回分叉，绿色，叶稀疏。侧枝直立，高达40cm，多回二叉分枝，稀疏，压扁状（幼时圆柱状），枝连叶直径0.5~1cm。叶螺旋状排列，密集，上斜，披针形或线状披针形，长4~8mm，宽0.3~0.6mm，基部楔形，下延，无柄，先端渐尖并具透明发丝，边缘全缘，草质，中脉不显。孢子囊穗着生于长达30cm的总柄顶端，总柄上有稀疏螺旋状排列的苞片着生，薄草质，状如叶片；孢子囊穗不等位着生（即小柄不等长），直立，圆柱形，长2~8cm，直径5~6mm，小柄长1~5cm；孢子叶阔卵形，长2.5~3mm，宽约3mm，先端急尖，具芒状长尖头，边缘膜质，啮蚀状，纸质；孢子囊生于孢子叶腋内，略外露，圆肾形，黄色。

产于全国除东北、华北以外的其他各省区。生于海拔100~3300m的林下、灌丛下、草坡、路边或岩石上。

注释：石松的完整学名为 **Lycopodium japonicum** Thunb. ex Murray。

性　　状 本品匍匐茎呈细圆柱形，略弯曲，长可达2m，直径1~3mm，其下有黄白色细根；直立茎作二叉状分枝。叶密生茎上，螺旋状排列，皱缩弯曲，线形或针形，长3~5mm，黄绿色至淡黄棕色，无毛，先端芒状，全缘，易碎断。质柔软，断面皮部浅黄色，木部类白色。气微，味淡。

功能主治 祛风除湿，舒筋活络。用于关节酸痛，屈伸不利。

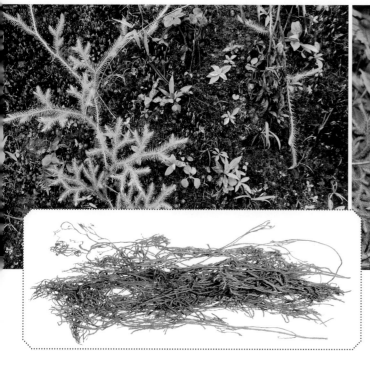

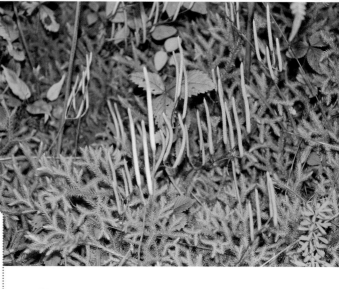

▲ 石松 **Lycopodium japonicum**　赵鑫磊　摄

◀ 伸筋草 Herba Lycopodii　陈代贤　摄

皂角刺 Zaojiaoci

SPINA GLEDITSIAE

本品为豆科植物皂荚 **Gleditsia sinensis** Lam. 的干燥棘刺。全年均可采收，干燥，或趁鲜切片，干燥。

原 植 物　见"大皂角"项下。

性　　状　本品为主刺和 1～2 次分枝的棘刺。主刺长圆锥形，长 3～15cm 或更长，直径 0.3～1cm；分枝刺长 1～6cm，刺端锐尖。表面紫棕色或棕褐色。体轻，质坚硬，不易折断。切片厚 0.1～0.3cm，常带有尖细的刺端；木部黄白色，髓部疏松，淡红棕色；质脆，易折断。气微，味淡。

功能主治　消肿托毒，排脓，杀虫。用于痈疽初起或脓成不溃；外治疥癣麻风。

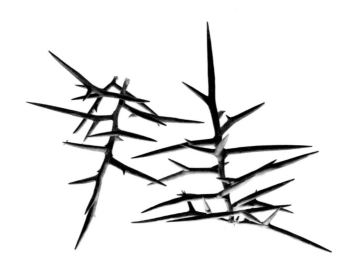

皂角刺 Spina Gleditsiae　王如峰　摄

佛手 Foshou

本品为芸香科植物佛手 **Citrus medica** L. var. **sarcodactylis** Swingle 的干燥果实。秋季果实尚未变黄或变黄时采收，纵切成薄片，晒干或低温干燥。

原 植 物 　佛手 **Citrus medica** L. var. **sarcodactylis** Swingle in Sarg. Pl. Wils. 2: 141. 1914; 中国植物志，43（2）：186，1997; 中华人民共和国药典（1963），1: 144-145, 1964.

常绿小乔木或灌木。老枝灰绿色，幼枝略带紫红色，有短而硬的刺。单叶互生；叶柄短，长3～6mm，无翼叶，无关节；叶片革质，长椭圆形或倒卵状长圆形，长5～16cm，宽2.5～7cm，先端钝，有时微凹，基部近圆形或楔形，边缘有浅波状钝锯齿。花单生、簇生或为总状花序；花萼杯状，5浅裂，裂片三角形；花瓣5，内面白色，外面紫色；雄蕊多数；子房椭圆形，上部窄尖。柑果卵形或长圆形，先端分裂如拳状，或张开似指尖，其裂数代表心皮数，表面橙黄色，粗糙，果肉淡黄色。种子数颗，卵形，先端尖，有时不完全发育。花期4～5月，果熟期10～12月。

浙江、江西、福建、广东、广西、四川、云南等地有栽培。

注释：佛手的完整学名为 **Citrus medica** L. var. **sarcodactylis**（Noot.）Swingle。

性　　状 　本品为类椭圆形或卵圆形的薄片，常皱缩或卷曲，长6～10cm，宽3～7cm，厚0.2～0.4cm。顶端稍宽，常有3～5个手指状的裂瓣，基部略窄，有的可见果梗痕。外皮黄绿色或橙黄色，有皱纹和油点。果肉浅黄白色或浅黄色，散有凹凸不平的线状或点状维管束。质硬而脆，受潮后柔韧。气香，味微甜后苦。

功能主治 　疏肝理气，和胃止痛，燥湿化痰。用于肝胃气滞，胸胁胀痛，胃脘痞满，食少呕吐，咳嗽痰多。

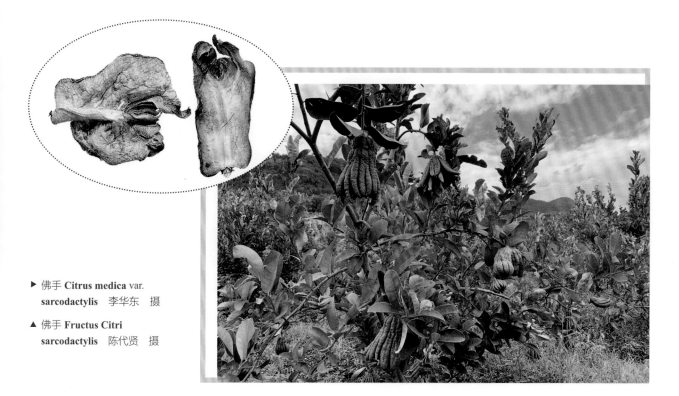

▶ 佛手 Citrus medica var.
　sarcodactylis　李华东　摄

▲ 佛手 Fructus Citri
　sarcodactylis　陈代贤　摄

余甘子 Yuganzi

FRUCTUS PHYLLANTHI

本品为大戟科植物余甘子 **Phyllanthus emblica** L. 的干燥成熟果实。冬季至次春果实成熟时采收，除去杂质，干燥。本品系藏族习用药材。

原植物 余甘子 **Phyllanthus emblica** L., Sp. Pl. 982. 1753; 中国植物志, 44（1）: 87. 1994; 中华人民共和国药典（1977）, 1: 298, 1978.

落叶灌木或小乔木，高达 1～3（～8）m；枝条具纵细条纹。叶纸质至革质，二列，线状长圆形，长 8～20mm，宽 2～6mm，顶端截平或钝圆，有锐尖头或微凹，基部浅心形而稍偏斜；侧脉每边 4～7条。多朵雄花和 1 朵雌花或全为雄花组成腋生的聚伞花序；萼片 6；雄花：萼片膜质，黄色，长倒卵形或匙形，长 1.2～2.5mm，宽 0.5～1mm，顶端钝或圆，边缘全缘或有浅齿；雄蕊 3；花盘腺体 6，近三角形；雌花：萼片长圆形或匙形，长 1.6～2.5mm，宽 0.7～1.3mm，顶端钝或圆；花盘杯状，边缘撕裂；子房卵圆形，3 室，花柱 3，长 2.5～4mm，基部合生，顶端 2 裂，裂片顶端再 2 裂。蒴果呈核果状，圆球形，直径 1～1.3cm，外果皮肉质，绿白色或淡黄白色，内果皮硬壳质；种子略带红色，长 5～6mm，宽 2～3mm。花期 4～6 月，果期 7～9 月。

产于江西、福建、台湾、广东、海南、广西、四川、贵州和云南等省区。生于海拔 500～1000m 的山地疏林、灌丛、荒地或山沟向阳处。

性　状 本品呈球形或扁球形，直径 1.2～2cm。表面棕褐色或墨绿色，有浅黄色颗粒状突起，具皱纹及不明显的 6 棱，果梗长约 1mm。外果皮厚 1～4mm，质硬而脆。内果皮黄白色，硬核样，表面略具 6 棱，背缝线的偏上部有数条筋脉纹，干后可裂成 6 瓣，种子 6，近三棱形，棕色。气微，味酸涩，回甜。

功能主治 清热凉血，消食健胃，生津止咳。用于血热血瘀，消化不良，腹胀，咳嗽，喉痛，口干。

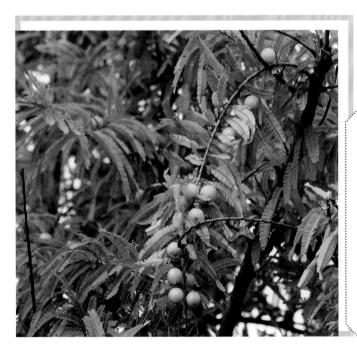

◀ 余甘子 **Phyllanthus emblica** 朱鑫鑫 摄

▼ 余甘子 **Fructus Phyllanthi** 王如峰 摄

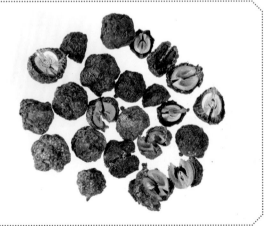

谷芽 Guya

本品为禾本科植物粟 **Setaria italica**（L.）Beauv. 的成熟果实经发芽干燥的炮制加工品。将粟谷用水浸泡后，保持适宜的温、湿度，待须根长至约 6mm 时，晒干或低温干燥。

原 植 物 粟 **Setaria italica**（L.）Beauv., Ess. Agrost. 51. 170. 178. 1812; 中国植物志，10（1）：353, 1990; 中华人民共和国药典（1985），1: 148, 1985.

一年生。秆高 0.1~1m 或更高。叶鞘密具疣毛或无毛，毛以近边缘及与叶片交接处的背面为密，边缘密具纤毛；叶舌为一圈纤毛。叶片长披针形或线状披针形，长 10~45cm，宽 5~33mm。圆锥花序呈圆柱状或近纺锤状，通常下垂，长 10~40cm，宽 1~5cm，常因品种的不同而多变异，主轴密生柔毛，刚毛显著长于或稍长于小穗；小穗椭圆形或近圆球形，长 2~3mm，黄色、橘红色或紫色；第一颖长为小穗的 1/3~1/2，具 3 脉；第二颖稍短于或长为小穗的 3/4，具 5~9 脉；第一外稃与小穗等长，具 5~7 脉，其内稃薄纸质，长为其 2/3，第二外稃等长于第一外稃，质坚硬，平滑或具细点状皱纹，成熟后，自第一外稃基部和颖分离脱落。

我国黄河中上游各省区为主要栽培区。其他各省区也有少量栽种。

性　　状 本品呈类圆球形，直径约 2mm，顶端钝圆，基部略尖。外壳为革质的稃片，淡黄色，具点状皱纹，下端有初生的细须根，长约 3~6mm，剥去稃片，内含淡黄色或黄白色颖果（小米）1 粒。气微，味微甘。

功能主治 消食和中，健脾开胃。用于食积不消，腹胀口臭，脾胃虚弱，不饥食少。炒谷芽偏于消食，用于不饥食少。焦谷芽善化积滞，用于积滞不消。

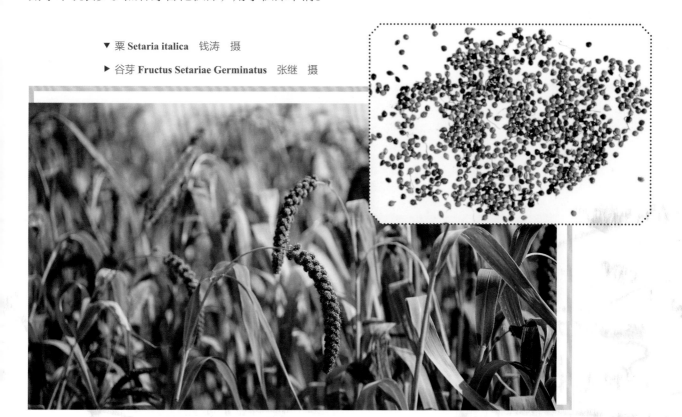

▼ 粟 Setaria italica　钱涛　摄

▶ 谷芽 **Fructus Setariae Germinatus**　张继　摄

谷精草 Gujingcao

FLOS ERIOCAULI

本品为谷精草科植物谷精草 **Eriocaulon buergerianum** Koern. 的干燥带花茎的头状花序。秋季采收，将花序连同花茎拔出，晒干。

原 植 物 谷精草 **Eriocaulon buergerianum** Koern. in Miq. Ann. Mus. Bot. Lugd. -Bat. 3: 163. 1867; 中国植物志, 13（3）: 52, 1997; 中华人民共和国药典（1963）, 1: 141, 1964.

草本。叶线形，丛生，半透明，长4~10（~20）cm，宽2~5mm，脉7~12（~18）条。花葶多数，长达25（~30）cm，粗0.5mm，扭转，具4~5棱，鞘状苞片长3~5cm，口部斜裂；花序熟时近球形，长3~5mm，宽4~5mm；总苞片倒卵形至近圆形，不反折，长2~2.5mm，宽1.5~1.8mm；总（花）托常有密柔毛；苞片倒卵形至长倒卵形，长1.7~2.5mm，宽0.9~1.6mm，背面上部及顶端有白短毛；雄花：花萼佛焰苞状，长1.8~2.5mm，顶端3浅裂；花冠3裂，近锥形，近顶处各有1黑色腺体；雄蕊6枚；雌花：萼片合生成佛焰苞状，顶端3浅裂，长1.8~2.5mm；花瓣3枚，离生，扁棒形，肉质，近顶端处各有1黑色腺体；子房3室，花柱分枝3，短于花柱。种子长圆形，长0.75~1mm，表面具横格及"T"字形突起。花、果期7~12月。

产于陕西、甘肃及华东、中南、西南。生于稻田、水边。

性　状 本品头状花序呈半球形，直径4~5mm。底部有苞片层层紧密排列，苞片淡黄绿色，有光泽，上部边缘密生白色短毛；花序顶部灰白色。揉碎花序，可见多数黑色花药和细小黄绿色未成熟的果实。花茎纤细，长短不一，直径不及1mm，淡黄绿色，有数条扭曲的棱线。质柔软。气微，味淡。

功能主治 疏散风热，明目退翳。用于风热目赤，肿痛羞明，眼生翳膜，风热头痛。

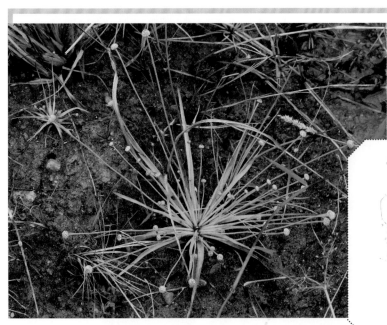

◀ 谷精草 Eriocaulon buergerianum　赵鑫磊　摄

▼ 谷精草 Flos Eriocauli　王如峰　摄

辛夷 Xinyi

FLOS MAGNOLIAE BIONDII ET AL.

本品为木兰科植物望春花 **Magnolia biondii** Pamp.、玉兰 **Magnolia denudata** Desr. 或武当玉兰 **Magnolia sprengeri** Pamp. 的干燥花蕾。冬末春初花未开放时采收，除去枝梗，阴干。

原植物

望春花 Magnolia biondii Pamp. in Nuov. Giorn. Bot. Ital. n. ser. 17: 275. 1910; 中国植物志, 30（1）: 136, 1996; 中华人民共和国药典（1977），1: 300, 1978.

乔木，高达 12m，胸径达 1m。树皮淡灰色，平滑；小枝细长，灰绿色，无毛；顶芽卵圆形或宽卵圆形，密被淡黄色长柔毛。叶坚纸质，椭圆状披针形、卵状披针形或狭倒卵形，长 10～18cm，宽 3.5～6.5cm，先端急尖或短渐尖，基部宽楔形或圆形，上面暗绿色，下面浅绿色，初被平伏绵毛，后无毛；叶柄长 1～2cm，托叶痕为叶柄长的 1/5～1/3。花先叶开放，直径 6～8cm，芳香；花梗顶端膨大，长约 1cm，密被黄色柔毛；花被片 9，外轮 3 片萼片状，紫红色，中内轮 6 片近匙形，白色，外面基部紫红色，长 4～5cm；雄蕊多数，花丝紫色；雌蕊群长 1.5～2cm。聚合果圆柱形，长 8～14cm，蓇葖褐色，近球形，具疣点状突起。花期 3 月，果期 9 月。

产于陕西、甘肃、河南、湖北和四川等省区。生于海拔 600～2100m 的山林间。常作为庭园观赏与绿化树种。

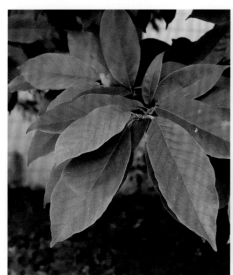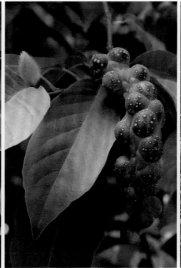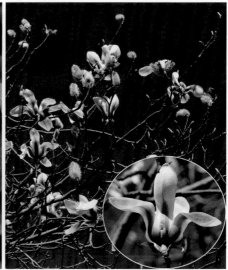

望春花 **Magnolia biondii**　张英涛、蒋宏　摄

玉兰 Magnolia denudata Desr. in Lam. Encycl. Bot. 3: 675. 1791; 中国植物志, 30（1）: 131, 1996; 中华人民共和国药典（1977），1: 300, 1978.

乔木，高达 25m，胸径 1m；冬芽及花梗密被淡灰黄色长绢毛。叶纸质，倒卵形、宽倒卵形或倒卵状椭圆形，长 10～15（～18）cm，宽 6～10（～12）cm，先端宽圆、平截或稍凹，具短突尖，中部以下渐狭成楔形，上面深绿色，下面淡绿色，沿脉上被柔毛；侧脉每边 8～10 条；叶柄长 1～2.5cm，被柔毛，托叶痕为叶柄长的 1/4～1/3。花蕾卵圆形，先叶开放；花芳香，直径 10～16cm；花梗显著膨大，密

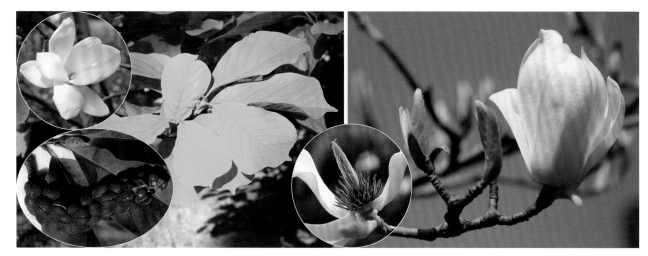

玉兰 **Magnolia denudata** 张英涛、徐克学 摄

被淡黄色长绢毛；花被片9，白色，基部常带粉红色，近相似，长圆状倒卵形，长 6～8（～10）cm，宽 2.5～4.5（～6.5）cm；雄蕊长 7～12mm，花药长 6～7mm，侧向开裂；药隔顶端伸出药室成短尖头；雌蕊群淡绿色，无毛，圆柱形，长 2～2.5cm。聚合果圆柱形，常因部分心皮不育而弯曲，长 12～15cm，直径 3.5～5cm；蓇葖厚木质，褐色，具白色皮孔；种子心形，外种皮红色，内种皮黑色。花期 2～3 月，果期 8～9 月。

产于浙江、江西、湖南、贵州、云南。生于海拔 500～1000m 的林中。

武当玉兰 Magnolia sprengeri Pamp. in Nuov. Giorn. Bot. Ital. 22: 295. 1915; 中国植物志, 30（1）: 128, 1996; 中华人民共和国药典（1985）, 1: 150, 1985.

乔木，高可达 21m，树皮淡灰褐色或黑褐色，老干树皮具纵裂沟成小块片状脱落。小枝淡黄褐色，

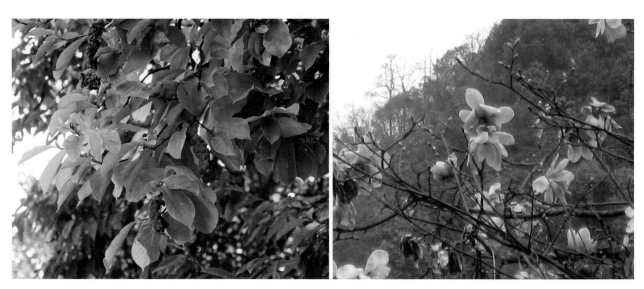

武当玉兰 **Magnolia sprengeri** 刘军、南程慧 摄

后变灰色,无毛。叶倒卵形,长 10 ~ 18cm,宽 4.5 ~ 10cm,先端急尖或骤短渐尖,基部楔形,上面仅沿中脉及侧脉疏被平伏柔毛,下面初被平伏细柔毛;叶柄长 1 ~ 3cm,托叶痕细小。花蕾直立,被淡灰黄色绢毛,花先叶开放,杯状,芳香;花被片 12 (~ 14),近相似,外面玫瑰红色,有深紫色纵纹,倒卵状匙形或匙形,长 5 ~ 13cm,宽 2.5 ~ 3.5cm;雄蕊长 1 ~ 1.5cm,花药长约 5mm,稍分离,药隔伸出成尖头,花丝紫红色,宽扁;雌蕊群圆柱形,长 2 ~ 3cm,淡绿色,花柱玫瑰红色。聚合果长圆柱形,长 6 ~ 18cm;蓇葖扁圆,成熟时褐色。花期 3 ~ 4 月,果期 8 ~ 9 月。

产于云南、贵州、湖北、湖南、四川、河南、陕西、甘肃。生于海拔 1300 ~ 2400m 的山林或灌丛中。

性 状

望春花 本品呈长卵形,似毛笔头,长 1.2 ~ 2.5cm,直径 0.8 ~ 1.5cm。基部常具短梗,长约 5mm,梗上有类白色点状皮孔。苞片 2 ~ 3 层,每层 2 片,两层苞片间有小鳞芽,苞片外表面密被灰白色或灰绿色茸毛,内表面类棕色,无毛。花被片 9,棕色,外轮花被片 3,条形,约为内两轮长的 1/4,呈萼片状,内两轮花被片 6,每轮 3,轮状排列。雄蕊和雌蕊多数,螺旋状排列。体轻,质脆。气芳香,味辛凉而稍苦。

玉兰 本品长 1.5 ~ 3cm,直径 1 ~ 1.5cm。基部枝梗较粗壮,皮孔浅棕色。苞片外表面密被灰白色或灰绿色茸毛。花被片 9,内外轮同型。

武当玉兰 本品长 2 ~ 4cm,直径 1 ~ 2cm。基部枝梗粗壮,皮孔红棕色。苞片外表面密被淡黄色或淡黄绿色茸毛,有的最外层苞片茸毛已脱落而呈黑褐色。花被片 10 ~ 12 (~ 15),内外轮无显著差异。

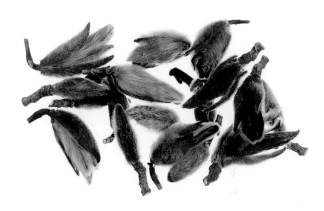

辛夷 **Flos Magnoliae biondii** 陈代贤 摄

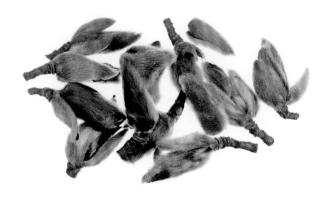

辛夷 **Flos Magnoliae denudatae** 陈代贤 摄

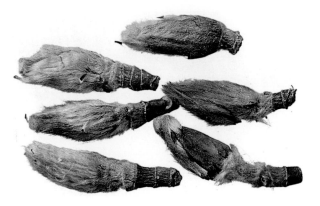

辛夷 **Flos Magnoliae sprengeri** 陈代贤 摄

功能主治 散风寒,通鼻窍。用于风寒头痛,鼻塞流涕,鼻鼽,鼻渊。

羌活 Qianghuo

本品为伞形科植物羌活 **Notopterygium incisum** Ting ex H. T. Chang 或宽叶羌活 **Notopterygium franchetii** H. de Boiss. 的干燥根状茎和根。春、秋二季采挖，除去须根及泥沙，晒干。

原植物

羌活 Notopterygium incisum Ting ex H. T. Chang in Acta Phytotax. Sin. 13（3）: 86. 1975; 中国植物志, 55（1）: 190, 1979; 中华人民共和国药典（1977）, 1: 301, 1978.

株高 60～120cm。根状茎呈竹节状；根颈部有枯萎叶鞘。茎直立，圆柱形，带紫色。基生叶及茎下部叶有柄，柄长 5～22cm，膜质叶鞘下部长 2～7cm；叶片三回三出式羽状复叶，末回裂片长圆形或长圆状卵形，长 2～5cm，边缘缺刻状浅裂至羽状深裂，叶脉和边缘有柔毛；茎上部叶常简化，无柄，叶鞘长而抱茎。复伞形花序直径 3～13cm，侧生者常不发育；总苞片 3～6，线形，早落；伞辐 7～20（～40）；小总苞片 6～10，线形，长 3～5mm。萼齿卵状三角形；花瓣白色或绿白色，卵形至长圆状卵形。分生果长圆状，长 5～6mm，背腹稍压扁，果棱扩展成翅，相等或不等；每棱槽油管 3，合生面油管 6。花期 7～8月，果期 8～9月。

产于甘肃、青海、陕西、四川、西藏。生于海拔 1600～5000m 的林缘、灌丛内。

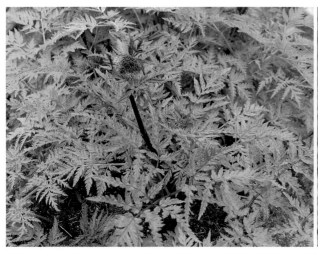
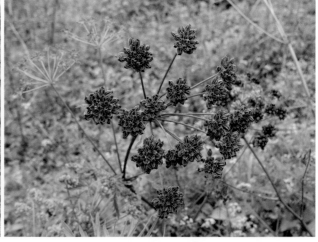

羌活 **Notopterygium incisum** 赵鑫磊 摄

宽叶羌活 Notopterygium franchetii H. de Boiss. in Bull. Herb. Boissier, sér. 2. 3: 839. 1903; 中国植物志, 55（1）: 188, 1979; 中华人民共和国药典（2010）, 1: 170, 2010.——*N. forbesii* Boiss., 中华人民共和国药典（1977）, 1: 301, 1978.

株高 0.8～1.8m。主根黑褐色；根状茎发达，基部有枯萎叶鞘。茎直立，少分枝，圆柱形，带紫色。基生叶及茎下部叶有柄，下部叶柄的鞘抱茎；叶片二至三回三出式羽状复叶，一回羽片 2～3 对，基部一对羽片具长柄，末回裂片长圆状卵形，长 3～9cm，基部楔形或歪斜，边缘粗锯齿，两面沿脉与边缘被细硬毛；茎生叶简化成 3 小叶，鞘宽卵状。复伞形花序直径 5～14cm；伞辐 10～20，长 3～12cm；总苞片

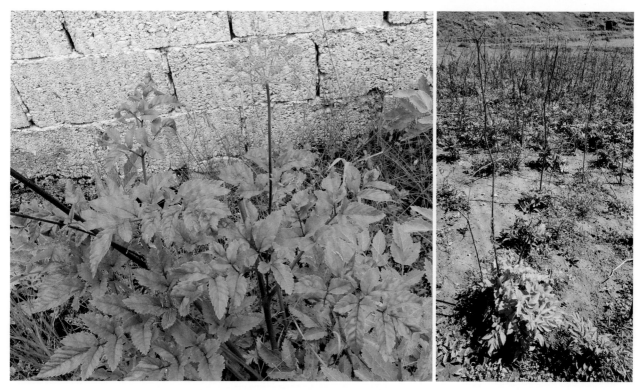

宽叶羌活 **Notopterygium franchetii**　赵鑫磊、钱涛　摄

1~3，线状披针形，早落；小总苞片 4~5，线形，长 3~4mm。花梗长 5~10mm；萼齿卵状三角形；花瓣淡黄色，倒卵形，先端尖，反卷。果长圆状椭圆形，长约 5mm，有光泽。花期 7~8 月，果期 8~9 月。

　　产于甘肃、湖北、内蒙古、青海、山西、陕西、四川、云南。生于海拔 1700~4800m 的山坡林缘、灌丛内。

性　　状

羌活　本品为圆柱状略弯曲的根状茎，长 4~13cm，直径 0.6~2.5cm，顶端具茎痕。表面棕褐色至黑褐色，外皮脱落处呈黄色。节间缩短，呈紧密隆起的环状，形似蚕，习称"蚕羌"；节间延长，形如竹节状，习称"竹节羌"。节上有多数点状或瘤状突起的根痕及棕色破碎鳞片。体轻，质脆，易折断，断面不平整，有多数裂隙，皮部黄棕色至暗棕色，油润，有棕色油点，木部黄白色，射线明显，髓部黄色至黄棕色。气香，味微苦而辛。

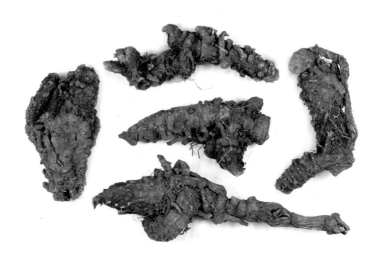

羌活 **Rhizoma et Radix Notopterygii incisi**　钟国跃　摄

宽叶羌活　本品为根状茎和根。根状茎类圆柱形，顶端具茎和叶鞘残基，根类圆锥形，有纵皱纹和皮孔；表面棕褐色，近根状茎处有较密的环纹，长 8~15cm，直径 1~3cm，习称"条羌"。有的根状茎粗大，不规则结节状，顶部具数个茎基，根较细，习称"大头羌"。质松脆，易折断，断面略平坦，皮部浅棕色，木部黄白色。气味较淡。

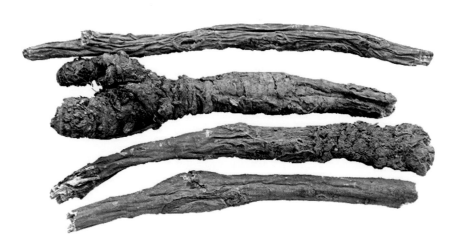

羌活 **Rhizoma et Radix Notopterygii franchetii**　陈代贤　摄

功能主治　解表散寒，祛风除湿，止痛。用于风寒感冒，头痛项强，风湿痹痛，肩背酸痛。

沙苑子 *Shayuanzi*

SEMEN ASTRAGALI COMPLANATI

本品为豆科植物扁茎黄芪 **Astragalus complanatus** R. Br. 的干燥成熟种子。秋末冬初果实成熟尚未开裂时采割植株，晒干，打下种子，除去杂质，晒干。

原植物 扁茎黄芪**Astragalus complanatus** R. Br., Mém. Acad. Imp. Sci. Saint Pétersbourg（Sér. 7）11（16）: 4. 1868; 中国植物志, 42（1）: 110, 1993; 中华人民共和国药典（1963）, 1: 118, 1964.

主根圆柱状，长达 1m。茎平卧，单 1 至多数，长 20～100cm，有棱，无毛或疏被粗短硬毛，分枝。羽状复叶具 9～25 片小叶；托叶离生，披针形，长 3mm；小叶椭圆形或倒卵状长圆形，长 5～18mm，宽 3～7mm，先端钝或微缺，基部圆形，上面无毛，下面疏被粗伏毛，小叶柄短。总状花序腋生，有 3～7花；苞片钻形，萼下有小苞片 2；花萼钟状，被灰白色或白色短伏毛，萼筒长 2.5～3mm，萼齿披针形，与萼筒近等长。花冠乳白色或带紫红色，旗瓣长 10～11mm，宽 8～9mm，瓣片近圆形，长 7.5～8mm，先端微缺，基部突然收狭，瓣柄长 2.7～3mm；翼瓣长 8～9mm，瓣片长圆形，长 6～7mm，宽 2～2.5mm，先端圆形，瓣柄长约 2.8mm；龙骨瓣长 9.5～10mm，瓣片近倒卵形，长 7～7.5mm，宽 2.8～3mm，瓣柄长约 3mm。子房有柄，密被白色粗伏毛，柄长 1.2～1.5mm，柱头被簇毛。荚果略膨胀，狭长圆形，长达 35mm，宽 5～7mm，两端尖，背腹压扁，微被褐色短粗伏毛，有网纹，果颈不露出宿萼外；种子淡棕色，肾形，长 1.5～2mm，宽 2.8～3mm，平滑。花期 7～9 月，果期 8～10 月。

产于东北、华北及河南、陕西、宁夏、甘肃、江苏、四川、重庆。生于海拔 1000～1700m 的路边、沟岸、草坡及干草场。

性 状 本品略呈肾形而稍扁，长 2～2.5mm，宽 1.5～2mm，厚约 1mm。表面光滑，褐绿色或灰褐色，边缘一侧微凹处具圆形种脐。质坚硬，不易破碎。子叶 2，淡黄色，胚根弯曲，长约 1mm。气微，味淡，嚼之有豆腥味。

功能主治 补肾助阳，固精缩尿，养肝明目。用于肾虚腰痛，遗精早泄，遗尿尿频，白浊带下，眩晕，目暗昏花。

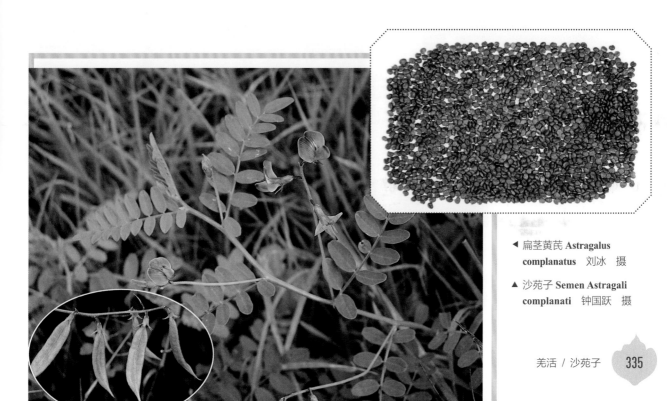

◀ 扁茎黄芪 Astragalus complanatus 刘冰 摄

▲ 沙苑子 Semen Astragali complanati 钟国跃 摄

沙棘 Shaji

FRUCTUS HIPPOPHAE

本品为胡颓子科植物沙棘 **Hippophae rhamnoides** L. 的干燥成熟果实。秋、冬二季果实成熟或冻硬时采收，除去杂质，干燥或蒸后干燥。本品系蒙古族、藏族习用药材。

原 植 物 沙棘 **Hippophae rhamnoides** L. Sp. Pl. 2: 1023. 1753; 中国植物志, 52（2）: 64, 1983; 中华人民共和国药典（1977），1: 303, 1978.

落叶灌木或乔木，高 1～5m，高山沟谷可达 18m。棘刺较多，粗壮，顶生或侧生；嫩枝褐绿色，密被银白色而带褐色鳞片或有时具白色星状毛，老枝灰黑色，粗糙；芽大，金黄色或锈色。单叶通常近对生；叶柄极短；叶片纸质，狭披针形或长圆状披针形，长 3～8cm，宽约 1cm，两端钝形或基部近圆形，上面绿色，初被白色盾形毛或星状毛，下面银白色或淡白色，被鳞片。果实圆球形，直径 4～6mm，橙黄色或橘红色；果梗长 1～2.5mm。种子小，黑色或紫黑色，有光泽。花期 4～5 月，果期 9～10 月。

产于华北、西北及四川等地。生于海拔 800～3600m 的阳坡、沙漠地区河谷阶地、平坦沙地和砾石质山坡。我国黄土高原极为普遍。

性　　状 本品呈类球形或扁球形，有的数个粘连，单个直径 5～8mm。表面橙黄色或棕红色，皱缩，顶端有残存花柱，基部具短小果梗或果梗痕。果肉油润，质柔软。种子斜卵形，长约 4mm，宽约 2mm；表面褐色，有光泽，中间有一纵沟；种皮较硬，种仁乳白色，有油性。气微，味酸、涩。

功能主治 健脾消食，止咳祛痰，活血散瘀。用于脾虚食少，食积腹痛，咳嗽痰多，胸痹心痛，瘀血经闭，跌扑瘀肿。

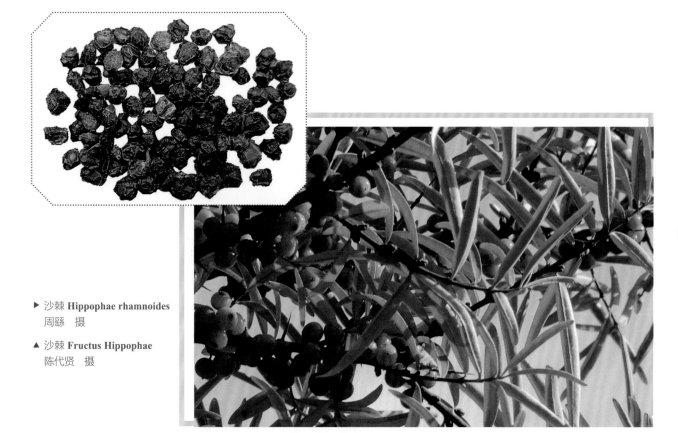

▶ 沙棘 **Hippophae rhamnoides**
周繇 摄

▲ 沙棘 **Fructus Hippophae**
陈代贤　摄

沉香 Chenxiang

LIGNUM RESINATUM AQUILARIAE

本品为瑞香科植物白木香 **Aquilaria sinensis**（Lour.）Gilg 含有树脂的木材。全年均可采收，割取含树脂的木材，除去不含树脂的部分，阴干。

原植物 **白木香 Aquilaria sinensis**（Lour.）Gilg. in Bot. Jahrb. Syst. 18（5）：506. 1894; 中国植物志，52（1）：290, 1999; 中华人民共和国药典（1963），1: 117, 1964.

乔木，高 5~15m，树皮灰褐色。幼枝被柔毛。叶互生；叶片革质，长卵形、倒卵形或椭圆形，长 5~14cm，宽 2~6cm，先端渐尖，基部楔形，全缘，两面被疏毛，后渐脱落，光滑而亮。伞形花序顶生和腋生；花黄绿色，被绒毛；花被钟形，5 裂，矩圆形，管喉部有鳞片 10 枚，密被白色绒毛，基部连合成一环；雄蕊 10，花丝粗壮；子房卵形，密被绒毛。蒴果倒卵形，木质，扁倒卵形，密被灰白色毛，基部具稍带木质的宿存花被。种子黑棕色，卵形，种子基部延长为角状附属物，红棕色。花期 3~5 月，果期 7~8 月。

产于广东、海南、广西、福建。生于低海拔的山地、丘陵以及路边阳处疏林中。

性状 本品呈不规则块、片状或盔帽状，有的为小碎块。表面凹凸不平，有刀痕，偶有孔洞，可见黑褐色树脂与黄白色木部相间的斑纹，孔洞及凹窝表面多呈朽木状。质较坚实，断面刺状。气芳香，味苦。

功能主治 行气止痛，温中止呕，纳气平喘。用于胸腹胀闷疼痛，胃寒呕吐呃逆，肾虚气逆喘急。

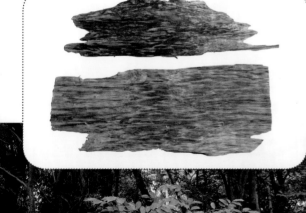

▼ 白木香 Aquilaria sinensis　赵鑫磊　摄

◄ 沉香 Lignum Aquilariae Resinatum　孟武威　摄

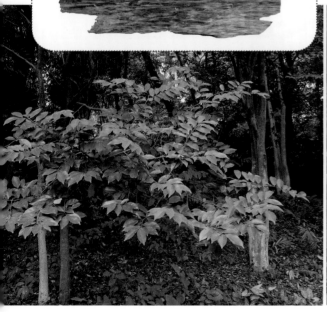

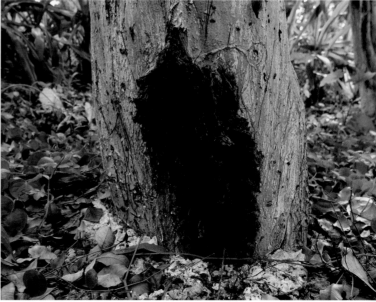

没药 Moyao

本品为橄榄科植物地丁树 **Commiphora myrrha** Engl. 或哈地丁树 **Commiphora molmol** Engl. 的干燥树脂。分为天然没药和胶质没药。

原 植 物

地丁树 Commiphora myrrha（T. Nees）Engl. in Monogr. Phan. 4: 10.1883; 中华人民共和国药典（2010），1: 179, 2010.

低矮灌木或乔木，高约 3m。树干粗，具多数不规则尖刻状的粗枝；树皮薄，光滑，小片状剥落，淡橙棕色，后变灰色。叶散生或丛生，单叶或三出复叶；小叶倒长卵形或倒披针形，中央 1 片长 7~18mm，宽 4~5mm，远较两侧 1 对为大，钝头，全缘或末端稍具锯齿。花小，丛生于短枝上；萼杯状，宿存，上具 4 钝齿；花冠白色，4 瓣，长圆形或线状长圆形，直立；雄蕊 8，从短杯状花盘边缘伸出，直立，不等长；子房 3 室，花柱短粗，柱头头状。核果卵形，尖头，光滑，棕色，外果皮革质或肉质。种子 1~3 颗，但仅 1 颗成熟，其余均萎缩。花期夏季。

产于非洲索马里和阿拉伯西海滨一带。生于山坡或平原砂地。

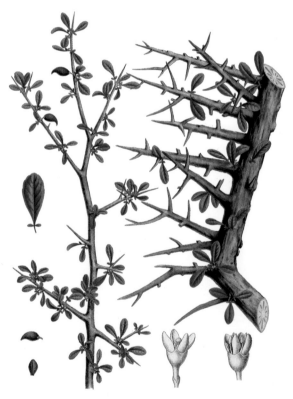

地丁树 **Commiphora myrrha**

哈地丁树 Commiphora molmol（Engl.）Engl. ex Tschirch in Handb. Pharmakogn. 3: 1117. 1925. 中华人民共和国药典（2010），1: 179, 2010.

低矮灌木或小乔木，高 2~4m，主干高 32~54cm，直径 38~46cm。树皮银灰色，枝条粗壮无尖刺。叶散生或丛生；单叶或3～5出复叶；小叶倒长卵形，钝头，全缘或仅末端稍具锯齿，叶柄短。花生于枝顶；花冠白色。

产于非洲索马里和埃塞俄比亚等地。生于岩石、沟旁、丘陵半山腰或平原砂地。

性　状

天然没药　本品呈不规则颗粒性团块，大小不等，大者直径长达6cm以上。表面黄棕色或红棕色，近半透明部分呈棕黑色，被有黄色粉尘。质坚脆，破碎面不整齐，无光泽。有特异香气，味苦而微辛。

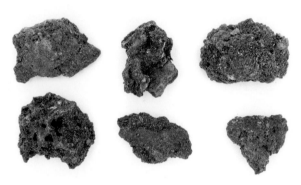

天然没药 **Myrrha**　李强　摄

胶质没药　本品呈不规则块状和颗粒，多黏结成大小不等的团块，大者直径长达6cm以上，表面棕黄色至棕褐色，不透明，质坚实或疏松，有特异香气，味苦而有黏性。

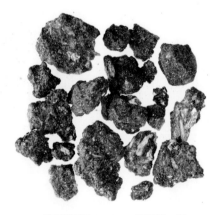

胶质没药 **Myrrha**　王如峰　摄

功能主治　散瘀定痛，消肿生肌。用于胸痹心痛，胃脘疼痛，痛经经闭，产后瘀阻，癥瘕腹痛，风湿痹痛，跌打损伤，痈肿疮疡。

诃子 Hezi

本品为使君子科植物诃子 **Terminalia chebula** Retz. 或绒毛诃子 **Terminalia chebula** Retz. var. **tomentella** Kurt. 的干燥成熟果实。秋、冬二季果实成熟时采收，除去杂质，晒干。

原 植 物

诃子 见"西青果"项下。

绒毛诃子 Terminalia chebula Retz. var. **tomentella** Kurt. in Hook. f. Fl. Brit. Ind. 2: 446. 1878; 中国植物志，53（1）：13, 1984; 中华人民共和国药典（1977），1: 306, 1978.

常绿乔木，幼枝、幼叶被铜色平伏长柔毛。叶互生或近对生，叶片卵形或椭圆形，长 7～14cm，宽 4.5～8.5cm，密被细瘤点；基部钝圆或楔形、偏斜，叶边缘全缘或微波状；叶柄近顶端具 2～4 腺体。穗状花序腋生或顶生；苞片长过于花；花萼杯状，外面无毛；雄蕊 10 枚；核果长 2.5cm 以下，粗糙、无毛，成熟时黑褐色，具 5 条钝棱。花期 5 月，果期 7～9 月。

产于云南西部等地区。生于海拔 1200m 以下的山坡中、下部阔叶林中或林缘。

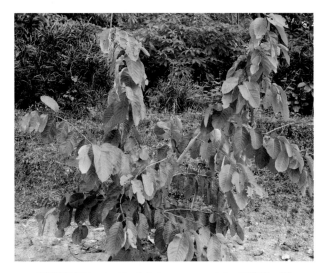

绒毛诃子 **Terminalia chebula** var. **tomentell** 王清隆 摄

性 状

本品为长圆形或卵圆形，长 2～4cm，直径 2～2.5cm。表面黄棕色或暗棕色，略具光泽，有 5～6 条纵棱线和不规则的皱纹，基部有圆形果梗痕。质坚实。果肉厚 0.2～0.4cm，黄棕色或黄褐色。果核长 1.5～2.5cm，直径 1～1.5cm，浅黄色，粗糙，坚硬。种子狭长纺锤形，长约 1cm，直径 0.2～0.4cm，种皮黄棕色，子叶 2，白色，相互重叠卷旋。气微，味酸涩后甜。

功能主治

涩肠止泻，敛肺止咳，降火利咽。用于久泻久痢，便血脱肛，肺虚喘咳，久嗽不止，咽痛音哑。

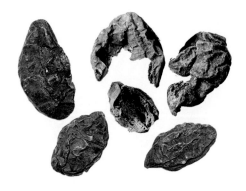

诃子 **Fructus Terminaliae chebulae** 陈代贤 摄

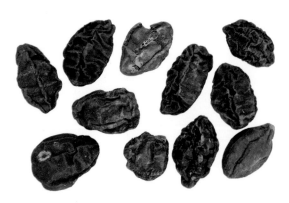

诃子 **Fructus Terminaliae chebulae tomentellae** 安稳 摄

补骨脂 Buguzhi

FRUCTUS PSORALEAE

本品为豆科植物补骨脂 **Psoralea corylifolia** L. 的干燥成熟果实。秋季果实成熟时采收果序，晒干，搓出果实，除去杂质。

原 植 物 补骨脂 **Psoralea corylifolia** L., Sp. Pl. 764. 1753; 中国植物志 , 41: 344, 1995; 中华人民共和国药典（1963）, 1: 120, 1964.

一年生直立草本，高 60~150cm。枝坚硬，疏被白色绒毛，有明显腺点。叶为单叶，有时有 1 片长约 1~2cm 的侧生小叶；托叶镰形，长 7~8mm；叶柄长 2~4.5cm，有腺点；小叶柄长 2~3mm，被白色绒毛；叶宽卵形，长 4.5~9cm，宽 3~6cm，先端钝或锐尖，基部圆形或心形，边缘有粗而不规则的锯齿，质地坚韧，两面有明显黑色腺点，被疏毛或近无毛。花序腋生，有花 10~30 朵，组成密集的总状或小头状花序，总花梗长 3~7cm，被白色柔毛和腺点；苞片膜质，披针形，长 3mm，被绒毛和腺点；花梗长约 1mm；花萼长 4~6mm，被白色柔毛和腺点，萼齿披针形，下方一个较长，花冠黄色或蓝色，花瓣明显具瓣柄，旗瓣倒卵形，长 5.5mm；雄蕊 10，上部分离。荚果卵形，长 5mm，具小尖头，黑色，表面具不规则网纹，不开裂，果皮与种子不易分离；种子扁。花、果期 7~10 月。

产于云南、四川。常生长于山坡、溪边、田边。河北、山西、甘肃、安徽、江西、河南、广东、广西、贵州、重庆等省区有栽培。

性 状 本品呈肾形，略扁，长 3~5mm，宽 2~4mm，厚约 1.5mm。表面黑色、黑褐色或灰褐色，具细微网状皱纹。顶端圆钝，有一小突起，凹侧有果梗痕。质硬。果皮薄，与种子不易分离；种子 1 枚，子叶 2，黄白色，有油性。气香，味辛、微苦。

功能主治 温肾助阳，纳气平喘，温脾止泻；外用消风祛斑。用于肾阳不足，阳痿遗精，遗尿尿频，腰膝冷痛，肾虚作喘，五更泄泻；外用治白癜风，斑秃。

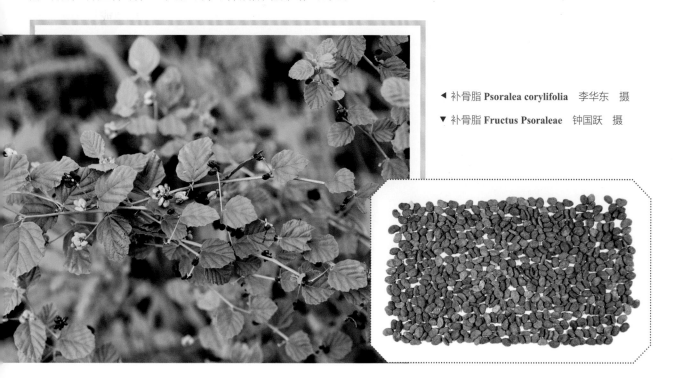

◀ 补骨脂 **Psoralea corylifolia** 李华东 摄

▼ 补骨脂 **Fructus Psoraleae** 钟国跃 摄

灵芝 Lingzhi

本品为多孔菌科真菌赤芝 **Ganoderma lucidum**（Leyss. ex Fr.）Karst. 或紫芝 **Ganoderma sinense** Zhao, Xu et Zhang 的干燥子实体。全年采收，除去杂质，剪除附有朽木、泥沙或培养基质的下端菌柄，阴干或在40~50°C 烘干。

原植物

赤芝 Ganoderma lucidum（Leyss. ex Fr.）Karst., Revue Mycol., Toulouse 3（no. 9）：17. 1881., 中华人民共和国药典（2000），1: 147, 2000.

大小及形态变化很大，大型个体的菌盖为 20cm×10cm，厚约 2cm，一般个体为 4cm×3cm，厚 0.5~1cm，下面有无数小孔，管口呈白色或淡褐色，管口圆形，内壁为子实层，孢子产生于担子顶端。菌柄侧生，极少偏生，长于菌盖直径，紫褐色至黑色，有漆样光泽，坚硬。孢子卵圆形，（8~11）cm×7cm，壁两层，内壁褐色，表面有小疣，外壁透明无色。

普遍分布。

紫芝 Ganoderma sinense Zhao, Xu et Zhang, Acta Microbiol. Sin. 19（3）：272. 1979., 中华人民共和国药典（2000），1: 147, 2000.

大型个体的菌盖为 20cm×10cm，厚约 2cm，一般个体为 4cm×3cm，厚 0.5~1cm，下面有无数小孔，管口呈白色或淡褐色，菌柄侧生，极少偏生，长于菌盖直径，紫褐色至黑色，有漆样光泽，坚硬。

普遍分布。

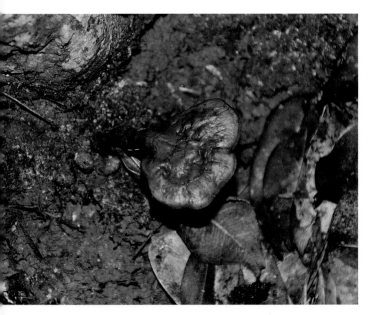

赤芝 **Ganoderma lucidum**　赵鑫磊　摄

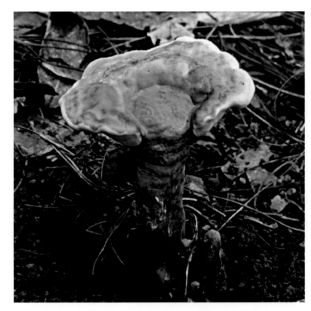

紫芝 **Ganoderma sinense**　李树红　摄

性　状

赤芝　本品外形呈伞状，菌盖肾形、半圆形或近圆形，直径 10～18cm，厚 1～2cm。皮壳坚硬，黄褐色至红褐色，有光泽，具环状棱纹和辐射状皱纹，边缘薄而平截，常稍内卷。菌肉白色至淡棕色。菌柄圆柱形，侧生，少偏生，长 7～15cm，直径 1～3.5cm，红褐色至紫褐色，光亮。孢子细小，黄褐色。气微香，味苦涩。

紫芝　本品皮壳紫黑色，有漆样光泽。菌肉锈褐色。菌柄长 17～23cm。

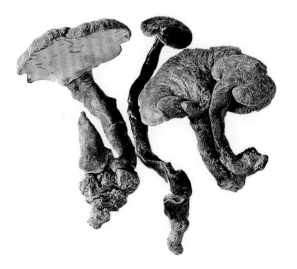

灵芝 **Ganoderma lucidum**　陈代贤　摄

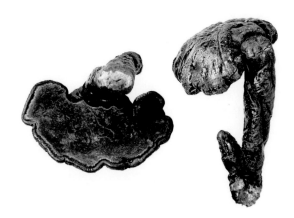

灵芝 **Ganoderma sinense**　陈代贤　摄

栽培品　本品子实体较粗壮、肥厚，直径 12～22cm，厚 1.5～4cm。皮壳外常被有大量粉尘样的黄褐色孢子。

功能主治　补气安神，止咳平喘。用于心神不宁，失眠心悸，肺虚咳喘，虚劳短气，不思饮食。

阿魏 Awei

本品为伞形科植物新疆阿魏 **Ferula sinkiangensis** K. M. Shen 或阜康阿魏 **Ferula fukanensis** K. M. Shen 的树脂。春末夏初盛花期至初果期，分次由茎上部往下斜割，收集渗出的乳状树脂，阴干。

原 植 物

新疆阿魏 Ferula sinkiangensis K. M. Shen in Acta Phytotax. Sin. 13（3）: 88, 1975; 中国植物志 , 55（3）: 92, 1992; 中华人民共和国药典（1977）, 1: 308, 1978.

一次结果的多年生草本。株高 0.5 ~ 1.5m；全株有强烈的葱蒜样臭味。根粗大，圆锥形或纺锤形。茎粗壮，有柔毛，单一或稀 2 ~ 5，从下部分枝成圆锥状，下面的枝互生，上面的枝轮生。茎下部叶三角状宽椭圆形，上面有疏毛，下面密生柔毛，三回三出式羽状全裂，灰绿色，末回裂片宽椭圆形，长 1cm，上部具齿或浅裂；叶柄短，基部鞘状。茎生叶逐渐简化，变小。复伞形花序顶生，中央花序近无柄；伞辐 5 ~ 25，密生毛；侧生花序 1 ~ 4，长超出中央花序；小总苞片脱落；花瓣黄色，外面有毛；花柱基边缘增宽，波状。分生果椭圆形，长 10 ~ 12mm，有疏毛，背部果棱突起；油管大小不一，棱槽内 3 ~ 4，合生面 12 ~ 14。花、果期 4 ~ 6 月。

产于新疆（伊宁）。生于海拔约 800 ~ 900m 的河谷地带荒漠和带砾石的黏质土壤或石质干山坡。

阜康阿魏 Ferula fukanensis K. M. Shen in Acta Phytotax. Sin. 13（3）: 89, 1975 中国植物志 , 55（3）: 94, 1992; 中华人民共和国药典（1977）, 1: 308, 1978.

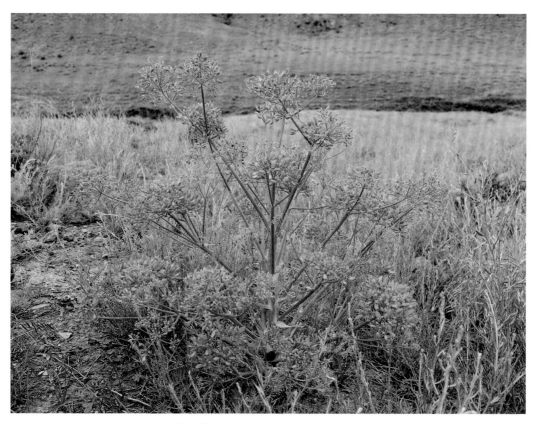

新疆阿魏 *Ferula sinkiangensis*　赵鑫磊　摄

一次结果的多年生草本。株高 0.5～1.5m；全株有强烈的葱蒜样臭味。根圆锥形或倒卵形，粗壮。茎单一，从近基部向上分枝成圆锥状，枝上有多回互生、对生和轮生的侧枝。茎下部叶宽卵形，二回三出式羽状全裂，末回裂片长圆形，长约 2cm，基部下延，再深裂为具齿或浅裂的小裂片，下面有短柔毛；茎生叶简化，渐小，直至成披针形叶鞘。中央花序梗长 3～5cm，伞辐 5～18；侧生花序 1～4，花序梗长超出中央花序，在序枝上互生或轮生；花瓣黄色，外面有疏毛；花柱基扁圆锥形，边缘浅裂或波状，果熟时向上直立。分生果椭圆形，长 12～16mm，背棱突起；每棱槽内油管 4～5，大小不一，合生面油管 10～12。花期 4～5 月，果期 5～6 月。

产于新疆（阜康）。生于沙漠边远地区，海拔约 700m 的荒漠黏质土壤的沟边。

性　　状　本品呈不规则的块状和脂膏状。颜色深浅不一，表面蜡黄色至棕黄色。块状者体轻，质地似蜡，断面稍有孔隙；新鲜切面颜色较浅，放置后色渐深。脂膏状者黏稠，灰白色。具强烈而持久的蒜样特异臭气，味辛辣，嚼之有灼烧感。

功能主治　消积，化癥，散痞，杀虫。用于肉食积滞，瘀血癥瘕，腹中痞块，虫积腹痛。

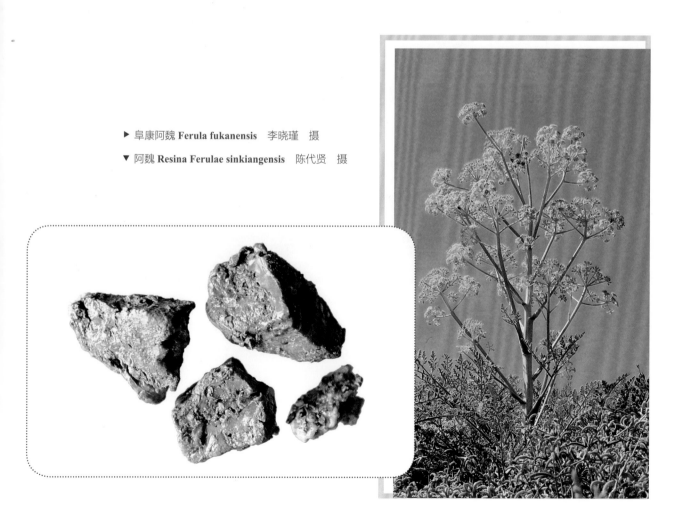

▶ 阜康阿魏 Ferula fukanensis　李晓瑾　摄

▼ 阿魏 Resina Ferulae sinkiangensis　陈代贤　摄

陈皮 Chenpi

本品为芸香科植物橘 **Citrus reticulata** Blanco 及其栽培变种的干燥成熟果皮。药材分为"陈皮"和"广陈皮"。采摘成熟果实，剥取果皮，晒干或低温干燥。

原 植 物 橘 **Citrus reticulata** Blanco, Fl. Filip. 610. 1837; 中国植物志, 43（2）: 201. 1997; 中华人民共和国药典（1963）, 1: 136, 1964.

小乔木。分枝多，刺较少。单身复叶，翼叶通常狭窄，叶片披针形，椭圆形或阔卵形，大小变异较大，顶端常有凹口，叶缘至少上半段通常有钝或圆裂齿。花单生或 2～3 朵簇生；花萼不规则 5～3 浅裂；花瓣通常长 1.5cm 以内；雄蕊 20～25 枚，花柱细长，柱头头状。果形通常扁圆形至近圆球形，果皮甚薄而光滑或粗糙，淡黄色，朱红色或深红色，甚易或稍易剥离，橘络呈网状，易分离，瓢囊 7～14 瓣，柔嫩或颇韧，汁胞通常纺锤形，短而膨大，果肉酸或甜，或有苦味，或另有特异气味；种子或多或少数，稀无籽，子叶深绿、淡绿或间有近于乳白色，合点紫色，多胚。花期 4～5 月，果期 10～12 月。

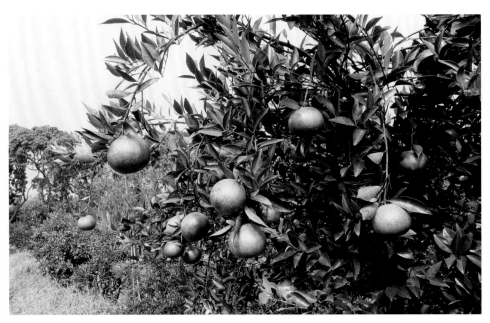

橘 **Citrus reticulata** 赵鑫磊 摄

产于秦岭南坡以南、伏牛山南坡诸水系及大别山区南部，向东南至台湾，南至海南，西南至西藏东南部海拔较低地区。广泛栽培。

注释："广陈皮"的药材基原为栽培品种茶枝柑 **Citrus reticulata** 'Chachi'。

性　状

陈皮　本品常剥成数瓣，基部相连，有的呈不规则的片状，厚 1～4mm。外表面橙红色或红棕色，有细皱纹和凹下的点状油室；内表面浅黄白色，粗糙，附黄白色或黄棕色筋络状维管束。质稍硬而脆。气香，味辛、苦。

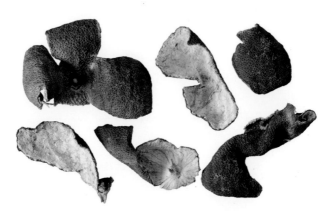

陈皮 **Pericarpium Citri reticulatae** 王如峰 摄

广陈皮 本品常 3 瓣相连，形状整齐，厚度均匀，约 1mm。外表面橙黄色至棕褐色，点状油室较大，对光照视，透明清晰。质较柔软。

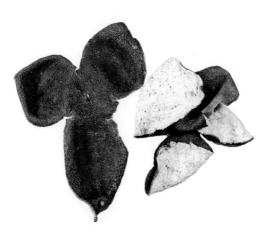

广陈皮 **Pericarpium Citri reticulatae** 陈代贤 摄

功能主治 理气健脾，燥湿化痰。用于脘腹胀满，食少吐泻，咳嗽痰多。

附子 Fuzi

本品为毛茛科植物乌头 **Aconitum carmichaelii** Debx. 的子根的加工品。6 月下旬至 8 月上旬采挖，除去母根、须根及泥沙，习称"泥附子"，加工成下列规格。

（1）选择个大、均匀的泥附子，洗净，浸入胆巴的水溶液中过夜，再加食盐，继续浸泡，每日取出晾晒，并逐渐延长晾晒时间，直至附子表面出现大量结晶盐粒（盐霜）、体质变硬为止，习称"盐附子"。

（2）取泥附子，按大小分别洗净，浸入胆巴的水溶液中数日，连同浸液煮至透心，捞出，水漂，纵切成厚约 0.5cm 的片，再用水浸漂，用调色液使附片染成浓茶色，取出，蒸至出现油面、光泽后，烘至半干，再晒干或继续烘干，习称"黑顺片"。

（3）选择大小均匀的泥附子，洗净，浸入胆巴的水溶液中数日，连同浸液煮至透心，捞出，剥去外皮，纵切成厚约 0.3cm 的片，用水浸漂，取出，蒸透，晒干，习称"白附片"。

原植物 见"川乌"项下。

性　状

盐附子 本品呈圆锥形，长 4～7cm，直径 3～5cm。表面灰黑色，被盐霜，顶端有凹陷的芽痕，周围有瘤状突起的支根或支根痕。体重，横切面灰褐色，可见充满盐霜的小空隙和多角形形成层环纹，环纹内侧导管束排列不整齐。气微，味咸而麻，刺舌。

黑顺片 本品为纵切片，上宽下窄，长 1.7～5cm，宽 0.9～3cm，厚 0.2～0.5cm。外皮黑褐色，切面暗黄色，油润具光泽，半透明状，并有纵向导管束。质硬而脆，断面角质样。气微，味淡。

白附片 本品无外皮，黄白色，半透明，厚约 0.3cm。

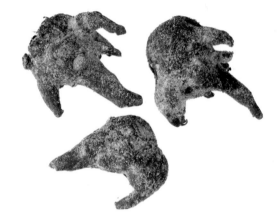

盐附子 **Radix Aconiti Lateralis Praeparata** 王如峰　摄

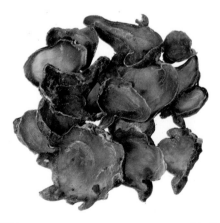

黑顺片 **Radix Aconiti Lateralis Praeparata** 王如峰　摄

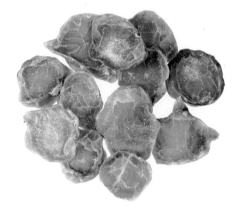

白附片 **Radix Aconiti Lateralis Praeparata** 王如峰　摄

功能主治 回阳救逆，补火助阳，散寒止痛。用于亡阳虚脱，肢冷脉微，心阳不足，胸痹心痛，虚寒吐泻，脘腹冷痛，肾阳虚衰，阳痿宫冷，阴寒水肿，阳虚外感，寒湿痹痛。

忍冬藤 Rendongteng

CAULIS LONICERAE JAPONICAE

本品为忍冬科植物忍冬 **Lonicera japonica** Thunb. 的干燥茎枝。秋、冬二季采割，晒干。

原植物 **忍冬 Lonicera japonica** Thunb. in Fl. Jap. 89. 1784; 中国植物志 , 72: 236, 1988; 中华人民共和国药典（1963）, 1: 138, 1964.

半常绿木质藤本，多分枝。幼枝密生柔毛和腺毛，枝中空。叶片纸质，卵形至卵状披针形，长 3~8cm；叶柄长 4~8mm，被毛。花成对着生在小枝上部叶腋；苞片叶状，缘毛明显；萼筒长约 2mm，无毛，萼齿近三角形，外面和边缘都有毛，齿端被长毛；花冠先白色，有时基部向阳面略带红色，后转黄色，长 3~4cm，二唇形，上唇具 4 裂片且直立，下唇反转，约与冠筒等长或稍短；雄蕊 5，与花柱均伸出花冠。果离生，熟时蓝黑色；种子卵圆形，两侧有浅横沟纹，中间脊状突起。花期 4~6 月，果熟期 10~11 月。

除黑龙江、内蒙古、宁夏、青海、新疆、海南和西藏无自然生长外，其余各省区均产。生于山坡灌丛或疏林中、乱石堆，路旁及村庄篱笆边，海拔最高达 1500m。

性　状 本品呈长圆柱形，多分枝，常缠绕成束，直径 1.5~6mm。表面棕红色至暗棕色，有的灰绿色，光滑或被茸毛；外皮易剥落。枝上多节，节间长 6~9cm，有残叶和叶痕。质脆，易折断，断面黄白色，中空。气微，老枝味微苦，嫩枝味淡。

功能主治 清热解毒，疏风通络。用于温病发热，热毒血痢，痈肿疮疡，风湿热痹，关节红肿热痛。

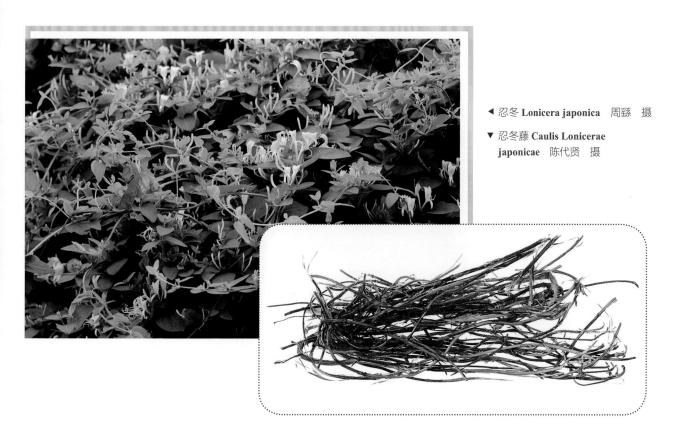

◀ 忍冬 Lonicera japonica　周繇　摄

▼ 忍冬藤 Caulis Lonicerae japonicae　陈代贤　摄

鸡血藤 Jixueteng

CAULIS SPATHOLOBI

本品为豆科植物密花豆 **Spatholobus suberectus** Dunn 的干燥藤茎。秋、冬二季采收，除去枝叶，切片，晒干。

原植物 密花豆 **Spatholobus suberectus** Dunn in Journ. Linn. Soc. Bot. 35: 489. 1900; 中国植物志，41: 192, 1995; 中华人民共和国药典（1977），1: 312, 1978.

攀援木质大藤本，长可达 20～30m，幼时呈灌木状。枝圆柱形，砍断后有鲜红色汁液流出。小叶 3，异形，顶生的两侧对称，宽椭圆形、宽倒卵形至近圆形，长 9～19cm，宽 5～14cm，侧生的两侧不对称，与顶生小叶等大或稍狭，基部宽楔形或圆形。圆锥花序腋生或生于小枝顶端，长达 50cm，花序轴、花梗被黄褐色短柔毛，苞片和小苞片线形，宿存；花萼短小，长 3.5～4mm，萼齿比萼管短 2～3 倍，下面 3 齿先端圆或略钝，长不及 1mm，上面 2 齿稍长，多少合生，外面密被黄褐色短柔毛，里面的毛银灰色，较长；花瓣白色，旗瓣扁圆形，长 4～4.5mm，宽 5～5.5mm，先端微凹，基部宽楔形，瓣柄长 2～2.5mm；翼瓣斜楔状长圆形，长 3.5～4mm，基部一侧具短尖耳垂，瓣柄长 3～3.5mm；龙骨瓣倒卵形，长约 3mm，基部一侧具短尖耳垂，瓣柄长 3～3.5mm；雄蕊内藏，花药球形，大小均一或几近均一；子房近无柄，下面被糙伏毛。荚果近镰形，长 8～11cm，密被棕色短绒毛，基部具长 4～9mm 的果颈；种子扁长圆形，长约 2cm，宽约 1cm，种皮紫褐色，薄而脆，光亮。花期 6 月，果期 11～12 月。

产于云南、广西、广东和福建等省区。生于海拔 800～1700m 的山地疏林或密林沟谷或灌丛中。

性　状 本品为椭圆形、长矩圆形或不规则的斜切片，厚 0.3～1cm。栓皮灰棕色，有的可见灰白色斑，栓皮脱落处显红棕色。质坚硬。切面木部红棕色或棕色，导管孔多数；韧皮部有树脂状分泌物呈红棕色至黑棕色，与木部相间排列呈数个同心性椭圆形环或偏心性半圆形环；髓部偏向一侧。气微，味涩。

功能主治 活血补血，调经止痛，舒筋活络。用于月经不调，痛经，经闭，风湿痹痛，麻木瘫痪，血虚萎黄。

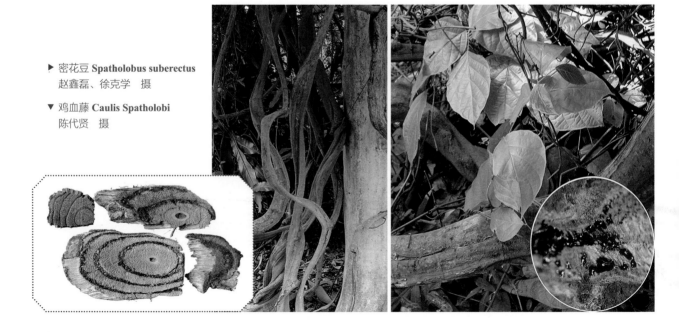

▶ 密花豆 Spatholobus suberectus
赵鑫磊、徐克学　摄

▼ 鸡血藤 Caulis Spatholobi
陈代贤　摄

鸡骨草 Jigucao

本品为豆科植物广州相思子 **Abrus cantoniensis** Hance 的干燥全株。全年均可采挖，除去泥沙，干燥。

原 植 物　广州相思子 **Abrus cantoniensis** Hance in Journ. Bot. 6: 112. 1868; 中国植物志 , 40: 126, 1994; 中华人民共和国药典（1977），1: 314, 1978.

攀援灌木，高 1～2m。枝细直，平滑，被白色柔毛，老时脱落。羽状复叶互生；小叶 6～11 对，膜质，长圆形或倒卵状长圆形，长 0.5～1.5cm，宽 0.3～0.5cm，先端截形或稍凹缺，具细尖，上面被疏毛，下面被糙伏毛，叶脉两面均隆起；小叶柄短。总状花序腋生；花小，长约 6mm，聚生于花序总轴的短枝上；花梗短；花冠紫红色或淡紫色。荚果长圆形，扁平，长约 3cm，宽约 1.3cm，顶端具喙，被稀疏白色糙伏毛，成熟时浅褐色，有种子 4～5 粒。种子黑褐色，种阜蜡黄色，明显，中间有孔，边具长圆状环。花期 8 月。

产于湖南、广东、广西。生于海拔约 200m 的疏林、灌丛或山坡。

性　　状　本品根多呈圆锥形，上粗下细，有分枝，长短不一，直径 0.5～1.5cm；表面灰棕色，粗糙，有细纵纹，支根极细，有的断落或留有残基；质硬。茎丛生，长 50～100cm，直径约 0.2cm；灰棕色至紫褐色，小枝纤细，疏被短柔毛。羽状复叶互生，小叶 8～11 对，多脱落，小叶矩圆形，长 0.8～1.2cm；先端平截，有小突尖，下表面被伏毛。气微香，味微苦。

功能主治　利湿退黄，清热解毒，疏肝止痛。用于湿热黄疸，胁肋不舒，胃脘胀痛，乳痈肿痛。

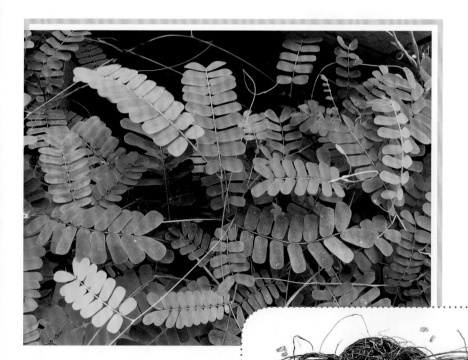

▲ 广州相思子 **Abrus cantoniensis**　闫冲　摄

▶ 鸡骨草 **Herba Abri**　陈代贤　摄

鸡冠花 Jiguanhua

FLOS CELOSIAE CRISTATAE

本品为苋科植物鸡冠花 **Celosia cristata** L. 的干燥花序。秋季花盛开时采收，晒干。

原植物 鸡冠花 **Celosia cristata** L., Sp. Pl. 205. 175; 中国植物志，25（2）：201, 1979; 中华人民共和国药典（1963），1: 134, 1964.

一年生草本，全株无毛。叶卵状披针形或披针形，长 5～13cm，宽 2～6cm，顶端渐尖，基部渐狭，叶边缘全缘。花序顶生，扁平肉质鸡冠状，中部以下多花；苞片和小苞片及花被片紫色、黄色、淡红色或红黄相间，膜质、宿存；雄蕊花丝下部合生成杯状。胞果卵形，长 3mm，盖裂，包裹在宿存花被内。花、果期 7～10 月。

我国各地均有栽培。生于海拔 900m 以下的荒坡、路边、丘陵山坡。

性状 本品为穗状花序，多扁平而肥厚，呈鸡冠状，长 8～25cm，宽 5～20cm，上缘宽，具皱褶，密生线状鳞片，下端渐窄，常残留扁平的茎。表面红色、紫红色或黄白色。中部以下密生多数小花，每花宿存的苞片和花被片均呈膜质。果实盖裂，种子扁圆肾形，黑色，有光泽。体轻，质柔韧。气微，味淡。

功能主治 收敛止血，止带，止痢。用于吐血，崩漏，便血，痔血，赤白带下，久痢不止。

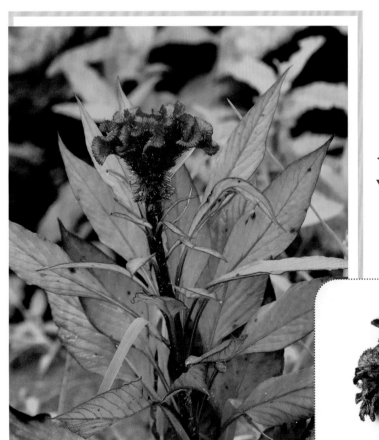

◀ 鸡冠花 Celosia cristata　周重建　摄

▼ 鸡冠花 Flos Celosiae cristatae　钟国跃　摄

青风藤 Qingfengteng

CAULIS SINOMENII ACUTI ET AL.

本品为防己科植物青藤 **Sinomenium acutum**（Thunb.）Rehd. et Wils. 和毛青藤 **Sinomenium acutum**（Thunb.）Rehd. et Wils. var. **cinereum** Rehd. et Wils. 的干燥藤茎。秋末冬初采割，扎把或切长段，晒干。

原植物

青藤 Sinomenium acutum（Thunb.）Rehd. et Wils. in Sargent, Pl. Wilson. 1: 387. 1913; 中国植物志, 30（1）: 37, 1996; 中华人民共和国药典（1977）, 1: 315, 1978.

木质大藤本，长可达 20 余米；老茎树皮有不规则纵裂纹，枝圆柱状，有规则的条纹。叶革质至纸质，心状圆形至阔卵形，长 6～15cm 或稍过之，顶端渐尖或短尖，基部常心形，有时近截平或近圆；掌状脉 5 条，很少 7 条；叶柄长 5～15cm，有条纹。圆锥花序长可达 30cm；苞片线状披针形；雄花小苞片 2；萼片背面被柔毛，外轮长圆形至狭长圆形，长 2～2.5mm，内轮近卵形；花瓣稍肉质，长 0.7～1mm；雄蕊长 1.6～2mm。核果红色至暗紫色，直径 5～6mm 或稍过之。花期夏季，果期秋末。

产于我国长江流域及其以南各省区。生于林中。

毛青藤 Sinomenium acutum（Thunb.）Rehd. et Wils. var. **cinereum**（Diels）Rehd. et Wils. in Sargent, Pl. Wils. 1: 387. 1913; 中国植物志, 30（1）: 37, 1996; 中华人民共和国药典（1977）, 1: 315, 1978.

本变种与青藤原变种形态相似。但叶表面被短绒毛，下表面灰白色，绒毛更密；花序及幼茎也具短绒毛。

分布于长江流域及其以南各地，南至广东北部。生于林中、林缘、沟边或灌丛中，攀援于树上或石山上。

性状 本品呈长圆柱形，常微弯曲，长 20～70cm 或更长，直径 0.5～2cm。表面绿褐色至棕褐色，有的灰褐色，有细纵纹和皮孔。节部稍膨大，有分枝。体轻，质硬而脆，易折断，断面不平坦，灰黄色或淡灰棕色，皮部窄，木部射线呈放射状排列，髓部淡黄白色或黄棕色。气微，味苦。

功能主治 祛风湿，通经络，利小便。用于风湿痹痛，关节肿胀，麻痹瘙痒。

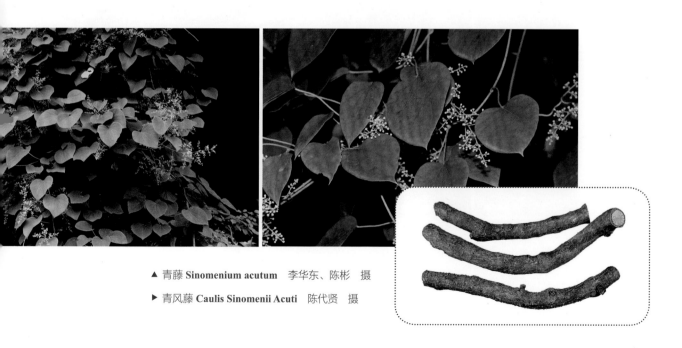

▲ 青藤 **Sinomenium acutum** 李华东、陈彬 摄

▶ 青风藤 **Caulis Sinomenii Acuti** 陈代贤 摄

青叶胆 Qingyedan

HERBA SWERTIAE ANSU MILEENSIS ET AL.

本品为龙胆科植物青叶胆 **Swertia mileensis** T. N. Ho et W. L. Shih 的干燥全草。秋季花果期采收，除去泥沙，晒干。

原植物 青叶胆 **Swertia mileensis** T. N. Ho et W. L. Shih in Acta Phytotax. Sin. 14（2）: 63, pl. 1. 1976; 中国植物志 , 62: 392, 1988; 中华人民共和国药典（1977），1: 316, 1978.

一年生草本，高 15～45cm。主根棕黄色。茎直立，四棱形，从基部起呈塔形分枝。叶无柄，叶片狭长圆形、披针形至线形，长 4～40mm，宽 1.5～10mm，先端急尖，基部楔形，具 3 脉。圆锥状聚伞花序多花，开展，侧枝生单花；花梗细，长 0.4～3cm，果时略伸长，基部具 1 对苞片；花 4 数，直径约 1cm；花萼绿色，叶状，稍短于花冠，裂片线状披针形，长 6～10mm，先端急尖，背面中脉明显；花冠淡蓝色，裂片长圆形或卵状披针形，长 7～12mm，先端急尖，具小尖头，下部具 2 个腺窝，腺窝杯状，仅顶端具短柔毛状流苏；花丝扁平，花药蓝色，椭圆形；子房卵状长圆形，花柱明显，柱头小。蒴果椭圆状卵形或长椭圆形，长达 1cm。种子棕褐色，卵球形。花、果期 9～11 月。

产于云南南部。生于海拔 1300～1650m 的山坡草丛中。

性状 本品长 15～45cm。根长圆锥形，长 2～7cm，直径约 0.2cm，有的有分枝；表面黄色或黄棕色。茎四棱形，棱角具极狭的翅，直径 0.1～0.2cm；表面黄绿色或黄棕色，下部常显红紫色，断面中空。叶对生，无柄；叶片多皱缩或破碎，完整者展平后呈条形或狭披针形，长 1～4cm，宽 0.2～0.7cm。圆锥状聚伞花序，萼片 4，条形，黄绿色；花冠 4，深裂，黄色，裂片卵状披针形，内侧基部具 2 腺窝；雄蕊 4。蒴果狭卵形，种子多数，细小，棕褐色。气微，味苦。

功能主治 清肝利胆，清热利湿。用于肝胆湿热，黄疸尿赤，胆胀胁痛，热淋涩痛。

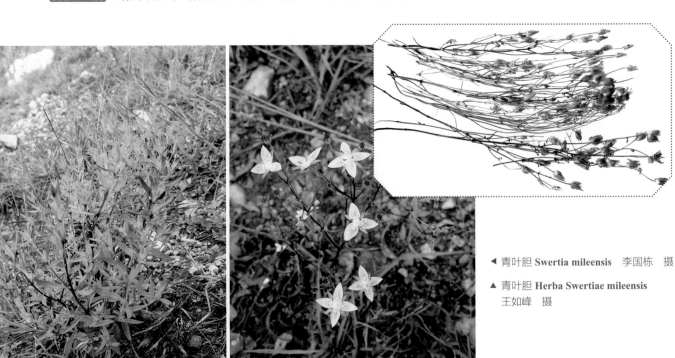

◀ 青叶胆 Swertia mileensis 李国栋 摄

▲ 青叶胆 Herba Swertiae mileensis
王如峰 摄

青皮 Qingpi

PERICARPIUM VIRIDE CITRI RETICULATAE

本品为芸香科植物橘 **Citrus reticulata** Blanco 及其栽培变种的干燥幼果或未成熟果实的果皮。5～6月收集自落的幼果，晒干，习称"个青皮"；7～8月采收未成熟的果实，在果皮上纵剖成四瓣至基部，除尽瓤瓣，晒干，习称"四花青皮"。

原植物 见"陈皮"项下。

性状

四花青皮 本品果皮剖成4裂片，裂片长椭圆形，长4～6cm，厚0.1～0.2cm。外表面灰绿色或黑绿色，密生多数油室；内表面类白色或黄白色，粗糙，附黄白色或黄棕色小筋络。质稍硬，易折断，断面外缘有油室1～2列。气香，味苦、辛。

个青皮 本品呈类球形，直径0.5～2cm。表面灰绿色或黑绿色，微粗糙，有细密凹下的油室，顶端有稍突起的柱基，基部有圆形果梗痕。质硬，断面果皮黄白色或淡黄棕色，厚0.1～0.2cm，外缘有油室1～2列。瓤囊8～10瓣，淡棕色。气清香，味酸、苦、辛。

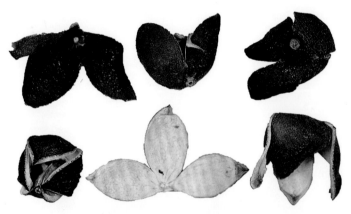

四花青皮 Pericarpium Viride Citri reticulatae　钟国跃　摄

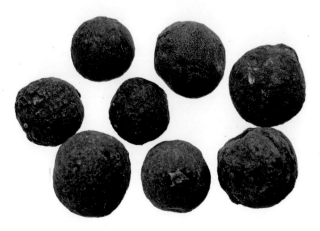

个青皮 Pericarpium Viride Citri reticulatae　陈代贤　摄

功能主治 疏肝破气，消积化滞。用于胸胁胀痛，疝气疼痛，乳癖，乳痈，食积气滞，脘腹胀痛。

青果 Qingguo

FRUCTUS CANARII

本品为橄榄科植物橄榄 **Canarium album** Raeusch. 的干燥成熟果实。秋季果实成熟时采收，干燥。

原 植 物 橄榄 **Canarium album** Rauesch. in Nom. Bot. ed. 3: 287. 1797; 中国植物志 , 43（3）: 25, 1997; 中华人民共和国药典（1963），1: 153, 1964.

乔木，高 10～35m。羽状复叶，有小叶 3～6 对，纸质至革质，披针形或椭圆形（至卵形），长 6～14cm，宽 2～5.5cm，背面有极细小疣状突起；先端渐尖至骤狭渐尖；基部楔形至圆形，偏斜，全缘；侧脉 12～16 对。花序腋生；雄花序为聚伞圆锥花序，长 15～30cm，多花；雌花序为总状，长 3～6cm，具花 12 朵以下；雄蕊 6，花丝合生 1/2 以上（在雌花中几全长合生）。果序长 1.5～15cm，果卵圆形至纺锤形，长 2.5～3.5cm，成熟时黄绿色；外果皮厚，干时有皱纹；果核渐尖，横切面圆形至六角形；种子 1～2。花期 4～5 月，果 10～12 月成熟。

分布于福建、台湾、广东、广西和云南等省区。生于海拔 1300m 以下的沟谷和山坡杂木林中。

注释：橄榄的完整学名为 **Canarium album**（Lour.）Rauesch.。

性　状 本品呈纺锤形，两端钝尖，长 2.5～4cm，直径 1～1.5cm。表面棕黄色或黑褐色，有不规则皱纹。果肉灰棕色或棕褐色，质硬。果核梭形，暗红棕色，具纵棱；内分 3 室，各有种子 1 粒。气微，果肉味涩，久嚼微甜。

功能主治 清热解毒，利咽，生津。用于咽喉肿痛，咳嗽痰黏，烦热口渴，鱼蟹中毒。

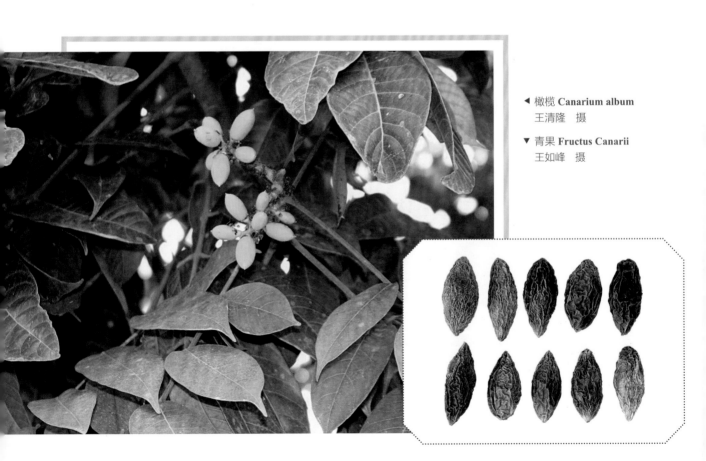

◀ 橄榄 **Canarium album**
王清隆　摄

▼ 青果 **Fructus Canarii**
王如峰　摄

青葙子 Qingxiangzi

本品为苋科植物青葙 Celosia argentea L. 的干燥成熟种子。秋季果实成熟时采割植株或摘取果穗，晒干，收集种子，除去杂质。

原植物 青葙 Celosia argentea L., Sp. Pl. 205. 1753; 中国植物志, 25（2）: 200, 1979; 中华人民共和国药典（1963）, 1: 153, 1964.

一年生草本，全株无毛；茎直立，具明显条纹。叶片披针形，长 5 ~ 8cm，宽 1 ~ 3cm，顶部急尖或渐尖，基部渐狭。花多数，密生，在茎端或枝端成单一、无分枝的塔状或圆柱状穗状花序，长 3 ~ 10cm；苞片及小苞片披针形，长 3 ~ 4mm，白色，顶端渐尖，具 1 中脉，在背部隆起；花被片矩圆状披针形，长 6 ~ 10mm，白色或顶端带红色，或全部粉红色，顶端渐尖，花丝长 5 ~ 6mm，花药紫色；子房有短柄。胞果卵形，长 3 ~ 3.5mm，包裹在宿存花被片内。种子凸透镜状肾形，直径约 1.5mm。花期 5 ~ 8 月，果期 6 ~ 10 月。

产于我国南北各省区。生于海拔 1100m 以下的路边、草丛、丘陵山坡。

性　状 本品呈扁圆形，少数呈圆肾形，直径 1 ~ 1.5mm。表面黑色或红黑色，光亮，中间微隆起，侧边微凹处有种脐。种皮薄而脆。气微，味淡。

功能主治 清肝泻火，明目退翳。用于肝热目赤，目生翳膜，视物昏花，肝火眩晕。

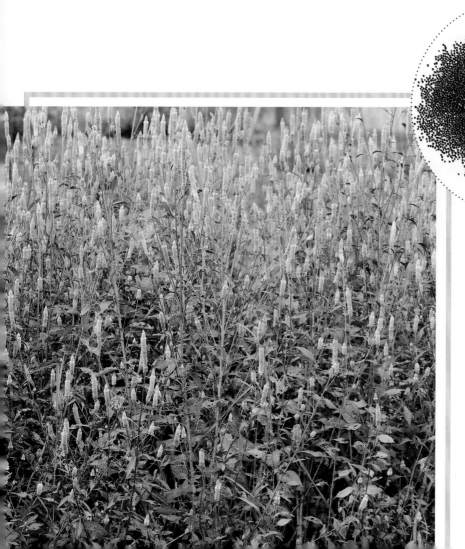

◀ 青葙 Celosia argentea　李华东　摄

▲ 青葙子 Semen Celosiae　王如峰　摄

青蒿 Qinghao

HERBA ARTEMISIAE ANNUAE

本品为菊科植物黄花蒿 **Artemisia annua** L. 的干燥地上部分。秋季花盛开时采割，除去老茎，阴干。

原植物 黄花蒿 **Artemisia annua** L., Sp. Pl. 847. 1753; 中国植物志, 76（2）: 62, 1991; 中华人民共和国药典（1963），1: 154, 1964.

一年生草本；有浓烈的挥发性香气。高 100~200cm，多分枝；茎、枝、叶两面及总苞片背面无毛或初时背面微有极稀疏短柔毛，后脱落无毛。叶纸质，绿色；茎下部叶宽卵形或三角状卵形，长 3~7cm，宽 2~6cm，绿色，两面具细小脱落性的白色腺点及细小凹点，三至四回栉齿状羽状深裂，侧有裂片 5~8（~10）对，再次分裂，叶柄长 1~2cm，基部有半抱茎的假托叶；中部叶二至三回栉齿状的羽状深裂，具短柄；上部叶与苞片叶一至二回栉齿状羽状深裂，近无柄。头状花序球形，多数，有短柄，基部有线形的小苞叶，排成总状或复总状花序，并在茎上组成开展、尖塔形的圆锥花序；总苞片 3~4 层，内、外层近等长，外层总苞片卵形或狭长椭圆形，中肋绿色，边膜质，中、内层总苞片宽卵形或卵形，花序托凸起，半球形，花深黄色，雌花 10~18 朵，花冠狭管状；两性花 10~30 朵，结实或中央少数花不结实，花冠管状。瘦果小，椭圆状卵形。花、果期 8~11 月。

我国各省区均产。生于海拔 3000m 以下的地区、草原、森林草原、半荒漠地、路旁、山坡、林缘等处。

性状 本品茎呈圆柱形，上部多分枝，长 30~80cm，直径 0.2~0.6cm；表面黄绿色或棕黄色，具纵棱线；质略硬，易折断，断面中部有髓。叶互生，暗绿色或棕绿色，卷缩易碎，完整者展平后为三回羽状深裂，裂片和小裂片矩圆形或长椭圆形，两面被短毛。气香特异，味微苦。

功能主治 清虚热，除骨蒸，解暑热，截疟，退黄。用于温邪伤阴，夜热早凉，阴虚发热，骨蒸劳热，暑邪发热，疟疾寒热，湿热黄疸。

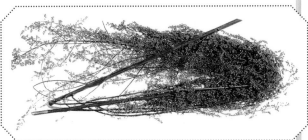

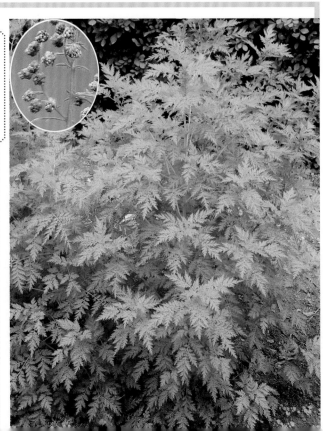

▶ 黄花蒿 **Artemisia annua** 王清隆 摄

▲ 青蒿 Herba Artemisiae annuae 陈代贤 摄

青黛 Qingdai

INDIGO NATURALIS

　　本品为爵床科植物马蓝 **Baphicacanthus cusia**（Nees）Bremek.、蓼科植物蓼蓝 **Polygonum tinctorium** Ait. 或十字花科植物菘蓝 **Isatis indigotica** Fort. 的叶或茎叶经加工制得的干燥粉末、团块或颗粒。

原植物

马蓝 Baphicacanthus cusia（Nees）Bremek in Verh. Ned Akad. Wetensch. Afd. Naturk. Sect. 2. 41（1）: 59, 190. 1944; 中国植物志, 70: 113, 2002; 中华人民共和国药典（1977）, 1: 320, 1978.——*B. cusia* Bremek, 中华人民共和国药典（1963）, 1: 155, 1964.

　　多年生草本，高达 1m。地上茎基部稍木质化，略带方形，多分枝。叶对生；叶柄长 1~4cm；叶片倒卵状椭圆形或卵状椭圆形，长 7~20cm，宽 4~8cm；先端急尖，边缘有浅锯齿或波状齿或全缘。穗状花序，通常具 2~3 节，每节具两朵对生的花。花萼裂片 5，条形，长 1.7~2cm，通常一片较大，呈匙形，无毛；花冠漏斗状，淡紫色，长 4.5~5.5cm，5 裂近相等，长 6~7mm，先端微凹；雄蕊 4，2 强；子房上位，花柱细长。蒴果长约 2.2cm。种子 4 颗，有微毛。花期 6~10 月，果期 7~11 月。

　　产于江苏、浙江、福建、湖北、广东、广西、四川、贵州、云南等地。生于山地、林缘潮湿的地方。野生或栽培。

蓼蓝 Polygonum tinctorium Ait. in Hort. Kew. 2: 31. 1789; 中国植物志, 25（1）: 26, 1998; 中华人民共和国药典（1977）, 1: 320, 1978.——*P. tinctorium* Lour., 中华人民共和国药典（1963）, 1: 155, 1964.

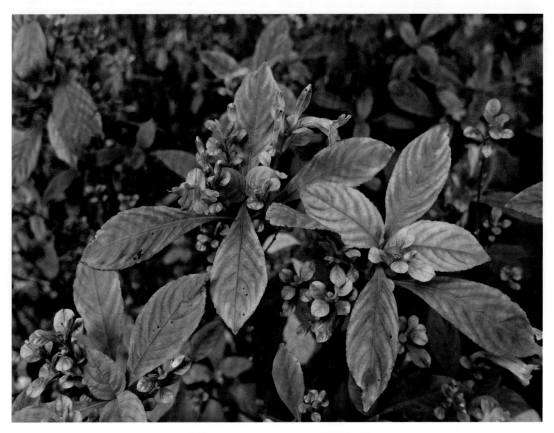

马蓝 **Baphicacanthus cusia**　赵鑫磊　摄

一年生草本，高 50~80cm。茎圆柱形，分枝或不分枝，无毛，具明显的节。单叶互生；叶柄长 5~10mm；基部有鞘状膜质托叶，淡褐色，先端截形，边缘长睫毛；叶片卵形或卵状披针形，长 3~8cm，宽 1.5~5.5cm，先端钝，基部圆形或楔形，全缘，有缘毛，干后两面均蓝绿色。穗状花序顶生或腋生，长 2~5cm，排列紧密；苞片钟形，近革质，有睫毛，每苞内含花 3~5；花被 5 裂，裂片倒卵形，淡红色；雄蕊 6~8；雌蕊 1，花柱不伸出，柱头 3 叉。瘦果椭圆状，具三棱，包于宿存花被内。花期 7~9 月，果期 8~10 月。

产于辽宁、河北、陕西、山东等地。生于旷野或水沟边。

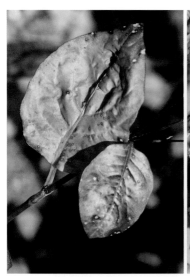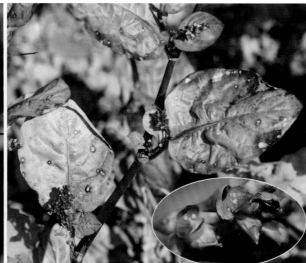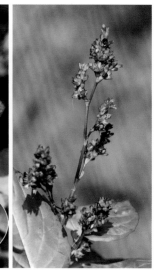

蓼蓝 **Polygonum tinctorium** 朱鑫鑫 摄

菘蓝 见"大青叶"项下。

性　状 本品为深蓝色的粉末，体轻，易飞扬；或呈不规则多孔性的团块、颗粒，用手搓捻即成细末。微有草腥气，味淡。

功能主治 清热解毒，凉血消斑，泻火定惊。用于温毒发斑，血热吐衄，胸痛咳血，口疮，痄腮，喉痹，小儿惊痫。

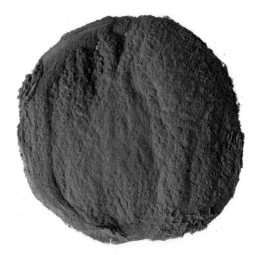

青黛 **Indigo Naturalis** 王如峰 摄

玫瑰花 Meiguihua

FLOS ROSAE RUGOSAE

本品为蔷薇科植物玫瑰 **Rosa rugosa** Thunb. 的干燥花蕾。春末夏初花将开放时分批采摘，及时低温干燥。

原植物 玫瑰 **Rosa rugosa** Thunb., Fl. Jap. 213. 1784; 中国植物志 , 37: 401, 1985; 中华人民共和国药典（1963）, 1: 151, 1964.

直立灌木，高可达 2m；茎丛生；小枝密被绒毛并有针刺和腺毛，有直立或弯曲的淡黄色皮刺，皮刺密被绒毛。小叶片 5 ~ 9，连叶柄长 5 ~ 13cm；叶柄和叶轴密被绒毛和腺毛；托叶大部贴生于叶柄，离生部分卵形，边缘有带腺锯齿，外面被绒毛；小叶片椭圆形或椭圆状倒卵形，长 1.5 ~ 4.5cm，宽 1 ~ 2.5cm，上面无毛，叶脉下陷，有褶皱，下面中脉突起，被绒毛和腺毛，有时腺毛不明显，基部圆形或宽楔形，边缘有尖锐锯齿，先端急尖或圆钝。花单生于叶腋或数朵簇生；苞片卵形，外被绒毛；花梗长 5 ~ 25mm，密被绒毛和腺毛；花直径 4 ~ 5.5cm；萼筒和萼片外面密被柔毛和腺毛；花瓣倒卵形，重瓣至半重瓣，芳香，紫红色至白色；花柱离生。果实扁球形，直径 2 ~ 2.5cm，砖红色，平滑；萼片宿存。花期 5 ~ 6 月，果期 8 ~ 9 月。

我国各地均有栽培。

性状 本品略呈半球形或不规则团状，直径 0.7 ~ 1.5cm。残留花梗上被细柔毛，花托半球形，与花萼基部合生；萼片 5，披针形，黄绿色或棕绿色，被有细柔毛；花瓣多皱缩，展平后宽卵形，呈覆瓦状排列，紫红色，有的黄棕色；雄蕊多数，黄褐色；花柱多数，柱头在花托口集成头状，略突出，短于雄蕊。体轻，质脆。气芳香浓郁，味微苦涩。

功能主治 行气解郁，和血，止痛。用于肝胃气痛，食少呕恶，月经不调，跌扑伤痛。

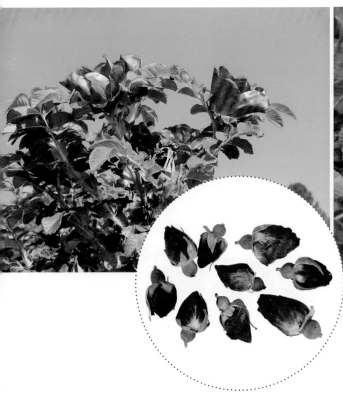

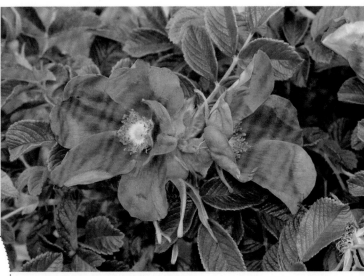

▲ 玫瑰 Rosa rugosa 周繇 摄

◀ 玫瑰花 Flos Rosae rugosae 陈代贤 摄

苦木 Kumu

本品为苦木科植物苦木 **Picrasma quassioides**（D. Don）Benn. 的干燥枝和叶。夏、秋二季采收，干燥。

原植物 苦木 **Picrasma quassioides**（D. Don）Benn., Pl. Jav. Rar. 198. 1844; 中国植物志，43（3）: 7, 1997; 中华人民共和国药典（1977），1: 323, 1978.

落叶乔木，高达 10 余米；树皮紫褐色，平滑，有灰色斑纹，全株有苦味。叶互生，奇数羽状复叶，长 15～30cm；小叶 9～15，卵状披针形或广卵形，边缘具不整齐的粗锯齿，先端渐尖，基部楔形，除顶生叶外，其余小叶基部均不对称。花雌雄异株，组成腋生复聚伞花序，花序轴密被黄褐色微柔毛；萼片小，通常 5，偶 4，卵形或长卵形，外面被黄褐色微柔毛，覆瓦状排列；花瓣与萼片同数，卵形或阔卵形，两面中脉附近有微柔毛；雄花中雄蕊长为花瓣的 2 倍，与萼片对生，雌花中雄蕊短于花瓣；花盘 4～5 裂；心皮 2～5，分离，每心皮有 1 胚珠。核果成熟后蓝绿色，长 6～8mm，宽 5～7mm，种皮薄，萼宿存。花期 4～5 月，果期 6～9 月。

产于黄河流域及其以南各省区。生于海拔（1400～）1650～2400m 的山地杂木林中。

性　状 本品枝呈圆柱形，长短不一，直径 0.5～2cm；表面灰绿色或棕绿色，有细密的纵纹和多数点状皮孔；质脆，易折断，断面不平整，淡黄色，嫩枝色较浅且髓部较大。叶为单数羽状复叶，易脱落；小叶卵状长椭圆形或卵状披针形，近无柄，长 4～16cm，宽 1.5～6cm；先端锐尖，基部偏斜或稍圆，边缘具钝齿；两面通常绿色，有的下表面淡紫红色，沿中脉有柔毛。气微，味极苦。

功能主治 清热解毒，祛湿。用于风热感冒，咽喉肿痛，湿热泻痢，湿疹，疮疖，蛇虫咬伤。

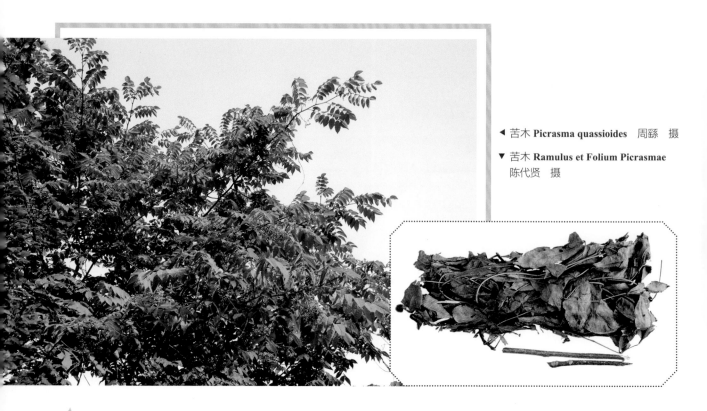

◄ 苦木 Picrasma quassioides　周繇　摄

▼ 苦木 Ramulus et Folium Picrasmae
陈代贤　摄

苦玄参 Kuxuanshen

HERBA PICRIAE

本品为玄参科植物苦玄参 **Picria fel-terrae** Lour. 的干燥全草。秋季采收，除去杂质，晒干。

原植物 苦玄参 **Picria fel-terrae** Lour., Fl. Cochinch. 392. 1970; 中国植物志, 67（2）: 115, 1979; 中华人民共和国药典（2010）, 1: 186, 2010.

草本，长达 1m，基部匍匐或倾卧，节上生根。枝被短糙毛。叶对生，卵形，有时近圆形，长达 5.5cm，宽达 3cm，先端急尖，基部通常多少不等，边缘具圆钝齿，上面密被粗糙的短毛，下面脉上被糙毛；叶柄长达 1.8cm。花序总状，有花 4～8；花梗长 1cm；花萼裂片 4，前后方裂片均为长圆状卵形，果期长达 14mm，宽达 10mm，其中前方一枚较小，常 2 浅裂，侧方 2 片近线形，较短；花冠白色或红褐色，长约 12mm，花冠筒长约 6.5mm，上唇直立，近长方形，长约 4.5mm，下唇宽阔，长约 6.5mm。雄蕊 4。蒴果卵圆形，长 5～6mm。

产于广东、广西、贵州和云南南部。生于海拔 750～1400m 的疏林中或荒野中。

性状 本品须根细小。茎略呈方柱形，节稍膨大，多分枝，长 30～80cm，直径 1.5～2.5mm，黄绿色，老茎略带紫色；折断面纤维性，髓部中空。单叶对生，多皱缩，完整者展平后呈卵形或卵圆形，长 3～5cm，宽 2～3cm，黄绿色至灰绿色；先端锐尖，基部楔形，边缘有圆钝锯齿。叶柄长 1～2cm。全体被短糙毛。总状花序顶生或腋生，花萼裂片 4，外 2 片较大，卵圆形，内 2 片细小，条形；花冠唇形。蒴果扁卵形，包于宿存的萼片内。种子细小，多数。气微，味苦。

功能主治 清热解毒，消肿止痛。用于风热感冒，咽喉肿痛，喉痹，痄腮，脘腹疼痛，痢疾，跌打损伤，疖肿，毒蛇咬伤。

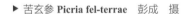
▶ 苦玄参 **Picria fel-terrae** 彭成 摄
▼ 苦玄参 **Herba Picriae** 许炳强 摄

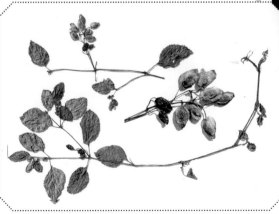

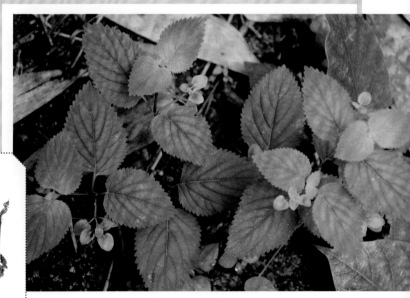

苦地丁 Kudiding

HERBA CORYDALIS BUNGEANAE

本品为罂粟科植物地丁草 **Corydalis bungeana** Turcz. 的干燥全草。夏季花果期采收，除去杂质，晒干。

原植物 地丁草 **Corydalis bungeana** Turcz. in Bull. Soc. Nat. Mosc. 19: 62. 1846; 中国植物志 , 32: 396, 1999; 中华人民共和国药典（1977），1: 323, 1978.

二年生灰绿色草本，高 10～50cm，具主根。茎自基部铺散分枝。基生叶多数，长 4～8cm，叶柄约与叶片等长，基部多少具鞘，边缘膜质；叶片上面绿色，下面苍白色，二至三回羽状全裂，一回羽片 3～5 对，具短柄，二回羽片 2～3 对，顶端分裂成披针形短小的裂片。总状花序长 1～6cm，多花；苞片叶状，具柄至近无柄，明显长于长梗；花粉红色至淡紫色，平展，较小；上花瓣长 1.1～1.4cm；距长约 4～5mm；蜜腺体约占距长的 2/3；内花瓣顶端深紫色；柱头小，圆肾形，两侧基部稍下延。蒴果椭圆形，下垂，约长 1.5～2cm，具 2 列种子。种子直径 2～2.5mm；种阜鳞片状。

产于吉林、辽宁、河北、山东、河南、山西、陕西、甘肃、宁夏、内蒙古、湖南、江苏。生于近海平面至 1500m 的多石坡地或河水泛滥地段。

性状 本品皱缩成团，长 10～30cm。主根圆锥形，表面棕黄色。茎细，多分枝，表面灰绿色或黄绿色，具 5 纵棱，质软，断面中空。叶多皱缩破碎，暗绿色或灰绿色，完整叶片二至三回羽状全裂。花少见，花冠唇形，有距，淡紫色。蒴果扁长椭圆形，呈荚果状。种子扁心形，黑色，有光泽。气微，味苦。

功能主治 清热解毒，散结消肿。用于时疫感冒，咽喉肿痛，疔疮肿痛，痈疽发背，痄腮丹毒。

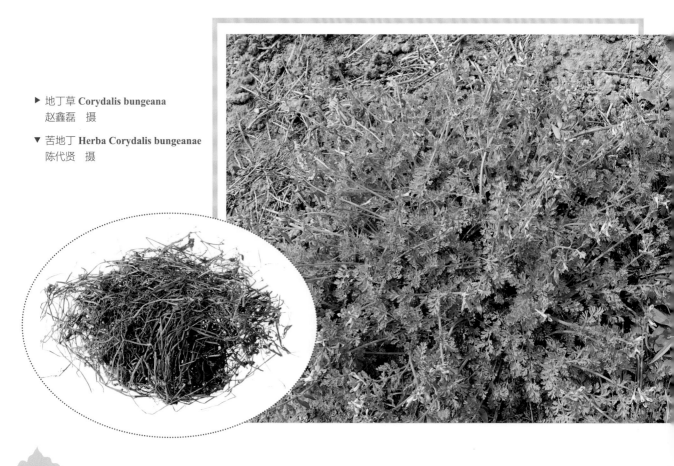

▶ 地丁草 Corydalis bungeana
　赵鑫磊　摄

▼ 苦地丁 Herba Corydalis bungeanae
　陈代贤　摄

苦杏仁 Kuxingren

SEMEN ARMENIACAE AMARUM

　　本品为蔷薇科植物山杏 **Prunus armeniaca** L. var. **ansu** Maxim. 、西伯利亚杏 **Prunus sibirica** L. 、东北杏 **Prunus mandshurica**（Maxim.）Koehne 或杏 **Prunus armeniaca** L. 的干燥成熟种子。夏季采收成熟果实，除去果肉和核壳，取出种子，晒干。

原 植 物

山杏 Prunus armeniaca L. var. **ansu** Maxim. in Bull. Acad. Sci. St. Petersb. 29: 87. 1883; 中国植物志 , 38: 26, 1986; 中华人民共和国药典（1953）, 1: 122, 1953.

　　灌木或小乔木，高 2～5m。叶卵形或近圆形，长（3～）5～10cm，宽（2.5～）4～7cm。花单生，直径 1.5～2cm；萼片长圆状椭圆形，先端尖；花瓣近圆形或倒卵形，白色或粉红色。果实扁球形，红色，直径 1.5～2.5cm，两侧扁，果肉薄而干燥，熟时开裂，味酸涩，不堪食。核易与果肉分离，基部一侧不对称，平滑。花期 3～4 月，果期 6～7 月。

　　产于东北、华北和甘肃等地。生于海拔 700～2000m 的干燥向阳、丘陵、草原。

西伯利亚杏 Prunus sibirica L. Sp. Pl. 474. 1753; 中国植物志 , 38: 27, 1986; 中华人民共和国药典（1963）, 1: 158, 1964.

　　树体矮小，高 2～5m，树姿开张。枝密生，多针刺。叶较小，圆形或卵圆形，长（3～）5～10cm，宽（2.5～）4～7cm，叶缘有锯齿细钝。花单生，粉红或白色。果实扁球形；皮黄色或橘红色，常具红晕，被短柔毛；肉薄，干韧，味酸涩，不堪食，熟后沿腹缝线开裂。离核，核小，核面光滑。

　　产于黑龙江、吉林、辽宁、内蒙古、甘肃、河北、山西等。生于干燥向阳的丘陵山坡。

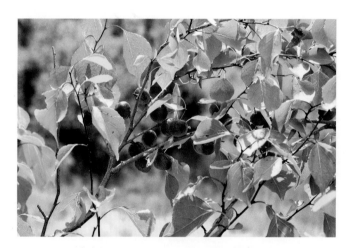

山杏 **Prunus armeniaca** var. **ansu** 　周繇　摄

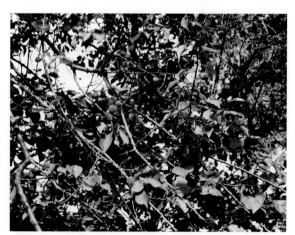

西伯利亚杏 **Prunus sibirica** 　李华东　摄

东北杏 Prunus mandshurica（Maxim.）Koehne, Dents. Dendr. 318. 1893; 中国植物志 , 38: 30, 1986; 中华人民共和国药典（1977）, 1: 324, 1978.

　　大乔木，高 5～15m。幼枝无毛。叶宽椭圆形或宽卵形，长 6～12cm，宽 3～8cm。花粉红色或白色；雄蕊多数；子房密被柔毛。核果近球形，直径 1.5～2.6cm，黄色；核近球形或宽椭圆形，长 13～18mm，宽 11～18mm，粗糙，边缘钝。花期 4 月，果期 5～7 月。

产于吉林、辽宁等地。生于海拔 400～1000m 的开阔的向阳山坡灌木林或杂木林下。

杏 Prunus armeniaca L., Sp. Pl. 474. 1753; 中国植物志, 38: 25, 1986; 中华人民共和国药典（1963），1: 158, 1964.

落叶小乔木，高 4～10cm；树皮暗红棕色，纵裂。单叶互生；叶片圆卵形或宽卵形，长 5～9cm，宽 4～8cm。春季先叶开花，花单生枝端，着生较密，稍似总状；花几无梗，花萼基部成筒状，紫绿色，外面被短柔毛，上部 5 裂，花后反折；花瓣 5，白色或浅粉红色，圆形至宽倒卵形，具短爪；雄蕊多数，着生萼筒边缘；雌蕊单心皮，着生萼筒基部。核果圆形，稀倒卵形，直径 2.5cm 以上。种子 1，心状卵形，浅红色。花期 3～4 月，果期 6～7 月。

分布于全国各地，多系栽培。在新疆伊犁一带有野生。

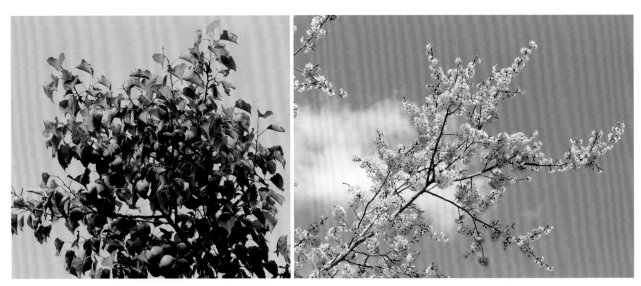

东北杏 **Prunus mandshurica** 周繇 摄

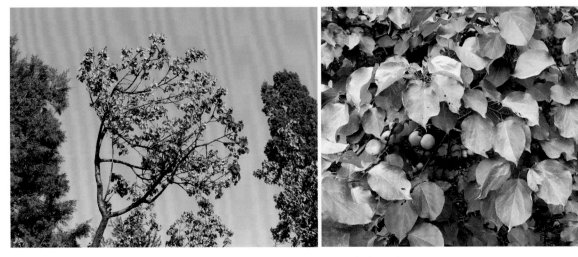

杏 **Prunus armeniaca** 赵鑫磊 摄

注释：在《中国植物志》以上4个种学名分别修订如下：山杏的学名 **Prunus armeniaca** L. var. **ansu** Maxim**.** 修订为 **Armeniaca vulgaris** L. var. **ansu**（Maxim.）Yu et Lu；西伯利亚杏 **Prunus sibirica** L. 修订为 **Armeniaca sibirica**（L.）Lam.；东北杏 **Prunus mandshurica**（Maxim.）Koehne 修订为 **Armeniaca mandshurica**（Maxim.）Skv.；杏 **Prunus armeniaca** L. 修订为 **Armeniaca vulgaris** Lam.。

性　　状　本品呈扁心形，长1～1.9cm，宽0.8～1.5cm，厚0.5～0.8cm。表面黄棕色至深棕色，一端尖，另端钝圆，肥厚，左右不对称，尖端一侧有短线形种脐，圆端合点处向上具多数深棕色的脉纹。种皮薄，子叶2，乳白色，富油性。气微，味苦。

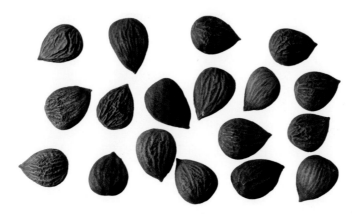

苦杏仁 Semen Armeniacae mandshuricae Amarum　康帅　摄

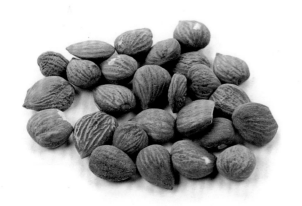

苦杏仁 Semen Armeniacae sibiricae Amarum　王海　摄

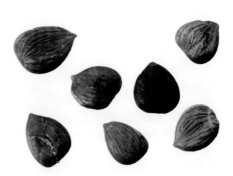

苦杏仁 Semen Armeniacae vulgaris Amarum　张继　摄

功能主治　降气止咳平喘，润肠通便。用于咳嗽气喘，胸满痰多，肠燥便秘。

苦参 Kushen

本品为豆科植物苦参 **Sophora flavescens** Ait. 的干燥根。春、秋二季采挖，除去根头和小支根，洗净，干燥，或趁鲜切片，干燥。

原植物 苦参 **Sophora flavescens** Alt., Hort. Kew（W. Aiton）2: 43. 1789; 中国植物志 , 40: 81, 1994; 中华人民共和国药典（1963），1: 159, 1964.

草本或亚灌木，稀呈灌木状，通常高 1m 左右，稀达 2m。茎具纹棱。羽状复叶长达 25cm；托叶披针状线形，渐尖，长约 6～8mm；小叶 6～12 对，互生或近对生，纸质，形状多变，椭圆形、卵形、披针形至披针状线形，长 3～4（～6）cm，宽（0.5～）1.2～2cm，先端钝或急尖，基部宽楔形或浅心形。中脉下面隆起。总状花序顶生，长 15～25cm；花多数；花梗纤细，长约 7mm；苞片线形，长约 2.5mm；花萼钟状，明显歪斜，具波状齿或近截平，长约 5mm，宽约 6mm，疏被短柔毛；花冠比花萼长 1 倍，白色或淡黄白色，旗瓣倒卵状匙形，长 14～15mm，宽 6～7mm，先端圆形或微缺，基部渐狭成柄，柄宽 3mm，翼瓣单侧生，强烈皱褶几达瓣片的顶部，柄与瓣片近等长，长约 13mm，龙骨瓣与翼瓣相似，稍宽，宽约 4mm，雄蕊 10，分离或近基部稍连合；子房近无柄，被淡黄白色柔毛，花柱稍弯曲，胚珠多数。荚果长 5～10cm，种子间稍缢缩，呈不明显串珠状，成熟后开裂成 4 瓣，有种子 1～5 粒；种子长卵形，稍压扁，深红褐色或紫褐色。花期 6～8 月，果期 7～10 月。

产于我国南北各省区。生于海拔 1500m 以下的山坡、沙地草坡灌木林中或田野附近。

性状 本品呈长圆柱形，下部常有分枝，长 10～30cm，直径 1～6.5cm。表面灰棕色或棕黄色，具纵皱纹和横长皮孔样突起，外皮薄，多破裂反卷，易剥落，剥落处显黄色，光滑。质硬，不易折断，断面纤维性；切片厚 3～6mm；切面黄白色，具放射状纹理和裂隙，有的具异型维管束呈同心性环列或不规则散在。气微，味极苦。

功能主治 清热燥湿，杀虫，利尿。用于热痢，便血，黄疸尿闭，赤白带下，阴肿阴痒，湿疹，湿疮，皮肤瘙痒，疥癣麻风；外治滴虫性阴道炎。

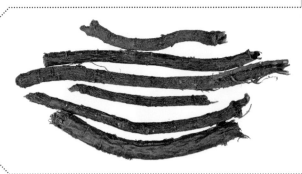

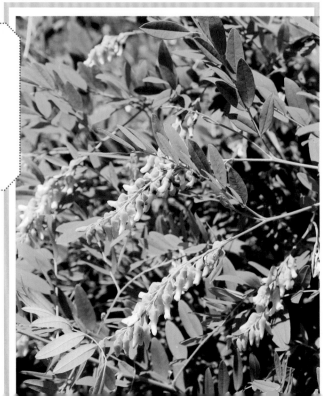

▶ 苦参 Sophora flavescens　张英涛　摄

▲ 苦参 Radix Sophorae flavescentis
　郭庆梅　摄

苦楝皮 Kulianpi

CORTEX MELIAE TOOSENDAN ET AL.

本品为楝科植物川楝 **Melia toosendan** Sieb. et Zucc. 或楝 **Melia azedarach** L. 的干燥树皮和根皮。春、秋二季剥取，晒干，或除去粗皮，晒干。

原 植 物

川楝 Melia toosendan Sieb. et Zucc. in Abh. Akad. Muench. 4（2）：159. 1845；中国植物志，43（3）：102，1997；中华人民共和国药典（1963），1: 159-160，1964.

乔木，高达 10m。树皮灰褐色；幼枝密被星状鳞片。二至三回奇数羽状复叶，长约 35～45cm；每一羽片有小叶 4～5 对；小叶椭圆状披针形，长 4～10cm，宽 2～4cm，全缘或少有疏锯齿。圆锥花序小枝顶端腋生；花萼灰绿色，萼片 5～6；花瓣 5～6，淡紫色；雄蕊 10 或 12，花丝合生成筒。核果大，椭圆形或近球形，长约 3cm，黄色或粟棕色，果皮为坚硬木质，有棱，6～8 室，种子长椭圆形，扁平。花期 3～4 月，果期 9～11 月。

产于甘肃、河南、湖北、湖南、广西、四川、贵州、云南等地。生于海拔 500～2100m 的杂木林和疏林内或平坝、丘陵地带湿润处，常栽培于村旁附近或公路边。

楝 Melia azedarach L., Sp. Pl. 384. 1753；中国植物志，43（3）：100，1997；中华人民共和国药典（1963），1: 159，1964.

落叶乔木，高 15～20m。树皮暗褐色，纵裂，老枝紫色，有多数细小皮孔。二至三回奇数羽状复叶长 20～40cm，互生；小叶卵形至椭圆形，长 3～7cm，宽 2～3cm，先端长尖，基部宽楔形或圆形，边缘有钝尖锯齿，上面深绿色，下面淡绿色，幼时有星状毛，稍后除叶脉上有白毛外，余均无毛。圆锥花序腋生或顶生；花淡紫色，长约 1cm；花萼 5 裂，裂片卵形或长圆状卵形，两面均有毛；花瓣 5，平展或反曲，倒卵状匙形；雄蕊管通常暗紫色，长约 7～8mm；子房上位。核果圆卵形或近球形，长 1.5～2cm，淡黄色，4～5 室，每室具 1 颗种子。花期 4～5 月，果熟期 10～11 月。

产于华北、华中、华东、西南部分省区。生于旷野或路旁，常栽培于屋前房后。

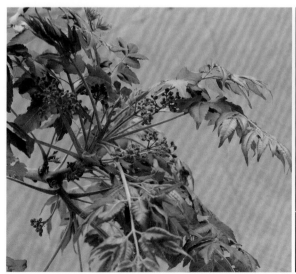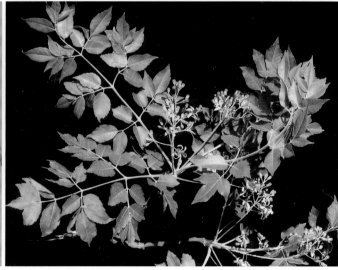

川楝 **Melia toosendan** 赵鑫磊、徐克学 摄

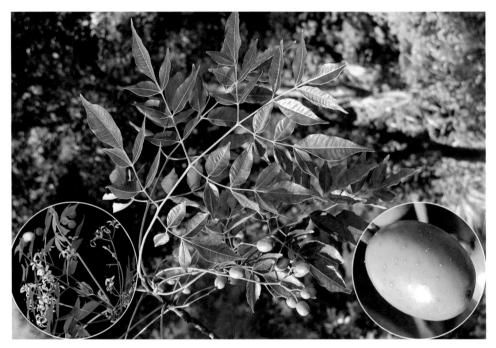

棟 **Melia azedarach** 徐克学 摄

性　　状 本品呈不规则板片状、槽状或半卷筒状，长宽不一，厚 2～6mm。外表面灰棕色或灰褐色，粗糙，有交织的纵皱纹和点状灰棕色皮孔，除去粗皮者淡黄色；内表面类白色或淡黄色。质韧，不易折断，断面纤维性，呈层片状，易剥离。气微，味苦。

功能主治 杀虫，疗癣。用于蛔虫病，蛲虫病，虫积腹痛；外治疥癣瘙痒。

苦楝皮 **Cortex Meliae toosendan** 郭庆梅 摄

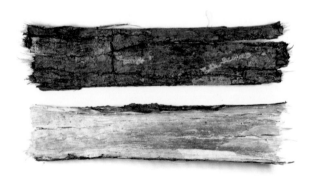

苦楝皮 **Cortex Meliae azedarach** 钟国跃 摄

苘麻子 Qingmazi

SEMEN ABUTILI

本品为锦葵科植物苘麻 **Abutilon theophrasti** Medic. 的干燥成熟种子。秋季采收成熟果实，晒干，打下种子，除去杂质。

原 植 物　苘麻 **Abutilon theophrasti** Medic., Malv. 28, 1787; 中国植物志，49（2）: 36, 1984; 中华人民共和国药典（1977），1: 328, 1978.

　　一年生亚灌木状草本，高达 1～2m，茎枝被柔毛。叶互生，圆心形，长 5～10cm，先端长渐尖，基部心形，边缘具细圆锯齿，两面均密被星状柔毛；叶柄长 3～12cm，被星状细柔毛；托叶早落。花单生于叶腋，花梗长 1～3cm，被柔毛，近顶端具节；花萼杯状，密被短柔毛，裂片 5，卵形，长约 6mm；花黄色，花瓣倒卵形，长约 1cm；雄蕊柱平滑无毛，心皮 15～20，顶端平截，具扩展、被毛的长芒 2，排列成轮状，密被柔毛。蒴果半球形，直径约 2cm，长约 1.2cm，分果片 15～20，被粗毛，顶端具长芒 2；种子肾形，褐色，被星状柔毛。花期 7～8 月。

　　我国除青藏高原外，其他各省区均产。常生于路旁、荒地和田野间。

性　　状　本品呈三角状肾形，长 3.5～6mm，宽 2.5～4.5mm，厚 1～2mm。表面灰黑色或暗褐色，有白色稀疏绒毛，凹陷处有类椭圆状种脐，淡棕色，四周有放射状细纹。种皮坚硬，子叶 2，重叠折曲，富油性。气微，味淡。

功能主治　清热解毒，利湿，退翳。用于赤白痢疾，淋证涩痛，痈肿疮毒，目生翳膜。

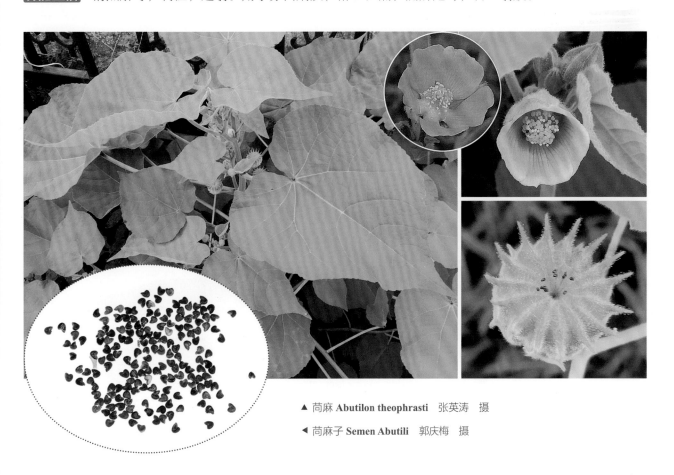

　　▲ 苘麻 Abutilon theophrasti　张英涛　摄
　　◀ 苘麻子 Semen Abutili　郭庆梅　摄

枇杷叶 Pipaye

FOLIUM ERIOBOTRYAE

本品为蔷薇科植物枇杷 **Eriobotrya japonica**（Thunb.）Lindl. 的干燥叶。全年均可采收，晒至七、八成干时，扎成小把，再晒干。

原植物 枇杷 **Eriobotrya japonica**（Thunb.）Lindl. in Trans. Linn. Soc. 13: 102. 1822; 中国植物志, 36: 262, 1974; 中华人民共和国药典（1977），1: 330, 1978.——*E. japonica* Lindl., 中华人民共和国药典（1963），1: 160, 1964.

常绿小乔木，高可达 10m；小枝密生锈色或灰棕色绒毛。托叶钻形，有毛；叶柄短或几无柄，长 6～10mm，有灰棕色绒毛；叶片革质，披针形、倒披针形、倒卵形或椭圆状长圆形，长 12～30cm，宽 3～9cm，上面光亮，多皱，下面密被灰棕色绒毛，侧脉 11～21 对，基部楔形或渐狭成叶柄，上部边缘有疏锯齿，基部全缘，先端急尖或渐尖。圆锥花序顶生，长 10～19cm，具多花，花序轴和花梗密生锈色绒毛；花梗长 2～8mm；苞片钻形，长 2～5mm，密生锈色绒毛；花直径 12～20mm；萼筒浅杯状；萼片三角状卵形，和萼筒外面被锈色绒毛；花瓣白色，长圆形或卵形；基部有锈色绒毛；雄蕊 20，远短于花瓣；花柱 5，离生，子房顶端有锈色柔毛，5 室，每室 2 胚珠。果实球形或长圆形，直径 2～5cm，黄色或橘黄色，外被锈色柔毛。种子 1～5，球形或扁球形，褐色，光亮，种皮纸质。花期 10～12 月，果期 5～6 月。

产于甘肃、陕西、河南、江苏、安徽、浙江、江西、湖北、湖南、四川、云南、贵州、广西、广东、福建、台湾。各地广泛栽培。

性状 本品呈长圆形或倒卵形，长 12～30cm，宽 4～9cm。先端尖，基部楔形，边缘有疏锯齿，近基部全缘。上表面灰绿色、黄棕色或红棕色，较光滑；下表面密被黄色绒毛，主脉于下表面显著突起，侧脉羽状；叶柄极短，被棕黄色绒毛。革质而脆，易折断。气微，味微苦。

功能主治 清肺止咳，降逆止呕。用于肺热咳嗽，气逆喘急，胃热呕逆，烦热口渴。

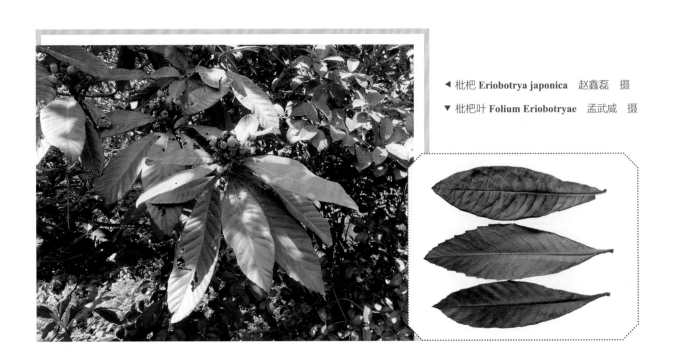

◀ 枇杷 Eriobotrya japonica　赵鑫磊　摄

▼ 枇杷叶 Folium Eriobotryae　孟武威　摄

板蓝根 Banlangen

本品为十字花科植物菘蓝 **Isatis indigotica** Fort. 的干燥根。秋季采挖，除去泥沙，晒干。

原植物 见"大青叶"项下。

性　状 本品呈圆柱形，稍扭曲，长 10～20cm，直径 0.5～1cm。表面淡灰黄色或淡棕黄色，有纵皱纹、横长皮孔样突起及支根痕。根头略膨大，可见暗绿色或暗棕色轮状排列的叶柄残基和密集的疣状突起。体实，质略软，断面皮部黄白色，木部黄色。气微，味微甜后苦涩。

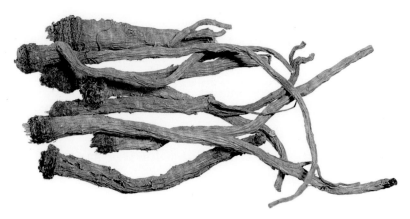

板蓝根 **Radix Isatidis**　郭月秋　摄

功能主治 清热解毒，凉血利咽。用于温疫时毒，发热咽痛，温毒发斑，痄腮，烂喉丹痧，大头瘟疫，丹毒，痈肿。

松花粉 Songhuafen

POLLEN PINI MASSONIANAE ET AL.

本品为松科植物马尾松 **Pinus massoniana** Lamb.、油松 **Pinus tabuliformis** Carr. 或同属数种植物的干燥花粉。春季花刚开时，采摘花穗，晒干，收集花粉，除去杂质。

原 植 物

马尾松 Pinus massoniana Lamb. in Descr. Gen. Pinus 1: 17. t. 12. 1803; 中国植物志, 7: 263, 1978; 中华人民共和国药典（1963）, 1: 161, 1964.

乔木，高达 45m。树皮红褐色，下部灰褐色，裂成不规则的鳞状块片；枝条每年生长 1 轮；一年生枝淡黄褐色，无白粉，稀有白粉，无毛；冬芽褐色，圆柱状，顶端尖。针叶 2 针（稀 3 针）一束，长 12～20cm，细柔，微扭曲，两面有气孔线，边缘有细齿；叶内树脂道约 4～8 个，边生。雄球花聚生于新枝下部，穗状，长 6～15cm；雌球花单生或 2～4 个聚生于新枝近顶端。球果卵圆形或圆锥状卵圆形，长 4～7cm，直径 2.5～4cm，有短梗，下垂，成熟前绿色，熟时栗褐色，种鳞张开；中部种鳞近矩圆状倒卵形，或近长方形，长约 3cm；鳞盾菱形，微隆起或平，横脊微明显，鳞脐背生，微凹，无刺或稀具极短的刺；种子卵圆形，长 4～6mm，连翅长 2～2.7cm。球花期 4～5 月，球果翌年 10～12 月成熟。

产于江苏南部、安徽、浙江、福建、台湾、江西、湖北、广东、广西、贵州、云南、四川、甘肃南部、陕西南部及河南南部。在长江下游其垂直分布于海拔 700m 以下，在长江中游分布于海拔 1100～1200m 以下，在西部分布于海拔 1500m 以下。

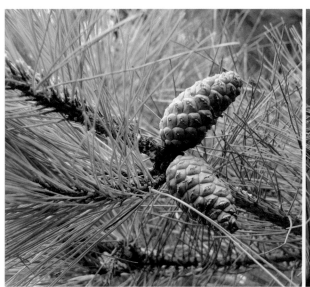
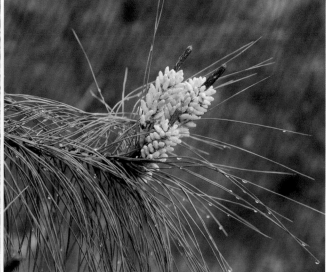

马尾松 **Pinus massoniana**　梁同军、徐克学　摄

油松 Pinus tabuliformis Carr. in Traite Conif. ed. 2. 510. 1867; 中国植物志, 7: 251, 1978; 中华人民共和国药典（1963）, 1: 161, 1964.

乔木，高达 25m，胸径可达 1m 以上。树皮灰褐色或褐灰色，裂成不规则较厚的鳞状块片，裂缝及上部树皮红褐色；大枝平展，老树树冠平顶。一年生枝较粗，淡红褐色或淡灰黄色，无毛，幼时微被白粉。

冬芽矩圆形，红褐色。针叶2针一束，长10～15cm，直径约1.5mm，粗硬，两面具气孔线，边缘有细齿，树脂道5～8个或更多，边生，稀在角部中生。雄球花圆柱形，长1.2～1.8cm，在新枝下部聚生成穗状。球果卵圆形，长4～9cm，熟时淡橙褐色或灰褐色，有短梗，常宿存树上数年；鳞盾肥厚隆起，扁菱形或菱状多边形，横脊显著，鳞脐背生，凸起有短刺。种子卵圆形或长卵圆形，长6～8mm，连翅长1.5～1.8cm。花期4～5月，球果翌年10月成熟。

产于吉林、辽宁、河北、河南、山东、山西、内蒙古、陕西、甘肃、宁夏、青海、四川及湖北西部。生于海拔100～2600m的地带。

性　　状　本品为淡黄色的细粉。体轻，易飞扬，手捻有滑润感。气微，味淡。

功能主治　收敛止血，燥湿敛疮。用于外伤出血，湿疹，黄水疮，皮肤糜烂，脓水淋漓。

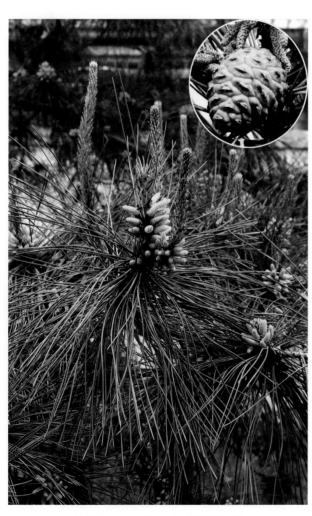

油松 **Pinus tabuliformis**　张英涛　摄

松花粉 **Pollen Pini massonianae**　李强　摄

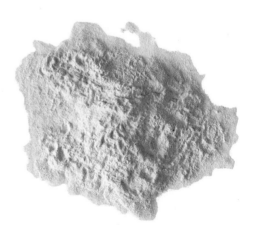

松花粉 **Pollen Pini tabuliformis**　王如峰　摄

枫香脂 Fengxiangzhi

RESINA LIQUIDAMBARIS

本品为金缕梅科植物枫香树 **Liquidambar formosana** Hance 的干燥树脂。7、8 月间割裂树干，使树脂流出，10 月至次年 4 月采收，阴干。

原 植 物 枫香树 **Liquidambar formosana** Hance in Ann. Sci. Nat. ser. 5, 5: 215, 1866; 中国植物志, 35（2）: 55, 1979; 中华人民共和国药典（1977），1: 335, 1978.

落叶乔木，高达 30m。小枝被柔毛，略有皮孔；芽体微被毛，后有光泽。叶阔卵形，掌状 3 裂，中央裂片较长，先端尾状渐尖；两侧裂片平展；基部心形；叶背有短柔毛或无毛而仅在脉腋间有毛；掌状脉 3~5 条；叶边缘有锯齿；叶柄长 11cm，常有短柔毛；托叶线形，长 1~1.4cm，早落。雄性短穗状花序常多个排成总状，雄蕊多数。雌性头状花序有花 24~43 朵，花序柄长 3~6cm；萼齿 4~7 个，针形，长 4~8mm，子房下半部藏在头状花序轴内，上半部游离，有柔毛，花柱长 1cm，先端常卷曲。头状果序圆球形，木质，直径 3~4cm；蒴果下半部藏于花序轴内，具宿存花柱和针刺状萼齿。种子有窄翅。

产于安徽、福建、广东、贵州、海南、湖北、江苏、江西、四川、台湾、浙江等省区。生于海拔 500~800m 的山坡或村落附近、路边。

性　状 本品呈不规则块状，淡黄色至黄棕色，半透明或不透明。质脆，断面具光泽。气香，味淡。

功能主治 活血止痛，解毒生肌，凉血止血。用于跌扑损伤，痈疽肿痛，吐血，衄血，外伤出血。

▶ 枫香树 **Liquidambar formosana**
周重建　摄

▼ 枫香脂 **Resina iquidambaris**
陈代贤　摄

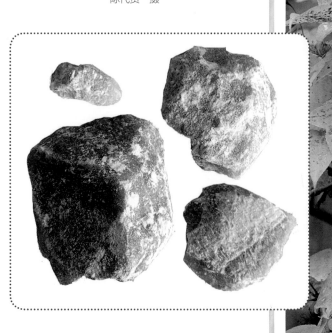

刺五加 Ciwujia

本品为五加科植物刺五加 **Acanthopanax senticosus**（Rupr. et Maxim.）Harms 的干燥根和根状茎或茎。春、秋二季采收，洗净，干燥。

原植物 刺五加 **Acanthopanax senticosus**（Rupr. et Maxim.）Harms in Engl. & Prantl. Nat. Pflanzenfam. 3（8）: 50. 1894; 中国植物志 , 54: 99, 1978; 中华人民共和国药典（1977），1: 336, 1978.

灌木，高 1～6m。多分枝；一、二年生枝通常密生刺，稀仅节上生刺或无刺，刺直而细长，针状，下向，基部不膨大，脱落后遗留圆形刺痕。掌状复叶具小叶 5，稀 3 或 4；叶柄长 3～10cm，常疏生细刺；小叶片纸质，椭圆状倒卵形或长圆形，长 5～13cm，宽 3～7cm，先端渐尖，边缘具锐利重锯齿，基部阔楔形，上面粗糙，深绿色，沿脉被粗毛，背面淡绿色，沿脉被短柔毛，侧脉 6～7 对，两面明显，网脉不明显；小叶柄长 0.5～2.5cm，被棕色短柔毛，有时有细刺。伞形花序直径 2～4cm，具花多数，单生或 2～6 个组成稀疏的圆锥花序，顶生；花序梗长 5～7cm，无毛；花梗长 1～2cm，无毛或基部疏被柔毛；花萼无毛，边缘近全缘或具不明显的 5 小齿；花瓣 5，黄紫色，卵形，长 1～2mm；雄蕊 5，长 1.5～2mm；子房 5 室，花柱合生成柱状。核果球形或卵球形，直径 7～8mm，黑色，具 5 棱，宿存花柱长 1.5～1.8mm。花期 6～7 月，果期 8～10 月。

产于黑龙江、吉林、辽宁、河北、河南、山西等省区。生于海拔 2000m 以下的林下、路旁。

性状 本品根状茎呈结节状不规则圆柱形，直径 1.4～4.2cm。根呈圆柱形，多扭曲，长 3.5～12cm，直径 0.3～1.5cm；表面灰褐色或黑褐色，粗糙，有细纵沟和皱纹，皮较薄，有的剥落，剥落处呈灰黄色。质硬，断面黄白色，纤维性。有特异香气，味微辛、稍苦、涩。

本品茎呈长圆柱形，多分枝，长短不一，直径 0.5～2cm。表面浅灰色，老枝灰褐色，具纵裂沟，无刺；幼枝黄褐色，密生细刺。质坚硬，不易折断，断面皮部薄，黄白色，木部宽广，淡黄色，中心有髓。气微，味微辛。

功能主治 益气健脾，补肾安神。用于脾肺气虚，体虚乏力，食欲不振，肺肾两虚，久咳虚喘，肾虚腰膝酸痛，心脾不足，失眠多梦。

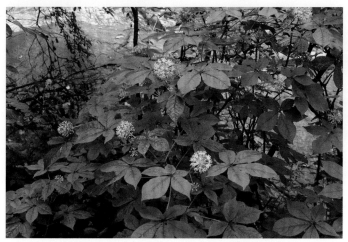

刺五加 Acanthopanax senticosus 赵鑫磊 摄

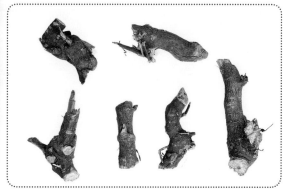

刺五加 Radix et Rhizome seu Caulis Acanthopancis senticosi
张英涛 摄

郁李仁 Yuliren

SEMEN PRUNI HUMILIS ET AL.

本品为蔷薇科植物欧李 **Prunus humilis** Bge. 、郁李 **Prunus japonica** Thunb. 或长柄扁桃 **Prunus pedunculata** Maxim. 的干燥成熟种子。前二种习称"小李仁",后一种习称"大李仁"。夏、秋二季采收成熟果实,除去果肉和核壳,取出种子,干燥。

原 植 物

欧李 Prunus humilis Bge. in Mem. Acad. Sci. St. -Petersb. Sav. Etrang. 2: 97. 1835; 中国植物志 , 38: 83, 1986; 中华人民共和国药典（1963）, 1: 162, 1964.

灌木,高 0.4~1.5m。小枝灰褐色或棕褐色,被短柔毛;冬芽卵形,疏被短柔毛或近无毛。托叶线形,长 5~6mm,边缘有腺体;叶柄长 2~4mm,无毛或被稀疏短柔毛;叶片倒卵状长椭圆形或倒卵状披针形,长 2.5~5cm,宽 1~2cm,中部以上最宽,上面深绿色,无毛,下面淡绿色,无毛或被稀疏短柔毛,侧脉 6~8 对,基部楔形,边缘有单锯齿或重锯齿,先端急尖或短渐尖。花单生或 2~3 朵簇生,花叶同开;花梗长 5~10mm,被稀疏柔毛;萼筒长宽近相等,约 3mm,外被稀疏柔毛;萼片三角状卵形,先端急尖或圆钝;花瓣白色或粉红色,长圆形或倒卵形;雄蕊 30~35;花柱无毛与雄蕊近等长。核果成熟后红色或紫红色,近球形,直径 1.5~1.8cm。花期 4~5 月,果期 6~10 月。

产于黑龙江、吉林、辽宁、内蒙古、河北、山东、河南。生于海拔 100~1800m 的阳坡砂地、山地灌丛中,或庭园栽培。

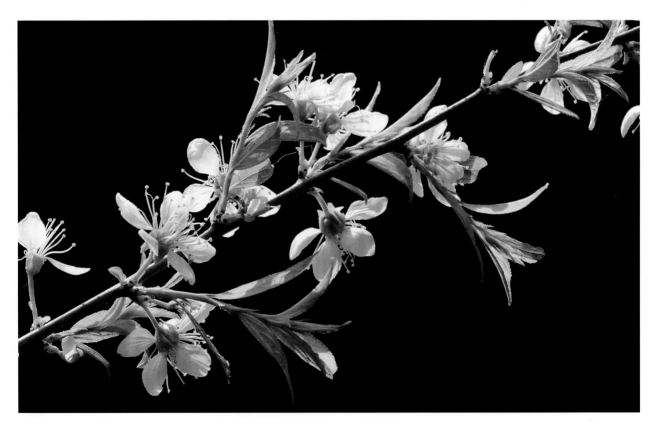

欧李 **Prunus humilis** 周繇 摄

郁李 Prunus japonica Thunb., Fl. Jap. 201. 1784; 中国植物志, 38: 85, 1986; 中华人民共和国药典（1963）, 1: 162, 1964.

灌木，高 1~1.5m。小枝灰褐色，幼时绿色或绿褐色，无毛；冬芽卵圆形，无毛。托叶线形，长 4~6mm，边缘有腺齿；叶柄长 2~3mm，无毛或被稀疏柔毛；叶片卵形或卵状披针形，长 3~7cm，宽 1.5~2.5cm，上面深绿色，无毛，下面淡绿色，无毛或脉上有稀疏柔毛，侧脉 5~8 对，基部圆形，边缘 有缺刻状尖锐重锯齿，先端渐尖。花 1~3 朵，簇生，花叶同开或花先于叶开放；花梗长 5~10mm，无毛 或被疏柔毛；萼筒陀螺状，长宽近相等，约 2.5~3mm，无毛；萼片椭圆形，比萼筒略长，边缘有细齿，先端圆钝；花瓣白色或粉红色，倒卵状椭圆形；雄蕊约 32；花柱与雄蕊近等长，无毛。核果近球形，深 红色，直径约 1cm；核表面光滑。花期 5 月，果期 7~8 月。

产于黑龙江、吉林、辽宁、河北、山东、浙江。生于海拔 100~200m 的山坡林下或灌丛中，常栽培。

长柄扁桃 Prunus pedunculata Maxim. in Bull. Acad. Sci. St. Petersb. 29: 78（in Mel. Biol. 11: 663）1883; 中国植物志, 38: 15, 1986; 中华人民共和国药典（1990）, 1: 179, 1990.

灌木，高 1~2m。枝开展，小枝幼时被短柔毛；冬芽在短枝上常 3 个并生，中间为叶芽，两侧为 花芽。短枝上之叶密集簇生，一年生枝上的叶互生；叶片椭圆形、近圆形或倒卵形，长 1~4cm，宽 0.7~2cm，急尖或圆钝，基部宽楔形，两面疏生短柔毛，叶边具不整齐粗锯齿；叶柄长 2~5（~10）mm，被短柔毛。花单生，稍先于叶开放，直径 1~1.5cm；花梗长 4~8mm，具短柔毛；萼筒宽钟形，无毛或微具柔毛；萼片三角状卵形，有时边缘疏生浅锯齿；花瓣近圆形，直径 7~10mm，有时先端 微凹，粉红色；雄蕊多数；子房密被短柔毛，花柱稍长或几与雄蕊等长。果实近球形或卵球形，直径 10~15mm，成熟时暗紫红色，密被短柔毛；果梗长 4~8mm；果肉薄而干燥，成熟时开裂，离核；核宽 卵形，直径 8~12mm，基部圆形，两侧稍扁，表面平滑或稍有皱纹；种仁宽卵形，棕黄色。花期 5 月，果期 7~8 月。

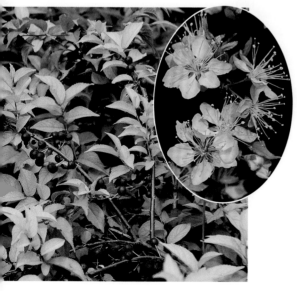

郁李 **Prunus japonica** 徐晔春 摄

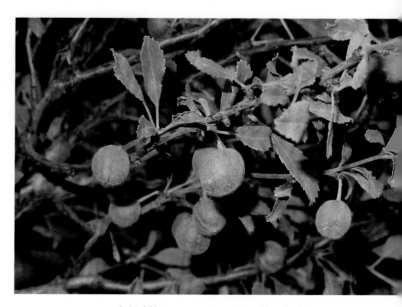

长柄扁桃 **Prunus pedunculata** 徐晔春 摄

产于内蒙古、宁夏。生于丘陵地区向阳石砾质坡地或坡麓，也见于干旱草原或荒漠草原。

注释：长柄扁桃的完整学名为 **Prunus pedunculata**（Pall.）Maxim.。

性　状

小李仁　本品呈卵形，长 5～8mm，直径 3～5mm。表面黄白色或浅棕色，一端尖，另端钝圆。尖端一侧有线形种脐，圆端中央有深色合点，自合点处向上具多条纵向维管束脉纹。种皮薄，子叶 2，乳白色，富油性。气微，味微苦。

大李仁　本品长 6～10mm，直径 5～7mm。表面黄棕色。

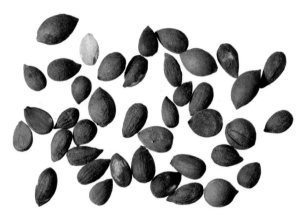

郁李仁 Semen Pruni humilis　康帅　摄

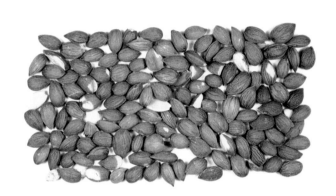

郁李仁 Semen Pruni japonicae　钟国跃　摄

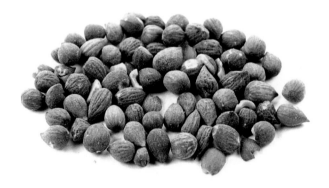

郁李仁 Semen Pruni pedunculatae　王海　摄

功能主治　润肠通便，下气利水。用于津枯肠燥，食积气滞，腹胀便秘，水肿，脚气，小便不利。

郁金 Yujin

RADIX CURCUMAE WENYUJIN ET AL.

本品为姜科植物温郁金 **Curcuma wenyujin** Y. H. Chen et C. Ling、姜黄 **Curcuma longa** L.、广西莪术 **Curcuma kwangsiensis** S. G. Lee et C. F. Liang 或蓬莪术 **Curcuma phaeocaulis** Val. 的干燥块根。前两者分别习称"温郁金"和"黄丝郁金"，其余按性状不同习称"桂郁金"或"绿丝郁金"。冬季茎叶枯萎后采挖，除去泥沙和细根，蒸或煮至透心，干燥。

原 植 物

温郁金 见"片姜黄"项下。

姜黄 Curcuma longa L. in Sp. Pl. 1: 2, 1753; 中国植物志，16（2）: 62, 1981; 中华人民共和国药典（1963），1: 163, 1964.

植株高 1 ~ 1.5m。根状茎发达，成丛，椭圆形或圆柱状，橙黄色，极香；根末端膨大呈块根。叶每株 5 ~ 7 片，叶片长圆形或椭圆形，长 30 ~ 45（~ 90）cm，宽 15 ~ 18cm，顶端短渐尖，基部渐狭，绿色；叶柄长 20 ~ 45cm。花葶由叶鞘内抽出，总花梗长 12 ~ 20cm；穗状花序圆柱状，长 12 ~ 18cm，直径 4 ~ 9cm；苞片卵形或长圆形，长 3 ~ 5cm，淡绿色，顶端钝，上部无花的较狭，顶端尖，开展，白色，边缘染淡红晕；花萼长 8 ~ 12mm，白色，具不等的钝 3 齿；花冠淡黄色，管长达 3cm，上部膨大，裂片三角形，长 1 ~ 1.5cm，后方的 1 片稍大，具细尖头；唇瓣倒卵形，长 1.2 ~ 2cm，淡黄色，中部深黄。花期 8 月。

产于我国台湾、福建、广东、广西、云南、西藏等省区。喜生于向阳山坡。

广西莪术 Curcuma kwangsiensis S. G. Lee et C. F. Liang in Acta Phytotax. Sin. 15（2）: 110. 1977; 中国植物志，16（2）: 59, 1981; 中华人民共和国药典（1977），1: 338, 1978.

根状茎卵球形，有或多或少呈横纹状的节，节上有残存的褐色膜质叶鞘，鲜时内部白色或微带淡奶黄色。须根末端常膨大成近纺锤形块根。叶基生，2 ~ 5 片；叶片椭圆状披针形，长 14 ~ 39cm，宽 4.5 ~ 9.5cm，先端短渐尖至渐尖，尖头边缘向腹面微卷，基部渐狭，下延，两面被柔毛；叶舌高约 1.5mm，边缘有长柔毛；叶柄长 2 ~ 11cm，被短柔毛；叶鞘长约 11 ~ 33cm，被短柔毛。穗状花序从根状茎抽出，和具叶的营养茎分开；总花梗长 7 ~ 14cm，花序长约 15cm；花序下部的苞片阔卵形，淡绿色，上部的苞片长圆形，斜举，淡红色；花生于下部和中部的苞片腋内；花萼白色，先端有 3 钝齿；花冠管

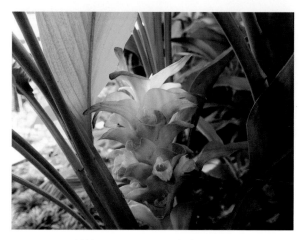

姜黄 Curcuma longa　赵鑫磊　摄

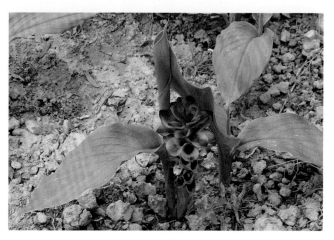

广西莪术 Curcuma kwangsiensis　王清隆　摄

长约 2cm，喇叭状，喉部密生柔毛，花冠裂片 3 片，卵形，长约 1cm；唇瓣近圆形，淡黄色，先端 3 浅圆裂，中部裂片稍长，先端 2 浅裂；子房被长柔毛。花期 5～7 月。

产于广西和云南等省区。生于山坡草地及灌木丛中。

蓬莪术 Curcuma phaeocaulis Val. in Bull. Jard. Bot. Buitenzorg, sér. 2. 27: 69-71, 81. 1918. FL.China 24: 361, 2000; 中华人民共和国药典（1990），1: 179, 1990.

高约 1m。根状茎圆柱形，肉质，具樟脑般香味，淡黄色或白色；根细长或末端膨大成块根。叶直立，椭圆状长圆形至长圆状披针形，长 40～80cm，宽 14～20cm，中部常有紫斑；叶柄较叶片为长。花葶由根状茎单独发出，常先叶而生，长 10～20cm，被疏松、细长的鳞片状鞘数枚；穗状花序阔椭圆形，长 10～18cm，宽 5～8cm；苞片卵形至倒卵形，稍开展，顶端钝，下部的绿色，顶端红色，上部的较长而紫色；花萼长 1～1.5cm；花冠管白色，长约 3cm，裂片长圆形，红色，长约 1.5cm；唇瓣黄色，近倒卵形，长约 2cm，宽 1.2～1.5cm。花期 4～6 月。

分布于台湾、福建、江西、广东、广西、四川和云南等省区。生于林荫下。

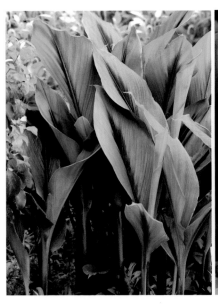
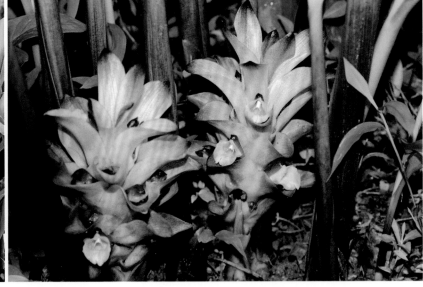

蓬莪术 Curcuma phaeocaulis 李华东 摄

性 状

温郁金　本品呈长圆形或卵圆形，稍扁，有的微弯曲，两端渐尖，长 3.5～7cm，直径 1.2～2.5cm。表面灰褐色或灰棕色，具不规则的纵皱纹，纵纹隆起处色较浅。质坚实，断面灰棕色，角质样；内皮层环明显。气微香，味微苦。

黄丝郁金　本品呈纺锤形，有的一端细长，长 2.5～4.5cm，直径 1～1.5cm。表面棕灰色或灰黄色，具细皱纹。断面橙黄色，外周棕黄色至棕红色。气芳香，味辛辣。

桂郁金　本品呈长圆锥形或长圆形，长 2～6.5cm，直径 1～1.8cm。表面具疏浅纵纹或较粗糙网状皱纹。气微，味微辛苦。

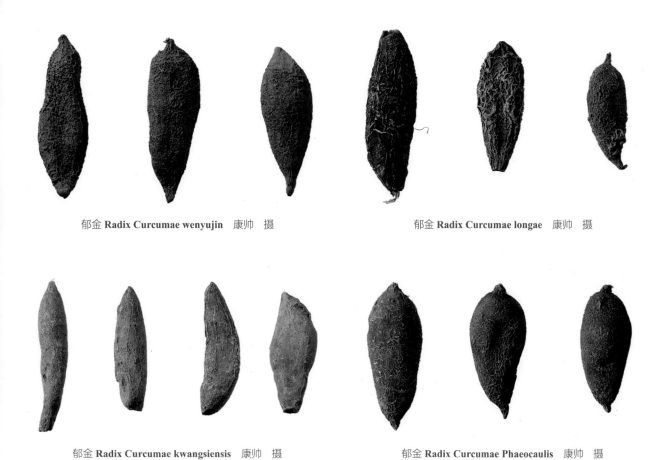

郁金 **Radix Curcumae wenyujin**　康帅　摄

郁金 **Radix Curcumae longae**　康帅　摄

郁金 **Radix Curcumae kwangsiensis**　康帅　摄

郁金 **Radix Curcumae Phaeocaulis**　康帅　摄

绿丝郁金　本品呈长椭圆形，较粗壮，长 1.5 ~ 3.5cm，直径 1 ~ 1.2cm。气微，味淡。

功能主治　活血止痛，行气解郁，清心凉血，利胆退黄。用于胸胁刺痛，胸痹心痛，经闭痛经，乳房胀痛，热病神昏，癫痫发狂，血热吐衄，黄疸尿赤。

虎杖 Huzhang

RHIZOMA ET RADIX POLYGONI CUSPIDATI

本品为蓼科植物虎杖 **Polygonum cuspidatum** Sieb. et Zucc. 的干燥根状茎和根。春、秋二季采挖，除去须根，洗净，趁鲜切短段或厚片，晒干。

原植物 虎杖 **Polygonum cuspidatum** Sieb. et Succ. in Abh. Bayer. Akad. Wiss. Munch. Math. Phys Kl. 4: 208. 1846; 中国植物志, 25（1）: 105, 1998; 中华人民共和国药典（1977），1: 340, 1978.

多年生草本。根状茎粗壮，横走。茎直立，高 1～2m，粗壮，中空，具纵棱和小突起，无毛，散生红色或紫红色斑点。叶宽卵形或卵状椭圆形，长 5～12cm，宽 4～9cm，近革质，先端渐尖，疏生乳头状小突起，边缘全缘，基部截形或近圆形；托叶鞘膜质，偏斜，长 3～5mm，顶端截形，无缘毛，常破裂，早落。花单性，雌雄异株；花序圆锥状，长 3～8cm，腋生；苞片漏斗状，顶端渐尖；花梗长 3～4mm，中下部具关节；花被 5 深裂，淡绿色；雄花的花被片具绿色中脉，背部无翅，雄蕊 8，比花被长；雌花的花被片外面 3 片背部具翅，果时增大，翅扩展下延；子房卵形，花柱 3，离生，柱头流苏状。瘦果卵形，具 3 棱，两端尖，长 4～5mm，黑褐色，有光泽，包于宿存花被内。花期 7～9 月，果期 9～10 月。

产于陕西南部、甘肃南部、华中、华东、华南、四川、贵州及云南。生于海拔 100～2000m 的山坡灌丛、山谷路旁、田边湿地。

性状 本品多为圆柱形短段或不规则厚片，长 1～7cm，直径 0.5～2.5cm。外皮棕褐色，有纵皱纹和须根痕，切面皮部较薄，木部宽广，棕黄色，射线放射状，皮部与木部较易分离。根状茎髓中有隔或呈空洞状。质坚硬。气微，味微苦、涩。

功能主治 利湿退黄，清热解毒，散瘀止痛，止咳化痰。用于湿热黄疸，淋浊，带下，风湿痹痛，痈肿疮毒，水火烫伤，经闭，癥瘕，跌打损伤，肺热咳嗽。

▶ 虎杖 Polygonum cuspidatum
孙庆文 摄

▼ 虎杖 Rhizoma et Radix Polygoni cuspidati
陈代贤 摄

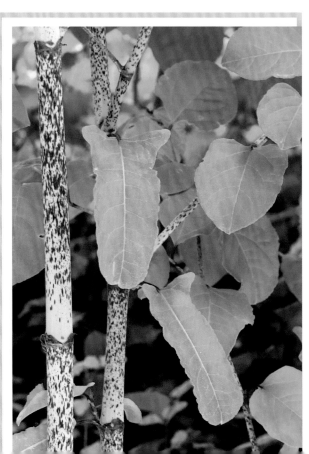

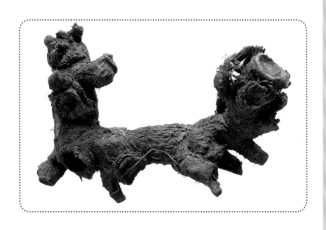

昆布 Kunbu

THALLUS LAMINARIAE; THALLUS ECKLONIAE

本品为海带科植物海带 **Laminaria japonica** Aresch. 或翅藻科植物昆布 **Ecklonia kurome** Okam. 的干燥叶状体。夏、秋二季采捞，晒干。

原 植 物

海带 Laminaria japonica Aresch., Auditorio Gustaviano Die Vii Maj Mdccli. H.A.M.S. 29. 1851., 中华人民共和国药典（1963），1: 165, 1964.

藻体褐色，长带状，革质，一般长 2～6m，宽 20～30cm。藻体明显地区分为固着器、柄部和叶片。固着器假根状，柄部粗短圆柱形，柄上部为宽大长带状的叶片。在叶片的中央有两条平行的浅沟，中间为中带部，厚 2～5mm，中带部两缘较薄有波状皱褶。为藻类植物，像根的部分只是起到固着作用的根状物，像叶部分叫叶状体。

产于辽东半岛附近海域，现有养殖。

昆布 Ecklonia kurome Okam., Icones of Japanese Algae 5: 137, 149. pl. 236: fig. 8, pl. 237. 1927., 中华人民共和国药典（1977），1: 343, 1978.

藻体橄榄褐色，干后为暗褐色。成熟后革质呈带状，一般长 2～6m，宽 20～50cm，在叶片中央有两条平行纵走的浅沟，两沟中间较厚的部分为"中带部"，厚度约 2～5mm，两侧边缘渐薄，且有波状皱褶，叶片基部楔形，厚成阶段则为扁圆形，下有一圆柱形或扁圆形的短柄，长 5～15cm，柄和叶片内部均由髓部、皮层及表皮层组成。在外皮层内有黏液腔，腔内有分泌细胞，可分泌黏液至叶体表面，构成胶质层，使藻体黏滑而起保护作用。髓部由许多藻丝组成，藻丝细胞一端膨大呈喇叭管状。藻体幼龄期叶面光滑，小海带期叶片出现凹凸现象。一年生的藻体叶片下部，通常即能见到孢子囊群生长，呈近圆形斑块状；二年生的藻体几乎在全部叶片上都长出孢子囊群。固着器为叉状分枝的假根所组成。

产于辽东半岛附近海域。

性 状

海带 本品卷曲折叠成团状，或缠结成把。全体呈黑褐色或绿褐色，表面附有白霜。用水浸软则膨胀成扁平长带状，长 50～150cm，宽 10～40cm，中部较厚，边缘较薄而呈波状。类革质，残存柄部扁圆柱状。气腥，味咸。

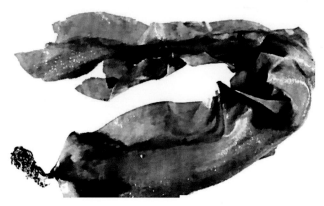

海带 **Laminaria japonica** 宿树兰 摄

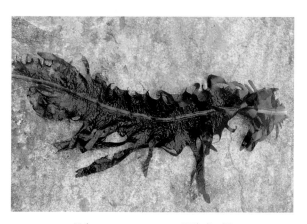

昆布 **Ecklonia kurome** 孟武威 摄

昆布 本品为卷曲皱缩成不规则团状。全体呈黑色，较薄。用水浸软则膨胀呈扁平的叶状，长宽约为 16～26cm，厚约 1.6mm；两侧呈羽状深裂，裂片呈长舌状，边缘有小齿或全缘。质柔滑。

功能主治 消痰软坚散结，利水消肿。用于瘿瘤，瘰疬，睾丸肿痛，痰饮水肿。

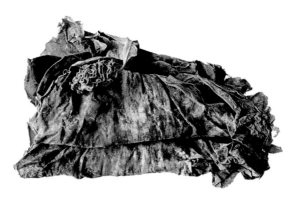

昆布 **Thallus Laminariae japonicae** 陈代贤 摄

明党参 Mingdangshen

RADIX CHANGII

本品为伞形科植物明党参 **Changium smyrnioides** Wolff 的干燥根。4～5 月采挖，除去须根，洗净，置沸水中煮至无白心，取出，刮去外皮，漂洗，干燥。

原植物 明党参 **Changium smyrnioides** Wolff in Fedde Repert. Sp. Nov. 19: 315. 1924; 中国植物志，55（1）: 122, 1979; 中华人民共和国药典（1963），1: 166, 1964.

多年生草本，全株高 50～100cm，无毛。主根纺锤形或长索形，长 5～20cm，有时近球形，表面棕褐色，内部白色，粉性。茎具粉霜。叶柄长 10～30cm；叶片近三回三出式羽状全裂，一回羽片广卵形，二回羽片卵形或长圆状卵形，三回羽片卵形或卵圆形，基部截形或近楔形、边缘 3 裂或羽状缺刻，末回裂片长圆状披针形，长 2～4mm，宽 1～2mm；茎上部叶鳞片状或叶鞘状。复伞形花序梗长 3～10cm；无总苞；伞幅 6～10；小总苞片数个，钻形；小伞形花序有花 8～20，花瓣蕾时略呈淡紫红色，开放后呈白色，长圆形或卵状披针形，长 1.5～2mm；侧生花序的多不孕。双悬果卵状长圆形，长 2～3mm，果棱不明显；油管多数。花、果期 4～6 月。

产于安徽、湖北、江苏、江西、浙江。生于海拔 100～300m 的山地土壤肥厚处或有岩石的山坡上。

性　　状 本品呈细长圆柱形、长纺锤形或不规则条块，长 6～20cm，直径 0.5～2cm。表面黄白色或淡棕色，光滑或有纵沟纹和须根痕，有的具红棕色斑点。质硬而脆，断面角质样，皮部较薄，黄白色，有的易与木部剥离，木部类白色。气微，味淡。

功能主治 润肺化痰，养阴和胃，平肝，解毒。用于肺热咳嗽，呕吐反胃，食少口干，目赤眩晕，疔毒疮疡。

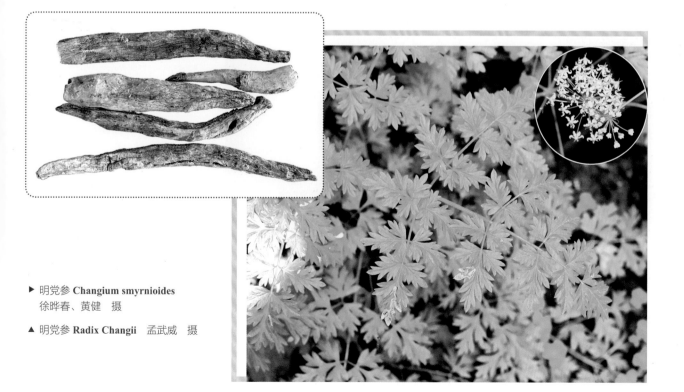

▶ 明党参 **Changium smyrnioides**
　　徐晔春、黄健　摄

▲ 明党参 **Radix Changii**　孟武威　摄

岩白菜 Yanbaicai

RHIZOMA BERGENIAE

本品为虎耳草科植物岩白菜 **Bergenia purpurascens**（Hook. f. et Thoms.）Engl. 的干燥根状茎。秋、冬二季采挖，除去叶鞘和杂质，晒干。

原植物 岩白菜 **Bergenia purpurascens**（Hook. f. et Thoms.）Engl. in Bot. Zeit. 26: 841. 1868; 中国植物志，34（2）: 28, 1992; 中华人民共和国药典（1977），1: 345, 1978.

多年生草本，高 13～52cm。根状茎粗壮，被鳞片。叶均基生；叶片革质，倒卵形、狭倒卵形至近椭圆形，稀阔倒卵形至近长圆形，长 5.5～16cm，宽 3～9cm，先端钝圆，边缘具波状齿至近全缘，基部楔形，两面具小腺窝，无毛；叶柄长 2～7cm，托叶鞘边缘无毛。花葶疏生腺毛；聚伞花序圆锥状，长 3～23cm；花梗长 8～13mm，与花序分枝均密被具长柄之腺毛；萼筒外面被具长柄之腺毛；萼片革质，近狭卵形，长 6.5～7mm，宽 2～4mm，先端钝，腹面和边缘无毛，背面密被具长柄之腺毛；花瓣紫红色，阔卵形，长 10～16.5mm，宽 7～7.8mm，先端钝或微凹，基部变狭成长 2～2.5mm 之爪，多脉；雄蕊长 6～11mm；子房卵球形，长 6.7～7.5mm，花柱 2，长 5.3～7.5mm。花、果期 5～10 月。

产于四川西南部、云南北部及西藏南部和东部。生于海拔 2700～4800m 的林下、灌丛、高山草甸和高山碎石隙。

性状 本品根状茎呈圆柱形，略弯曲，直径 0.6～2cm，长 3～10cm；表面灰棕色至黑褐色，具密集或疏而隆起的环节，节上有棕黑色叶基残存，有皱缩条纹和须状根痕。质坚实而脆，易折断。断面类白色或粉红色，略显粉质，部分断面有网状裂隙，近边缘处有点状维管束环列。气微，味苦、涩。

功能主治 收敛止泻，止血止咳，舒筋活络。用于腹泻，痢疾，食欲不振，内外伤出血，肺结核咳嗽，气管炎咳嗽，风湿疼痛，跌打损伤。

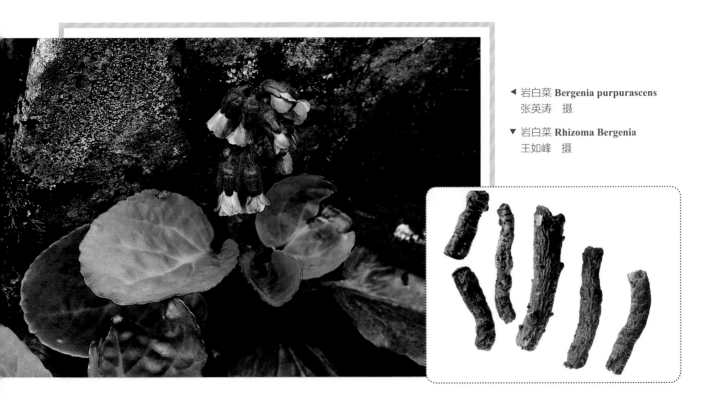

◀ 岩白菜 Bergenia purpurascens
张英涛 摄

▼ 岩白菜 Rhizoma Bergenia
王如峰 摄

罗布麻叶 Luobumaye

FOLIUM APOCYNI VENETI

本品为夹竹桃科植物罗布麻 **Apocynum venetum** L. 的干燥叶。夏季采收，除去杂质，干燥。

原植物 罗布麻 **Apocynum venetum** L. in Sp. Pl. ed. 1: 213. 1753; 中国植物志 , 63: 157, 1977; 中华人民共和国药典（1977），1: 348, 1978.

直立半灌木，高 1.5～3m。具乳汁；枝条对生或互生，紫红色或淡红色。叶对生，仅在分枝处为近对生，叶片椭圆状披针形至卵圆状长圆形，长 1～5cm，宽 0.5～1.5cm，顶端急尖至钝，具短尖头，基部急尖至钝，叶缘具细牙齿；叶脉纤细，侧脉每边 10～15 条；叶柄间具腺体，老时脱落。圆锥状聚伞花序常顶生，有时腋生；花萼 5 深裂，裂片披针形或卵圆状披针形，两面被短柔毛，边缘膜质，长约 1.5mm，宽约 0.6mm；花冠圆筒状钟形，紫红色或粉红色，两面密被颗粒状突起，花冠裂片基部向右覆盖，裂片卵圆状长圆形，稀宽三角形，顶端钝或浑圆，每裂片内外均具 3 条明显紫红色的脉纹。蓇葖 2，长 8～20cm，直径 2～3mm。花期 4～9 月，果期 7～12 月。

产于新疆、青海、甘肃、陕西、山西、河南、河北、江苏、山东、辽宁及内蒙古等省区。生于盐碱荒地和沙漠边缘及河流两岸、冲积平原、河泊周围及戈壁荒滩上。

性状 本品多皱缩卷曲，有的破碎，完整叶片展平后呈椭圆状披针形或卵圆状披针形，长 2～5cm，宽 0.5～2cm。淡绿色或灰绿色，先端钝，有小芒尖，基部钝圆或楔形，边缘具细齿，常反卷，两面无毛，叶脉于下表面突起；叶柄细，长约 4mm。质脆。气微，味淡。

功能主治 平肝安神，清热利水。用于肝阳眩晕，心悸失眠，浮肿尿少。

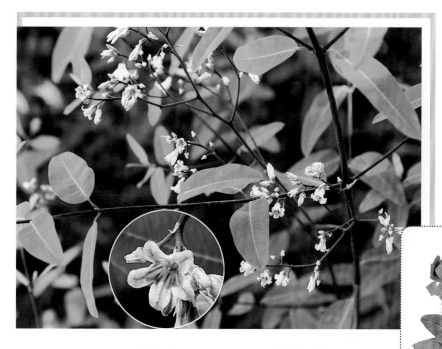

▲ 罗布麻 **Apocynum venetum** 张英涛 摄

▶ 罗布麻叶 **Folium Apocyni veneti** 何希荣 摄

罗汉果 Luohanguo

本品为葫芦科植物罗汉果 **Siraitia grosvenorii**（Swingle）C. Jeffrey ex A. M. Lu et Z. Y. Zhang 的干燥果实。秋季果实由嫩绿色变深绿色时采收，晾数天后，低温干燥。

原 植 物 罗汉果 **Siraitia grosvenorii**（Swingle）C. Jeffrey ex A. M. Lu et Z. Y. Zhang in Guihaia 4（1）: 29. F1: 1-7, 1984; 中国植物志, 73（1）: 162, 1986; 中华人民共和国药典（2010）, 1: 197, 2010.——*Momordica grosvenorii* Swingle, 中华人民共和国药典（1977）, 1: 349, 1978.

多年生攀援草本。根肥大，纺锤形或近球形。全体初被黄褐色柔毛和黑色疣状腺鳞，后脱落变近无毛。叶片卵形心形、三角形卵形和近圆形，长 12～23cm，宽 5～17cm，基部心形，弯缺半圆形或近圆形。雌雄异株；雄花序总状，6～10 朵花生于花序轴上部，花萼筒宽钟状，裂片三角形，长约 4.5mm，基部宽 3mm，先端钻状尾尖，具 3 脉；花冠黄色，裂片长圆形，长 1～1.5cm，宽 7～8mm；雌花单生或 2～5 朵集生于 6～8cm 长的总梗顶端；子房长圆形，长 10～12mm，直径 5～6mm，密生黄褐色茸毛。果实球形或长圆形，长 6～11cm，直径 4～8cm，初密生黄褐色茸毛和混生黑色腺鳞，老后渐脱落，果皮较薄，干后易脆。种子多数，淡黄色，近圆形或阔卵形，压扁状，长 15～18mm，宽 10～12mm，两面中间稍凹陷，周围有放射状沟纹，边缘有微波状缘檐。花期 5～7 月，果期 7～9 月。

产于广西、海南、贵州、湖南南部、广东和江西。常生于海拔 400～1400m 的山坡林下及河边湿地、灌丛。广西现多栽培。

性　　状 本品呈卵形、椭圆形或球形，长 4.5～8.5cm，直径 3.5～6cm。表面褐色、黄褐色或绿褐色，有深色斑块和黄色柔毛，有的具 6～11 条纵纹。顶端有花柱残痕，基部有果梗痕。体轻，质脆，果皮薄，易破。果瓤（中、内果皮）海绵状，浅棕色。种子扁圆形，多数，长约 1.5cm，宽约 1.2cm；浅红色至棕红色，两面中间微凹陷，四周有放射状沟纹，边缘有槽。气微，味甜。

功能主治 清热润肺，利咽开音，滑肠通便。用于肺热燥咳，咽痛失音，肠燥便秘。

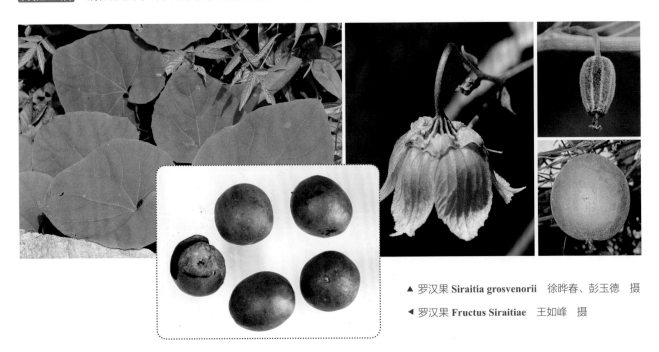

▲ 罗汉果 Siraitia grosvenorii　徐晔春、彭玉德　摄
◀ 罗汉果 Fructus Siraitiae　王如峰　摄

知母 Zhimu

本品为百合科植物知母 **Anemarrhena asphodeloides** Bge. 的干燥根状茎。春、秋二季采挖，除去须根和泥沙，晒干，习称"毛知母"；或除去外皮，晒干。

原 植 物　知母 **Anemarrhena asphodeloides** Bge. in Mem. Acad. Sci. Petersb. Sav. Etrang. 2: 140. 1831; 中国植物志, 14: 40, 1980; 中华人民共和国药典（1963），1: 170, 1964.

多年生草本。根状茎长 10cm，宽 5~17mm。叶基生，线形，长 10~60cm，宽 1.5~11mm，无毛，边缘粗糙，先端渐尖成近丝状，基部渐宽成鞘状。花葶高（20~）35~100cm，无毛；总状花序长 10~50cm；花被片粉色、浅紫色或白色，线形或狭长圆形，长 5~10mm，宽 1~1.5mm，果期宿存；子房卵球形，长约 1.5mm，花柱长约 1mm。蒴果长 0.8~1.5cm，宽 3~6mm，有显著 6 棱，顶端具短喙。种子黑色，狭长圆状椭圆形，略弯曲，长 7~12mm，宽 2.5~3mm。花、果期 6~9 月。

产于东北、华北、山东、陕西、甘肃、贵州和四川，台湾有栽培。生于海拔 1500m 以下的矮树丛、草坡和山坡。

性　　状　本品呈长条状，微弯曲，略扁，偶有分枝，长 3~15cm，直径 0.8~1.5cm，一端有浅黄色的茎叶残痕。表面黄棕色至棕色，上面有一凹沟，具紧密排列的环状节，节上密生黄棕色的残存叶基，由两侧向根状茎上方生长；下面隆起而略皱缩，并有凹陷或突起的点状根痕。质硬，易折断，断面黄白色。气微，味微甜、略苦，嚼之带黏性。

功能主治　清热泻火，滋阴润燥。用于外感热病，高热烦渴，肺热燥咳，骨蒸潮热，内热消渴，肠燥便秘。

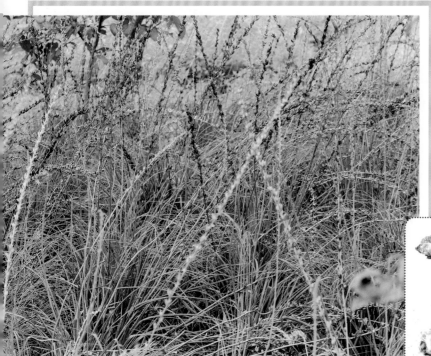

◀ 知母 Anemarrhena asphodeloides
李华东　摄

▼ 知母 Rhizoma Anemarrhenae
张继　摄

垂盆草 Chuipencao

HERBA SEDI

本品为景天科植物垂盆草 **Sedum sarmentosum** Bunge 的干燥全草。夏、秋二季采收，除去杂质，干燥。

原植物 垂盆草 **Sedum sarmentosum** Bunge in Mem. Acad. Sci. St. Petersb. Sav. Etrang. 2: 104. 1833; 中国植物志, 34（1）: 146, 1984; 中华人民共和国药典（1977），1: 352, 1978.

多年生草本。不育枝及花茎细，匍匐而节上生根。3叶轮生，叶倒披针形至长圆形，长15~28mm，宽3~7mm，先端近急尖，基部急狭，有距。聚伞花序，有3~5分枝，花少；萼片5，披针形至长圆形；花瓣5，黄色，披针形至长圆形；鳞片10，楔状四方形；心皮5，略叉开。种子卵形，约长0.5mm。花期5~7月，果期8月。

产于吉林、辽宁、北京、河北、山西、山东、河南、陕西、甘肃、江苏、浙江、安徽、湖北、湖南、四川、贵州、江西、福建等省区。生于海拔1600m以下的山坡阳处或石上。

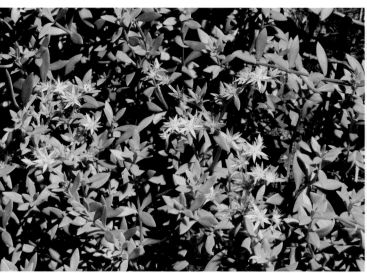
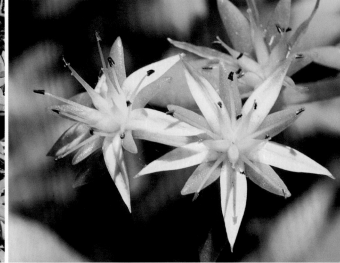

垂盆草 Sedum sarmentosum 周繇 摄

性状 本品茎纤细，长可达20cm以上，部分节上可见纤细的不定根。3叶轮生，叶片倒披针形至矩圆形，绿色，肉质，长1.5~2.8cm，宽0.3~0.7cm，先端近急尖，基部急狭，有距。气微，味微苦。

功能主治 利湿退黄，清热解毒。用于湿热黄疸，小便不利，痈肿疮疡。

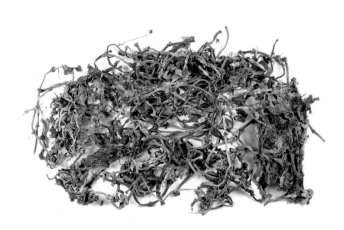

垂盆草 Herba Sedi 钟国跃 摄

委陵菜 Weilingcai

HERBA POTENTILLAE CHINENSIS

本品为蔷薇科植物委陵菜 **Potentilla chinensis** Ser. 的干燥全草。春季未抽茎时采挖，除去泥沙，晒干。

原植物 委陵菜 **Potentilla chinensis** Ser. in DC. Prodr. 2: 581. 1825; 中国植物志, 37: 288, 1985; 中华人民共和国药典（1977），1: 353, 1978.

多年生草本。根粗壮，稍木质化。花茎直立或上升，高 20～70cm，被稀疏短柔毛及白色绢状长柔毛。基生叶为羽状复叶，有小叶 5～15 对，连叶柄长 4～25cm；叶柄被短柔毛及绢状长柔毛；基生叶托叶膜质，褐色，外被白色绢状长柔毛；茎生叶托叶草质，边有锐齿；小叶片长圆形、倒卵形或长圆状披针形，长 1～5cm，宽 0.5～1.5cm，上面绿色，被短柔毛或脱落几无毛，下面被白色绒毛，沿脉被白色绢状长柔毛，边缘向下反卷，羽状中裂，裂片三角状卵形、三角状披针形或长圆状披针形，先端急尖或圆钝；茎生叶与基生叶相似，但叶片对数较少。伞房状聚伞花序；花梗长 0.5～1.5cm，基部有披针形、外面密被短柔毛苞片；花直径 0.8～1（～1.3）cm；萼片三角状卵形，顶端急尖；副萼片带形或披针形，顶端尖，比萼片短约 1 倍且狭窄，外被短柔毛及少数绢状柔毛；花瓣黄色，宽倒卵形，顶端凹；花柱近顶生。花、果期 4～10 月。

产于黑龙江、吉林、辽宁、内蒙古、河北、山西、陕西、甘肃、山东、河南、江苏、安徽、江西、湖北、湖南、台湾、广东、广西、四川、贵州、云南、西藏。生于海拔 400～3200m 的山坡草地、沟谷、林缘、灌丛或疏林下。

性状 本品根呈圆柱形或类圆锥形，略扭曲，有的有分枝，长 5～17cm，直径 0.5～1.5cm；表面暗棕色或暗紫红色，有纵纹，粗皮易成片状剥落；根状茎部稍膨大；质硬，易折断，断面皮部薄，暗棕色，常与木部分离，射线呈放射状排列。叶基生，单数羽状复叶，有柄；小叶 12～31 对，狭长椭圆形，边缘羽状深裂，下表面和叶柄均灰白色，密被灰白色绒毛。气微，味涩、微苦。

功能主治 清热解毒，凉血止痢。用于赤痢腹痛，久痢不止，痔疮出血，痈肿疮毒。

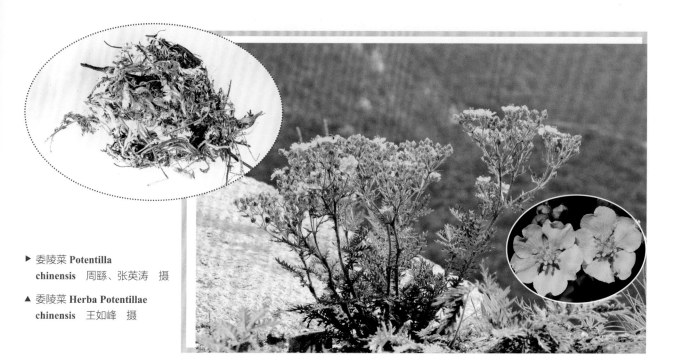

▶ 委陵菜 **Potentilla chinensis** 周繇、张英涛 摄

▲ 委陵菜 **Herba Potentillae chinensis** 王如峰 摄

使君子 Shijunzi

FRUCTUS QUISQUALIS

本品为使君子科植物使君子 **Quisqualis indica** L. 的干燥成熟果实。秋季果皮变紫黑色时采收，除去杂质，干燥。

原植物 使君子 **Quisqualis indica** L. Sp. Pl. ed. 2, 1: 556. 1762; 中国植物志，53（1）：16, 1984; 中华人民共和国药典（1963），1: 171, 1964.

落叶攀援状灌木，高 2~8m。小枝被棕黄色短柔毛。叶卵圆形，对生或近对生，长 5~11cm，宽 2.5~5.5cm，先端短渐尖，叶面无毛，背面有时疏被棕色柔毛；叶柄长 5~8mm，幼时密生锈色柔毛。穗状花序顶生，聚合成伞房花序式；苞片被毛，卵形至线状披针形；萼管先端具广展、外弯、小形的萼齿 5 枚，被黄色柔毛；花瓣 5，长 1.8~2.4cm，先端钝圆，初为白色，后转淡红色；雄蕊 10 枚；子房下位，胚珠 3 颗。果卵形，无毛，长 2.7~4cm，直径 1.2~2.3cm，具明显的锐棱角 5 条，成熟时果皮呈青黑色或栗色。花期 6~7 月，果期 10~11 月。

产于四川、贵州至南岭以南各处。生于山坡，林下。

性　状 本品呈椭圆形或卵圆形，具 5 条纵棱，偶有 4~9 棱，长 2.5~4cm，直径约 2cm。表面黑褐色至紫黑色，平滑，微具光泽。顶端狭尖，基部钝圆，有明显圆形的果梗痕。质坚硬，横切面多呈五角星形，棱角处壳较厚，中间呈类圆形空腔。种子长椭圆形或纺锤形，长约 2cm，直径约 1cm；表面棕褐色或黑褐色，有多数纵皱纹；种皮薄，易剥离；子叶 2，黄白色，有油性，断面有裂隙。气微香，味微甜。

功能主治 杀虫消积。用于蛔虫病，蛲虫病，虫积腹痛，小儿疳积。

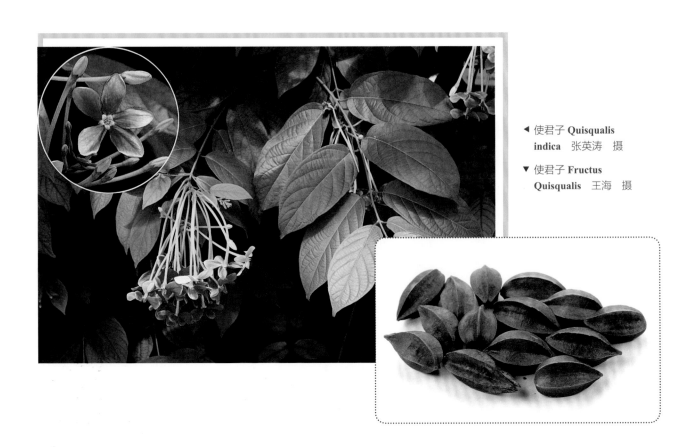

◀ 使君子 **Quisqualis indica** 张英涛 摄

▼ 使君子 **Fructus Quisqualis** 王海 摄

侧柏叶 Cebaiye

CACUMEN PLATYCLADI

本品为柏科植物侧柏 **Platycladus orientalis**（L.）Franco 的干燥枝梢和叶。多在夏、秋二季采收，阴干。

原植物 侧柏 **Platycladus orientalis**（L.）Franco in Portugaliae Acta Biol. ser. B. Suppl. 33. 1949; 中国植物志 , 7: 322, 1978; 中华人民共和国药典（1977），1: 355, 1978.——*Biota orientalis*（L.）Endl., 中华人民共和国药典（1963），1: 172, 1964.

常绿乔木，高达 20m，胸径可达 1m。树皮薄，浅灰褐色，纵裂成条片。小枝扁平，直展，排成一平面。叶鳞形，交互对生，长 1～3mm，先端微钝，位于小枝上下两面之叶露出部分倒卵状菱形或斜方形，两侧的叶折覆着上下之叶的基部两侧，呈龙骨状。叶背中部均有腺槽。雌雄同株；球花单生于短枝顶端；雄球花黄色，卵圆形，长约 2mm。球果当年成熟，卵圆形，长 1.5～2cm，熟前肉质，蓝绿色，被白粉；熟后木质，张开，红褐色；种鳞 4 对，中间两对种鳞倒卵形或椭圆形，鳞片背部近先端有反曲的尖头，中部种鳞各有种子 1～2 颗。种子卵圆形或长卵形，长 4～6mm，灰褐色或紫褐色，无翅或有棱脊，种脐大而明显。花期 3～4 月，球果 9～11 月成熟。

产于东北南部，经华北向南过广东、广西北部，西至陕西、甘肃，西南至四川、云南、贵州等地。生于湿润肥沃地，石灰岩山地也有生长。

性状 本品多分枝，小枝扁平。叶细小鳞片状，交互对生，贴伏于枝上，深绿色或黄绿色。质脆，易折断。气清香，味苦涩、微辛。

功能主治 凉血止血，化痰止咳，生发乌发。用于吐血，衄血，咯血，便血，崩漏下血，肺热咳嗽，血热脱发，须发早白。

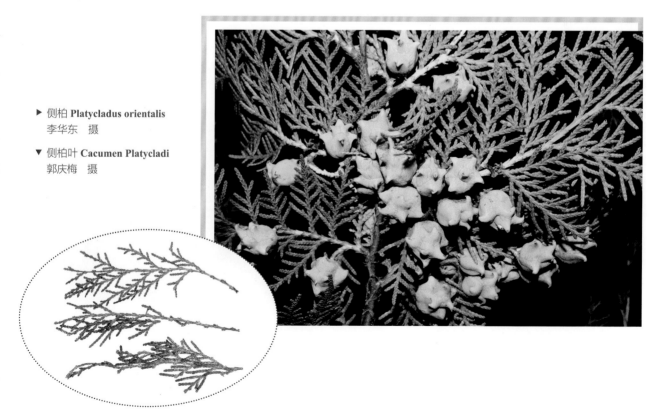

▶ 侧柏 **Platycladus orientalis**
李华东 摄

▼ 侧柏叶 **Cacumen Platycladi**
郭庆梅 摄

佩兰 Peilan

本品为菊科植物佩兰 **Eupatorium fortunei** Turcz. 的干燥地上部分。夏、秋二季分两次采割，除去杂质，晒干。

原植物 佩兰 **Eupatorium fortunei** Turcz. in Bull. Soc. Nat. Mosc. 24（1）: 150, 1851; 中国植物志 , 74: 58, 1985; 中华人民共和国药典（1963）, 1: 173, 1964.

多年生草本。高 40～100cm。茎直立，少分枝或上部具伞房花序状分枝。中部茎叶较大，三全裂或三深裂，顶裂片大，狭椭圆形、椭圆状披针形或倒披针形，长 5～10cm，宽 1.5～2.5cm，顶端渐尖，侧裂片与顶裂片同形，较小，上部叶常不分裂，披针形或长椭圆形，全部茎叶两面无毛，无腺点，羽状脉，边缘具粗齿或不规则细齿，基部叶花期枯萎。头状花序多数，排成顶生复伞房花序；花序径 3～6（～10）cm。总苞钟形；总苞片 2～3 层，覆瓦状，外层短，卵状披针形，中、内层渐长，狭椭圆形，紫红色，无毛和腺点。花冠白色或淡红色，无腺点。瘦果黑褐色，长椭圆形，具 5 棱，无毛和腺点；冠毛白色，长约5mm。花、果期 7～11 月。

产于山东、江苏、浙江、江西、福建、湖北、湖南、广东、广西、贵州、四川、云南及陕西。生于海拔 2000m 以下的路边灌丛，山沟路旁。

性　状 本品茎呈圆柱形，长 30～100cm，直径 0.2～0.5cm；表面黄棕色或黄绿色，有的带紫色，有明显的节和纵棱线；质脆，断面髓部白色或中空。叶对生，有柄，叶片多皱缩、破碎，绿褐色；完整叶片3 裂或不分裂，分裂者中间裂片较大，展平后呈披针形或长圆状披针形，基部狭窄，边缘有锯齿；不分裂者展平后呈卵圆形、卵状披针形或椭圆形。气芳香，味微苦。

功能主治 芳香化湿，醒脾开胃，发表解暑。用于湿浊中阻，脘痞呕恶，口中甜腻，口臭，多涎，暑湿表证，湿温初起，发热倦怠，胸闷不舒。

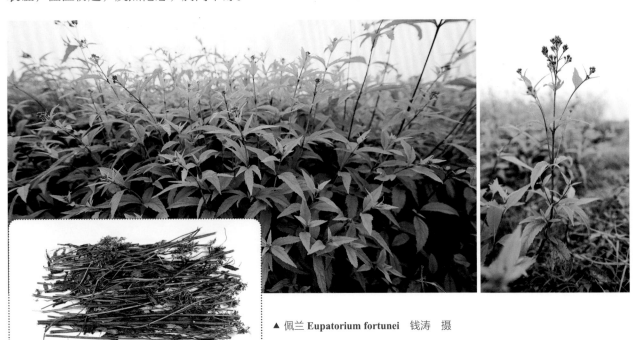

▲ 佩兰 Eupatorium fortunei　钱涛　摄

◄ 佩兰 Herba Eupatorii　钟国跃　摄

金龙胆草 Jinlongdancao

HERBA CONYZAE

本品为菊科植物苦蒿 **Conyza blinii** Lévl. 的干燥地上部分。夏、秋二季采割，除去杂质，晒干。

原植物 苦蒿 **Conyza blinii** Lévl. in Repert. Spec. Nov. Regni Veg. Beih. 8: 451. 1910; 中国植物志 , 74: 341, 1985; 中华人民共和国药典（1977），1: 356, 1978.

一年生草本，高 60～100cm。分枝或不分枝，全株被白色开展的长毛和密短腺毛。叶密集，下部叶有柄，花期枯萎；中部和上部叶卵形或卵状长圆形，长 4～10cm，宽 2.5～4cm，无柄，全部叶羽状深裂，裂片 4～6 对，线形或线披针形，全缘或具疏齿。头状花序，直径 10～15mm，在茎端排成狭圆锥花序，花序梗密被开展的长节毛及腺毛。总苞半球状钟形；总苞片 3～4 层，外层较短，内层长 6～7mm，先端紫红色，全部总苞片线形，背面被长毛及短腺毛，花黄色，全部结实，外围雌花多数，雌花花冠丝状，疏生微毛；两性花位于中央，花冠管状，具 5 裂片。瘦果长圆形，压扁，两面被微毛；冠毛污白色，糙毛状，略长于花冠。花、果期 5～11 月。

产于四川、贵州、云南。生于海拔 1800～2600m 的山坡草地荒地，路边灌丛中。

性状 本品茎呈圆柱形，少分枝，长 30～100cm，直径 0.2～0.6cm；表面黄绿色或浅棕黄色，有纵棱和多数白色长绒毛；质硬而脆，易折断。单叶互生，叶片多卷缩、破碎，完整者展平后呈羽状深裂至全裂，裂片披针形，黄绿色，两面密被白色绒毛；下部叶具柄，上部叶几无柄。头状花序直径约 1cm，花黄白色。瘦果浅黄色，扁平，冠毛长 5～6mm。气微，味极苦。

功能主治 清热化痰，止咳平喘，解毒利湿，凉血止血。用于肺热咳嗽，痰多气喘，咽痛，口疮，湿热黄疸，衄血，便血，崩漏，外伤出血。

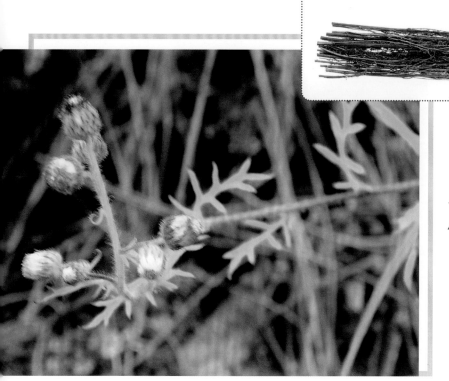

◀ 苦蒿 **Conyza blinii** 陈又生 摄

▲ 金龙胆草 Herba Conyzae
陈代贤 摄

金果榄 Jinguolan

RADIX TINOSPORAE SAGITTATAE ET AL.

本品为防己科植物青牛胆 **Tinospora sagittata**（Oliv.）Gagnep. 或金果榄 **Tinospora capillipes** Gagnep. 的干燥块根。秋、冬二季采挖，除去须根，洗净，晒干。

原 植 物

青牛胆 Tinospora sagittata（Oliv.）Gagnep. in Bull. Soc. Bot. France 55: 45. 1908; 中国植物志, 30（1）: 23, 1996; 中华人民共和国药典（1963），1: 166, 1964.

缠绕藤本。根深长，块根黄色，连珠状，形状不一。小枝细长，粗糙有槽纹，节上被短硬毛。叶互生，具柄；叶片披针形箭形或戟形，很少为卵状或椭圆状箭形，长7~20cm，宽2.5~5cm，先端渐尖或钝，基部弯缺很深，掌状脉5条。花单性，雌雄异株；花序腋生，常多个簇生或成聚伞花序、假圆锥花序；雄花：萼片6，外轮3片细小，内轮明显较大，椭圆形、阔椭圆形或椭圆形倒卵状，长2~3mm；花瓣6，雄蕊6，分离；雌花：萼片与雄花相似，花瓣楔形；心皮3。核果近球形，直径6~8mm，红色。花期3~5月，果期8~10月。

产于广西、广东、陕西、湖南、湖北、江西、福建、四川、贵州等地。生于林下、林缘、灌木林下石隙间。

金果榄 Tinospora capillipes Gagnep. in Bull. Soc. Bot. France 55: 44-45. 1908; 中华人民共和国药典（1963），1: 166, 1964.

常绿缠绕藤本。块根卵圆形、椭圆形、肾形或圆形，常数个相连，表皮土黄色。茎圆柱形，深绿色，粗糙有纹，被毛。叶互生，叶柄长2~3.5cm，略被毛；叶片卵形至长卵形，长6~9cm，宽5~6cm，先端锐尖，基部圆耳状箭形，全缘，上面绿色，无毛，下面淡绿色，被疏毛。花近白色，单性，雌雄异株，成腋生圆锥花序，花序疏松略被毛，总花梗长6~9cm，苞片短，线形；雄花具花萼2轮，外轮3片披针形，内轮3片倒卵形，外侧均被毛；花瓣6，细小，与花萼互生，先端截形，微凹，基部渐狭，雄蕊6，花药近方形，花丝分离，先端膨大；雌花萼片与雄花相同，花瓣较小，匙形，退化雄蕊6，棒状，心皮3。核果球形，红色。花期3~5月，果期9~11月。

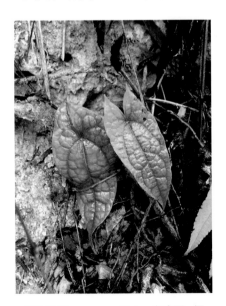

青牛胆 Tinospora sagittata 赵鑫磊 摄

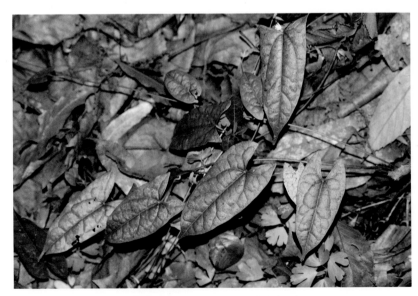

金果榄 Tinospora capillipes 李华东 摄

产于广东、广西、贵州等地。生于疏林下或灌木丛中，有时亦生于山上岩石旁边的红壤地中。

注释：在《中国植物志》中，金果榄的学名 **Tinospora capillipes** Gagnep. 作为青牛胆 **Tinospora sagittata**（Oliv.）Gagnep. 的异名处理。

性　　状　本品呈不规则圆块状，长 5～10cm，直径 3～6cm。表面棕黄色或淡褐色，粗糙不平，有深皱纹。质坚硬，不易击碎、破开，横断面淡黄白色，导管束略呈放射状排列，色较深。气微，味苦。

功能主治　清热解毒，利咽，止痛。用于咽喉肿痛，痈疽疔毒，泄泻，痢疾，脘腹疼痛。

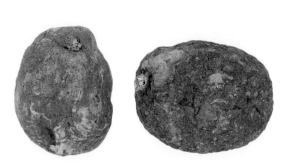

金果榄 Radix Tinosporae sagittatae　陈代贤　摄

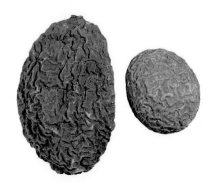

金果榄 Radix Tinosporae capillipis　陈代贤　摄

金沸草 Jinfeicao

HERBA INULAE LINARIIFOLIAE ET AL.

本品为菊科植物条叶旋覆花 **Inula linariifolia** Turcz. 或旋覆花 **Inula japonica** Thunb. 的干燥地上部分。夏、秋二季采割，晒干。

原 植 物

条叶旋覆花 Inula linariifolia Turcz. in Bull. Soc. Nat. Mosc. 10, 7: 154, 1837; 中国植物志 , 75: 265, 1979; 中华人民共和国药典（1977），1: 358, 1978.

多年生草本，高 30~80cm。茎不分枝或分枝，被白色疏贴生节毛。叶线状披针形，顶端渐尖，边缘具不显细锯齿，常反折，上面无毛，下面有腺点，被蛛丝状短柔毛或长伏毛，中脉稍下陷，网脉有时明显，下部叶长约 10cm，宽约 1cm，上部叶无柄，长 6~10cm，最上部叶长 1~4cm。头状花序直径 1~2.8cm，单生或多个排成伞房状花序，花序梗短或细长，被腺状柔毛。总苞半球形，长 5~6mm；总苞片，4 层，外层披针形，基部革质，上部草质，外面被短柔毛；中层膜质；内层线形，膜质，与中层等长。舌状花黄色，长 8~11mm，先端 3 裂；裂片三角形；管状花 3~4mm，先端 5 裂。瘦果圆柱形，具细沟和微糙毛。花、果期 7~10 月。

产于东北、华北、华中和东部各省区。生于海拔 1800m 以下的山坡、荒地、河岸、路旁。

旋覆花 Inula japonica Thunb. in Nova Act. Soc. Upsal. 4: 35, 39. 1784; 中国植物志 , 75: 263, 1979; 中华人民共和国药典（1977），1: 358, 1978.

多年生草本，高 30~80cm。根状茎短，横走或斜升，具须根。茎单生或簇生，有细纵沟，被长伏毛。基部叶较小，花期枯萎，中部叶长圆形或长圆状披针形，长 4~13cm，宽 1.5~4.5cm，先端尖，基部渐狭，常有圆形半抱茎的小耳，无柄，全缘或有疏齿，上面具疏毛或近无毛，下面具疏伏毛和腺点，

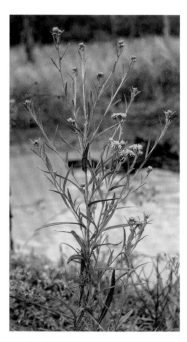

条叶旋覆花 **Inula linariifolia**
钱涛 摄

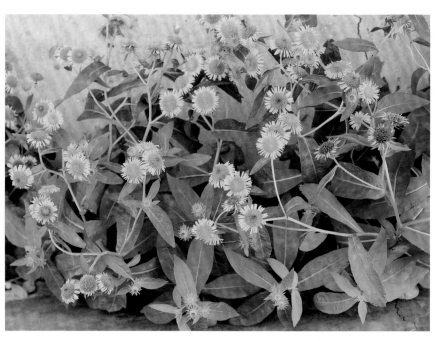

旋覆花 **Inula japonica**　张英涛　摄

中脉和侧脉有较密的长毛；上部叶渐小，线状披针形。头状花序，直径 3 ~ 4cm，多数或少数排列成疏散的伞房花序；花序梗细长；总苞半球形，直径 1.3 ~ 1.7cm，总苞片约 5 层，线状披针形，最外层常叶质而较长；外层基部革质，上部叶质；内层干膜质；舌状花黄色，较总苞长 2 ~ 2.5 倍；舌片线形，长 10 ~ 13mm；管状花花冠长约 5mm，有三角披针形裂片；冠毛白色，1 轮，有 20 余个粗糙毛。瘦果圆柱形，长 1 ~ 1.2mm，有 10 条纵沟，被疏短毛。花期 6 ~ 10 月，果期 9 ~ 11 月。

产于东北、华北、华东、华中及广西等地。生于海拔 150 ~ 2400m 的山坡路旁、湿润草地、河岸和田埂上。

性　状

条叶旋覆花　本品茎呈圆柱形，上部分枝，长 30 ~ 70cm，直径 0.2 ~ 0.5cm；表面绿褐色或棕褐色，疏被短柔毛，有多数细纵纹；质脆，断面黄白色，髓部中空。叶互生，叶片条形或条状披针形，长 5 ~ 10cm，宽 0.5 ~ 1cm；先端尖，基部抱茎，全缘，边缘反卷，上表面近无毛，下表面被短柔毛。头状花序顶生，直径 0.5 ~ 1cm，冠毛白色，长约 0.2cm。气微，味微苦。

旋覆花　本品叶片椭圆状披针形，宽 1 ~ 2.5cm，边缘不反卷，头状花序较大，直径 1 ~ 2cm，冠毛长约 0.5cm。

功能主治　降气，消痰，行水。用于外感风寒，痰饮蓄结，咳喘痰多，胸膈痞满。

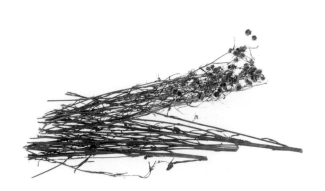

金沸草 Hebra Inulae linariifoliae　陈代贤　摄

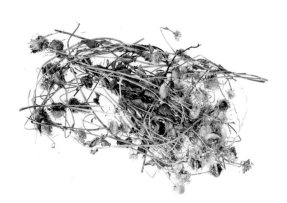

金沸草 Hebra Inulae japonicae　王如峰　摄

金荞麦 Jinqiaomai

本品为蓼科植物金荞麦 **Fagopyrum dibotrys**（D. Don）Hara 的干燥根状茎。冬季采挖，除去茎和须根，洗净，晒干。

原植物 金荞麦 **Fagopyrum dibotrys**（D. Don）Hara, Fl. E. Him. 69. 1966; 中国植物志, 25（1）: 111, 1998; 中华人民共和国药典（2000），1: 175, 2000.——*F. cymosum*（Trev.）Meisn., 中华人民共和国药典（1977），1: 359, 1978.

多年生草本；根状茎粗壮，木质化。茎直立，高 50～100cm，具纵棱，多分枝，无毛。叶三角形，长 4～12cm，宽 3～11cm，先端长渐尖或尾状尖，边缘微波状，两面叶脉上具小乳突，基部近戟形；叶柄长可达 10cm，托叶鞘筒状，膜质，长 6～10mm，偏斜，顶端截形，无缘毛。花序伞房状，顶生或腋生；苞片卵状披针形，长约 3mm，草质，绿色，边缘膜质，每苞内具 2～4 花；花梗中部具关节，与苞片近等长；花被 5 深裂，白色；花被片长椭圆形，长约 2.5mm；雄蕊 8，比花被短，花药紫红色；子房卵形，花柱 3，柱头头状。瘦果宽卵形，具 3 锐棱，长 6～8mm，黑褐色，超出宿存花被 2～3 倍。花期 7～8 月，果期 9～10 月。

产于陕西南部和华东、华中、华南及西南。生于海拔 250～3200m 的山谷湿地、山坡草地。

性状 本品呈不规则团块或圆柱状，常有瘤状分枝，顶端有的有茎残基，长 3～15cm，直径 1～4cm。表面棕褐色，有横向环节和纵皱纹，密布点状皮孔，并有凹陷的圆形根痕和残存须根。质坚硬，不易折断，断面淡黄白色或淡棕红色，有放射状纹理，中央髓部色较深。气微，味微涩。

功能主治 清热解毒，排脓祛瘀。用于肺痈吐脓，肺热喘咳，乳蛾肿痛。

▶ 金荞麦 Fagopyrum dibotrys　孙庆文、朱鑫鑫　摄

▼ 金荞麦 Rhizoma Fagopyri dibotryis　王如峰　摄

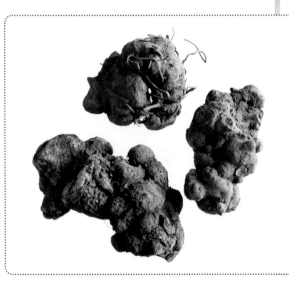

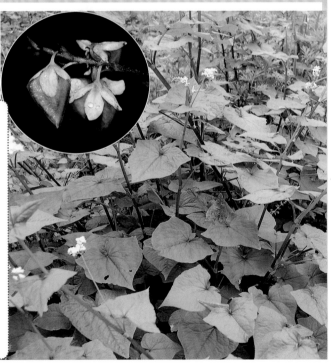

金钱草 Jinqiancao

HERBA LYSIMACHIAE

本品为报春花科植物过路黄 **Lysimachia christinae** Hance 的干燥全草。夏、秋二季采收，除去杂质，晒干。

原 植 物 **过路黄 Lysimachia christinae** Hance in Journ. Bot. London. 11: 167. 1873; 中国植物志, 59（1）: 94, 1989; 中华人民共和国药典（1977）, 1: 361, 1978.

多年生草本。茎匍匐，长 20～60cm，无毛、被疏毛以至密被铁锈色柔毛。叶对生；叶柄短于叶片或与叶片近等长；叶片卵圆形、近圆形至肾圆形，长（1.5～）2～6（～8）cm，宽 1～4（～6）cm，基部截形至浅心形，先端锐尖或圆钝，鲜时透光可见多数透明腺点，干时腺点变黑色，两面无毛或被糙伏毛。花单生叶腋；花梗长 1～5cm，无毛或被柔毛；花萼裂片披针形、椭圆状披针形至线形或上部稍扩大而近匙形，长（4～）5～7（～10）mm，无毛，被柔毛或仅具缘毛；花冠黄色，长 7～15mm，筒部长 2～4mm，裂片狭卵形至近披针形，质地稍厚，具黑色长腺点，花丝长 6～8mm，下半部合生成筒；花药卵圆形，长 1～1.5mm，背着，纵裂。蒴果直径 4～5mm，有黑色腺点。花期 5～7 月，果期 7～10 月。

产于云南、四川、贵州、陕西（南部）、湖北、湖南、广西、广东、江西、安徽、江苏、浙江、福建。生于海拔 500～2300m 的沟边、路旁阴湿处和山坡林下。

性　状 本品常缠结成团，无毛或被疏柔毛。茎扭曲，表面棕色或暗棕红色，有纵纹，下部茎节上有时具须根，断面实心。叶对生，多皱缩，展平后呈宽卵形或心形，长 1～4cm，宽 1～5cm，基部微凹，全缘；上表面灰绿色或棕褐色，下表面色较浅，主脉明显突起，用水浸后，对光透视可见黑色或褐色条纹；叶柄长 1～4cm。有的带花，花黄色，单生叶腋，具长梗。蒴果球形。气微，味淡。

功能主治 利湿退黄，利尿通淋，解毒消肿。用于湿热黄疸，胆胀胁痛，石淋，热淋，小便涩痛，痈肿疔疮，蛇虫咬伤。

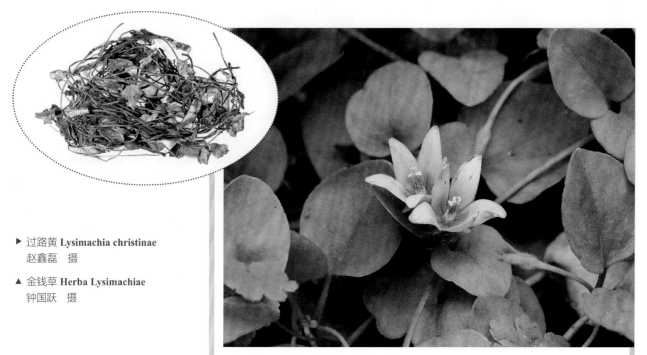

▶ 过路黄 Lysimachia christinae
　赵鑫磊　摄

▲ 金钱草 Herba Lysimachiae
　钟国跃　摄

金铁锁 Jintiesuo

RADIX PSAMMOSILENES

本品为石竹科植物金铁锁 **Psammosilene tunicoides** W. C. Wu et C. Y. Wu 的干燥根。秋季采挖，除去外皮和杂质，晒干。

原植物 金铁锁 **Psammosilene tunicoides** W. C. Wu et C. Y. Wu in L. P. King et al., Icon. Pl. Medic. Libro Tien-Nan-Pen-Tsao Lan-maoano 1: t. 1. 1945; 中国植物志, 26: 448, 1996; 中华人民共和国药典（1977），1: 362, 1978.

多年生草本。根长倒圆锥形，棕黄色，肉质。茎铺散，平卧，长达35cm，2叉状分枝，常带紫绿色，被柔毛。叶片卵形，长1.5~2.5cm，宽1~1.5cm，基部宽楔形或圆形，顶端急尖，上面被疏柔毛，下面沿中脉被柔毛。三歧聚伞花序密被腺毛；花直径3~5mm；花梗短或近无；花萼筒状钟形，长4~6mm，密被腺毛，纵脉凸起，绿色，直达齿端，萼齿三角状卵形，顶端钝或急尖，边缘膜质；花瓣紫红色，狭匙形，长7~8mm，全缘；雄蕊明显外露，长7~9mm，花丝无毛，花药黄色；子房狭倒卵形，长约7mm；花柱长约3mm。蒴果棒状，长约7mm；种子狭倒卵形，长约3mm，褐色。花期6~9月，果期7~10月。

产于四川、云南、贵州、西藏。生于金沙江和雅鲁藏布江沿岸，海拔2000~3800m的砾石山坡或石灰质岩石缝中。

性状 本品呈长圆锥形，有的略扭曲，长8~25cm，直径0.6~2cm。表面黄白色，有多数纵皱纹和褐色横孔纹。质硬，易折断，断面不平坦，粉性，皮部白色，木部黄色，有放射状纹理。气微，味辛、麻，有刺喉感。

功能主治 祛风除湿，散瘀止痛，解毒消肿。用于风湿痹痛，胃脘冷痛，跌打损伤，外伤出血；外治疮疖，蛇虫咬伤。

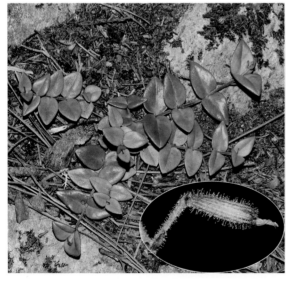

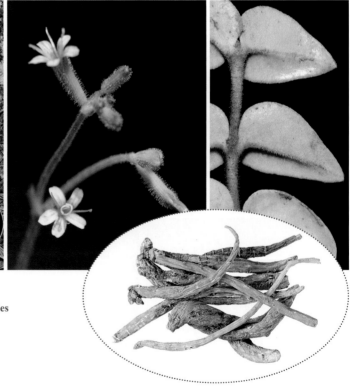

▲ 金铁锁 Psammosilene tunicoides
朱鑫鑫 摄

▶ 金铁锁 Radix Psammosilenes
陈代贤 摄

金银花 Jinyinhua

FLOS LONICERAE JAPONICAE

本品为忍冬科植物忍冬 **Lonicera japonica** Thunb. 的干燥花蕾或带初开的花。夏初花开放前采收，干燥。

原植物 见"忍冬藤"项下。

性　状 本品呈棒状，上粗下细，略弯曲，长 2～3cm，上部直径约 3mm，下部直径约 1.5mm。表面黄白色或绿白色（贮久色渐深），密被短柔毛。偶见叶状苞片。花萼绿色，先端 5 裂，裂片有毛，长约 2mm。开放者花冠筒状，先端二唇形；雄蕊 5，附于筒壁，黄色；雌蕊 1，子房无毛。气清香，味淡、微苦。

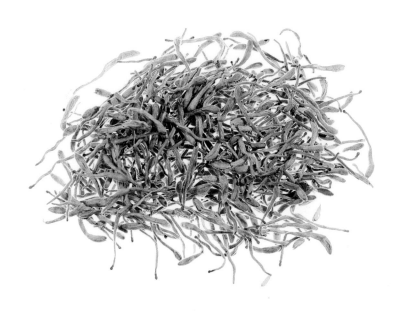

金银花 **Flos Lonicerae japonicae** 陈代贤 摄

功能主治 清热解毒，疏散风热。用于痈肿疔疮，喉痹，丹毒，热毒血痢，风热感冒，温病发热。

金樱子 *Jinyingzi*

FRUCTUS ROSAE LAEVIGATAE

本品为蔷薇科植物金樱子 **Rosa laevigata** Michx. 的干燥成熟果实。10～11 月果实成熟变红时采收，干燥，除去毛刺。

原 植 物 金樱子 **Rosa laevigata** Michx., Fl. Bor. Am. 1: 295. 1803; 中国植物志 , 37: 448, 1985; 中华人民共和国药典（1963），1: 168, 1964.

常绿攀援灌木。高可达 5m；小枝散生扁而弯皮刺，无毛，幼时被腺毛，逐渐减少。小叶革质，通常 3，稀 5，连叶柄长 3～10cm；小叶柄和叶轴有皮刺和腺毛；托叶离生或基部与叶柄合生，披针形，边缘有细齿，齿尖有腺，早落；小叶片椭圆状卵形、倒卵形或披针状卵形，长 2～6cm，宽 1.2～3.5cm，上面亮绿色，无毛，下面幼时沿中脉有腺毛，老时逐渐脱落无毛，边缘有锐锯齿，先端急尖、圆钝，稀尾状渐尖。花单生于叶腋；花直径 5～7cm；花梗长 1.8～3.5（～3）cm，花梗和萼筒外面密被腺毛，随果实成长变为针刺；萼片卵状披针形，先端呈叶状，边缘羽状浅裂或全缘，常有刺毛和腺毛，内面密被柔毛，比花瓣稍短；花瓣白色，宽倒卵形，先端微凹；雄蕊多数；心皮多数，花柱离生，有毛，比雄蕊短很多。果实梨形或倒卵形，稀近球形，紫褐色，外面密被刺毛；果梗长约 3cm，密被刺毛；萼片宿存。花期 4～6 月，果期 7～11 月。

产于陕西、安徽、江西、江苏、浙江、湖北、湖南、广东、广西、台湾、福建、四川、贵州、云南等省区。生于海拔 250～1600m 的向阳山野、田边、溪旁或灌木丛中。

性　状 本品为花托发育而成的假果，呈倒卵形，长 2～3.5cm，直径 1～2cm。表面红黄色或红棕色，有突起的棕色小点，系毛刺脱落后的残基。顶端有盘状花萼残基，中央有黄色柱基，下部渐尖。质硬。切开后，花托壁厚 1～2mm，内有多数坚硬的小瘦果，内壁及瘦果均有淡黄色绒毛。气微，味甘、微涩。

功能主治 固精缩尿，固崩止带，涩肠止泻。用于遗精滑精，遗尿尿频，崩漏带下，久泻久痢。

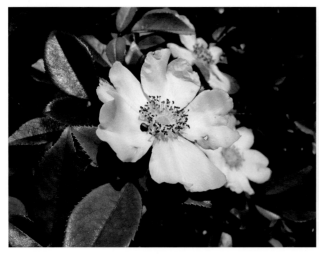

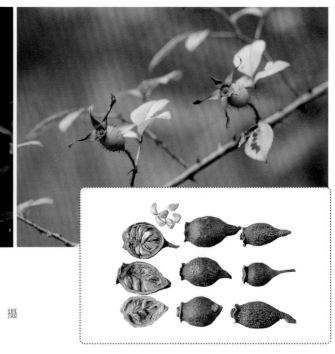

▲ 金樱子 **Rosa laevigata**　周重建　摄

▶ 金樱子 **Fructus Rosae laevigatae**　郭月秋　摄

乳香 Ruxiang

本品为橄榄科植物乳香树 **Boswellia carterii** Birdw. 及同属植物鲍达乳香树 **Boswellia bhaw-dajiana** Birdw. 树皮渗出的树脂。分为索马里乳香和埃塞俄比亚乳香，每种乳香又分为乳香珠和原乳香。

原 植 物

乳香树 Boswellia carterii Birdw. in Bull. Soc. Bot. France 55: 44-45. 1908; 中药大辞典 上册 : 1379, 1977; 中华人民共和国药典（2010），1: 207, 2010.

矮小灌木。高 4～5m，稀达 6m。树干粗壮，树皮光滑，淡棕黄色，纸状，粗枝的树皮鳞片状，逐渐剥落。奇数羽状复叶互生，长 15～25cm；小叶 7～10 对，基部者最小，向上渐大，长卵形，长达 3.5cm，

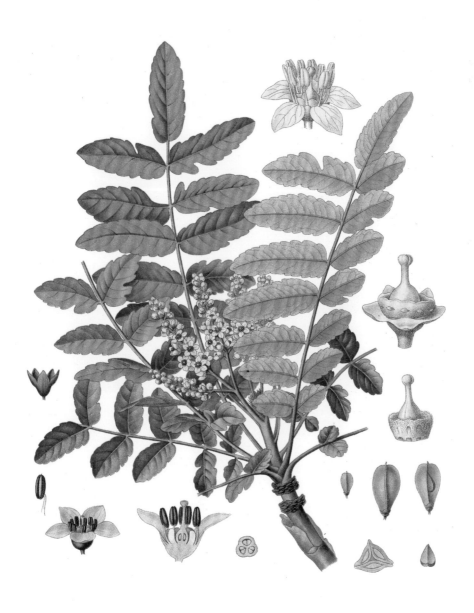

乳香树 **Boswellia carterii**

顶端者长达 7.5cm，宽 1.5cm，先端钝，基部圆形、近心形或截形；边缘有不规则的圆锯齿或近全缘，两面均被白毛，或上面无毛。花小，排列成稀疏的总状花序；花萼杯状，5 裂，裂片三角状卵形；花瓣 5，淡黄色，卵形，长约为萼片的 2 倍，先端急尖；雄蕊 10，着生于花盘外侧，花丝短；子房上位，3～4 室，柱头头状，略 3 裂。核果倒卵形，长约 1cm，具 3 棱，钝头，果皮肉质，肥厚，每室具种子 1 颗。花期 4 月。

分布于红海沿岸至利比亚、苏丹、土耳其等地。生于热带沿海山地。

鲍达乳香树 Boswellia bhaw-dajiana Birdw. in Trans. Linn. Soc. London 27: 144. 1870; 全国中草药汇编 下册：387，1978; 中华人民共和国药典（2010），1: 207, 2010.

小乔木。枝条被白毛或无毛。小叶 7～108，长方披针形至长方形，长 2～4cm，宽 1～1.8cm，基部圆形或截形，全缘或有锯齿，两面均具白毛，或仅下面呈灰色毡状。总状花序，花白色或绿色，具浅钟状被密毛的花盘，半包围子房。果实未成熟时近锤形，基都变成窄柄状。

产于索马里、埃塞俄比亚及阿拉伯半岛南部以及土耳其、利比亚及苏丹等地。

性　状　本品呈长卵形滴乳状、类圆形颗粒或粘合成大小不等的不规则块状物。大者长达 2cm（乳香珠）或 5cm（原乳香）。表面黄白色，半透明，被有黄白色粉末，久存则颜色加深。质脆，遇热软化。破碎面有玻璃样或蜡样光泽。具特异香气，味微苦。

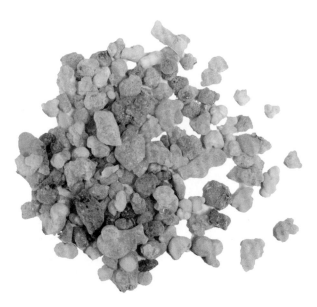

乳香 Olibanum　王如峰　摄

功能主治　活血定痛，消肿生肌。用于胸痹心痛，胃脘疼痛，痛经经闭，产后瘀阻，癥瘕腹痛，风湿痹痛，筋脉拘挛，跌打损伤，痈肿疮疡。

肿节风 Zhongjiefeng

HERBA SARCANDRAE

本品为金粟兰科植物草珊瑚 **Sarcandra glabra**（Thunb.）Nakai 的干燥全草。夏、秋二季采收，除去杂质，晒干。

原 植 物 草珊瑚 **Sarcandra glabra**（Thunb.）Nakai, Fl. Sylv. Koreana 18: 17. t. 2. 1930; 中国植物志, 20（1）: 79, 1982; 中华人民共和国药典（1977）, 1: 366, 1978.

常绿亚灌木。高 50～120cm；茎与枝均有膨大的节。叶片革质，椭圆形至卵状披针形，光滑无毛，长 6～17cm，宽 2～6cm，边缘具粗锐锯齿，齿尖有一腺体；叶柄长 0.5～1.5cm，基部合生成鞘状；托叶钻形。穗状花序顶生，通常分枝，多少成圆锥花序状，连总花梗长 1.5～4cm；苞片三角形；花黄绿色；雄蕊 1 枚，肉质，棒状至圆柱状，花药 2 室，生于药隔上部的两侧，侧向或有时内向；子房球形或卵形，无花柱，柱头近头状。核果球形，直径 3～4mm，熟时亮红色。花期 6 月，果期 8～10 月。

产于安徽、浙江、江西、福建、台湾、广东、广西、湖南、四川、贵州和云南。生于海拔 420～1500m 的山坡、沟谷林下阴湿处。

性　状 本品长 50～120cm。根状茎较粗大，密生细根。茎圆柱形，多分枝，直径 0.3～1.3cm；表面暗绿色至暗褐色，有明显细纵纹，散有纵向皮孔，节膨大；质脆，易折断，断面有髓或中空。叶对生，叶片卵状披针形至卵状椭圆形，长 5～15cm，宽 3～6cm；表面绿色、绿褐色至棕褐色或棕红色，光滑；边缘有粗锯齿，齿尖腺体黑褐色；叶柄长约 1cm；近革质。穗状花序顶生，常分枝。气微香，味微辛。

功能主治 清热凉血，活血消斑，祛风通络。用于血热发斑发疹，风湿痹痛，跌打损伤。

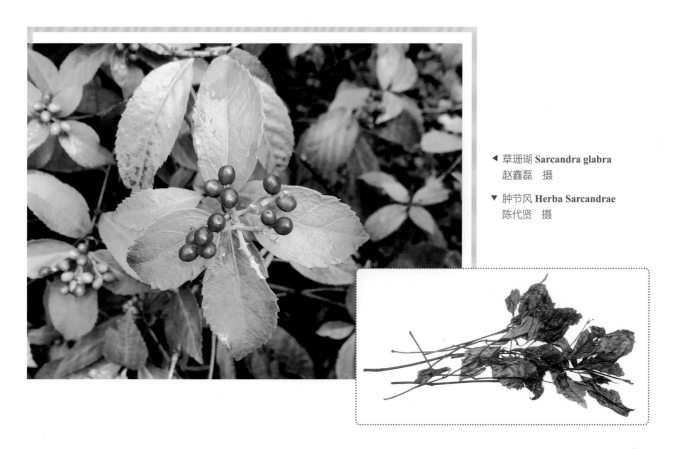

◀ 草珊瑚 Sarcandra glabra
赵鑫磊　摄

▼ 肿节风 Herba Sarcandrae
陈代贤　摄

鱼腥草 Yuxingcao

HERBA HOUTTUYNIAE

本品为三白草科植物蕺菜 **Houttuynia cordata** Thunb. 的新鲜全草或干燥地上部分。鲜品全年均可采割；干品夏季茎叶茂盛花穗多时采割，除去杂质，晒干。

原植物 蕺菜 **Houttuynia cordata** Thunb, Fl. Jap. 234. 1784; 中国植物志，20（1）：8, 1982; 中华人民共和国药典（1963），1: 171, 1964.

一年生草本。腥臭气味；茎、叶无毛。叶两面具腺点（叶背面腺点更明显），叶阔卵形，长 4～10cm，宽 2.5～6cm，顶端短渐尖，基部心形，叶背面有时紫红色；叶脉为基出脉，5～7 条；叶柄长 1～3.5cm，托叶膜质，长 1～2.5cm，顶端钝，下部与叶柄合生而成长 8～20mm 的鞘，基部扩大略抱茎。花序长 2cm，宽 5～6mm；总花梗长 1.5～3cm，无毛；总苞片长 10～15mm，宽 5～7mm，顶端钝圆；雄蕊长于子房。蒴果长 2～3mm，顶端有宿存的花柱。花期 4～7 月，果期 8～12 月。

产于华东、华中、华南、西南及陕西、甘肃等省区。生于沟边、溪边或林下湿地上。

性状

鲜鱼腥草 本品茎呈圆柱形，长 20～45cm，直径 0.25～0.45cm；上部绿色或紫红色，下部白色，节明显，下部节上生有须根，无毛或被疏毛。叶互生，叶片心形，长 3～10cm，宽 3～11cm；先端渐尖，全缘；上表面绿色，密生腺点，下表面常紫红色；叶柄细长，基部与托叶合生成鞘状。穗状花序顶生。具鱼腥气，味涩。

干鱼腥草 本品茎呈扁圆柱形，扭曲，表面黄棕色，具纵棱数条；质脆，易折断。叶片卷折皱缩，展平后呈心形，上表面暗黄绿色至暗棕色，下表面灰绿色或灰棕色。穗状花序黄棕色。

功能主治 清热解毒，消痈排脓，利尿通淋。用于肺痈吐脓，痰热喘咳，热痢，热淋，痈肿疮毒。

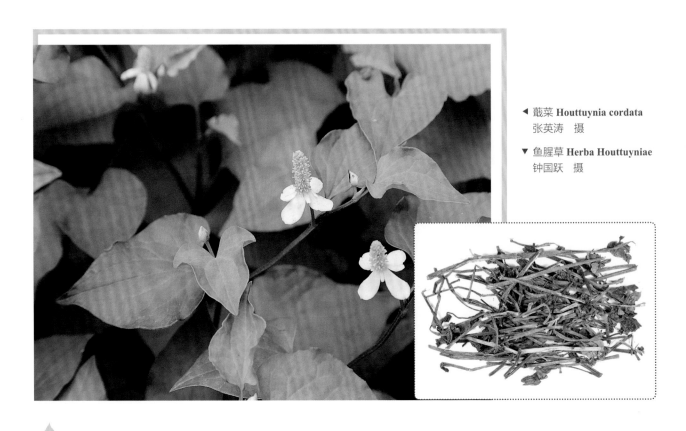

◀ 蕺菜 **Houttuynia cordata**
张英涛 摄

▼ 鱼腥草 **Herba Houttuyniae**
钟国跃 摄

狗脊 Gouji

本品为蚌壳蕨科植物金毛狗脊 **Cibotium barometz**（L.）J. Sm. 的干燥根状茎。秋、冬二季采挖，除去泥沙，干燥；或去硬根、叶柄及金黄色绒毛，切厚片，干燥，为"生狗脊片"；蒸后晒至六、七成干，切厚片，干燥，为"熟狗脊片"。

原 植 物 金毛狗脊 **Cibotium barometz**（L.）J. Sm. in London J. Bot. 1: 437. 1842; 中国植物志, 2: 197, 1959; 中华人民共和国药典（1963）, 1: 173, 1964.

根状茎卧生，粗大，顶端生出一丛大叶，柄长达 120cm，粗 2～3cm，棕褐色，基部被有一大丛垫状的金黄色茸毛，长逾 10cm，有光泽，上部光滑；叶片大，长达 180cm，宽约相等，广卵状三角形，三回羽状分裂；下部羽片为长圆形，长达 80cm，宽 20～30cm，有柄（长 3～4cm），互生，远离；一回小羽片长约 15cm，宽 2.5cm，互生，开展，接近，有小柄（长 2～3mm），线状披针形，长渐尖，基部圆截形，羽片深裂几达小羽轴；末回裂片线形略呈镰刀形，长 1～1.4cm，宽 3mm，尖头，开展，上部的向上斜出，边缘有浅锯齿，向先端渐尖，中脉两面凸出，侧脉两面隆起，斜出，单一，但在不育羽片上分为二叉。叶几为革质或厚纸质，干后上面褐色，有光泽，下面为灰白色或灰蓝色，两面光滑，或小羽轴上下两面略有短褐毛疏生；孢子囊群生在每一末回能育裂片上，1～5 对，生于下部的小脉顶端，囊群盖坚硬，棕褐色，横长圆形，两瓣状，内瓣较外瓣小，成熟时张开如蚌壳，露出孢子囊群；孢子为三角状的四面形，透明。

产于云南、贵州、四川南部、广东、广西、福建、台湾、海南、浙江、江西和湖南南部。生于山麓沟边及林下阴湿处酸性土上。

性　状 本品呈不规则的长块状，长 10～30cm，直径 2～10cm。表面深棕色，残留金黄色绒毛；上面有数个红棕色的木质叶柄，下面残存黑色细根。质坚硬，不易折断。无臭，味淡、微涩。生狗脊片呈不规则长条形或圆形，长 5～20cm，直径 2～10cm，厚 1.5～5mm；切面浅棕色，较平滑，近边缘 1～4mm 处有 1 条棕黄色隆起的木质部环纹或条纹，边缘不整齐，偶有金黄色绒毛残留；质脆，易折断，有粉性。熟狗脊片呈黑棕色，质坚硬。

功能主治 祛风湿，补肝肾，强腰膝。用于风湿痹痛，腰膝酸软，下肢无力。

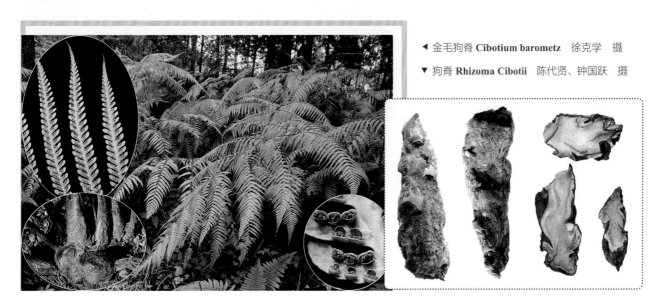

◀ 金毛狗脊 Cibotium barometz　徐克学　摄

▼ 狗脊 Rhizoma Cibotii　陈代贤、钟国跃　摄

京大戟 Jingdaji

RADIX EUPHORBIAE PEKINENSIS

本品为大戟科植物大戟 **Euphorbia pekinensis** Rupr. 的干燥根。秋、冬二季采挖，洗净，晒干。

原植物 大戟 **Euphorbia pekinensis** Rupr. in Maxim. Prim. Fl. Amur. 239. 1859; 中国植物志, 44（3）: 105, 1997; 中华人民共和国药典（1977），1: 370, 1978.

多年生草本。高 30～100cm，富含白色乳汁。根圆锥状。茎单生或上部分枝。叶互生，近无柄，常为椭圆形，少为披针形或披针状椭圆形，长 3～8cm，宽 0.5～1.2cm，先端尖，基部稍狭。花序单生于二歧分枝顶端，常有 5 伞梗；总苞杯状，顶端 4 裂，腺体 4，椭圆形；雄花多数，伸出总苞之外；雌花 1 枚，子房球形，花柱 3，分离，柱头 2 裂。蒴果三角状扁球形，表面具疣状突起。种子卵形光滑。花期 5～8 月，果期 6～9 月。

产于全国大部分省区，北方尤为普遍。生于山坡、灌丛、路旁、荒地、草丛、林缘和疏林内。

性状 本品呈不整齐的长圆锥形，略弯曲，常有分枝，长 10～20cm，直径 1.5～4cm。表面灰棕色或棕褐色，粗糙，有纵皱纹、横向皮孔样突起及支根痕。顶端略膨大，有多数茎基及芽痕。质坚硬，不易折断，断面类白色或淡黄色，纤维性。气微，味微苦、涩。

功能主治 泻水逐饮，消肿散结。用于水肿胀满，胸腹积水，痰饮积聚，气逆咳喘，二便不利，痈肿疮毒，瘰疬痰核。

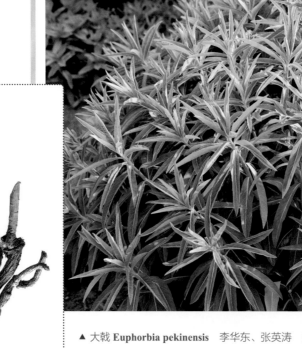

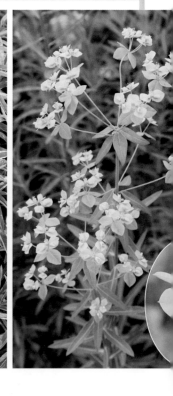

▲ 大戟 Euphorbia pekinensis　李华东、张英涛　摄

◀ 京大戟 Radix Euphorbiae pekinensis　王如峰　摄

闹羊花 Naoyanghua

FLOS RHODODENDRI MOLLIS

本品为杜鹃花科植物羊踯躅 **Rhododendron molle** G. Don 的干燥花。4~5月花初开时采收，阴干或晒干。

原植物 羊踯躅 **Rhododendron molle**（Blum）G. Don, Gen. Syst. 3: 846. 1834; 中国植物志, 57（2）: 367, 1994; 中华人民共和国药典（1990）, 1: 194, 1990.

落叶灌木。高 0.5~2m；枝幼时密被灰白色柔毛及疏刚毛。叶纸质，长圆状披针形，长 5~11cm，宽 1.5~3.5cm，先端钝，具短尖头，基部楔形，边缘具睫毛，叶背密被灰白色柔毛，沿中脉被黄褐色刚毛；叶柄长 0.2~0.6cm，被柔毛和少数刚毛。总状伞形花序顶生，花多达 13 朵，先花后叶或与叶同时开放；花梗长 1~2.5cm，被微柔毛及疏刚毛；花萼裂片小，被微柔毛和刚毛状睫毛；花冠阔漏斗形，长 4.5cm，直径 5~6cm，黄色或金黄色，内有深红色斑点，花冠管筒长 2.6cm，外面被微柔毛，裂片 5；雄蕊 5，不等长，不伸出花冠，花丝扁平，中部以下被微柔毛；子房圆锥状，密被灰白色柔毛及疏刚毛，花柱长达 6cm，无毛。蒴果圆锥状长圆形，被微柔毛和疏刚毛。花期 3~5 月，果期 7~8 月。

产于江苏、安徽、浙江、江西、福建、河南、河北、湖北、湖南、广东、广西、四川、贵州和云南等省区。生于海拔 2500m 以下的山坡、林缘草地或丘陵地带的灌丛或山脊灌木林下。

性状 本品数朵花簇生于一总柄上，多脱落为单朵；灰黄色至黄褐色，皱缩。花萼 5 裂，裂片半圆形至三角形，边缘有较长的细毛；花冠钟状，筒部较长，约至 2.5cm，顶端卷折，5 裂，花瓣宽卵形，先端钝或微凹；雄蕊 5，花丝卷曲，等长或略长于花冠，中部以下有茸毛，花药红棕色，顶孔裂；雌蕊 1，柱头头状；花梗长 1~2.8cm，棕褐色，有短茸毛。气微，味微麻。

功能主治 祛风除湿，散瘀定痛。用于风湿痹痛，偏正头痛，跌扑肿痛，顽癣。

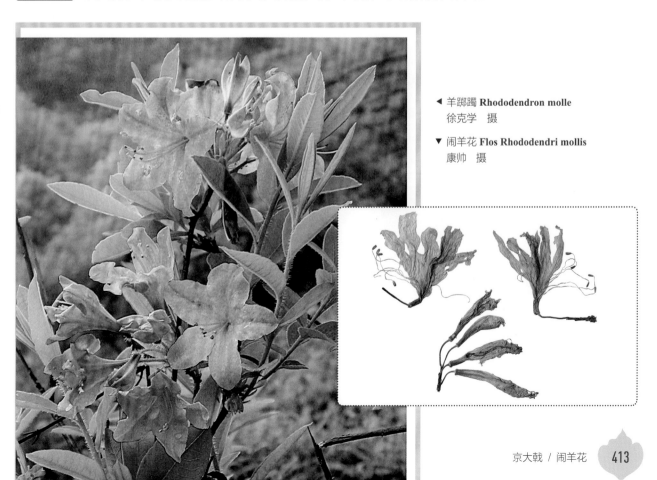

◀ 羊踯躅 **Rhododendron molle**
徐克学　摄

▼ 闹羊花 **Flos Rhododendri mollis**
康帅　摄

卷柏 Juanbai

HERBA SELAGINELLAE TAMARISCINAE ET AL.

本品为卷柏科植物卷柏 **Selaginella tamariscina**（Beauv.）Spring 或垫状卷柏 **Selaginella pulvinata**（Hook. et Grev.）Maxim. 的干燥全草。全年均可采收，除去须根和泥沙，晒干。

原 植 物

卷柏 Selaginella tamariscina（Beauv.）Spring in Bull. Acad. Roy. Sci. Bruxelles 10: 136. 1843; 中国植物志，6（3）：100, 2004; 中华人民共和国药典（1963），1: 149, 1964.

土生或石生蕨类。根托生于茎基部，根多分叉、密被毛，和茎及分枝密集形成树干状主干，有时高达数十厘米。主茎自中部羽状分枝或不等的二叉分枝，非"之"字形，无关节，禾秆色或棕色，不分枝的部分高 10 ~ 20（~ 35）cm，卵状圆柱形，无沟槽，光滑，具 1 条维管束; 侧枝 2 ~ 5 对，二至三回分枝，小枝稀疏，规则，分枝无毛，背腹压扁，末回分枝连叶宽 1.4 ~ 3.3mm。叶交互排列，二型，质厚，光滑，具白边，主茎的叶比小枝的略大，覆瓦状排列，绿色或棕色，具细齿; 分枝的腋叶对称，卵形、卵状三角形或椭圆形，具细齿，黑褐色; 中叶不对称，椭圆形，覆瓦状排列，背部非龙骨状，具芒尖，基部平截，具细齿，不卷; 侧叶不对称，小枝叶卵形、三角形或矩圆形，重叠，具芒尖，反卷。孢子叶穗紧密，四棱柱形，单生于小枝末端; 孢子叶一型，卵状三角形，具白边和细齿，芒状尖头; 大孢子叶在孢子穗上不规则排列，大孢子浅黄色; 小孢子橘黄色。

产于东北、华北、华东、中南及陕西、四川。生于向阳山坡或岩石缝内。

垫状卷柏 Selaginella pulvinata（Hook. et Grev.）Maxim.in Mem. Acad. Imp. Sci. Petersb. 9: 335. 1859; 中国植物志，6（3）：104, 2004; 中华人民共和国药典（1990），1: 197, 1990.

与卷柏 **Selaginella tamariscina** 相似，主要区别为根散生，不聚生成干，分枝多而密。腹叶并行，指

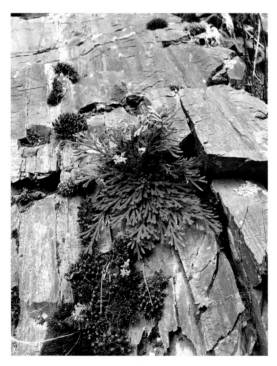

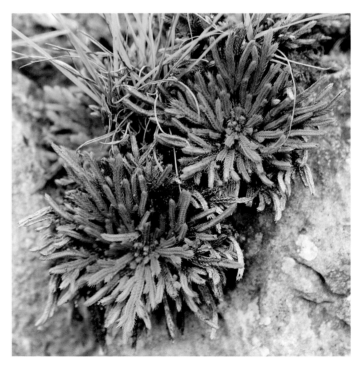

卷柏 Selaginella tamariscina　赵鑫磊　摄　　　　　垫状卷柏 Selaginella pulvinata　张宪春　摄

向上方，肉质，全缘。

全国大部分地区有产。多生于向阳的干旱岩石缝中。

性　状

卷柏　本品卷缩似拳状，长 3～10cm。枝丛生，扁而有分枝，绿色或棕黄色，向内卷曲，枝上密生鳞片状小叶，叶先端具长芒。中叶（腹叶）两行，卵状矩圆形，斜向上排列，叶缘膜质，有不整齐的细锯齿；背叶（侧叶）背面的膜质边缘常呈棕黑色。基部残留棕色至棕褐色须根，散生或聚生成短干状。质脆，易折断。气微，味淡。

垫状卷柏　本品须根多散生。中叶（腹叶）两行，卵状披针形，直向上排列。叶片左右两侧不等，内缘较平直，外缘常因内折而加厚，呈全缘状。

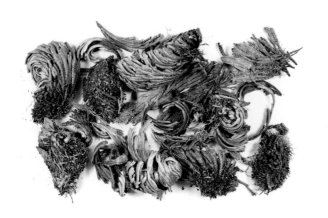
卷柏 Hebra Selaginellae tamariscinae　钟国跃　摄

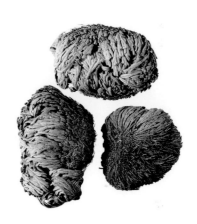
卷柏 Hebra Selaginellae pulvinatae　陈代贤　摄

功能主治　活血通经。用于经闭痛经，癥瘕痞块，跌扑损伤。卷柏炭化瘀止血。用于吐血，崩漏，便血，脱肛。

油松节 Yousongjie

NODUS LIGNEUS PINI TA BULIFORMIDIS ET AL.

本品为松科植物油松 **Pinus tabulieformis** Carr. 或马尾松 **Pinus massoniana** Lamb. 的干燥瘤状节或分枝节。全年均可采收，锯取后阴干。

原 植 物 见"松花粉"项下。

性　　状 本品呈扁圆节段状或不规则的块状，长短粗细不一。外表面黄棕色、灰棕色或红棕色，有时带有棕色至黑棕色油斑，或有残存的栓皮。质坚硬。横截面木部淡棕色，心材色稍深，可见明显的年轮环纹，显油性；髓部小，淡黄棕色。纵断面具纵直或扭曲纹理。有松节油香气，味微苦辛。

功能主治 祛风除湿，通络止痛。用于风寒湿痹，历节风痛，转筋挛急，跌打伤痛。

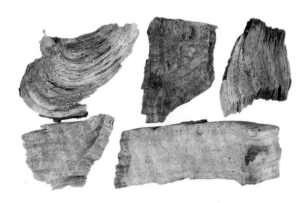

油松节 Nodus Ligneus Pini tabuliformidis　钟国跃　摄

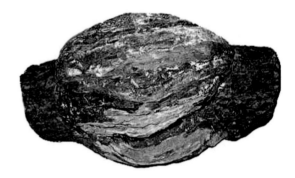

油松节 Nodus Ligneus Pini massonianae　陈代贤　摄

泽兰 Zelan

HERBA LYCOPI

本品为唇形科植物毛叶地瓜儿苗 **Lycopus lucidus** Turcz. var. **hirtus** Regel 的干燥地上部分。夏、秋二季茎叶茂盛时采割，晒干。

原植物 毛叶地瓜儿苗 **Lycopus lucidus** Turcz. var. **hirtus** Regel in Mem. Acad. Sci. St. Petersb. Ⅶ, 4: 125. 1861; 中国植物志, 66: 278, 1977; 中华人民共和国药典（1977）, 1: 375, 1978.

多年生草本。高 0.6 ~ 1.7m；根状茎横走，节上密生须根。茎直立，通常不分枝，四棱形，茎沿棱被向上小硬毛，节密被长硬毛。叶披针形，长 4 ~ 8cm，宽 1.2 ~ 2.5cm，暗绿色，上面及下面脉被长硬糙毛，叶缘具缘毛。下面主要在肋及脉上被刚毛状硬毛，两端渐狭，边缘有锐齿。轮伞花序无梗，轮廓圆球形，多花密集；小苞片先端刺尖，位于外方者超过花萼，具3脉，位于内方者，短于或等于花萼，具1脉；花萼钟形，外面具腺点，萼齿5，具刺尖头；花冠白色，长 5mm，外面在冠檐上具腺点，冠檐不明显二唇形，上唇近圆形，下唇 3 裂，中裂片较大。雄蕊仅前对能育，超出于花冠，后对雄蕊退化，丝状，先端棍棒状。花柱先端相等 2 浅裂。小坚果倒卵圆状四边形，基部略狭，褐色，有腺点。花期 6 ~ 9 月，果期 8 ~ 11 月。

我国各省区均产。生于海拔可达 2100m 的沼泽地、水边等潮湿处。

性状 本品茎呈方柱形，少分枝，四面均有浅纵沟，长 50 ~ 100cm，直径 0.2 ~ 0.6cm；表面黄绿色或带紫色，节处紫色明显，有白色茸毛；质脆，断面黄白色，髓部中空。叶对生，有短柄或近无柄；叶片多皱缩，展平后呈披针形或长圆形，长 5 ~ 10cm；上表面黑绿色或暗绿色，下表面灰绿色，密具腺点，两面均有短毛；先端尖，基部渐狭，边缘有锯齿。轮伞花序腋生，花冠多脱落，苞片和花萼宿存，小包片披针形，有缘毛，花萼钟形，5 齿。气微，味淡。

功能主治 活血调经，祛瘀消痈，利水消肿。用于月经不调，经闭，痛经，产后瘀血腹痛，疮痈肿毒，水肿腹水。

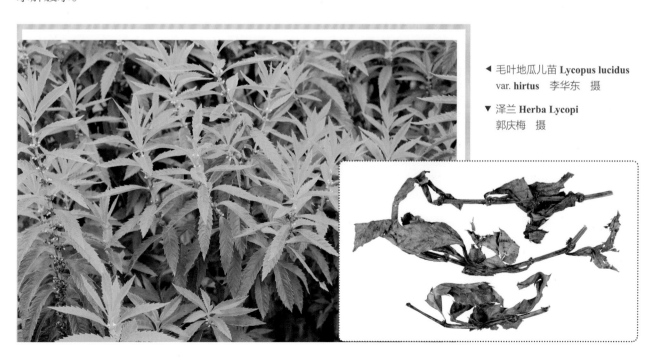

◀ 毛叶地瓜儿苗 Lycopus lucidus var. **hirtus** 李华东 摄

▼ 泽兰 Herba Lycopi 郭庆梅 摄

泽泻 Zexie

本品为泽泻科植物东方泽泻 **Alisma orientale**（Sam.）Juzep. 或泽泻 **Alisma plantago-aquaticum** L. 的干燥块茎。冬季茎叶开始枯萎时采挖，洗净，干燥，除去须根和粗皮。

原 植 物

东方泽泻 Alisma orientale（Sam.）Juzep. in Fl. URSS I: 281. 1934; 中国植物志, 8: 141, 1992; 中华人民共和国药典（1977）, 1: 375, 1978.

多年生水生或沼生草本。块茎直径 1~2cm，或较大。叶多数；挺水叶宽披针形、椭圆形，长 3.5~11.5cm，宽 1.3~6.8cm，先端渐尖，基部近圆形或浅心形，叶脉 5~7 条，叶柄长 3.2~34cm，较粗壮，基部渐宽，边缘窄膜质。花葶高 35~90cm，或更高。花序长 20~70cm，具 3~9 轮分枝，每轮分枝 3~9 枚；花两性，直径约 6mm；花梗不等长，（0.5~）1~2.5cm；外轮花被片卵形，长 2~2.5mm，宽约 1.5mm，边缘窄膜质，具 5~7 脉，内轮花被片近圆形，

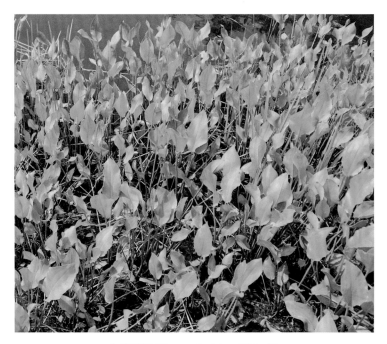

东方泽泻 Alisma orientale 周繇 摄

比外轮大，白色、淡红色，稀黄绿色，边缘波状；心皮排列不整齐，花柱长约 0.5mm，直立，柱头长约为花柱 1/5；花丝长 1~1.2mm，基部宽约 0.3mm，向上渐窄，花药黄绿色或黄色，长 0.5~0.6mm，宽 0.3~0.4mm；花托在果期呈凹凸，高约 0.4mm。瘦果椭圆形，长 1.5~2mm，宽 1~1.2mm，背部具 1~2 条浅沟，腹部自果喙处凸起，呈膜质翅，两侧果皮纸质，半透明，或否，果喙长约 0.5mm，自腹侧中上部伸出。种子紫红色，长约 1.1mm，宽约 0.8mm。花、果期 5~9 月。

产于黑龙江、吉林、辽宁、内蒙古、河北、山西、陕西、宁夏、甘肃、青海、新疆、山东、江苏、安徽、浙江、江西、福建、河南、湖北、湖南、广东、广西、四川、贵州、云南等省区。生于海拔几十米至 2500m 左右的湖泊、水塘、沟渠、沼泽中。

泽泻 Alisma plantago-aquatica L., Sp. Pl. 342. 1753; 中国植物志, 8: 141, 1992; 中华人民共和国药典（1963）, 1: 147, 1964.

多年生水生或沼生草本。块茎直径 1~3.5cm，或更大。叶通常多数；沉水叶条形或披针形；挺水叶宽披针形、椭圆形至卵形，长 2~11cm，宽 1.3~7cm，先端渐尖，稀急尖，基部宽楔形、浅心形，叶脉通常 5 条，叶柄长 1.5~30cm，基部渐宽，边缘膜质。花葶高 78~100cm，或更高；花序长 15~50cm，或更长，具 3~8 轮分枝，每轮分枝 3~9 枚。花两性，花梗长 1~3.5cm；外轮花被片广卵形，长 2.5~3.5mm，宽 2~3mm，通常具 7 脉，边缘膜质，内轮花被片近圆形，远大于外轮，边缘具不规则粗齿，白色，粉红色或浅紫色；心皮 17~23 枚，排列整齐，花柱直立，长 7~15mm，长于心皮，柱头短，

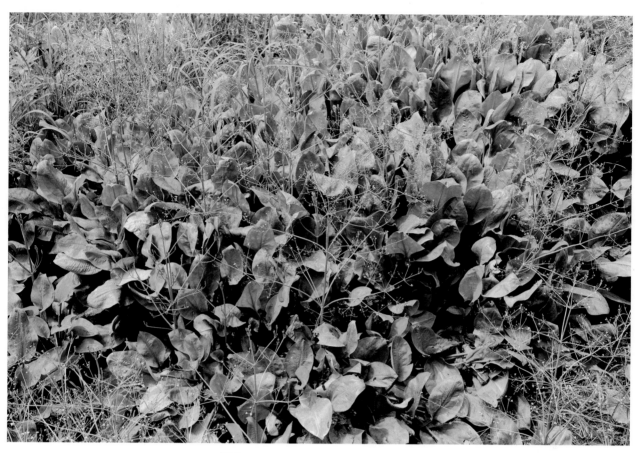

泽泻 **Alisma plantago-aquatica** 李华东 摄

约为花柱的 1/9～1/5；花丝长 1.5～1.7mm，基部宽约 0.5mm，花药长约 1mm，椭圆形，黄色，或淡绿色；花托平凸，高约 0.3mm，近圆形。瘦果椭圆形，或近矩圆形，长约 2.5mm，宽约 1.5mm，背部具 1～2 条不明显浅沟，下部平，果喙自腹侧伸出，喙基部凸起，膜质。种子紫褐色，具凸起。花、果期 5～10 月。

产于黑龙江、吉林、辽宁、内蒙古、河北、山西、陕西、新疆、云南等省区。生于湖泊、河湾、溪流、水塘的浅水带，沼泽、沟渠及低洼湿地亦有生长。

性　状　本品呈类球形、椭圆形或卵圆形，长 2～7cm，直径 2～6cm。表面淡黄色至淡黄棕色，有不规则的横向环状浅沟纹和多数细小突起的须根痕，底部有的有瘤状芽痕。质坚实，断面黄白色，粉性，有多数细孔。气微，味微苦。

功能主治　利水渗湿，泄热，化浊降脂。用于小便不利，水肿胀满，泄泻尿少，痰饮眩晕，热淋涩痛，高脂血症。

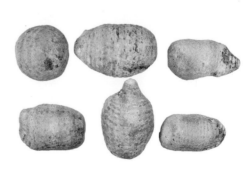

泽泻 **Rhizoma Alismatis** 钟国跃 摄

降香 *Jiangxiang*

本品为豆科植物降香檀 **Dalbergia odorifera** T. Chen 树干和根的干燥心材。全年均可采收，除去边材，阴干。

原植物 降香檀 **Dalbergia odorifera** T. Chen in Act. Phytotax. Sin. 8: 351. 1963; 中国植物志, 40: 114, 1994; 中华人民共和国药典（1977）, 1: 379, 1978.

乔木。高 10～15m；除幼嫩部分、花序及子房略被短柔毛外，全株无毛；树皮褐色或淡褐色，粗糙，有纵裂槽纹。小枝有小而密集皮孔。羽状复叶，长 12～25cm；叶柄长 1.5～3cm；托叶早落；小叶（3～）4～5（～6）对，近革质，卵形或椭圆形，长（2.5～）4～7（～9）cm，宽 2～3.5cm，复叶顶端的 1 枚小叶最大，往下渐小，基部 1 对长仅为顶小叶的 1/3，先端渐尖或急尖，钝头，基部圆或阔楔形；小叶柄长 3～5mm。圆锥花序腋生，长 8～10cm，直径 6～7cm，分枝呈伞房花序状；总花梗长 3～5cm；基生小苞片近三角形，长 0.5mm，副萼状小苞片阔卵形，长约 1mm；花长约 5mm，初时密集于花序分枝顶端，后渐疏离；花梗长约 1mm；花萼长约 2mm，下方 1 枚萼齿较长，披针形，其余的阔卵形，急尖；花冠乳白色或淡黄色，各瓣近等长，均具长约 1mm 瓣柄，旗瓣倒心形，连柄长约 5mm，上部宽约 3mm，先端截平，微凹缺，翼瓣长圆形，龙骨瓣半月形，背弯拱；雄蕊 9，单体；子房狭椭圆形，具长柄，柄长约 2.5mm，有胚珠 1～2 粒。荚果舌状长圆形，长 4.5～8cm，宽 1.5～1.8cm，基部略被毛，顶端钝或急尖，基部骤然收窄与纤细的果颈相接，果颈长 5～10mm，果瓣革质，对种子的部分明显凸起，状如棋子，厚可达 5mm，有种子 1～2 粒。

产于海南。生于中海拔山坡疏林中、林缘。

性状 本品呈类圆柱形或不规则块状。表面紫红色或红褐色，切面有致密的纹理。质硬，有油性。气微香，味微苦。

功能主治 化瘀止血，理气止痛。用于吐血，衄血，外伤出血，肝郁胁痛，胸痹刺痛，跌扑伤痛，呕吐腹痛。

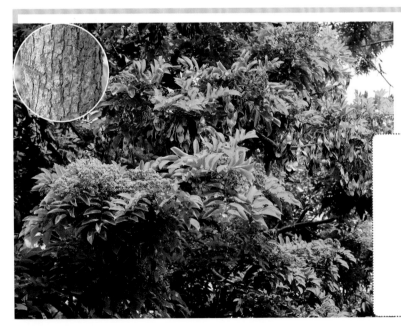

◀ 降香檀 Dalbergia odorifera 张英涛 摄

▼ 降香 Lignum Dalbergiae odoriferae 陈代贤 摄

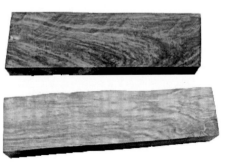

细辛 Xixin

本品为马兜铃科植物北细辛 **Asarum heterotropoides** Fr. Schmidt var. **mandshuricum**（Maxim.）Kitag.、汉城细辛 **Asarum sieboldii** Miq. var. **seoulense** Nakai 或华细辛 **Asarum sieboldii** Miq. 的干燥根和根状茎。前二种习称"辽细辛"。夏季果熟期或初秋采挖，除净地上部分和泥沙，阴干。

原 植 物

北细辛 Asarum heterotropoides Fr. Schmidt var. **mandshuricum**（Maxim.）Kitag. in Lineam. Fl. Mansh. 174. 1939; 中国植物志 , 24: 177, 1988; 中华人民共和国药典（1963）, 1: 174, 1964.

多年生草本。高 12～14cm。根状茎横走，密生须根。茎端生 2～3 枚心叶；叶卵状心形或近肾形，长 4～11cm，宽 6～15cm，先端急尖或钝，基部心形，上面脉上有毛，有时全体疏生短毛，下面毛较密。花单生叶腋，紫棕色，稀紫绿色；花梗长 3～5cm，花期在顶部成直角弯曲，果期直立；花被管壶状或半球状，直径约 1cm，喉部稍缢缩，花被裂片 3，三角状卵形，片三角状卵形，长约 7mm，宽约 9mm，由基部向外反折，贴靠于花被管上；雄蕊 12，着生于子房中部，花丝常较花药稍短，药隔不伸出；子房半下位或几近上位，近球形，花柱 6，先端 2 裂。蒴果半球状，直径约 12mm。花期 5 月，果期 6～7 月。

产于东北及山西、陕西、山东、河南等地。生于林下坡地或山沟阴湿而肥沃的地上。

汉城细辛 Asarum sieboldii Miq. var. **seoulense** Nakai in Fedde, Repert. Sp. Nov. 13: 267. 1914; 中国植物志 , 24: 176, 1988; 中华人民共和国药典（1985）, 1: 194, 1985.

多年生草本。根状茎较长，节间密。叶通常 2 枚，叶柄长 8～18cm，被疏毛；叶片心形或卵状心形，长 4～11cm，宽 4.5～13.5cm，先端渐尖或急尖，基部深心形，上面疏生短毛，脉上较密，下面密生短毛。花紫黑色；花梗长 2～4cm；花被管钟状，直径 1～1.5cm，内壁有疏离纵行脊皱；花被裂片三角状卵形，直立或近平展；雄蕊 12，着生于子房中部，花丝与花药近等长或稍长，药隔突出，短锥形；子房几近上位，球状，花柱 6，较短，先端 2 裂，柱头侧生。蒴果近球状，直径约 1.5cm。花期 4～5 月。

产于辽宁。生于林下及山沟阴湿地。

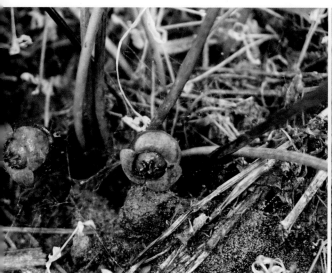
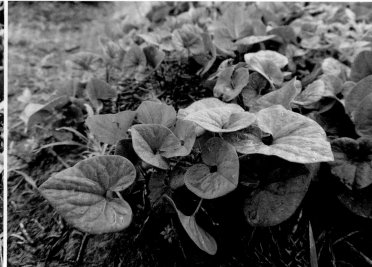

北细辛 Asarum heterotropoides var. mandshuricum　钱涛　摄

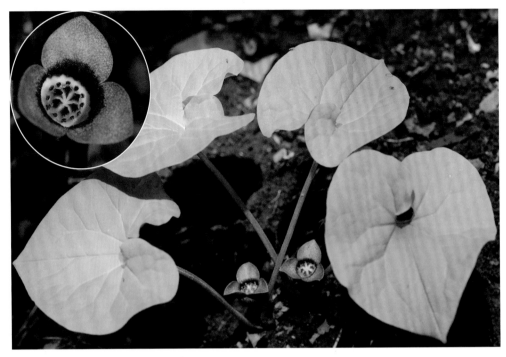

汉城细辛 **Asarum sieboldii** var. **seoulense**　周繇　摄

华细辛 Asarum sieboldii Miq. in Ann. Mus. Bot. Lugd. -Bat. 2: 134. 1865; 中国植物志，24: 176, 1988; 中华人民共和国药典（1963），1: 174, 1964.

本种与汉城细辛变种的区别在于本种叶片仅脉上被毛，叶柄光滑无毛。

产于陕西、山东、安徽、浙江、江西、河南、湖北、四川等地。生于林下阴湿腐殖质土中。

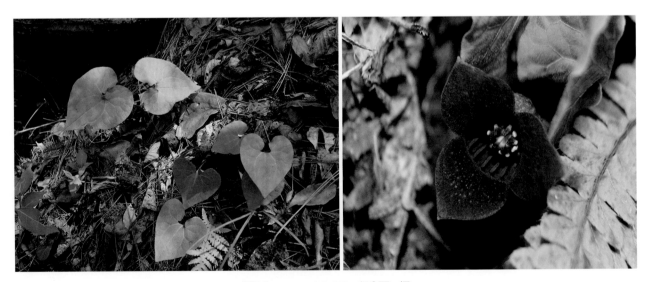

华细辛 **Asarum sieboldii**　赵鑫磊　摄

性　状

北细辛　本品常卷曲成团。根状茎横生呈不规则圆柱状，具短分枝，长 1～10cm，直径 0.2～0.4cm；表面灰棕色，粗糙，有环形的节，节间长 0.2～0.3cm，分枝顶端有碗状的茎痕。根细长，密生节上，长 10～20cm，直径 0.1cm；表面灰黄色，平滑或具纵皱纹；有须根和须根痕；质脆，易折断，断面平坦，黄白色或白色。气辛香，味辛辣、麻舌。

汉城细辛　本品根状茎直径 0.1～0.5cm，节间长 0.1～1cm。

华细辛　本品根状茎长 5～20cm，直径 0.1～0.2cm，节间长 0.2～1cm。气味较弱。

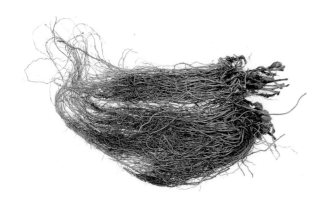

细辛 **Radix et Rhizoma Asari heterotropoides mandshurici**
郭月秋　摄

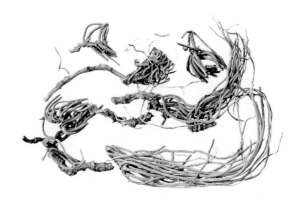

细辛 **Radix et Rhizoma Asari sieboldii seoulensis**　陈代贤　摄

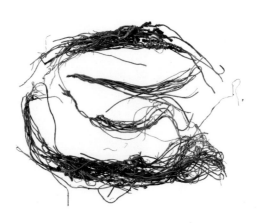

细辛 **Radix et Rhizoma Asari sieboldii**　康帅　摄

功能主治　解表散寒，祛风止痛，通窍，温肺化饮。用于风寒感冒，头痛，牙痛，鼻塞流涕，鼻鼽，鼻渊，风湿痹痛，痰饮喘咳。

贯叶金丝桃 Guanyejinsitao

HERBA HYPERICI PERFORATI

本品为藤黄科植物贯叶金丝桃 **Hypericum perforatum** L. 的干燥地上部分。夏、秋二季开花时采割，阴干或低温烘干。

原植物 贯叶金丝桃 **Hypericum perforatum** L., Sp. pl. 785. 1753; 中国植物志, 50（2）: 67, 1990; 中华人民共和国药典（2005）, 1: 159, 2005.

多年生草本。高 20～60cm；茎多分枝，两侧各具 2 纵线棱。叶无柄，椭圆形至线形，长 1～2.5cm，宽 3～7mm，基部近心形抱茎，先端钝形，背面白绿色，有淡色或黑色腺点，侧脉与中脉两面明显。聚伞花序具 3 至多花，自茎顶 1～3 节生出；花黄色，径 1.5～3cm；萼片长圆形或披针形，边缘有黑腺点，全面有 2 行腺条和腺斑；花瓣长圆形或长椭圆形，长 1.2～1.5mm，边缘及上部常有黑腺点；雄蕊 40～60 枚，3 束，每束有雄蕊约 15 枚；花柱自基部 3 裂，长 4.5～6mm，长为子房的 1.5～2 倍。蒴果长圆状卵珠形，长 3～6.5mm，具腺条和囊状腺体。种子暗褐色，长约 1mm。花期 6～9 月，果期 7～10 月。

产于河北、山西、陕西、甘肃、新疆、山东、江苏、江西、河南、湖北、湖南、四川及贵州。生于海拔 400～2200m 的山坡、路旁、草地、林下及河边等处。

性状 本品茎呈圆柱形，长 10～100cm，多分枝，茎和分枝两侧各具一条纵棱，小枝细瘦，对生于叶腋。单叶对生，无柄抱茎，叶片披针形或长椭圆形，长 1～2cm，宽 0.3～0.7cm，散布透明或黑色的腺点，黑色腺点大多分布于叶片边缘或近顶端。聚伞花序顶生，花黄色，花萼、花瓣各 5 片，长圆形或披针形，边缘有黑色腺点；雄蕊多数，合生为 3 束，花柱 3。气微，味微苦、涩。

功能主治 疏肝解郁，清热利湿，消肿通乳。用于肝气郁结，情志不畅，心胸郁闷，关节肿痛，乳痈，乳少。

▶ 贯叶金丝桃 **Hypericum perforatum**
朱鑫鑫　摄

▼ 贯叶金丝桃 **Herba Hyperici perforati**
王如峰　摄

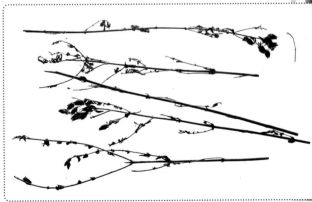

荆芥 Jingjie

HERBA SCHIZONEPETAE

本品为唇形科植物荆芥 **Schizonepeta tenuifolia** Briq. 的干燥地上部分。夏、秋二季花开到顶、穗绿时采割，除去杂质，晒干。

原植物 荆芥 **Schizonepeta tenuifolia** Briq. in Engl. u. Prantl, Pflanzenfam. 4, 3a: 235. 1895; 中国植物志，65（2）：267, 1977; 中华人民共和国药典（1963），1: 184, 1964.

一年生草本。高 60~100cm。具强烈香气。茎直立，四棱形，上部多分枝，基部微红色。全株被灰白色短柔毛。叶对生，常指状三裂，长 1~3.5cm，宽 1.5~2.5cm，基部楔状渐狭并下延至叶柄，裂片披针形，全缘，上面暗绿色，下面灰绿色。花为轮伞花序，多轮密集于枝端，形成间断穗状花序，长 3~13cm；苞片叶状，长 4~17mm；小苞片线形，较小；花小，花萼管状钟形，长约 3mm，先端 5 齿裂，裂片三角状披针形；花冠青紫色，二唇形，长约 4.5mm，上唇先端 2 浅裂，下唇 3 裂，中裂片最大；雄蕊 4，二强；子房 4 纵裂，花柱基生，柱头 2 裂。小坚果 4，长圆状三棱形，长约 1.5mm，直径约 0.7mm，棕褐色，表面光滑。花期 7~9 月，果期 9~11 月。

产于黑龙江、辽宁、山西、陕西、甘肃、青海、河南、四川、贵州等地。江苏、浙江、福建、云南等地有栽培。生于海拔在 540~2700m 之间的山坡路旁或山谷。

性状 本品茎呈方柱形，上部有分枝，长 50~80cm，直径 0.2~0.4cm；表面淡黄绿色或淡紫红色，被短柔毛；体轻，质脆，断面类白色。叶对生，多已脱落，叶片 3~5 羽状分裂，裂片细长。穗状轮伞花序顶生，长 2~9cm，直径约 0.7cm。花冠多脱落，宿萼钟状，先端 5 齿裂，淡棕色或黄绿色，被短柔毛；小坚果棕黑色。气芳香，味微涩而辛凉。

功能主治 解表散风，透疹，消疮。用于感冒，头痛，麻疹，风疹，疮疡初起。

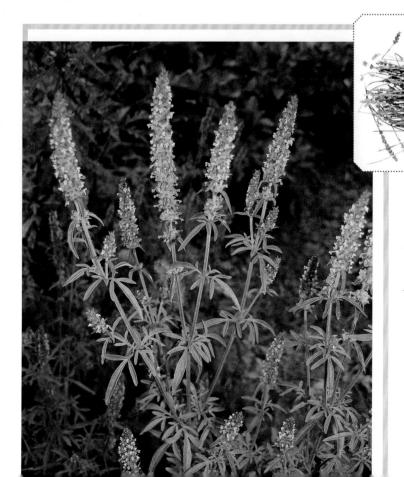

◀ 荆芥 Schizonepeta tenuifolia
林秦文 摄

▲ 荆芥 Herba Schizonepetae
陈代贤 摄

荆芥炭 Jingjietan

HERBA CARBONISATA SCHIZONEPETAE

本品为荆芥的炮制加工品。

原植物 见"荆芥"项下。

性 状 本品呈不规则段，长 5mm。全体黑褐色。茎方柱形，体轻，质脆，断面焦褐色。叶对生，多已脱落。花冠多脱落，宿萼钟状。略具焦香气，味苦而辛。

功能主治 收敛止血。用于便血，崩漏，产后血晕。

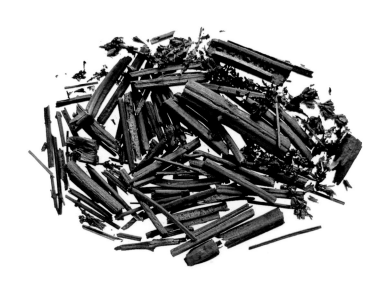

荆芥炭 **Herba Carbonisata Schizonepetae** 陈代贤 摄

荆芥穗 Jingjiesui

SPICA SCHIZONEPETAE

本品为唇形科植物荆芥 **Schizonepeta tenuifolia** Briq. 的干燥花穗。夏、秋二季花开到顶、穗绿时采摘，除去杂质，晒干。

原植物 见"荆芥"项下。

性　状 本品穗状轮伞花序呈圆柱形，长 3～15cm，直径约 7mm。花冠多脱落，宿萼黄绿色，钟形，质脆易碎，内有棕黑色小坚果。气芳香，味微涩而辛凉。

功能主治 解表散风，透疹，消疮。用于感冒，头痛，麻疹，风疹，疮疡初起。

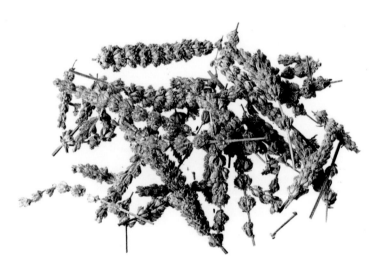

荆芥穗 **Spica Schizonepetae**　陈代贤　摄

荆芥穗炭 Jingjiesuitan

SPICA CARBONISATA SCHIZONEPETAE

本品为荆芥穗的炮制加工品。

原植物 见"荆芥"项下。

性状 本品为不规则的段，长约15mm。表面黑褐色。花冠多脱落，宿萼钟状，先端5齿裂，黑褐色。小坚果棕黑色。具焦香气，味苦而辛。

功能主治 收涩止血。用于便血，崩漏，产后血晕。

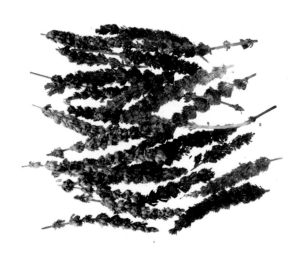

荆芥穗炭 **Spica Carbonisata Schizonepetae** 王如峰 摄

茜草 Qiancao

本品为茜草科植物茜草 **Rubia cordifolia** L. 的干燥根和根状茎。春、秋二季采挖，除去泥沙，干燥。

原植物 茜草 **Rubia cordifolia** L., in Syst. Nat. ed. 12, 3: 229. 1768; 中国植物志, 71（2）: 315, 1999; 中华人民共和国药典（1963）, 1: 187, 1964.

草质攀援藤木。长通常 1.5～3.5m；根状茎和其节上的须根均红色；茎数至多条，从根状茎的节上发出，细长，方柱形，有 4 棱，棱上生倒生皮刺，中部以上多分枝。叶通常 4 片轮生，纸质，披针形或长圆状披针形，长 0.7～3.5cm，顶端渐尖，有时钝尖，基部心形，边缘有齿状皮刺，两面粗糙，脉上有微小皮刺；基出脉 3 条，极少外侧有 1 对很小的基出脉。叶柄长通常 1～2.5cm，有倒生皮刺。聚伞花序腋生和顶生，多回分枝，有花 10 余朵至数十朵，花序和分枝均细瘦，有微小皮刺；花冠淡黄色，干时淡褐色，花冠裂片近卵形，微伸展，长约 1.5mm。果球形，直径通常 4～5mm，成熟时橘黄色。花期 8～9 月，果期 10～11 月。

产于东北、华北、西北和四川及西藏等省区。常生于疏林、林缘、灌丛或草地上。

性状 本品根状茎呈结节状，丛生粗细不等的根。根呈圆柱形，略弯曲，长 10～25cm，直径 0.2～1cm；表面红棕色或暗棕色，具细纵皱纹和少数细根痕；皮部脱落处呈黄红色。质脆，易折断，断面平坦皮部狭，紫红色，木部宽广，浅黄红色，导管孔多数。气微，味微苦，久嚼刺舌。

功能主治 凉血，祛瘀，止血，通经。用于吐血，衄血，崩漏，外伤出血，瘀阻经闭，关节痹痛，跌扑肿痛。

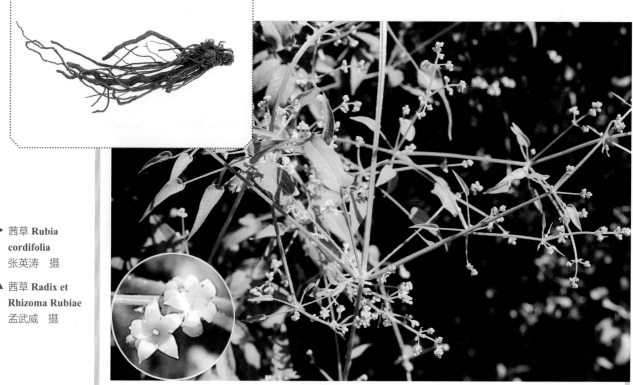

► 茜草 **Rubia cordifolia**
张英涛 摄

▲ 茜草 **Radix et Rhizoma Rubiae**
孟武威 摄

荜茇 Bibo

本品为胡椒科植物荜茇 **Piper longum** L. 的干燥近成熟或成熟果穗。果穗由绿变黑时采收，除去杂质，晒干。

原植物 荜茇 **Piper longum** L. Sp. Pl. 29. 1753; 中国植物志, 20（1）: 40, 1982; 中华人民共和国药典（1963）, 1: 185, 1964.

攀援藤本。长达数米；枝有粗纵棱和沟槽，幼茎、叶脉、叶柄、花序梗均被极细的粉状短柔毛。叶纸质，茎下部的叶卵圆形或肾形，向上渐次为卵形至卵状长圆形，长 6～12cm，宽 3～12cm，基部心形，先端急尖或渐尖，叶脉 7 条，均自基出；叶柄长短不一，茎下部的长达 9cm，中部的长 1～2cm，顶端的有时近无柄而抱茎。花单性，雌雄异株，穗状花序与叶对生。雄花序长 4～5cm，花序梗长 2～3cm，花序轴无毛，苞片近圆形，直径约 1.5mm，无毛，具短柄，盾状；雄蕊 2。雌花序长 1.5～2.5cm，在果期延长。浆果下部嵌生于花序轴并与其合生，顶端有脐状凸起，直径约 2mm。花期 7～10 月。

产于云南，广西、广东和福建有栽培。生于海拔约 600m 的疏荫杂木林中。

性状 本品呈圆柱形，稍弯曲，由多数小浆果集合而成，长 1.5～3.5cm，直径 0.3～0.5cm。表面黑褐色或棕色，有斜向排列整齐的小突起，基部有果穗梗残存或脱落。质硬而脆，易折断，断面不整齐，颗粒状。小浆果球形，直径约 0.1cm。有特异香气，味辛辣。

功能主治 温中散寒，下气止痛。用于脘腹冷痛，呕吐，泄泻，寒凝气滞，胸痹心痛，头痛，牙痛。

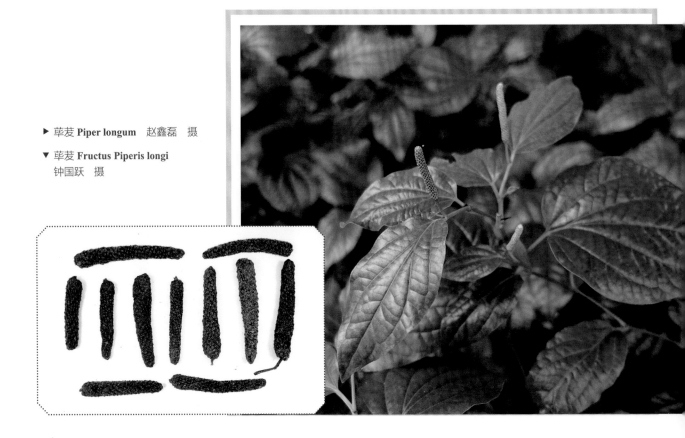

▶ 荜茇 **Piper longum** 赵鑫磊 摄

▼ 荜茇 **Fructus Piperis longi**
钟国跃 摄

荜澄茄 Bichengqie

FRUCTUS LITSEAE

本品为樟科植物山鸡椒 **Litsea cubeba**（Lour.）Pers. 的干燥成熟果实。秋季果实成熟时采收，除去杂质，晒干。

原植物 山鸡椒 **Litsea cubeba**（Lour.）Pers. Syn. Pl. 2: 4. 1807; 中国植物志, 31: 271, 1982; 中华人民共和国药典（1963），1: 186, 1964.

落叶灌木或小乔木。高达 8~10m。小枝细长，绿色，无毛，枝、叶具芳香味。顶芽圆锥形，外面具柔毛。叶互生，披针形或长圆形，长 4~11cm，宽 1.1~2.4cm，先端渐尖，基部楔形，纸质，上面深绿色，下面粉绿色，两面均无毛，羽状脉，侧脉每边 6~10 条，纤细，中脉、侧脉在两面均突起；叶柄长 6~20mm，纤细，无毛。伞形花序单生或簇生，总梗细长，长 6~10mm；苞片边缘有睫毛；每一花序有花 4~6 朵，先于叶开放或与叶同时开放，花被裂片 6，宽卵形；能育雄蕊 9，花丝中下部有毛，第 3 轮基部的腺体具短柄；退化雌蕊无毛；雌花中退化雄蕊中下部具柔毛；子房卵形，花柱短，柱头头状。果近球形，直径约 5mm，无毛，幼时绿色，成熟时黑色，果梗长 2~4mm，先端稍增粗。花期 2~3 月，果期 7~8 月。

产于广东、广西、福建、台湾、浙江、江苏、安徽、湖南、湖北、江西、贵州、四川、云南、西藏。生于海拔 500~3200m 的向阳山地、灌丛、疏林或林中路旁、水边。

性状 本品呈类球形，直径 4~6mm。表面棕褐色至黑褐色，有网状皱纹。基部偶有宿萼和细果梗。除去外皮可见硬脆的果核，种子 1，子叶 2，黄棕色，富油性。气芳香，味稍辣而微苦。

功能主治 温中散寒，行气止痛。用于胃寒呕逆，脘腹冷痛，寒疝腹痛，寒湿郁滞，小便浑浊。

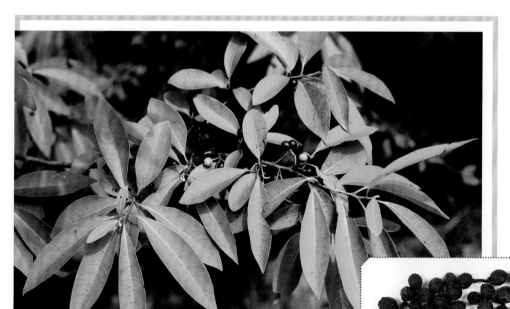

◀ 山鸡椒 Litsea
cubeba 李华东 摄

▼ 荜澄茄 Fructus
Litseae 钟国跃 摄

草乌 Caowu

RADIX ACONITI KUSNEZOFFII

本品为毛茛科植物北乌头 **Aconitum kusnezoffii** Reichb. 的干燥块根。秋季茎叶枯萎时采挖，除去须根和泥沙，干燥。

原 植 物 北乌头 **Aconitum kusnezoffii** Reichb. in Monogr. Acon. t. 21. 1820; 中国植物志, 27: 269, 1979; 中华人民共和国药典（1963），1: 188, 1964.

多年生草本。块根圆锥或胡萝卜形，长 2.5 ~ 5cm。茎高 80 ~ 150cm，无毛。茎下部叶有长柄，在开花时枯萎。茎中部叶有稍长柄或短柄；叶片五角形，基部心形，三全裂，中央全裂片菱形，渐尖，近羽状分裂，小裂片披针形，侧全裂片斜扇形，不等二深裂；叶柄长约为叶片的 1/3 ~ 2/3，无毛。顶生总状花序具 9 ~ 22 朵花；轴和花梗无毛；下部苞片三裂，其他苞片长圆形或条形；小苞片生花梗中部或下部，条形或钻状条形；萼片紫蓝色，外面有疏曲柔毛或几无毛，上萼片盔形或高盔形，侧萼片长 1.4 ~ 1.7cm，下萼片长圆形；花瓣无毛，距向后弯曲或近拳卷；雄蕊无毛，花丝全缘或有 2 小齿；心皮 4 ~ 5 枚，无毛；蓇葖果直；种子扁椭圆球形，沿棱具狭翅，只在一面生横膜翅。花期 7 ~ 9 月。

产于我国东北和华北。在山西、河北及内蒙古南部生于海拔 1000 ~ 2400m 的山地草坡或疏林中，在内蒙古北部、吉林及黑龙江等省区生于海拔 200 ~ 450m 的山坡或草甸上。

性　　状 本品呈不规则长圆锥形，略弯曲，长 2 ~ 7cm，直径 0.6 ~ 1.8cm。顶端常有残茎和少数不定根残基，有的顶端一侧有一枯萎的芽，一侧有一圆形或扁圆形不定根残基。表面灰褐色或黑棕褐色，皱缩，有纵皱纹、点状须根痕及数个瘤状侧根。质硬，断面灰白色或暗灰色，有裂隙，形成层环纹多角形或类圆形，髓部较大或中空。气微，味辛辣、麻舌。

功能主治 祛风除湿，温经止痛。用于风寒湿痹，关节疼痛，心腹冷痛，寒疝作痛及麻醉止痛。

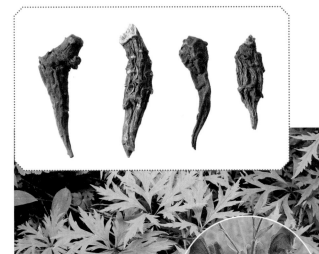

▼ 北乌头 Aconitum kusnezoffii 　赵鑫磊、于俊林　摄

◄ 草乌 Radix Aconiti kusnezoffii 　康帅　摄

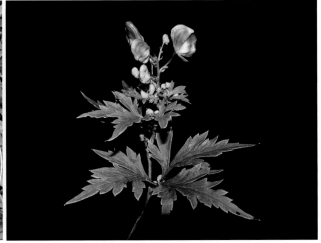

制草乌 Zhicaowu

RADIX COCTA ACONITI KUSNEZOFFII

本品为草乌的炮制加工品。

原植物 见"草乌"项下。

性 状 本品呈不规则圆形或近三角形的片。表面黑褐色，有灰白色多角形形成层环和点状维管束，并有空隙，周边皱缩或弯曲。质脆。气微，味微辛辣，稍有麻舌感。

功能主治 祛风除湿，温经止痛。用于风寒湿痹，关节疼痛，心腹冷痛，寒疝作痛及麻醉止痛。

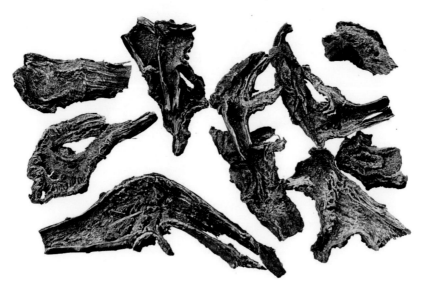

制草乌 **Radix Cocta Aconiti kusnezoffii** 陈代贤 摄

草乌叶 Caowuye

FOLIUM ACONITI KUSNEZOFFII

　　本品为毛茛科植物北乌头 **Aconitum kusnezoffii** Reichb. 的干燥叶。夏季叶茂盛花未开时采收，除去杂质，及时干燥。系蒙古族习用药材。

原植物 见"草乌"项下。

性　状 本品多皱缩卷曲、破碎。完整叶片展平后呈卵圆形，3 全裂，长 5～12cm，宽 10～17cm；灰绿色或黄绿色；中间裂片菱形，渐尖，近羽状深裂；侧裂片 2 深裂；小裂片披针形或卵状披针形。上表面微被柔毛，下表面无毛；叶柄长 2～6cm。质脆。气微，味微咸、辛。

功能主治 清热，解毒，止痛。用于热病发热，泄泻腹痛，头痛，牙痛。

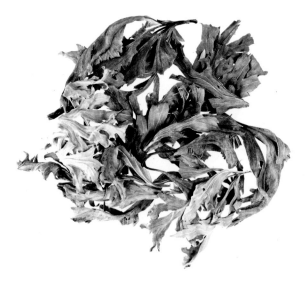

草乌叶 **Folium Aconiti kusnezoffii**　王如峰　摄

草豆蔻 Caodoukou

SEMEN ALPINIAE KATSUMADAI

本品为姜科植物草豆蔻 **Alpinia katsumadai** Hayata 的干燥近成熟种子。夏、秋二季采收，晒至九成干，或用水略烫，晒至半干，除去果皮，取出种子团，晒干。

原植物 草豆蔻 **Alpinia katsumadai** Hayata in Ic. Pl. Formos. 5: 224. 1915; 中国植物志，16（2）: 91, 1981; 中华人民共和国药典（1963），1: 189, 1964.

高达 3m。叶片线状披针形，长 50~65cm，宽 6~9cm，顶端渐尖，并有一短尖头，基部渐狭，两边不对称，边缘被毛；叶柄长 1.5~2cm；叶舌长 5~8mm，外被粗毛。总状花序顶生，直立，长达 20cm，花序轴淡绿色，被粗毛；小苞片乳白色，阔椭圆形，长约 3.5cm；花萼钟状，长 2~2.5cm，外被毛；花冠管长约 8mm，花冠裂片边缘稍内卷，具缘毛；唇瓣三角状卵形，长 3.5~4cm，顶端微 2 裂，具自中央向边缘放射的彩色条纹；子房被毛，直径约 5mm。果球形，直径约 3cm，熟时金黄色。花期 4~6 月，果期 5~8 月。

产于广东、广西和海南等省区。生于山地疏或密林中。

性状 本品为类球形的种子团，直径 1.5~2.7cm。表面灰褐色，中间有黄白色的隔膜，将种子团分成 3 瓣，每瓣有种子多数，粘连紧密，种子团略光滑。种子为卵圆状多面体，长 3~5mm，直径约 3mm，外被淡棕色膜质假种皮，种脊为一条纵沟，一端有种脐；质硬，将种子沿种脊纵剖两瓣，纵断面观呈斜心形，种皮沿种脊向内伸入部分约占整个表面积的 1/2；胚乳灰白色。气香，味辛、微苦。

功能主治 燥湿行气，温中止呕。用于寒湿内阻，脘腹胀满冷痛，嗳气呕逆，不思饮食。

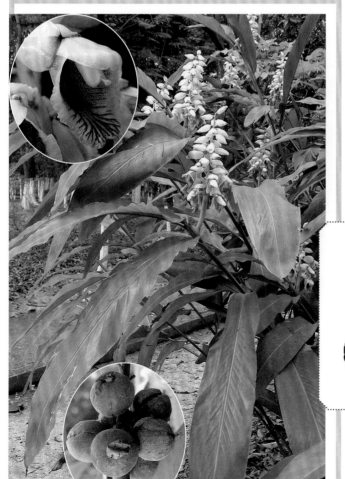

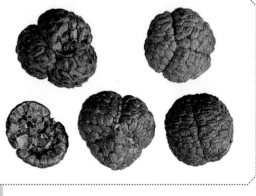

◀ 草豆蔻 Alpinia katsumadai 徐克学 摄
▼ 草豆蔻 Semen Alpiniae katsumadai 郭月秋 摄

草果 Caoguo

本品为姜科植物草果 **Amomum tsao-ko** Crevost et Lemaire 的干燥成熟果实。秋季果实成熟时采收，除去杂质，晒干或低温干燥。

原 植 物 草果 **Amomum tsao-ko** Crevost et Lemarie in Cat. Pro. Indo-Chine 300. 1917; 中国植物志, 16（2）：121, 1981; 中华人民共和国药典（1963），1: 190, 1964.

茎丛生。高达 3m，全株有辛香气。叶片长椭圆形或长圆形，长 40～70cm，宽 10～20cm，顶端渐尖，基部渐狭，边缘干膜质。穗状花序不分枝，长 13～18cm，宽约 5cm，每花序有花 5～30 朵；总花梗被密集的鳞片，鳞片长圆形或长椭圆形，长 5.5～7cm，宽 2.3～3.5cm；苞片披针形，长约 4cm，宽 0.6cm，顶端渐尖；小苞片管状，长 3cm，宽 0.7cm；花冠红色，管长 2.5cm，裂片长圆形，长约 2cm，宽约 0.4cm；唇瓣椭圆形，长约 2.7cm，宽 1.4cm，顶端微齿裂。蒴果密生，熟时红色，干后褐色，不开裂，长圆形或长椭圆形，长 2.5～4.5cm，宽约 2cm，果梗基部常具宿存苞片；种子多角形，直径 4～6mm，有浓郁香味。花期 4～6 月，果期 9～12 月。

产于云南、广西和贵州等省区。生于海拔 1100～1800m 的疏林下。

性 状 本品呈长椭圆形，具三钝棱，长 2～4cm，直径 1～2.5cm。表面灰棕色至红棕色，具纵沟及棱线，顶端有圆形突起的柱基，基部有果梗或果梗痕。果皮质坚韧，易纵向撕裂。剥去外皮，中间有黄棕色隔膜，将种子团分成 3 瓣，每瓣有种子多为 8～11 粒。种子呈圆锥状多面体，直径约 5mm；表面红棕色，外被灰白色膜质的假种皮，种脊为一条纵沟，尖端有凹状的种脐；质硬，胚乳灰白色。有特异香气，味辛、微苦。

功能主治 燥湿温中，截疟除痰。用于寒湿内阻，脘腹胀痛，痞满呕吐，疟疾寒热，瘟疫发热。

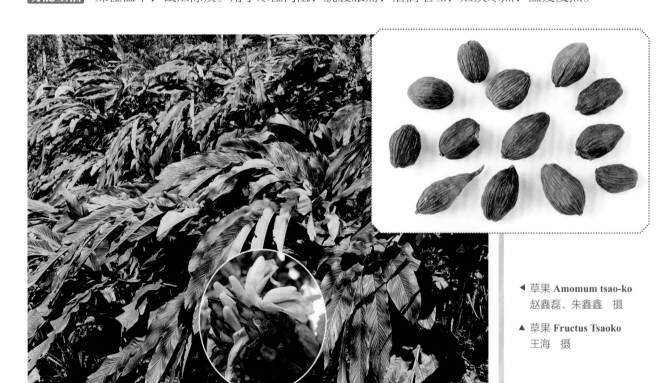

◄ 草果 Amomum tsao-ko
　赵鑫磊、朱鑫鑫 摄

▲ 草果 Fructus Tsaoko
　王海 摄

茵陈 Yinchen

HERBA ARTEMISIAE SCOPARIAE ET AL.

本品为菊科植物滨蒿 **Artemisia scoparia** Waldst. et Kit. 或茵陈蒿 **Artemisia capillaris** Thunb. 的干燥地上部分。春季幼苗高 6～10cm 时采收或秋季花蕾长成至花初开时采割,除去杂质和老茎,晒干。春季采收的习称"绵茵陈",秋季采割的称"花茵陈"。

原植物

滨蒿 Artemisia scoparia Waldst. et Kit. in Descr. Icon. Pl. Hung. 1: 66. t. 65. 1802; 中国植物志, 76(2): 220, 1991; 中华人民共和国药典(1977), 1: 390, 1978.

多年生草本或一、二年草本。茎单生,稀 2～3,高达 1.3m,中部以上分枝,茎、枝幼时被灰白色或灰黄色绢质柔毛。基生叶与营养枝叶两面被灰白色绢质柔毛,近圆形或近圆状长卵形,二至三回羽状全裂,具长柄;茎下部叶,初两面密被灰白色或灰黄色绢质柔毛,长卵形或椭圆形,长 1.5～3.5cm,二至三回羽状全裂,叶柄长 2～4cm;中部叶初两面被柔毛,长圆形或长卵形,长 1～2cm,一至二回羽状全裂;茎上部叶与分枝叶及苞片叶 3～5 全裂或不裂。头状花序近球形,稀卵圆形,极多数,径 1～1.5(～2)mm,基部有线形小苞叶,排成复总状或复穗状花序,在茎上组成圆锥花序;总苞片 3～4 层,外层草质,卵形,背面深色,无毛,边缘膜质,中、内层长卵形或椭圆形;雌花 5～7 朵;两性花 4～10 朵。瘦果倒卵形或长圆形,褐色。花、果期 7～10 月。

我国各省区均产,东部、南部各省区分布于中、低海拔地区的山坡、旷野、路旁等处;西北、西南省区可分布至海拔 3800～4000m 地区的半干旱或半湿润的山坡、林缘、路旁、草原、黄土高原和荒漠边缘等处。

茵陈蒿 Artemisia capillaris Thunb. in Fl. Jap. 309. 1784; 中国植物志, 76(2): 216, 1991; 中华人民共和国药典(1963), 1: 191, 1964.

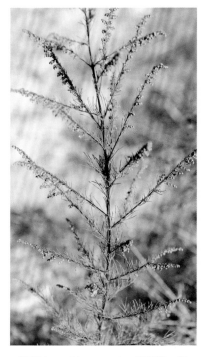

滨蒿 **Artemisia scoparia** 张英涛 摄

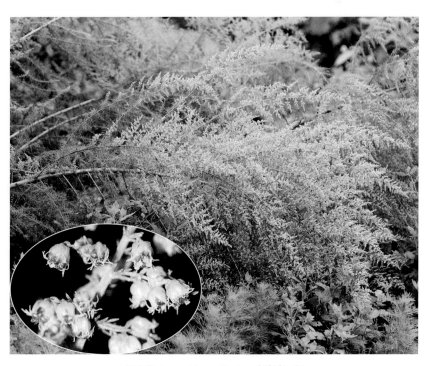

茵陈蒿 **Artemisia capillaris** 朱鑫鑫 摄

半灌木状草本。茎单生或少数，高 40~120cm，红褐色或褐色，上部多分枝；茎、枝初时密生灰白色或灰黄色绢质柔毛，后渐稀疏或脱落无毛。营养枝端有密集叶丛，基生叶密集着生，常成莲座状；基生叶、下部叶与营养枝叶两面均被棕黄色或灰黄色绢质柔毛。叶卵圆形或卵状椭圆形，长 2~4（~5）cm，二至三回羽状全裂，花期叶萎谢；中部叶宽卵形，近圆形或卵圆形，长 2~3cm，一至二回羽状全裂，长 8~12mm，基部裂片常半抱茎，近无叶柄；上部叶与苞片叶羽状 5 全裂或 3 全裂，基部裂片半抱茎。头状花序多数卵球形，稀近球形，直径 1.5~2mm，有短梗及线形的小苞叶，常排成复总状花序，并在茎上端组成圆锥花序；总苞片 3~4 层，外层草质，卵形或椭圆形，无毛，中、内层总苞片椭圆形；雌花 6~10；两性花 3~7。瘦果长圆形或长卵形。花、果期 7~10 月。

产于辽宁、河北、陕西、山东、江苏、安徽、浙江、江西、福建、台湾、河南、湖北、湖南、广东、广西及四川。生于低海拔地区的河岸、海岸地区的湿润沙地、路旁或低山坡。

性状

绵茵陈 本品多卷曲成团状，灰白色或灰绿色，全体密被白色茸毛，绵软如绒。茎细小，长 1.5~2.5cm，直径 0.1~0.2cm，除去表面白色茸毛后可见明显纵纹；质脆，易折断。叶具柄；展平后叶片呈一至三回羽状分裂，叶片长 1~3cm，宽约 1cm；小裂片卵形或稍呈倒披针形、条形，先端锐尖。气清香，味微苦。

花茵陈 本品茎呈圆柱形，多分枝，长 30~100cm，直径 2~8mm；表面淡紫色或紫色，有纵条纹，被短柔毛；体轻，质脆，断面类白色。叶密集，或多脱落；下部叶二至三回羽状深裂，裂片条形或细条形，两面密被白色柔毛；茎生叶一至二回羽状全裂，基部抱茎，裂片细丝状。头状花序卵形，多数集成圆锥状，长 1.2~1.5mm，直径 1~1.2mm，有短梗；总苞片 3~4 层，卵形，苞片 3 裂；外层雌花 6~10 个，可多达 15 个，内层两性花 2~10 个。瘦果长圆形，黄棕色。气芳香，味微苦。

功能主治 清利湿热，利胆退黄。用于黄疸尿少，湿温暑湿，湿疮瘙痒。

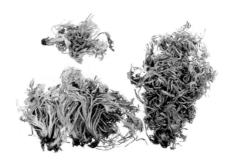

茵陈 Hebra Artemisiae scopariae 孟武威 摄

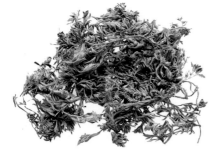

茵陈 Hebra Artemisiae capillaridis 孟武威 摄

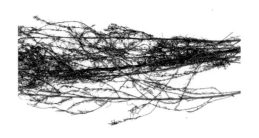

茵陈 Hebra Artemisiae capillaridis 郭庆梅 摄

茯苓 Fuling

本品为多孔菌科真菌茯苓 **Poria cocos**（Schw.）Wolf 的干燥菌核。多于 7～9 月采挖，挖出后除去泥沙，堆置"发汗"后，摊开晾至表面干燥，再"发汗"，反复数次至现皱纹、内部水分大部散失后，阴干，称为"茯苓个"；或将鲜茯苓按不同部位切制，阴干，分别称为"茯苓块"和"茯苓片"。

原 植 物 茯苓 **Poria cocos**（Schw.）Wolf, J. Elisha Mitchell scient. Soc. 38: 134. 1922., 中华人民共和国药典（1963），1: 192, 1964.

菌核球形、卵形、椭圆形至不规则形，长 10～30cm 或者更长，重量也不等，一般重 500～5000g。外面吸厚而多皱褶的皮壳，深褐色，新鲜时软干后变硬；内部白色或淡粉红色，粉粒状。子实体生于菌核表面，全平伏，厚 3～8cm，白色，肉质，老后或干后变为浅褐色。菌管密，长 2～3mm，管壁薄，管口圆形、多角形或不规则形，直径 0.5～1.5cm，口缘裂为齿状。孢子长方形至近圆柱形，平滑，有一歪尖，大小（7.5～9）μm×（3～3.5）μm。

产于吉林、安徽、浙江、福建、台湾、河南、湖北、广西、四川、贵州、云南。生于松树根上。

性 状

茯苓个 本品呈类球形、椭圆形、扁圆形或不规则团块，大小不一。外皮薄而粗糙，棕褐色至黑褐色，有明显的皱缩纹理。体重，质坚实，断面颗粒性，有的具裂隙，外层淡棕色，内部白色，少数淡红色，有的中间抱有松根。气微，味淡，嚼之粘牙。

茯苓块 本品为去皮后切制的茯苓，呈立方块状或方块状厚片，大小不一。白色、淡红色或淡棕色。

茯苓片 本品为去皮后切制的茯苓，呈不规则厚片，厚薄不一。白色、淡红色或淡棕色。

功能主治 利水渗湿，健脾，宁心。用于水肿尿少，痰饮眩悸，脾虚食少，便溏泄泻，心神不安，惊悸失眠。

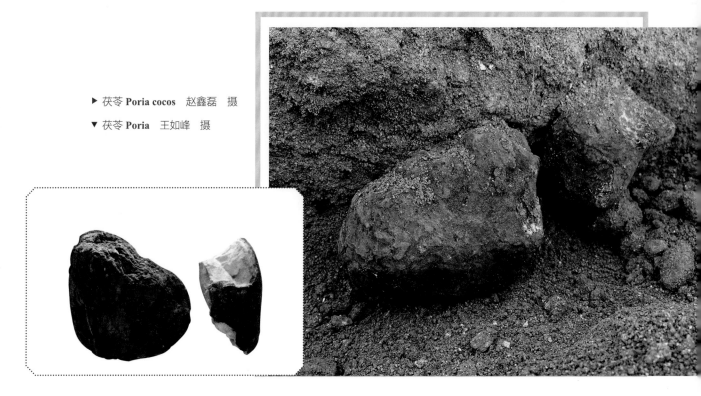

▶ 茯苓 **Poria cocos** 赵鑫磊 摄

▼ 茯苓 **Poria** 王如峰 摄

茯苓皮 Fulingpi

本品为多孔菌科真菌茯苓 **Poria cocos**（Schw.）Wolf 菌核的干燥外皮。多于 7～9 月采挖，加工"茯苓片"、"茯苓块"时，收集削下的外皮，阴干。

原植物 见"茯苓"项下。

性　状 本品呈长条形或不规则块片，大小不一。外表面棕褐色至黑褐色，有疣状突起，内面淡棕色并常带有白色或淡红色的皮下部分。质较松软，略具弹性。气微、味淡，嚼之粘牙。

功能主治 利水消肿。用于水肿，小便不利。

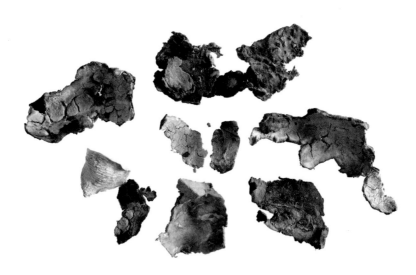

茯苓皮 **Cutis Poriae**　王如峰　摄

茺蔚子 Chongweizi

FRUCTUS LEONURI

本品为唇形科植物益母草 **Leonurus japonicus** Houtt. 的干燥成熟果实。秋季果实成熟时采割地上部分，晒干，打下果实，除去杂质。

原植物 益母草 **Leonurus japonicus** Houtt. in Nat. Hist. 2（9）: 366, t. 57, f. 1. 1778; 中国植物志, 76（2）: 216, 1991; 中华人民共和国药典（2000）, 1: 237, 2000.——*L. sibiricus* L., 中华人民共和国药典（1963）, 1: 222, 1964.——*L. heterophyllus* Sweet, 中华人民共和国药典（1977）, 1: 393, 1978.

一年生或二年生草本。叶形变化大，茎下部叶轮廓为卵形，基部宽心形，掌状 3 裂，裂片长圆状菱形至卵圆形，长 2.5～6cm，宽 1.5～4cm，裂片上再分裂，叶柄细，长 2～3cm；茎中部叶轮廓为菱形 3 裂成长圆形裂片，叶柄长 0.5～2cm；花序最上的叶近无柄，线形或线状披针形。轮伞花序腋生，多花，组成稀疏的长穗状花序。花萼管状钟形，外面贴生微柔毛，先端 5 齿裂，前 2 齿靠合，后 3 齿较短，长约 2mm，齿先端刺尖。花冠唇形，粉红色或淡紫红色，长 1～1.2cm，冠筒内面在近基部 1/3 处有不规则的毛环，冠檐下唇略短于上唇。雄蕊 4，二强，着生在花冠内面近中部，花丝疏被鳞状毛，花药 2 室；雌蕊 1，子房 4 裂，花柱丝状，略长于雄蕊，柱头 2 裂。小坚果褐色，长圆状三棱形，光滑。花期 6～9 月，果期 7～10 月。

全国各地均产。生于田埂、路旁、溪边或山坡草地，尤以向阳地带为多，生长地可达海拔 3400m 以上。

性状 本品呈三棱形，长 2～3mm，宽约 1.5mm。表面灰棕色至灰褐色，有深色斑点，一端稍宽，平截状，另一端渐窄而钝尖。果皮薄，子叶类白色，富油性。气微，味苦。

功能主治 活血调经，清肝明目。用于月经不调，经闭痛经，目赤翳障，头晕胀痛。

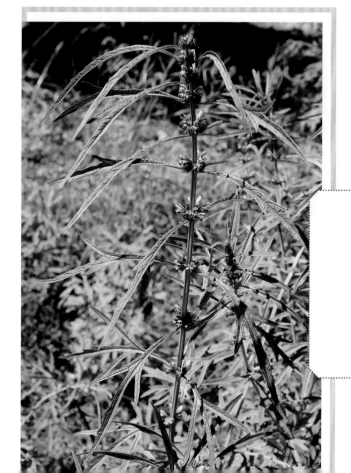

◀ 益母草 Leonurus japonicus　张英涛　摄

▼ 茺蔚子 Fructus Leonuri　王如峰　摄

胡芦巴 Huluba

本品为豆科植物胡芦巴 **Trigonella foenum-graecum** L. 的干燥成熟种子。夏季果实成熟时采割植株，晒干，打下种子，除去杂质。

原植物 胡芦巴 **Trigonella foenum-graecum** L., Sp. Pl. 2: 777. 1753; 中国植物志, 42（2）: 311, 1998; 中华人民共和国药典（1963）, 1: 182, 1964.

一年生草本。高 30~80cm。主根深达土中 80cm，根系发达。茎直立，圆柱形，多分枝，微被柔毛。羽状三出复叶；托叶全缘，膜质，基部与叶柄相连，先端渐尖，被毛；叶柄平展，长 6~12mm；小叶长倒卵形、卵形至长圆状披针形，近等大，长 15~40mm，宽 4~15mm，先端钝，基部楔形，边缘上半部具三角形尖齿，上面无毛，下面疏被柔毛，或秃净，侧脉 5~6 对，不明显；顶生小叶具较长的小叶柄。花无梗，1~2 朵着生叶腋，长 13~18mm；萼筒状，长 7~8mm，被长柔毛，萼齿披针形，锥尖，与萼等长；花冠黄白色或淡黄色，基部稍呈堇青色，旗瓣长倒卵形，先端深凹，明显地比翼瓣和龙骨瓣长；子房线形，微被柔毛，花柱短，柱头头状，胚珠多数。荚果圆筒状，长 7~12cm，直径 4~5mm，直或稍弯曲，无毛或微被柔毛，先端具细长喙，喙长约 2cm（包括子房上部不育部分），背缝增厚，表面有明显的纵长网纹，有种子 10~20 粒。种子长圆状卵形，长 3~5mm，宽 2~3mm，棕褐色，表面凹凸不平。花期 4~7 月，果期 7~9 月。

我国南北各地均有栽培。生于田间、路旁。

性状 本品略呈斜方形或矩形，长 3~4mm，宽 2~3mm，厚约 2mm。表面黄绿色或黄棕色，平滑，两侧各具一深斜沟，相交处有点状种脐。质坚硬，不易破碎。种皮薄，胚乳呈半透明状，具黏性；子叶 2，淡黄色，胚根弯曲，肥大而长。气香，味微苦。

功能主治 温肾助阳，祛寒止痛。用于肾阳不足，下元虚冷，小腹冷痛，寒疝腹痛，寒湿脚气。

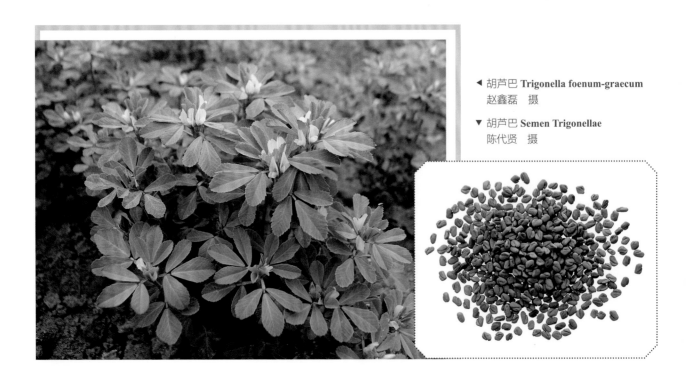

◀ 胡芦巴 Trigonella foenum-graecum
赵鑫磊 摄

▼ 胡芦巴 Semen Trigonellae
陈代贤 摄

胡黄连 Huhuanglian

RHIZOMA PICRORHIZAE

本品为玄参科植物胡黄连 **Picrorhiza scrophulariiflora** Pennell 的干燥根状茎。秋季采挖，除去须根和泥沙，晒干。

原植物 胡黄连 **Picrorhiza scrophulariiflora** Pennell in Monogr. Acad. Nat. Sci. Philad. 5: 65. Pl. 6. B. 1943; 中国植物志, 67（2）: 227, 1979; 中华人民共和国药典（1977）, 1: 394, 1978.——*P. kurroa* Benth., 中华人民共和国药典（1963）, 1: 183, 1964.

多年生矮小草本。高 4 ~ 12cm。根状茎直径达 1cm，上端密被老叶残余，节上有粗须根。叶基生呈莲座状，匙形或卵形，长 3 ~ 6cm，基部渐狭成短柄，边具锯齿，稀具重锯齿，干时变黑。穗状花序长 1 ~ 2cm，花序轴被棕色腺毛；花梗仅长 2 ~ 3mm；花具苞片，无小苞片；花萼长 4 ~ 6mm，5 深裂几达基部，披针形或倒卵状长圆形，后方一枚近线形，有棕色腺毛；花冠 2 唇形，深紫色，外面被短毛，长 8 ~ 10mm，筒部后方长 4 ~ 5mm 而前方仅长 2 ~ 3mm，上唇略向前弯呈盔状，先端微凹，下唇 3 裂片长达上唇之半，二侧裂片先端有缺刻或具 2 ~ 3 小齿；雄蕊 4，花丝无毛，后方 2 枚长 4mm，前方 2 枚长 7mm；花药基部略叉开，顶端汇合；子房 2 室，中轴胎座，胚珠多数。蒴果长卵形，长 8 ~ 10mm，在顶端室间或室背开裂，种子具网眼状纹饰。花期 7 ~ 8 月，果期 8 ~ 9 月。

产于西藏南部及东南部、云南西北部、四川西部。生于海拔 3600 ~ 4400m 的高山草地及石堆中。

性状 本品呈圆柱形，略弯曲，偶有分枝，长 3 ~ 12cm，直径 0.3 ~ 1cm。表面灰棕色至暗棕色，粗糙，有较密的环状节，具稍隆起的芽痕或根痕，上端密被暗棕色鳞片状的叶柄残基。体轻，质硬而脆，易折断，断面略平坦，淡棕色至暗棕色，木部有 4 ~ 10 个类白色点状维管束排列成环。气微，味极苦。

功能主治 退虚热，除疳热，清湿热。用于骨蒸潮热，小儿疳热，湿热泻痢，黄疸尿赤，痔疮肿痛。

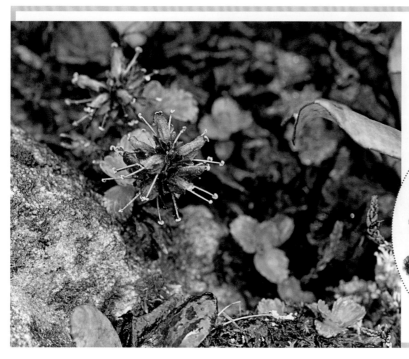

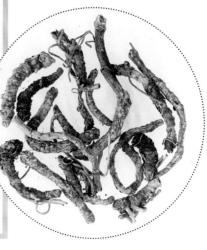

◀ 胡黄连 Picrorhiza scrophulariiflora
魏泽 摄

▼ 胡黄连 Rhizoma Picrorhizae
王如峰 摄

胡椒 Hujiao

本品为胡椒科植物胡椒 **Piper nigrum** L. 的干燥近成熟或成熟果实。秋末至次春果实呈暗绿色时采收，晒干，为黑胡椒；果实变红时采收，用水浸渍数日，擦去果肉，晒干，为白胡椒。

原 植 物 胡椒 **Piper nigrum** L. Sp. Pl. 1: 28. 1753; 中国植物志 , 20（1）: 24, 1982; 中华人民共和国药典（1990）, 1: 206, 1990.

木质攀援藤本。茎、枝无毛，节显著膨大，常生小根。叶厚，近革质，阔卵形至卵状长圆形，长 10 ~ 15cm，宽 5 ~ 9cm，先端短尖，基部圆，常稍偏斜，两面均无毛，叶脉 5 ~ 7（~9）条，最上 1 对互生，离基 1.5 ~ 3.5cm 从中脉发出，余者均自基出，网脉明显；叶柄长 1 ~ 2cm；叶鞘长约为叶柄之半。花杂性，雌雄同株；穗状花序与叶对生，短于叶或近等长，总花梗与叶柄近等长；苞片匙状长圆形，长 3 ~ 3.5cm，中部宽约 0.8mm，先端阔而圆，与花序轴分离，呈浅杯状；雄蕊 2 枚；子房球形，柱头 3 ~ 4（~5）。浆果球形，无柄，直径 3 ~ 4mm，熟时红色，未熟时干后变黑色。花期 6 ~ 10 月。

台湾、福建、广东、广西及云南等省区均有栽培。

性 状

黑胡椒 本品呈球形，直径 3.5 ~ 5mm。表面黑褐色，具隆起网状皱纹，顶端有细小花柱残迹，基部有自果轴脱落的疤痕。质硬，外果皮可剥离，内果皮灰白色或淡黄色。断面黄白色，粉性，中有小空隙。气芳香，味辛辣。

白胡椒 本品表面灰白色或淡黄白色，平滑，顶端与基部间有多数浅色线状条纹。

功能主治 温中散寒，下气，消痰。用于胃寒呕吐，腹痛泄泻，食欲不振，癫痫痰多。

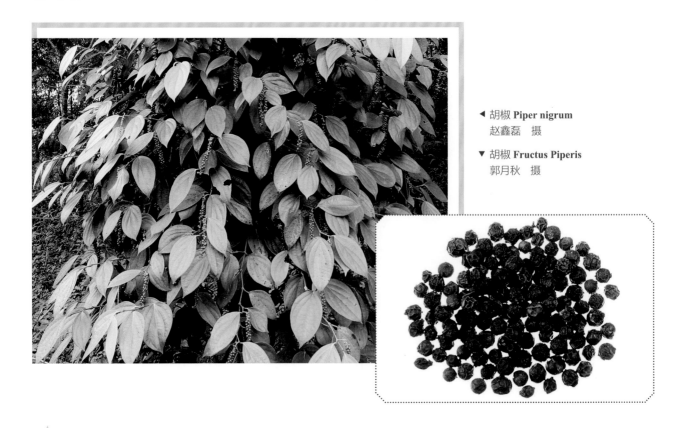

◀ 胡椒 Piper nigrum
赵鑫磊 摄

▼ 胡椒 Fructus Piperis
郭月秋 摄

荔枝核 Lizhihe

本品为无患子科植物荔枝 **Litchi chinensis** Sonn. 的干燥成熟种子。夏季采摘成熟果实，除去果皮和肉质假种皮，洗净，晒干。

原植物 荔枝 **Litchi chinensis** Sonn., Voy. Ind. 2: 230. Pl. 129. 1782; 中国植物志，47（1）：32, 1985; 中华人民共和国药典（1963），1: 187, 1964.

常绿乔木。小枝褐红色，密生白色皮孔。羽状复叶长 10～25cm；小叶 2～3 对，披针形或卵状披针形，长 6～15cm，宽 2～4cm，顶端骤尖或尾状短渐尖，全缘，叶两面无毛；侧脉在背面明显或稍凸起；小叶柄长 7～8mm。花序顶生、多分枝；花梗长 2～4mm；萼被金黄色短绒毛；雄蕊 6～7，花丝长约 4mm；子房密覆小瘤体和硬毛。核果近球形，长 2～3.5cm，成熟时通常暗红色至鲜红色；种子为肉质假种皮包裹。

福建、广东、广西、海南、台湾等地区广泛栽培。

性状 本品呈长圆形或卵圆形，略扁，长 1.5～2.2cm，直径 1～1.5cm。表面棕红色或紫棕色，平滑，有光泽，略有凹陷及细波纹，一端有类圆形黄棕色的种脐，直径约 7mm。质硬。子叶 2，棕黄色。气微，味微甘、苦、涩。

功能主治 行气散结，祛寒止痛。用于寒疝腹痛，睾丸肿痛。

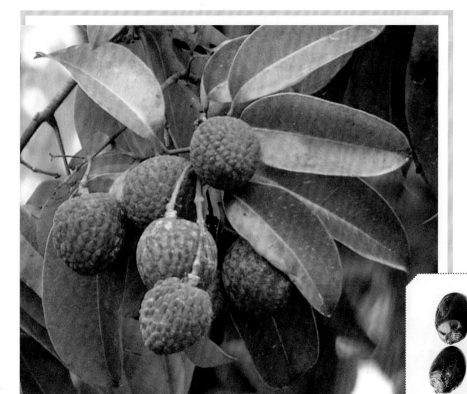

◀ 荔枝 Litchi chinensis　徐晔春　摄

▼ 荔枝核 Semen Litchi
王如峰　摄

南五味子 Nanwuweizi

本品为木兰科植物华中五味子 **Schisandra sphenanthera** Rehd. et Wils. 的干燥成熟果实。秋季果实成熟时采摘，晒干，除去果梗和杂质。

原植物 华中五味子**Schisandra sphenanthera** Rehd. et Wils. in Sargent, Pl. Wils. 1: 414. 1913; 中国植物志，30（1）：258, 1996; 中华人民共和国药典（1977），1: 89, 396, 1978.

落叶木质藤本。老枝灰褐色，皮孔明显，小枝紫红色。叶互生，纸质；叶柄长 1～3cm，带红色；叶片倒卵形、宽卵形或倒卵状长椭圆形，通常最宽处在叶的中部以上，长（3）5～11cm，宽（1.5）3～7cm，先端短尖或渐尖，基部楔形或圆形，边缘有疏生波状细齿，上面绿色，下面淡绿色，侧脉 4～6 对，网脉较明显。花单性，雌雄异株，花橙黄色，直径 1.2cm，单生或 1～3 朵簇生于叶腋，花梗细，长 2～4cm，花被 5～8，排成 2～3 轮；雄蕊 11～19（～23）枚，着生于倒卵形的花托上，花丝短，花药先端平截；雌蕊群近球形，心皮 30～60。果序长 3.5～10cm，小浆果球形，成熟后鲜红色。种子 2，肾形，长约 4mm，种皮褐色、光滑，或仅在背部微皱。花期 4～7 月，果期 7～9 月。

产于山西、陕西、甘肃、山东、江苏、安徽、浙江、江西、福建、河南、湖北、湖南、四川、贵州及云南东北部。生于海拔 600～3000m 的湿润山坡边或灌丛中。

注释：中华人民共和国药典（1977 年版）收载华中五味子为五味子药材基源植物之一。中华人民共和国药典（2000 年版）开始，华中五味子单列作为南五味子药材基源植物。

性　　状 本品呈球形或扁球形，直径 4～6mm。表面棕红色至暗棕色，干瘪，皱缩，果肉常紧贴于种子上。种子 1～2，肾形，表面棕黄色，有光泽，种皮薄而脆。果肉气微，味微酸。

功能主治 收敛固涩，益气生津，补肾宁心。用于久嗽虚喘，梦遗滑精，遗尿尿频，久泻不止，自汗盗汗，津伤口渴，内热消渴，心悸失眠。

▶ 华中五味子 **Schisandra sphenanthera**
赵鑫磊　摄

▼ 南五味子 **Fructus Schisandrae**
sphenantherae　陈代贤　摄

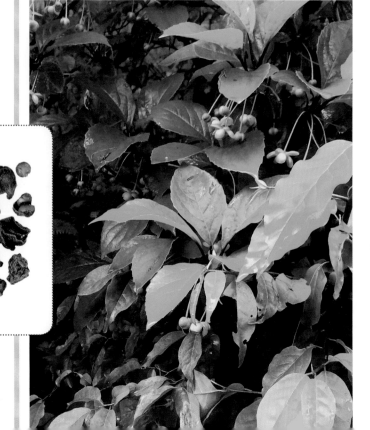

南沙参 Nanshashen

RADIX ADENOPHORAE TETRAPHYLLAE ET AL.

本品为桔梗科植物轮叶沙参 **Adenophora tetraphylla**（Thunb.）Fisch. 或沙参 **Adenophora stricta** Miq. 的干燥根。春、秋二季采挖，除去须根，洗后趁鲜刮去粗皮，洗净，干燥。

原 植 物

轮叶沙参 Adenophora tetraphylla（Thunb.）Fisch. in Mém. Soc. Imp. Naturalistes Moscou 6: 167. 1823; 中国植物志, 73（2）: 138, 1983; 中华人民共和国药典（1963）, 1: 180, 1964.

　　茎高大，可达 1.5m，不分枝，无毛，稀被毛。茎生叶 3～6 枚轮生，无柄或有不明显叶柄；叶片卵状圆形至线状披针形，长 2～14cm，边缘有锯齿，两面疏生短柔毛。花序狭圆锥状，花序分枝（聚伞花序）大多轮生，细长或很短，具数朵花或单花；花萼无毛，筒部倒圆锥状，裂片钻状，长 1～2.5（～4）mm，全缘，花冠筒状细钟形，口部稍缢缩，蓝色、蓝紫色，长 7～11mm，裂片短，三角形，长 2mm，花盘细管状，高 2～4mm；花柱长约 20mm。蒴果球状圆锥形或卵圆状圆锥形，长 5～7mm，直径 4～5mm。种子黄棕色，长圆状圆锥形，稍扁，长 1mm。花期 7～9 月，果期 9～11 月。

　　产于东北、华北、华东、西南及华南。生于海拔 2000m 以下的草地或灌木丛中。

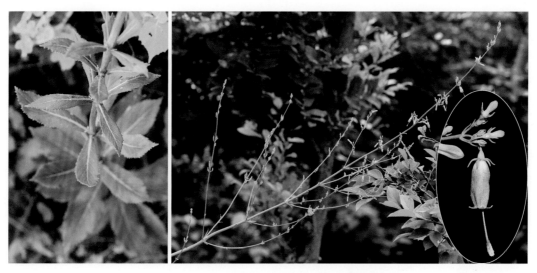

轮叶沙参 Adenophora tetraphylla　朱鑫鑫　摄

沙参 Adenophora stricta Miq. in Ann. Mus. Bot. Lugduno-Batavi 2: 192. 1866; 中国植物志, 73（2）: 104, 1983; 中华人民共和国药典（1963）, 1: 180, 1964.

　　多年生草本。茎高 40～80cm。不分枝，常被短硬毛或长柔毛。基生叶心形，大而具长柄；茎生叶无柄，或仅下部的叶有极短而带翅的柄；叶片椭圆形、狭卵形，基部楔形，长 3～11cm，宽 1.5～5cm。先端急尖或短渐尖，边缘有不整齐的锯齿，两面疏生短毛或长硬毛，或近于无毛。花序常不分枝而成假总状花序，或有短分枝而成极狭的圆锥花序，极少具长分枝而成圆锥花序的；花梗长不足 5mm；花萼常被短柔毛或粒状毛，少数无毛，筒部常倒卵状，少数为倒卵状圆锥形，裂片 5，狭长，多为钻形，少数为条状披针形；花冠宽钟状，蓝色或紫色，外面无毛或有硬毛，裂片 5，三角状卵形；花盘短筒状，无毛；雄蕊

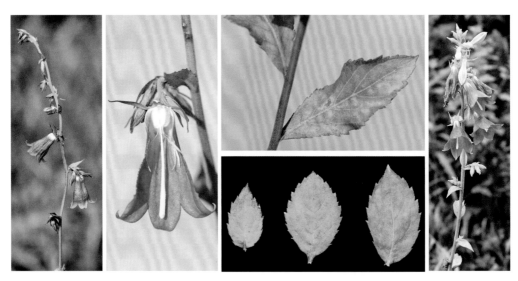

沙参 Adenophora stricta 朱鑫鑫、赵鑫磊 摄

5，花丝下部扩大成片状，花药细长；花柱常略长于花冠，柱头3裂，子房下位，3室。蒴果椭圆状球形，极少为椭圆状，长6～10mm。种子多数，棕黄色，稍扁，有1条棱，长约1.5cm。花、果期8～10月。

产于江苏、安徽、浙江、江西、湖南等地。多生于低山草丛中和岩石缝内，也有生于海拔600～700m的草地上或1000～3200m的开旷山坡及林内者。

性 状 本品呈圆锥形或圆柱形，略弯曲，长7～27cm，直径0.8～3cm。表面黄白色或淡棕黄色，凹陷处常有残留粗皮，上部多有深陷横纹，呈断续的环状，下部有纵纹和纵沟。顶端具1或2个根状茎。体轻，质松泡，易折断，断面不平坦，黄白色，多裂隙。气微，味微甘。

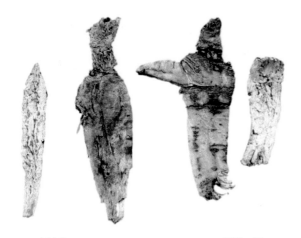

南沙参 Radix Adenophorae tetraphyllae 张继 摄

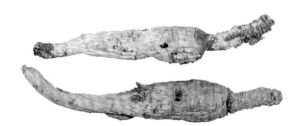

南沙参 Radix Adenophorae strictae 陈代贤 摄

功能主治 养阴清肺，益胃生津，化痰，益气。用于肺热燥咳，阴虚劳嗽，干咳痰黏，胃阴不足，食少呕吐，气阴不足，烦热口干。

南板蓝根 Nanbanlangen

RHIZOMA ET RADIX BAPHICACANTHIS CUSIAE

本品为爵床科植物马蓝 **Baphicacanthus cusia**（Nees）Bremek. 的干燥根状茎和根。夏、秋二季采挖，除去地上茎，洗净，晒干。

原植物 见"青黛"项下。

性　状 本品根状茎呈类圆形，多弯曲，有分枝，长 10～30cm，直径 0.1～1cm。表面灰棕色，具细纵纹；节膨大，节上长有细根或茎残基；外皮易剥落，呈蓝灰色。质硬而脆，易折断，断面不平坦，皮部蓝灰色，木部灰蓝色至淡黄褐色，中央有髓。根粗细不一，弯曲有分枝，细根细长而柔韧。气微，味淡。

功能主治 清热解毒，凉血消斑。用于温疫时毒，发热咽痛，温毒发斑，丹毒。

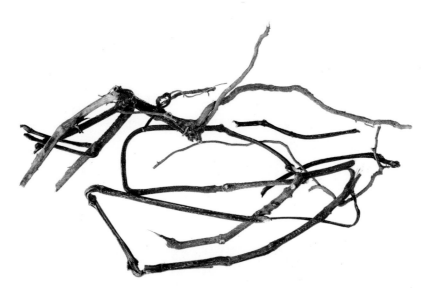

南板蓝根 Rhizoma et Radix Baphicacanthis cusiae　王如峰　摄

南鹤虱 Nanheshi

FRUCTUS CAROTAE

本品为伞形科植物野胡萝卜 **Daucus carota** L. 的干燥成熟果实。秋季果实成熟时割取果枝，晒干，打下果实，除去杂质。

原植物 野胡萝卜 **Daucus carota** L., Sp. Pl. 1: 242. 1753; 中国植物志, 55（3）: 223, 1992; 中华人民共和国药典（1963），1: 181, 1964.

二年生草本。株高 15～120cm；全体有白色粗硬毛。根小圆锥形，肉质，近白色。基生叶长圆形，二至三回羽状全裂，末回裂片条形至披针形，长 2～15mm，宽 0.5～4mm，顶端尖锐，有小尖头；叶柄长 3～12cm；茎生叶近无柄，有叶鞘，末回裂片小或细长。复伞形花序顶生，序梗长 10～60cm；总苞片多数，叶状，羽状分裂，裂片条形，反折；伞幅多数，长 2～8cm，结果时外缘的伞幅向内弯曲；小总苞片 5～7，条形，不裂或 2～3 裂；花白色或淡红色；花柄不等长，长 3～10mm。双悬果长圆形，长 3～4mm，宽 2mm，4 棱翅状，翅上具白色刺毛。花期 5～7 月。

产于安徽、贵州、湖北、江苏、江西、四川、浙江等省区。生于路旁、原野、田间。

性状 本品为双悬果，呈椭圆形，多裂为分果，分果长 3～4mm，宽 1.5～2.5mm。表面淡绿棕色或棕黄色，顶端有花柱残基，基部钝圆，背面隆起，具 4 条窄翅状次棱，翅上密生 1 列黄白色钩刺，刺长约 1.5mm，次棱间的凹下处有不明显的主棱，其上散生短柔毛，接合面平坦，有 3 条脉纹，上具柔毛。种仁类白色，有油性。体轻。搓碎时有特异香气，味微辛、苦。

功能主治 杀虫消积。用于蛔虫病，蛲虫病，绦虫病，虫积腹痛，小儿疳积。

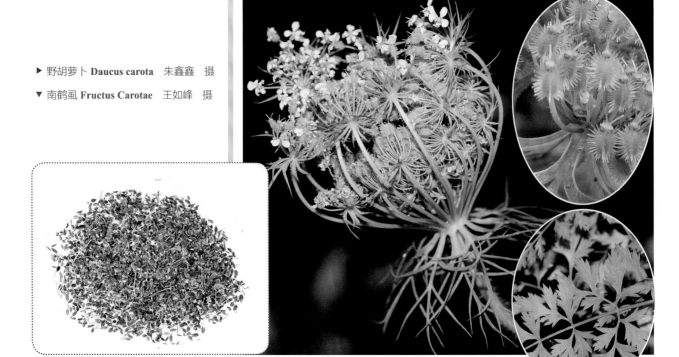

▶ 野胡萝卜 Daucus carota　朱鑫鑫　摄

▼ 南鹤虱 Fructus Carotae　王如峰　摄

枳壳 Zhiqiao

本品为芸香科植物酸橙 **Citrus aurantium** L., 及其栽培变种的干燥未成熟果实。7月果皮尚绿时采收，自中部横切为两半，晒干或低温干燥。

原 植 物 酸橙 **Citrus aurantium** L., Sp. Pl. 2: 782. 1753; 中国植物志, 43（2）: 194, 1997; 中华人民共和国药典（1963），1: 194, 1964.

小乔木。枝三棱状，有长刺。叶互生，革质，卵状矩圆形或倒卵形，长 5～10cm，宽 2.5～5cm，全缘或具微波状齿，两面无毛，具半透明的腺点；叶柄有狭长形或倒心形的翅。总状花序有花少数，有时兼有腋生单花；花萼 5 或 4 浅裂，有时花后增厚；花大小不等，花径 2～3.5cm；雄蕊 20～25 枚，基部合生成多束。果圆球形或扁圆形，果皮稍厚至甚厚，难剥离，橙黄色至朱红色，油胞大小不均匀，凹凸不平，果心实或半充实，瓤囊 10～13 瓣，果肉味酸，有时有苦味或兼有特异气味；种子多且大，常有肋状棱，子叶乳白色，单或多胚。花期 4～5 月，果期 9～12 月。

通常栽培于秦岭南坡以南各地，有时逸为半野生。

性　状 本品呈半球形，直径 3～5cm。外果皮棕褐色至褐色，有颗粒状突起，突起的顶端有凹点状油室；有明显的花柱残迹或果梗痕。切面中果皮黄白色，光滑而稍隆起，厚 0.4～1.3cm，边缘散有 1～2 列油室，瓤囊 7～12 瓣，少数至 15 瓣，汁囊干缩呈棕色至棕褐色，内藏种子。质坚硬，不易折断。气清香，味苦、微酸。

功能主治 理气宽中，行滞消胀。用于胸胁气滞，胀满疼痛，食积不化，痰饮内停，脏器下垂。

▼ 酸橙 **Citrus aurantium** 李华东 摄

▶ 枳壳 **Fructus Aurantii** 陈代贤 摄

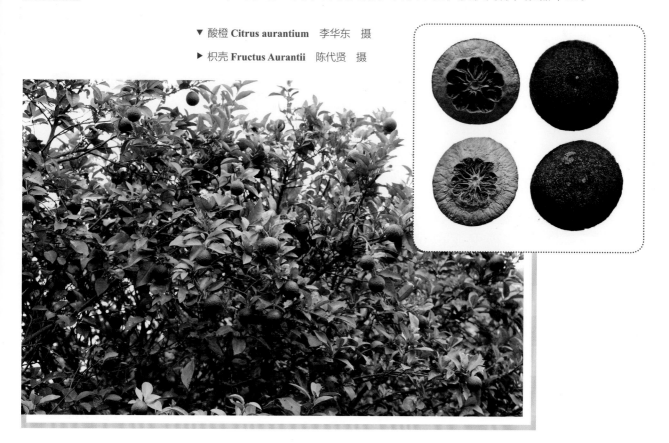

枳实 Zhishi

本品为芸香科植物酸橙 **Citrus aurantium** L. 及其栽培变种或甜橙 **Citrus sinensis** Osbeck 的干燥幼果。5~6月收集自落的果实，除去杂质，自中部横切为两半，晒干或低温干燥，较小者直接晒干或低温干燥。

原植物

酸橙 见"枳壳"项下。

甜橙 Citrus sinensis Osbeck Reise Ost. China 250. 1765; 中国植物志，43（2）：196, 1997; 中华人民共和国药典（1985），1: 197, 1985.

常绿小乔木。高3~8m，树冠圆形，分枝多，无毛，有刺或无刺，幼枝有棱角。叶互生，单身复叶；叶柄长0.6~2cm，叶翼狭窄，宽2~3mm，顶端有关节；叶片质较厚，椭圆形或卵圆形，长6~12cm，宽3~5cm，先端短尖或渐尖，微凹，基部阔楔形或圆形，波状全缘，或有不明显的波状锯齿，有半透明油腺点。总状花序有花少数，或兼有腋生的单花，白色；花萼3~5裂，裂片三角形；花瓣5，舌形，长约1.5cm，宽约7mm，向外反卷；雄蕊19~28，花丝下部连合成5~12束，着生在花盘上；雌蕊1，子房近球形，10~13室，柱头增大，花柱粗壮。果扁圆形或近球形，直径6~9cm，橙黄色或橙红色，果皮较厚，不易剥离，瓤囊8~13，果肉淡黄色、橙红色或紫红色，味甜。种子少或无，种皮略有肋纹。花期4月，果熟期11~12月。

栽培于秦岭南坡以南各地。

性状

本品呈半球形，少数为球形，直径0.5~2.5cm。外果皮黑绿色或棕褐色，具颗粒状突起和皱纹，有明显的花柱残迹或果梗痕。切面中果皮略隆起，厚0.3~1.2cm，黄白色或黄褐色，边缘有1~2列油室，瓤囊棕褐色。质坚硬。气清香，味苦、微酸。

功能主治

破气消积，化痰散痞。用于积滞内停，痞满胀痛，泻痢后重，大便不通，痰滞气阻，胸痹，结胸，脏器下垂。

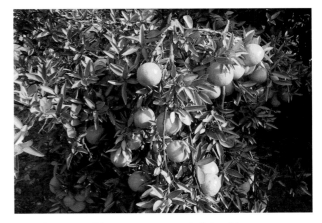

甜橙 Citrus sinensis 李华东 摄

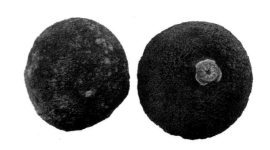

枳实 Fructus Immaturus Citri aurantii 张继 摄

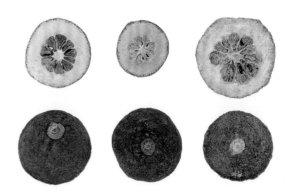

枳实 Fructus Immaturus Citri sinensis 李强 摄

柏子仁 *Baiziren*

本品为柏科植物侧柏 **Platycladus orientalis**（L.）Franco 的干燥成熟种仁。秋、冬二季采收成熟种子，晒干，除去种皮，收集种仁。

原植物　见"侧柏叶"项下。

性　状　本品呈长卵形或长椭圆形，长 4～7mm，直径 1.5～3mm。表面黄白色或淡黄棕色，外包膜质内种皮，顶端略尖，有深褐色的小点，基部钝圆。质软，富油性。气微香，味淡。

功能主治　养心安神，润肠通便，止汗。用于阴血不足，虚烦失眠，心悸怔忡，肠燥便秘，阴虚盗汗。

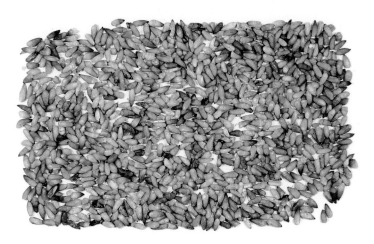

柏子仁 **Semen Platycladi** 钟国跃　摄

栀子 Zhizi

FRUCTUS GARDENIAE

本品为茜草科植物栀子 **Gardenia jasminoides** Ellis 的干燥成熟果实。9～11月果实成熟呈红黄色时采收，除去果梗和杂质，蒸至上气或置沸水中略烫，取出，干燥。

原植物 栀子 **Gardenia jasminoides** Ellis in Philos. Trans. 51（2）: 935, t. 23. 1761; 中国植物志, 71（1）: 332, 1999; 中华人民共和国药典（1963）, 1: 254, 1964.

灌木。高 0.3～3m。叶对生，革质，稀为纸质，少为 3 枚轮生，常为长圆状披针形、倒卵状长圆形、倒卵形或椭圆形，长 3～25cm，宽 1.5～8cm，顶端渐尖、骤然长渐尖或短尖而钝，基部楔形或短尖；侧脉 8～15 对；托叶膜质。花芳香，常单朵生于枝顶；萼管倒圆锥形或卵形，有纵棱，萼檐管形，膨大，顶部 5～8 裂，通常 6 裂；花冠白色或乳黄色，高脚碟状，冠管狭圆筒形，长 3～5cm，宽 4～6mm，顶部 5 至 8 裂，通常 6 裂，倒卵形或倒卵状长圆形，长 1.5～4cm，宽 0.6～2.8cm。果卵形、近球形、椭圆形或长圆形，黄色或橙红色，长 1.5～7cm，直径 1.2～2cm，有翅状纵棱 5～9 条，顶部的宿存萼片长达 4cm，宽达6mm；种子多数，近圆形而稍有棱角，长约3.5mm，宽约3mm。花期3～7月，果期5月至翌年2月。

产于山东、江苏、安徽、浙江、江西、福建、台湾、湖北、湖南、广东、香港、广西、海南、四川、贵州和云南等省区。生于海拔 10～1500m 的旷野、丘陵、山谷、山坡、溪边的灌丛或林中。

性状 本品呈长卵圆形或椭圆形，长 1.5～3.5cm，直径 1～1.5cm。表面红黄色或棕红色，具 6 条翅状纵棱，棱间常有 1 条明显的纵脉纹，并有分枝。顶端残存萼片，基部稍尖，有残留果梗。果皮薄而脆，略有光泽；内表面色较浅，有光泽，具 2～3 条隆起的假隔膜。种子多数，扁卵圆形，集结成团，深红色或红黄色，表面密具细小疣状突起。气微，味微酸而苦。

功能主治 泻火除烦，清热利湿，凉血解毒；外用消肿止痛。用于热病心烦，湿热黄疸，淋证涩痛，血热吐衄，目赤肿痛，火毒疮疡；外治扭挫伤痛。

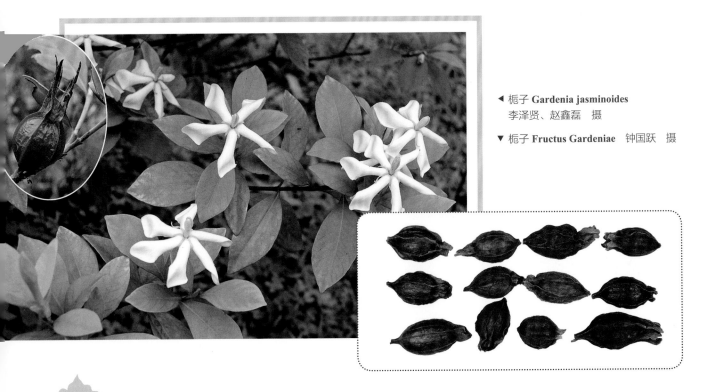

◀ 栀子 Gardenia jasminoides
李泽贤、赵鑫磊 摄

▼ 栀子 Fructus Gardeniae 钟国跃 摄

焦栀子 Jiaozhizi

FRUCTUS GARDENIAE PRAEPARATUS

本品为栀子的炮制加工品。

原植物 见"栀子"项下。

性　　状 本品形状同栀子或为不规则的碎块，表面焦褐色或焦黑色。果皮内表面棕色，种子表面为黄棕色或棕褐色。气微，味微酸而苦。

功能主治 凉血止血。用于血热吐血，衄血，尿血，崩漏。

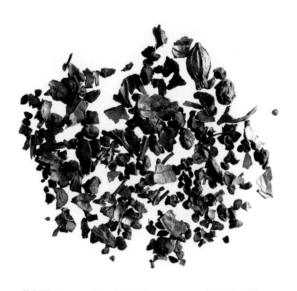

焦栀子 **Fructus Gardeniae Praeparatus** 　王如峰　摄

枸杞子 Gouqizi

本品为茄科植物宁夏枸杞 **Lycium barbarum** L. 的干燥成熟果实。夏、秋二季果实呈红色时采收，热风烘干，除去果梗，或晾至皮皱后，晒干，除去果梗。

原植物 见"地骨皮"项下。

性　状 本品呈类纺锤形或椭圆形，长 6～20mm，直径 3～10mm。表面红色或暗红色，顶端有小突起状的花柱痕，基部有白色的果梗痕。果皮柔韧，皱缩；果肉肉质，柔润。种子 20～50 粒，类肾形，扁而翘，长 1.5～1.9mm，宽 1～1.7mm，表面浅黄色或棕黄色。气微，味甜

功能主治 滋补肝肾，益精明目。用于虚劳精亏，腰膝酸痛，眩晕耳鸣，阳痿遗精，内热消渴，血虚萎黄，目昏不明。

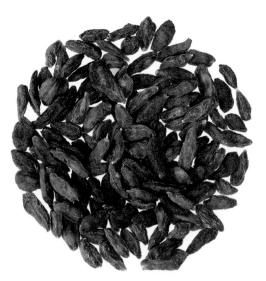

枸杞子 **Fructus Lycii** 　王如峰　摄

枸骨叶 Gouguye

FOLIUM ILICIS CORNUTAE

本品为冬青科植物枸骨 **Ilex cornuta** Lindl. ex Paxt. 的干燥叶。秋季采收，除去杂质，晒干。

原植物 枸骨 **Ilex cornuta** Lindl. ex Paxt. in Flow. Garn. 1: 43, fig. 27. 1850, et in Garn. Chron. 1850: 311. 1850; 中国植物志，45（2）：85, 1999; 中华人民共和国药典（1977），1: 402, 1978.

常绿小乔木或灌木，高 3～4m。树皮灰白色，平滑。叶硬革质，长椭圆状四方形，长 4～8cm，宽 2～4cm，先端具有 3 枚坚硬刺齿，中央刺齿反曲，两侧各有 1～2 个刺齿，表面深绿色，有光泽，背面黄绿色，两面无毛。雌雄异株或偶为杂性花，簇生于 2 年生枝的叶腋；花黄绿色，4 数，雌雄异株，簇生在二年生的枝上；萼杯状，细小；花瓣长 3～4mm，向外反折，倒卵形至长圆形，基部合生；雄蕊 4 枚；子房 4 室，花柱极短。核果浆果状，球形，熟时鲜红色，直径 8～10mm，分核 4 颗，骨质。花期 4～5 月，果期 9～10 月。

产于长江中下游地区各省区。生于海拔 150～1900m 的山坡、丘陵等的灌丛中、疏林中以及路边、溪旁和村舍附近。

性 状 本品呈类长方形或矩圆状长方形，偶有长卵圆形，长 3～8cm，宽 1.5～4cm。先端具 3 枚较大的硬刺齿，顶端 1 枚常反曲，基部平截或宽楔形，两侧有时各具刺齿 1～3 枚，边缘稍反卷；长卵圆形叶常无刺齿。上表面黄绿色或绿褐色，有光泽，下表面灰黄色或灰绿色。叶脉羽状，叶柄较短。革质，硬而厚。气微，味微苦。

功能主治 清热养阴，益肾，平肝。用于肺痨咯血，骨蒸潮热，头晕目眩。

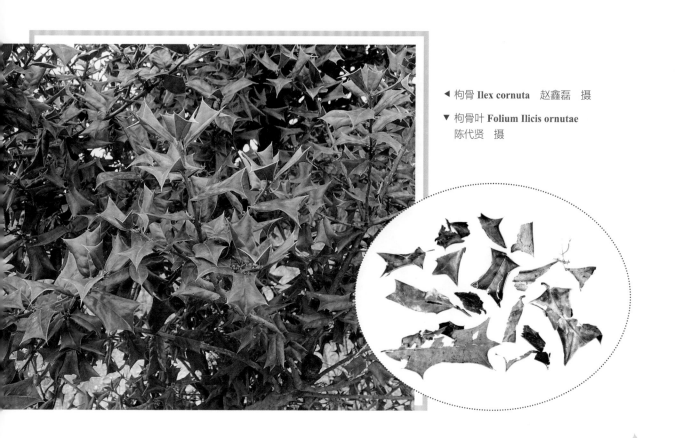

◄ 枸骨 **Ilex cornuta** 赵鑫磊 摄

▼ 枸骨叶 **Folium Ilicis ornutae**
陈代贤 摄

柿蒂 Shidi

本品为柿树科植物柿 **Diospyros kaki** Thunb. 的干燥宿萼。冬季果实成熟时采摘，食用时收集，洗净，晒干。

原植物 柿 **Diospyros kaki** Thunb. in Nova Acta Regiae Soc. Sci. Upsal. 3: 208. 1780; 中国植物志, 60（1）: 141, 1987; 中华人民共和国药典（1995）, 1: 203, 1995.——*D. kaki* L. f., 中华人民共和国药典（1963）, 1: 193, 1964.

落叶大乔木。高达 14m 以上，冬芽卵形。叶纸质，卵状椭圆形至倒卵形或近圆形，长 5~18cm，宽 3~9cm，先端渐尖或钝，基部宽楔形、圆形或近截形；叶柄长 8~20mm。花通常雌雄异株；聚伞花序腋生。雄花序小，长 1~1.5cm，有花 3（~5）朵；花萼钟状，4 深裂，裂片卵形，有睫毛；花冠钟状；雄蕊 16~24 枚；退化子房微小。雌花单生叶腋，长约 2cm，花萼绿色，4 深裂，萼管近球状钟形，肉质，萼裂片开展，阔卵形或半圆形；花冠淡黄白色或黄白色而带紫红色，壶形或近钟形，较花萼短小，4 裂，花冠裂片阔卵形，上部向外弯曲；退化雄蕊 8 枚；子房近扁球形，多少具 4 棱，8 室。果呈球形、扁球形、方形、卵形等，直径 3.5~8.5（~10）cm，熟时呈橙红色或大红色；宿存萼在花后增大增厚，裂片革质，两面无毛，有光泽。种子褐色，椭圆状，侧扁。花期 5~6 月，果期 9~11 月。

我国大部分省区均有栽培。

性状 本品呈扁圆形，直径 1.5~2.5cm。中央较厚，微隆起，有果实脱落后的圆形疤痕，边缘较薄，4 裂，裂片多反卷，易碎；基部有果梗或圆孔状的果梗痕。外表面黄褐色或红棕色，内表面黄棕色，密被细绒毛。质硬而脆。气微，味涩。

功能主治 降逆止呃。用于呃逆。

► 柿 Diospyros kaki 赵鑫磊 摄

▼ 柿蒂 Calyx Kaki 孟武威 摄

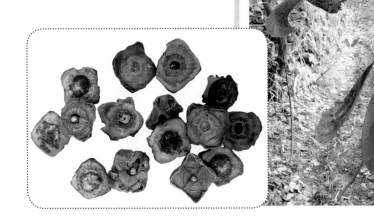

威灵仙 Weilingxian

RADIX ET RHIZOMA CLEMATIDIS CHINENSIS ET AL.

本品为毛茛科植物威灵仙 **Clematis chinensis** Osbeck、棉团铁线莲 **Clematis hexapetala** Pall. 或东北铁线莲 **Clematis manshurica** Rupr. 的干燥根和根状茎。秋季采挖，除去泥沙，晒干。

原 植 物

威灵仙 Clematis chinensis Osbeck in Dagb. Ostind. Resa 205: 242. 1757; 中国植物志, 28: 161, 1980; 中华人民共和国药典（1963），1: 203, 1964.

木质藤本。干后变黑色。茎、小枝近无毛或疏生短柔毛。一回羽状复叶有 5 小叶；小叶片纸质，卵形至卵状披针形，或为条状披针形、卵圆形，长 1.5～10cm，宽 1～7cm，顶端锐尖至渐尖，偶有微凹，基部圆形、宽楔形至浅心形，全缘，两面近无毛，或疏生短柔毛。常为圆锥状聚伞花序，多花，腋生或顶生；花直径 1～2cm；萼片 4～5，开展，白色，长圆形或长圆状倒卵形，长 0.5～1.5cm，顶端常凸尖，外面边缘密生绒毛或中间有短柔毛；雄蕊无毛。瘦果扁，3～7 个，卵形至宽椭圆形，有柔毛，宿存花柱长 2～5cm。花期 6～9 月，果期 8～11 月。

我国长江中下游流域及以南各省区均产。生于海拔 1500m 以下的山坡、山谷灌丛中或沟边、路旁草丛中。

棉团铁线莲 Clematis hexapetala Pall. in Reise Russ. Reich. 3: 735. 1776; 中国植物志, 28: 156, 1980; 中华人民共和国药典（1977），1: 403, 1978.

直立草本。高 30～100cm。老枝圆柱形，有纵沟；茎疏生柔毛，后变无毛。叶片近革质绿色，干后常变黑色，单叶至复叶，一至二回羽状深裂，裂片条状披针形，长椭圆状披针形至椭圆形，或条形，长

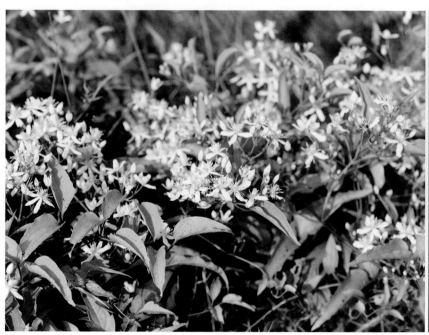
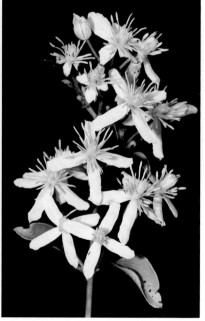

威灵仙 **Clematis chinensis**　朱鑫鑫　摄

1.5~10cm，宽 0.1~2cm，顶端锐尖或凸尖，有时钝，全缘，两面或沿叶脉疏生长柔毛或近无毛，网脉突出。花序顶生，聚伞花序或为总状、圆锥状聚伞花序，有时花单生；花直径 2.5~5cm；萼片 4~8，通常6，白色，长椭圆形或狭倒卵形，外面密生绵毛，花蕾时像棉花球，内面无毛；雄蕊无毛。瘦果倒卵形，扁平，密生柔毛，宿存花柱长 1.5~3cm，有灰白色长柔毛。花期 6~8 月，果期 7~10 月。

产于我国北方各省区。生于固定沙丘、干山坡或山坡草地，尤以东北及内蒙古草原地区较为普遍。

东北铁线莲 Clematis manshurica Rupr. in Bull. Phys. Math. Acad. Sci. St.-Petersb. 15: 258. 1857; 中国植物志，28: 170, 1980; 中华人民共和国药典（1977），1: 403, 1978.

攀援藤本。茎和分枝除节上有白色柔毛外，其余无毛或近无毛。一回羽状复叶，小叶片全缘，近革质，卵形、长卵形或披针状卵形，先端渐尖或锐尖，很少钝，不微凹，上面无毛，网脉明显，下面近无毛。花序较长而挺直，长可达 25cm，花序梗、花梗近无毛或稍有短柔毛；萼片外面除边缘有绒毛外，其余无毛或稍有短柔毛。瘦果较小，长 4~6mm。花期 6~8 月，果期 7~9 月。

产于东北及内蒙古、山西等地。生于山坡灌木丛中，杂木林下或林边。

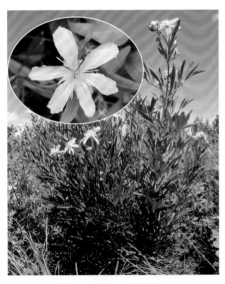

棉团铁线莲 Clematis hexapetala
周繇、赵鑫磊 摄

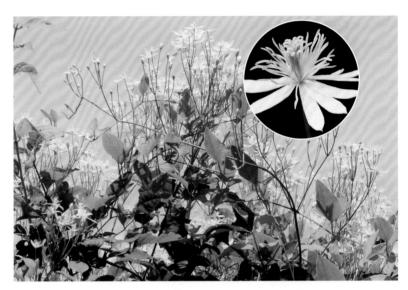

东北铁线莲 Clematis manshurica　周繇　摄

性　状

威灵仙　本品根状茎呈柱状，长 1.5~10cm，直径 0.3~1.5cm；表面淡棕黄色；顶端残留茎基；质较坚韧，断面纤维性；下侧着生多数细根。根呈细长圆柱形，稍弯曲，长 7~15cm，直径 0.1~0.3cm；表面黑褐色，有细纵纹，有的皮部脱落，露出黄白色木部；质硬脆，易折断，断面皮部较广，木部淡黄色，略呈方形，皮部与木部间常有裂隙。气微，味淡。

棉团铁线莲　本品根状茎呈短柱状，长 1~4cm，直径 0.5~1cm。根长 4~20cm，直径 0.1~0.2cm；表面棕褐色至棕黑色；断面木部圆形。味咸。

东北铁线莲　本品根状茎呈柱状，长 1~11cm，直径 0.5~2.5cm。根较密集，长 5~23cm，直径 0.1~0.4cm；表面棕黑色；断面木部近圆形。味辛辣。

功能主治 祛风湿，通经络。用于风湿痹痛，肢体麻木，筋脉拘挛，屈伸不利。

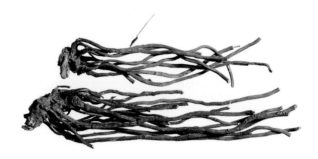

威灵仙 Radix et Rhizoma Clematidis chinensis 陈代贤 摄

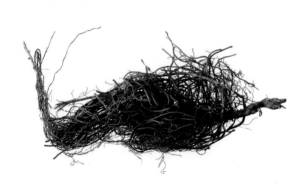

威灵仙 Radix et Rhizoma Clematidis hexapetalae 康帅 摄

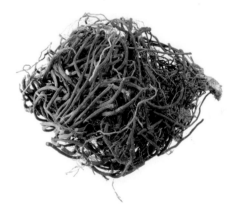

威灵仙 Radix et Rhizoma Clematidis manshuricae 康帅 摄

厚朴 Houpo

本品为木兰科植物厚朴 **Magnolia officinalis** Rehd. et Wils. 或凹叶厚朴 **Magnolia officinalis** Rehd. et Wils. var. **biloba** Rehd. et Wils. 的干燥干皮、根皮及枝皮。4～6 月剥取，根皮和枝皮直接阴干；干皮置沸水中微煮后，堆置阴湿处，"发汗"内表面变紫褐色或棕褐色时，蒸软，取出，卷成筒状，干燥。

原 植 物

厚朴 Magnolia officinalis Rehd. et Wils. in Sargent, Pl. Wils. 1: 391. 1913; 中国植物志 , 30（1）: 119, 1996; 中华人民共和国药典（1963）, 1: 199, 1964.

落叶乔木。高达 20m；树皮厚，褐色，不开裂；小枝粗壮，淡黄色或灰黄色，幼时有绢毛；顶芽大，狭卵状圆锥形，无毛。叶大，近革质，7～9 片聚生于枝端，长圆状倒卵形，长 22～45cm，宽 10～24cm，先端具短急尖或圆钝，基部楔形，全缘而微波状，上面绿色，无毛，下面灰绿色，被灰色柔毛，有白粉；叶柄粗壮，长 2.5～4cm，托叶痕长为叶柄的 2/3。花白色，直径 10～15cm，芳香；花梗粗短，被长柔毛，离花被片下 1cm 处具苞片脱落痕，花被片 9～12（～17），厚肉质，外轮 3 片淡绿色，长圆状倒卵形，长 8～10cm，宽 4～5cm，盛开时常向外反卷，内两轮白色，倒卵状匙形，长 8～8.5cm，宽 3～4.5cm，基部具爪，最内轮 7～8.5cm，花盛开时中内轮直立；雄蕊约 72 枚，长 2～3cm，花药长 1.2～1.5cm，内向开裂，花丝长 4～12mm，红色；雌蕊群椭圆状卵圆形，长 2.5～3cm。聚合果长圆状卵圆形，长 9～15cm；蓇葖具长 3～4mm 的喙；种子三角状倒卵形，长约 1cm。花期 5～6 月，果期 8～10 月。

产于陕西西南部、甘肃东南部、河南东南部（商城、新县）、湖北西部、湖南西南部、四川、贵州。生于海拔 300～1500m 的山地林间。

凹叶厚朴 Magnolia officinalis Rehd. et Wils. var. **biloba** Rehd. et Wils. in Sargent, Pl. Wils. 1: 392. 1913; 中国植物志 , 30（1）: 121, 1996; 中华人民共和国药典（1963）, 1: 199, 1964.

与厚朴原变种相似，但叶先端凹缺，成 2 钝圆的浅裂片，幼苗之叶先端钝圆，并不凹缺；聚合果基部较窄。花期 4～5 月，果期 10 月。

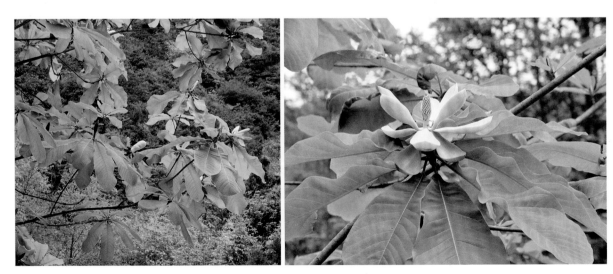

厚朴 **Magnolia officinalis** 赵鑫磊、陈贤兴 摄

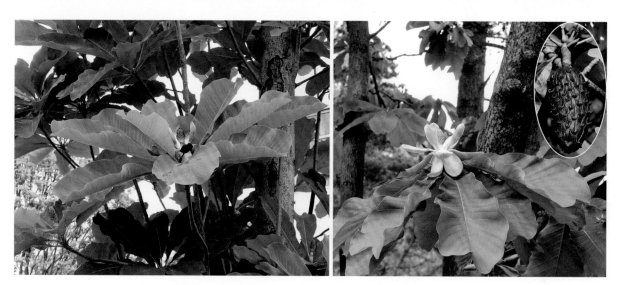

凹叶厚朴 **Magnolia officinalis** var. **biloba** 赵鑫磊、梁同军 摄

产于安徽、浙江西部、江西庐山、福建、湖南南部、广东北部、广西北部和东北部。生于海拔300～1400m 的林中。多栽培于山麓和村舍附近。

性状

干皮 本品呈卷筒状或双卷筒状，长 30～35cm，厚 0.2～0.7cm，习称"筒朴"；近根部的干皮一端展开如喇叭口，长 13～25cm，厚 0.3～0.8cm，习称"靴筒朴"。外表面灰棕色或灰褐色，粗糙，有时呈鳞片状，较易剥落，有明显椭圆形皮孔和纵皱纹，刮去粗皮者显黄棕色。内表面紫棕色或深紫褐色，较平滑，具细密纵纹，划之显油痕。质坚硬，不易折断，断面颗粒性，外层灰棕色，内层紫褐色或棕色，有油性，有的可见多数小亮星。气香，味辛辣、微苦。

根皮（根朴） 本品呈单筒状或不规则块片；有的弯曲似鸡肠，习称"鸡肠朴"。质硬，较易折断，断面纤维性。

枝皮（枝朴） 本品呈单筒状，长 10～20cm，厚 0.1～0.2cm。质脆，易折断，断面纤维性。

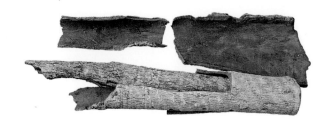

厚朴 Cortex Magnoliae officinalis 陈代贤 摄

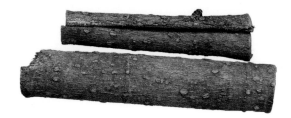

厚朴 Cortex Magnoliae officinalis bilobae 陈代贤 摄

功能主治 燥湿消痰，下气除满。用于湿滞伤中，脘痞吐泻，食积气滞，腹胀便秘，痰饮喘咳。

厚朴花 Houpohua

　　本品为木兰科植物厚朴 **Magnolia officinalis** Rehd. et Wils. 或凹叶厚朴 **Magnolia officinalis** Rehd. et Wils. var. **biloba** Rehd. et Wils. 的干燥花蕾。春季花未开放时采摘，稍蒸后，晒干或低温干燥。

原 植 物 见"厚朴"项下。

性　状 本品呈长圆锥形，长 4~7cm，基部直径 1.5~2.5cm。红棕色至棕褐色。花被多为 12 片，肉质，外层的呈长方倒卵形，内层的呈匙形。雄蕊多数，花药条形，淡黄棕色，花丝宽而短。心皮多数，分离，螺旋状排列于圆锥形的花托上。花梗长 0.5~2cm，密被灰黄色绒毛，偶无毛。质脆，易破碎。气香，味淡。

功能主治 芳香化湿，理气宽中。用于脾胃湿阻气滞，胸脘痞闷胀满，纳谷不香。

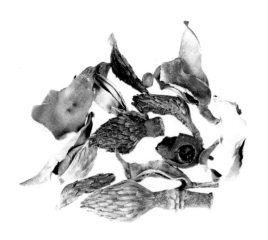
厚朴花 Flos Magnoliae officinalis　王如峰　摄

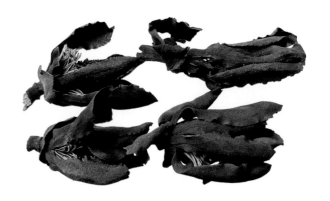
厚朴花 Flos Magnoliae officinalis bilobae　陈代贤　摄

砂仁 Sharen

FRUCTUS AMOMI VILLOSI ET AL.

本品为姜科植物阳春砂 **Amomum villosum** Lour. 、绿壳砂 **Amomum villosum** Lour. var. **xanthioides** T. L. Wu et Senjen 或海南砂 **Amomum longiligulare** T. L. Wu 的干燥成熟果实。夏、秋二季果实成熟时采收，晒干或低温干燥。

原 植 物

阳春砂 Amomum villosum Lour. in Fl. Cochinch. 1: 4. 1790; 中国植物志，16（2）：125, 1981; 中华人民共和国药典（1963），1: 200, 1964.

株高 1.5～3m，茎散生；根状茎匍匐地面，节上被褐色膜质鳞片。叶片长披针形，长 37cm，宽 7cm，顶端尾尖，基部近圆形，两面光滑无毛，无柄或近无柄；叶舌半圆形，长 3～5mm；叶鞘上有略凹陷的方格状网纹。穗状花序椭圆形；总花梗长 4～8cm，被褐色短绒毛；苞片膜质，披针形，长 1.8mm，宽 0.5mm；小苞片管状，长 10mm；花萼管长 1.7cm，顶端具 3 浅齿；花冠管长 1.8cm；裂片倒卵状长圆形，长 1.6～2cm，宽 0.5～0.7cm，白色；唇瓣圆匙形，长宽 1.6～2cm，白色，顶端具 2 裂、反卷，黄色的小尖头，中脉凸起，黄色而染红，基部具 2 个紫色的痂状斑；花丝长 5～6mm，花药长约 6mm；药隔附属体 3 裂，顶端裂片半圆形，高约 3mm，宽约 2mm，两侧耳状；子房被白色柔毛。蒴果椭圆形，长 1.5～2cm，宽 1.2～2cm，成熟时紫红色，干时褐色。表面被不分裂或分裂的柔刺；种子多角形，有浓郁的香气，味苦凉。花期 5～6 月，果期 8～9 月。

产于福建、广东、广西、四川、贵州、云南。栽培或野生于山地林下阴湿处。

绿壳砂 Amomum villosum Lour. var. **xanthioides** T. L. Wu et Senjen in Acta Phytotax. Sin. 16（3）：38. 1978; 中国植物志，16（2）：125, 1981; 中华人民共和国药典（1990），1: 218, 1990.——*A. xanthioides* Wall., 中华人民共和国药典（1963），1: 200, 1964.

与阳春砂原变种相似，但蒴果成熟时绿色，果皮上的柔刺较扁。花期 5～6 月，果期 8～9 月。

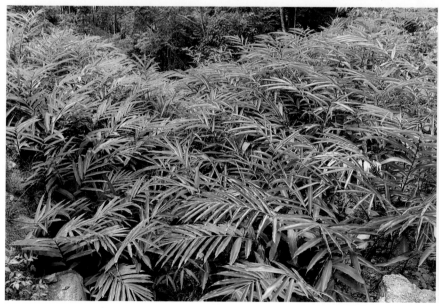
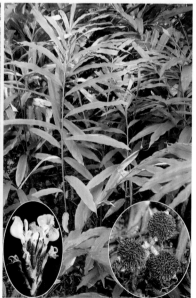

阳春砂 **Amomum villosum**　李华东、徐克学　摄

产于云南南部（勐腊、沧源等地）；生于林下潮湿处，海拔 600～800m。

海南砂 Amomum longiligulare T. L. Wu in Fl. Hainan 4: 101. Ap. 533. 1977; 中国植物志，16（2）：123, 1981; 中华人民共和国药典（1977），1: 406, 1978.

株高 1～1.5m，具匍匐根状茎。叶片线形或线状披针形，长 20～30cm，宽 2.5～3cm，顶端具尾状细尖头，基部渐狭，两面均无毛；叶柄长约 5mm；叶舌披针形，长 2～4.5cm，薄膜质，无毛。总花梗长 1～3cm，被长约 5mm 的宿存鳞片；苞片披针形，长 2～2.5cm，褐色，小苞片长约 2cm，包卷住萼管，萼管长 2～2.2cm，白色，顶端 3 齿裂；花冠管较萼管略长，裂片长圆形，长约 1.5cm；唇瓣圆匙形，长和宽约 2cm，白色，顶端具突出、2 裂的黄色小尖头，中脉隆起，紫色；雄蕊长约 1cm，药隔附属体 3 裂，顶端裂片半圆形，二侧的近圆形。蒴果卵圆形，具明显的钝三棱，长 1.5～2.2cm，宽 0.8～1.2cm，被片状、分裂的短柔刺，刺长不逾 1mm；种子紫褐色，被淡棕色、膜质假种皮。花期 4～6 月，果期 6～9 月。

产于海南。生于山谷密林中。

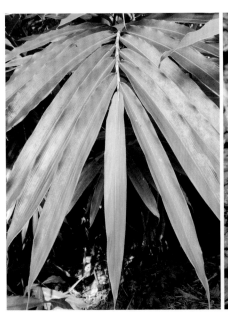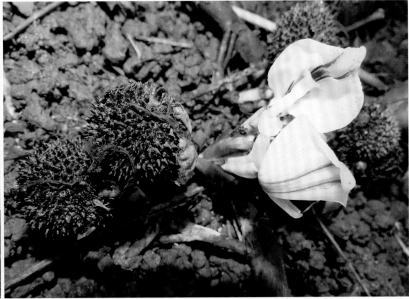

海南砂 *Amomum longiligulare* 张丹雁 摄

性　状

阳春砂、绿壳砂　本品呈椭圆形或卵圆形，有不明显的三棱，长 1.5～2cm，直径 1～1.5cm。表面棕褐色，密生刺状突起，顶端有花被残基，基部常有果梗。果皮薄而软。种子集结成团，具三钝棱，中有白色隔膜，将种子团分成 3 瓣，每瓣有种子 5～26 粒。种子为不规则多面体，直径 2～3mm；表面棕红色或暗褐色，有细皱纹，外被淡棕色膜质假种皮；质硬，胚乳灰白色。气芳香而浓烈，味辛凉、微苦。

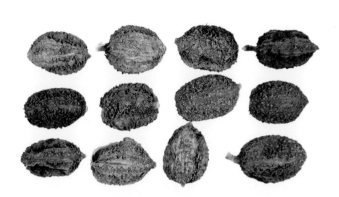

砂仁 **Fructus Amomi villosi**　陈代贤　摄

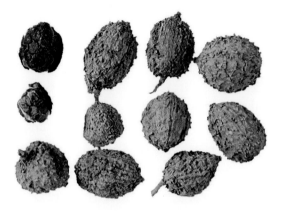

砂仁 **Fructus Amomi villosi xanthioidis**　陈代贤　摄

海南砂　本品呈长椭圆形或卵圆形，有明显的三棱，长 1.5～2cm，直径 0.8～1.2cm。表面被片状、分枝的软刺，基部具果梗痕。果皮厚而硬。种子团较小，每瓣有种子 3～24 粒；种子直径 1.5～2mm。气味稍淡。

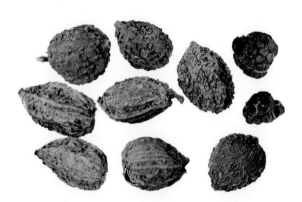

砂仁 **Fructus Amomi longiligularis**　陈代贤　摄

【功能主治】　化湿开胃，温脾止泻，理气安胎。用于湿浊中阻，脘痞不饥，脾胃虚寒，呕吐泄泻，妊娠恶阻，胎动不安。

牵牛子 Qianniuzi

SEMEN PHARBITIDIS NILIS ET AL.

本品为旋花科植物裂叶牵牛 **Pharbitis nil**（L.）Choisy 或圆叶牵牛 **Pharbitis purpurea**（L.）Voigt 的干燥成熟种子。秋末果实成熟、果壳未开裂时采割植株，晒干，打下种子，除去杂质。

原 植 物

裂叶牵牛 Pharbitis nil（L.）Choisy in Mem. Soc. Phys. Geneve 6: 439. 1833; 中国植物志, 64（1）: 103, 1979; 中华人民共和国药典（1977）, 1: 408, 1978. ——*P. nil* Choisy, 中华人民共和国药典（1953）, 1: 176, 1953.—— *Ipomoea hederacea* Jacq., 中华人民共和国药典（1963）, 1: 198, 1964.

一年生攀援草本。茎缠绕，长约 2m，被倒向的短柔毛及杂有倒向或开展的长硬毛。叶互生；叶柄长 2～15cm；叶片宽卵形中近圆形，深或浅 3 裂，偶有 5 裂，长 4～15cm，宽 4.5～14cm，基部心形，中裂片长圆形或卵圆形，渐尖或骤尖，侧裂片较短，三角形，裂口锐或圆，叶裂片长圆形或卵圆形，渐尖或柔尖，侧裂片较短，三角形，裂口锐或圆，叶面被微硬的柔毛。花腋生，单一或 2～3 朵着生于花序梗顶端，花序梗长短不一，被毛；苞片 2，线形或叶状；萼片 5，近等长，狭披针形，外面有毛；花冠漏斗状，长 5～10cm，蓝紫色或紫红色，花冠管色淡；雄蕊 5，不伸出花冠外，花丝不等长，基部稍阔，有毛；雌蕊 1，子房无毛，3 室，柱头头状。蒴果近球形，直径 0.8～1.3cm，3 瓣裂。种子 5～6 颗，卵状三棱形，黑褐色或米黄色。花期 7～9 月，果期 8～10 月。

我国除西北和东北的一些省区外，其余各地均产。生于海拔 100～200（～1600）m 的山坡灌丛、干旱河谷路边、园边、宅旁。

圆叶牵牛 Pharbitis purpurea（L.）Voigt, Hort. Suburb. Calc. 354. 1845; 中国植物志, 64（1）: 104, 1979; 中华人民共和国药典（1977）, 1: 408, 1978.

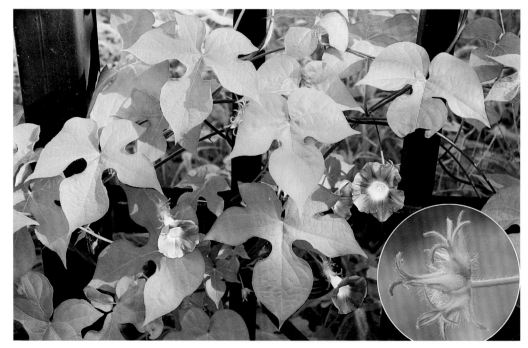

裂叶牵牛 **Pharbitis nil** 张英涛 摄

与裂叶牵牛 **Pharbitis nil** 相似，但叶片圆心形或宽卵状心形，长 4～18cm，宽 3.5cm，通常全缘。花腋生，单一或 2～5 朵成伞形聚伞花序，萼片卵状披针形。

我国各地均产。生于海拔 2800m 以下的田边、路旁、宅旁或山谷、林内。

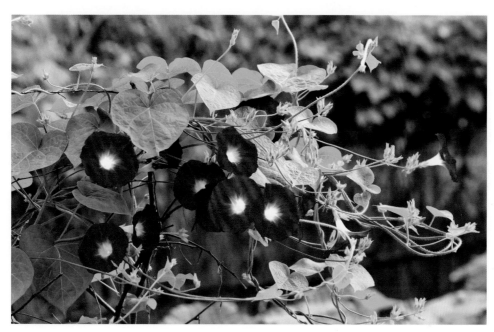

圆叶牵牛 **Pharbitis purpurea** 周鎏 摄

性　状　本品似橘瓣状，长 4～8mm，宽 3～5mm。表面灰黑色或淡黄白色，背面有一条浅纵沟，腹面棱线的下端有一点状种脐，微凹。质硬，横切面可见淡黄色或黄绿色皱缩折叠的子叶，微显油性。气微，味辛、苦，有麻感。

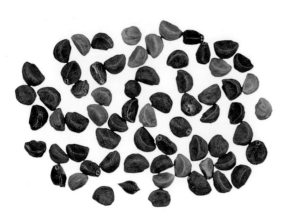

牵牛子 Semen Pharbitidis nilis　何希荣　摄

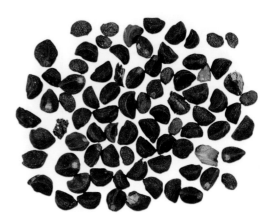

牵牛子 Semen Pharbitidis purpureae　何希荣　摄

功能主治　泻水通便，消痰涤饮，杀虫攻积。用于水肿胀满，二便不通，痰饮积聚，气逆喘咳，虫积腹痛。

鸦胆子 Yadanzi

FRUCTUS BRUCEAE

本品为苦木科植物鸦胆子 **Brucea javanica**（L.）Merr. 的干燥成熟果实。秋季果实成熟时采收，除去杂质，晒干。

原植物 鸦胆子 **Brucea javanica**（L.）Merr. in Journ. Arn. Arb. 9: 3. 1928; 中国植物志, 43（3）: 10, 1997; 中华人民共和国药典（1977）, 1: 410, 1978.——*B. javanica* Merr., 中华人民共和国药典（1963）, 1: 197, 1964.

灌木或小乔木。嫩枝、叶柄和花序均被黄色柔毛。叶长 20~40cm，有小叶 3~15；小叶卵形或卵状披针形，长 5~10（~13）cm，宽 2.5~5（~6.5）cm，先端渐尖，基部宽楔形至近圆形，通常略偏斜，边缘有粗齿，两面均被柔毛，背面较密；小叶柄短，长 4~8mm。圆锥花序，雄花序长 15~25（~40）cm，雌花序长约为雄花序的一半；花细小，暗紫色，直径 1.5~2mm。雄花的花梗细弱，长约 3mm，萼片被微柔毛，长 0.5~1mm，宽 0.3~0.5mm；花瓣有稀疏的微柔毛或近于无毛，长 1~2mm，宽 0.5~1mm；花丝钻状，长 0.6mm，花药长 0.4mm。雌花的花梗长约 2.5mm，萼片与花瓣与雄花同，雄蕊退化或仅有痕迹。核果 1~4，分离，长卵形，长 6~8mm，直径 4~6mm，成熟时灰黑色，干后有不规则多角形网纹，外壳硬骨质而脆，种仁黄白色，卵形，有薄膜，含油丰富，味极苦。花期夏季，果期 8~10 月。

产于福建、台湾、广东、广西、海南和云南等省区。生于海拔 1000m 以下的旷野或山麓灌丛中或疏林中。

性状 本品呈卵形，长 6~10mm，直径 4~7mm。表面黑色或棕色，有隆起的网状皱纹，网眼呈不规则的多角形，两侧有明显的棱线，顶端渐尖，基部有凹陷的果梗痕。果壳质硬而脆，种子卵形，长 5~6mm，直径 3~5mm，表面类白色或黄白色，具网纹；种皮薄，子叶乳白色，富油性。气微，味极苦。

功能主治 清热解毒，截疟，止痢；外用腐蚀赘疣。用于痢疾，疟疾；外治赘疣，鸡眼。

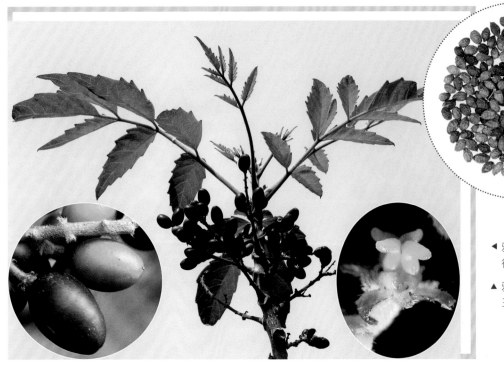

◀ 鸦胆子 **Brucea javanica**
徐克学 摄

▲ 鸦胆子 **Fructus Bruceae**
王如峰 摄

韭菜子 Jiucaizi

SEMEN ALLII TUBEROSI

本品为百合科植物韭菜 **Allium tuberosum** Rottl. ex Spreng. 的干燥成熟种子。秋季果实成熟时采收果序，晒干，搓出种子，除去杂质。

原植物 韭菜 **Allium tuberosum** Rottl. ex Spreng., Syst. Veg. 2: 38. 1825; 中国植物志, 14: 221, 1980; 中华人民共和国药典（2010），1: 239, 2010.——*A. tuberosum* Rottl., 中华人民共和国药典（1963），1: 202, 1964.

具倾斜的横生根状茎。鳞茎簇生；鳞茎外皮暗黄色至黄褐色，分裂成网状纤维。叶线形，扁平，实心，短于花葶，宽 1.5～8mm。花葶高 25～60cm，下部被叶鞘；总苞单侧开裂，或 2～3 裂，宿存；伞形花序半球状或近球状，花多而稀疏；小花梗近等长，比花被片长 2～4 倍，基部具小苞片，且数枚小花梗的基部又为 1 枚共同的苞片所包围；花白色；花被片常具绿色或黄绿色的中脉，内轮的长圆状倒卵形至长圆状披针形，先端具短尖或钝圆，长 4～7mm，宽 2.1～3.5mm，外轮的常较窄，长圆状卵形至长圆状披针形，先端具短尖头，长 4～7mm，宽 1.8～3mm；花丝等长，为花被片长的 2/3～4/5 倍，基部合生并贴生于花被片，合生部分高 0.5～1mm，分离部分狭三角形，内轮稍宽；子房倒圆锥状球形，具 3 圆棱，外壁具细的疣状突起。花、果期 7～9 月。

全国各省区广泛栽培。

性　　状 本品呈半圆形或半卵圆形，略扁，长 2～4mm，宽 1.5～3mm。表面黑色，一面突起，粗糙，有细密的网状皱纹，另一面微凹，皱纹不甚明显。顶端钝，基部稍尖，有点状突起的种脐。质硬。气特异，味微辛。

功能主治 温补肝肾，壮阳固精。用于肝肾亏虚，腰膝酸痛，阳痿遗精，遗尿尿频，白浊带下。

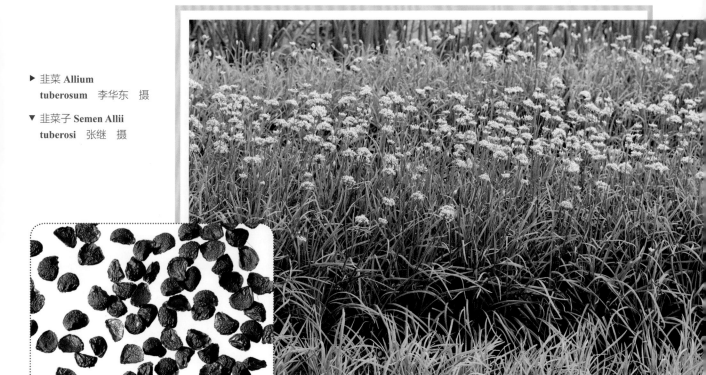

▶ 韭菜 **Allium**
tuberosum 李华东　摄

▼ 韭菜子 **Semen Allii**
tuberosi 张继　摄

骨碎补 Gusuibu

本品为水龙骨科植物槲蕨 **Drynaria fortunei**（Kunze）J. Sm. 的干燥根状茎。全年均可采挖，除去泥沙，干燥，或再燎去茸毛（鳞片）。

原植物 槲蕨 **Drynaria fortunei**（Kunze）J.Sm. in Bot. Voy. Herald 10: 425, 1857; 中国植物志，6（2）：284.2000; 中华人民共和国药典（1963），1: 239, 1964.

植株高 30～40cm。附生蕨类。匍匐生长或螺旋状攀援。根状茎密被鳞片。叶二型；基生不育叶圆形，长 5～9cm，宽 3～7cm，基部心形，浅裂至叶片宽的 1/3，边缘全缘，厚干膜质，下面有疏短毛。正常能育叶柄长 4～7（～13）cm，具明显狭翅；叶片长 20～45cm，宽 10～15（～20）cm，深羽裂；裂片互生，披针形，长 6～10cm，宽 2～3cm，边缘具不明显疏钝齿，急尖头或钝圆头；叶脉明显；叶干后纸质，仅上面中肋略有短毛。孢子囊群圆形、椭圆形，沿裂片中肋两侧各排成 2～4 行，成熟时相邻 2 侧脉间有圆形孢子囊群一行，或幼时成一行长形的孢子囊群，有大量腺毛混生。

产于江苏、安徽、浙江、台湾、福建、江西、湖北、湖南、广东、海南、广西、贵州、四川及云南。附生于海拔 100～1800m 的树干上或岩石上，偶生于墙缝中。

性状 本品呈扁平长条状，多弯曲，有分枝，长 5～15cm，宽 1～1.5cm，厚 0.2～0.5cm。表面密被深棕色至暗棕色的小鳞片，柔软如毛，经火燎者呈棕褐色或暗褐色，两侧及上表面均具突起或凹下的圆形叶痕，少数有叶柄残基和须根残留。体轻，质脆，易折断，断面红棕色，维管束呈黄色点状，排列成环。气微，味淡、微涩。

功能主治 疗伤止痛，补肾强骨；外用消风祛斑。用于跌扑闪挫，筋骨折伤，肾虚腰痛，筋骨痿软，耳鸣耳聋，牙齿松动；外治斑秃，白癜风。

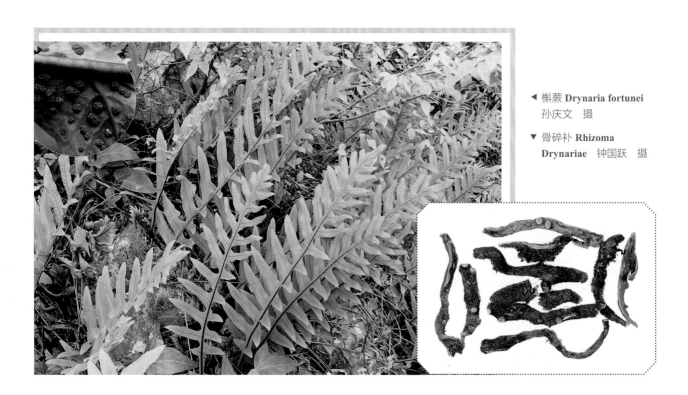

◀ 槲蕨 Drynaria fortunei
孙庆文 摄

▼ 骨碎补 Rhizoma
Drynariae 钟国跃 摄

钩藤 Gouteng

本品为茜草科植物钩藤 **Uncaria rhynchophylla**（Miq.）Miq. ex Havil.、大叶钩藤 **Uncaria macrophylla** Wall.、毛钩藤 **Uncaria hirsuta** Havil.、华钩藤 **Uncaria sinensis**（Oliv.）Havil. 或无柄果钩藤 **Uncaria sessilifructus** Roxb. 的干燥带钩茎枝。秋、冬二季采收，去叶，切段，晒干。

原 植 物

钩　藤 Uncaria rhynchophylla（ Miq.）Miq. ex Havil. in Journ. Linn. Soc. Bot. 33: 890. 1897; 中国植物志, 71（1）: 255, 1999; 中华人民共和国药典（1963）, 1: 205, 1964.

藤本。嫩枝方柱形或略有4棱角。叶纸质，椭圆形或椭圆状长圆形，长5～12cm，宽3～7cm，顶端短尖或骤尖，基部楔形至截形；侧脉4～8对，脉腋窝陷有黏液毛；托叶狭三角形，深2裂达全长2/3。头状花序，单生叶腋或成单聚伞状排列；小苞片线形或线状匙形；花萼管疏被毛，萼裂片近三角形，疏被短柔毛，顶端锐尖；花冠裂片卵圆形，外面无毛或略被粉状短柔毛；花柱伸出冠喉外。果序直径10～12mm；

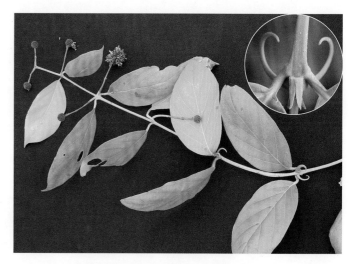

钩藤 **Uncaria rhynchophylla**　徐克学　摄

小蒴果长5～6mm，被短柔毛，宿存萼裂片近三角形，长1mm，星状辐射。花、果期5～12月。

产于广东、广西、云南、贵州、福建、湖南、湖北及江西等省区。生于山谷溪边的疏林或灌丛中。

大叶钩藤 Uncaria macrophylla Wall. in Roxb. Fl. Ind. ed. Carey 2: 132. 1824; 中国植物志, 71（1）: 249, 1999; 中华人民共和国药典（1977）, 1: 412, 1978.

大藤本。嫩枝方柱形或略有棱角，疏被硬毛。叶对生，近革质，卵形或阔椭圆形，顶端短尖或渐尖，基部圆、近心形或心形，长10～16cm，宽6～12cm，下面被稀疏至稠密的黄褐色硬毛；侧脉6～9对，脉腋有窝陷；托叶卵形，深2裂达全长1/2或2/3，裂片狭卵形，外面被短柔毛，基部内面具黏液毛；头状花序，单生叶腋或成单聚伞状排列；花序轴有稠密的毛；花萼管漏斗状，长2～3mm，被淡黄褐色绢状短柔毛，萼裂片线状长圆形，长3～4mm，被短柔毛；花冠管长9～10mm，外面被苍白色短柔毛，花冠裂片长圆形，长2mm，外面被短柔毛。果序直径8～10cm；小蒴果长约20mm，有苍白色短柔毛，宿存萼裂片线形，星状辐射。种子两端有白色膜质的翅，仅一端的翅2深裂。花期夏季。

产于云南、广西、广东和海南等省区。生于次生林中，常攀援于林冠之上。

毛钩藤 Uncaria hirsuta Havil. in Journ. Linn. Soc. Bot. 33: 88. 1897; 中国植物志, 71（1）: 255, 1999; 中华人民共和国药典（1977）, 1: 412, 1978.

藤本。嫩枝圆柱形或略具4棱角，被硬毛。叶革质，卵形或椭圆形，长8～12cm，宽5～7cm，顶端渐尖，基部钝，上面稍粗糙，被稀疏硬毛，下面被稀疏或稠密糙伏毛；侧脉7～10对，下面具糙伏毛，脉腋窝陷有黏液毛；托叶阔卵形，深2裂至少达2/3，外面被疏散长毛。头状花序，单生叶腋或成单聚伞状排列；小苞片线形至匙形；花萼管外面密被短柔毛，萼裂片线状长圆形，密被毛；花冠淡黄色或淡红色，

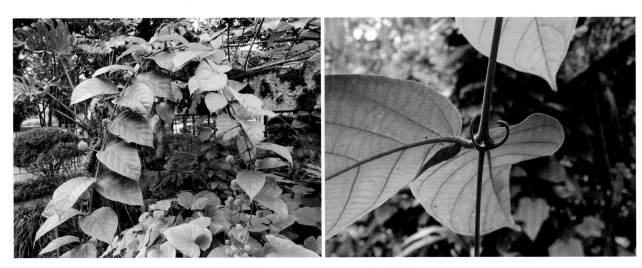

大叶钩藤 **Uncaria macrophylla** 赵鑫磊 摄

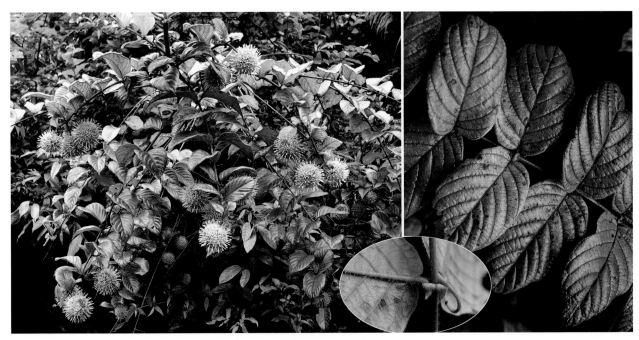

毛钩藤 **Uncaria hirsuta** 何顺志、陈世品 摄

花冠管长 7 ~ 10mm，外面有短柔毛，花冠裂片长圆形，外面有密毛。果序直径 45 ~ 50mm；小蒴果纺锤形，长 10 ~ 13mm，有短柔毛。花、果期 1 ~ 12 月。

产于广东、广西、贵州、福建及台湾等省区。生于山谷林下溪畔成灌丛中。

华钩藤 Uncaria sinensis（Oliv.）Havil. in Journ. Linn. Soc. Bot. 33: 89. 1897; 中国植物志，71（1）：250, 1999; 中华人民共和国药典（1977），1: 412, 1978.

藤本。嫩枝方柱形或有 4 棱角。叶薄纸质，椭圆形，长 9 ~ 14cm，宽 5 ~ 8cm，顶端渐尖，基部圆或

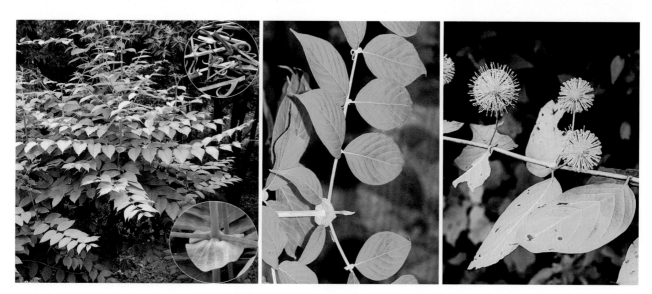

华钩藤 *Uncaria sinensis*　何顺志、徐永福　摄

钝；侧脉 6 ~ 8 对，脉腋窝陷有黏液毛；托叶阔三角形至半圆形，有时顶端微缺。头状花序，单生叶腋或成单聚伞状排列；花序轴有稠密短柔毛；小苞片线形或近匙形；花萼管外面有苍白色毛，萼裂片线状长圆形，长约 1.5mm，有短柔毛；花冠管长 7 ~ 8mm，花冠裂片外面有短柔毛。果序直径 20 ~ 30mm；小蒴果长 8 ~ 10mm，有短柔毛。花、果期 6 ~ 10 月。

产于四川、广西、云南、湖北、贵州、湖南、陕西和甘肃等省区。生于山地疏林中或湿润次生林下。

无柄果钩藤 *Uncaria sessilifructus* Roxb. in Fl. Ind. ed. Carey 2: 128. 1824; 中国植物志，71（1）：250, 1999; 中华人民共和国药典（1977），1: 412, 1978.

藤本。嫩枝略有 4 棱角或方柱形，微被短柔毛。叶近革质，卵形、椭圆形或椭圆状长圆形，长

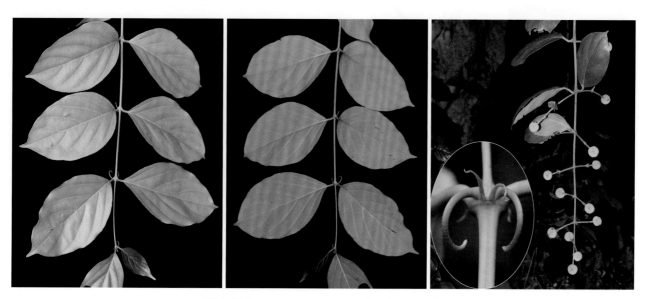

无柄果钩藤 *Uncaria sessilifructus*　陈又生、刘冰　摄

8～12cm，宽 4～6.5cm，顶端短尖或渐尖，基部圆至楔形，下面常有蜡被，干时常为粉白色；侧脉 4～7 对，下面脉上无毛或疏被短柔毛，脉腋有窝陷；托叶窄三角形，深 2 裂达全长 2/3 以上，外面无毛或疏被短柔毛。头状花序，单生叶腋或成单聚伞状排列；小苞片线形或有时近匙形；花萼管外面有稠密苍白色毛，萼裂片长圆形，顶端钝，长 1mm，常有稀疏或稠密短柔毛；花冠黄白色，高脚碟状，花冠裂片外面有明显苍白色或金黄色的绢毛。果序直径 25～35mm；小蒴果纺锤形，长 10～14mm，微被短柔毛，宿存萼裂片舌状。花、果期 3～12 月。

产于广西和云南等省区。生于密林下或林谷灌丛中。

性　状　本品茎枝呈圆柱形或类方柱形，长 2～3cm，直径 0.2～0.5cm。表面红棕色至紫红色者具细纵纹，光滑无毛；黄绿色至灰褐色者有的可见白色点状皮孔，被黄褐色柔毛。多数枝节上对生两个向下弯曲的钩（不育花序梗），或仅一侧有钩，另一侧为突起的疤痕；钩略扁或稍圆，先端细尖，基部较阔；钩基部的枝上可见叶柄脱落后的窝点状痕迹和环状的托叶痕。质坚韧，断面黄棕色，皮部纤维性，髓部黄白色或中空。气微，味淡。

功能主治　息风定惊，清热平肝。用于肝风内动，惊痫抽搐，高热惊厥，感冒夹惊，小儿惊啼，妊娠子痫，头痛眩晕。

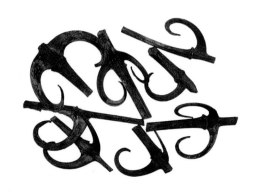

钩藤 Ramulus Uncariae rhynchophyllae Cum Uncis　何希荣　摄

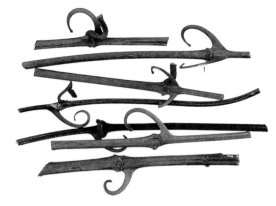

钩藤 Ramulus Uncariae macrophyllae Cum Uncis　何希荣　摄

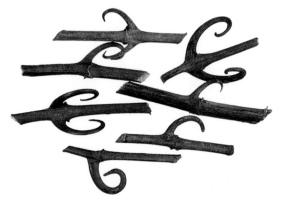

钩藤 Ramulus Uncariae sinensis Cum Uncis　何希荣　摄

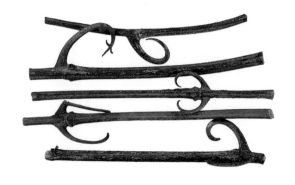

钩藤 Ramulus Uncariae sessilifructi Cum Uncis　何希荣　摄

香加皮 Xiangjiapi

本品为萝摩科植物杠柳 **Periploca sepium** Bge. 的干燥根皮。春、秋二季采挖，剥取根皮，晒干。

原植物　杠柳 **Periploca sepium** Bge., Enum. Pl. China Bor. 43. 1833; 中国植物志 , 63: 273, 1977; 中华人民共和国药典（1963），1: 206, 1964.

落叶蔓生或攀援灌木。长达 2m 或更多，主根圆柱状，外皮灰棕色，内皮浅黄色。具乳汁，除花外，全株无毛。茎皮灰褐色；小枝通常对生，具细条纹和皮孔。叶片膜质，卵状长圆形，长 5 ~ 9cm，宽 1.5 ~ 2.5cm，基部楔形，先端渐尖，叶面深绿色，叶背淡绿色；中脉在叶背凸起，侧脉 20 ~ 25 对，纤细，两面扁平，弯曲上升，无边脉。叶柄长 3 ~ 5mm。聚伞花序腋生，着花数朵；花序梗长约 2.5cm；花序梗和花梗柔弱；萼裂片三角状卵形，长约 3mm，宽约 2mm，内面基部具 10 个小腺体；花冠紫红色，辐状，张开直径约 1.5cm，花冠筒长约 3mm，花冠裂片长圆状披针形，长约 8mm，宽约 4mm，中间加厚成纺锤形，强度反折，外面无毛，内面被长柔毛；副花冠环状，10 裂，其中 5 裂片延伸呈丝状，并被短柔毛，其余 5 裂片舌状，短，无毛；雄蕊着生在副花冠内面，并合生，花药粘结，包围柱头，背部被长柔毛；花粉器匙形，内藏四合花粉；心皮离生，无毛，柱头圆锥状。蓇葖果双生，圆柱形，长 7 ~ 12cm，宽约 5mm，黑褐色。种子长圆形，长约 7mm，宽约 1mm，顶端种毛长约 3cm。花期 5 ~ 6 月，果期 7 ~ 9 月。

除广东、海南、广西和台湾外，全国其他各省区均产。生于平原及低山丘陵的林缘、沟坡、河边沙地及地埂。

性　　状　本品呈卷筒状或槽状，少数呈不规则的块片状，长 3 ~ 10cm，直径 1 ~ 2cm，厚 0.2 ~ 0.4cm。外表面灰棕色或黄棕色，栓皮松软常呈鳞片状，易剥落。内表面淡黄色或淡黄棕色，较平滑，有细纵纹。体轻，质脆，易折断，断面不整齐，黄白色。有特异香气，味苦。

功能主治　利水消肿，祛风湿，强筋骨。用于下肢浮肿，心悸气短，风寒湿痹，腰膝酸软。

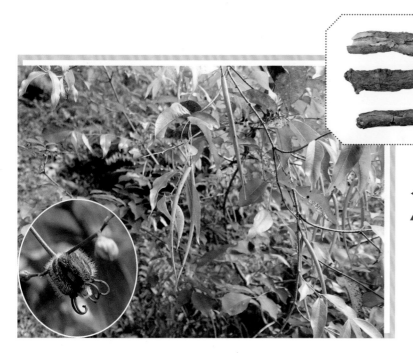

◀ 杠柳 Periploca sepium　赵鑫磊　摄

▲ 香加皮 Cortex Periplocae　钟国跃　摄

香附 Xiangfu

本品为莎草科植物莎草 **Cyperus rotundus** L. 的干燥根状茎。秋季采挖，燎去毛须，置沸水中略煮或蒸透后晒干，或燎后直接晒干。

原植物 莎草 **Cyperus rotundus** L., Sp. Pl. 1: 45. 1753; 中国植物志, 11: 134. 1961; 中华人民共和国药典（1963）, 1: 206, 1964.

多年生草木。匍匐根状茎长，具椭圆形的块茎。秆细弱，高 15～95cm，锐三棱柱状，平滑，基部膨大呈块茎状。叶短于秆，宽 2～5mm，具较短的叶鞘，基部叶鞘常裂成纤维状。苞片叶状，2～3（～5）枚，常长于花序，有时短于花序。长侧枝聚伞花序简单，少数复出，具（2～）3～10 个辐射枝，辐射枝最长达 12cm，通常 3～10 个小穗排列于辐射枝上端呈穗状花序；小穗斜展，线形，长 1～4cm，少数更长些，通常具 8～28 朵花，少数花更多；小穗轴具稍宽的、白色透明的翅；鳞片稍紧密排列，卵形或长圆状卵形，长约 3mm，顶端急尖或钝，中间绿色，两侧紫红色或红棕色，具 5～7 条脉；雄蕊 3；花柱长，柱头 3 个，细长。小坚果长圆状倒卵形，三棱状，长 1～1.6mm，具细点。花、果期 5～11 月。

产于辽宁南部、山东、河北、山西、陕西、甘肃、江苏、浙江、安徽、福建、江西、台湾、广东、广西、贵州、四川、云南。生于海拔 1700m 以下的山坡上、路边、山谷水边、溪边、沟边、田边、沙滩上。

性状 本品多呈纺锤形，有的略弯曲，长 2～3.5cm，直径 0.5～1cm。表面棕褐色或黑褐色，有纵皱纹，并有 6～10 个略隆起的环节，节上有未除净的棕色毛须和须根断痕；去净毛须者较光滑，环节不明显。质硬，经蒸煮者断面黄棕色或红棕色，角质样；生晒者断面色白而显粉性，内皮层环纹明显，中柱色较深，点状维管束散在。气香，味微苦。

功能主治 疏肝解郁，理气宽中，调经止痛。用于肝郁气滞，胸胁胀痛，疝气疼痛，乳房胀痛，脾胃气滞，脘腹痞闷，胀满疼痛，月经不调，经闭痛经。

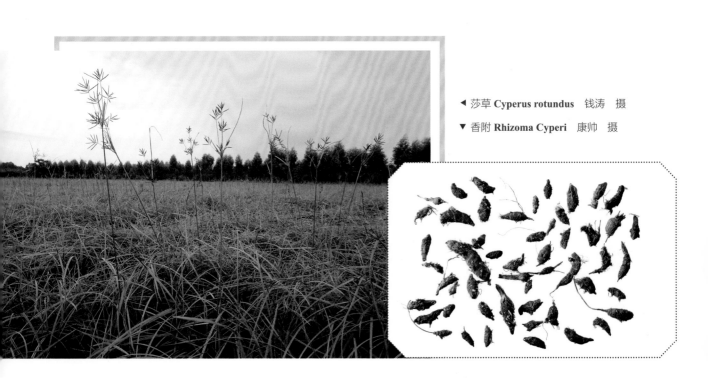

◀ 莎草 Cyperus rotundus　钱涛　摄

▼ 香附 Rhizoma Cyperi　康帅　摄

香橼 *Xiangyuan*

FRUCTUS CITRI MEDICAE ET AL.

本品为芸香科植物枸橼 **Citrus medica** L. 或香圆 **Citrus wilsonii** Tanaka 的干燥成熟果实。秋季果实成熟时采收，趁鲜切片，晒干或低温干燥。香圆亦可整个或对剖两半后，晒干或低温干燥。

原 植 物

枸橼 Citrus medica L., Sp. Pl. 1: 782. 1753; 中国植物志, 43（2）: 184, 1997; 中华人民共和国药典（1953），1: 107, 1953.

灌木或小乔木。新生嫩枝、芽及花蕾均为暗紫红色，茎枝多刺，刺长达 4cm。单叶，稀兼有单身复叶，有关节，无翼叶；叶柄短，叶片椭圆形或卵状椭圆形，顶部圆或钝，叶缘有浅钝裂齿。总状花序花达 12 朵，兼有单花腋生；花两性；花瓣 5 片；雄蕊 30～50 枚；子房圆筒状，花柱粗长，柱头头状。果椭圆形、近圆形或纺锤形；果皮淡黄色，粗糙，难剥离，内皮棉质，松软，瓤囊 10～15 瓣，果肉无色，近于透明或淡乳黄色，有香气；种子小，平滑，子叶乳白色，多或单胚。花期 4～5 月，果期 10～11 月。

产于台湾、福建、广东、广西、云南等省区，长江以南各省区较多栽培。

香圆 Citrus wilsonii Tanaka in Mem. Tanaka Citrus Exper. Stat. i. No. 2, 37, 1932; 中国高等植物图鉴, 2:560,1980; 中华人民共和国药典（1963），1: 208, 1964.

常绿乔木。高 9～11m，全株无毛，有短刺。叶互生，革质，椭圆形或矩圆形，长 6～12cm，宽 2～5cm，先端短而钝或渐尖，微凹头，基部钝圆，全缘或有波状锯齿，两面无毛，有半透明油腺点。花单生或簇生，也有成总状花序，花白色；雄蕊 25～36；子房 10～11 室。柑果长圆形、圆形或扁圆形，横径 5～9cm，先端有乳头状突起，果皮通常粗糙而有皱纹或平滑，成熟时橙黄色，有香气；种子多数。花期 4～5 月，果期 10～11 月。

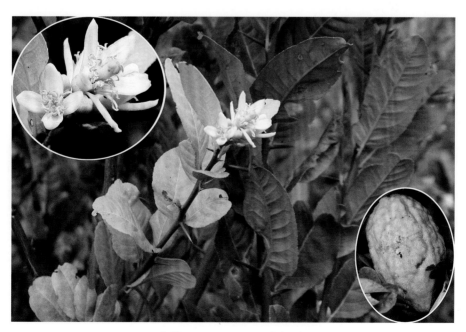

枸橼 **Citrus medica** 王清隆 摄

产于陕西、江苏、安徽、浙江、江西、湖北、四川等地。各地多有栽培。

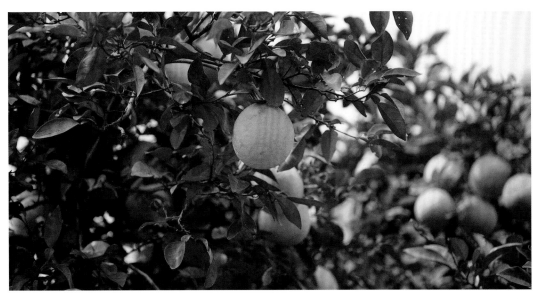

香圆 Citrus wilsonii 钱涛 摄

性　状

枸橼 本品呈圆形或长圆形片，直径 4～10cm，厚 0.2～0.5cm。横切片外果皮黄色或黄绿色，边缘呈波状，散有凹入的油点；中果皮厚 1～3cm，黄白色或淡棕黄色，有不规则的网状突起的维管束；瓤囊 10～17 室。纵切片中心柱较粗壮。质柔韧。气清香，味微甜而苦辛。

香圆 本品呈类球形，半球形或圆片，直径 4～7cm。表面黑绿色或黄棕色，密被凹陷的小油点及网状隆起的粗皱纹，顶端有花柱残痕及隆起的环圈，基部有果梗残基。质坚硬。剖面或横切薄片，边缘油点明显；中果皮厚约 5cm；瓤囊 9～11 室，棕色或淡红棕色，间或有黄白色种子。气香，味酸而苦。

功能主治 疏肝理气，宽中，化痰。用于肝胃气滞，胸胁胀痛，脘腹痞满，呕吐噫气，痰多咳嗽。

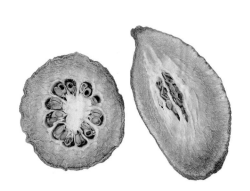

香橼 Fructus Citri medicis 安稳 摄

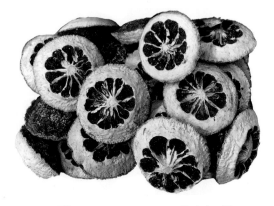

香橼 Fructus Citri wilsonii 孟武威 摄

香薷 Xiangru

HERBA MOSLAE CHINENSIS ET AL.

本品为唇形科植物石香薷 **Mosla chinensis** Maxim. 或江香薷 **Mosla chinensis** 'Jiangxiangru' 的干燥地上部分。前者习称"青香薷"，后者习称"江香薷"。夏季茎叶茂盛、花盛时择晴天采割，除去杂质，阴干。

原 植 物

石香薷 Mosla chinensis Maxim. in Mélanges Biol. Bull. Phys.-Math. Acad. Imp. Sci. Saint-Pétersbourg 11: 805-806. 1883; 中国植物志, 66: 289, 1977; 中华人民共和国药典（1977），1: 420, 1978.

直立草本。茎高 9～40cm，自基部多分枝，被白色疏柔毛。叶线状长圆形至线状披针形，长 1.3～2.8（～3.3）cm，宽 2～4（～7）mm，两面均被疏短柔毛及棕色凹陷腺点；叶柄长 3～5mm。总状花序头状；苞片覆瓦状排列，5 脉，自基部掌状生出。花萼钟形，长约 3mm，宽约 1.6mm，外被白色绵毛及腺体，内面在喉部以上被白色绵毛，萼齿 5，钻形，长约为花萼长之 2/3，果时花萼增大。花冠紫红色、淡红色至白色，长约 5mm，外被微柔毛。雄蕊及雌蕊内藏。小坚果球形，直径约 1.2mm，具深雕纹，无毛。花期 6～9 月，果期 7～11 月。

产于华中、华东和华南各省区。生于海拔 1400m 以下的草坡或林下。

江香薷 Mosla chinensis 'Jiangxiangru' in Journal of Jiangxi College of Traditional Chinese Medicine 6（2）: 31, 1994; 中华人民共和国药典（2005），1: 182, 2005.

与石香薷 **Mosla chinensis** 相似，但茎高 55～65cm；叶呈披针形，长 3～6cm，宽 0.6～1cm，边缘具 5～9 个锐浅锯齿；总状花序密集成穗状，长 2～3.5cm；苞片 7～9 条脉；花冠淡紫色，稀白色，冠筒基部具一圈长毛环，退化雄蕊 2，发育，2 药室近相等。小坚果表面具疏网纹，网眼内平坦，具疣状突起。

栽培于江西新余等地。

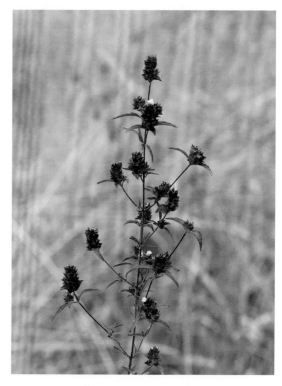

石香薷 Mosla chinensis　周重建　摄

性 状

青香薷 本品长 30～50cm，基部紫红色，上部黄绿色或淡黄色，全体密被白色茸毛。茎方柱形，基部类圆形，直径 1～2mm，节明显，节间长 4～7cm；质脆，易折断。叶对生，多皱缩或脱落，叶片展平后呈长卵形或披针形，暗绿色或黄绿色，边缘有 3～5 疏浅锯齿。穗状花序顶生及腋生，苞片圆卵形或圆倒卵形，脱落或残存；花萼宿存，钟状，淡紫红色或灰绿色，先端 5 裂，密被茸毛。小坚果 4，直径 0.7～1.1mm，近圆球形，具网纹。气清香而浓，味微辛而凉。

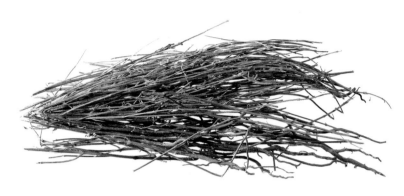

香薷 Herba Moslae chinensis　康帅　摄

江香薷　本品长 55～66cm。表面黄绿色，质较柔软。边缘有 5～9 疏浅锯齿。果实直径 0.9～1.4mm，表面具疏网纹。

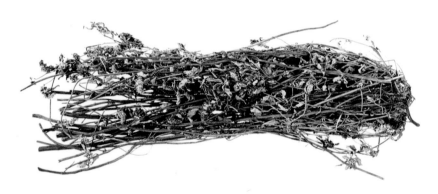

香薷 Herba Moslae chinensis‘Jiangxiangru’　陈代贤　摄

功能主治　发汗解表，化湿和中。用于暑湿感冒，恶寒发热，头痛无汗，腹痛吐泻，水肿，小便不利。

重楼 Chonglou

本品为百合科植物云南重楼 **Paris polyphylla** Smith var. **yunnanensis**（Franch.）Hand.-Mazz. 或七叶一枝花 **Paris polyphylla** Smith var. **chinensis**（Franch.）Hara 的干燥根状茎。秋季采挖，除去须根，洗净，晒干。

原 植 物

云南重楼 Paris polyphylla Smith var. **yunnanensis**（Franch.）Hand.-Mazz., Symb. Sin. 7: 1216. 1936; 中国植物志, 15: 95, 1978; 中华人民共和国药典（1990）, 1: 231, 1990.——*P. yunnanensis* Franch., 中华人民共和国药典（1977）, 1: 421, 1978.

多年生草本。高 5～10cm。叶 6～10 片轮生，叶柄长（0.5～）1～6cm，叶片厚纸质，披针形、卵状长圆形至倒卵状披针形，长 5～11cm，宽 2～4.5cm。花梗从茎顶抽出，长 5～24cm 或更长，顶生一花；花两性，外轮花被片（3～）4～6（～7），披针形或长卵形，绿色，长 3.5～6cm；内轮花被片 6～8（～12），线形而略带披针形，黄色，长为外轮的 1/2 左右至近等长，中部以上宽 2～6mm；雄蕊 8～12 枚，花药长 1～1.5cm，花丝比药短，药隔突出部分 1～2mm。蒴果球形，种子包被红色多汁假种皮。花期 6～7 月，果期 9～10 月。

产于贵州、四川、西藏东南部、云南。生于海拔 1400～3100m 的林下、竹林、灌丛或草坡中。

七叶一枝花 Paris polyphylla Smith var. **chinensis**（Franch.）Hara in Journ.Fac. Sci Univ. Tokyo Sect. 3, 10: 176. 1969; 中国植物志, 15: 92, 1978; 中华人民共和国药典（1990）, 1: 231, 1990.

植株高 30～130cm。根状茎肥厚，直径 1～3cm。叶 5～8 枚轮生，通常 7 枚，倒卵状披针形、矩圆状披针形或倒披针形，基部通常楔形。内轮花被片狭条形，通常中部以上变宽，宽 1～1.5mm，长 1.5～3.5cm，长为外轮的 1/3 至近等长或稍超过；雄蕊 8～10 枚，花药长 1.2～1.5（～2）cm，长为花丝的 3～4 倍，药隔突出部分长 1～1.5（～2）mm。子房近球形，具棱，顶端具一盘状花柱基，花柱粗短，柱头（4～）5 裂。蒴果球形。种子多数，具鲜红色多浆汁的外种皮。花期 5～7 月，果期 8～10 月。

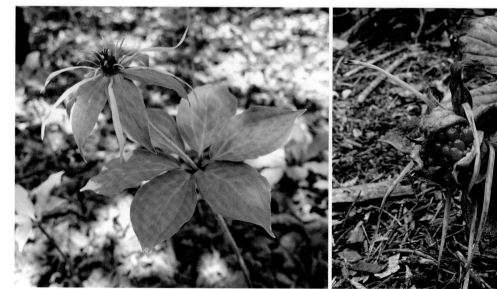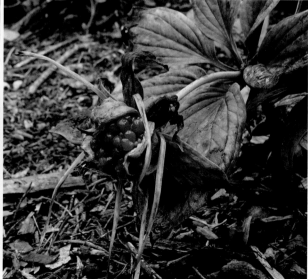

云南重楼 Paris polyphylla var. *yunnanensis*　赵鑫磊　摄

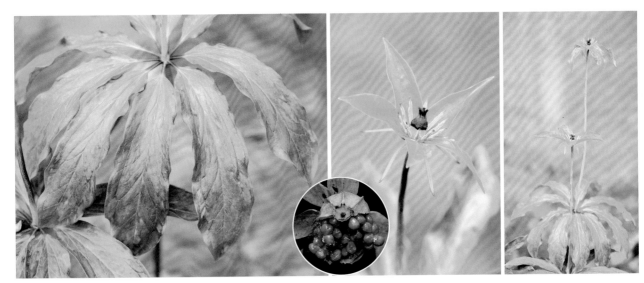

七叶一枝花 **Paris polyphylla** var. **chinensis** 朱鑫鑫 摄

产于江苏、浙江、安徽、江西、福建、台湾、湖北、湖南、广东、广西、四川、贵州和云南。生于海拔 600～1350（～2000）m 的林下荫处或沟谷边的草丛中。

性　状 本品呈结节状扁圆柱形，略弯曲，长 5～12cm，直径 1.0～4.5cm。表面黄棕色或灰棕色，外皮脱落处呈白色；密具层状突起的粗环纹，一面结节明显，结节上具椭圆形凹陷茎痕，另一面有疏生的须根或疣状须根痕。顶端具鳞叶和茎的残基。质坚实，断面平坦，白色至浅棕色，粉性或角质。气微，味微苦、麻。

功能主治 清热解毒，消肿止痛，凉肝定惊。用于疔疮痈肿，咽喉肿痛，蛇虫咬伤，跌扑伤痛，惊风抽搐。

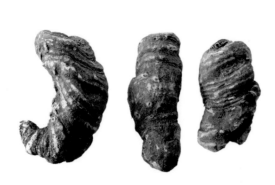

重楼 Rhizoma Paridis polyphyllae yunnanensis
张继 摄

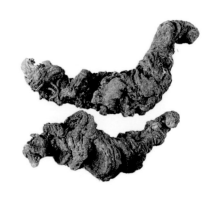

重楼 Rhizoma Paridis polyphyllae chinensis
陈代贤 摄

禹州漏芦 Yuzhouloulu

RADIX ECHINOPSIS LATIFOLII ET AL.

本品为菊科植物驴欺口 **Echinops latifolius** Tausch. 或华东蓝刺头 **Echinops grijsii** Hance 的干燥根。春、秋二季采挖，除去须根和泥沙，晒干。

原 植 物

驴欺口 Echinops latifolius Tausch. in Flora 11: 486, 1828; 中国植物志, 78（1）: 10, 1987; 中华人民共和国药典（1963）, 1: 205, 1964.

多年生草本。高约 1m，茎直立，不分枝或少分枝，上部密生白绵毛，下部疏生蛛丝状毛。叶互生，二回羽状分裂或深裂，上面疏生蛛丝状毛或无毛，下面密生白绵毛，边缘短刺；基生叶与下部茎叶椭圆形、长椭圆形或披针状椭圆形，长约 20cm；上部叶渐小，长椭圆形至卵形，长 10～20cm，基部抱茎。复头状花序，集合成圆球形，直径约 4cm；小头状花序长近 2cm，外总苞片刚毛状，基部联合；内总苞片外层的匙形，先端渐尖，边缘有篦状睫毛；内层的狭鞭形至矩圆形，先端尖锐，中部以上有睫毛；花冠筒状，裂片 5，条形，淡蓝色，筒部白色；雄蕊 5，花药聚合；子房倒钟形，被茸毛，柱头 2 裂。瘦果，圆形，密生黄褐色柔毛；冠毛长约 1mm，下部连合。花期 7～9 月，果期 10 月。

产于东北及内蒙古、河北、山西、陕西、宁夏、甘肃等地。生于林缘、干燥山坡、草丛向阳处。

注释：中华人民共和国药典（1963 年版）药材名为漏芦，中华人民共和国药典（1995 年版）药材名改为禹州漏芦。

华东蓝刺头 Echinops grijsii Hance in Ann. Sci. Nat. 5（5）: 221, 1866; 中国植物志, 78（1）: 9, 1987; 中华人民共和国药典（1995）, 1: 229, 1995.

多年生草本。高 30～80cm，茎直立，单生，上部通常有短或长花序分枝，基部通常有棕褐色的残存的纤维状撕裂的叶柄，全部茎枝被密厚的蛛丝状绵毛，下部花期变稀毛。叶质地薄，纸质。基部叶及下部茎叶有长叶柄，全形椭圆形、长椭圆形、长卵形或卵状披针形，长 10～15cm，宽 4～7cm，羽状深裂；侧裂片 4～5（7）对，卵状三角形、椭圆形、长椭圆形或线状长椭圆形；全部裂片边缘有均匀而细密的刺状缘毛。向上叶渐小。中部茎叶披针形或长椭圆形，与基部及下部茎叶等样分裂，无柄或有较短的柄。全部茎叶两面异色，上面绿色，无毛无腺点，下面白色或灰白色，被密厚的蛛丝状绵毛。复头状花序单生枝端或茎顶，直径约 4cm。头状花序长 1.5～2cm。基毛多数，白色，不等长，扁毛状，长 7～8mm，为总苞长度之半。外层苞片与基毛近等长，线状倒披针形，爪部中部以下有白色长缘毛，缘毛长达 6mm，上部椭圆状扩大，褐色，边缘短缘毛；中层长椭圆形，长约 1.3cm，上部边缘有短缘毛，中部以上渐窄，顶端芒刺状短渐尖；内层苞片长椭圆形，长 1.5cm，顶端芒状齿裂或芒状片裂。全部苞片 24～28 个，外面无毛无腺点。小花长 1cm，花冠 5 深裂，花冠管外面有腺点。瘦果倒圆锥状，长 1cm，被密厚的顺向贴伏的棕黄色长直毛，不遮盖冠毛。冠毛量杯状，长 3mm；冠毛膜片线形，边缘糙毛状，大部结合。花、果期 7～10 月。

产于辽宁（南部）、山东、河南、安徽、江苏、福建、台湾、广西。生于山坡草地。

性 状

本品呈类圆柱形，稍扭曲，长 10～25cm，直径 0.5～1.5cm。表面灰黄色或灰褐色，具纵皱纹，顶端有纤维状棕色硬毛。质硬，不易折断，断面皮部褐色，木部呈黄黑相间的放射状纹理。气微，味微涩。

功能主治

清热解毒，消痈，下乳，舒筋通脉。用于乳痈肿痛，痈疽发背，瘰疬疮毒，乳汁不通，湿痹拘挛。

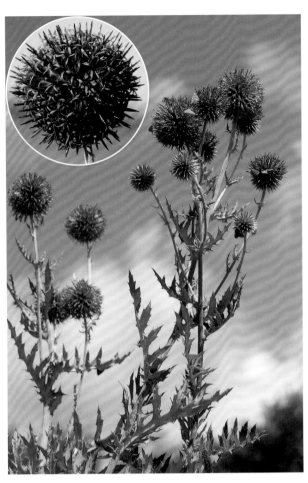

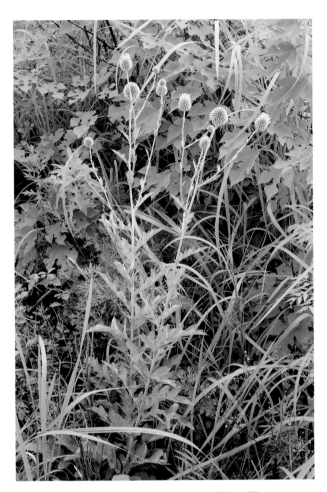

驴欺口 **Echinops latifolius** 周繇 摄　　　　　　华东蓝刺头 **Echinops grijsii** 李华东 摄

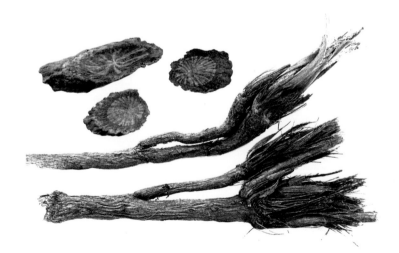

禹州漏芦 **Radix Echinopsis latifolii** 孟武威 摄

胆南星 Dannanxing

ARISAEMA CUM BILE

本品为制天南星的细粉与牛、羊或猪胆汁经加工而成，或为生天南星细粉与牛、羊或猪胆汁经发酵加工而成。

原 植 物 见"天南星"项下。

性　　状 本品呈方块状或圆柱状。棕黄色、灰棕色或棕黑色。质硬。气微腥，味苦。

功能主治 清热化痰，息风定惊。用于痰热咳嗽，咯痰黄稠，中风痰迷，癫狂惊痫。

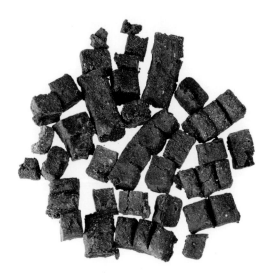

胆南星 **Arisaema Cum Bile** 王如峰　摄

胖大海 Pangdahai

SEMEN STERCULIAE LYCHNOPHORAE

本品为梧桐科植物胖大海 **Sterculia lychnophora** Hance 的干燥成熟种子。

原植物 **胖大海 Sterculia lychnophora** Hance in J. Bot. 14: 243. 1876; 中华人民共和国药典（1990），1: 234, 1990.——*S. scaphigerum* Will., 中华人民共和国药典（1963），1: 209, 1964.

落叶乔木。高可达 40m，树皮粗糙，有细条纹。叶互生；叶柄长 5 ~ 15cm；叶片革质，长卵圆形或略呈三角状，长 10 ~ 20cm，宽 6 ~ 12cm，先端钝或锐尖，基部圆形或近心形，全缘或具 3 个缺刻，光滑无毛，下面网脉明显。圆锥花序顶生或腋生，花杂性同株；花萼钟状，长 7 ~ 10mm，深裂，裂片披针形，宿存，外面被星状柔毛；雄花具 10 ~ 15 个雄蕊，花药及花丝均被疏柔毛，不育心皮被短柔毛；雌花具 1 枚雌蕊，由 5 个被短柔毛的心皮组成，具 1 细长纤弱的子房柄，柱头 2 ~ 5 裂，退化雄蕊为 1 簇无花丝的花药，环绕子房着生。蓇葖果 1 ~ 5 个，船形，长可达 24cm，基部宽 5 ~ 6cm，成熟前开裂，内含 1 颗种子。种子椭圆形或长圆形，有时为梭形，长 1.8 ~ 3cm，直径 1 ~ 1.6cm，黑褐色或黄褐色，表面疏被粗皱纹，种脐位于腹面的下方而显歪斜。

我国热带地区有引种。

性状 本品呈纺锤形或椭圆形，长 2 ~ 3cm，直径 1 ~ 1.5cm。先端钝圆，基部略尖而歪，具浅色的圆形种脐。表面棕色或暗棕色，微有光泽，具不规则的干缩皱纹。外层种皮极薄，质脆，易脱落。中层种皮较厚，黑褐色，质松易碎，遇水膨胀成海绵状。断面可见散在的树脂状小点。内层种皮可与中层种皮剥离，稍革质，内有 2 片肥厚胚乳，广卵形；子叶 2 枚，菲薄，紧贴于胚乳内侧，与胚乳等大。气微，味淡，嚼之有黏性。

功能主治 清热润肺，利咽开音，润肠通便。用于肺热声哑，干咳无痰，咽喉干痛，热结便闭，头痛目赤。

▶ 胖大海 **Sterculia lychnophora** 徐晔春 摄

▼ 胖大海 **Semen Sterculiae lychnophorae** 王如峰 摄

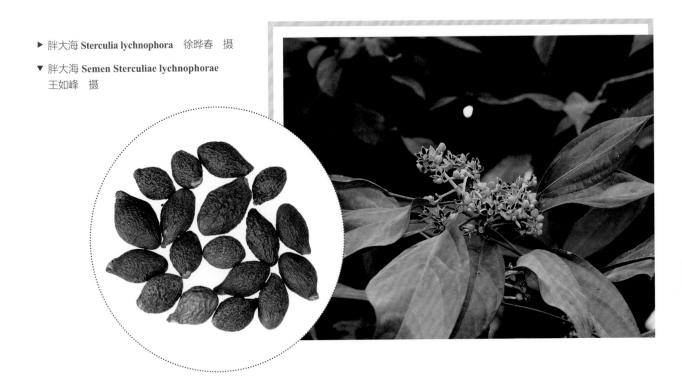

独一味 Duyiwei

HERBA LAMIOPHLOMIS

本品为唇形科植物独一味 **Lamiophlomis rotate**（Benth.）Kudo 的干燥地上部分。秋季花果期采割，洗净，晒干。系藏族习用药材。

原植物 独一味 **Lamiophlomis rotate**（Benth.）Kudo in Mem. Fac. Sci. Agr. Taihoku Univ. 2: 211. 1929; 中国植物志, 65（2）: 480, 1977; 中华人民共和国药典（2005）, 1: 184, 2005.

多年生无茎矮小草本。高 2.5～10cm。根及根状茎圆柱状，粗壮，直径可达 2cm。叶于基部丛生，常4枚，呈辐状两两相对，圆形或肾形，质厚，长 6～13cm，宽 6～12cm，边缘具圆齿，上面密被白色疏柔毛，下面网脉多凹陷，密被绒毛。轮伞花序组成头状或短穗状，长 3.5～7cm；苞片丝状，先端针形；花萼紫绿色，漏斗状，长约 10mm，被疏柔毛，具短裂齿，齿端刺状；花冠唇形，长约 1.2cm，淡紫红色，上唇近圆形，边缘具齿牙，自内面密被柔毛，下唇 3 裂，中裂片较大，外被微柔毛，内面在中裂片中部被髯毛；雄蕊 4；前对稍长，花药 2 室，室汇合，极叉开；花柱先端 2 浅裂。小坚果倒卵状三棱形，包被于宿萼内。花期 6～7 月，果期 8～9 月。

产于甘肃、青海、四川、西藏及云南。生于海拔 2700～4500m 的高山草甸、河滩及高山碎石滩上。

性状 本品叶莲座状交互对生，卷缩，展平后呈扇形或三角状卵形，长 4～12cm，宽 5～15cm；先端钝或圆形，基部浅心形或下延成宽楔形，边缘具圆齿；上表面绿褐色，下表面灰绿色；脉扇形，小脉网状，突起；叶柄扁平而宽。果序略呈塔形或短圆锥状，长 3～6cm；宿萼棕色，管状钟形，具 5 棱线，萼齿 5，先端具长刺尖。小坚果倒卵状三棱形。气微，味微涩、苦。

功能主治 活血止血，祛风止痛。用于跌打损伤，外伤出血，风湿痹痛，黄水病。

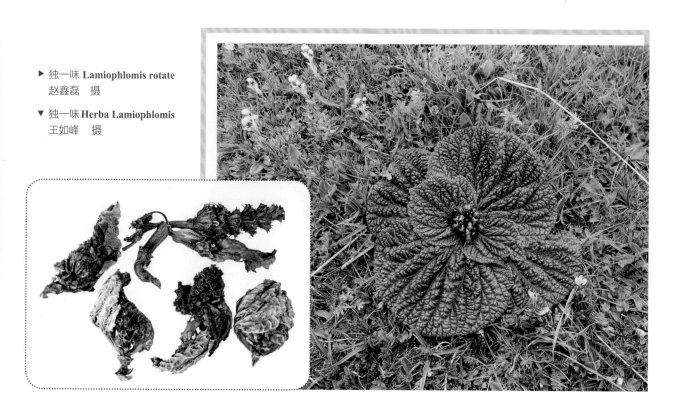

▶ 独一味 **Lamiophlomis rotate**
赵鑫磊 摄

▼ 独一味 **Herba Lamiophlomis**
王如峰 摄

独活 Duhuo

RADIX ANGELICAE PUBESCENTIS

本品为伞形科植物重齿毛当归 **Angelica pubescens** Maxim. f. **biserrata** Shan et Yuan 的干燥根。春初苗刚发芽或秋末茎叶枯萎时采挖，除去须根和泥沙，烘至半干，堆置 2～3 天，发软后再烘至全干。

原植物 重齿毛当归 **Angelica pubescens** Maxim. f. **biserrata** Shan et Yuan in Act. Pharm. Sin. 13（5）：366. f. 319. 1966; 中国植物志, 55（3）：37, 1992; 中华人民共和国药典（1977），1: 426, 1978.

多年生高大草本。根类圆柱形，棕褐色，长至 15cm，直径 1～2.5cm，有特殊香气。茎高 1～2m，粗至 1.5cm，中空，常带紫色，光滑或稍有浅纵沟纹，上部有短糙毛。叶二回三出式羽状全裂，宽卵形，长 20～30（～40）cm，宽 15～25cm；茎生叶叶柄长达 30～50cm，基部膨大成长管状、半抱茎的厚膜质叶鞘，开展，背面无毛或稍被短柔毛；末回裂片膜质，卵圆形至长椭圆形，长 5.5～18cm，宽 3～6.5cm，先端渐尖，基部楔形，边缘有不整齐的尖锯齿或重锯齿，齿端有内曲的短尖头，顶生的末回裂片多 3 深裂，基部常沿叶轴下延成翅状，侧生的具短柄或无柄，两面沿叶脉及边缘有短柔毛；序托叶简化成囊状膨大的叶鞘，无毛，偶被疏短毛。复伞形花序顶生和侧生，花序梗长 5～16（～20）cm，密被短糙毛；总苞片 1，长钻形，有缘毛，早落；伞辐 10～25，长 1.5～5cm，密被短糙毛；伞形花序有花 17～28（～36）朵；小总苞片 5～10cm，阔披针形，比花柄短，先端有长尖，背面及边缘被短毛。花白色；无萼齿；花瓣倒卵形，先端内凹；花柱基扁圆盘状。果实椭圆形，长 6～8mm，宽 3～5mm，侧翅与果体等宽或略狭，背棱线形，隆起，棱槽间有油管（1～）2～3，合生面有油管 2～4（～6）。花期 8～9 月，果期 9～10 月。

产于安徽、浙江、江西、湖北、四川等地。生于阴湿山坡、林下草丛中或稀疏灌丛间。

性状 本品根略呈圆柱形，下部 2～3 分枝或更多，长 10～30cm。根头部膨大，圆锥状，多横皱纹，直径 1.5～3cm，顶端有茎、叶的残基或凹陷。表面灰褐色或棕褐色，具纵皱纹，有横长皮孔样突起及稍突起的细根痕。质较硬，受潮则变软，断面皮部灰白色，有多数散在的棕色油室，木部灰黄色至黄棕色，形成层环棕色。有特异香气，味苦、辛、微麻舌。

功能主治 祛风除湿，通痹止痛。用于风寒湿痹，腰膝疼痛，少阴伏风头痛，风寒挟湿头痛。

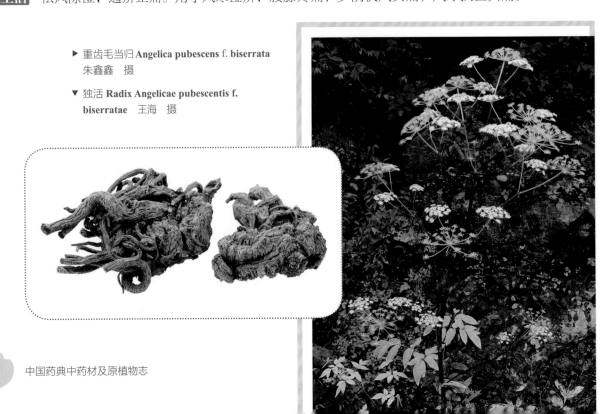

▶ 重齿毛当归 Angelica pubescens f. biserrata
朱鑫鑫 摄

▼ 独活 Radix Angelicae pubescentis f. biserratae 王海 摄

急性子 Jixingzi

SEMEN IMPATIENTIS

本品为凤仙花科植物凤仙花 **Impatiens balsamina** L. 的干燥成熟种子。夏、秋季果实即将成熟时采收，晒干，除去果皮和杂质。

原 植 物 凤仙花 **Impatiens balsamina** L., Sp. Pl. 938. 1753; 中国植物志, 47（2）: 29, 2002; 中华人民共和国药典（1963）, 1: 209, 1964.

一年生草本。高 0.3～1m，茎粗壮，稍肉质，不分枝或分枝，无毛或幼时被疏柔毛，茎下部节常膨大。叶互生，最下部的叶有时对生；叶片狭椭圆形或倒披针形，长 4～12cm，宽 1.5～3cm，先端渐尖，基部楔形，边缘有锯齿；叶两面无毛或被疏柔毛，侧脉 4～7 对；叶柄长 1～3cm，两侧具腺体。花单生或 2～3 朵簇生于叶腋，无总花梗，花白色、粉红色或紫色，单瓣或重瓣；花梗长 2～2.5cm，密被柔毛；苞片线形，位于花梗的基部；侧生萼片 2，长 2～3mm，唇瓣深舟状，长 13～19mm，宽 4～8mm，被柔毛，基部急尖成长 1～2.5cm 内弯的距；旗瓣圆形，兜状，先端微凹；翼瓣具短柄，长 23～35mm，2 裂，下部裂片小，上部裂片近圆形且先端 2 浅裂；雄蕊 5，花丝线形，花药卵球形，顶端钝；子房纺锤形，密被柔毛。蒴果宽纺锤状，长 1～2cm；密被柔毛。种子圆球形，直径 1.5～3mm，黑褐色。花期 7～10 月。

我国各省区广泛栽培。

性　　状 本品呈椭圆形、扁圆形或卵圆形，长 2～3mm，宽 1.5～2.5mm。表面棕褐色或灰褐色，粗糙，有稀疏的白色或浅黄棕色小点，种脐位于狭端，稍突出。质坚实，种皮薄，子叶灰白色，半透明，油质。气微，味淡、微苦。

功能主治 破血，软坚，消积。用于癥瘕痞块，经闭，噎膈。

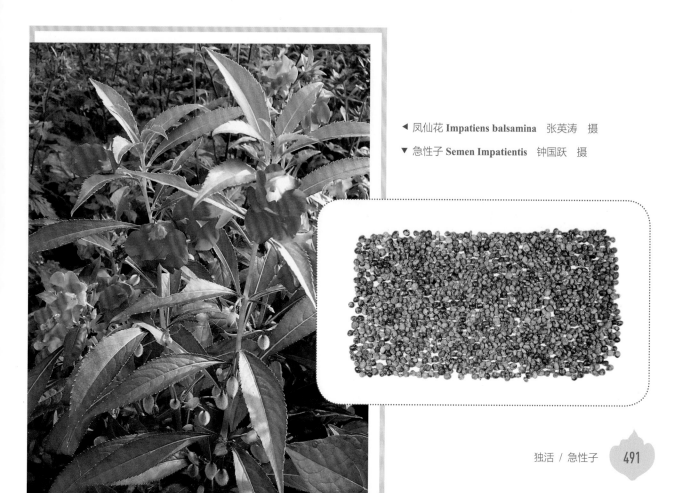

◀ 凤仙花 Impatiens balsamina　张英涛　摄

▼ 急性子 Semen Impatientis　钟国跃　摄

姜黄 *Jianghuang*

本品为姜科植物姜黄 **Curcuma longa** L. 的干燥根状茎。冬季茎叶枯萎时采挖，洗净，煮或蒸至透心，晒干，除去须根。

原 植 物 见"郁金"项下。

性　状 本品呈不规则卵圆形、圆柱形或纺锤形，常弯曲，有的具短叉状分枝，长 2～5cm，直径 1～3cm。表面深黄色，粗糙，有皱缩纹理和明显环节，并有圆形分枝痕及须根痕。质坚实，不易折断，断面棕黄色至金黄色，角质样，有蜡样光泽，内皮层环纹明显，维管束呈点状散在。气香特异，味苦、辛。

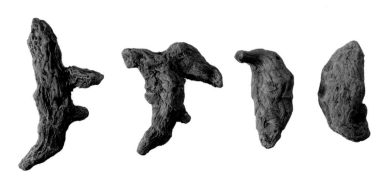

姜黄 **Rhizoma Curcumae longae** 康帅 摄

功能主治 破血行气，通经止痛。用于胸胁刺痛，胸痹心痛，痛经经闭，癥瘕，风湿肩臂疼痛，跌扑肿痛。

前胡 Qianhu

本品为伞形科植物白花前胡 **Peucedanum praeruptorum** Dunn. 的干燥根。冬季至次春茎叶枯萎或未抽花茎时采挖，除去须根，洗净，晒干或低温干燥。

原植物 白花前胡 **Peucedanum praeruptorum** Dunn in Journ. Linn. Soc. Bot. 35. 497. 1903; 中国植物志，55（3）：147, 1992; 中华人民共和国药典（1963），1: 178, 1964.

多年生草本。株高 60~90cm，根颈粗壮；根圆锥形，常分叉。茎上部分枝多短毛。基生叶和下部叶几无毛，叶鞘卵状披针形；叶片轮廓宽卵形或三角状卵形，二至三回三出式分裂，一回羽片具长柄，末回裂片菱状倒卵形，长 3~6cm，宽约 3mm，顶部渐尖，边缘具不规则锯齿，有时下部浅裂；茎上部叶渐简化。复伞形花序多数，直径 3.5~9cm；无总苞或少数，线形；伞幅 6~15，不等长，内侧有柔毛；小伞形花序有花 15~20；萼齿不显；花白色。果椭圆形或卵形，长 4~5mm，被疏毛，侧棱狭翅状，稍厚；每棱槽内油管 3~5，合生面油管 6~10。花期 8~9 月，果期 10~11 月。

产于安徽、福建、甘肃、广西、贵州、河南、湖北、湖南、江苏、江西、四川、浙江。生于海拔 200~2000m 的向阳山区林缘和草坡。

性状 本品呈不规则的圆柱形、圆锥形或纺锤形，稍扭曲，下部常有分枝，长 3~15cm，直径 1~2cm。表面黑褐色或灰黄色，根头部多有茎痕和纤维状叶鞘残基，上端有密集的细环纹，下部有纵沟、纵皱纹及横向皮孔样突起。质较柔软，干者质硬，可折断，断面不整齐，淡黄白色，皮部散有多数棕黄色油点，形成层环纹棕色，射线放射状。气芳香，味微苦、辛。

功能主治 降气化痰，散风清热。用于痰热喘满，咯痰黄稠，风热咳嗽痰多。

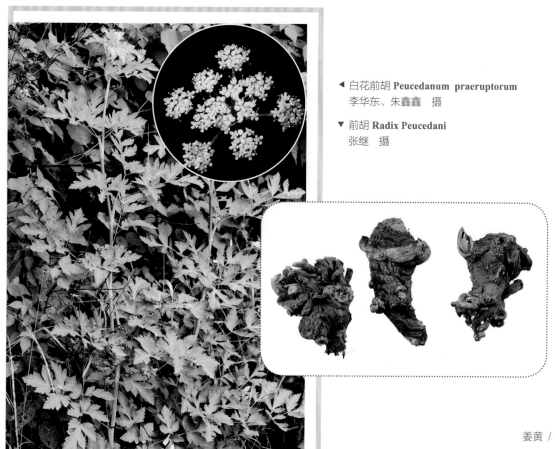

◀ 白花前胡 Peucedanum praeruptorum
李华东、朱鑫鑫 摄

▼ 前胡 Radix Peucedani
张继 摄

首乌藤 Shouwuteng

CAULIS POLYGONI MULTIFLORI

本品为蓼科植物何首乌 **Polygonum multiflorum** Thunb. 的干燥藤茎。秋、冬二季采割，除去残叶，捆成把或趁鲜切段，干燥。

原植物 见"何首乌"项下。

性　状 本品呈长圆柱形，稍扭曲，具分枝，长短不一，直径4～7mm。表面紫红色或紫褐色，粗糙，具扭曲的纵皱纹，节部略膨大，有侧枝痕，外皮菲薄，可剥离。质脆，易折断，断面皮部紫红色，木部黄白色或淡棕色，导管孔明显，髓部疏松，类白色。切段者呈圆柱形的段。外表面紫红色或紫褐色，切面皮部紫红色，木部黄白色或淡棕色，导管孔明显，髓部疏松，类白色。气微，味微苦、涩。

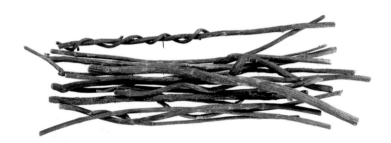

首乌藤 **Caulis Polygoni multiflori**　陈代贤　摄

功能主治 养血安神，祛风通络。用于失眠多梦，血虚身痛，风湿痹痛，皮肤瘙痒。

洪连 Honglian

HERBA LAGOTIDIS

本品为玄参科植物短筒兔耳草 **Lagotis brevituba** Maxim. 的干燥全草。夏、秋二季花开时采收，除去杂质，洗净，阴干。系藏族习用药材。

原植物 短筒兔耳草 **Lagotis brevituba** Maxim. in Bull. Acad. St. Petersb. 27: 524. 1881; 中国植物志 , 67（2）: 332, 1979; 中华人民共和国药典（1977）, 1: 4325, 1978.

多年生矮小草本。高 5~15cm，根状茎短粗，肉质；根颈处常残留鳞鞘状老叶柄。茎 1~2（~3），直立或蜿蜒状上升。基生叶 4~7，卵形或卵状长圆形，较厚，长 1.6~4（~6）cm，先端钝或圆，基部宽楔形或近心形，边缘具或深或浅的圆齿，稀全缘，具长柄；茎生叶较小，具短柄或近无柄。穗状花序头状或长圆形，长 2~3cm，花稠密；苞片近圆形；花萼佛焰苞状，上部的与苞片等长或稍短，后方开裂 1/4~1/3，裂片卵圆形，被缘毛；花冠浅蓝色或白色稍带紫色，长 8~13mm，筒部伸直，与唇部近等长或稍短，上唇倒卵状长圆形，全缘或浅凹，下唇较上唇稍长，2 裂，裂片线状披针形；雄蕊 2 枚，花丝极短；花柱内藏。果实长卵圆形，长约 5mm，黑褐色。花、果期 6~8 月。

产于甘肃、青海及西藏。生于海拔 3000~4400m 的高山草地及多砂砾的坡地上。

性状 本品长 5~15cm。根状茎呈圆柱形，略弯曲，节间紧密，形似蚕；表面灰褐色或浅紫褐色；质脆，易折断，断面棕褐色或灰黄色，有 3~4 个白色的点状维管束，排列成环。根细长，圆柱形，扭曲，表面浅黄褐色或灰褐色，有纵皱纹。基生叶，具长柄；叶片多卷曲破碎，完整者展平后呈圆形或卵圆形，先端钝圆，边缘具圆齿，基部宽楔形。穗状花序顶生。果长圆形，黑褐色。气微，味微苦。

功能主治 清热，解毒，利湿，平肝，行血，调经。用于发热烦渴，肺热咳嗽，头痛眩晕，湿热黄疸，月经不调，药食中毒。

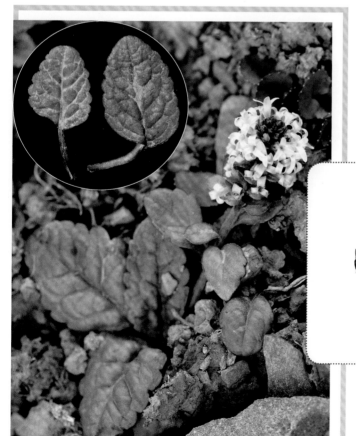

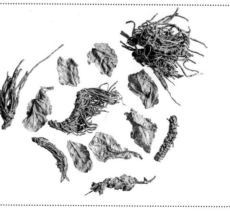

◀ 短筒兔耳草 Lagotis brevituba 朱鑫鑫 摄

▼ 洪连 Herba Lagotidis 王如峰 摄

洋金花 Yangjinhua

FLOS DATURAE

本品为茄科植物白花曼陀罗 **Datura metel** L. 的干燥花。4～11 月花初开时采收，晒干或低温干燥。

原植物 白花曼陀罗 **Datura metel** L., Sp. Pl. 179. 1753; 中国植物志, 67（1）: 147, 1978; 中华人民共和国药典（1963），1: 175, 1964.

一年生直立草本而呈半灌木状，高 0.5～1.5m。全体无毛；茎基部稍木质化。叶卵形或广卵形，长 5～20cm，宽 4～15cm；叶柄长 2～5cm。花单生于枝杈间或叶腋。花萼筒状，长 4～9cm，直径 2cm，果时宿存部分增大成浅盘状；花冠长漏斗状，长 14～20cm，檐部直径 6～10cm，白色、黄色或浅紫色，单瓣，在栽培类型中有 2 重瓣或 3 重瓣；雄蕊 5，在重瓣类型中常变态成 15 枚左右。蒴果近球状或扁球状，疏生粗短刺，直径约 3cm，不规则 4 瓣裂。花、果期 3～12 月。

我国华北、华东、华中、西南各省区均产。生于海拔 2400m 以下的向阳山坡、荒地和住宅旁。

性状 本品多皱缩成条状，完整者长 9～15cm。花萼呈筒状，长为花冠的 2/5，灰绿色或灰黄色，先端 5 裂，基部具纵脉纹 5 条，表面微有茸毛；花冠呈喇叭状，淡黄色或黄棕色，先端 5 浅裂，裂片有短尖，短尖下有明显的纵脉纹 3 条，两裂片之间微凹；雄蕊 5，花丝贴生于花冠筒内，长为花冠的 3/4；雌蕊 1，柱头棒状。烘干品质柔韧，气特异；晒干品质脆，气微，味微苦。

功能主治 平喘止咳，解痉定痛。用于哮喘咳嗽，脘腹冷痛，风湿痹痛，小儿慢惊；外科麻醉。

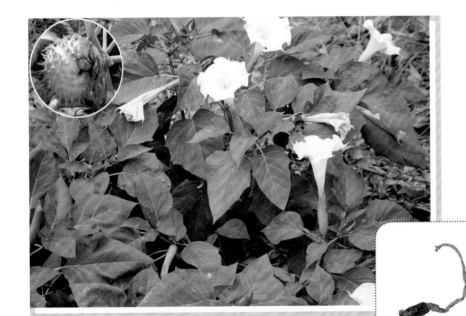

▲ 白花曼陀罗 **Datura metel** 王清隆 摄

▶ 洋金花 **Flos Daturae** 康帅 摄

穿山龙 Chuanshanlong

RHIZOMA DIOSCOREAE NIPPONICAE

来　　源 本品为薯蓣科植物穿龙薯蓣 **Dioscorea nipponica** Makino 的干燥根状茎。春、秋二季采挖，洗净，除去须根和外皮，晒干。

原 植 物 穿龙薯蓣 **Dioscorea nipponica** Makino, in Ill. Fl. Jap. l:t.45. 1891; 中国植物志 , 16（1）: 60, 1985; 中华人民共和国药典（1977）, 1: 435, 1978.

缠绕草质藤本。根状茎横生，圆柱形，多分枝，栓皮层显著剥离。茎左旋，近无毛，长达 5m。单叶互生，叶片掌状心形，变化较大，茎基部叶长 10~15cm，宽 9~13cm，边缘作不等大的三角状浅裂、中裂或深裂，顶端叶片小，近于全缘，叶表黄绿色，有光泽，无毛或有稀疏的白色细柔毛，尤以脉上较密；叶柄长 10~20cm。花雌雄异株。雄花序为腋生的穗状花序，花序基部常由 2~4 朵花集成小伞状，至花序顶端常为单花；苞片披针形，顶端渐尖，短于花被；花被碟形，6 裂，裂片顶端钝圆；雄蕊 6 枚，着生于花被裂片的中央，药内向。雌花序穗状，单生；雌花具有退化雄蕊，有时雄蕊退化仅留有花丝；雌蕊柱头 3 裂，裂片再 2 裂。蒴果成熟后枯黄色，三棱形，顶端凹入，基部近圆形，每棱翅状，大小不一，一般长约 2cm，宽约 1.5cm。种子每室 2 枚，有时仅 1 枚发育，着生于中轴基部，四周有不等的薄膜状翅，上方呈长方形，长约比宽大 2 倍。花期 6~8 月，果期 8~10 月。

产于东北、华北及山东、河南、安徽、浙江北部、江西（庐山）、陕西（秦岭以北）、甘肃、宁夏、青海南部、四川西北部。常生于海拔 100~1700m 山腰的河谷两侧半阴半阳的山坡灌木丛中和稀疏杂木林内及林缘。

性　　状 本品根状茎呈类圆柱形，稍弯曲，长 15~20cm，直径 1.0~1.5cm。表面黄白色或棕黄色有不规则纵沟、刺状残根及偏于一侧的突起茎痕。质坚硬，断面平坦，白色或黄白色，散有淡棕色维管束小点。气微，味苦、涩。

功能主治 祛风除湿，舒筋通络，活血止痛，止咳平喘。用于风湿痹病，关节肿胀，疼痛麻木，跌扑损伤，闪腰岔气，咳嗽气喘。

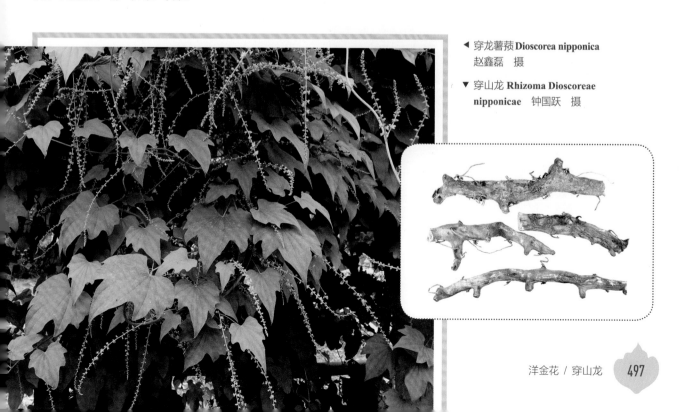

◀ 穿龙薯蓣 Dioscorea nipponica
赵鑫磊　摄

▼ 穿山龙 Rhizoma Dioscoreae nipponicae 钟国跃　摄

穿心莲 Chuanxinlian

HERBA ANDROGRAPHIS

本品为爵床科植物穿心莲 **Andrographis paniculata**（Burm. f.）Nees 的干燥地上部分。秋初茎叶茂盛时采割，晒干。

原植物 穿心莲 **Andrographis paniculata**（Burm. f.）Nees in Wall. Pl. As. Ras. 3: 116. 1832; 中国植物志，70: 207, 2002; 中华人民共和国药典（1977），1: 437, 1978.

一年生草本。茎高 50～80cm，4 棱，节膨大。叶卵状矩圆形至矩圆状披针形，长 4～8cm，宽 1～2.5cm，顶端略钝。总状花序顶生和腋生，集成大型圆锥花序；苞片和小苞片长约 1mm；花萼裂片三角状披针形，长约 3mm，有腺毛和微毛；花冠白色，下唇带紫色斑纹，长约 12mm，外有腺毛和短柔毛，2 唇形，上唇微 2 裂，下唇 3 深裂；雄蕊 2。蒴果扁，中有一沟，长约 10mm，疏生腺毛；种子四方形，有皱纹。

福建、广东、海南、广西和云南常见栽培或逸生。

性状 本品茎呈方柱形，多分枝，长 50～70cm，节稍膨大；质脆，易折断。单叶对生，叶柄短或近无柄；叶片皱缩、易碎，完整者展平后呈披针形或卵状披针形，长 3～12cm，宽 2～5cm，先端渐尖，基部楔形下延，全缘或波状；上表面绿色，下表面灰绿色，两面光滑。气微，味极苦。

功能主治 清热解毒，凉血，消肿。用于感冒发热，咽喉肿痛，口舌生疮，顿咳劳嗽，泄泻痢疾，热淋涩痛，痈肿疮疡，蛇虫咬伤。

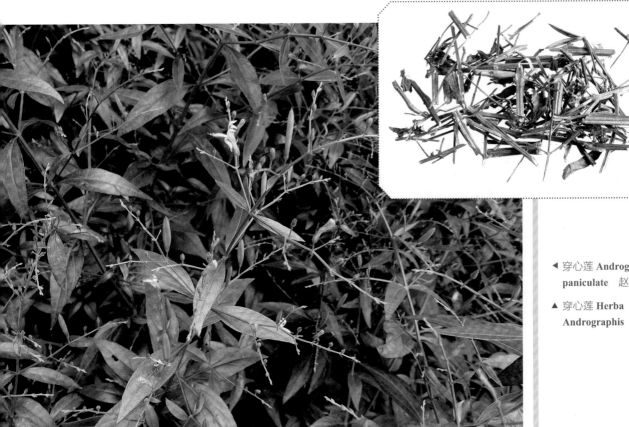

◀ 穿心莲 Andrographis paniculate 赵鑫磊 摄

▲ 穿心莲 Herba Andrographis 张继 摄

络石藤 Luoshiteng

本品为夹竹桃科植物络石 **Trachelospermum jasminoides**（Lindl.）Lem. 的干燥带叶藤茎。冬季至次春采割，除去杂质，晒干。

原植物 络石 **Trachelospermum jasminoides**（Lindl.）Lem. in Jard. Fleur. 1: t. 61. 1851; 中国植物志，63: 216, 1977; 中华人民共和国药典（1977），1: 446, 1978.

常绿木质藤本。长达 10m，茎赤褐色，具皮孔；小枝幼时黄色柔毛，老渐无毛。叶对生，椭圆形至卵状椭圆形或宽倒卵形，长 2～10cm，宽 1～4.5cm，无毛或有时在叶背疏被短柔毛；侧脉 6～12 对；叶柄短。聚伞花序组成顶生和腋生的圆锥花序；花序梗长 2～6cm，被微柔毛至无毛；萼裂片狭长圆形，长 2～5mm，顶端钝或急尖，张开或反折，外面被短柔毛，边缘被缘毛；花冠白色，高脚碟状，中部膨大，长 5～10mm，花冠裂片侧卵形，与花冠筒等长，右向旋转排列；雄蕊着生在花冠筒中部，花药箭头状，内藏，基部具药耳；花盘 5 裂，与子房等高；子房无毛，花柱圆柱状，柱头卵圆状。蓇葖果双生，叉开，条形，长 10～25cm，直径 3～10mm，无毛。种子长圆形，长 1.5～2cm，顶端种毛长 1.5～3cm。花期 3～7月，果期 7～12 月。

产于山东、安徽、江苏、浙江、福建、台湾、江西、河北、河南、湖北、湖南、广东、香港、澳门、广西、云南、贵州、四川、陕西和山西。生于海拔 200～1300m 的山地林缘、路旁、山野灌丛中，常缠绕在树上或攀援于墙壁上、岩石上。

性状 本品茎呈圆柱形，弯曲，多分枝，长短不一，直径 1～5mm；表面红褐色，有点状皮孔和不定根；质硬，断面淡黄白色，常中空。叶对生，有短柄；展平后叶片呈椭圆形或卵状披针形，长 1～8cm，宽 0.7～3.5cm；全缘，略反卷，上表面暗绿色或棕绿色，下表面色较淡；革质。气微，味微苦。

功能主治 祛风通络，凉血消肿。用于风湿热痹，筋脉拘挛，腰膝酸痛，喉痹，痈肿，跌扑损伤。

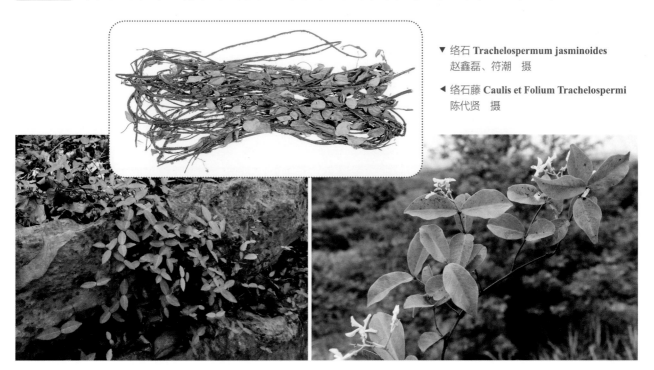

▼ 络石 Trachelospermum jasminoides
赵鑫磊、符潮 摄

◄ 络石藤 Caulis et Folium Trachelospermi
陈代贤 摄

秦艽 Qinjiao

RADIX GENTIANAE MACROPHYLLAE ET AL.

本品为龙胆科植物秦艽 **Gentiana macrophylla** Pall.、麻花秦艽 **Gentiana straminea** Maxim.、粗茎秦艽 **Gentiana crassicaulis** Duthie ex Burk. 或小秦艽 **Gentiana dahurica** Fisch. 的干燥根。前三种按性状不同分别习称"秦艽"和"麻花艽"，后一种习称"小秦艽"。春、秋二季采挖，除去泥沙；秦艽和麻花艽晒软，堆置"发汗"至表面呈红黄色或灰黄色时，摊开晒干，或不经"发汗"直接晒干；小秦艽趁鲜时搓去黑皮，晒干。

原 植 物

秦艽 Gentiana macrophylla Pall., Fl. Ross. 1（2）：108. t. 96. 1788; 中国植物志, 62: 73, 1988; 中华人民共和国药典（1963），1: 224, 1964.

多年生草本。高 30~60cm，全株光滑无毛，基部被枯存的纤维状叶鞘包裹。须根多条，扭结或粘结成一圆柱形根。枝少数丛生，直立或斜升。莲座丛叶卵状椭圆形或狭椭圆形，长 6~28cm，宽 2.5~6cm，先端钝或急尖，基部渐狭，边缘平滑，叶脉 5~7 条，叶柄宽，包被于枯存的纤维状叶鞘中；茎生叶椭圆状披针形或狭椭圆形，长 4.5~15cm，宽 1.2~3.5cm，先端钝或急尖，基部钝，边缘平滑，叶脉 3~5 条。花多数，无花梗，簇生枝顶呈头状或腋生作轮状；花萼筒膜质，黄绿色或有时带紫色，长（3）7~9mm，一侧开裂呈佛焰苞状，先端截形或圆形，萼齿 4~5 个，稀 1~3 个，甚小，锥形，长 0.5~1mm；花冠筒部黄绿色，冠檐蓝色或蓝紫色，壶形，长 1.8~2cm，裂片卵形或卵圆形，长 3~4mm，先端钝或钝圆，全缘，褶整齐，三角形，长 1~1.5mm 或截形，全缘；雄蕊着生于冠筒中下部，整齐，花丝线状钻形，花药长圆形；子房无柄，椭圆状披针形或狭椭圆形，花柱线形，柱头 2 裂，裂片长圆形。蒴果内藏或先端外露，卵状椭圆形。种子红褐色，长圆形。花果期 7~10 月。

产于东北地区、内蒙古、新疆、河北、山西、陕西及宁夏。生于海拔 400~2400m 的河滩、路旁、水沟边、山坡草地、草甸、林下及林缘。

麻花秦艽 Gentiana straminea Maxim. in Bull. Acad. Sci. St. Petersb. 27: 502. 1881; 中国植物志, 62: 62, 1988; 中华人民共和国药典（1977），1: 446, 1978.

多年生草本。高 10~35cm，全株光滑无毛，基部被枯存的纤维状叶鞘包裹。须根多数，扭结成一粗大、圆锥形的根。枝多数丛生，斜升。莲座丛叶宽披针形或卵状椭圆形，长 6~20cm，宽 0.8~4cm，两端渐狭，边缘平滑或微粗糙，叶脉 3~5 条，叶柄宽，膜质，长 2~4cm，包被于枯存的纤维状叶鞘中；茎生叶小，线状披针形至线形，长 2.5~8cm，宽 0.5~1cm，两端渐狭，边缘平滑或微粗糙，叶柄宽，长 0.5~2.5cm。聚伞花序顶生及腋生，排列成疏松的花序；花梗斜伸，黄绿色，稀带紫红色，不等长，总花梗长达 9cm，小花梗长达 4cm；花萼筒膜质，黄绿色，长 1.5~2.8cm，一侧开裂呈佛焰苞状，萼齿 2~5 个，甚小，钻形，长 0.5~1mm，稀线形，不等长，长 3~10mm；花冠黄绿色，喉部具多数绿色斑点，有时外面带紫色或蓝灰色，漏斗形，长（3）3.5~4.5cm，裂片卵形或卵状三角形，长 5~6mm，先端钝，全缘，褶偏斜，三角形，长 2~3mm，先端钝，全缘或边缘啮蚀形；雄蕊着生于冠筒中下部，整齐，花丝线状钻形，花药狭长圆形；子房披针形或线形，花柱线形，柱头 2 裂。蒴果内藏，椭圆状披针形。种子褐色，有光泽，狭长圆形。花果期 7~10 月。

产于宁夏、甘肃、青海、湖北、四川、西藏。生于海拔 2000~4950m 的高山草甸、灌丛、林下、林间空地、山沟、多石干山坡及河滩等处。尼泊尔也有分布。

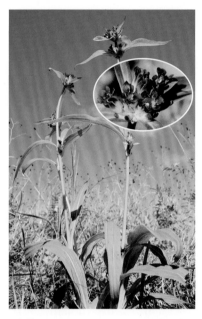

秦艽 Gentiana macrophylla　周繇　摄

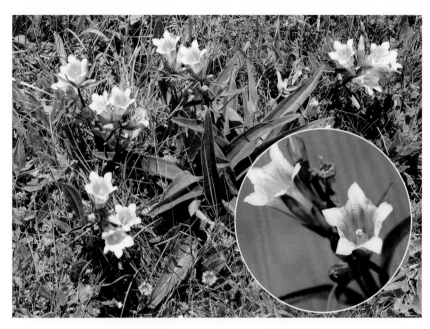

麻花秦艽 Gentiana straminea　朱鑫鑫　摄

粗茎秦艽 Gentiana crassicaulis Duthie. ex Burk. in Journ, Asiat, Soc. Bengal n. ser. 2: 311. 1906; 中国植物志，62: 67, 1988; 中华人民共和国药典（1977），1: 446, 1978.

　　多年生草本。高 30～40cm，全株光滑无毛，基部被枯存的纤维状叶鞘包裹。须根多条，扭结或粘结成一粗根。枝少数丛生，粗壮，斜升。莲座丛叶卵状椭圆形或狭椭圆形，长 12～20cm，宽 4～6.5cm，先

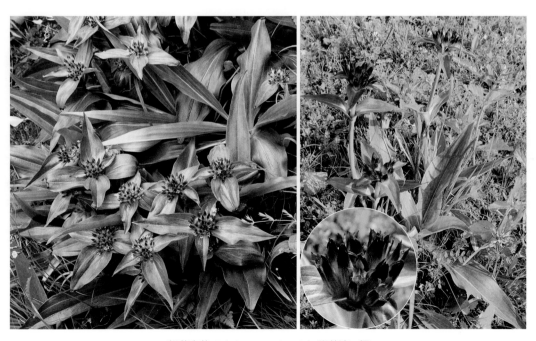

粗茎秦艽 Gentiana crassicaulia　张英涛　摄

端钝或急尖，基部渐尖，边缘微粗糙，叶脉5~7条，叶柄宽，包被于枯存的纤维状叶鞘中；茎生叶卵状椭圆形至卵状披针形，长6~16cm，宽3~5cm，先端钝至急尖，基部钝，边缘微粗糙，叶脉3~5条，叶柄宽，愈向茎上部叶愈大，柄愈短，至最上部叶密集呈苞叶状包被花序。花多数，无花梗，在茎顶簇生呈头状，稀腋生作轮状；花萼筒膜质，长4~6mm，一侧开裂呈佛焰苞状，先端截形或圆形，萼齿1~5个，甚小，锥形，长0.5~1mm；花冠筒部黄白色，冠檐蓝紫色或深蓝色，内面有斑点，壶形，长2~2.2cm，裂片卵状三角形，长2.5~3.5mm，先端钝，全缘，褶偏斜，三角形，长1~1.5mm，先端钝，边缘有不整齐细齿；雄蕊着生于冠筒中部，整齐，花丝线状钻形，花药狭长圆形；子房无柄，狭椭圆形，花柱线形，柱头2裂，裂片长圆形。蒴果内藏，无柄，椭圆形。种子红褐色，有光泽，长圆形。花果期6~10月。

产于甘肃南部、青海东南部、四川、西藏东南部、贵州西北部、云南，在云南丽江有栽培。生于海拔2100~4500m的山坡草地、山坡路旁、高山草甸、撩荒地、灌丛中、林下及林缘。

小秦艽 Gentiana dahurica Fisch. in Mém. Soc. Imp. Naturalistes Moscou 3: 63. 1812; 中国植物志, 62: 64, 1988; 中华人民共和国药典（1977），1: 446, 1978.

多年生草本。高10~25cm，全株光滑无毛，基部被枯存的纤维状叶鞘包裹。须根多条，向左扭结成一个圆锥形的根。枝多数丛生，斜升。莲座丛叶披针形或线状椭圆形，长5~15cm，宽0.8~1.4cm，先端渐尖，基部渐狭，边缘粗糙，叶脉3~5条，叶柄宽，扁平，膜质，包被于枯存的纤维状叶鞘中；茎生叶少数，线状披针形至线形，长2~5cm，宽0.2~0.4cm，先端渐尖，基部渐狭，边缘粗糙，叶脉1~3条，叶柄宽。聚伞花序顶生及腋生，排列成疏松的花序；花梗斜伸，黄绿色或紫红色，极不等长；花萼筒膜质，黄绿色或带紫红色，筒形，长7~10mm，不裂，稀一侧浅裂，裂片5个，不整齐，线形，绿色，长3~8mm，先端渐尖，边缘粗糙，弯缺宽，圆形或截形；花冠深蓝色，有时喉部具多数黄色斑点，筒形或漏斗形，长3.5~4.5cm，裂片卵形或卵状椭圆形，长5~7mm，先端钝，全缘，褶整齐，三角形或卵形，

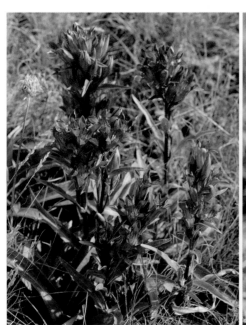
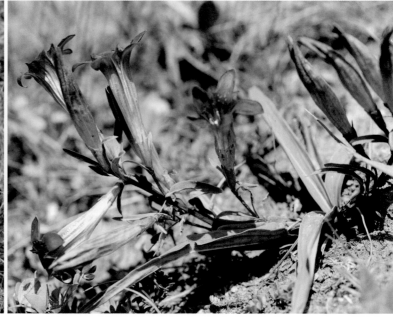

小秦艽 *Gentiana dahurica* 刘军、朱鑫鑫 摄

长 1.5 ~ 2mm，先端钝，全缘或边缘啮蚀形；雄蕊着生于冠筒中下部，整齐，花丝线状钻形，花药长圆形；子房无柄，披针形或线形，花柱线形，柱头 2 裂。蒴果内藏，无柄，狭椭圆形。种子淡褐色，有光泽，长圆形。花、果期 7 ~ 9 月。

产于东北、华北、西北、四川北部及西北部等地区。生于海拔 870 ~ 4500m 的田边、路旁、河滩、湖边沙地、水沟边、向阳山坡及干草原等处。

性　状

秦艽　本品呈类圆柱形，上粗下细，扭曲不直，长 10 ~ 30cm，直径 1 ~ 3cm。表面黄棕色或灰黄色，有纵向或扭曲的纵皱纹，顶端有残存茎基及纤维状叶鞘。质硬而脆，易折断，断面略显油性，皮部黄色或棕黄色，木部黄色。气特异，味苦、微涩。

麻花艽　本品呈类圆锥形，多由数个小根纠聚而膨大，直径可达 7cm。表面棕褐色，粗糙，有裂隙呈网状孔纹。质松脆，易折断，断面多呈枯朽状。

小秦艽　本品呈类圆锥形或类圆柱形，长 8 ~ 15cm，直径 0.2 ~ 1cm。表面棕黄色。主根通常 1 个，残存的茎基有纤维状叶鞘，下部多分枝。断面黄白色。

功能主治
祛风湿，清湿热，止痹痛，退虚热。用于风湿痹痛，中风半身不遂，筋脉拘挛，骨节酸痛，湿热黄疸，骨蒸潮热，小儿疳积发热。

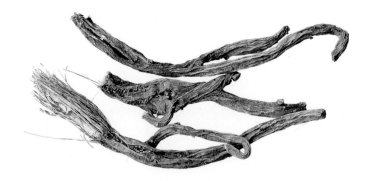
秦艽 **Radix Gentianae macrophyllae**　郭月秋　摄

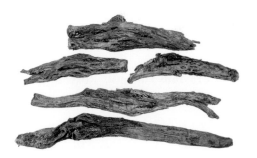
秦艽 **Radix Gentianae stramineae**　钟国跃　摄

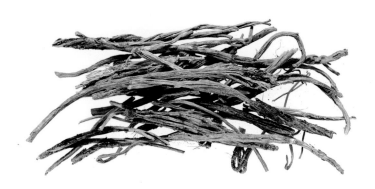
秦艽 **Radix Gentianae dahuricae**　郭月秋　摄

秦皮 Qinpi

CORTEX FRAXINI RHYNCHOPHYLLAE ET AL.

本品为木犀科植物苦枥白蜡树 **Fraxinus rhynchophylla** Hance、白蜡树 **Fraxinus chinensis** Roxb.、尖叶白蜡树 **Fraxinus szaboana** Lingelsh. 或宿柱白蜡树 **Fraxinus stylosa** Lingelsh. 的干燥枝皮或干皮。春、秋二季剥取，晒干。

原植物

苦枥白蜡树 Fraxinus rhynchophylla Hance. in Journ. Bot. 7: 164. 1869; 中国植物志, 61: 29, 1992; 中华人民共和国药典（1963）, 1: 223, 1964.

落叶大乔木。高 12～15m，树皮灰褐色，光滑，老时浅裂。冬芽阔卵形，先端尖，黑褐色，具光泽，内侧密被棕色曲柔毛。当年生枝淡黄色，通直，无毛，去年生枝暗褐色，皮孔散生。羽状复叶长15～35cm；叶柄长 4～9cm；叶轴上面具浅沟，小叶着生处具关节，节上有时簇生棕色曲柔毛；小叶 5～7枚，革质，阔卵形、倒卵形或卵状披针形，长 3～11cm，宽 2～6cm，营养枝的小叶较宽大，顶生小叶显著大于侧生小叶，下方 1 对最小，先端渐尖、骤尖或尾尖，基部钝圆，叶缘呈不规则粗锯齿，齿尖稍向内弯，有时也呈波状，通常下部近全缘，沿脉腋被白色柔毛，渐秃净。圆锥花序顶生或腋生于当年生枝梢，长约 10cm；苞片长披针形，长约 5mm，早落；花梗长约 5mm；雄花与两性花异株；花萼浅杯状，长约1mm，萼片三角形无毛；无花冠；两性花具雄蕊 2，长约 4mm；雌蕊具短花柱，柱头 2 叉深裂；雄花花萼小，花丝细，长达 3mm；翅果线形，先端坚果长约 1cm，略隆起；具宿存萼。花期 4～5 月，果期9～10 月。

产于东北、华北及黄河流域各省。生于海拔1500m 以下的山坡、河岸、路旁。

白蜡树 Fraxinus chinensis Roxb. in Fl. Ind. 1: 150. 1820; 中国植物志, 61: 30, 1992; 中华人民共和国药典（1977）, 1: 447, 1978.

落叶乔木。高 10～12m；树皮灰褐色，纵裂。羽状复叶长 15～25cm；叶柄基部不增厚；叶轴挺直，上面具浅沟，初时疏被柔毛，随即秃净；小叶 5～7 枚，硬纸质，卵形、倒卵状长圆形至披针形，长 3～10cm，宽 2～4cm，顶生小叶与侧生小叶近等大或稍大，先端锐尖至渐尖，基部钝圆或楔形，叶缘具整齐锯齿，侧脉 8～10 对。圆锥花序顶生或腋生枝梢；花雌雄异株；雄花密集，花萼小，钟状，长约 1mm，无花冠，花药与花丝近等长；雌花疏离，花萼大，桶状，长 2～3mm，4 浅裂，花柱细长，柱头 2 裂。翅果匙形，长 3～4cm，宽4～6mm，上中部最宽，先端锐尖，常呈犁头状，基部渐狭，翅平展，下延至坚果中部，坚果圆柱

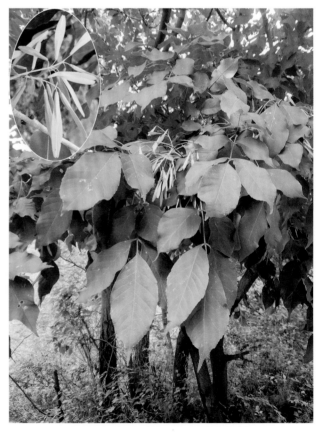

苦枥白蜡树 **Fraxinus rhynchophylla**　张英涛　摄

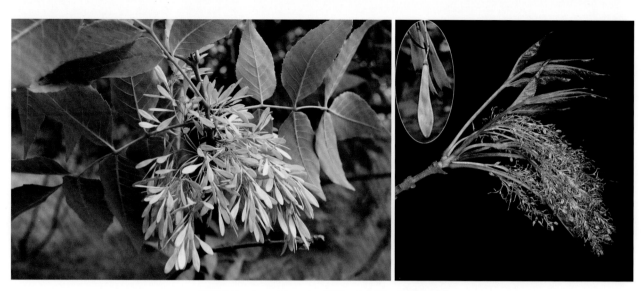

白蜡树 Fraxinus chinensis　陈彬、朱仁斌、何顺志　摄

形，长约 1.5cm；宿存萼紧贴于坚果基部，常在一侧开口深裂。花期 4～5 月，果期 7～9 月。

产于南北各省区。多为栽培。生于海拔 800～1600m 的山地杂木林中。

尖叶白蜡树 Fraxinus szaboana Lingelsh. in Bot. Jahrb. 40: 217. 1907, 中国植物志 , 61: 26, 1992; 中华人民共和国药典（2000），1: 223, 2000.——*F. chinensis* Roxb. var. *acuminata* Lingelsh., 中华人民共和国药典（1985），1: 236, 1985.

落叶小乔木。高 3～8m；树皮灰色。冬芽大，尖圆锥形，外侧密被黄褐色茸毛和白色腺毛，内侧密

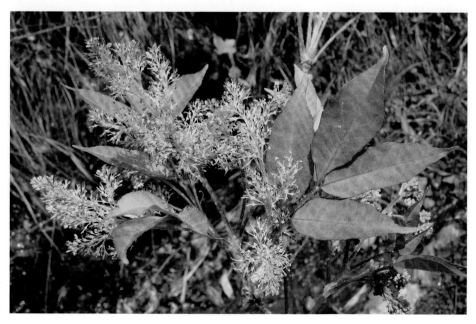

尖叶白蜡树 Fraxinus szaboana　李华东　摄

被棕色曲柔毛。小枝黄色，无毛或被细柔毛，旋秃净，皮孔小而凸起，棕色，椭圆形，散生。羽状复叶长 12～20cm；叶柄长 3～5cm，基部稍膨大，嫩时有成簇棕色曲柔毛，旋即脱落；叶轴较细，略弯曲，上面具窄沟，沟棱深，小叶着生处具关节，被细柔毛；小叶 3～5（～7）枚，硬纸质，卵状披针形，稀倒卵状披针形，长 4.5～9cm，宽 2～4cm，顶生小叶通常较大，先端长渐尖至尾尖，基部楔形至钝圆，叶缘具锐锯齿，上面无毛，下面在中脉两侧和基部有时被淡黄色或白色柔毛，中脉在上面凹入，侧脉 6～8 对，上面平坦，下面凸起，细脉凸起并网结；小叶柄长 2～3mm 或近无柄。圆锥花序顶生或腋生枝梢，长 5～8cm；花序梗长 1.5～2cm，有时分枝基部具叶状苞片，被疏散长柔毛或糠秕状毛，皮孔散生，不明显；雄花和两性花异株；花萼杯状，长约 1.5mm，萼齿三角形尖头；无花冠；花柱较短，柱头 2 叉裂。翅果匙形，长 3～3.5cm，宽约 5mm，中上部最宽，先端钝，基部渐狭，翅下延至坚果中部，坚果长约 1.2cm，隆起，脉棱细直；宿存萼的萼齿整齐，与坚果基部疏离。花期 4～5 月，果期 7～9 月。

产于黄河、长江流域各省区。生于海拔 1000m 以上的山地。

宿柱白蜡树 Fraxinus stylosa Lingelsh. in Engl., Pflanzenr. 72（Ⅳ-243）: 23, f. 6, A-B. 1920; 中国植物志, 61: 23, 1992; 中华人民共和国药典（1977），1: 447, 1978.

落叶小乔木。高约 8m；树皮灰褐色，纵裂。芽卵形，深褐色。小枝节膨大。羽状复叶长 6～15cm；叶轴细而直，上面具窄沟，小叶着生处具关节，基部增厚，无毛；小叶 3～5 枚，硬纸质，卵状披针形至阔披针形。圆锥花序长 8～10（～14）cm，分枝纤细，疏松；花序梗扁平，无毛，皮孔较多，果期尤明显；花梗细，长约 3mm；花萼杯状，长约 1mm，萼齿 4，狭三角形，急尖头，与萼管等长；花冠淡黄色，裂片线状披针形，长约 2mm，宽约 1mm，先端钝圆；雄花具雄蕊 2 枚，稍长于花冠裂片，花药长圆形，花丝细长。翅果倒披针状，长 1.5～2（～3.5）cm，宽 2.5～3（～5）mm，上中部最宽，先端急尖、钝圆或微凹，具小尖（宿存花柱），翅下延至坚果中部以上，坚果隆起。花期 5 月，果期 9 月。

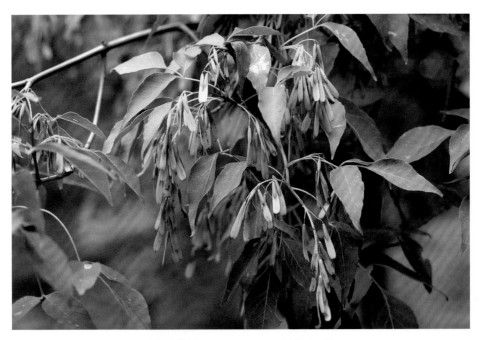

宿柱白蜡树 **Fraxinus stylosa** 刘宗才 摄

产于甘肃、陕西、四川、河南等省区。生于海拔 1300～3200m 的山坡杂木林中。

性　状

枝皮　本品呈卷筒状或槽状，长 10～60cm，厚 1.5～3mm。外表面灰白色、灰棕色至黑棕色或相间呈斑状，平坦或稍粗糙，并有灰白色圆点状皮孔及细斜皱纹，有的具分枝痕。内表面黄白色或棕色，平滑。质硬而脆，断面纤维性，黄白色。气微，味苦。

干皮　本品为长条状块片，厚 3～6mm。外表面灰棕色，具龟裂状沟纹及红棕色圆形或横长的皮孔。质坚硬，断面纤维性较强。

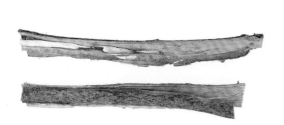

秦皮 Cortex Fraxini rhynchophyllae　陈代贤　摄

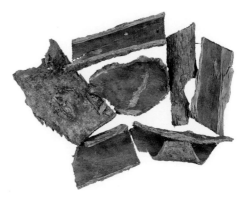

秦皮 Cortex Fraxini chinensis　何希荣　摄

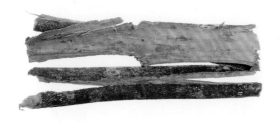

秦皮 Cortex Fraxini szaboanae　陈代贤　摄

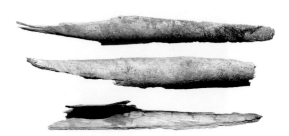

秦皮 Cortex Fraxini stylosae　何希荣　摄

功能主治　清热燥湿，收涩止痢，止带，明目。用于湿热泻痢，赤白带下，目赤肿痛，目生翳膜。

珠子参 Zhuzishen

本品为五加科植物珠子参 **Panax japonicus** C. A. Mey. var. **major**（Burk.）C. Y. Wu et K. M. Feng 或羽叶三七 **Panax japonicus** C. A. Mey. var. **bipinnatifidus**（Seem.）C. Y. Wu et K. M. Feng 的干燥根状茎。秋季采挖，除去粗皮和须根，干燥；或蒸（煮）透后干燥。

原 植 物

珠子参 Panax japonicus C. A. Mey. var. **major**（Burk.）C. Y. Wu et K. M. Feng in Acta Phytotax. Sin. 13（2）：43, pl. 7, f. 7. 1975; 中国植物志, 54: 185, 1978; 中华人民共和国药典（1977），1: 448, 1978.

多年生草本。高 50~100cm。根状茎横卧，呈竹鞭状或串珠状，或两者兼有，肉质，结节间具凹陷的茎痕。茎直立，圆柱形，具条纹，无毛。掌状复叶 3~5 枚轮生于茎顶端；叶柄长 8~11cm，具条纹，无毛，基部稍扁；小叶通常 5，两侧的较小，薄膜质，倒卵状椭圆形至长椭圆形，长 5~18cm，宽 2~6.5cm，先端渐尖至长渐尖，稀尾状渐尖，基部阔楔形至近圆形，两侧稍偏斜，边缘具细锯齿或重锯齿，两面沿脉疏生刚毛。伞形花序单生于茎顶端，具花 50~80 朵或更多；花序梗长 12~21cm，具条纹，无毛或疏被短柔毛；花梗长 7~12mm，疏被短柔毛；花萼 5 裂，裂片齿状，三角状卵形，无毛；花瓣 5，淡绿色，长卵形；雄蕊 5，短于花瓣；子房下位，2~5 室，花柱 2~5，中部以下连合，果时外弯。核果近球形，直径 5~7mm，成熟时红色。种子白色，三角状长卵形，长 4.5mm，厚 3mm。花期 5~6 月，果期 7~9 月。

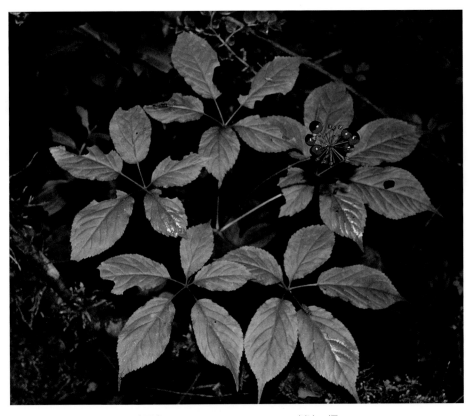

珠子参 **Panax japonicus** var. **major** 刘冰 摄

产于青海、甘肃、陕西、河南、湖北、湖南、江西、浙江、安徽、福建、广西、贵州、四川、云南及西藏。生于海拔 1200～4000m 的林下或灌丛中。

羽叶三七 Panax japonicus C. A. Mey. var. **bipinnatifidus**（Seem.）C. Y. Wu et K. M. Feng in Acta Phytotax. Sin. 13（2）: 43. 1975; 中国植物志, 54: 187, 1978; 中华人民共和国药典（1977）, 1: 448, 1978.

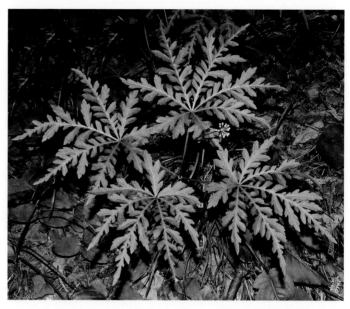

羽叶三七 **Panax japonicus** var. **bipinnatifidus** 赵鑫磊 摄

多年生直立草本。根状茎细长横卧，稀疏串珠状；茎高 30～50cm。掌状复叶 3～5 枚轮生于茎顶端；小叶 5～7 片，小叶片纸质，长椭圆形，二回羽状分裂，长 5～9cm，宽 2～4cm，两端裂片较中部者为小，顶端裂片先端渐尖，裂片边缘有锯齿，上面深绿色，下面淡绿色，上面脉上及齿尖均有刚毛。伞形花序具花 25～45 朵，单生或 2～3 个簇生于茎顶端；花小，淡绿色；花萼钟状，先端 5 裂；花瓣 5，雄蕊 5；子房下位，2 室，花柱 2 枚，基部合生。果实浆果状，红色，顶端黑色。种子心形，长 3.5～5mm，棕色。花期 7 月。

产于四川、甘肃、湖北、陕西、云南和西藏等省区。生于海拔 1800～3400m 的林下。

性　状　本品略呈扁球形、圆锥形或不规则菱角形，偶呈连珠状，直径 0.5～2.8cm。表面棕黄色或黄褐色，有明显的疣状突起和皱纹，偶有圆形凹陷的茎痕，有的一侧或两侧残存细的节间。质坚硬，断面不平坦，淡黄白色，粉性。气微，味苦、微甘，嚼之刺喉。蒸（煮）者断面黄白色或黄棕色，略呈角质样，味微苦、微甘，嚼之不刺喉。

功能主治　补肺养阴，祛瘀止痛，止血。用于气阴两虚，烦热口渴，虚劳咳嗽，跌扑损伤，关节痹痛，咳血，吐血，衄血，崩漏，外伤出血。

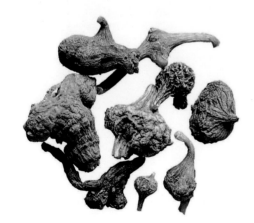

珠子参 **Rhizoma Panacis japonici majoris** 陈代贤 摄

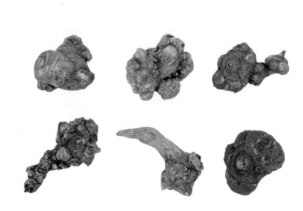

珠子参 **Rhizoma Panacis japonici bipinnatifidi** 李强 摄

珠子参　509

莱菔子 Laifuzi

SEMEN RAPHANI

本品为十字花科植物萝卜 **Raphanus sativus** L. 的干燥成熟种子。夏季果实成熟时采割植株，晒干，搓出种子，除去杂质，再晒干。

原植物 萝卜 **Raphanus sativus** L., Sp. Pl. 2: 669. 1753; 中国植物志 , 33: 36, 1987; 中华人民共和国药典（1963）, 1: 252, 1964.

一年生或二年生草本。植株高 20～120cm；无毛或有硬糙毛。肉质直根，长圆形、球形或圆锥形，外皮绿色、白色或红色。茎有分枝，无毛，稍具粉霜。基生叶和下部茎生叶长圆形，大头羽状半裂，长8～40cm，宽 3～5cm，顶裂片卵形，侧裂片 4～6 对，有钝齿，疏生粗毛；上部叶长圆形，有锯齿或近全缘。总状花序顶生或腋生；花直径 1.5～2cm；萼片长圆形，长 5～7mm；花瓣白色或粉红色，倒卵形，长1～1.5cm，具紫纹，下部有长爪。果圆柱形，长 3～6cm，在种子间处缢缩，并形成海绵质横隔，顶端喙长1～1.5cm。种子卵形，微扁，长约 3mm，红棕色，有细网纹。花期 4～5 月，果期 5～6 月。

全国各地均产。

性状 本品呈类卵圆形或椭圆形，稍扁，长 2.5～4mm，宽 2～3mm。表面黄棕色、红棕色或灰棕色。一端有深棕色圆形种脐，一侧有数条纵沟。种皮薄而脆，子叶 2，黄白色，有油性。气微，味淡、微苦辛。

功能主治 消食除胀，降气化痰。用于饮食停滞，脘腹胀痛，大便秘结，积滞泻痢，痰壅喘咳。

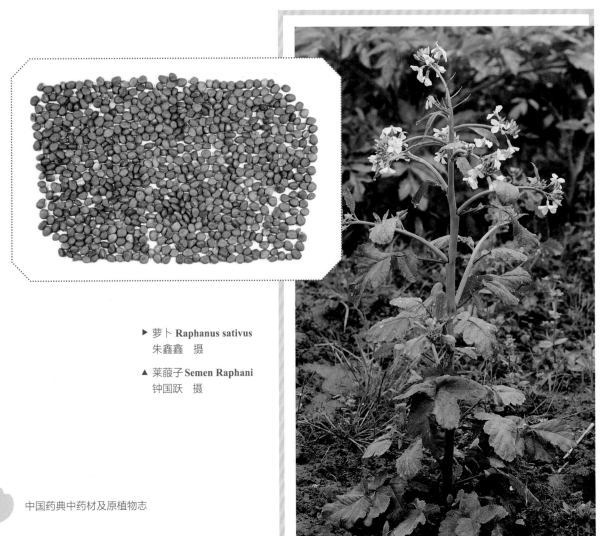

▶ 萝卜 Raphanus sativus
朱鑫鑫 摄

▲ 莱菔子 Semen Raphani
钟国跃 摄

莲子 Lianzi

本品为睡莲科植物莲 **Nelumbo nucifera** Gaertn. 的干燥成熟种子。秋季果实成熟时采割莲房，取出果实，除去果皮，干燥，或除去莲子心后干燥。

原植物 莲 **Nelumbo nucifera** Gaertn., Fruct. et Sem. Pl. 1: 73. 1788; 中国植物志 , 27: 3, 1979; 中华人民共和国药典（1963），1: 224, 1964.

多年生水生草本。根状茎横生，肥厚，节间膨大，内有多数纵行通气孔道，节部缢缩，上生黑色鳞叶，下生须状不定根。叶圆形，盾状，直径 25～90cm，全缘稍呈波状，上面光滑，具白粉，下面叶脉从中央射出，有 1～2 次叉状分枝；叶柄粗壮，圆柱形，中空，外面散生小刺。花梗和叶柄等长或稍长，也散生小刺；花大而美丽，芳香；花瓣红色、粉红色或白色，矩圆状椭圆形至倒卵形，由外向内渐小，有时变成雄蕊，先端圆钝或微尖；花药条形，花丝细长，着生在花托之下；花柱极短，柱头顶生。坚果椭圆形或卵形，长 1.5～2.5cm，果皮革质，坚硬，熟时黑褐色；种子卵形或椭圆形，长 1.2～1.7cm，种皮红色或白色。花期 6～8 月，果期 8～10 月。

产于我国南北各省区。自生或栽培于池塘或水田内。

性状 本品为略呈椭圆形或类球形，长 1.2～1.8cm，直径 0.8～1.4cm。表面红棕色，有细纵纹和较宽的脉纹。一端中心呈乳头状突起，棕褐色，多有裂口，其周边略下陷。质硬，种皮薄，不易剥离。子叶 2，黄白色，肥厚，中有空隙，具绿色莲子心；或底部具有一小孔，不具莲子心。气微，味甘、微涩；莲子心味苦。

功能主治 补脾止泻，止带，益肾涩精，养心安神。用于脾虚泄泻，带下，遗精，心悸失眠。

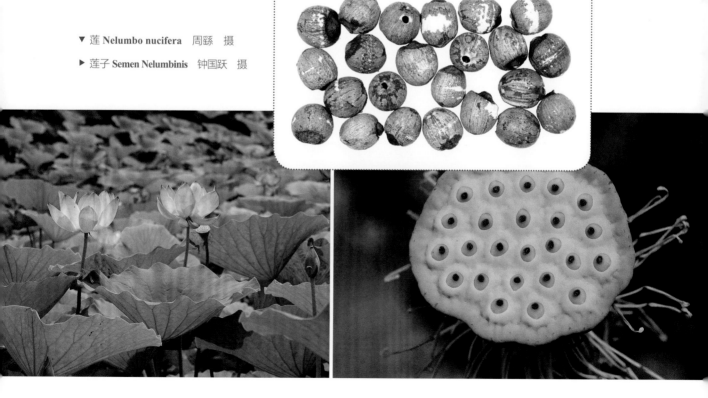

▼ 莲 Nelumbo nucifera　周繇　摄

▶ 莲子 Semen Nelumbinis　钟国跃　摄

莲子心 Lianzixin

本品为睡莲科植物莲 **Nelumbo nucifera** Gaertn. 的成熟种子中的干燥幼叶及胚根。取出，晒干。

原植物 见"莲子"项下。

性　状 本品略呈细圆柱形，长 1～1.4cm，直径约 0.2cm。幼叶绿色，一长一短，卷成箭形，先端向下反折，两幼叶间可见细小胚芽。胚根圆柱形，长约 3mm，黄白色。质脆，易折断，断面有数个小孔。气微，味苦。

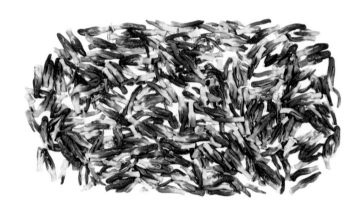

莲子心 **Plumula Nelumbinis**　钟国跃　摄

功能主治 清心安神，交通心肾，涩精止血。用于热入心包，神昏谵语，心肾不交，失眠遗精，血热吐血。

莲房 Lianfang

本品为睡莲科植物莲 **Nelumbo nucifera** Gaertn. 的干燥花托。秋季果实成熟时采收，除去果实，晒干。

原 植 物 见"莲子"项下。

性 状 本品呈倒圆锥状或漏斗状，多撕裂，直径 5~8cm，高 4.5~6cm。表面灰棕色至紫棕色，具细纵纹和皱纹，顶面有多数圆形孔穴，基部有花梗残基。质疏松，破碎面海绵样，棕色。气微，味微涩。

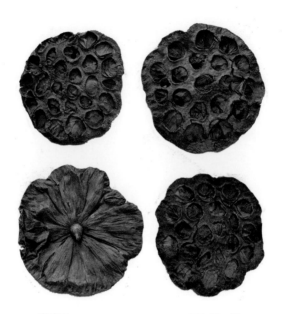

莲房 **Receptaculum Nelumbinis** 王如峰 摄

功能主治 化瘀止血。用于崩漏，尿血，痔疮出血，产后瘀阻，恶露不尽。

莲须 Lianxu

本品为睡莲科植物莲 **Nelumbo nucifera** Gaertn. 的干燥雄蕊。夏季花开时选晴天采收，盖纸晒干或阴干。

原植物 见"莲子"项下。

性 状 本品呈线形。花药扭转，纵裂，长 1.2～1.5cm，直径约 0.1cm，淡黄色或棕黄色。花丝纤细，稍弯曲，长 1.5～1.8cm，淡紫色。气微香，味涩。

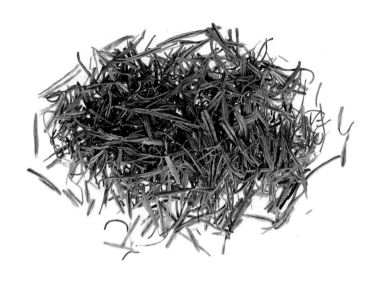

莲须 **Stamen Nelumbinis** 陈代贤 摄

功能主治 固肾涩精。用于遗精滑精，带下，尿频。

莪术 Ezhu

　　本品为姜科植物蓬莪术 **Curcuma phaeocaulis** Val. 、广西莪术 **Curcuma kwangsiensis** S. G. Lee et C. F. Liang 或温郁金 **Curcuma wenyujin** Y. H. Chen et C. Ling 干燥根状茎。后者习称"温莪术"。冬季茎叶枯萎后采挖，洗净，蒸或煮至透心，晒干或低温干燥后除去须根和杂质。

原 植 物　见"郁金"项下。

性　　状

蓬莪术　本品呈卵圆形、长卵形、圆锥形或长纺锤形，顶端多钝尖，基部钝圆，长 2 ~ 8cm，直径1.5 ~ 4cm。表面灰黄色至灰棕色，上部环节突起，有圆形微凹的须根痕或残留的须根，有的两侧各有 1 列下陷的芽痕和类圆形的侧生根状茎痕，有的可见刀削痕。体重，质坚实，断面灰褐色至蓝褐色，蜡样，常附有灰棕色粉末，皮层与中柱易分离，内皮层环纹棕褐色。气微香，味微苦而辛。

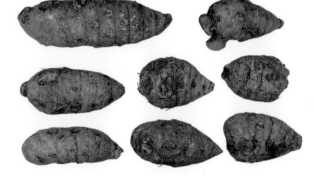

莪术 Rhizoma Curcumae phaeocaulis　钟国跃　摄

广西莪术　本品环节稍突起，断面黄棕色至棕色，常附有淡黄色粉末，内皮层环纹黄白色。

温莪术　本品断面黄棕色至棕褐色，常附有淡黄色至黄棕色粉末。气香或微香。

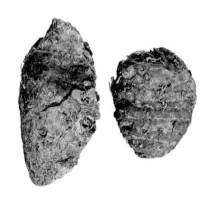

莪术 Rhizoma Curcumae kwangsiensis　陈代贤　摄

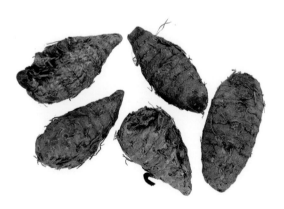

莪术 Rhizoma Curcumae wenyujin　安稳　摄

功能主治　行气破血，消积止痛。用于癥瘕痞块，瘀血经闭，胸痹心痛，食积胀痛。

荷叶 Heye

FOLIUM NELUMBINIS

本品为睡莲科植物莲 **Nelumbo nucifera** Gaertn. 的干燥叶。夏、秋二季采收，晒至七八成干时，除去叶柄，折成半圆形或折扇形，干燥。

原 植 物 见"莲子"项下。

性 状 本品呈半圆形或折扇形，展开后呈类圆形，全缘或稍呈波状，直径20~50cm。上表面深绿色或黄绿色，较粗糙；下表面淡灰棕色，较光滑，有粗脉21~22条，自中心向四周射出；中心有突起的叶柄残基。质脆，易破碎。稍有清香气，味微苦。

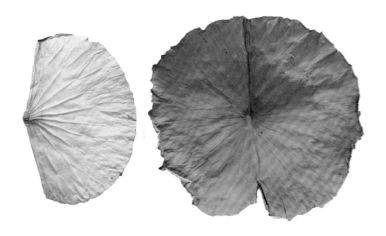

荷叶 **Folium Nelumbinis**　王如峰　摄

功能主治 清暑化湿，升发清阳，凉血止血。用于暑热烦渴，暑湿泄泻，脾虚泄泻，血热吐衄，便血崩漏。荷叶炭收涩化瘀止血。用于出血症和产后血晕。

桂枝 Guizhi

本品为樟科植物肉桂 **Cinnamomum cassia** Presl 的干燥嫩枝。春、夏二季采收，除去叶，晒干，或切片晒干。

原植物 见"肉桂"项下。

性状 本品呈长圆柱形，多分枝，长 30～75cm，粗端直径 0.3～1cm。表面红棕色至棕色，有纵棱线、细皱纹及小疙瘩状的叶痕、枝痕和芽痕，皮孔点状。质硬而脆，易折断。切片厚 2～4mm，切面皮部红棕色，木部黄白色至浅黄棕色，髓部略呈方形。有特异香气，味甜、微辛，皮部味较浓。

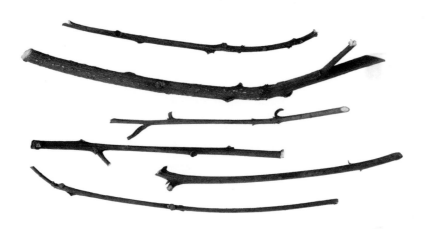

桂枝 **Ramulus Cinnamomi** 王如峰 摄

功能主治 发汗解肌，温通经脉，助阳化气，平冲降气。用于风寒感冒，脘腹冷痛，血寒经闭，关节痹痛，痰饮，水肿，心悸，奔豚。

桔梗 Jiegeng

RADIX PLATYCODONIS

本品为桔梗科植物桔梗 **Platycodon grandiflorum**（Jacq.）A. DC. 的干燥根。春、秋二季采挖，洗净，除去须根，趁鲜剥去外皮或不去外皮，干燥。

原植物 桔梗 **Platycodon grandiflorus**（Jacq.）A. DC., Monogr. Campan. 125. 1830; 中国植物志, 73（2）: 77, 1983; 中华人民共和国药典（1977），1: 469, 1978.——*P. grandiflorus* A. DC., 中华人民共和国药典（1963），1: 230, 1964.

茎高 20～120cm，通常无毛，偶密被短毛，不分枝，极少上部分枝。叶片卵形、卵状椭圆形至披针形，长 2～7cm，宽 0.5～3.5cm，基部宽楔形至圆钝，顶端急尖，边缘具细锯齿。花单朵顶生，或数朵集成假总状花序，或有花序分枝而集成圆锥花序，花萼筒部半圆球状或圆球状倒锥形，被白粉，裂片三角形，或狭三角形，有时齿状；花冠大，长 1.5～4.0cm，蓝色或紫色。蒴果球状，或球状倒圆锥形，或倒卵状，长 1～2.5cm，直径 1cm。花期 7～9 月，果期 8～10 月。

产于东北、华北、华东、华中各省以及陕西、广东、广西（北部）、四川（平武、凉山以东）、重庆、贵州、云南东南部（蒙自、砚山、文山）。生于海拔 2000m 以下的阳处草丛、灌丛中，少生于林下。

性状 本品呈圆柱形或略呈纺锤形，下部渐细，有的有分枝，略扭曲，长 7～20cm，直径 0.7～2cm。表面淡黄白色至黄色，不去外皮者表面黄棕色至灰棕色，具纵扭皱沟，并有横长的皮孔样斑痕及支根痕，上部有横纹。有的顶端有较短的根状茎或不明显，其上有数个半月形茎痕。质脆，断面不平坦，形成层环棕色，皮部黄白色，有裂隙，木部淡黄色。气微，味微甜后苦。

功能主治 宣肺，利咽，祛痰，排脓。用于咳嗽痰多，胸闷不畅，咽痛音哑，肺痈吐脓。

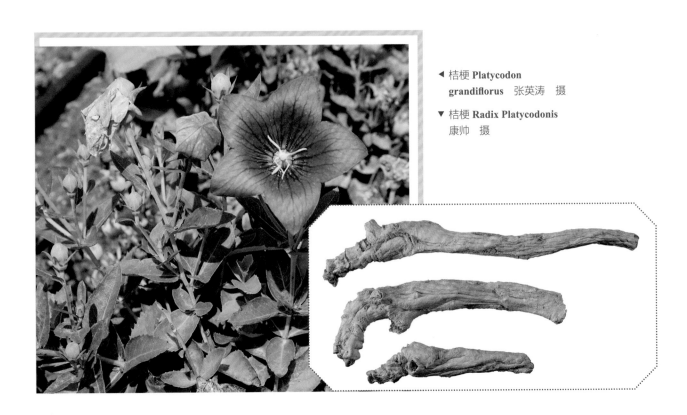

◀ 桔梗 Platycodon
grandiflorus 张英涛 摄

▼ 桔梗 Radix Platycodonis
康帅 摄

桃仁 Taoren

SEMEN PRUNI PERSICAE ET AL.

本品为蔷薇科植物桃 **Prunus persica**（L.）Batsch. 或山桃 **Prunus davidiana**（Carr.）Franch. 的干燥成熟种子。果实成熟后采收，除去果肉和核壳，取出种子，晒干。

原 植 物

桃 Prunus persica（L.）Batsch in Beytr. Entw. Pragm. Gesch. Natur. 1: 30. 1801; 中国植物志, 38: 17, 1986; 中华人民共和国药典（1963），1: 232, 1964.

乔木。高 3～8m；树皮老时粗糙；小枝无毛，向阳处转变成红色，具大量小皮孔；冬芽外被短柔毛，常 2～3 个簇生，中间为叶芽，两侧为花芽。叶片长圆状披针形、椭圆状披针形或倒卵状披针形，长 7～15cm，宽 2～3.5cm，先端渐尖，基部宽楔形，上面无毛，下面在脉腋间具少数短柔毛或无毛，叶缘具细锯齿或粗锯齿；叶柄粗壮，长 1～2cm。花单生，先于叶开放，直径 2.5～3.5cm；花梗极短或几无梗；萼筒钟形，被短柔毛，稀几无毛；萼片卵形至长圆形，先端圆钝，外被短柔毛；花瓣长圆状椭圆形至宽倒卵形，粉红色，罕为白色；雄蕊约 20～30，花药绯红色；花柱几与雄蕊等长或稍短；子房被短柔毛。果实卵形、宽椭圆形或扁圆形，直径（3～）5～7（～12）cm，长几与宽相等，淡绿白色至橙黄色，常在向阳面具红晕，外面密被短柔毛，稀无毛，腹缝明显；果肉白色、浅绿白色、黄色、橙黄色或红色，多汁有香味，甜或酸甜；核大，离核或粘核，椭圆形或近圆形，两侧扁平，渐尖，表面具纵、横沟纹和孔穴；种仁味苦，稀味甜。花期 3～4 月，果期 8～9 月。

我国各省区广泛栽培。

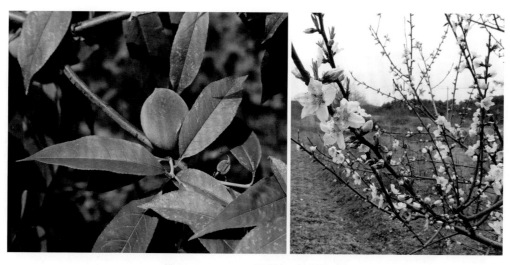

桃 **Prunus persica**　张英涛、赵鑫磊　摄

山桃 Prunus davidiana（Carr.）Franch. in Nouv. Arch. Mus. Hist. Nat. Paris, ser. 2.5: 255. 1883; 中国植物志, 38: 20, 1986; 中华人民共和国药典（1977），1: 471, 1978.——*P. davidiana* Franch., 中华人民共和国药典（1963），1: 232, 1964.

乔木。高可达 10m；树皮暗紫色，光滑；小枝幼时无毛。叶片卵状披针形，长 5～13cm，宽 1.5～4cm，先端渐尖，基部楔形，两面无毛，叶缘具细锐锯齿；叶柄长 1～2cm，无毛，常具腺体。花单

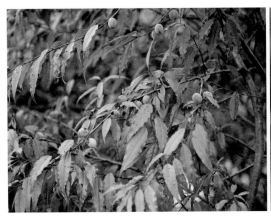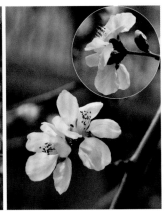

山桃 **Prunus davidiana** 钱涛、张英涛 摄

生，先于叶开放，直径2～3cm；花梗极短或几无梗；花萼无毛，萼筒钟形，萼片卵形至卵状长圆形，紫色，先端圆钝；花瓣倒卵形或近圆形，长10～15mm，宽8～12mm，粉红色，先端圆钝，稀微凹；雄蕊多数，几与花瓣等长或稍短；子房被柔毛，花柱长于雄蕊或近等长。果实近球形，直径2.5～3.5cm，淡黄色，外面密被短柔毛，果梗短而深入果洼；果肉薄而干，不可食，成熟时不开裂；核球形或近球形，两侧不压扁，先端圆钝，基部截形，表面具纵、横沟纹和孔穴，与果肉分离。花期3～4月，果期7～8月。

产于山东、河北、河南、山西、陕西、甘肃、四川、云南等省区。生于海拔800～3200m的山坡、山谷沟底或荒野疏林及灌丛内。

性　状

桃仁　本品呈扁长卵形，长1.2～1.8cm，宽0.8～1.2cm，厚0.2～0.4cm。表面黄棕色至红棕色，密布颗粒状突起。一端尖，中部膨大，另端钝圆稍偏斜，边缘较薄。尖端一侧有短线形种脐，圆端有颜色略深不甚明显的合点，自合点处散出多数纵向维管束。种皮薄，子叶2，类白色，富油性。气微，味微苦。

山桃仁　本品呈类卵圆形，较小而肥厚，长约0.9cm，宽约0.7cm，厚约0.5cm。

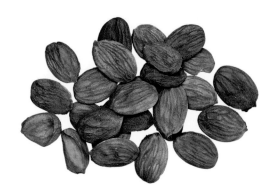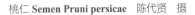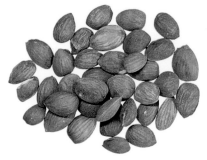

桃仁 **Semen Pruni persicae** 陈代贤 摄　　　　桃仁 **Semen Pruni davidianae** 陈代贤 摄

功能主治　活血祛瘀，润肠通便，止咳平喘。用于经闭痛经，癥瘕痞块，肺痈肠痈，跌扑损伤，肠燥便秘，咳嗽气喘。

桃枝 Taozhi

本品为蔷薇科植物桃 **Prunus persica**（L.）Batsch 的干燥枝条。夏季采收，切段，晒干。

原植物 见"桃仁"项下。

性 状 本品呈圆柱形，长短不一，直径 0.2～1cm，表面红褐色，较光滑，有类白色点状皮孔。质脆，易折断，切面黄白色，木部占大部分，髓部白色。气微，味微苦、涩。

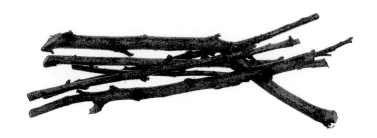

桃枝 **Ramulus Persicae** 陈代贤 摄

功能主治 活血通络，解毒杀虫。用于心腹刺痛，风湿痹痛，跌打损伤，疮癣。

核桃仁 Hetaoren

SEMEN JUGLANDIS

本品为胡桃科植物胡桃 **Juglans regia** L. 的干燥成熟种子。秋季果实成熟时采收，除去肉质果皮，晒干，再除去核壳和木质隔膜。

原植物 胡桃 **Juglans regia** L., Sp. Pl. 997. 1753; 中国植物志, 21: 31, 1979; 中华人民共和国药典（1977），1: 472, 1978.

乔木。高达 20 ~ 25m。奇数羽状复叶长 25 ~ 30cm，叶柄及叶轴幼时被有极短腺毛及腺体；小叶通常（3 ~）5 ~ 9 枚，椭圆状卵形至长椭圆形，长 6 ~ 15cm，宽 3 ~ 6cm，顶端钝圆或急尖、短渐尖，边缘全缘或在幼树上者具稀疏细锯齿，侧脉 11 ~ 15 对。雄性葇荑花序下垂，长 5 ~ 10cm，稀达 15cm。雌性穗状花序通常具 1 ~ 3（ ~ 4）雌花。果序短，俯垂，具 1 ~ 3 果实；果实近于球状，直径 4 ~ 6cm；果核稍具皱曲，有 2 条纵棱。花期 5 月，果期 10 月。

产于华北、西北、西南、华中、华南和华东。生于海拔 400 ~ 1800m 的山坡及丘陵地带，我国平原及丘陵地区常见栽培。

性状 本品多破碎，为不规则的块状，有皱曲的沟槽，大小不一；完整者类球形，直径 2 ~ 3cm。种皮淡黄色或黄褐色，膜状，维管束脉纹深棕色。子叶类白色。质脆，富油性。气微，味甘；种皮味涩、微苦。

功能主治 补肾，温肺，润肠。用于肾阳不足，腰膝酸软，阳痿遗精，虚寒喘嗽，肠燥便秘。

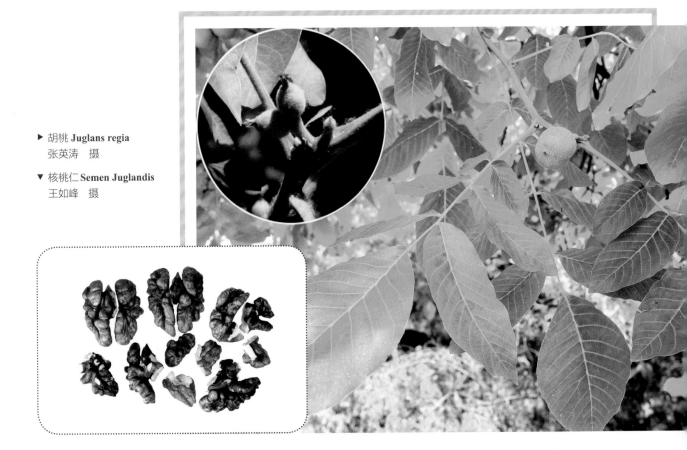

▶ 胡桃 Juglans regia
　张英涛 摄

▼ 核桃仁 Semen Juglandis
　王如峰 摄

夏天无 Xiatianwu

本品为罂粟科植物伏生紫堇 **Corydalis decumbens**（Thunb.）Pers. 的干燥块茎。春季或初夏出苗后采挖，除去茎、叶及须根，洗净，干燥。

原植物 伏生紫堇 **Corydalis decumbens**（Thunb.）Pers., Syn. Pl. 2: 296. 1807; 中国植物 32: 453, 1999; 中华人民共和国药典（1977），1: 474, 1978.

多年生草本。茎高 10～25cm，不分枝，具 2～3 叶。叶二回三出，小叶片倒卵圆形，全缘或深裂成卵圆形或披针形的裂片。总状花序疏具 3～10 花。花梗长 10～20mm；花近白色至淡粉红色或淡蓝色；外花瓣顶端下凹，常具狭鸡冠状突起。上花瓣长 14～17mm，瓣片多少上弯；距稍短于瓣片，渐狭、平直或稍上弯。下花瓣宽匙形，通常无基生的小囊。内花瓣具超出顶端的宽而圆的鸡冠状突起。蒴果线形，多少扭曲，长 13～18mm，具 6～14 种子。种子具龙骨状突起和泡状小突起。花期 5～6 月，果期 9～10 月。

产于江苏、安徽、浙江、福建、江西、湖南、湖北、山西、台湾。生于海拔 80～300m 的山坡阔叶林下、林缘或路边。

性状 本品呈类球形、长圆形或不规则块状，长 0.5～3cm，直径 0.5～2.5cm。表面灰黄色、暗绿色或黑褐色，有瘤状突起和不明显的细皱纹，顶端钝圆，可见茎痕，四周有淡黄色点状叶痕及须根痕。质硬，断面黄白色或黄色，颗粒状或角质样，有的略带粉性。气微，味苦。

功能主治 活血止痛，舒筋活络，祛风除湿。用于中风偏瘫，头痛，跌扑损伤，风湿痹痛，腰腿疼痛。

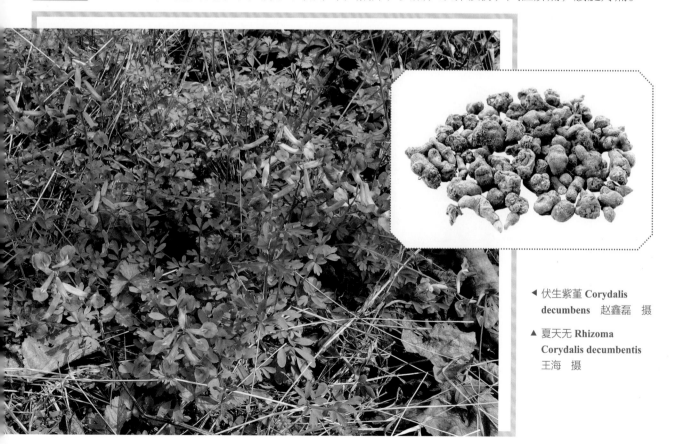

◀ 伏生紫堇 Corydalis decumbens 赵鑫磊 摄

▲ 夏天无 Rhizoma Corydalis decumbentis 王海 摄

夏枯草 Xiakucao

SPICA PRUNELLAE

本品为唇形科植物夏枯草 **Prunella vulgaris** L. 的干燥果穗。夏季果穗呈棕红色时采收，除去杂质，晒干。

原植物　夏枯草 **Prunella vulgaris** L., Sp. Pl. 600. 1753; 中国植物志, 65（2）: 387, 1977; 中华人民共和国药典（1963）, 1: 233, 1964.

多年生草本。高 20～40cm。茎直立，常带淡紫色。叶对生，茎叶卵状长圆形或卵圆形，长 1.5～6cm，宽 0.7～2.5cm，先端钝，基部圆形、截形至宽楔形，全缘或疏生锯齿。轮伞花序顶生，呈穗状；苞片宽心形，基部截形或略呈心脏形，浅紫色，顶端突成长尾状渐尖形，背面有粗毛；花萼唇形，前方有粗毛，后方光滑；花冠紫色或白色，唇形，长约 13mm，下部管状，上唇多少呈盔状，2 裂；雄蕊 4，2 强；子房 4 裂，无毛。小坚果黄褐色，长椭圆形，具 3 棱。花期 5～6 月，果期 6～7 月。

全国各地均产。生于海拔 3000m 以下的路旁、草地、林边。

性状　本品呈圆柱形，略扁，长 1.5～8cm，直径 0.8～1.5cm；淡棕色至棕红色。全穗由数轮至 10 数轮宿萼与苞片组成，每轮有对生苞片 2 片，呈扇形，先端尖尾状，脉纹明显，外表面有白毛。每一苞片内有花 3 朵，花冠多已脱落，宿萼二唇形，内有小坚果 4 枚，卵圆形，棕色，尖端有白色突起。体轻。气微，味淡。

功能主治　清肝泻火，明目，散结消肿。用于目赤肿痛，目珠夜痛，头痛眩晕，瘰疬，瘿瘤，乳痈，乳癖，乳房胀痛。

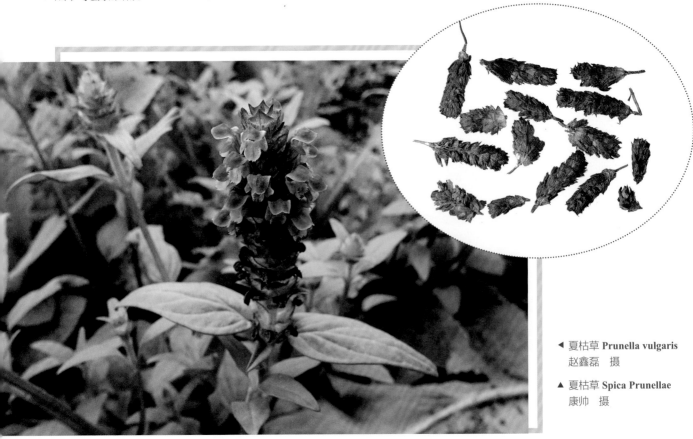

◀ 夏枯草 Prunella vulgaris
　赵鑫磊　摄

▲ 夏枯草 Spica Prunellae
　康帅　摄

柴胡 Chaihu

RADIX BUPLEURI CHINENSIS ET AL.

本品为伞形科植物柴胡 **Bupleurum chinense** DC. 或狭叶柴胡 **Bupleurum scorzonerifolium** Wild. 的干燥根。按性状不同，分别习称"北柴胡"和"南柴胡"。春、秋二季采挖，除去茎叶和泥沙，干燥。

原 植 物

柴胡 Bupleurum chinense DC., Prodr. 4: 128. 1930; 中国植物志, 55（1）: 290, 1979; 中华人民共和国药典（1977）, 1: 477, 1978.

多年生草本。主根粗大，坚硬，侧根有或无。茎高 50~80cm；茎单生或数茎，实心，上部多回分枝，稍成"之"字形曲折。基生叶倒披针形或狭椭圆形，长 4~7cm，宽 6~8mm，顶端渐尖，基部收缩成柄，早枯；茎中部叶倒披针形或宽条状披针形，长 4~12cm，宽 6~16mm，7~9 脉，下面具粉霜；茎顶部叶同形，但更小。复伞形花序多数，总花梗细长，水平伸出；总苞片无或 2~3，狭披针形；伞幅 3~8，纤细，不等长；小总苞片 5，披针形；花瓣鲜黄色。双悬果宽椭圆形，长 3mm，宽 2mm，棱狭翅状；棱槽中油管 3（~4），合生面油管 4。花、果期 9~10 月。

产于东北、华北、西北、华东以及湖北。生于海拔 100~2700m 的山坡、路边、溪边、田野。

狭叶柴胡 Bupleurum scorzonerifolium Wild., Enum. Hort. Berol. 300. 1809; 中国植物志, 55（1）: 267, 1979; 中华人民共和国药典（1963）, 1: 237, 1964.

多年生草本。株高 30~60cm。主根长圆锥状，深红棕色，上部有横环纹；茎单一或 2~3，基部密

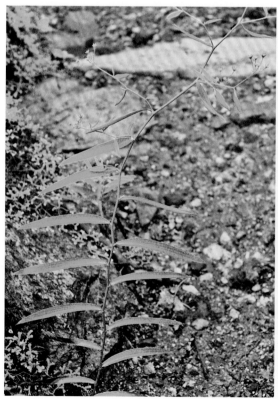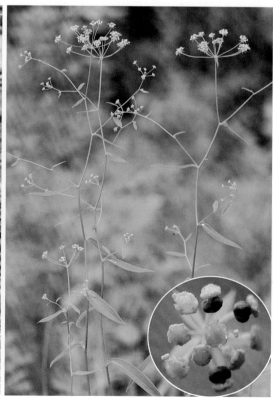

柴胡 **Bupleurum chinense**　张英涛、周繇　摄

被红色纤维状叶基残留物，上部多回分枝，呈"之"字形弯曲。叶片细线性或窄条形，质厚而稍硬挺，常对折或内卷，长 6 ~ 16cm，宽 2 ~ 7mm，基部渐狭抱茎，顶端渐尖或长渐尖，具短芒，有 3 ~ 5 条纵脉，具白色骨质边缘；基生叶下部略收缩成柄，其他叶均无柄；上部叶同形，向上渐小。伞形花序多腋生，花序多数，成疏松圆锥花序；伞幅 3 ~ 8，长 1 ~ 2cm，细、弧曲；总苞片 1 ~ 3，针形；小总苞片 5，线状披针形，紧贴小伞，稍超过小花。花瓣黄色。果宽椭圆形，长 2.5mm，棱粗钝凸出；棱槽油管 5 ~ 6，合生面油管 4 ~ 6。花、果期 7 ~ 9 月。

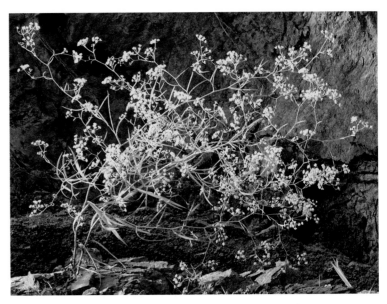

狭叶柴胡 **Bupleurum scorzonerifolium**　周繇　摄

产于东北、华北、西北、华东。生于海拔 160 ~ 2250m 的干燥草原、向阳山坡、灌木林边缘。

性　状

北柴胡　本品呈圆柱形或长圆锥形，长 6 ~ 15cm，直径 0.3 ~ 0.8cm。根头膨大，顶端残留 3 ~ 15 个茎基或短纤维状叶基，下部分枝。表面黑褐色或浅棕色，具纵皱纹、支根痕及皮孔。质硬而韧，不易折断，断面显纤维性，皮部浅棕色，木部黄白色。气微香，味微苦。

南柴胡　本品根较细，圆锥形，顶端有多数细毛状枯叶纤维，下部多不分枝或稍分枝。表面红棕色或黑棕色，靠近根头处多具细密环纹。质稍软，易折断，断面略平坦，不显纤维性。具败油气。

功能主治　疏散退热，疏肝解郁，升举阳气。用于感冒发热，寒热往来，胸胁胀痛，月经不调，子宫脱垂，脱肛。

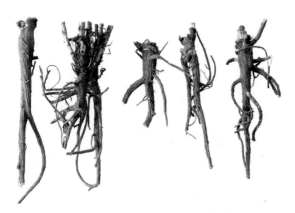

北柴胡 **Radix Bupleuri chinensis**　张继　摄

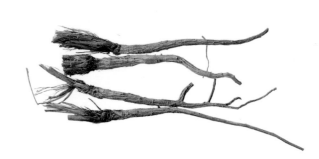

南柴胡 **Radix Bupleuri scorzonerifolii**　陈代贤　摄

党参 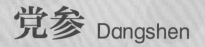 Dangshen

RADIX CODONOPSIS PILOSULAE ET AL.

本品为桔梗科植物党参 **Codonopsis pilosula**（Franch.）Nannf. 、素花党参 **Codonopsis pilosula** Nannf. var. **modesta**（Nannf.）L. T. Shen 或川党参 **Codonopsis tangshen** Oliv. 的干燥根。秋季采挖，洗净，晒干。

原 植 物

党参 Codonopsis pilosula（Franch.）Nannf. , in Act. Hort. Goth. 5: 29. 1929; 中国植物志 , 73（2）: 40, 1983; 中华人民共和国药典（1977）, 1: 478, 1978.——*C. pilosula* Nannf., 中华人民共和国药典（1963）, 1: 238, 1964.

　　草质缠绕藤本。根胡萝卜状圆柱形，常在中部分枝，长 15～30cm，直径 1～3cm。茎缠绕，长 1～2m，有多数分枝，侧枝长 15～50cm，小枝 1～5cm，具叶，不育或顶端着花，黄绿色或黄白色，无毛。主茎及侧枝上的叶互生，在小枝上的近于对生，叶柄长 0.5～2.5cm，有疏短刺毛，叶片卵形或狭卵形，长 1～6.5cm，宽 0.8～5cm，边缘具波状钝锯齿，两面疏或密被贴伏的长硬毛或柔毛，稀无毛。花单生于枝顶；花萼与子房分离，子房上位，筒部半球状，裂片宽披针形或狭长圆形，长 1.4～1.8cm，宽 6～8mm，顶端钝或微尖，其间弯缺尖狭；花冠宽钟状，长 2～2.3cm，直径 1.8～2.5cm，黄绿色，内面具紫斑，浅裂，裂片正三角形，全缘；花丝基部微扩大，长约 5mm，无毛，花药长圆形，长 5～6mm；柱头有白色刺毛。蒴果下部半球状，上部圆锥状。种子多数，卵形，无翅，无毛。花、果期 7～10 月。

　　产于东北、河北、内蒙古、山西、山东、河南、陕西、甘肃东部、宁夏、青海东部、四川北部、云南西北部。生于海拔 1560～3100m 的山地林边及灌丛中。

素花党参 Codonopsis pilosula Nannf. var. **modesta**（Nannf.）L. T. Shen in Fl. Reipubl. Popularis Sin. 73（2）: 41, 1983; 中国植物志 , 73（2）: 41, 1983; 中华人民共和国药典（1990）, 1: 253, 1990.

　　与党参原变种相似，但全体近于光滑无毛；花萼裂片较小，长约 10mm，叶片幼嫩时上面或先端常疏生柔毛及缘毛。

　　产于四川西北部、青海、甘肃及陕西南部至山西中部。生于海拔 1500～3200m 的山地林下、林边及灌丛中。

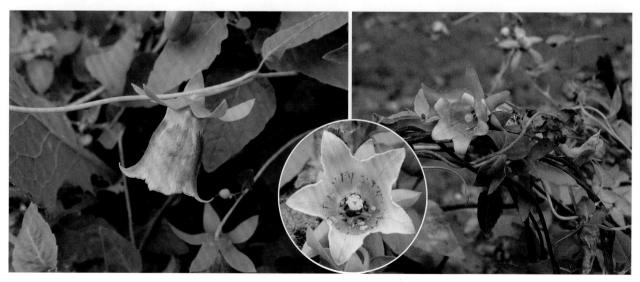

党参 *Codonopsis pilosula* 赵鑫磊、刘冰 摄

川党参 Codonopsis tangshen Oliv. in Hook. Icon. Pl. 20: t. 1966, 1891; 中国植物志 , 73（2）：43, 1983; 中华人民共和国药典（1990），1: 253, 1990.

植株除叶片两面密被微柔毛外，全体几近于光滑无毛。茎基微膨大，具多数瘤状茎痕，根常肥大呈纺锤状或纺锤状圆柱形，较少分枝或中部以下略有分枝，长 15 ~ 30cm，直径 1 ~ 1.5cm，表面灰黄色，上端 1 ~ 2cm 部分有稀或较密的环纹，而下部则疏生横长皮孔，肉质。茎缠绕，长可达 3m，直径 2 ~ 3mm，有多数分枝，侧枝长 15 ~ 50cm，小枝长 1 ~ 5cm，具叶，不育或顶端着花，淡绿色、黄绿色或下部微带紫色，叶在主茎及侧枝上的互生，在小枝上的近于对生，叶柄长 0.7 ~ 2.4cm，叶片卵形、狭卵形或披针形，长 2 ~ 8cm，宽 0.8 ~ 3.5cm，顶端钝或急尖，基部楔形或较圆钝，仅个别叶片偶近于心形，边缘浅钝锯齿，上面绿色，下面灰绿色。花单生于枝端，与叶柄互生或近于对生；花有梗；花萼几乎完全不贴生于子房上，几乎全裂，裂片矩圆状披针形，长 1.4 ~ 1.7cm，宽 5 ~ 7mm，顶端急尖，微波状或近于全缘；花冠上位，与花萼裂片着生处相距约 3mm，钟状，长 1.5 ~ 2cm，直径 2.5 ~ 3cm，淡黄绿色而内有紫斑，浅裂，裂片近于正三角形；花丝基部微扩大，长 7 ~ 8mm，花药长 4 ~ 5mm；子房对花冠言为下位，直径 5 ~ 1.4cm。蒴果下部近于球状，上部短圆锥状，直径 2 ~ 2.5cm。种子多数，椭圆状，无翼，细小，光滑，棕黄色。花、果期 7 ~ 10 月。

产于陕西南部、湖北西部、湖南西北部、四川东北部、重庆、贵州北部。生于海拔 900 ~ 2300m 的山地林边灌丛中。

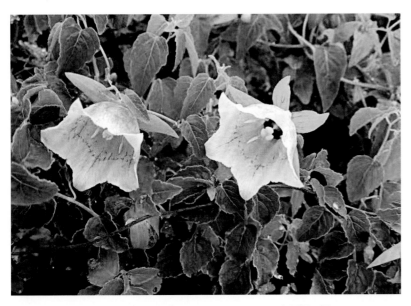

素花党参 **Codonopsis pilosula** var. **modesta** 李旻辉 摄

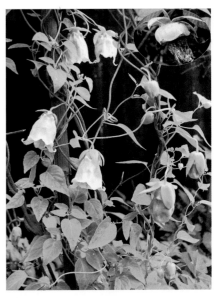

川党参 **Codonopsis tangshen** 孙庆文 摄

性　状

党参　本品呈长圆柱形，稍弯曲，长 10 ~ 35cm，直径 0.4 ~ 2cm。表面灰黄色、黄棕色至灰棕色，根头部有多数疣状突起的茎痕及芽，每个茎痕的顶端呈凹下的圆点状；根头下有致密的环状横纹，向下渐稀疏，有的达全长的一半，栽培品环状横纹少或无；全体有纵皱纹和散在的横长皮孔样突起，支根断落处常有黑

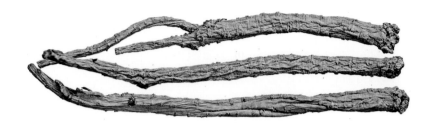

党参 Radix Codonopsis pilosulae　陈代贤　摄

褐色胶状物。质稍柔软或稍硬而略带韧性，断面稍平坦，有裂隙或放射状纹理，皮部淡棕黄色至黄棕色，木部淡黄色至黄色。有特殊香气，味微甜。

素花党参（西党参）　本品长 10～35cm，直径 0.5～2.5cm。表面黄白色至灰黄色，根头下致密的环状横纹常达全长的一半以上。断面裂隙较多，皮部灰白色至淡棕色。

川党参　本品长 10～45cm，直径 0.5～2cm。表面灰黄色至黄棕色，有明显不规则的纵沟。质较软而结实，断面裂隙较少，皮部黄白色。

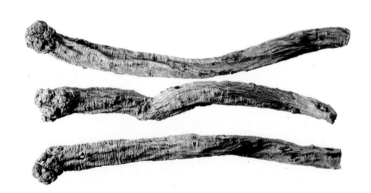

党参 Radix Codonopsis pilosulae modestae　张继　摄

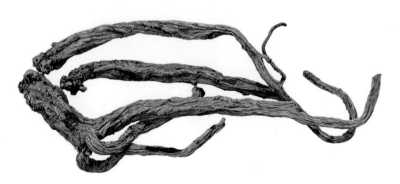

党参 Radix Codonopsis tangshen　陈代贤　摄

功能主治　健脾益肺，养血生津。用于脾肺气虚，食少倦怠，咳嗽虚喘，气血不足，面色萎黄，心悸气短，津伤口渴，内热消渴。

鸭跖草 Yazhicao

HERBA COMMELINAE

本品为鸭跖草科植物鸭跖草 **Commelina communis** L. 的干燥地上部分。夏、秋二季采收，晒干。

原 植 物 鸭跖草 **Commelina communis** L., Sp. Pl. 1: 40. 1753; 中国植物志, 13（3）: 127, 1997; 中华人民共和国药典（1977）, 1: 479, 1978.

一年生披散草本。茎匍匐生根，多分枝，长可达 1m。叶披针形至卵状披针形，长 3～9cm，宽 1.5～2cm。总苞片佛焰苞状，展开后为心形，顶端短急尖，基部心形，边缘常有硬毛；聚伞花序，下面一枝仅有花一朵，具长 8mm 的梗，不孕；上面一枝有花 3～4 朵，具短梗，几乎不伸出佛焰苞。花梗果期弯曲；萼片膜质，内面 2 枚常靠近或合生；花瓣深蓝色，内面两枚具爪。蒴果椭圆形，2 室，2 片裂，每室种子 2 颗。种子黄棕色，有不规则窝孔。

产于甘肃、四川、云南以东的南北各省区。生于湿地、沟边、村落旁。

性 状 本品长可达 60cm，黄绿色或黄白色，较光滑。茎有纵棱，直径约 0.2cm，多有分枝或须根，节稍膨大，节间长 3～9cm；质柔软，断面中心有髓。叶互生，多皱缩、破碎，完整叶片展平后呈卵状披针形或披针形，长 3～9cm，宽 1～2.5cm；先端尖，全缘，基部下延成膜质叶鞘，抱茎，叶脉平行。花多脱落，总苞佛焰苞状，心形，两边不相连；花瓣皱缩，蓝色。气微，味淡。

功能主治 清热泻火，解毒，利水消肿。用于感冒发热，热病烦渴，咽喉肿痛，水肿尿少，热淋涩痛，痈肿疔毒。

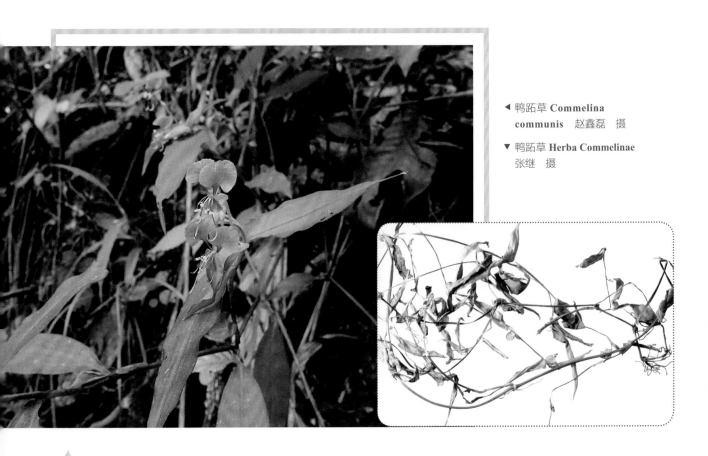

◀ 鸭跖草 Commelina
　communis 赵鑫磊 摄

▼ 鸭跖草 Herba Commelinae
　张继 摄

铁皮石斛 Tiepishihu

本品为兰科植物铁皮石斛 **Dendrobium officinale** Kimura et Migo 的干燥茎。11 月至翌年 3 月采收，除去杂质，剪去部分须根，边加热边扭成螺旋形或弹簧状，烘干；或切成段，干燥或低温烘干，前者习称"铁皮枫斗"（耳环石斛）；后者习称"铁皮石斛"。

原 植 物　铁皮石斛 **Dendrobium officinale** Kimura et Migo in J. Shanghai Sci. Inst. III. 3: 122, t. 6a, 7, 9. 1936; 中国植物志 , 19: 117, 1999; 中华人民共和国药典（2010）, 1: 265, 2010.

茎直立，圆柱形，长 9～35cm，直径 2～4mm，不分枝，具多节，节间长 1.3～1.7cm，常在中部以上互生 3～5 枚叶。叶片纸质，二列，长圆状披针形，长 3～4（～7）cm，宽 9～11（～15）mm，先端钝并且多少钩转，基部鞘的边缘和中肋常带淡紫色；叶鞘常具紫斑，老时其上缘与茎松离而张开，并且与节留下 1 个环状铁青的间隙。总状花序常从落了叶的老茎上部发出，具 2～3 朵花；花序轴回折状弯曲；萼片和花瓣黄绿色，近相似，长圆状披针形，长约 1.8cm，宽 4～5mm，先端锐尖；侧萼片基部较宽阔，宽约 1cm；萼囊圆锥形，长约 5mm；唇瓣白色，基部具 1 个绿色或黄色的胼胝体，卵状披针形，比萼片稍短，中部反折，先端急尖，不裂或不明显 3 裂，中部以下两侧具紫红色条纹，边缘多少波状；唇盘密布细乳突状毛，并且在中部以上具 1 个紫红色斑块。花期 3～6 月。

产于安徽、河南、陕西、浙江、福建、广西、四川和云南东南部。生于海拔 200～1600m 的山地阴湿的岩石上或阔叶林中树干上。

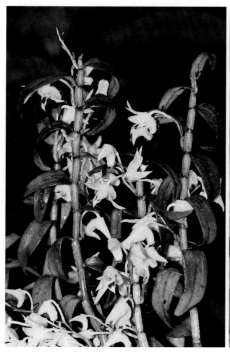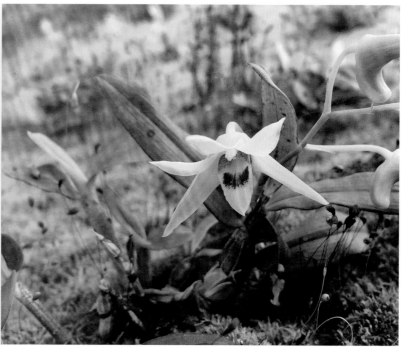

铁皮石斛 **Dendrobium officinale**　朱鑫鑫、赵鑫磊　摄

铁皮枫斗　本品呈螺旋形或弹簧状，通常为 2 ~ 6 个旋纹，茎拉直后长 3.5 ~ 8cm，直径 0.2 ~ 0.4cm。表面黄绿色或略带金黄色，有细纵皱纹，节明显，节上有时可见残留的灰白色叶鞘；一端可见茎基部留下的短须根。质坚实，易折断，断面平坦，灰白色至灰绿色，略角质状。气微，味淡，嚼之有黏性。

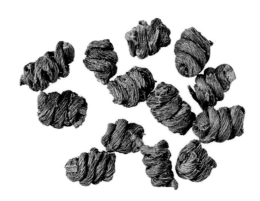

铁皮石斛 *Caulis Dendrobii officinalis*　陈代贤　摄

铁皮石斛　本品呈圆柱形的段，长短不等。

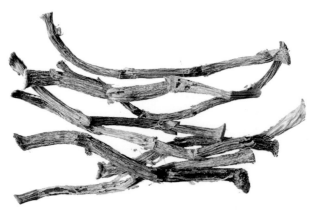

铁皮石斛 *Caulis Dendrobii officinalis*　陈代贤　摄

功能主治　益胃生津，滋阴清热。用于热病津伤，口干烦渴，胃阴不足，食少干呕，病后虚热不退，阴虚火旺，骨蒸劳热，目暗不明，筋骨痿软。

积雪草 Jixuecao

HERBA CENTELLAE

本品为伞形科植物积雪草的 **Centella asiatica**（L.）Urb. 的干燥全草。夏、秋二季采收，除去泥沙，晒干。

原植物 积雪草 Centella asiatica（L.）Urb. in Martius, Fl. Bras. 11（1）: 287. 1879; 中国植物志, 55（1）: 31, 1979; 中华人民共和国药典（1977）, 1: 480, 1978.

多年生草本。茎匍匐，细长，节上生根。单叶互生，无毛或疏生柔毛；叶片膜质或草质；肾形或近圆形，直径 1～5cm，基部深心形，边缘有宽钝齿，具掌状脉，脉 5～7; 叶柄长 2～15cm, 叶鞘透明，膜质。伞形花序单生或 2～4 个聚生叶腋；总苞片 2, 卵形，长 3～4mm; 花序有花 3～6 朵，聚集呈头状，序梗长 2～8mm; 花瓣卵形，紫红色或乳白色，长 1～1.5mm; 花丝与花柱近等长，短于花瓣。双悬果扁圆球形，长 2～2.5mm, 基部心形或平截，主棱极明显，棱间有隆起的网纹相连。花、果期 4～10 月。

产于华东、华中以及广东、广西、四川、云南。生于海拔 200～1900m 的路旁、田边等阴湿处。广布于热带及亚热带。

性状 本品常卷缩成团状。根圆柱形，长 2～4cm, 直径 1～1.5mm; 表面浅黄色或灰黄色。茎细长弯曲，黄棕色，有细纵皱纹，节上常着生须状根。叶片多皱缩、破碎，完整者展平后呈近圆形或肾形，直径 1～4cm; 灰绿色，边缘有粗钝齿；叶柄长 3～6cm, 扭曲。伞形花序腋生，短小。双悬果扁圆形，有明显隆起的纵棱及细网纹，果梗甚短。气微，味淡。

功能主治 清热利湿，解毒消肿。用于湿热黄疸，中暑腹泻，石淋血淋，痈肿疮毒，跌扑损伤。

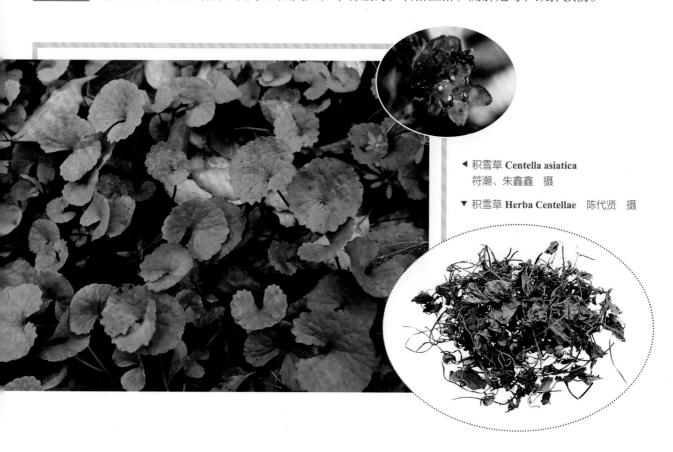

◀ 积雪草 Centella asiatica
符潮、朱鑫鑫 摄

▼ 积雪草 Herba Centellae 陈代贤 摄

臭灵丹草 Choulingdancao

HERBA LAGGERAE

本品为菊科植物翼齿六棱菊 **Laggera pterodonta**（DC.）Benth. 的干燥地上部分。秋季茎叶茂盛时采割，干燥。

原植物 翼齿六棱菊 **Laggera pterodonta**（DC.）Benth. in Gen. Pl. 2: 290. 1873; 中国植物志, 75: 48, 1979; 中华人民共和国药典（1977），1: 482, 1978.

多年生草本，高 50～100cm。全株有强烈臭气。主根长柱形，有少数分枝，侧根多而细长。茎圆柱形，上部稍有分枝，茎枝均有羽状齿裂的翅，全株密被淡黄绿色腺毛和柔毛。叶互生，无柄；叶片椭圆状倒披针形或椭圆形，长 7～10（～15）cm，宽 2～3.5（～7）cm，先端短尖或钝，基部楔形下延成翅，边缘有细锯齿或不规则波状锯齿；上部叶片较窄小，条状披针形、倒卵形或长圆形，长 2～3cm，宽 5～10mm。头状花序多数，径约 10mm，在茎枝顶端排列成总状或近伞房状的大型圆锥花序，花序梗长约 2cm，无翅，密被腺状短柔毛；总苞近钟状；苞片长圆形或长圆状披针形，先端短尖，内层上部有时紫红色，干膜质，线形，最内层极狭，通常丝状；雌花多数，花冠丝状，长约 7mm；两性花约与雌花等长，花冠管状，向上渐扩大，檐部通常 5 裂，背面有乳头状突起。瘦果近纺锤形，有 10 棱，长约 10mm，被白色长柔毛。冠毛白色，易脱落，长约 6mm。花期 4～10 月。

产于西南及湖北西部、广西西南部等地。生于空旷草地或山谷疏林中。

性状 本品长 50～150cm，全体密被淡黄色腺毛和柔毛。茎圆柱形，具 4～6 纵翅，翅缘锯齿状，易折断。叶互生，有短柄；叶片椭圆形，暗绿色，先端短尖或渐尖，基部楔形，下延成翅，边缘有锯齿。头状花序着生于枝端。气特异，味苦。

功能主治 清热解毒，止咳祛痰。用于风热感冒，咽喉肿痛，肺热咳嗽。

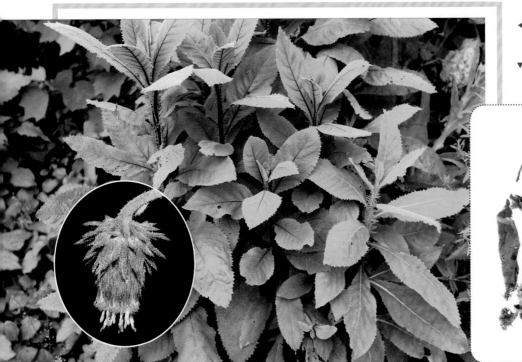

◀ 翼齿六棱菊 Laggera pterodonta
李华东、朱鑫鑫 摄

▼ 臭灵丹草 Herba Laggerae
王如峰 摄

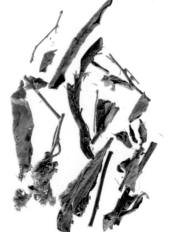

射干 Shegan

RHIZOMA BELAMCANDAE

本品为鸢尾科植物射干 **Belamcanda chinensis**（L.）DC. 的干燥根状茎。春初刚发芽或秋末茎叶枯萎时采挖，除去须根和泥沙，干燥。

原植物 射干 **Belamcanda chinensis**（L.）DC. in Redoute, Lil. 3, Pl. 121. 1805; 中国植物志, 16（1）: 131, 1985; 中华人民共和国药典（1963）, 1: 240, 1964.

多年生草本。根状茎粗壮，横生，鲜黄色，呈不规则的结节状，着生多数细长的须根。茎直立，高 50～150cm，实心，下部生叶。叶互生，扁平，宽剑形，对折，互相嵌叠，排成 2 列，长 20～60cm，宽 2～4cm，先端渐尖，基部抱茎，全缘，绿色带白粉；叶脉数条，平行。聚伞花序伞房状顶生，2 叉状分枝，枝端着生数花，花梗及分枝基部均有膜质苞片；苞片披针形至狭卵形；花被裂片 6，2 轮，外轮花被裂片倒卵形或长椭圆形，长约 2.5cm，宽 1cm，内轮 3 片略小，倒卵形或长椭圆形，长 2～2.5cm，宽 1cm，橘黄色，有暗红色斑点；雄蕊 3，贴生于外花被片基部，花药外向；雌蕊 1，子房下位，3 室，中轴胎座，柱头 3 浅裂。蒴果倒卵形或长椭圆形，长 2～4cm，具 3 纵棱，成熟时室背开裂，果瓣向外弯曲。种子多数，近圆形，黑紫色，有光泽，直径约 5mm。花期 6～8 月，果期 7～9 月。

产于全国各地。生于海拔 2200m 以下的山坡、草原、田野旷地、杂木林缘，常见栽培。

性　状 本品呈不规则结节状，长 3～10cm，直径 1～2cm。表面黄褐色、棕褐色或黑褐色，皱缩，有较密的环纹。上面有数个圆盘状凹陷的茎痕，偶有茎基残存；下面有残留细根及根痕。质硬，断面黄色，颗粒性。气微，味苦、微辛。

功能主治 清热解毒，消痰，利咽。用于热毒痰火郁结，咽喉肿痛，痰涎壅盛，咳嗽气喘。

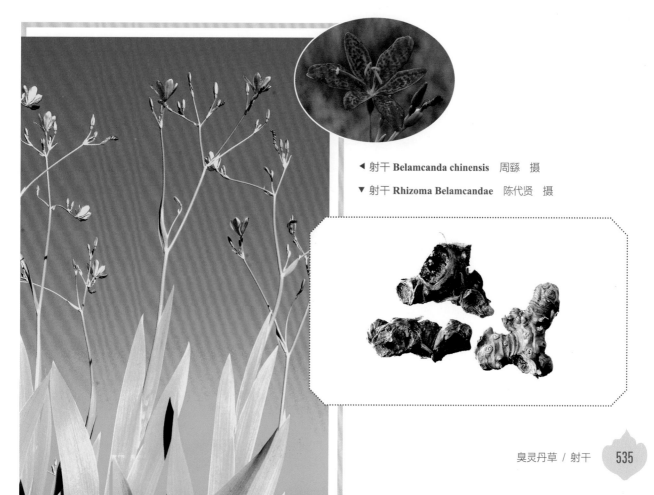

◀ 射干 **Belamcanda chinensis** 周繇 摄

▼ 射干 **Rhizoma Belamcandae** 陈代贤 摄

徐长卿 Xuchangqing

本品为萝藦科植物徐长卿 **Cynanchum paniculatum**（Bge.）Kitag. 的干燥根和根状茎。秋季采挖，除去杂质，阴干。

原 植 物 徐长卿 **Cynanchum paniculatum**（Bge.）Kitag. in Journ. Jap. Bot. 16: 20. 1940; 中国植物志，63: 351, 1977; 中华人民共和国药典（1977），1: 484, 1978.

多年生直立草本，高达 1m。须根密集，丛生，芳香。茎纤细，无毛或下部具粗硬毛，硬质，不分枝或从根部发出几条分枝，节间长于叶。叶对生；叶柄长约 3mm；叶片纸质，披针形至条形，长 5～13cm，宽 0.5～1.5cm，两端急尖，无毛或叶背被微柔毛，边缘具缘毛；侧脉不明显。圆锥状聚伞花序顶生，长达 7cm，着花 10 余朵；花萼内面基部腺体或有或无；花冠黄绿色，近辐状，无毛，花冠筒短，花冠裂片卵形，长 4～5.5mm，宽 1.5～3mm；副花冠 5 裂，裂片卵状长圆形，肉质，两侧稍扁，顶端钝，与花药等高，腹部具龙骨状凸起，并贴生在花药上；花药长方形，顶端具半圆形膜质附属体，略短于柱头；花粉块长圆形，下垂；子房卵圆形，无毛，花柱短，柱头 5 角形，顶端略突起。蓇葖果双生或单生，披针形，长 4～8cm，宽 3～8mm，无毛。种子长圆形，长约 3mm，顶端种毛长 1cm。花期 5～7 月，果期 8～12 月。

产于辽宁、内蒙古、山西、河北、河南、陕西、甘肃、四川、贵州、云南、山东、安徽、江苏、浙江、江西、福建、台湾、湖南、湖北、广东、香港、广西。生于海拔 1800m 以下的向阳山坡、干燥丘陵山坡或草丛中。

性 状 本品根状茎呈不规则柱状，有盘节，长 0.5～3.5cm，直径 2～4mm。有的顶端带有残茎，细圆柱形，长约 2cm，直径 1～2mm，断面中空；根状茎节处周围着生多数根。根呈细长圆柱形，弯曲，长 10～16cm，直径 1～1.5mm。表面淡黄白色至淡棕黄色或棕色，具微细的纵皱纹，并有纤细的须根。质脆，易折断，断面粉性，皮部类白色或黄白色，形成层环淡棕色，木部细小。气香，味微辛凉。

功能主治 祛风，化湿，止痛，止痒。用于风湿痹痛，胃痛胀满，牙痛，腰痛，跌扑伤痛，风疹、湿疹。

▶ 徐长卿 Cynanchum paniculatum 周繇 摄

▼ 徐长卿 Radix et Rhizoma Cynanchi paniculati
陈代贤 摄

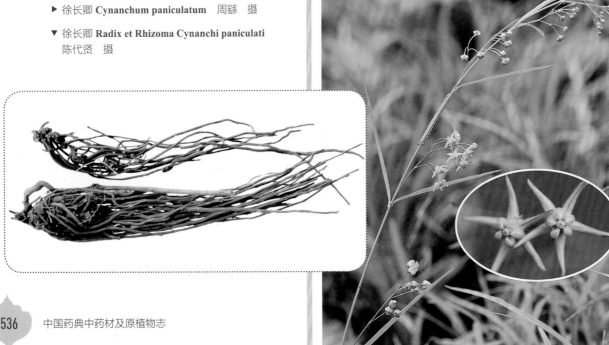

狼毒 Langdu

RADIX EUPHORBIAE EBRACTEOLATAE ET AL.

本品为大戟科植物月腺大戟 **Euphorbia ebracteolata** Hayata. 或狼毒大戟 **Euphorbia fischeriana** Steud. 的干燥根。春、秋二季采挖，洗净，切片，晒干。

原植物

月腺大戟 Euphorbia ebracteolata Hayata. in J. Coll. Sci. Imp. Univ. Tokyo 20（3）：71, pl. 4, f. 1, 1904; 中国植物志, 44（3）：89, 1997; 中华人民共和国药典（1977），1：487, 1978.

本种与狼毒大戟 **Euphorbia fischeriana** 极相似，但根呈纺锤形至圆锥形，外皮黄褐色；茎基部无鳞片状叶，子房和蒴果均无白色柔毛，易于区别。

分布于内蒙古、河北、山西、陕西、宁夏、甘肃、青海、江苏、河南、湖北、四川等省区。生于山坡、草丛、沟谷、灌丛或林缘等处。

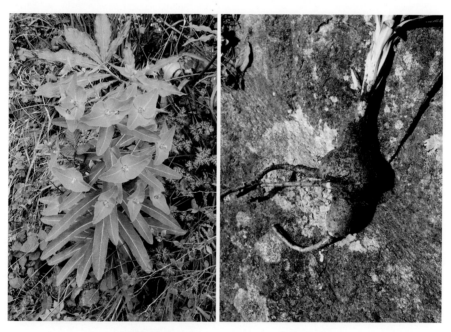

月腺大戟 **Euphorbia ebracteolata** 赵鑫磊 摄

狼毒大戟 Euphorbia fischeriana Steud. in Nomencl. Bot. ed 2, 611. 1840; 中国植物志, 44（3）：89, 1997; 中华人民共和国药典（1977），1：487, 1978.

多年生草本，高15～45cm。根圆柱状，肉质。叶互生，下部叶卵状长圆形，长1～2cm，宽4～6mm；茎生叶长圆形，长4～6.5cm，宽1～2cm。总苞叶常5枚；伞幅5，长4～6cm；次级总苞叶常3枚，卵形，长约4cm，宽约2cm；苞叶2枚，三角状卵形，长与宽均约2cm，先端尖，基部近平截；总苞钟状，具白色柔毛，高约4mm，直径4～5mm，边缘4裂，裂片圆形，具白色柔毛；腺体4，半圆形，淡褐色；雄花多枚，伸出总苞之外；雌花1枚；子房密被白色长柔毛。蒴果卵球状，长约6mm，直径6～7mm，被白色长柔毛；种子扁球状，长与直径均约4mm，灰褐色。花果期5～7月。

分布于黑龙江、吉林、辽宁、内蒙古和山东等省区。生于海拔100～600m的草原、干燥丘陵坡地、多石砾干山坡及阳坡稀疏的松林下。

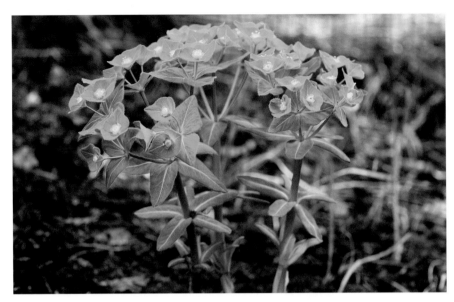

狼毒大戟 Euphorbia fischeriana　周繇　摄

月腺大戟　本品为类圆形或长圆形块片，直径 1.5 ~ 8cm，厚 0.3 ~ 4cm。外皮薄，黄棕色或灰棕色，易剥落而露出黄色皮部。切面黄白色，有黄色不规则大理石样纹理或环纹。体轻，质脆，易折断，断面有粉性。气微，味微辛。

狼毒大戟　本品外皮棕黄色，切面纹理或环纹显黑褐色。水浸后有黏性，撕开可见黏丝。

功能主治　散结，杀虫。外用于淋巴结结核、皮癣；灭蛆。

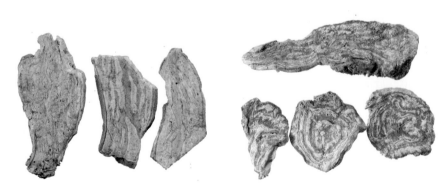

狼毒 Radix Euphorbiae ebracteolatae　张继　摄　　狼毒 Radix Euphorbiae fischerianae　张继　摄

凌霄花 Lingxiaohua

FLOS CAMPSIS GRANDIFLORAE ET AL.

本品为紫葳科植物凌霄 **Campsis grandiflora**（Thunb.）K. Schum. 或美洲凌霄 **Campsis radicans**（L.）Seem. 的干燥花。夏、秋二季花盛开时采摘，干燥。

原 植 物

凌霄 Campsis grandiflora（Thunb.）K. Schum. in Engle u. Prantl, Nat. Pflanzenfam. 4（3b）：230. 1894; 中国植物志, 69: 33, 1990; 中华人民共和国药典（1977）, 1: 488, 1978.——*C. grandiflora*（Thunb.）Loisel., 中华人民共和国药典（1963）, 1: 220, 1964.

攀援藤本，长达 10m；茎上具气生根，攀附于他物上；树皮灰褐色，小枝紫色。奇数羽状复叶对生，小叶 7~9 枚，小叶片卵形或卵状披针形，长 3~9cm，宽 1.5~5cm，先端尾尖，边缘具粗锯齿，基部阔楔形，两面无毛，背面密生小腺点，侧脉 6~7 对；叶轴长 4~13cm，顶生小叶柄长 0.5~1cm，侧生小叶柄长 1~5mm，小叶柄之间具束毛。花排列成大型疏散的顶生聚伞花序或圆锥花序，长 15~20cm；花萼钟状，长 2~3cm，分裂至中部，裂片披针形，长 1~1.5cm，顶端渐尖；花冠长约 5cm，漏斗状，内面鲜红色或橘红色，外面橙黄色，稍二唇形，5 裂，裂片半圆形；雄蕊 4，着生于花冠筒近基部，花丝线形，长约 2~2.5cm，花药黄色，个字形着生，药室叉开；花柱线形，长约 3cm，柱头舌状，2 裂。蒴果圆柱形，顶端钝。种子多数扁平，具翅。花期 7~8 月，果实 10 月成熟。

产于长江流域各地，以及河北、山东、河南、福建、广东、广西、陕西，在台湾有栽培。

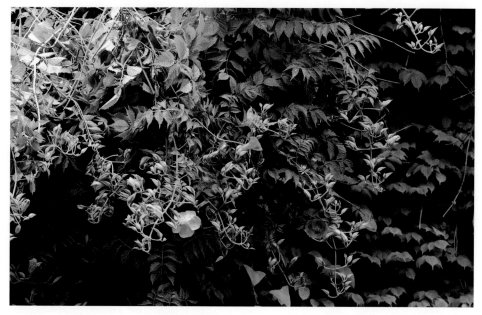

凌霄 **Campsis grandiflora** 李华东 摄

美洲凌霄 Campsis radicans（L.）Seem. in Journ. Bot. 5: 372. 1867; 中国植物志, 69: 33, 1990; 中华人民共和国药典（1985）, 1: 253, 1985.

攀援藤本，长达 10m，茎上具气生根以攀援他物。奇数羽状复叶对生，小叶 9~11 片，小叶片椭圆形至卵状椭圆形，长 3.5~6.5cm，宽 2~4cm，先端尾尖，边缘具锯齿，基部楔形、截平或钝圆，上面深绿色，背面淡绿色，被柔毛，或至少沿中脉、侧脉及叶轴被短柔毛；叶柄长约0.5mm。圆锥花序顶生，具花少数，偶退化为总状花序；花萼钟状，长1.2~2.5cm，5浅裂至萼筒的1/3处，裂片卵状三角形，无毛或被不明显的鳞片状腺体，顶端渐尖或具小尖头，向外微反折；花冠筒细长，漏斗状，橙红色至鲜红色，长6~9cm，直径约4cm，蒴果长圆柱形，长8~12cm，顶端具喙尖，近木质，沿缝线具龙骨状突起，粗约2mm，具柄。种子具棕色的膜质翅。

我国多省区均有栽培。

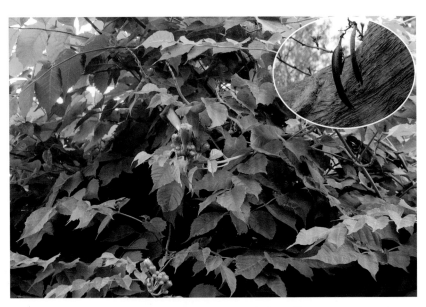

美洲凌霄 **Campsis radicans** 赵鑫磊 摄

凌霄　本品多皱缩卷曲，黄褐色或棕褐色，完整花朵长4~5cm。萼筒钟状，长2~2.5cm，裂片5，裂至中部，萼筒基部至萼齿尖有5条纵棱。花冠先端5裂，裂片半圆形，下部联合呈漏斗状，表面可见细脉纹，内表面较明显。雄蕊4，着生在花冠上，2长2短，花药个字形，花柱1，柱头扁平。气清香，味微苦、酸。

美洲凌霄　本品完整花朵长6~7cm。萼筒长1.5~2cm，硬革质，先端5齿裂，裂片短三角状，长约为萼筒的1/3，萼筒外无明显的纵棱；花冠内表面具明显的深棕色脉纹。

功能主治　活血通经，凉血祛风。用于月经不调，经闭癥瘕，产后乳肿，风疹发红，皮肤瘙痒，痤疮。

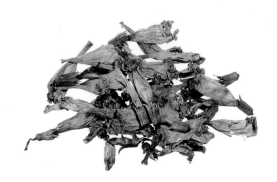

凌霄花 **Flos Campsis grandiflorae** 陈代贤 摄

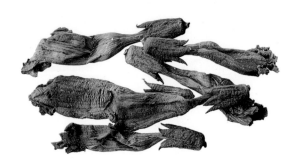

凌霄花 **Flos Campsis radicansis** 陈代贤 摄

高山辣根菜 Gaoshanlagencai

RADIX ET RHIZOMA PEGAEOPHYTI

本品为十字花科植物无茎荠 **Pegaeophyton scapiflorum**（Hook. f. et Thoms.）Marq. et Shaw 的干燥根和根状茎。秋季采挖，除去须根和泥沙，晒干。

原 植 物 无茎荠 **Pegaeophyton scapiflorum**（Hook. f. et Thoms.）Marq. et Shaw in Journ. Linn. Soc. Bot. 48: 229. 1929; 中国植物志, 33: 242, 1987; 中华人民共和国药典（2010）, 1: 270, 2010.

多年生草本。植株高（3～）5～15cm；光滑无毛。根粗壮，表皮多皱缩。茎短缩。叶多数，莲座状；叶片卵形至长匙形或线状披针形，长2～10cm，顶端圆钝或急尖，基部楔形，边缘全缘或具稀疏浅齿；叶柄扁平，与叶片近等长，在基部扩大呈鞘状。花大，单生，花梗扁平，长2～10cm；萼片长卵形，长3～5mm，具白色膜质边缘；花瓣白色至淡蓝色，宽倒卵形或匙形，长5～10mm，顶端全缘或微凹，基部稍具爪。短角果宽卵形，扁平，肉质，具狭翅状边缘。种子褐色，宽卵形而扁，长1.5～3mm。花期5～8月，果期6～9月。

产于甘肃、青海、新疆、四川、云南、西藏。生于海拔3500～5400m的山坡潮湿地、高山草地、林内水沟边及流水滩。喜马拉雅地区也有分布。

性 状 本品根状茎顶端有数个分枝，有密集横环纹，其上有叶柄残基。根圆柱形，长5～16cm，直径0.6～1.5cm。表面黄棕色至灰黄褐色，粗糙，有明显的皱纹和纵沟。质松泡，易折断，断面不整齐，皮部淡棕色至黄棕色，木部淡黄白色至浅黄棕色，周边与中心部呈灰白与黄色相间的花纹。气微香，味微苦。

功能主治 清热解毒，清肺止咳，止血，消肿。用于温病发热，肺热咳嗽，咯血，创伤出血，四肢浮肿。

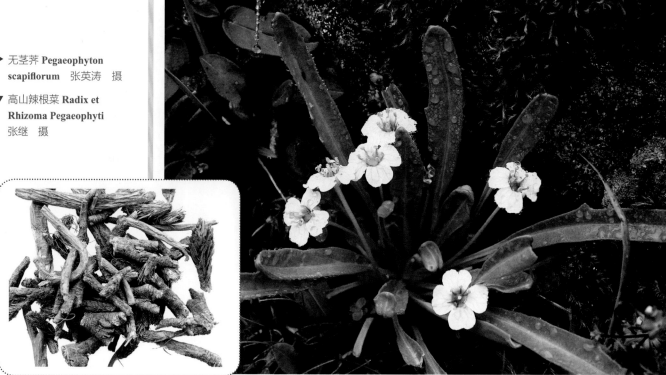

▶ 无茎荠 **Pegaeophyton scapiflorum** 张英涛 摄

▼ 高山辣根菜 **Radix et Rhizoma Pegaeophyti** 张继 摄

高良姜 Gaoliangjiang

RHIZOMA ALPINIAE OFFICINARUM

本品为姜科植物高良姜 **Alpinia officinara** Hance 的干燥根状茎。夏末秋初采挖，除去须根和残留的鳞片，洗净，切段，晒干。

原植物 高良姜 **Alpinia officinara** Hance in Journ. Linn. Soc. Bot. 13: 6. 1872; 中国植物志，16（2）：100, 1981; 中华人民共和国药典（1963），1: 220, 1964.

植株高 40 ~ 110cm，根状茎延长，圆柱形。叶片线形，长 20 ~ 30cm，宽 1.2 ~ 2.5cm，顶端尾尖，基部渐狭；叶舌薄膜质，披针形，长 2 ~ 5cm。总状花序顶生，直立，长 6 ~ 10cm，花序轴被绒毛；小苞片长不逾 1mm，小花梗长 1 ~ 2mm；花萼管长 8 ~ 10mm，顶端 3 齿裂，被小柔毛；花冠管较萼管稍短，裂片长圆形，长约 1.5cm，后方的一枚兜状；唇瓣卵形，长约 2cm，白色而有红色条纹，花丝长约 1cm；子房密被绒毛。果球形，直径约 1cm，熟时红色。花期 4 ~ 9 月，果期 5 ~ 11 月。

产于广东、广西。野生于荒坡灌丛或疏林中，或栽培。

性状 本品呈圆柱形，多弯曲，有分枝，长 5 ~ 9cm，直径 1 ~ 1.5cm。表面棕红色至暗褐色，有细密的纵皱纹和灰棕色的波状环节，节间长 0.2 ~ 1cm，一面有圆形的根痕。质坚韧，不易折断，断面灰棕色或红棕色，纤维性，中柱约占 1/3。气香，味辛辣。

功能主治 温胃止呕，散寒止痛。用于脘腹冷痛，胃寒呕吐，嗳气吞酸。

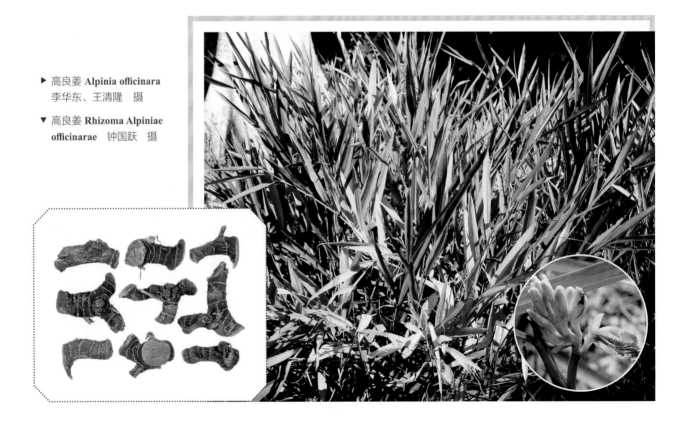

▶ 高良姜 Alpinia officinara
李华东、王清隆 摄

▼ 高良姜 Rhizoma Alpiniae
officinarae 钟国跃 摄

拳参 Quanshen

本品为蓼科植物拳参 **Polygonum bistorta** L. 的干燥根状茎。春初发芽时或秋季茎叶将枯萎时采挖，除去泥沙，晒干，去须根。

原 植 物 　拳参 **Polygonum bistorta** L., Sp. Pl. 360. 1753; 中国植物志 , 25（1）: 42, 1998; 中华人民共和国药典（1963）, 1: 221, 1964.

多年生草本。根状茎肥厚，弯曲，直径 1.5～3cm。茎直立，高 50～90cm，不分枝，无毛，通常 2～3条自根状茎发出。基生叶宽披针形或狭卵形，长 4～18cm，宽 2～5cm，先端渐尖或急尖，两面无毛或下面疏生短柔毛，纸质，边缘外卷，基部近心形或截形；沿叶柄下延成翅状；叶柄粗壮，长 10～20cm；茎生叶狭披针形；叶柄极短或无柄；托叶鞘筒状，膜质，顶端偏斜，开裂至中部，无缘毛。花序穗状，顶生，长 4～9cm，宽 0.8～1.2cm；苞片卵形，渐尖，中脉明显；花梗长 5～7mm；花被 5 深裂，白色或淡红色；花被片椭圆形，长 2～3mm；雄蕊 8；子房卵形，花柱 3，下部合生，柱头头状。瘦果椭圆形，两端尖，具 3 棱，褐色，有光泽，长 3～3.5mm，稍长于宿存花被。花期 6～7 月，果期 8～9 月。

产于东北、华北、陕西、甘肃、宁夏、山东、河南、江苏、浙江、江西、湖南、湖北、安徽。生于海拔700～3000m 的山坡草地、山顶草甸。

性 　 状 　本品呈扁长条形或扁圆柱形，弯曲，有的对卷弯曲，两端略尖，或一端渐细，长 6～13cm，直径 1～2.5cm。表面紫褐色或紫黑色，粗糙，一面隆起，一面稍平坦或略具凹槽，全体密具粗环纹，有残留须根或根痕。质硬，断面浅棕红色或棕红色，维管束呈黄白色点状，排列成环。气微，味苦、涩。

功能主治 　清热解毒，消肿，止血。用于赤痢热泻，肺热咳嗽，痈肿瘰疬，口舌生疮，血热吐衄，痔疮出血，蛇虫咬伤。

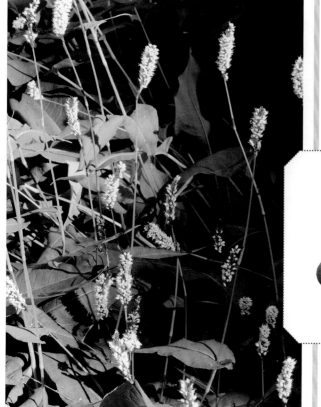

◀ 拳参 **Polygonum bistorta**　周繇　摄

▼ 拳参 **Rhizoma Bistortae**　陈代贤　摄

粉萆薢 Fenbixie

本品为薯蓣科植物粉背薯蓣 **Dioscorea hypoglauca** Palibin 的干燥根状茎。秋、冬二季采挖，除去须根，洗净，切片，晒干。

原植物 **粉背薯蓣 Dioscorea hypoglauca** Palibin in Bull. Herb. Boiss. ser. 2, 6: 21. 1906; 中国植物志，16（1）: 72, 1985; 中华人民共和国药典（1977），1: 491, 1978.

多年生缠绕草质藤本。根状茎横生，姜块状，断面姜黄色，表面生有许多须根。茎左旋，无毛，有时密被黄色柔毛。单叶互生；叶片三角状心形或卵状形，先端渐尖，边缘波状或近全缘，下面灰白色，沿叶脉及叶缘被黄白色硬毛，有些植株叶片边缘呈半透明干膜质，干后黑色。雌雄异株。雄花序单生或2～3个簇生于叶腋；雄花无梗，在花序基部由2～3朵簇生，至顶部常单生；苞片卵状披针形，小苞片卵形；花被碟形，先端6裂，裂片黄色，干后黑色；雄蕊3枚，着生于花被管上，花丝较短，花开放后药隔变宽，约为花药的一半，呈短叉状，退化雄蕊有时花丝状，与3个发育雄蕊互生。雌花序穗状；花全部单生，子房下位，柱头3裂，退化雄蕊呈丝状体。蒴果有3翅，两端平截，先端与基部通常等宽，成熟后反曲下垂；种子2颗，着生于中轴中部，成熟时四周有薄膜状翅。花期5～8月，果期6～10月。

产于河南、安徽、浙江、江西、福建、台湾、湖北、湖南、广东、广西等地。生于海拔200～1300m的山腰陡坡、山谷缓坡或水沟边阴处的混交林边缘或疏林下。

性状 本品为不规则的薄片，边缘不整齐，大小不一，厚约0.5mm。有的有棕黑色或灰棕色的外皮。切面黄白色或淡灰棕色，维管束呈小点状散在。质松，略有弹性，易折断，新断面近外皮处显淡黄色。气微，味辛、微苦。

功能主治 利湿去浊，祛风除痹。用于膏淋，白浊，白带过多，风湿痹痛，关节不利，腰膝疼痛。

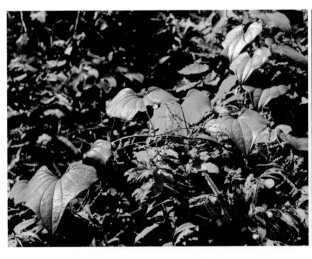

▲ 粉背薯蓣 **Dioscorea hypoglauca** 李华东 摄

▶ 粉萆薢 **Rhizoma Dioscoreae hypoglaucae** 陈代贤 摄

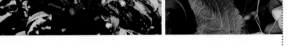

粉葛 Fenge

RADIX PUERARIAE THOMSONII

本品为豆科植物甘葛藤 **Pueraria thomsonii** Benth. 的干燥根。秋、冬二季采挖，除去外皮，稍干，截段或再纵切两半或斜切成厚片，干燥。

原植物 甘葛藤 **Pueraria thomsonii** Benth. in Journ. Linn. Soc. Bot. 9: 122. 1867; 中国植物志, 41: 226, 1995; 中华人民共和国药典（1977）, 1: 570, 1978.

藤本。根肥大。茎枝被黄褐色短毛或杂有长硬毛。三出复叶，具长柄；托叶披针状长椭圆形，有毛；顶生小叶片菱状卵形至宽卵形，侧生的斜卵形，长和宽 10～13cm，先端急尖或具小尖头，基部截平或急尖，全缘或具 2～3 裂片，两面均被黄色粗伏毛。总状花序腋生；小苞片卵形；花萼钟状，长 1.2～1.5cm，萼齿5，披针形，较萼筒长，被黄色长硬毛；花冠紫色，长 1.6～1.8cm，旗瓣近圆形。荚果长椭圆形，扁平；长 10～12cm，宽 8～11mm，密被黄褐色长硬毛。种子肾形或圆形。花期 9 月，果期 11。

产于广东、广西、四川、云南等地。栽培或野生于山野灌丛和疏林中。

性　状 本品呈圆柱形、类纺锤形或半圆柱形，长 12～15cm，直径 4～8cm；有的为纵切或斜切的厚片，大小不一。表面黄白色或淡棕色，未去外皮的呈灰棕色。体重，质硬，富粉性，横切面可见由纤维形成的浅棕色同心性环纹，纵切面可见由纤维形成的数条纵纹。气微，味微甜。

功能主治 解肌退热，生津止渴，透疹，升阳止泻，通经活络，解酒毒。用于外感发热头痛，项背强痛，口渴，消渴，麻疹不透，热痢，泄泻，眩晕头痛，中风偏瘫，胸痹心痛，酒毒伤中。

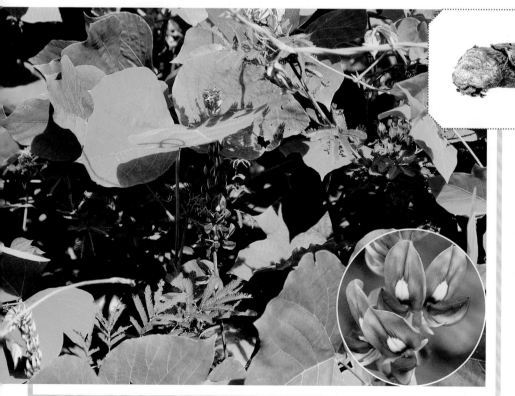

◀ 甘葛藤 Pueraria thomsonii
王清隆　摄

▲ 粉葛 Radix Puerariae
thomsonii　陈代贤　摄

益母草 Yimucao

HERBA LEONURI

　　本品为唇形科植物益母草 **Leonurus japonicus** Houtt. 的新鲜或干燥地上部分。鲜品春季幼苗期至初夏花前期采割；干品夏季茎叶茂盛、花未开或初开时采割，晒干，或切段晒干。

原植物 见"茺蔚子"项下。

性状

鲜益母草 本品幼苗期无茎，基生叶圆心形，5～9浅裂，每裂片有2～3钝齿。花前期茎呈方柱形，上部多分枝，四面凹下成纵沟，长30～60cm，直径0.2～0.5cm；表面青绿色；质鲜嫩，断面中部有髓。叶交互对生，有柄；叶片青绿色，质鲜嫩，揉之有汁；下部茎生叶掌状3裂，上部叶羽状深裂或浅裂成3片，裂片全缘或具少数锯齿。气微，味微苦。

干益母草 本品茎表面灰绿色或黄绿色；体轻，质韧，断面中部有髓。叶片灰绿色，多皱缩、破碎，易脱落。轮伞花序腋生，小花淡紫色，花萼筒状，花冠二唇形。切段者长约2cm。

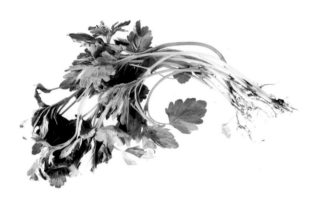

鲜益母草 Herba Leonuri　王如峰　摄

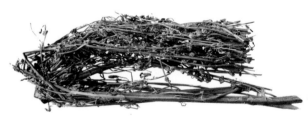

干益母草 Herba Leonuri　郭月秋　摄

功能主治 活血调经，利尿消肿，清热解毒。用于月经不调，痛经经闭，恶露不尽，水肿尿少，疮疡肿毒。

益智 Yizhi

本品为姜科植物益智 **Alpinia oxyphylla** Miq. 的干燥成熟果实。夏、秋间果实由绿变红时采收，晒干或低温干燥。

原 植 物　益智 **Alpinia oxyphylla** Miq. in Journ. Bot. Neerl. 1: 93. 1861; 中国植物志，16（2）: 100, 1981; 中华人民共和国药典（1963），1: 222, 1964.

　　草本，高 1～3m。茎丛生；根状茎短。叶片披针形，长 25～35cm，宽 3～6cm，顶端渐狭，具尾尖，基部近圆形；叶舌膜质，2 裂。总状花序在花蕾时全部包藏于一帽状总苞片中，花时整个脱落；花萼筒状，先端具 3 齿裂；花冠裂片长圆形，长约 1.8cm，后方的 1 枚稍大，白色，外被疏柔毛；唇瓣倒卵形，长约 2cm，粉白色而具红色脉纹，先端边缘皱波状；子房密被绒毛。蒴果鲜时球形，干时纺锤形，长 1.5～2cm，宽约 1cm，被短柔毛；种子不规则扁圆形，被淡黄色假种皮。花期 3～5 月，果期 4～9 月。

　　产于广东、广西和海南等省区。生于林下阴湿处。

性　　状　本品呈椭圆形，两端略尖，长 1.2～2cm，直径 1～1.3cm。表面棕色或灰棕色，有纵向凹凸不平的突起棱线 13～20 条，顶端有花被残基，基部常残存果梗。果皮薄而稍韧，与种子紧贴，种子集结成团，中有隔膜将种子团分为 3 瓣，每瓣有种子 6～11 粒。种子呈不规则的扁圆形，略有钝棱，直径约 3mm，表面灰褐色或灰黄色，外被淡棕色膜质的假种皮；质硬，胚乳白色。有特异香气，味辛、微苦。

功能主治　暖肾固精缩尿，温脾止泻摄唾。用于肾虚遗尿，小便频数，遗精白浊，脾寒泄泻，腹中冷痛，口多唾涎。

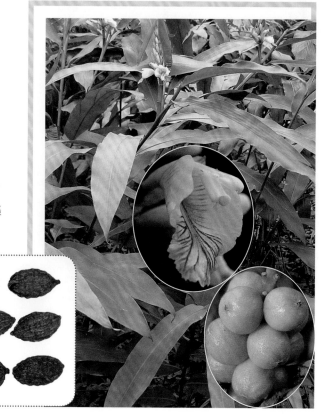

▶ 益智 **Alpinia oxyphylla**
徐克学　摄

▼ 益智 **Fructus Alpiniae oxyphyllae** 钟国跃　摄

浙贝母 Zhebeimu

BULBUS FRITILLARIAE THUNBERGII

本品为百合科植物浙贝母 **Fritillaria thunbergii** Miq. 的干燥鳞茎。初夏植株枯萎时采挖，洗净。大小分开，大者除去芯芽，习称"大贝"；小者不去芯芽，习称"珠贝"。分别撞擦，除去外皮，拌以煅过的贝壳粉，吸去擦出的浆汁，干燥；或取鳞茎，大小分开，洗净，除去芯芽，趁鲜切成厚片，洗净，干燥，习称"浙贝片"。

原 植 物 浙贝母 Fritillaria thunbergii Miq. in Ann. Mus. Bot. Lugduno-Batavi 3: 157. 1867; 中国植物志，14: 112, 1980; 中华人民共和国药典（1977），1: 496, 1978.——*F. verticillata* var. *thunbergii* Bak., 中华人民共和国药典（1963），1: 213, 1964.

株高 50 ~ 80cm。鳞茎具 2 ~ 3 枚鳞片，卵圆形或球形，直径 1 ~ 3cm。叶 12 ~ 20 枚，对生、互生或 3 枚轮生；叶片线状披针形至披针形，长 7 ~ 11cm，宽 1 ~ 2.5cm，先端不卷曲或稍卷曲。苞片 2 ~ 4 枚；花 1 ~ 6 朵，钟形，俯垂；花梗 1 ~ 3.5cm；花被片淡黄色，有时淡紫色，内面具紫褐色不明显的小方格，长圆状椭圆形至狭倒卵状长圆形，长 2.5 ~ 3.5cm，宽 1 ~ 1.8cm；蜜腺窝不明显突出；雄蕊长 1 ~ 1.5cm，花丝无小乳突；花柱 3 裂，裂片长 1.5 ~ 2mm。蒴果具宽翅，翅宽 6 ~ 8mm。花期 3 ~ 4 月，果期 5 ~ 6 月。

产于安徽、江苏、浙江和湖南。生于海拔 600m 以下的竹林下或阴湿处。

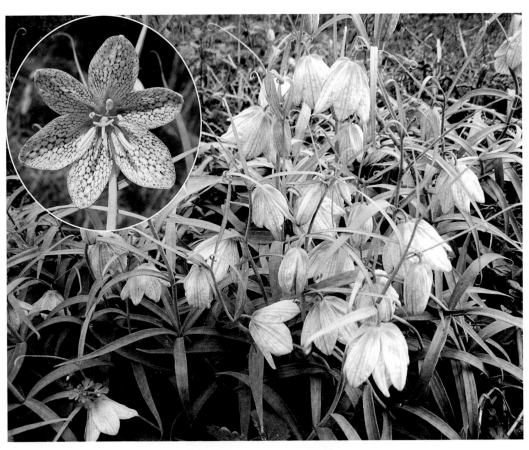

浙贝母 Fritillaria thunbergii　南程慧　摄

大贝　本品为鳞茎外层的单瓣鳞叶，略呈新月形，高1～2cm，直径2～3.5cm。外表面类白色至淡黄色，内表面白色或淡棕色，被有白色粉末。质硬而脆，易折断，断面白色至黄白色，富粉性。气微，味微苦。

珠贝　本品为完整的鳞茎，呈扁圆形，高1～1.5cm，直径1～2.5cm。表面黄棕色至黄褐色，有不规则的皱纹；或表面类白色至淡黄色，较光滑或被有白色粉末。质硬，不易折断，断面淡黄色或类白色，略带角质状或粉性；外层鳞叶2瓣，肥厚，略似肾形，互相抱合，内有小鳞叶2～3枚和干缩的残茎。

浙贝片　本品为椭圆形或类圆形片，大小不一，长1.5～3.5cm，宽1～2cm，厚0.2～0.4cm。外皮黄褐色或灰褐色，略皱缩；或淡黄色，较光滑。切面微鼓起，灰白色；或平坦，粉白色。质脆，易折断，断面粉白色，富粉性。

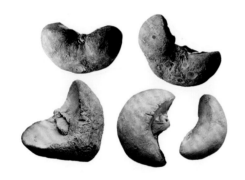

浙贝母 **Bulbus Fritillariae thunbergii**　郭月秋　摄

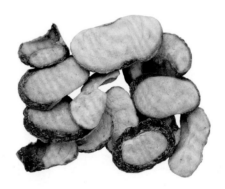

浙贝母 **Bulbus Fritillariae thunbergii**　郭月秋　摄

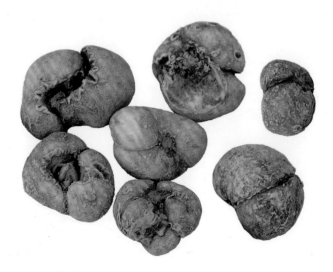

浙贝母 **Bulbus Fritillariae thunbergii**　郭月秋　摄

功能主治　清热化痰止咳，解毒散结消痈。用于风热咳嗽，痰火咳嗽，肺痈，乳痈，瘰疬，疮毒。

娑罗子 Suoluozi

SEMEN AESCULI CHINENSIS ET AL.

本品为七叶树科植物七叶树 **Aesculus chinensis** Bge.、浙江七叶树 **Aesculus chinensis** Bge. var. **chekiangensis**（Hu et Fang）Fang 或天师栗 **Aesculus wilsonii** Rehd. 的干燥成熟种子。秋季果实成熟时采收，除去果皮，晒干或低温干燥。

原 植 物

七叶树 Aesculus chinensis Bge. in Mem. Div. Sav. Acad. Sc. St. Petersb. 2: 84（Enum. Pl. Chin. Bor. 10: 1833）1835; 中国植物志, 46: 276, 1981; 中华人民共和国药典（1963）, 1: 214, 1964.

落叶乔木，树皮灰褐色，小枝无毛或嫩时有微柔毛；冬芽大。掌状复叶，小叶 5~7 枚，叶柄长 10~12cm，有灰色微柔毛；小叶长圆披针形，基部楔形或阔楔形，边缘有钝尖形的细锯齿，长 8~16cm，宽 3~5cm，叶背下面除中肋及侧脉的基部嫩时有疏柔毛外，侧脉 13~17 对；中央小叶的小叶柄长 1~1.8cm，两侧的小叶柄长 5~10mm。花序圆筒形，总梗长 5~10cm，花序总轴有微柔毛，小花序（10 枚以上为一小枝）排列较稠密。花杂性，雄花与两性花同株，花萼管状钟形，长 3~5mm，不等地 5 裂；花瓣 4 枚，白色，基部爪状；雄蕊 6，花丝线状，无毛，花药淡黄色；子房在雄花中不发育，在两性花中发育良好，花柱无毛。蒴果球形，直径 3~4cm；种脐较大，约占种子体积的 1/2。花期 4~5 月，果期 10 月。

河北、河南、江苏、陕西、山西、浙江等省区均产，仅秦岭地区有野生。生于海拔 800m 以下的阔叶林中。

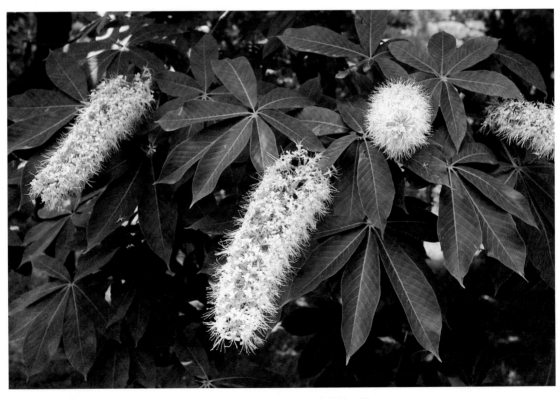

七叶树 **Aesculus chinensis** 张英涛 摄

浙江七叶树 Aesculus chinensis Bge. var. **chekiangensis**（Hu et Fang）Fang in Fl. China 46: 277, 1981; 中华人民共和国药典（1985），1: 263, 1985.

本变种与七叶树原变种相似，但小叶较薄，背面绿色，微有白粉，侧脉 18～22 对，小叶柄常无毛，较长，中间小叶的小叶柄长 1.5～2cm，旁边的长 0.5～1cm，圆锥花序较长而狭窄，花萼无白色短柔毛，蒴果的果壳较薄，干后仅厚 1～2mm，种脐较小，仅占种子面积的 1/3 以下。花期 6 月，果期 10 月。

产于浙江北部和江苏南部地区。生于低海拔的阔叶林中。多见栽培。

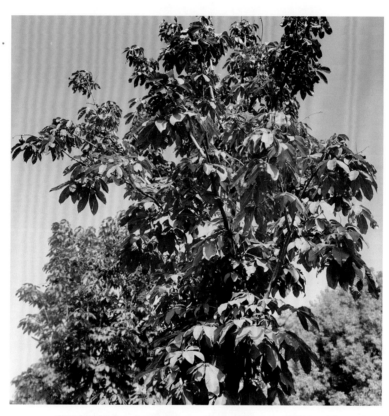

浙江七叶树 Aesculus chinensis var. chekiangensis　李华东　摄

天师栗 Aesculus wilsonii Rehd. in Sargent, Pl. Wils. 1: 498. 1913; 中国植物志, 46: 280, 1981; 中华人民共和国药典（1963），1: 214, 1964.

落叶乔木，高 15～20m。树皮灰褐色，薄片脱落。小枝嫩时密被长柔毛，有白色皮孔。顶芽粗壮，长 1.5～2cm。掌状复叶对生，有长 10～15cm 的叶柄；小叶 5～7 枚，长圆形或长圆倒披针形，先端锐尖或短锐尖，基部阔楔形，边缘有小锯齿，长 10～25cm，宽 4～8cm，叶背有灰色绒毛或长柔毛，小叶柄长 1.5～2.5cm。花序顶生，直立，圆筒形，长 20～30cm，总花梗长 8～10cm，小花梗上的花 2～3 枚，排列稀疏；花梗长约 5～8mm。花杂性，雄花与两性花同株，雄花多生于花序上段，两性花生于其下段，不整齐；花萼管状；花瓣 4 枚白色，外面有绒毛，内面无毛；雄蕊 7，伸出花外，长短不等；两性花的子房上位，有黄色绒毛，3 室，每室有 2 胚珠。蒴果近于梨形，长 3～4cm，有斑点，成熟时常 3 裂；种子，近于球形，种脐约占种子的 1/3 以下。花期 4～5 月，果期 9～10 月。

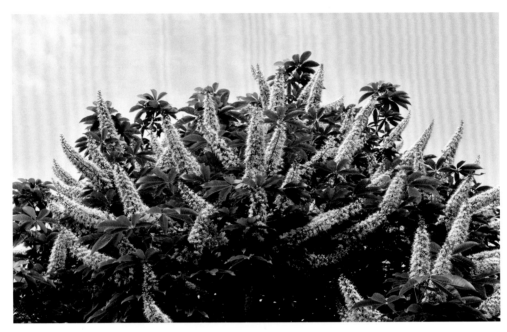

天师栗 **Aesculus wilsonii** 李华东 摄

产于河南、湖北、湖南、江西、广东、四川、重庆、贵州、云南等省区。生于海拔 600～2000m 的阔叶林中。

性　状 本品呈扁球形或类球形，似板栗，直径 1.5～4cm。表面棕色或棕褐色，多皱缩，凹凸不平，略具光泽；种脐色较浅，近圆形，约占种子面积的 1/4 至 1/2；其一侧有 1 条突起的种脊，有的不甚明显。种皮硬而脆，子叶 2，肥厚，坚硬，形似栗仁，黄白色或淡棕色，粉性。气微，味先苦后甜。

功能主治 疏肝理气，和胃止痛。用于肝胃气滞，胸腹胀闷，胃脘疼痛。

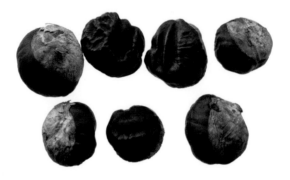

娑罗子 **Semen Aesculi wilsonii** 张继 摄

海风藤 Haifengteng

CAULIS PIPERIS KADSURAE

本品为胡椒科植物风藤 **Piper kadsura**（Choisy）Ohwi 的干燥藤茎。夏、秋二季采割，除去根、叶，晒干。

原 植 物　风藤 **Piper kadsura**（Choisy）Ohwi in Acta Phytotax. Geobot. 3: 81. 1934; 中国植物志, 20（1）: 46, 1982; 中华人民共和国药典（1990），1: 259, 1990.——P. futokadsura Sieb. et Zucc., 中华人民共和国药典（1977），1: 500, 1978.

木质藤本；茎节上生根，有纵棱，幼时被疏毛。叶近革质，具白色腺点，卵形或长卵形，长 6～12cm，宽 3.5～7cm，先端短尖或钝，基部心形，背面常被短柔毛，叶脉 5 条，基出或近基部发出；叶柄长 1～1.5cm，有时被毛；叶鞘仅限于基部具有。花单性，雌雄异株，穗状花序与叶对生；雄花序长 3～5.5cm，花序梗 6～15mm，花序轴被微硬毛，苞片黄色，圆形，径约 1mm，近无柄，盾状，边缘不整齐，腹面被白色粗毛；雌花序短于叶片，总花序梗与叶柄等长。浆果球形，褐黄色，径 3～4mm。花期 5～8 月。

产于台湾沿海地区及福建、浙江等省区。生于海拔 200～1500m 的低地林中，攀援于树上或石上。

性　　状　本品呈扁圆柱形，微弯曲，长 15～60cm，直径 0.3～2cm。表面灰褐色或褐色，粗糙，有纵向棱状纹理及明显的节，节间长 3～12cm，节部膨大，上生不定根。体轻，质脆，易折断，断面不整齐，皮部窄，木部宽广，灰黄色，导管孔多数，射线灰白色，放射状排列，皮部与木部交界处常有裂隙，中心有灰褐色髓。气香，味微苦、辛。

功能主治　祛风湿，通经络，止痹痛。用于风寒湿痹，肢节疼痛，筋脉拘挛，屈伸不利。

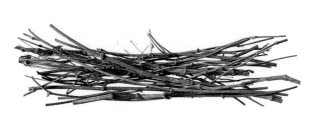

海风藤 **Caulis Piperis kadsurae**　陈代贤　摄

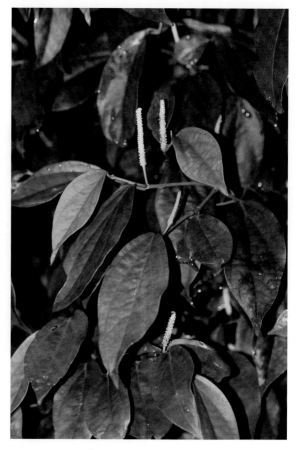

风藤 **Piper kadsura**　朱鑫鑫　摄

海金沙 Haijinsha

SPORA LYGODII

本品为海金沙科植物海金沙 **Lygodium japonicum**（Thunb.）Sw. 的干燥成熟孢子。秋季孢子未脱落时采割藤叶，晒干，搓揉或打下孢子，除去藤叶。

原植物 海金沙 **Lygodium japonicum**（Thunb.）Sw. in J. Bot.（Schrader）Bot. 106. 1801; 中国植物志 , 2: 113, 1959; 中华人民共和国药典（1963），1: 218, 1964.

植株 1～4m。叶轴具窄边，羽片多数，对生于叶轴上的短距两侧，平展，距长达 3mm，顶端具一丛黄色柔毛覆盖叶芽。不育羽片尖三角形，长宽各约 10～12cm，柄长 1.5～1.8cm，稍被灰毛，两侧具窄边，二回羽状；一回羽片 2～4 对互生，具柄，具窄边和短毛，基部一对卵圆形，长 4～8cm，宽 3～6cm，一回羽状；二回小羽片 2～3 对，卵状三角形，有或无短柄，互生，掌状 3 裂；末回裂片宽而短，中央一片长 2～3cm，宽 6～8mm，基部楔形或心形，顶端的二回羽片波状浅裂，向上的一回小羽片近掌状分裂或不裂，具浅圆锯齿；中脉明显，侧脉纤细，一至二回二叉分歧，深达锯齿；叶干后绿褐色，纸质，两面沿中脉及叶脉略具短毛。能育羽片卵状三角形，长宽各约 12～20cm，或长稍过于宽，二回羽状；一回小羽片 4～5 对互生，长圆状披针形，一回羽状，二回小羽片 3～4 对，卵状三角形，羽状深裂。孢子囊穗长 2～4mm，长度超过小羽片中央不育部分，排列稀疏，暗褐色，无毛。

产于河南、陕西南部、甘肃、江苏、安徽南部、浙江、台湾、福建、江西、湖北、湖南、广东、香港、海南、广西、贵州、四川、云南及西藏。生于海拔 1500m 以下的山坡路边、河谷、疏林下及林缘。

性　　状 本品呈粉末状，棕黄色或浅棕黄色。体轻，手捻有光滑感，置手中易由指缝滑落。气微，味淡。

功能主治 清利湿热，通淋止痛。用于热淋，石淋，血淋，膏淋，尿道涩痛。

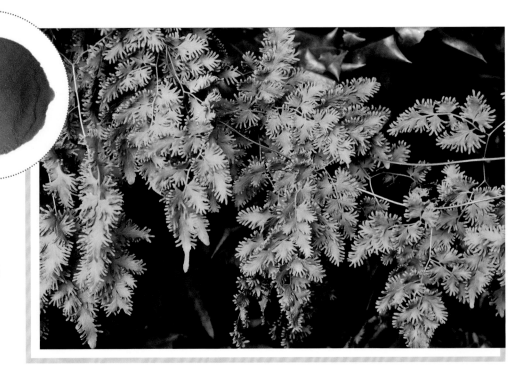

▶ 海金沙 Lygodium
　 japonicum　李华东　摄

▲ 海金沙 Spora Lygodii
　 王如峰　摄

海藻 Haizao

FROND SARGASSUI PALLIDI ET AL.

本品为马尾藻科植物海蒿子 **Sargassum pallidum**（Turn.）C. Ag. 或羊栖菜 **Sargassum fusiforme**（Harv.）Setch. 的干燥藻体。前者习称"大叶海藻"，后者习称"小叶海藻"。夏、秋二季采捞，除去杂质，洗净，晒干。

原 植 物

海 蒿 子 Sargassum pallidum（Turn.）C. Ag., Species Algarum Rite Cognitae, cum Synonymis, Differentiis Specificis et Descriptionibus Succinctis. Volumen Primum Pars prima. Lundea [Lund]: Ex officina Berlingiana, 39. 1820., 中华人民共和国药典（1963），1: 219, 1964.

多年生褐藻，暗褐色，高 30～100cm。固着器扁平盘状或短圆锥形，直径可达 2cm；主轴圆柱形，幼时短，但逐年增长，两侧有呈钝角或直角的羽状分枝及腋生小枝，幼时其上均有许多短小的刺状突起；叶状突起的形状，大小差异很大，披针形、倒披针形、倒卵形和线形均有，长者可达 25cm，短者只 2cm，宽者可达 2.5cm，有不明显的中脉状突起，并有明显的毛窠斑点，狭者只 1mm，无中脉状突起，也无斑点，全缘或有锯齿。在线形叶状突起的腋部，长出多数具有丝状突起的小枝，生殖托或生殖枝即从丝状突起的腋间生出。气囊生于最终分枝上，有柄，成熟时球形或近于球形，顶端圆或有细尖状凸起，表面有稀疏的毛窠斑点。生殖托单生或总状排列于生殖小枝上，圆柱形，长 3～15mm 或更长，直径约 1mm。

分布于辽宁、山东的黄海和渤海沿岸。生长于低潮带的石沼中和大干潮线下 1～4m 深的岩石上。

羊栖菜 Sargassum fusiforme（Harv.）Setch., Hong Kong Seaweeds, II. Hong Kong Naturalist 2: 248. 1931., 中华人民共和国药典（1963），1: 219, 1964.

多年生褐藻，肉质，黄色，高 7～40cm。固着器纤维状似根；主轴圆柱形，直立，直径 2～4mm，从周围长出分枝和叶状突起；分枝很短；叶状突起棍棒状，长 3～7cm，先端盾形，有时膨大，中空成气泡，全缘。气囊和生殖托均腋生；气囊纺锤形，长 5～10mm；生殖托圆柱形或椭圆形，长 5～15mm，成丛腋生。

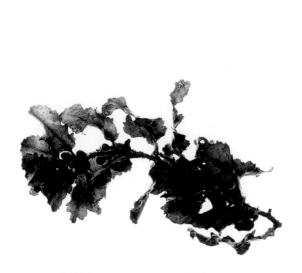

海蒿子 Sargassum pallidum　赵鑫磊　摄

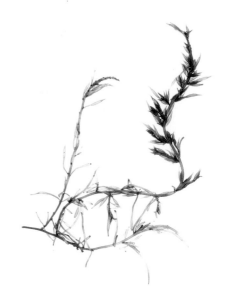

羊栖菜 Sargassum fusiforme　赵鑫磊　摄

产于辽宁、山东、福建、浙江、广东等沿海地区。生于经常有浪水冲击的低潮和大干潮线下的岩石上。

性　状

大叶海藻　本品皱缩卷曲，黑褐色，有的被白霜，长 30～60cm。主干呈圆柱状，具圆锥形突起，主枝自主干两侧生出，侧枝自主枝叶腋生出，具短小的刺状突起。初生叶披针形或倒卵形，长 5～7cm，宽约 1cm，全缘或具粗锯齿；次生叶条形或披针形，叶腋间有着生条状叶的小枝。气囊黑褐色，球形或卵圆形，有的有柄，顶端钝圆，有的具细短尖。质脆，潮润时柔软；水浸后膨胀，肉质，黏滑。气腥，味微咸。

小叶海藻　本品较小，长 15～40cm。分枝互生，无刺状突起。叶条形或细匙形，先端稍膨大，中空。气囊腋生，纺锤形或球形，囊柄较长。质较硬。

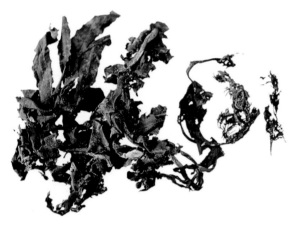

海藻 Frond Sargassi pallidi　陈代贤　摄

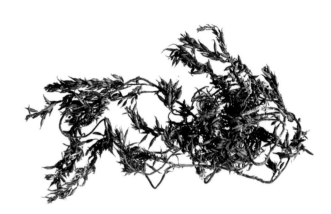

海藻 Frond Sargassi fusiforms　陈代贤　摄

功能主治　消痰软坚散结，利水消肿。用于瘿瘤，瘰疬，睾丸肿痛，痰饮水肿。

浮萍 Fuping

本品为浮萍科植物紫萍 **Spirodela polyrrhiza**（L.）Schleid. 的干燥全草。6~9月采收，洗净，除去杂质，晒干。

原植物 紫萍 **Spirodela polyrrhiza**（L.）Schleid. in Linnaea 13: 392. 1839; 中国植物志, 13（2）: 207, 1979; 中华人民共和国药典（1977）, 1: 506, 1978.

水生草本，漂浮水面。叶状体阔倒卵状形，长4~11mm，宽4~6mm，单生或2~5个簇生，扁平，表面绿色，背面紫色，具掌状脉5~11条，下面着生5~11条细根，根长3~5cm。花单性，雌花1与雄花2同生于袋状的佛焰苞内；雄花花药2室；雌花子房1室，具2个直立胚珠。果实圆形，有翅缘。花期6~7月。

产于我国各省区。生于水田、水塘、湖湾、水沟。

性　状 本品为扁平叶状体，呈卵形或卵圆形，长径2~5mm。上表面淡绿色至灰绿色，偏侧有1小凹陷，边缘整齐或微卷曲。下表面紫绿色至紫棕色，着生数条须根。体轻，手捻易碎。气微，味淡。

功能主治 宣散风热，透疹，利尿。用于麻疹不透，风疹瘙痒，水肿尿少。

▼ 紫萍 **Spirodela polyrrhiza** 周繇、赵鑫磊　摄
▶ 浮萍 **Herba Spirodelae** 康帅　摄

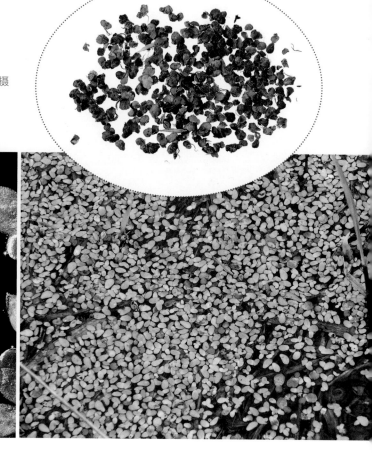

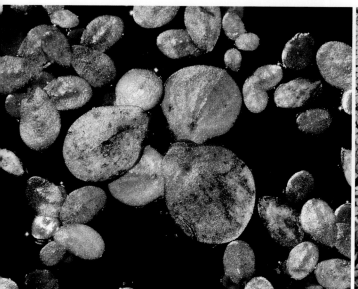

通关藤 Tongguanteng

本品为萝藦科植物通关藤 **Marsdenia tenacissima**（Roxb.）Wight et Arn. 的干燥藤茎。秋、冬二季采收，干燥。

原植物 通关藤 **Marsdenia tenacissima**（Roxb.）Wight et Arn. in Wight, Contr. Bot. Ind. 41. 1834; 中国植物志, 63: 463, 1977; 中华人民共和国药典（1977），1: 507, 1978.

坚韧木质藤本，长达 6m。全株具乳汁；茎下部圆柱形，上部扁圆筒形，绿色；枝密被黄色柔毛。叶对生；叶柄长 6cm；叶片心形或宽卵形，长 8~18cm，宽 5~10cm，先端急尖，基部深心形，两面均被茸毛。伞形状聚伞花序腋生，长 5~15cm；花萼 5 裂，裂片长圆形，内面基部有腺体；花冠黄紫色，裂片 5，向右覆盖，外面被疏柔毛，内面中部以下具 5 行纵列柔毛；副花冠裂片 5，短于花药，基部有距；花粉块每室 1 个，长圆形，直立，着粉腺三角形；柱头圆锥状。蓇葖果长披针形，长达 8cm，直径约 1cm，外果皮密被柔毛。种子先端具白色绢质种毛。花期 6 月，果期 11 月。

产于云南、贵州等地。生于海拔 2000m 以下的疏林中。

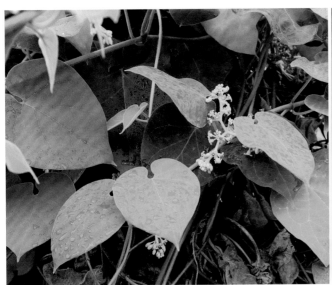
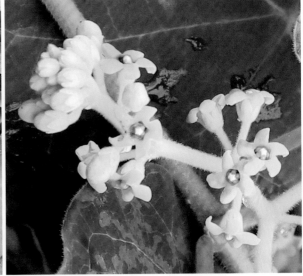

通关藤 **Marsdenia tenacissima** 张英涛 摄

性状 本品呈扁圆柱形，略扭曲，直径 2~5cm；节膨大，节间两侧各有 1 条明显纵沟，于节处交互对称。表面灰褐色，粗糙；栓皮松软，稍厚。质硬而韧，粗者难折断。断面不平整，常呈类"8"字形，皮部浅灰色，木部黄白色，密布针眼状细孔。髓部常中空。气微，味苦回甜。

功能主治 止咳平喘，祛痰，通乳，清热解毒。用于喘咳痰多，产后乳汁不通，风湿肿痛，疮痈。

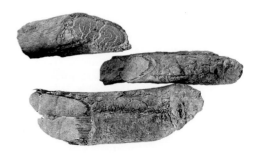

通关藤 **Caulis Marsdeniae tenacissimae** 郭月秋 摄

通草 Tongcao

MEDULLA TETRAPANACIS

本品为五加科植物通脱木 **Tetrapanax papyrifer**（Hook.）K. Koch 的干燥茎髓。秋季割取茎，截成段，趁鲜取出髓部，理直，晒干。

原植物 通脱木 **Tetrapanax papyrifer**（Hook.）K. Koch in Wochenschr. Gartn. Pflanzenk. 2: 371. 1859; 中国植物志, 54: 13, 1978; 中华人民共和国药典（1977），1: 508, 1978.——*T. papyrifer*（Hook.），中华人民共和国药典（1963），1: 238, 1964.

常绿灌木或小乔木，高1～4m。基部直径6～9cm；树皮深棕色，略有皱裂；茎常不分枝，密被黄色星状绒毛，后逐渐脱落。叶集生于茎顶，纸质或薄革质，轮廓为卵形，长50～75cm，宽50～70cm，基部心形，掌状5～11裂，至叶片1/3～1/2（～2/3）处，裂片倒卵状长圆形或卵状长圆形，通常再分裂为2～3小裂片，先端渐尖，上面深绿色，无毛，下面密生白色厚绒毛，边缘全缘或疏生粗齿，侧脉和网脉不明显；叶柄粗壮，长30～50cm，无毛；托叶和叶柄基部合生，锥形，长7.5cm，密生淡棕色或白色绒毛。圆锥花序长达50cm或更长，分枝多；花序梗长1～1.5cm；苞片披针形，长1～3.5cm，密生白色或淡棕色星状绒毛；伞形花序直径1～1.5cm，有花多数；花梗长3～5mm，密被白色星状绒毛；小苞片线形，长2～6mm；花萼长约1mm，边缘全缘或近全缘，密生白色星状绒毛；花瓣4，稀5，淡黄白色，三角状卵形，长2mm，外面密被星状绒毛；雄蕊与花瓣同数，花丝长约3mm；子房2室；花柱2，离生，先端反折。果实直径约4mm，球形，紫黑色。花期10～12月，果期次年1～2月。

产于安徽、浙江、福建、台湾、江西、广东、广西、湖南、湖北、陕西、四川、贵州和云南。生于海拔100～2800m的灌丛、林中、路旁。

性状 本品呈圆柱形，长20～40cm，直径1～2.5cm。表面白色或淡黄色，有浅纵沟纹。体轻，质松软，稍有弹性，易折断，断面平坦，显银白色光泽，中部有直径0.3～1.5cm的空心或半透明的薄膜，纵剖面呈梯状排列，实心者少见。气微，味淡。

功能主治 清热利尿，通气下乳。用于湿热淋证，水肿尿少，乳汁不下。

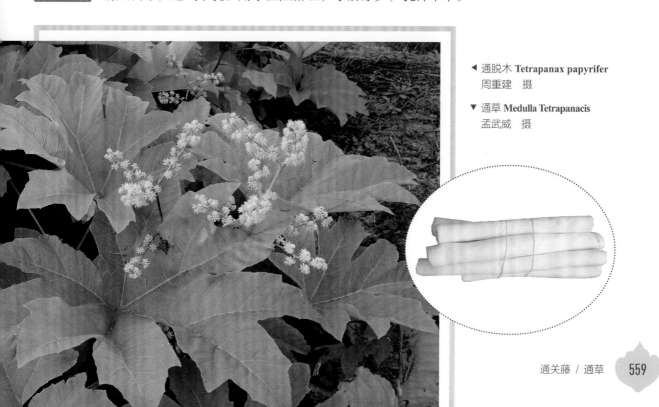

◀ 通脱木 Tetrapanax papyrifer
周重建　摄

▼ 通草 Medulla Tetrapanacis
孟武威　摄

预知子 Yuzhizi

FRUCTUS AKEBIAE QUINATAE ET AL.

　　本品为木通科植物木通 **Akebia quinata**（Houtt.）Decne.、三叶木通 **Akebia trifoliata**（Thunb.）Koidz. 或白木通 **Akebia trifoliata**（Thunb.）Koidz. var. **australis**（Diels）Rehd. 的干燥近成熟果实。夏、秋二季果实绿黄时采收，晒干，或置沸水中略烫后晒干。

原　植　物　见"木通"项下。

性　　状　本品呈肾形或长椭圆形，稍弯曲，长 3～9cm，直径 1.5～3.5cm。表面黄棕色或黑褐色，有不规则的深皱纹，顶端钝圆，基部有果梗痕。质硬，破开后，果瓤淡黄色或黄棕色；种子多数，扁长卵形，黄棕色或紫褐色，具光泽，有条状纹理。气微香，味苦。

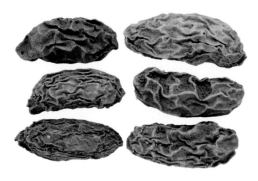

预知子 Fructus Akebiae quinatae　安稳　摄

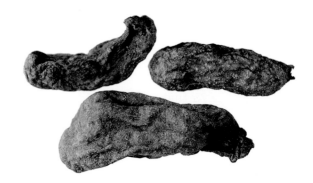

预知子 Fructus Akebiae trifoliatae　陈代贤　摄

功能主治　疏肝理气，活血止痛，散结，利尿。用于脘胁胀痛，痛经经闭，痰核痞块，小便不利。

桑叶 Sangye

本品为桑科植物桑 **Morus alba** L. 的干燥叶。初霜后采收，除去杂质，晒干。

原植物 桑 **Morus alba** L., Sp. Pl. 2: 986. 1753. 中国植物志, 23（1）: 7, 1998; 中华人民共和国药典（1963），1: 233, 1964.

乔木或灌木状，高可达 15m。叶卵形或宽卵形，长 5～15cm，宽 5～12cm，先端尖或短渐尖，基部圆或微心形，叶缘具粗锯齿，齿尖圆钝，有时缺刻状分裂，表面无毛，背面脉腋具簇毛；叶柄长 1.5～5.5cm，被柔毛。花雌雄异株，雄花序下垂，长 2～3.5cm，花序轴密被白色柔毛，花被椭圆形，淡绿色；雌花序长 1～2cm，花序柄长 0.5～1cm；雌花无梗，花被倒卵形，包围子房，无花柱，柱头 2 裂，表面具乳头状突起。聚花果卵状椭圆形，长 1～2.5cm，成熟时红色至暗紫色。花期 4～5 月，果期 5～8 月。

我国各省区均有栽培。

性　状 本品多皱缩、破碎。完整者有柄，叶片展平后呈卵形或宽卵形，长 8～15cm，宽 7～13cm。先端渐尖，基部截形、圆形或心形，边缘有锯齿或钝锯齿，有的不规则分裂。上表面黄绿色或浅黄棕色，有的有小疣状突起；下表面颜色稍浅，叶脉突出，小脉网状，脉上被疏毛，脉基具簇毛。质脆。气微，味淡、微苦涩。

功能主治 疏散风热，清肺润燥，清肝明目。用于风热感冒，肺热燥咳，头晕头痛，目赤昏花。

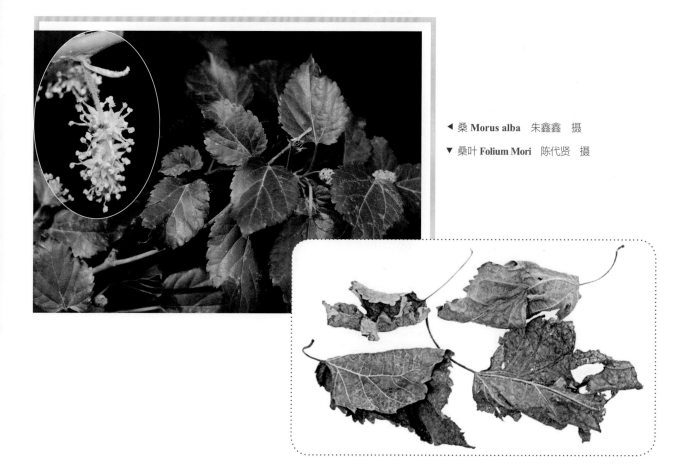

◀ 桑 Morus alba　朱鑫鑫　摄

▼ 桑叶 Folium Mori　陈代贤　摄

桑白皮 Sangbaipi

CORTEX MORI

本品为桑科植物桑 **Morus alba** L. 的干燥根皮。秋末叶落时至次春发芽前采挖根部，刮去黄棕色粗皮，纵向剖开，剥取根皮，晒干。

原植物 见"桑叶"项下。

性　状 本品呈扭曲的卷筒状、槽状或板片状，长短宽窄不一，厚 1～4mm。外表面白色或淡黄白色，较平坦，有的残留橙黄色或棕黄色鳞片状粗皮；内表面黄白色或灰黄色，有细纵纹。体轻，质韧，纤维性强，难折断，易纵向撕裂，撕裂时有粉尘飞扬。气微，味微甘。

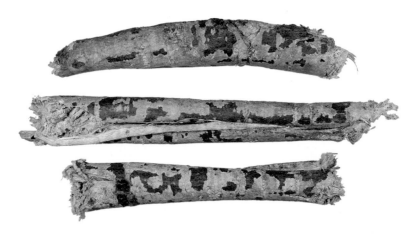

桑白皮 **Cortex Mori**　钟国跃　摄

功能主治 泻肺平喘，利水消肿。用于肺热喘咳，水肿胀满尿少，面目肌肤浮肿。

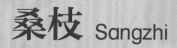

桑枝 Sangzhi

RAMULUS MORI

本品为桑科植物桑 **Morus alba** L. 的干燥嫩枝。春末夏初采收，去叶，晒干，或趁鲜切片，晒干。

原植物 见"桑叶"项下。

性　状 本品呈长圆柱形，少有分枝，长短不一，直径0.5～1.5cm。表面灰黄色或黄褐色，有多数黄褐色点状皮孔及细纵纹，并有灰白色略呈半圆形的叶痕和黄棕色的腋芽。质坚韧，不易折断，断面纤维性。切片厚0.2～0.5cm，皮部较薄，木部黄白色，射线放射状，髓部白色或黄白色。气微，味淡。

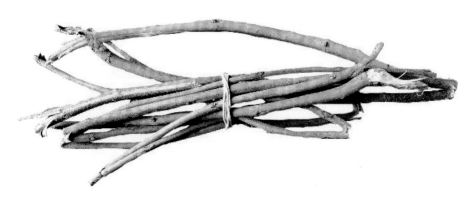

桑枝 **Ramulus Mori** 　陈代贤　摄

功能主治 祛风湿，利关节。用于风湿痹病，肩臂、关节酸痛麻木。

桑寄生 Sangjisheng

本品为桑寄生科植物桑寄生 **Taxillus chinensis**（DC.）Danser 的干燥带叶茎枝。冬季至次春采割，除去粗茎，切段，干燥，或蒸后干燥。

原植物 桑寄生 **Taxillus chinensis**（DC.）Danser in Bull. Jard. Bot. Buitenzorg ser. 3, 16: 40. 1938; 中国植物志, 24: 131, 1988; 中华人民共和国药典（1985）, 1: 266, 1985.——*Loranthus parasiticus*（L.）Merr., 中华人民共和国药典（1977）, 1: 511, 1978.

灌木，高 0.5～1m；嫩枝和叶初时密被锈色星状毛，有时疏生短的叠生星状毛，后渐脱落；小枝灰褐色，散生皮孔。叶对生或近对生，厚纸质，卵形至卵状长圆形，长 2.5～6cm，宽 1.5～4cm，基部楔形或宽楔形，先端钝圆，中脉明显，侧脉 3～4 对；叶柄长 8～10mm。伞形花序 1～2 个腋生或生于小枝已落叶的腋部，具花 1～4 朵，常 2 朵；花序梗长 2～4mm，被星状毛；苞片三角形，长约 0.5mm，先端锐尖。花梗长 6～7mm；花 4 数，花萼椭圆状或卵状，长约 2mm，檐部环状，全缘或具 4 小齿；成熟花蕾管状，长 2.5～2.7cm，上部膨大，卵状；花冠褐色，裂片 4 枚，匙形，长约 6mm，反折，被贴生星状毛，基部膨大；雄蕊花丝长约 1mm；花药长 3mm，具多药室；花柱线状，柱头头状。浆果黄色，椭圆状或近球状，长 8～10mm，直径 5～6mm，果皮被小颗粒体，初被疏毛，后变无毛。花、果期 4 月至翌年 1 月。

产于福建、广东、海南、广西。生于海拔 100～400m 平原、山坡、山谷阔叶林中。寄生于桑树、桃树、李树、龙眼、荔枝、油茶、油桐、橡胶、木棉、榕树、夹竹桃、马尾松等树上。

性状 本品茎枝呈圆柱形，长 3～4cm，直径 0.2～1cm；表面红褐色或灰褐色，具细纵纹，并有多数细小突起的棕色皮孔，嫩枝有的可见棕褐色茸毛；质坚硬，断面不整齐，皮部红棕色，木部色较浅。叶多卷曲，具短柄；叶片展平后呈卵形或椭圆形，长 3～8cm，宽 2～5cm；表面黄褐色，幼叶被细茸毛，先端钝圆，基部圆形或宽楔形，全缘；革质。气微，味涩。

功能主治 祛风湿，补肝肾，强筋骨，安胎元。用于风湿痹痛，腰膝酸软，筋骨无力，崩漏经多，妊娠漏血，胎动不安，头晕目眩。

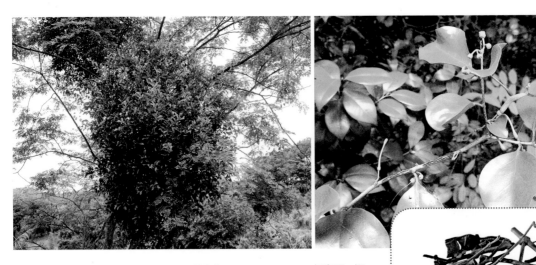

▲ 桑寄生 Taxillus chinensis　赵鑫磊　摄

▶ 桑寄生 Herba Taxilli　陈代贤　摄

桑椹 Sangshen

本品为桑科植物桑 **Morus alba** L. 的干燥果穗。4～6月果实变红色时采收，晒干，或略蒸后晒干。

原植物 见"桑叶"项下。

性　状 本品为聚花果，由多数小瘦果集合而成，呈长圆形，长 1～2cm，直径 0.5～0.8cm。黄棕色、棕红色或暗紫色，有短果序梗。小瘦果卵圆形，稍扁，长约 2mm，宽约 1mm，外具肉质花被片 4 枚。气微，味微酸而甜。

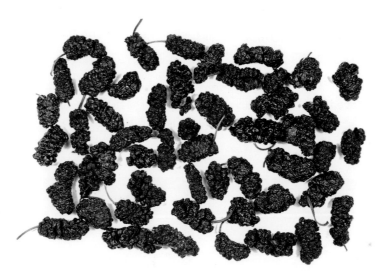

桑椹 **Fructus Mori** 钟国跃 摄

功能主治 滋阴补血，生津润燥。用于肝肾阴虚，眩晕耳鸣，心悸失眠，须发早白，津伤口渴，内热消渴，肠燥便秘。

黄山药 Huangshanyao

RHIZOMA DIOSCORAE PANTHAICAE

本品为薯蓣科植物黄山药 **Dioscorea panthaica** Prain et Burk. 的干燥根状茎。秋季采挖，除去须根，洗净，切片，晒干。

原植物 黄山药 **Dioscorea panthaica** Prain et Burk. in Journ. Asiat. Soc. Bengal 73: suppl. 6. 1904; 中国植物志，16（1）：68，1985；中华人民共和国药典（2010），1: 282, 2010.

缠绕草质藤本。根状茎横生，圆柱形，不规则分枝，表面着生稀疏须根。茎左旋，光滑无毛，草黄色，有时带紫色。单叶互生，叶片三角状心形，顶端渐尖，基部深心形或宽心形，全缘或边缘呈微波状，干后表面栗褐色或黑色，背面灰白色，两面近于无毛。花单性，雌雄异株。雄花无梗，新鲜时黄绿色，单生或2～3朵簇生组成穗状花序，花序通常又分枝而呈圆锥花序，单生或2～3个簇生于叶腋；苞片舟形，小苞片与苞片同形而较小；花被碟形，顶端6裂，裂片卵圆形，内有黄褐色斑点，开放时平展；雄蕊6，着生于花被管的基部，花药背着。雌花序与雄花序基本相似；雌花花被6裂，具6枚退化雄蕊，花药不全或仅花丝存在。蒴果三棱形，顶端截形或微凹，基部狭圆，每棱翅状，半月形，表面棕黄色或栗褐色，有光泽，密生紫褐色斑点，成熟时果反曲下垂；种子每室通常2枚，着生于中轴的中部。花期5～7月，果期7～9月。

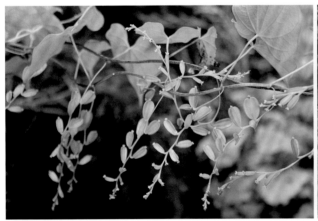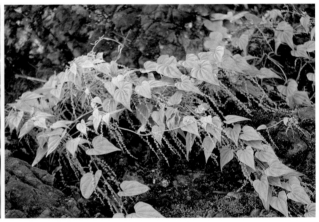

黄山药 **Dioscorea panthaica** 孙庆文 摄

产于湖北、湖南西北部、四川西部、贵州西部、云南。常生于海拔1000～3500m的山坡灌木林下，或见于密林的林缘或山坡路旁。

性状 本品呈长圆形或不规则厚片，边缘不整齐，厚1～5mm。外表皮黄棕色，有纵皱纹，可见稀疏的须根残基，质硬。切面白色或黄白色，黄色点状维管束散在，断面纤维状。气微，味微苦。

功能主治 理气止痛，解毒消肿。用于胃痛，吐泻腹痛，跌打损伤；外治疮痈肿毒，瘰疬痰核。

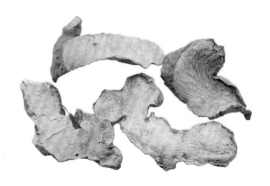

黄山药 **Rhizoma Dioscorae panthaicae** 罗霄 摄

黄芩 Huangqin

本品为唇形科植物黄芩 **Scutellaria baicalensis** Georgi 的干燥根。春、秋二季采挖，除去须根和泥沙，晒后撞去粗皮，晒干。

原植物 黄芩 **Scutellaria baicalensis** Georgi in Bemerk. Reise Russ. Reichs 1: 223. 1775; 中国植物志，65（2）：194, 1977; 中华人民共和国药典（1963），1: 265, 1964.

多年生草本。根状茎肥厚，肉质，径达 2cm。茎基部伏地，多分枝，高 15～80cm。叶披针形至线状披针形，长 1.5～4.5cm，宽 0.5～1.2cm，顶端钝，基部圆形，全缘。总状花序在茎及枝上顶生，总状，长 7～15cm，常再于茎顶聚成圆锥花序。花萼开花时长 4mm，果时长 5mm；盾片高 1.5mm，果时高达 4mm。花冠紫、紫红至蓝色，长 2.3～3cm；冠筒近基部明显膝曲。花盘环状，高 0.75mm。子房褐色，无毛。小坚果卵球形，高 1.5mm，径 1mm，黑褐色，具瘤，腹面近基部具果脐。花期 7～8 月，果期 8～9 月。

产于黑龙江、辽宁、内蒙古、河北、河南、山东、山西、陕西、四川、甘肃等省区。生于海拔 60～1300m 的向阳草坡地、山坡草丛。

性状 本品呈圆锥形，扭曲，长 8～25cm，直径 1～3cm。表面棕黄色或深黄色，有稀疏的疣状细根痕，上部较粗糙，有扭曲的纵皱纹或不规则的网纹，下部有顺纹和细皱纹。质硬而脆，易折断，断面黄色，中心红棕色；老根中心呈枯朽状或中空，暗棕色或棕黑色。气微，味苦。

栽培品较细长，多有分枝。表面浅黄棕色，外皮紧贴，纵皱纹较细腻。断面黄色或浅黄色，略呈角质样。味微苦。

功能主治 清热燥湿，泻火解毒，止血，安胎。用于湿温、暑湿，胸闷呕恶，湿热痞满，泻痢，黄疸，肺热咳嗽，高热烦渴，血热吐衄，痈肿疮毒，胎动不安。

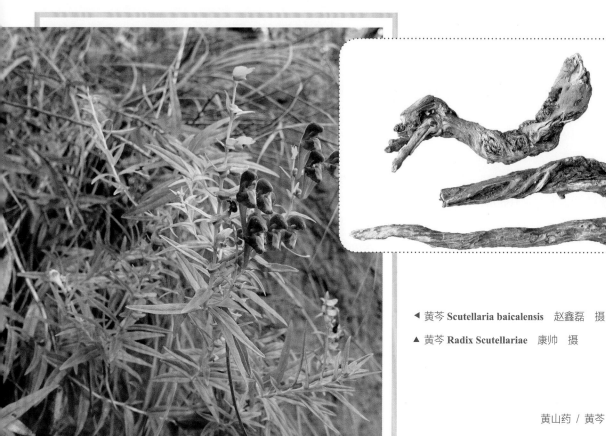

◀ 黄芩 **Scutellaria baicalensis** 赵鑫磊 摄

▲ 黄芩 **Radix Scutellariae** 康帅 摄

黄芪 Huangqi

本品为豆科植物蒙古黄芪 **Astragalus membranaceus**（Fisch.）Bge. var. **mongholicus**（Bge.）Hsiao. 或膜荚黄芪 **Astragalus membranaceus**（Fisch.）Bge. 的干燥根。春、秋二季采挖，除去须根和根头，晒干。

原 植 物

蒙古黄芪 Astragalus membranaceus（Fisch.）Bge. var. **mongholicus**（Bge.）Hsiao. in Acta Pharmac. Sinica 11: 117. 1964; 中国植物志, 42（1）: 133, 1993; 中华人民共和国药典（1985）, 1: 272, 1985.——*A. mongholicus* Bge., 中华人民共和国药典（1963）, 1: 269, 1964.——*A. membranaceus* Bge. var. *mongholicus*（Bge.）Hsiao, 中华人民共和国药典（1977）, 1: 516, 1978.

与膜荚黄芪原变种相似，但植株矮小，小叶亦较小，长 5 ~ 10mm，宽 3 ~ 5mm。荚果无毛。

产于黑龙江、内蒙古、河北、山西。生于向阳草地及山坡上。

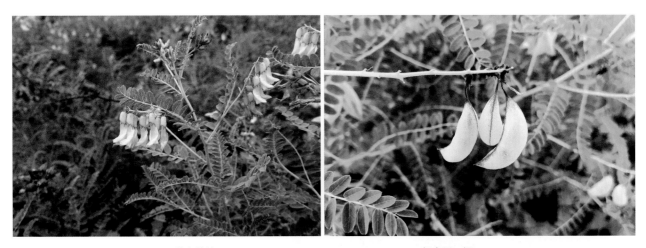

蒙古黄芪 Astragalus membranaceus var. **mongholicus** 赵鑫磊 摄

膜荚黄芪 Astragalus membranaceus（Fisch.）Bge. in Mem. Acad. Sci. St. Petersb. Ⅶ. 11（16）: 25. 1868; 中国植物志, 42（1）: 131, 1993; 中华人民共和国药典（1977）, 1: 516, 1978.——*A. membranaceus* Bge., 中华人民共和国药典（1963）, 1: 269, 1964.

多年生草本，高 50 ~ 100cm。主根肥厚，木质，常分枝，灰白色。茎直立，上部多分枝，有细棱，被白色柔毛。羽状复叶有 13 ~ 27 片小叶，长 5 ~ 10cm；叶柄长 0.5 ~ 1cm；托叶离生，卵形，披针形或线状披针形，长 4 ~ 10mm，下面被白色柔毛或近无毛；小叶椭圆形或长圆状卵形，长 7 ~ 30mm，宽 3 ~ 12mm，先端钝圆或微凹，具小尖头或不明显，基部圆形，上面绿色，近无毛，下面被伏贴白色柔毛。总状花序稍密，有 10 ~ 20 朵花；总花梗与叶近等长或较长，至果期显著伸长；苞片线状披针形，长 2 ~ 5mm，背面被白色柔毛；花梗长 3 ~ 4mm，连同花序轴稍密被棕色或黑色柔毛；小苞片 2；花萼钟状，长 5 ~ 7mm，外面被白色或黑色柔毛，有时萼筒近于无毛，仅萼齿有毛，萼齿短，三角形至钻形，长仅为萼筒的 1/5 ~ 1/4；花冠黄色或淡黄色，旗瓣倒卵形，长 12 ~ 20mm，顶端微凹，基部具短瓣柄，翼瓣较旗瓣稍短，瓣片长圆形，基部具短耳，瓣柄较瓣片长约 1.5 倍，龙骨瓣与翼瓣近等长，瓣片半卵形，瓣柄较瓣片稍长；子房有柄，被细柔毛。荚果薄膜质，稍膨胀，半椭圆形，长 20 ~ 30mm，宽 8 ~ 12mm，顶端具刺尖，两面被白色或黑色细短柔毛，果颈超出萼外；种子 3～8 颗。花期 6～8 月，果期 7～9 月。

产于东北、华北及西北。生于林缘、灌丛或疏林下，亦见于山坡草地或草甸中。

性　状　本品呈圆柱形，有的有分枝，上端较粗，长 30～90cm，直径 1～3.5cm。表面淡棕黄色或淡棕褐色，有不整齐的纵皱纹或纵沟。质硬而韧，不易折断，断面纤维性强，并显粉性，皮部黄白色，木部淡黄色，有放射状纹理和裂隙，老根中心偶呈枯朽状，黑褐色或呈空洞。气微，味微甜，嚼之微有豆腥味。

功能主治　补气升阳，固表止汗，利水消肿，生津养血，行滞通痹，托毒排脓，敛疮生肌。用于气虚乏力，食少便溏，中气下陷，久泻脱肛，便血崩漏，表虚自汗，气虚水肿，内热消渴，血虚萎黄，半身不遂，痹痛麻木，痈疽难溃，久溃不敛。

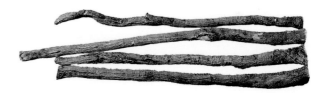

黄芪 Radix Astragali membranacei mongholici　郭月秋　摄

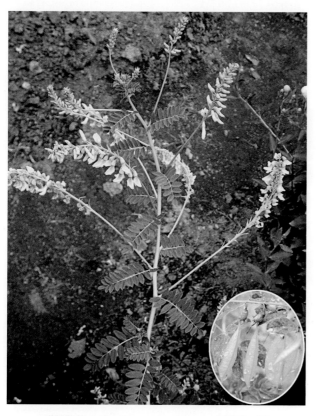

膜荚黄芪 Astragalus membranaceus　于俊林　摄

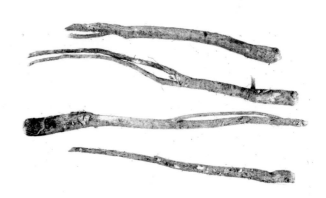

黄芪 Radix Astragali membranacei　张继　摄

炙黄芪 Zhihuangqi

RADIX ASTRAGALI PRAEPARATA CUM MELLE

本品为黄芪的炮制加工品。

原植物 见"黄芪"项下。

性　状 本品呈圆形或椭圆形的厚片，直径 0.8～3.5cm，厚 0.1～0.4cm。外表皮淡棕黄色或淡棕褐色，略有光泽，可见纵皱纹或纵沟。切面皮部黄白色，木部淡黄色，有放射状纹理和裂隙，有的中心偶有枯朽状，黑褐色或呈空洞。具蜜香气，味甜，略带黏性，嚼之微有豆腥味。

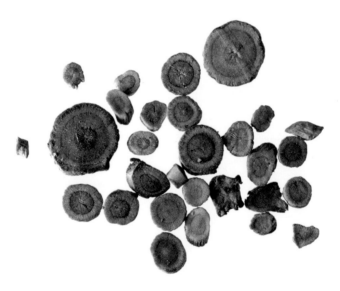

炙黄芪 **Radix Astragali Praeparata Cum Melle**　王如峰　摄

功能主治 益气补中。用于气虚乏力，食少便溏。

黄连 Huanglian

本品为毛茛科植物黄连 **Coptis chinensis** Franch.、三角叶黄连 **Coptis deltoidea** C. Y. Cheng et Hsiao 或云连 **Coptis teeta** Wall. 的干燥根状茎。以上三种分别习称"味连"、"雅连"、"云连"。秋季采挖，除去须根和泥沙，干燥，撞去残留须根。

原 植 物

黄连 Coptis chinensis Franch. in Morot, Journ. Bot. 2: 231. 1897; 中国植物志，27: 593, 1979; 中华人民共和国药典（1953），1: 240, 1953.

根状茎黄色，常分枝，密生多数须根。叶有长柄；叶片稍带革质，卵状三角形，三全裂，中央全裂片卵状菱形，顶端急尖，具长 0.8～1.8cm 的细柄，3 或 5 对羽状深裂，在下面分裂最深，边缘生具细刺尖的锐锯齿，侧全裂片具长 1.5～5mm 的柄，斜卵形，比中央全裂片短，不等二深裂，两面的叶脉隆起，除表面沿脉被短柔毛外，其余无毛，叶柄长 5～12cm，无毛。花葶 1～2 条；二歧或多歧聚伞花序有 3～8 朵花，苞片披针形，三或五羽状深裂；萼片黄绿色，长椭圆状卵形；花瓣条形或条状披针形，顶端渐尖，中央有蜜槽；雄蕊约 20，花药长约 1mm，花丝长 2～5mm；心皮 8～12，花柱微外弯。蓇葖果长 6～8mm，柄约与之等长；种子 7～8 粒，长椭圆形，褐色。花期 2～3 月，果期 4～6 月。

产于四川、贵州、湖南、湖北、陕西南部。生于海拔 500～2000m 间的山地林中或山谷阴处，野生或栽培。

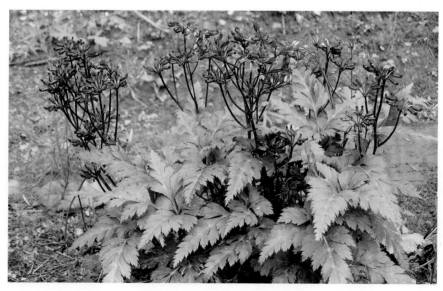

黄连 Coptis chinensis　高贤明　摄

三角叶黄连 Coptis deltoidea C. Y. Cheng et Hsiao in Acta Pharm. Sin. 12: 195. 1965; 中国植物志，27: 596, 1979; 中华人民共和国药典（1977），1: 517, 1978.

根状茎黄色，密生多数细根，具横走的匍匐茎。叶 3～11 枚；叶片轮廓卵形，稍带革质，三全裂，裂片均具明显的柄；中央全裂片三角状卵形，顶端急尖或渐尖，4～6 对羽状深裂，深裂片彼此多少邻接，边缘具极尖的锯齿；侧全裂片斜卵状三角形，不等二裂，表面沿脉被短柔毛或近无毛，背面无毛，两面的叶

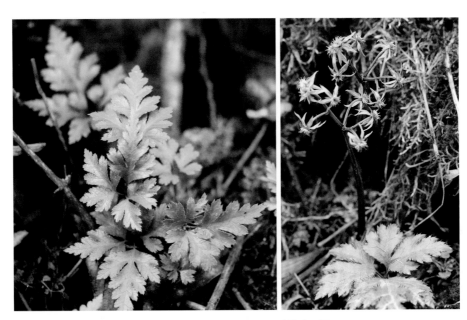

三角叶黄连 **Coptis deltoidea** 李策宏 摄

脉均隆起。花葶1~2，比叶稍长；多歧聚伞花序，有花4~8朵；苞片条状披针形，三深裂或栉状羽状深裂；萼片黄绿色；花瓣约10枚，具蜜槽；雄蕊约20，长仅为花瓣长的1/2左右；花药黄色，花丝狭条形；心皮9~12，花柱微弯。蓇葖果长圆状卵形，心皮柄长7~8mm，被微柔毛。花期3~4月，果期4~6月。

产于四川峨眉及洪雅一带。生于海拔1600~2200m间的山地林下。常栽培，野生的已不多见。

云连 Coptis teeta Wall. in Trans. Med. Soc. Calcutta 8: 347. 1842; 中国植物志 , 27: 596, 1979; 中华人民共和国药典（1990）, 1: 275, 1990.——*C. teetoides* C. Y. Cheng, 中华人民共和国药典（1977）, 1: 517, 1978.

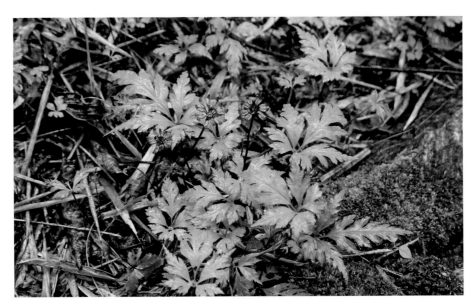

云连 **Coptis teeta** 钟芙蓉 摄

根状茎黄色，生多数须根；叶有长柄；叶片卵状三角形，三全裂，中央全裂片卵状菱形，基部有细柄，顶端长渐尖，3～6对羽状深裂，深裂片斜长椭圆状卵形，顶端急尖，彼此的距离稀疏，相距最宽可达1.5cm，边缘具带细刺尖的锐锯齿，侧全裂片无柄或具细柄，斜卵形，比中央全裂片短，二深裂至距基部约4mm处，两面的叶脉隆起，除表面沿脉被短柔毛外，其余均无毛；叶柄无毛。花葶1～2条，在果期时高15～25cm；多歧聚伞花序具3～5朵花；苞片椭圆形，三深裂或羽状深裂；萼片黄绿色，椭圆形；花瓣匙形，顶端圆或钝，中部以下变狭成为细长的爪，中央有蜜槽；花药长约0.8mm，花丝长2～2.5mm，心皮11～14，花柱外弯。蓇葖果长7～9mm，宽3～4mm。

产于云南西北部及西藏东南部。生于海拔1500～2300m间的高山寒湿的林荫下。

性　状

味连　本品多集聚成簇，常弯曲，形如鸡爪，单枝根状茎长3～6cm，直径0.3～0.8cm。表面灰黄色或黄褐色，粗糙，有不规则结节状隆起、须根及须根残基，有的节间表面平滑如茎秆，习称"过桥"。上部多残留褐色鳞叶，顶端常留有残余的茎或叶柄。质硬，断面不整齐，皮部橙红色或暗棕色，木部鲜黄色或橙黄色，呈放射状排列，髓部有的中空。气微，味极苦。

雅连　本品多为单枝，略呈圆柱形，微弯曲，长4～8cm，直径0.5～1cm。"过桥"较长。顶端有少许残茎。

云连　本品弯曲呈钩状，多为单枝，较细小。

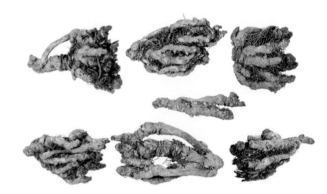

黄连 **Rhizoma Coptidis chinensis**　钟国跃　摄

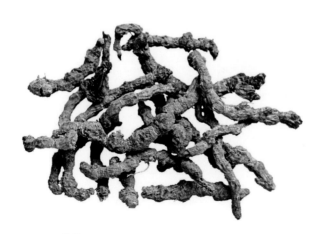

黄连 **Rhizoma Coptidis deltoideae**　陈代贤　摄

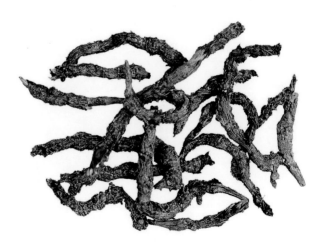

黄连 **Rhizoma Coptidis teetae**　陈代贤　摄

功能主治　清热燥湿，泻火解毒。用于湿热痞满，呕吐吞酸，泻痢，黄疸，高热神昏，心火亢盛，心烦不寐，心悸不宁，血热吐衄，目赤，牙痛，消渴，痈肿疔疮；外治湿疹，湿疮，耳道流脓。

黄柏 Huangbo

本品为芸香科植物黄皮树 **Phellodendron chinense** Schneid. 的干燥树皮。习称"川黄柏"。剥取树皮后，除去粗皮，晒干。

原植物 黄皮树 **Phellodendron chinense** Schneid. in Ill. Handb. Laubholzk. 2: 126. 1907; 中国植物志，43（2）：101, 1997; 中华人民共和国药典（1963），1: 267, 1964.

落叶乔木，高 10～15m。成年树有厚、纵裂的木栓层、内皮黄色，皮外观棕褐色。奇数羽状复叶对生；小叶 7～15，长圆状披针形至长圆状卵形，长 9～15cm，宽 3～6cm，先端长渐尖，基部宽楔形或圆形，两侧通常不对称，近全缘，上面中脉上具有锈色短毛，下面密被锈色长柔毛，小叶厚纸质。花单性，雌雄异株；排成顶生圆锥花序，花序轴密被短毛。花紫色；雄花有雄蕊 5～6，长于花瓣，退化雌蕊钻形；雌花有退化雄蕊 5～6，子房上位，有短柄，5 室，花柱短，柱头 5 浅裂。果轴及果皮粗大，常密被短毛；浆果状核果近球形，直径 1～1.5cm，密集成团，熟后黑色，内有种子 5～6 颗。花期 5～6 月，果期 10～11 月。

产于湖北、湖南西北部、四川东部。生于海拔 900m 以上杂木林中。

性状 本品呈板片状或浅槽状，长宽不一，厚 1～6mm。外表面黄褐色或黄棕色，平坦或具纵沟纹，有的可见皮孔痕及残存的灰褐色粗皮；内表面暗黄色或淡棕色，具细密的纵棱纹。体轻，质硬，断面纤维性，呈裂片状分层，深黄色。气微，味极苦，嚼之有黏性。

功能主治 清热燥湿，泻火除蒸，解毒疗疮。用于湿热泻痢，黄疸尿赤，带下阴痒，热淋涩痛，脚气痿躄，骨蒸劳热，盗汗，遗精，疮疡肿毒，湿疹湿疮。

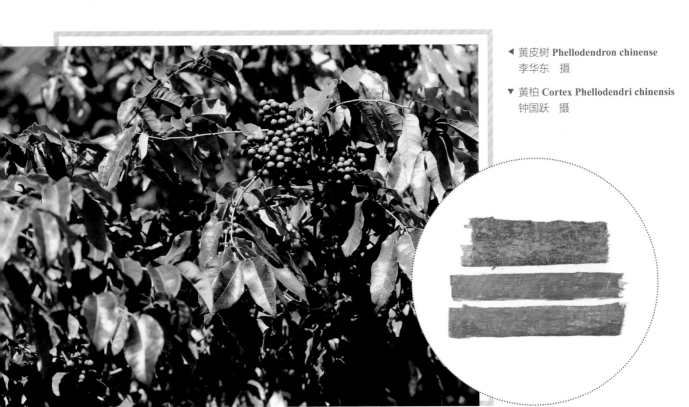

◀ 黄皮树 **Phellodendron chinense**
李华东 摄

▼ 黄柏 **Cortex Phellodendri chinensis**
钟国跃 摄

黄蜀葵花 Huangshukuihua

COROLLA ABELMOSCHI

本品为锦葵科植物黄蜀葵 **Abelmoschus manihot**（L.）Medic. 的干燥花冠。夏、秋二季花开时采摘，及时干燥。

原 植 物 黄蜀葵 **Abelmoschus manihot**（L.）Medic. in Malv. 46, 1787; 中国植物志，49（2）：53, 1984; 中华人民共和国药典（2010），1: 287, 2010.

一年生或多年生草本。高 1~2m，全株疏被长硬毛。叶掌状 5~9 深裂，直径 15~30cm，裂片披针形，长 8~18cm，宽 1~6cm，具粗钝锯齿；叶柄长 6~18cm；托叶披针形，长 1~1.5cm。花单生于枝端或叶腋；小苞片 4~5，卵状披针形，长 15~25mm，宽 4~5mm；萼片佛焰苞状，5 裂，果时脱落；花大，淡黄色，内面基部紫色，直径约 12cm；雄蕊柱（花丝筒）长 1.5~2cm；柱头紫黑色，5 裂。蒴果卵状椭圆形。种子多数，肾形。花期 8~10 月，果期 10~12 月。

产于河北、山东、河南、陕西、湖北、湖南、四川、贵州、云南、广西、广东和福建等省区。常生于山谷草丛、田边或沟旁灌丛间。

性　　状 本品多皱缩破碎，完整的花瓣呈三角状阔倒卵形，长 7~10cm，宽 7~12cm，表面有纵向脉纹，呈放射状，淡棕色，边缘浅波状；内面基部紫褐色。雄蕊多数，联合成管状，长 1.5~2.5cm，花药近无柄。柱头紫黑色，匙状盘形，5 裂。气微香，味甘淡。

功能主治 清利湿热，消肿解毒。用于湿热壅遏，淋浊水肿；外治痈疽肿毒，水火烫伤。

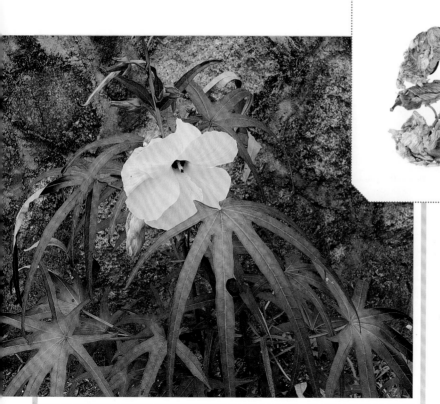

◀ 黄蜀葵 Abelmoschus manihot　赵鑫磊　摄
▲ 黄蜀葵花 Corolla Abelmoschi　王如峰　摄

黄精 Huangjing

本品为百合科植物滇黄精 **Polygonatum kingianum** Coll. et Hemsl.、黄精 **Polygonatum sibiricum** Red. 或多花黄精 **Polygonatum cyrtonema** Hua. 的干燥根状茎。按形状不同，习称 "大黄精"、"鸡头黄精"、"姜形黄精"。春、秋二季采挖，除去须根，洗净，置沸水中略烫或蒸至透心，干燥。

原 植 物

滇黄精 Polygonatum kingianum Coll. et Hemsl. in Journ, Linn. Soc. Bot. 28: 138, Pl. 21. 1890; 中国植物志, 15: 65, 1978; 中华人民共和国药典（1977），1: 520, 1978.

根状茎近圆柱形或近念珠状，直径 1~3cm。茎高 1~3m，无毛，先端近攀援状。叶 3~10 枚轮生，无柄，线形至披针形，长 6~20（~25）cm，宽 0.3~3cm，草质或革质，先端卷曲。花序具（1~）2~4（~6）朵花，总花梗长 1~2cm，下垂；苞片通常生于花梗下部，小，膜质；花梗长 0.5~1.5cm；花被筒长 1.8~2.5cm，花被粉色或白色，裂片长 3~5mm；花丝丝状或扁平，长 3~5mm，无毛或稍具乳头状突起，花药长 4~6mm；子房长 4~6mm，花柱长（0.8~）1~1.4cm。浆果红色，直径 1~1.5cm，具 7~12 枚种子。花期 4~5 月，果期 9~10 月。

产于广西、贵州、四川、云南。生于海拔 700~3600m 的林下、灌丛、阴湿的草坡和岩石边。缅甸、泰国和越南也有分布。

黄精 Polygonatum sibiricum Red. in Lil. 6: t. 315. 1812; 中国植物志, 15: 78, 1978; 中华人民共和国药典（1963），1: 270, 1964.

根状茎常具短的分枝，近圆柱形或块状圆柱形，直径 1~2cm。茎直立或有时近攀援，高 50~90（~140）cm，无毛。叶轮生，每轮 4~6 枚，无柄；叶背面粗糙，线状披针形，长 8~15cm，宽 4~16mm，无毛，先端拳卷或弯曲成钩。花序通常有 2~4 朵花，近伞形，总花梗长 1~2cm；苞片生于花梗基部，钻形至线状披针形，长 3~5mm，膜质，仅 1 脉，宿存；花下垂，花梗长（2.5~）4~10mm；花被乳白色至浅黄色，圆筒状，中部稍缢缩，长 0.9~1.2cm，裂片长约 4mm；花丝长 0.5~11mm，花

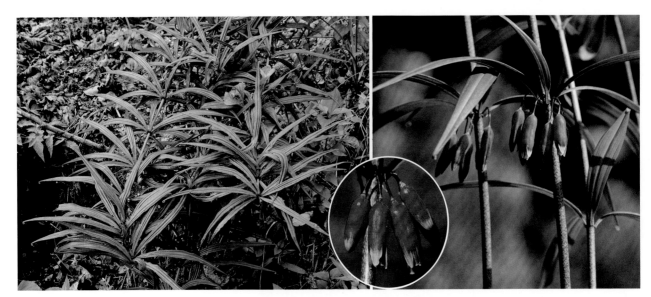

滇黄精 Polygonatum kingianum　赵鑫磊、朱鑫鑫　摄

药长 2～3mm；子房长约 3mm，花柱长 5～7mm。浆果黑色，直径 7～10mm，具 4～7 枚种子。花期 5～6 月，果期 8～9 月。

产于东北、华北、陕西、甘肃、宁夏、河南、山东、安徽和浙江。生于海拔 800～2800m 的林下、灌丛和阴坡。

注释：黄精的完整学名应为 **Polygonatum sibiricum** Delar. ex Red.

多花黄精 Polygonatum cyrtonema Hua. in Journ de Bot. 6: 393 1892; 中国植物志，15: 64, 1978; 中华人民共和国药典（1977），1: 520, 1978.

根状茎通常念珠状或不规则结节块状，稀圆柱形，直径 1～2cm。茎高 50～100cm，无毛。叶 10～15 枚，互生，叶柄短；叶片椭圆形，卵状披针形至长圆状椭圆形，偶有镰刀形弯曲，长 10～18cm，宽 2～7cm，先端通常渐尖。花序伞形，具（1～）2～7（～14）花，总花梗长 1～4（～6）cm；苞片无或小，生于花梗下部；花下垂，花梗长 0.5～1.5（～3）cm，无毛；花被钟形圆筒状，长 1.8～2.5cm，黄绿色，裂片长约 3mm；花丝稍扁平，长 3～4mm，具乳头状突起或短绵毛，顶端稍膨大或囊状凸起，花药长 3.5～4mm；子房长 3～6mm，花柱长 1.2～1.5cm。浆果黑色，直径约 1cm，具 3～9 枚种子。花期 5～6 月，果期 8～10 月。

产于江苏、安徽、浙江、福建、江西、河南、湖北、湖南、广东、广西、贵州、四川。生于海拔 500～2100m 的林下、灌丛和阴坡。

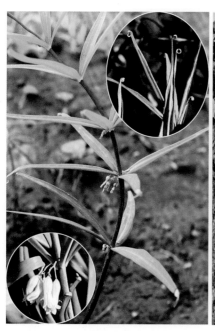

黄精 Polygonatum sibiricum　张英涛　摄

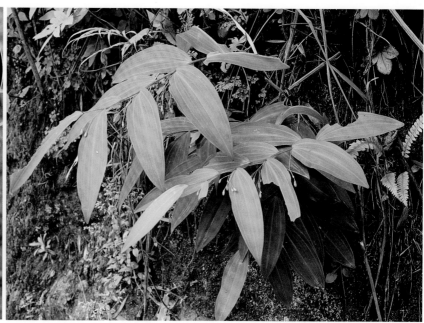

多花黄精 Polygonatum cyrtonema　赵鑫磊　摄

性　状

大黄精　本品呈肥厚肉质的结节块状，结节长可达 10cm 以上，宽 3～6cm。厚 2～3cm。表面淡黄色至黄棕色，具环节，有皱纹及须根痕，结节上侧茎痕呈圆盘状，圆周凹入，中部突出。质硬而韧，不易折断，断面角质，淡黄色至黄棕色。气微，味甜，嚼之有黏性。

鸡头黄精　本品呈结节状弯柱形，长3～10cm，直径0.5～1.5cm。结节长2～4cm，略呈圆锥形，常有分枝。表面黄白色或灰黄色，半透明，有纵皱纹，茎痕圆形，直径5～8mm。

姜形黄精　本品呈长条结节块状，长短不等，常数个块状结节相连。表面灰黄色或黄褐色，粗糙，结节上侧有突出的圆盘状茎痕，直径0.8～1.5cm。

　　味苦者不可药用。

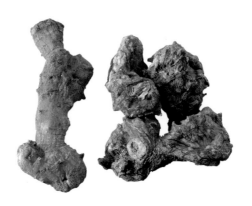

黄精 **Rhizoma Polygonati kingiani**　张继　摄

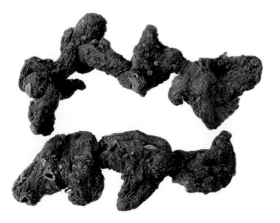

黄精 **Rhizoma Polygonati sibirici**　陈代贤　摄

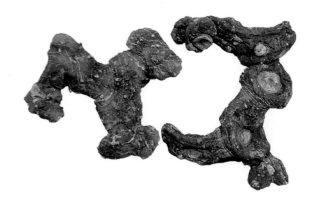

黄精 **Rhizoma Polygonati cyrtonemis**　陈代贤　摄

功能主治　补气养阴，健脾，润肺，益肾。用于脾胃气虚，体倦乏力，胃阴不足，口干食少，肺虚燥咳，劳嗽咳血，精血不足，腰膝酸软，须发早白，内热消渴。

黄藤 Huangteng

CAULIS FIBRAUREAE

本品为防己科植物黄藤 **Fibraurea recisa** Pierre. 的干燥藤茎。秋、冬二季采收，切段，晒干。

原植物 黄藤 **Fibraurea recisa** Pierre. in Fl. For. Cochinch. tlll. 1885; 中国植物志, 30（1）: 16, 1996; 中华人民共和国药典（1977），1: 521, 1978.

木质大藤本，长可达10余米或更长。茎褐色，具深沟状裂纹，小枝及叶柄具纵纹。叶革质，卵形或长圆形，长 10～25cm，宽 2.5～9cm，先端骤尖或短尖，基部圆或钝，两面无毛；叶柄长 5～14cm。圆锥花序通常生老枝或老茎上，阔大而疏散；花单被。雄花：花被自外至内渐大，最外面的微小，长约0.3mm，较里面的长 0.6～1mm，最里面的椭圆形，长约 2.5mm；雄蕊 3，分离，花丝肥厚，长 2mm，花药小，药室近肾形。雌花：花被和雄花相似；不育雄蕊 6 或 3，线状长圆形，肉质；心皮 3，直立，囊状卵形，花柱短，近顶生。核果 1～3，橘黄色，长圆状倒卵形至椭圆形，长 1.8～3cm，黄色，外果皮干时皱缩。花期春夏，果期秋季。

产于广西、云南东南部和广东西南部等省区。生于林中。

性　状 本品呈长圆柱形，稍扭曲，直径 0.6～3cm。表面灰褐色至黄棕色，粗糙，有纵沟和横裂纹，老茎外皮较易剥落。质硬，不易折断，折断时可见大量粉尘飞扬，断面不整齐，黄色，具纤维性，有棕黄色与黄棕色相间排列的放射状纹理，导管呈细孔状，木质部有时具裂隙，中心多为枯黄棕色或空腔。气微，味苦。

功能主治 清热解毒，泻火通便。用于热毒内盛，便秘，泻痢，咽喉肿痛，目赤红肿，痈肿疮毒。

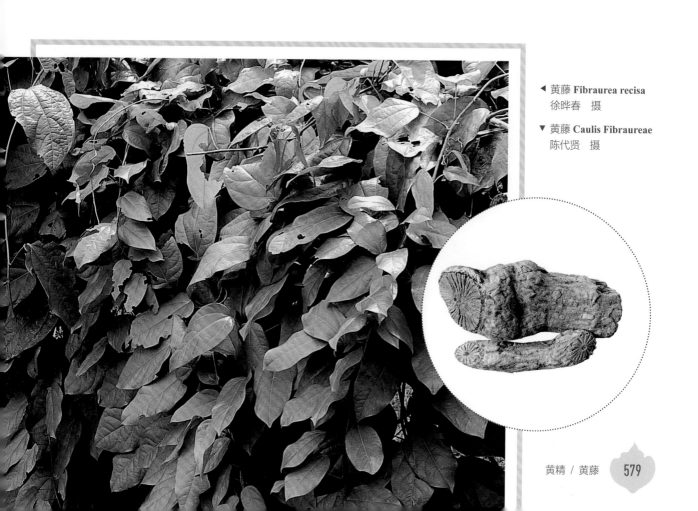

◀ 黄藤 Fibraurea recisa
徐晔春　摄

▼ 黄藤 Caulis Fibraureae
陈代贤　摄

菥蓂 Ximing

HERBA THLASPIS

本品为十字花科植物物菥蓂 **Thlaspi arvense** L. 的干燥地上部分。夏季果实成熟时采割，除去杂质，干燥。

原植物 菥蓂 **Thlaspi arvense** L., Sp. P1. 2: 646. 1753; 中国植物志, 33: 80, 1987; 中华人民共和国药典（1977）, 1: 524, 1978.

一年生草本。植株高 15~60cm；光滑无毛。茎直立，不分枝或上部分枝，具棱。基生叶和茎下部叶倒卵状长圆形或长圆形，长 1~5cm，顶端圆钝或急尖，基部抱茎，两侧箭形，边缘具疏齿或全缘；上部叶无柄。总状花序顶生；萼片直立，长圆形，长约 2mm，顶端圆钝；花瓣白色，匙形，长 2~4mm，顶端圆钝或微凹。短角果倒卵形或近圆形，长 1~2cm，宽 1~1.8cm，扁平，顶端凹入，边缘有宽约 3mm 的翅；每室有种子 2~8 个。种子倒卵形，长约 1.5mm，稍扁平，黄褐色，有同心环状条纹。花期 4~7 月，果期 5~8 月。

除广东、海南和台湾外，全国各省区均产。生于平地路旁、荒地、沟边或村落附近。

性　状 本品茎呈圆柱形，长 20~40cm，直径 0.2~0.5cm；表面黄绿色或灰黄色，有细纵棱线；质脆，易折断，断面髓部白色。叶互生，披针形，基部叶多为倒披针形，多脱落。总状果序生于茎枝顶端和叶腋，果实卵圆形而扁平，直径 0.5~1.3cm；表面灰黄色或灰绿色，中心略隆起，边缘有翅，宽约 0.2cm，两面中间各有 1 条纵棱线，先端凹陷，基部有细果梗，长约 1cm；果实内分 2 室，中间有纵隔膜，每室种子 5~7 粒。种子扁卵圆形。气微，味淡。

功能主治 清肝明目，和中利湿，解毒消肿。用于目赤肿痛，脘腹胀痛，胁痛，肠痈，水肿，带下，疮疖痈肿。

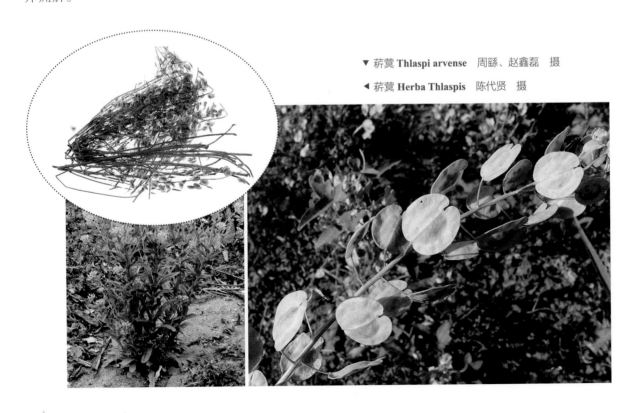

▼ 菥蓂 **Thlaspi arvense**　周繇、赵鑫磊　摄

◄ 菥蓂 **Herba Thlaspis**　陈代贤　摄

菝葜 Baqia

RHIZOMA SMILACIS CHINAE

本品为百合科植物菝葜 **Smilax china** L. 的干燥根状茎。秋末至次年春采挖，除去须根，洗净，晒干或趁鲜切片，干燥。

原植物 菝葜 *Smilax china* L., Sp. Pl. 2: 1029. 1753; 中国植物志 , 15: 193, 1978; 中华人民共和国药典（2005）, 1: 216, 2005.

攀援藤本。根状茎粗厚，坚硬，为不规则的块状，粗 2～5cm。茎长 1～3m，疏生刺。叶圆形、卵形或其他形状，长 3～10cm，宽 1.5～6（～10）cm，下面淡绿色，少苍白色，干后通常红褐色或近古铜色；叶柄长 5～15mm，占全长 1/2～2/3，具宽 0.5～1mm（一侧）的鞘，具卷须，脱落点位于近卷须处。伞形花序生于尚幼嫩的小枝上，具 10～25 朵花，常呈球形；总花梗长 1～2cm；花序托稍膨大，近球形，具小苞片；雄花：花被片绿黄色，外花被片长 3.5～4.5mm，宽 1.5～2mm，内花被片稍狭，花药比花丝稍宽，常弯曲；雌花：大小与雄花相似，具 6 枚退化雄蕊。浆果红色，有粉霜，直径 6～15mm。花期 2～5 月，果期 9～11 月。

产于华中、广东、广西、华东、台湾、四川、贵州、云南。生于海拔 2000m 以下的林下、灌丛中、路旁、河谷或山坡上。

性状 本品为不规则块状或弯曲扁柱形，有结节状隆起，长 10～20cm，直径 2～4cm。表面黄棕色或紫棕色，具圆锥状突起的茎基痕，并残留坚硬的刺状须根残基或细根。质坚硬，难折断，断面呈棕黄色或红棕色，纤维性，可见点状维管束和多数小亮点。切片呈不规则形，厚 0.3～1cm，边缘不整齐，切面粗纤维性；质硬，折断时有粉尘飞扬。气微，味微苦、涩。

功能主治 利湿去浊，祛风除痹，解毒散瘀。用于小便淋浊，带下量多，风湿痹痛，疔疮痈肿。

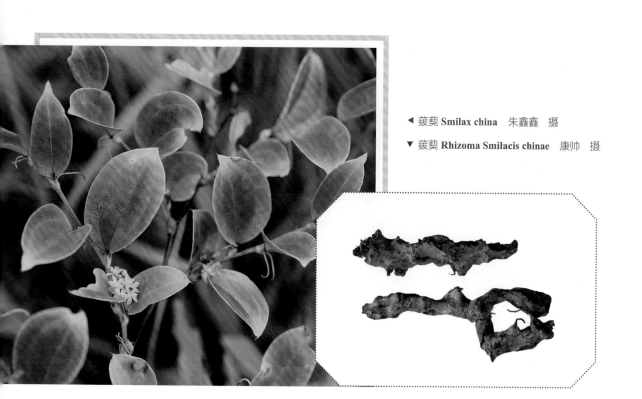

◄ 菝葜 Smilax china　朱鑫鑫　摄

▼ 菝葜 Rhizoma Smilacis chinae　康帅　摄

菟丝子 Tusizi

本品为旋花科植物南方菟丝子 **Cuscuta australis** R. Br. 或菟丝子 **Cuscuta chinensis** Lam. 的干燥成熟种子。秋季果实成熟时采收植株，晒干，打下种子，除去杂质。

原 植 物

南方菟丝子 Cuscuta australis R. Br. in Prodr. 491. 1810; 中国植物志，64（1）：144, 1979; 中华人民共和国药典（2010），1: 290, 2010.

一年生寄生草本。茎缠绕，纤细，金黄色，直径约 1mm，不生叶。花序侧生，少花至多花聚集成团状聚伞花序，花序梗近无；苞片及小苞片鳞片状；花梗长 1~2.5mm；花萼杯状，基部连合，萼片 3~5，长圆形或近圆形，长 0.8~1.8mm；花冠乳白色或淡黄色，杯状，长约 2mm，裂片卵形或长圆形，与花冠筒近等长，直伸；雄蕊生于花冠裂片间弯缺处，短于裂片；鳞片短于花冠筒 1/2，2 裂，边缘流苏状；花柱 2，柱头球形。蒴果扁球形，直径 3~4mm，被以宿存花冠，不规则开裂。种子 4，卵圆形，淡褐色，长约 1.5mm，粗糙。

产于辽宁、河北、河南、山东、江苏、安徽、浙江、福建、台湾、江西、湖北、湖南、广东、云南、贵州、四川、陕西、宁夏、新疆。生于海拔 100~2000m 的田野、路边。

菟丝子 Cuscuta chinensis Lam. in Encycl. 2: 229. 1786; 中国植物志，64（1）：145, 1979; 中华人民共和国药典（1963），1: 228, 1964.

一年生寄生草本。茎缠绕，纤细，黄色，直径约 1mm，不生叶。花序侧生，少花或多花聚集成伞形聚伞花序，花序梗近无；苞片及小苞片鳞片状；花梗长约 1mm；花萼杯状，中部以下连合，裂片三角形，长约 1.5mm，顶端钝；花冠白色，坛状，长约 3mm，裂片三角状卵形，顶端向外反折；雄蕊着生花

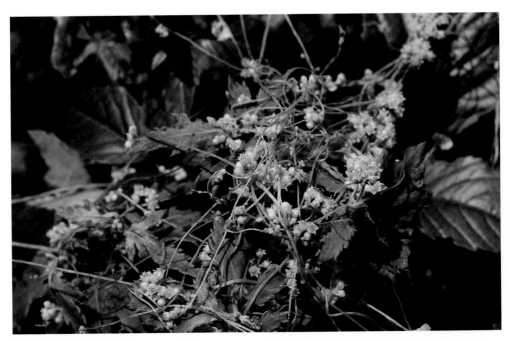

南方菟丝子 **Cuscuta australis** 李华东 摄

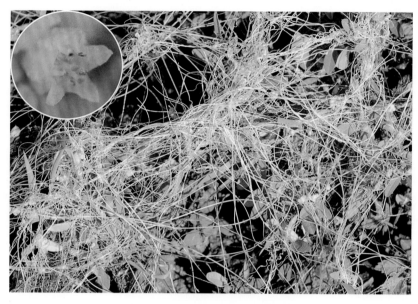

菟丝子 **Cuscuta chinensis** 周繇 摄

冠裂片间弯缺的下方；鳞片长圆形，边缘长流苏状；花柱 2，柱头球形。蒴果球形，直径约 3mm，几乎全被宿存的花冠包围，成熟时整齐周裂。种子 2～4，卵形，淡褐色，长约 1mm，粗糙。

产于黑龙江、吉林、辽宁、河北、河南、山西、陕西、宁夏、甘肃、内蒙古、新疆、山东、江苏、安徽、浙江、福建、四川、云南等省区。生于海拔 200～300m 的田边、山坡阴处、路边或海边沙丘。

性　状　本品呈类球形，直径 1～2mm。表面灰棕色至棕褐色，粗糙，种脐线形或扁圆形。质坚实，不易以指甲压碎。气微，味淡。

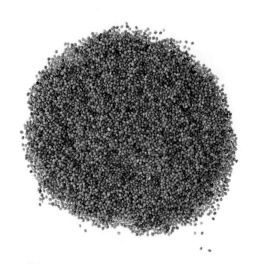

菟丝子 **Semen Cuscutae sustralis** 王如峰 摄

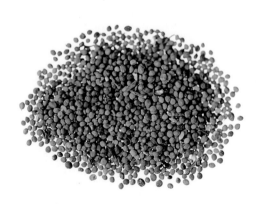

菟丝子 **Semen Cuscutae chinensis** 陈代贤 摄

功能主治　补益肝肾，固精缩尿，安胎，明目，止泻；外用消风祛斑。用于肝肾不足，腰膝酸软，阳痿遗精，遗尿尿频，肾虚胎漏，胎动不安，目昏耳鸣，脾肾虚泻；外治白癜风。

菊苣 Juju

HERBA CICHORII; RADIX CICHORII

本品为菊科植物毛菊苣 **Cichorium glandulosum** Boiss. et Huet 或菊苣 **Cichorium intybus** L. 的干燥地上部分或根。夏、秋二季采割地上部分或秋末挖根，除去泥沙和杂质，晒干。系维吾尔族习用药材。

原 植 物

毛菊苣 Cichorium glandulosum Boiss. et Huet in Boiss. Diagn. Pl. Or. Nov. ser. 2, 3: 87. 1856; 中国植物志, 80（1）: 10, 1997; 中华人民共和国药典（1977）, 1: 526, 1978.

一年生或二年生草本。茎高 30～60cm，有分枝，上部密被头状具柄的长腺毛。基生叶早落；下部叶基部渐窄成翼柄；叶片长圆形，长 13.5～14.5cm，宽 3～4cm，羽状深裂，先端渐尖，边缘有锯齿；中部茎叶长圆形，基部无柄，半抱茎；上部叶渐小，圆耳状抱茎，边缘有刺齿或全缘。叶两面被长柔毛。头状花序单生或 2～3 个生于茎端或枝端，含 15 枚舌状小花。总苞钟状，总苞片 2 层，外层宽卵形，长 6～7.5mm，下半部革质，内层披针形，长 9～10mm，两层苞片基部相连，外面被头状具柄的长腺毛。舌状小花浅蓝色。瘦果 4～5 棱形，冠毛白色，膜片状，长近 1mm，顶端细齿裂。花果期 6～10 月。

产于新疆。生于平原绿洲。

菊苣 Cichorium intybus L., Sp. Pl. 813. 1753; 中国植物志, 80（1）: 8, 1997; 中华人民共和国药典（1977）, 1: 526, 1978.

多年生草本。高 40～100cm，茎直立，单生，分枝开展，茎枝绿色，被极稀疏的长而弯曲的糙毛或刚毛或几无毛。基生叶莲座状，花期生存，倒披针状长椭圆形，长 15～34cm，宽 2～4cm，基部渐狭成翼柄，大头状倒向羽状深裂或羽状深裂或不分裂而边缘有尖锯齿，侧裂片 3～6 对或更多，顶侧裂片较大，侧裂片镰刀形或不规则镰刀形或三角形。茎生叶少数，较小，卵状倒披针形至披针形，无柄，基部扩大半抱茎。两面被稀疏的多细胞长节毛。头状花序多数，单生或数个集生于茎顶或枝端，或 2～8 个排列成穗状花序。总苞圆柱状；总苞片 2 层，外层披针形，长 8～13mm，上半部草质，有长缘毛，背面有稀疏头状具柄的长腺毛或单毛，下半部革质；内层总苞片线状披针形，长达 1.2cm，上部边缘及背面有极稀疏头

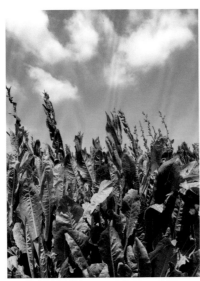
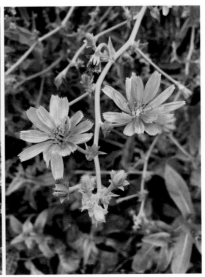

菊苣 Cichorium intybus　刘延泽　摄

状具柄的长腺毛并杂有长单毛。舌状小花蓝色，长约 14mm。瘦果倒卵状、椭圆状或倒楔形，外层瘦果压扁，3～5 棱，褐色，有棕黑色色斑。冠毛极短，2～3 层，膜片状，长 0.2～0.3mm。花、果期 5～10 月。

产于北京、黑龙江、辽宁、山西、陕西、新疆、江西。生于海拔 500～1200m 的滨海荒地、河边、水沟边或山坡。

性　　状

毛菊苣　本品茎呈圆柱形，稍弯曲；表面灰绿色或带紫色，具纵棱，被柔毛或刚毛，断面黄白色，中空。叶多破碎，灰绿色，两面被柔毛；茎中部的完整叶片呈长圆形，基部无柄，半抱茎；向上叶渐小，圆耳状抱茎，边缘有刺状齿。头状花序 5～13 个成短总状排列。总苞钟状，直径 5～6mm；苞片 2 层，外层稍短或近等长，被毛；舌状花蓝色。瘦果倒卵形，表面有棱及波状纹理，顶端截形，被鳞片状冠毛，长 0.8～1mm，棕色或棕褐色，密布黑棕色斑。气微，味咸、微苦。

毛菊苣根　本品主根呈圆锥形，有侧根和多数须根，长 10～20cm，直径 0.5～1.5cm。表面棕黄色，具细腻不规则纵皱纹。质硬，不易折断，断面外侧黄白色，中部类白色，有时空心。气微，味苦。

菊苣　本品茎表面近光滑。茎生叶少，长圆状披针形。头状花序少数，簇生；苞片外短内长，无毛或先端被稀毛。瘦果鳞片状，冠毛短，长 0.2～0.3mm。

菊苣根　本品顶端有时有 2～3 叉。表面灰棕色至褐色，粗糙，具深纵纹，外皮常脱落，脱落后显棕色至棕褐色，有少数侧根和须根。嚼之有韧性。

功能主治　清肝利胆，健胃消食，利尿消肿。用于湿热黄疸，胃痛食少，水肿尿少。

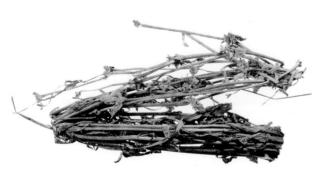

菊苣 Herba Cichorii glandulosi　敬松　摄

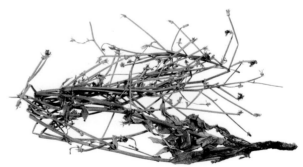

菊苣 Herba Cichorii intybi　敬松　摄

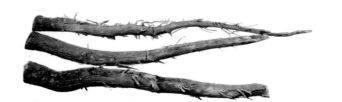

菊苣根 Radix Cichorii glandulosi　敬松　摄

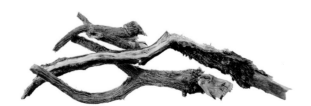

菊苣根 Radix Cichorii intybi　敬松　摄

菊花 Juhua

FLOS CHRYSANTHEMI

本品为菊科植物菊 **Chrysanthemum morifolium** Ramat. 的干燥头状花序。9～11月花盛开时分批采收，阴干或焙干，或熏、蒸后晒干。药材按产地和加工方法不同，分为"亳菊"、"滁菊"、"贡菊"、"杭菊"、"怀菊"。

原植物 菊 **Chrysanthemum morifolium** Ramat. in Journ. Hist. Nat. 2: 240. 1792; 中国植物志，76（1）：35, 1983; 中华人民共和国药典（1963），1: 253, 1964.

多年生草本。高60～150cm，茎直立，分枝或不分枝，被柔毛。叶互生；有短柄；叶片卵形至披针形，长5～15cm，羽状浅裂或半裂，基部楔形，下面被白色短柔毛。头状花序直径2.5～20cm，大小不一，单个或数个集生于茎枝顶端；总苞片多层，外层绿色，条形，边缘膜质，外面被柔毛；舌状花白色、红色、紫色或黄色。瘦果不发育。花期9～11月。

全国各地均有栽培，品种极多。药用菊花以安徽、河南、浙江栽培为多。

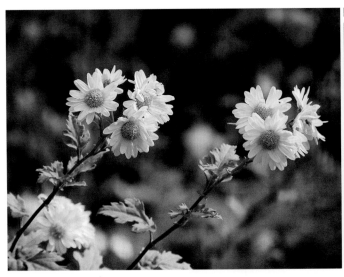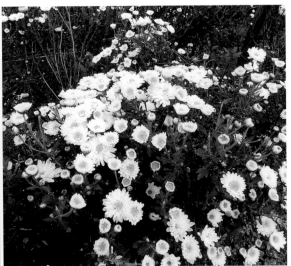

菊花 Chrysanthemum morifolium　朱仁斌、赵鑫磊　摄

性状

亳菊 本品呈倒圆锥形或圆筒形，有时稍压扁呈扇形，直径1.5～3cm，离散。总苞碟状；总苞片3～4层，卵形或椭圆形，草质，黄绿色或褐绿色，外面被柔毛，边缘膜质。花托半球形，无托片或托毛。舌状花数层，雌性，位于外围，类白色，劲直，上举，纵向折缩，散生金黄色腺点；管状花多数，两性，位于中央，为舌状花所隐藏，黄色，顶端5齿裂。瘦果不发育，无冠毛。体轻，质柔润，干时松脆。气清香，味甘、微苦。

滁菊 本品呈不规则球形或扁球形，直径1.5～2.5cm。舌状花类白色，不规则扭曲，内卷，边缘皱缩，有时可见淡褐色腺点；管状花大多隐藏。

贡菊 本品呈扁球形或不规则球形，直径1.5～2.5cm。舌状花白色或类白色，斜升，上部反折，边缘稍内卷而皱缩，通常无腺点；管状花少，外露。

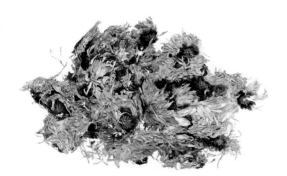
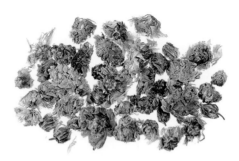

菊花 **Flos Chrysanthemi** 陈代贤 摄　　　　　菊花 **Flos Chrysanthemi** 陈代贤 摄

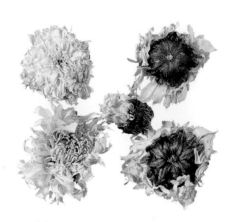

菊花 **Flos Chrysanthemi** 陈代贤 摄

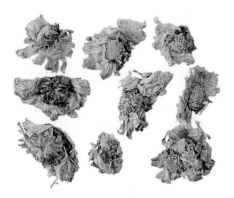
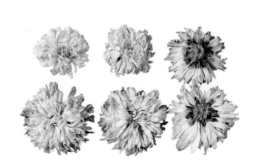

菊花 **Flos Chrysanthemi** 陈代贤 摄　　　　　菊花 **Flos Chrysanthemi** 陈代贤 摄

杭菊　本品呈碟形或扁球形，直径 2.5～4cm，常数个相连成片。舌状花类白色或黄色，平展或微折叠，彼此粘连，通常无腺点；管状花多数，外露。

怀菊　本品呈不规则球形或扁球形，直径 1.5～2.5cm。多数为舌状花，舌状花类白色或黄色，不规则扭曲，内卷，边缘皱缩，有时可见腺点；管状花大多隐藏。

功能主治　散风清热，平肝明目，清热解毒。用于风热感冒，头痛眩晕，目赤肿痛，眼目昏花，疮痈肿毒。

梅花 Meihua

FLOS MUME

本品为蔷薇科植物梅 **Prunus mume**（Sieb.）Sieb. et Zucc. 的干燥花蕾。初春花未开放时采摘，及时低温干燥。

原 植 物 见"乌梅"项下。

性　　状 本品呈类球形，直径3～6mm，有短梗。苞片数层，鳞片状，棕褐色。花萼5，灰绿色或棕红色。花瓣5或多数，黄白色或淡粉红色。雄蕊多数；雌蕊1，子房密被细柔毛。质轻。气清香，味微苦、涩。

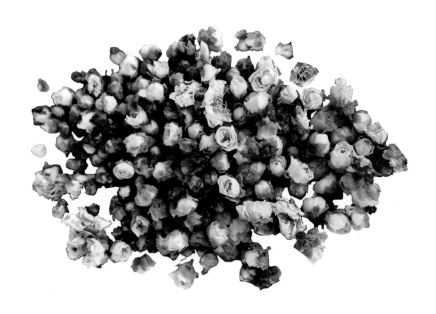

梅花 **Flos Mume**　孟武威　摄

功能主治 疏肝和中，化痰散结。用于肝胃气痛，郁闷心烦，梅核气，瘰疬疮毒。

救必应 Jiubiying

CORTEX ILICIS ROTUNDAE

本品为冬青科植物铁冬青 **Ilex rotunda** Thunb. 的干燥树皮。夏、秋二季剥取，晒干。

原植物 　**铁冬青 Ilex rotunda** Thunb. in Murray, Syst. Veg. ed. 14, 168. 1784; 中国植物志, 45（2）: 45, 1988; 中华人民共和国药典（1977）, 1: 529, 1978.

常绿乔木或灌木。高可达 20m，枝灰色，小枝多少有棱，红褐色。叶互生；叶柄长 7～12mm；叶片纸质，卵圆形至椭圆形，长 4～10cm，宽 2～4cm，先端短尖，全缘，上面有光泽，侧脉 6～9 对，两面明显。花单性，雌雄异株，排列成腋生的伞形花序；雄花 4～6 枚，雄蕊花丝短；雌花 5～7 枚，子房球形。浆果状核果，长 6～8mm，熟时红色；先端有宿存花柱。花期 5～6 月，果期 9～10 月。

产于江苏、浙江、安徽、江西、湖南、湖北、广西、广东、福建、台湾、贵州、云南等省区。生于山下疏林或沟、溪边。

性　状 　本品呈卷筒状、半卷筒状或略卷曲的板状，长短不一，厚 1～15mm。外表面灰白色至浅褐色，较粗糙，有皱纹。内表面黄绿色、黄棕色或黑褐色，有细纵纹。质硬而脆，断面略平坦。气微香，味苦、微涩。

功能主治 　清热解毒，利湿止痛。用于暑湿发热，咽喉肿痛，湿热泻痢，脘腹胀痛，风湿痹痛，湿疹，疮疖，跌打损伤。

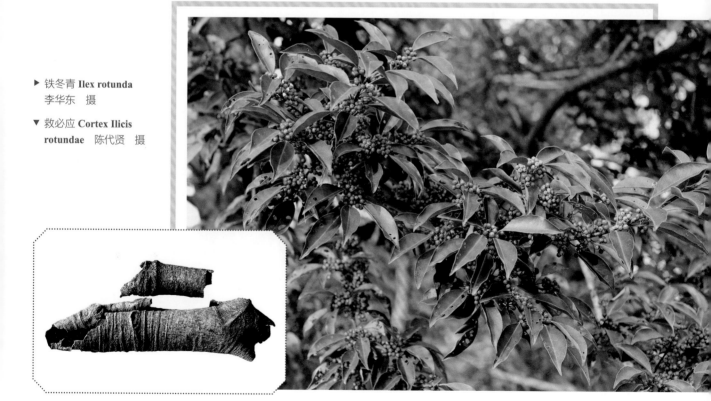

▶ 铁冬青 Ilex rotunda
　李华东　摄

▼ 救必应 Cortex Ilicis
　　rotundae　陈代贤　摄

常山 Changshan

本品为虎耳草科植物常山 **Dichroa febrifuga** Lour. 的干燥根。秋季采挖，除去须根，洗净，晒干。

原植物 常山 **Dichroa febrifuga** Lour. in Fl. Cochinch. 301. 1970; 中国植物志，35（1）：178, 1995; 中华人民共和国药典（1963），1: 255, 1964.

灌木。高 1~2m，小枝圆柱状或稍具 4 棱，无毛或被稀疏短柔毛。叶常椭圆形、倒卵形、椭圆状长圆形或披针形，长 6~25cm，宽 2~10cm，先端渐尖，基部楔形，边缘具锯齿或粗齿，稀波状，无毛或仅沿叶脉具皱卷短柔毛，稀下面被长柔毛，侧脉每边 8~10 条；叶柄长 1.5~5cm，无毛或被疏毛。伞房状圆锥花序顶生，有时叶腋有侧生花序，直径 3~20cm，花蓝色或白色；花蕾倒卵形，直径 6~10mm；花梗长 3~5mm；花萼倒圆锥形，4~6 裂；裂片阔三角形，急尖，无毛或被毛；花瓣长圆状椭圆形，稍肉质，花后反折；雄蕊 10~20枚，一半与花瓣对生，花丝线形，初与花瓣合生，后分离，花药椭圆形；花柱 4（5~6），柱头长圆形，子房 3/4 下位。浆果直径 3~7mm，蓝色。种子长约 1mm，具网纹。花期 2~4 月，果期 5~8 月。

产于陕西、甘肃、江苏、安徽、浙江、江西、福建、台湾、湖北、湖南、广东、广西、四川、贵州、云南、西藏。生于海拔 200~2000m 的阴湿林中。

性状 本品呈圆柱形，常弯曲扭转，或有分枝，长 9~15cm，直径 0.5~2cm。表面棕黄色，具细纵纹，外皮易剥落，剥落处露出淡黄色木部。质坚硬，不易折断，折断时有粉尘飞扬；横切面黄白色，射线类白色，呈放射状。气微，味苦。

功能主治 涌吐痰涎，截疟。用于痰饮停聚，胸膈痞塞，疟疾。

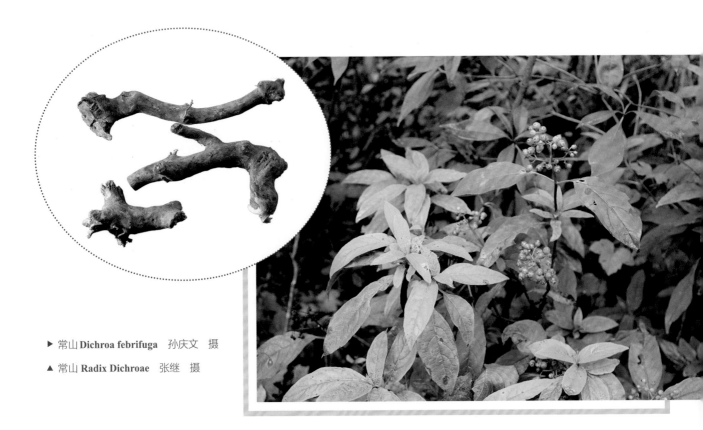

▶ 常山 **Dichroa febrifuga**　孙庆文　摄

▲ 常山 **Radix Dichroae**　张继　摄

野马追 Yemazhui

HERBA EUPATORII LINDLEYANI

本品为菊科植物轮叶泽兰（林泽兰）**Eupatorium lindleyanum** DC. 的干燥地上部分。秋季花初开时采割，晒干。

原植物 林泽兰 **Eupatorium lindleyanum** DC. in Prodr. 5: 180. 1836; 中国植物志, 74: 59, 1985; 中华人民共和国药典（1977），1: 535, 1978.

多年生草本。高 30~150cm，茎直立，常自基部分枝或不分枝或而上部仅有伞房状花序分枝，密被白色长柔毛或短柔毛。下部叶花期脱落；中部茎叶长椭圆状披针形或线状披针形，长 3~12cm，宽 0.5~3cm，不分裂或三全裂，质厚，两面粗糙，被白色长或短糙毛和黄色腺点，上面和沿脉的毛密，基生三出脉，基部楔形，顶端急尖，向上部叶渐小，全部茎叶基生三脉，边缘具深或浅犬齿，无柄或近无柄。头状花序多数，排成顶生紧密的伞房花序或大型的复伞房花序，花序径达 20cm，花序枝及花梗密被白色短柔毛。总苞钟状，具 5 小花；总苞片 3 层，覆瓦状排列，外层的短，披针形或宽披针形，中、内部的渐长，长 5~6mm，长椭圆形或长椭圆状披针形，顶端急尖。花冠白色、粉红色或淡紫色，长 4.5mm。外面散生黄色腺点。瘦果黑褐色，椭圆形，具 5 棱，冠毛白色，与花冠等长或稍长。花、果期 5~12 月。

除新疆外，全国各省区均产。生于海拔 200~2600m 的阴湿处，森林和草地。

性状 本品茎呈圆柱形，长 30~90cm，直径 0.2~0.5cm；表面黄绿色或紫褐色，有纵棱，密被灰白色茸毛；质硬，易折断，断面纤维性，髓部白色。叶对生，无柄；叶片多皱缩，展平后叶片 3 全裂，似轮生，裂片条状披针形，中间裂片较长；先端钝圆，边缘具疏锯齿，上表面绿褐色，下表面黄绿色，两面被毛，有腺点。头状花序顶生。气微，叶味苦、涩。

功能主治 化痰止咳平喘。用于痰多咳嗽气喘。

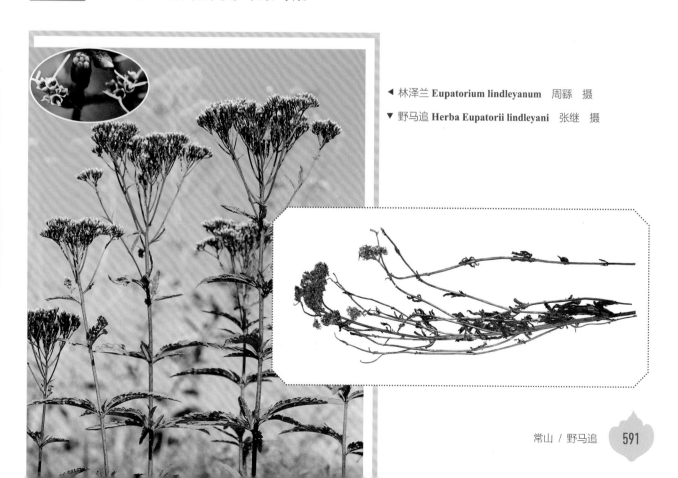

◀ 林泽兰 Eupatorium lindleyanum　周繇　摄

▼ 野马追 Herba Eupatorii lindleyani　张继　摄

野木瓜 Yemugua

本品为木通科植物野木瓜 **Stauntonia chinensis** DC. 的干燥带叶茎枝。全年均可采割，洗净，切段，干燥。

原植物 野木瓜 **Stauntonia chinensis** DC. in Syst. 1: 514. 1818; 中国植物志, 29: 29, 2001; 中华人民共和国药典（1977）, 1: 537, 1978.

木质藤本。茎绿色，粗糙，纵裂。掌状复叶有小叶 5～7；小叶革质，长圆形、椭圆形或长圆状披针形，长 6～9（～11.5）cm，宽 2～4cm，先端渐尖，基部钝、圆或楔形，中脉的正面凹陷，侧脉和网脉在两面均明显凸起。花雌雄同株，通常 3～4 朵组成伞房花序式的总状花序；苞片和小苞片线状披针形，长 15～18cm。雄花：萼片外面浅黄色或乳白色，内面紫红色，外轮的披针形，内轮的稍小，呈线状披针形；蜜腺状花瓣 6 枚，舌状，顶端稍紫红色；花丝合生成管状，长约 4mm，花药长约 3mm，药隔顶端附属物角状，与药室近等长；退化心皮小，锥尖。雌花：萼片、花瓣均与雄花相似；心皮卵状棒形，柱头偏斜、头状。果长圆形，长 7～10cm；种子近三角形的，压扁；种皮深褐色至近黑色，有光泽。花期 3～4 月，果期 6～10 月。

产于广东、广西、香港、湖南、贵州、云南、安徽、浙江、江西、福建。生于海拔 500～1300m 的山地密林、山腰灌丛或山谷溪边疏林中。

性状 本品茎呈圆柱形，长 3～5cm，直径 0.2～3cm。粗茎表面灰黄色或灰棕色，有粗纵纹，外皮常块状脱落；细茎表面深棕色，具光泽，纵纹明显，可见小枝痕或叶痕。切面皮部狭窄，深棕色，木部宽广，浅棕黄色，有密集的放射状纹理和成行小孔，髓部明显。质硬或稍韧。掌状复叶互生，小叶片长椭圆形，革质，长 5～10cm，宽 2～4cm，先端尖，基部近圆形，全缘，上表面深棕绿色，有光泽，下表面浅棕绿色，网脉明显；小叶柄长约 1.5cm。气微，味微苦涩。

功能主治 祛风止痛，舒筋活络。用于风湿痹痛，腰腿疼痛，头痛，牙痛，痛经，跌打伤痛。

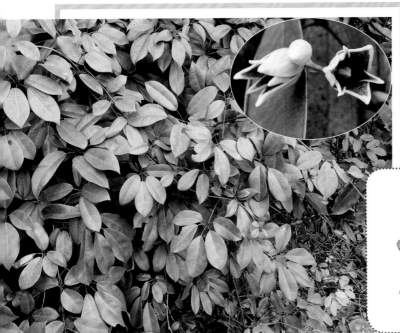

◀ 野木瓜 Stauntonia chinensis 赵鑫磊、徐晔春 摄

▼ 野木瓜 Caulis et Folium Stauntoniae 陈代贤 摄

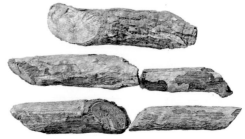

野菊花 Yejuhua

FLOS CHRYSANTHEMI INDICI

本品为菊科植物野菊 **Chrysanthemum indicum** L. 的干燥头状花序。秋、冬二季花初开放时采摘，晒干，或蒸后晒干。

原 植 物 野菊 **Chrysanthemum indicum** L., Sp. Pl. 889, 1753; 中国植物志, 76（1）: 32, 1983; 中华人民共和国药典（1977），1: 539, 1978.

多年生草本。高 0.25～1m，茎直立或铺散，分枝，或茎端有伞房花序分枝，被疏毛。基生叶和下部叶花期脱落，中部茎叶卵形、长卵形或椭圆状卵形，长 3～7（～10）cm，宽 2～4（～7）cm，羽状半裂或浅裂或分裂不明显，边缘有浅锯齿，基部截形或微心形或宽楔形，叶柄长 1～2cm，柄基无耳或有分裂的叶耳，两面同色，淡绿色，或干时成橄榄色，被疏短柔毛。头状花序径 1.5～2.5cm，多数排成顶生伞房圆锥花序或少数排成伞房花序。总苞片约 5 层，外层卵形或卵状三角形，中层卵形，内层长椭圆形，边缘白色或褐色膜质，顶端钝或圆。舌状花黄色，舌片长 10～13mm，顶端全缘或 2～3 齿。瘦果长 1.5～1.8mm。花果期 6～11 月。

产于东北、华北、华中、华南及西南各省区。生于山坡、草地、灌丛、河边湿地、田边路旁。

性　状 本品呈类球形，直径 0.3～1cm，棕黄色。总苞由 4～5 层苞片组成，外层苞片卵形或条形，外表面中部灰绿色或浅棕色，通常被白毛，边缘膜质；内层苞片长椭圆形，膜质，外表面无毛。总苞基部有的残留总花梗。舌状花 1 轮，黄色至棕黄色，皱缩卷曲；管状花多数，深黄色。体轻。气芳香，味苦。

功能主治 清热解毒，泻火平肝。用于疔疮痈肿，目赤肿痛，头痛眩晕。

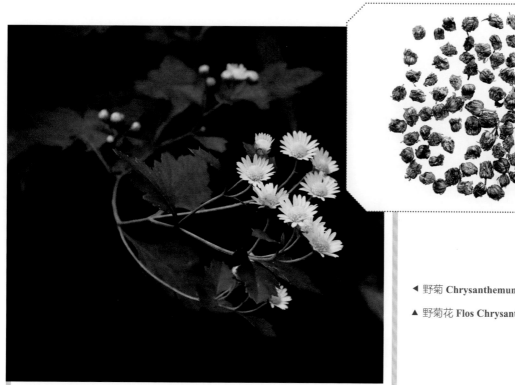

◀ 野菊 **Chrysanthemum indicum** 赵鑫磊 摄

▲ 野菊花 Flos Chrysanthemi indici 孟武威 摄

蛇床子 Shechuangzi

FRUCTUS CNIDII

本品为伞形科植物蛇床 **Cnidium monnieri**（L.）Cuss. 的干燥成熟果实。夏、秋二季果实成熟时采收，除去杂质，晒干。

原植物 蛇床 **Cnidium monnieri**（L.）Cuss. in Mem. Soc. Med. Par. 280. 1782; 中国植物志, 55（2）: 221, 1985; 中华人民共和国药典（1963）, 1: 256, 1964.

一年生草本。根圆锥状。茎高 10～80cm; 直立或斜上, 多分枝, 中空, 表面具深条棱, 粗糙。下部叶具短的, 叶鞘短宽, 上部叶柄全部鞘状; 叶片卵形至三角状卵形, 长 3～8cm, 宽 2～5cm, 二至三回三出式羽状全裂, 羽片卵形至卵状披针形, 长 1～3cm, 先端常略呈尾状, 末回裂片线形至线状披针形, 长 3～10mm, 具小尖头, 边缘及脉上粗糙。复伞形花序直径 2～3cm; 总苞片 6～10, 线形至线状披针形, 长约 5mm, 边缘膜质, 具细睫毛; 伞辐 8～20, 不等长, 长 0.5～2cm; 小总苞片多数, 线形, 长 3～5mm, 边缘具细睫毛, 小伞形花序菊花 15～20, 萼齿无; 花瓣白色。分生果长圆状, 长 1.5～3mm, 棱均扩大成翅。花期 4～7 月, 果期 6～10 月。

全国各地均产。生于田边、路旁、草地、河边湿地。

性　状 本品为双悬果, 呈椭圆形, 长 2～4mm, 直径约 2mm。表面灰黄色或灰褐色, 顶端有 2 枚向外弯曲的柱基, 基部偶有细梗。分果的背面有薄而突起的纵棱 5 条, 接合面平坦, 有 2 条棕色略突起的纵棱线。果皮松脆, 揉搓易脱落。种子细小, 灰棕色, 显油性。气香, 味辛凉, 有麻舌感。

功能主治 燥湿祛风, 杀虫止痒, 温肾壮阳。用于阴痒带下, 湿疹瘙痒, 湿痹腰痛, 肾虚阳痿, 宫冷不孕。

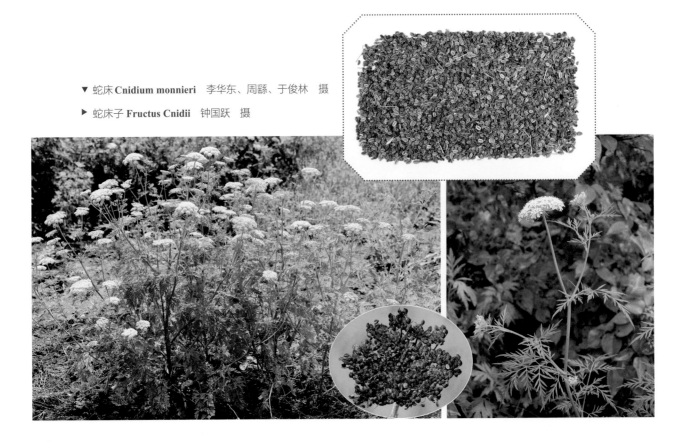

▼ 蛇床 **Cnidium monnieri**　李华东、周繇、于俊林　摄

▶ 蛇床子 **Fructus Cnidii**　钟国跃　摄

银杏叶 Yinxingye

FOLIUM GINKGO

本品为银杏科植物银杏 **Ginkgo biloba** L. 的干燥叶。秋季叶尚绿时采收，及时干燥。

原植物 见"白果"项下。

性　状 本品多皱折或破碎，完整者呈扇形，长 3～12cm，宽 5～15cm。黄绿色或浅棕黄色，上缘呈不规则的波状弯曲，有的中间凹入，深者可达叶长的 4/5。具二叉状平行叶脉，细而密，光滑无毛，易纵向撕裂。叶基楔形，叶柄长 2～8cm。体轻。气微，味微苦。

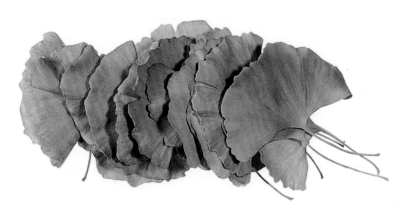

银杏叶 **Folium Ginkgo** 陈代贤 摄

功能主治 活血化瘀，通络止痛，敛肺平喘，化浊降脂。用于瘀血阻络，胸痹心痛，中风偏瘫，肺虚咳喘，高脂血症。

银柴胡 Yinchaihu

RADIX STELLARIAE

本品为石竹科植物银柴胡 **Stellaria dichotoma** L. var. **lanceolata** Bge. 的干燥根。春、夏间植株萌发或秋后茎叶枯萎时采挖；栽培品于种植后第三年9月中旬或第四年4月中旬采挖，除去残茎、须根及泥沙，晒干。

原植物 银柴胡 **Stellaria dichotoma** L. var. **lanceolata** Bge. in Fl. Alt. Suppl. 34. 1836; 中国植物志, 26: 120, 1996; 中华人民共和国药典（1963），1: 257, 1964.

多年生草本。高15～30（～60），主根圆柱形，直径1～3cm，外皮淡黄色，根头处有许多疣状的茎部残基。茎直立而纤细，上部二叉状分枝，密被短毛或腺毛；节略膨大。单叶对生；无柄；叶片线状披针形、披针形或长圆状披针形，长5～25mm，宽1.5～5mm，先端渐尖，基部圆或近心形，全缘，上面疏被短毛或几无毛，下面被短毛。花单生于叶腋，直径约3mm；花梗长约2cm；萼片5，披针形，长约4～5mm，绿色，边缘白色膜质；花瓣5，较萼片为短，白色，先端2深裂；雄蕊10，2轮，花丝基部合生，黄色；子房上位，花柱3，细长。蒴果近球形，外被宿萼，成熟时先端6齿裂。种子通常1粒，椭圆形，深棕色，种皮有多数小突起。花期6～7月，果期7～8月。

产于辽宁、内蒙古、河北、陕西、甘肃、宁夏等地。生于海拔1250～3100m的石质草原及石质山坡。

性状 本品呈类圆柱形，偶有分枝，长15～40cm，直径0.5～2.5cm。表面浅棕黄色至浅棕色，有扭曲的纵皱纹和支根痕，多具孔穴状或盘状凹陷，习称"砂眼"，从砂眼处折断可见棕色裂隙中有细砂散出。根头部略膨大，有密集的呈疣状突起的芽苞、茎或根状茎的残基，习称"珍珠盘"。质硬而脆，易折断，断面不平坦，较疏松，有裂隙，皮部甚薄，木部有黄、白色相间的放射状纹理。气微，味甘。

栽培品 本品有分枝，下部多扭曲，直径0.6～1.2cm。表面浅棕黄色或浅黄棕色，纵皱纹细腻明显，细支根痕多呈点状凹陷。几无砂眼。根头部有多数疣状突起。折断面质地较紧密，几无裂隙，略显粉性，木部放射状纹理不甚明显。味微甜。

功能主治 清虚热，除疳热。用于阴虚发热，骨蒸劳热，小儿疳热。

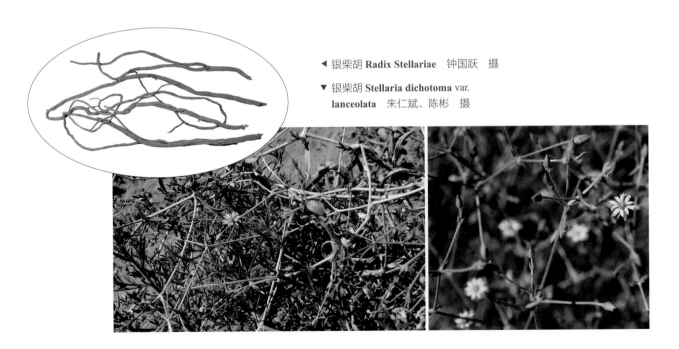

◀ 银柴胡 Radix Stellariae　钟国跃　摄

▼ 银柴胡 **Stellaria dichotoma** var. **lanceolata**　朱仁斌、陈彬　摄

甜瓜子 Tianguazi

SEMEN MELO

本品为葫芦科植物甜瓜 **Cucumis melo** L. 的干燥成熟种子。夏、秋二季果实成熟时收集，洗净，晒干。

原 植 物 甜瓜 **Cucumis melo** L., Sp. Pl. ed. 1. 1011. 1753; 中国植物志 , 73（1）: 202, 1986; 中华人民共和国药典（1963）, 1: 258, 1964.

一年生葡匐或攀援草本。茎、枝有黄褐色或白色的糙毛和突起。卷须单一，被微柔毛。叶互生；叶柄长 8～12cm，具槽沟及短刚柔毛；叶片厚纸质，近圆形或肾形，边缘不分裂或 3～7 浅裂，裂片先端圆钝，有锯齿，基部截形或具半圆形的弯缺，具掌状脉。花单性，雌雄同株；雄花数朵，簇生于叶腋；花梗纤细，长 0.5～2cm，被柔毛；花萼筒狭钟形，密被白色长柔毛，裂片近钻形；花冠黄色，长约 2cm，裂片卵状长圆形，急尖；雄蕊 3，花丝极短，药室折曲，药隔顶端引长；雌花单生，花梗被柔毛；子房长椭圆形，密被长柔毛和硬毛，花柱长 1～2mm，柱头靠合。果实形状、颜色变化较大，一般为球形或长椭圆形，果皮平滑，有纵沟或斑纹，果肉白色、黄色或绿色，有香甜味。种子污白色或黄白色，卵形或长圆形。花、果期夏季。

全国各地均有栽培。

性　状 本品呈扁平长卵形，长 5～9mm，宽 2～4mm。表面黄白色、浅棕红色或棕黄色，平滑，微有光泽。一端稍尖，另端钝圆。种皮较硬而脆，内有膜质胚乳和子叶 2 片。气微，味淡。

功能主治 清肺，润肠，化瘀，排脓，疗伤止痛。用于肺热咳嗽，便秘，肺痈，肠痈，跌打损伤，筋骨折伤。

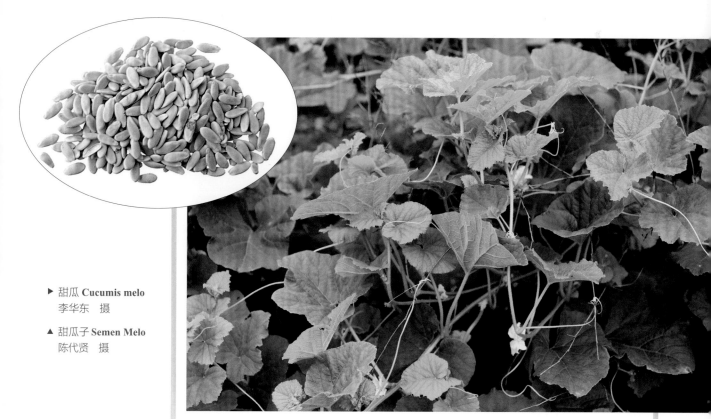

▶ 甜瓜 **Cucumis melo**
  李华东　摄

▲ 甜瓜子 **Semen Melo**
  陈代贤　摄

猪牙皂 Zhuyazao

本品为豆科植物皂荚 **Gleditsia sinensis** Lam. 的干燥不育果实。秋季采收，除去杂质，干燥。

原植物 见"皂角刺"项下。

性状 本品呈圆柱形，略扁而弯曲，长 5～11cm，宽 0.7～1.5cm。表面紫棕色或紫褐色，被灰白色蜡质粉霜，擦去后有光泽，并有细小的疣状突起和线状或网状的裂纹。顶端有鸟喙状花柱残基，基部具果梗残痕。质硬而脆，易折断，断面棕黄色，中间疏松，有淡绿色或淡棕黄色的丝状物，偶有发育不全的种子。气微，有刺激性，味先甜而后辣。

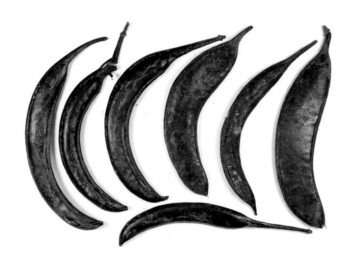

猪牙皂 Fructus Gleditsiae abnormalis　钟国跃　摄

功能主治 祛痰开窍，散结消肿。用于中风口噤，昏迷不醒，癫痫痰盛，关窍不通，喉痹痰阻，顽痰喘咳，咯痰不爽，大便燥结；外治痈肿。

猪苓 Zhuling

POLYPORUS

本品为多孔菌科真菌猪苓 **Polyporus umbellatus**（Pers.）Fries 的干燥菌核。春、秋二季采挖，除去泥沙，干燥。

原植物 猪苓 **Polyporus umbellatus**（Pers.）Fr., Syst. Mycol.（Lundae）1: 354. 1821., 中华人民共和国药典（1963），1: 259, 1964.

菌核形状不规则，呈大小不一的团块状，坚实，表面紫黑色，有多数凹凸不平的皱纹，内部白色，大小一般为（3~5）cm×（3~20）cm。子实体从埋生于地下的菌核上发出，有柄并多次分枝，形成一丛菌盖，总直径可达 20cm。菌盖圆形，直径 1~4cm，中部脐状，有淡黄色的纤维鳞片，近白色至浅褐色，无环纹，边缘薄而锐，常内卷，肉质，干后硬而脆。菌肉薄，白色。菌管长约 2mm，与菌肉同色，下延。管口圆形至多角形，每 1mm 间 3~4 个。孢子无色，光滑，圆筒形，一端圆形，一端有歪尖，（7~10）μm×（3~4.2）μm。

产于黑龙江、吉林、辽宁、河北、山西、陕西、甘肃、河南、湖北、四川、贵州、云南。生于林中树根旁地上或腐木桩旁。

性　状 本品呈条形、类圆形或扁块状，有的有分枝，长 5~25cm，直径 2~6cm。表面黑色、灰黑色或棕黑色，皱缩或有瘤状突起。体轻，质硬，断面类白色或黄白色，略呈颗粒状。气微，味淡。

功能主治 利水渗湿。用于小便不利，水肿，泄泻，淋浊，带下。

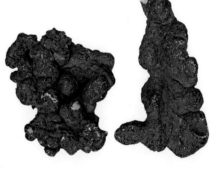

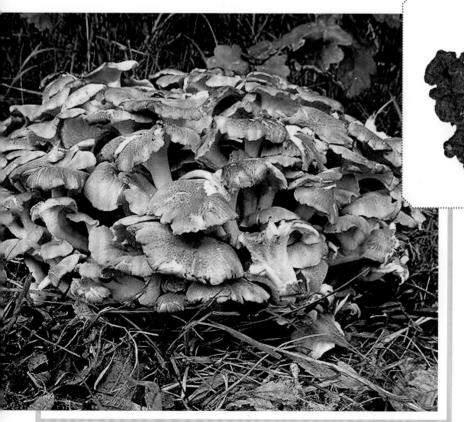

◀ 猪苓 Polyporus umbellatus　刘培贵　提供

▲ 猪苓 Polyporus　陈代贤　摄

猫爪草 Maozhaocao

RADIX RANUNCULI TERNATI

本品为毛茛科植物小毛茛 **Ranunculus ternatus** Thunb. 的干燥块根。春季采挖，除去须根和泥沙，晒干。

原植物 小毛茛 **Ranunculus ternatus** Thunb. in Fl. Jap. 241. 1784; 中国植物志 , 28: 302, 1980; 中华人民共和国药典（1977），1: 550, 1978.

一年生草本。簇生多数肉质小块根，块根卵球形或纺锤形，顶端质硬，形似猫爪。茎铺散，高5～20cm，多分枝。基生叶有长柄；叶片形状多变，单叶或 3 出复叶，宽卵形至圆肾形，长 5～40mm，宽 4～25mm，小叶 3 浅裂至 3 深裂或多次细裂，末回裂片倒卵形至条形，无毛；叶柄长 6～10cm。茎生叶无柄，叶片较小，全裂或细裂，裂片条形，宽 1～3mm。花单生茎顶和分枝顶端，直径 1～1.5cm，萼片5～7，外面疏生柔毛；花瓣 5～7 或更多，黄色或后变白色，倒卵形，基部有长约 0.8mm 的爪，蜜槽棱形；花药长约 1mm；花托无毛。聚合果近球形，直径 6mm；瘦果卵球形，无毛，边缘有纵肋，喙细短。花期3 月，果期 4～7 月。

产于广西、台湾、江苏、浙江、江西、湖南、安徽、湖北、河南等省区。生于平原湿草地或田边荒地。

性 状 本品由数个至数十个纺锤形的块根簇生，形似猫爪，长 3～10mm，直径 2～3mm，顶端有黄褐色残茎或茎痕。表面黄褐色或灰黄色，久存色泽变深，微有纵皱纹，并有点状须根痕和残留须根。质坚实，断面类白色或黄白色，空心或实心，粉性。气微，味微甘。

功能主治 化痰散结，解毒消肿。用于瘰疬痰核，疔疮肿毒，蛇虫咬伤。

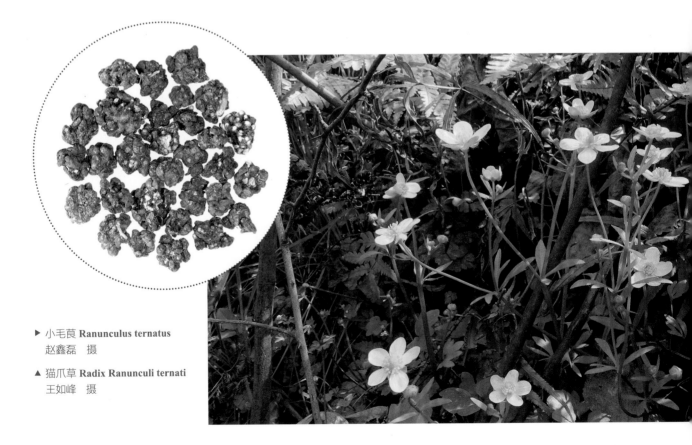

▶ 小毛茛 **Ranunculus ternatus**
　赵鑫磊　摄

▲ 猫爪草 **Radix Ranunculi ternati**
　王如峰　摄

麻黄 Mahuang

HERBA EPHEDRAE SINICAE ET AL.

本品为麻黄科植物草麻黄 **Ephedra sinica** Stapf、中麻黄 **Ephedra intermedia** Schrenk et C. A. Mey. 或木贼麻黄 **Ephedra equisetina** Bge. 的干燥草质茎。秋季采割绿色的草质茎，晒干。

原植物

草麻黄 Ephedra sinica Stapf in Kew Bull. 1927（3）：133. 1927; 中国植物志 , 7: 477, 1978; 中华人民共和国药典（1953）, 1: 192, 1953.

草本状灌木，高 20～40cm。木质茎匍匐卧土中；小枝直伸或微曲，绿色，长圆柱形，细纵槽纹常不明显，节明显，节间长 2.5～5.5cm，径 1.5～2mm。鳞叶膜质鞘状，长 3～4mm，下部约 1/2 合生，上部 2 裂，裂片锐三角形，先端急尖，常向外反曲。花通常雌雄异株；雄球花多成复穗状，常具总梗苞片 4 对，雄蕊 7～8，花丝合生；雌球花单生，雌花 2，有梗，成熟时苞片增大，肉质，红色，成浆果状。种子 2，包于苞片内，不露出，黑红色或灰褐色，三角状卵圆形或宽卵圆形，长 4.5～6mm，直径约 4mm，表面有细皱纹。花期 5～6 月，种子成熟期 8～9 月。

产于华北、东北及陕西、新疆、河南西北部等地。生于干山坡、平原、干燥荒地、河床、干草原、河滩附近及固定沙丘，常成片丛生。

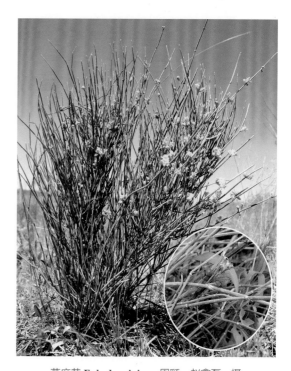

草麻黄 **Ephedra sinica** 周繇、赵鑫磊 摄

中麻黄 Ephedra intermedia Schrenk et C. A. Mey. in Mem. Acad. Sci. St. Pétersb. sér. 6, Sci. Nat. 5: 278, 1846; 中国植物志 , 7: 474, 1978; 中华人民共和国药典（1963）, 1: 247, 1964.

灌木，高 20～100cm。茎直立或匍匐斜上，较粗壮，基部多分枝，圆柱形，常被白粉呈灰绿色，有对生或轮生的分枝，节间长 3～6cm，直径 1～3mm，有细浅纵槽纹。鳞叶膜质鞘状，下部约 2/3 合生，裂片通常 3 裂，稀 2 裂，裂片钝三角形或窄三角状披针形。雄球花通常无梗，数个密集于节上呈团状，稀 2～3 个对生或轮生于节上，具 5～7 对交叉对生或 5～7 轮（每轮 2 枚）苞片，雄蕊 5～8 枚，花丝合生，花药无梗；雌球花 2～3，成簇，对生或轮生于节上，无梗或有短梗，苞片 3～5 轮，基部合生，最上一轮苞片有 2～3 雌花。雌球花成熟时苞片肉质，红色，成浆果状，长卵形或卵圆形，有长约 1mm 的短柄。种子包于肉质红色苞片内，不外露，种子通常 3 粒，稀 2 粒，卵圆形或长卵圆形，长 5～6mm，直径约 3mm。花期 5～6 月，种子成熟期 7～8 月。

产于华北、西北及辽宁、山东等地。生于海拔数百米至 2000m 的干旱荒漠、沙漠、戈壁、干旱山坡或草地上。

木贼麻黄 Ephedra equisetina Bge. in Mém. Acad. Imp. Sci. St.-Pétersbourg, Sér. 6, Sci. Math. 7: 501. 1851; 中国植物志 , 7: 478, 1978; 中华人民共和国药典（1953）, 1: 192, 1953.

直立小灌木，高 70～100cm。木质茎粗长，直立，基部径达 1～1.5cm；小枝细圆柱形，对生或轮生

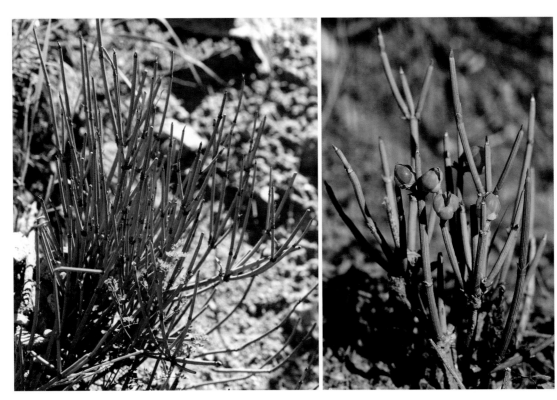

中麻黄 **Ephedra intermedia**　朱鑫鑫、王玉兵　摄

的分枝较多，节间较短，通常长1.5～3.5cm，直径
1～1.5mm，纵槽纹细浅不明显，被白粉，呈蓝绿
色或灰绿色。鳞叶膜质鞘状，下部约2/3合生，常
呈棕色，上部2裂，裂片钝三角形，长1.5～2mm。
雄球花单生或3～4个集生于节上，无梗或有短梗；
雌球花常成对生在节上，无柄。雌球花成熟时苞片
肉质，红色，成浆果状，长卵圆形或卵圆形，长
8～10mm。种子通常1，窄长卵形，长5～7mm，
直径2～3mm，多有明显的纵纹。花期6～7月，
种子成熟期8～9月。

　　产于华北及陕西西部、甘肃、新疆等地。生于
干旱荒漠、多砂石的山脊、山顶或草地。

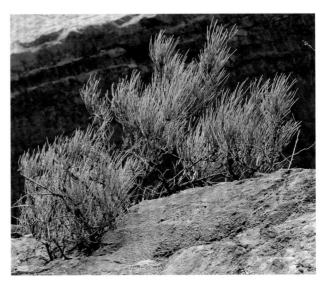

木贼麻黄 **Ephedra equisetina**　周繇　摄

性　　状

草麻黄　本品呈细长圆柱形，少分枝，直径
1～2mm。有的带少量棕色木质茎。表面淡绿色至黄绿色，有细纵脊线，触之微有粗糙感。节明显，节间长
2～6cm。节上有膜质鳞叶，长3～4mm；裂片2（稀3），锐三角形，先端灰白色，反曲，基部联合成筒状，
红棕色。体轻，质脆，易折断，断面略呈纤维性，周边绿黄色，髓部红棕色，近圆形。气微香，味涩、微苦。

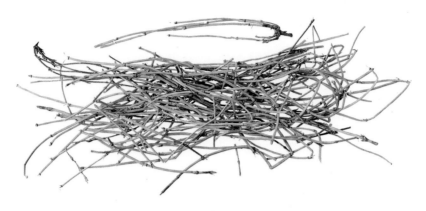

麻黄 **Herba Ephedrae sinicae**　陈代贤　摄

中麻黄　本品多分枝，直径 1.5～3mm，有粗糙感。节上膜质鳞叶长 2～3mm，裂片 3（稀 2），先端锐尖。断面髓部呈三角状圆形。

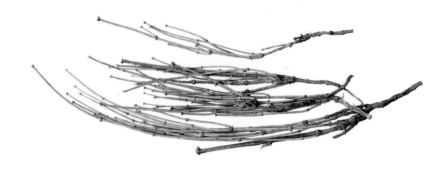

麻黄 **Herba Ephedrae intermediae**　陈代贤　摄

木贼麻黄　本品较多分枝，直径 1～1.5mm，无粗糙感。节间长 1.5～3cm。膜质鳞叶长 1～2mm；裂片 2（稀 3），上部为短三角形，灰白色，先端多不反曲，基部棕红色至棕黑色。

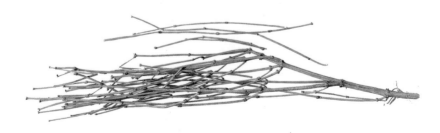

麻黄 **Herba Ephedrae equisetinae**　陈代贤　摄

功能主治　发汗散寒，宣肺平喘，利水消肿。用于风寒感冒，胸闷喘咳，风水浮肿。

麻黄根 Mahuanggen

RADIX ET RHIZOMA EPHEDRAE SINICAE ET AL.

本品为麻黄科植物草麻黄 **Ephedra sinica** Stapf 或中麻黄 **Ephedra intermedia** Schrenk et C. A. Mey. 的干燥根和根状茎。秋末采挖，除去残茎、须根和泥沙，干燥。

原植物 见"麻黄"项下。

性　状 本品呈圆柱形，略弯曲，长 8～25cm，直径 0.5～1.5cm。表面红棕色或灰棕色，有纵皱纹和支根痕。外皮粗糙，易成片状剥落。根状茎具节，节间长 0.7～2cm，表面有横长突起的皮孔。体轻，质硬而脆，断面皮部黄白色，木部淡黄色或黄色，射线放射状，中心有髓。气微，味微苦。

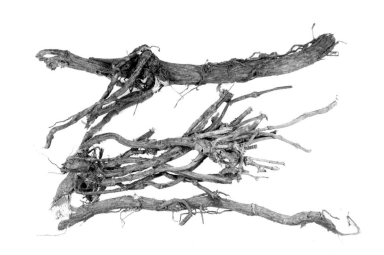

麻黄根 **Radix et Rhizoma Ephedrae sinicae**　钟国跃　摄

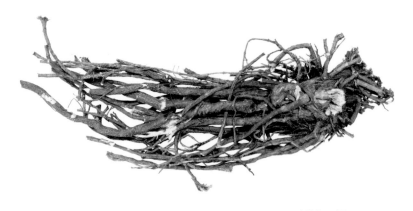

麻黄根 **Radix et Rhizoma Ephedrae intermediae**　陈代贤　摄

功能主治 固表止汗。用于自汗，盗汗。

鹿衔草 Luxiancao

HERBA PYROLAE CALLIANTHAE ET AL.

本品为鹿蹄草科植物鹿蹄草 **Pyrola calliantha** H. Andres 或普通鹿蹄草 **Pyrola decorata** H. Andres 的干燥全草。全年均可采挖，除去杂质，晒至叶片较软时，堆置至叶片变紫褐色，晒干。

原 植 物

鹿蹄草 Pyrola calliantha H. Andres in Act. Hort. Gothob. 1: 173. fig. 1: 9. 1924; 中国植物志, 56: 164, 1990; 中华人民共和国药典（1985），1: 285, 1985.——*P. rotundifolia* L., 中华人民共和国药典（1963），1: 251, 1964.——*P. rotundifolia* L. subsp. *chinensis* H. Andrres, 中华人民共和国药典（1977），1: 558, 1978.

常绿草本状小半灌木。株高（10～）15～30cm，根状茎细长，斜升，有分枝。叶4～7，基生；叶片革质，椭圆形或圆卵形，长3～6cm，先端钝或圆钝，基部宽楔形或近圆形，边缘近全缘或有疏齿，背面常有白霜，有时带紫色；叶柄长2～5.5cm。花葶有1～2（～4）枚鳞片状叶，卵状披针形或披针形，长7.5～8mm。总状花序具花9～13，密生，倾斜，稍下垂；苞片长舌形，先端急尖；萼片舌形，长5～7.5mm，近全缘；花冠广开，直径1.5～2cm，花瓣白色，有时稍带淡红色，倒卵状椭圆形或倒卵形；雄蕊10，花药长圆柱形，有小角；花柱常带淡红色，倾斜，近直立或上部稍向上弯曲，伸出花冠，顶端有不明显的环状突起，柱头5圆裂。蒴果扁球形，直径7～9mm。花期6～8月，果期8～9月。

产于华东、西南及河北、山西、陕西、甘肃、青海、河南、湖北、湖南、西藏等地。生于海拔700～4100m的山地针叶林、针阔叶混交林或阔叶林下。

普通鹿蹄草 Pyrola decorata H. Andres in Not. Roy. Bot. Gard. Edinb. 8（36）: 75. Pl. 3. 1913; 中国植物志, 56: 170,

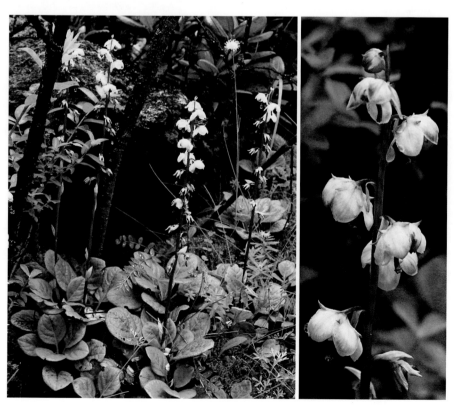

鹿蹄草 **Pyrola calliantha** 张英涛 摄

1990; 中华人民共和国药典（1977），1: 558, 1978.

常绿草本状小半灌木。株高 15~35cm，根状茎细长，斜升，有分枝。叶 3~6，近基生，叶柄长 1.5~4cm；叶片薄革质，长圆形至倒卵状长圆形或匙形，稀为卵状长圆形，长 3~7cm，宽 2.5~4cm，先端钝尖，基部楔形或阔楔形，下延于叶柄，上面绿色，沿叶脉为淡绿白色或稍白色，下面色较淡，常带紫色，边缘有疏齿。花葶常带紫色，有 1~2（~3）枚褐色鳞片状叶，先端渐尖，基部稍抱花葶。总状花序长 2.5~4cm，有花 4~10，半下垂；花冠碗形，淡绿色、黄绿色或近白色；花梗腋间有膜质苞片，与花梗近等长；萼片卵状长圆形，先端急尖，边缘色较淡；花瓣倒卵状椭圆形，长达 1cm，宽达 7mm，先端圆形；雄蕊 10，花丝无毛，花药黄色，具小角；花柱倾斜，上部弯曲，先端有环状突起，稀不明显，伸出花冠，柱头 5 圆裂。蒴果扁球形，直径 7~10mm。花期 6~7 月，果期 7~8 月。

产于西南及陕西、甘肃、安徽、浙江、江西、福建、台湾、河南、湖北、湖南、广东、广西等地。生于海拔 600~3000m 的山地阔叶林或灌丛下。

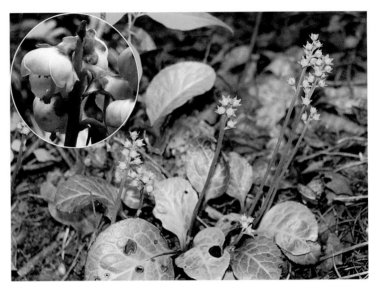

普通鹿蹄草 **Pyrola decorata**　赵鑫磊、张英涛　摄

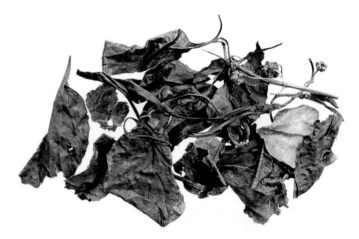

鹿衔草 **Herba Pyrolae callianthae**　陈代贤　摄

性　状　本品根状茎细长。茎圆柱形或具纵棱，长 10~30cm。叶基生，长卵圆形或近圆形，长 2~8cm，暗绿色或紫褐色，先端圆或稍尖，全缘或有稀疏的小锯齿，边缘略反卷，上表面有时沿脉具白色的斑纹，下表面有时具白粉。总状花序有花 4~10 余朵；花半下垂，萼片 5，舌形或卵状长圆形；花瓣 5，早落，雄蕊 10，花药基部有小角，顶孔开裂；花柱外露，有环状突起的柱头盘。蒴果扁球形，直径 7~10mm，5 纵裂，裂瓣边缘有蛛丝状毛。气微，味淡、微苦。

功能主治　祛风湿，强筋骨，止血，止咳。用于风湿痹痛，肾虚腰痛，腰膝无力，月经过多，久咳劳嗽。

商陆 Shanglu

RADIX PHYTOLACCAE ACINOSAE ET AL.

本品为商陆科植物商陆 **Phytolacca acinosa** Roxb. 或垂序商陆 **Phytolacca americana** L. 的干燥根。秋季至次春采挖，除去须根和泥沙，切成块或片，晒干或阴干。

原 植 物

商陆 Phytolacca acinosa Roxb. in Hort. Beng. 35. 1814, nom. nud. et Fl. Ind. 2: 458. 1832; 中国植物志 , 26: 15, 1996; 中华人民共和国药典（1977）, 1: 559, 1978.——*Ph. esculenta* Vanh., 中华人民共和国药典（1963）, 1: 245, 1964.

多年生草本。高达 1.5m，全株光滑无毛。根肥大，圆锥形，肉质，外皮淡黄色或灰褐色，有横长皮孔，侧根甚多。茎绿色或紫红色，多分枝。单叶互生，具柄；柄的基部稍扁宽；叶片卵状椭圆形或椭圆形，长 10～30cm，宽 4.5～15cm，先端急尖或渐尖，基部楔形，渐狭，全缘。总状花序生于枝端或与叶对生，花序直立，粗壮，密生多花；花被片 5，常黄绿色，花后常反折；雄蕊 8～10；心皮 8～10，分离，但紧密靠拢。浆果，扁圆状，有宿萼，熟时呈深红紫色或黑色。种子肾形黑色。花、果期 5～10 月。

产于除东北及内蒙古、青海、新疆外的全国大部分省区。生于海拔 500～3400m 的沟谷、山坡、林缘路旁。庭院内常有栽培。

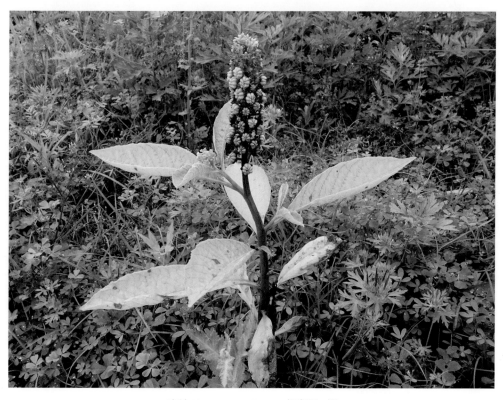

商陆 Phytolacca acinosa　赵鑫磊　摄

垂序商陆 Phytolacca americana L., Sp. Pl. 441. 1753; 中国植物志 , 26: 19, 1996; 中华人民共和国药典（1977）, 1: 559, 1978.

多年生草本。高 1～2m，根粗壮，肥大，倒圆锥形。茎直立，圆柱形，有时带紫红色。叶片椭圆状卵形或卵状披针形，长 9～18cm，宽 5～10cm，顶端急尖，基部楔形；叶柄长 1～4cm。总状花序顶生或侧生，长 5～20cm；花梗长 6～8mm；花白色，微带红晕，直径约 6mm；花被片 5，雄蕊、心皮及花柱通常均为 10，心皮合生。果序下垂；浆果扁球形，熟时紫黑色；种子肾圆形，直径约 3mm。花期 6～8 月，果期 8～10 月。

原产于北美。我国引入栽培，现已逸为野生，产于河北、陕西、山东、江苏、浙江、江西、福建、河南、湖北、广东、四川及云南。生于村落旁、河边、林下等。

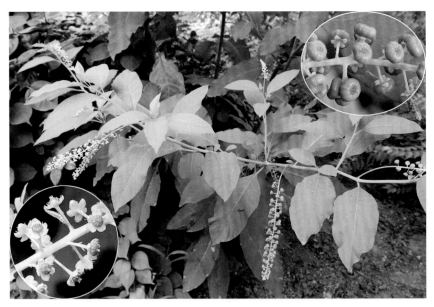

垂序商陆 **Phytolacca americana** 张英涛 摄

性　状 本品为横切或纵切的不规则块片，厚薄不等。外皮灰黄色或灰棕色。横切片弯曲不平，边缘皱缩，直径 2～8cm；切面浅黄棕色或黄白色，木部隆起，形成数个突起的同心性环轮。纵切片弯曲或卷曲，长 5～8cm，宽 1～2cm，木部呈平行条状突起。质硬。气微，味稍甜，久嚼麻舌。

功能主治 逐水消肿，通利二便；外用解毒散结。用于水肿胀满，二便不通；外治痈肿疮毒。

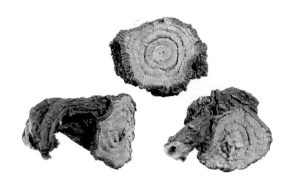

商陆 **Radix Phytolaccae acinosae** 陈代贤 摄

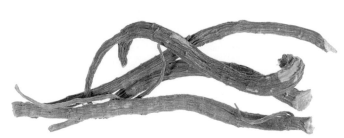

商陆 **Radix Phytolaccae americanae** 郭月秋 摄

旋覆花 Xuanfuhua

本品为菊科植物旋覆花 **Inula japonica** Thunb. 或欧亚旋覆花 **Inula britannica** L. 的干燥头状花序。夏、秋二季花开放时采收，除去杂质，阴干或晒干。

原 植 物

旋覆花 见"金沸草"项下。

欧亚旋覆花 Inula britannica L., Sp. Pl. ed. 1: 881. 1753; 中国植物志, 75: 262, 1979; 中华人民共和国药典（1985）, 1: 280, 1985.

多年生草本。高 30～80cm，根状茎短，横走或斜升，具须根。茎单生或簇生，绿色或紫色，有细纵沟，被长伏毛。基部叶花期枯萎，中部叶长圆或椭圆状披针形，长 5～13cm，宽 0.6～2.5cm，基部宽大，无柄。心形，有耳，半抱茎。头状花序 1～5 个，生于茎端或枝端，径 2.5～5cm，多数或少数排列成疏散的伞房花序；花序梗细长；总苞半球形，总苞径 1.5～2.2cm，长达 1cm，总苞片约 4～5 层，线状披针形，最外层带叶质而较长；外层基部革质，上部叶质；内层干膜质；舌状花黄色，较总苞长 2～2.5 倍；舌片线形，长 10～20mm；管状花花冠长约 5mm，有三角披针形裂片；冠毛白色，1 层，有 20 余个粗糙毛。瘦果圆柱形，有浅沟，被短毛。花期 7～9 月，果期 8～10 月。

产于东北、华北及陕西、甘肃、新疆、河南等地。生于河岸、湿润坡地、田埂和路旁。

性 状 本品呈扁球形或类球形，直径 1～2cm。总苞由多数苞片组成，呈覆瓦状排列，苞片披针形或条形，灰黄色，长 4～11mm；总苞基部有时残留花梗，苞片及花梗表面被白色茸毛，舌状花 1 列，黄色，长约 1cm，多卷曲，常脱落，先端 3 齿裂；管状花多数，棕黄色，长约 5mm，先端 5 齿裂；子房顶端有多数白色冠毛，长 5～6mm。有的可见椭圆形小瘦果。体轻，易散碎。气微，味微苦。

功能主治 降气，消痰，行水，止呕。用于风寒咳嗽，痰饮蓄结，胸膈痞闷，喘咳痰多，呕吐噫气，心下痞硬。

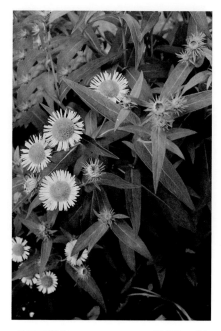

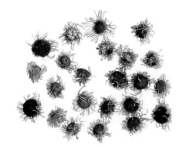

旋覆花 Flos Inulae japonicae　郭月秋　摄

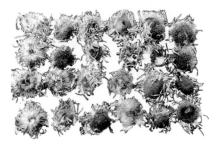

欧亚旋覆花 **Inula britannica**　张英涛　摄　　　　旋覆花 Flos Inulae britannicae　王维宁　摄

断血流 Duanxueliu

本品为唇形科植物灯笼草 **Clinopodium polycephalum**（Vaniot）C. Y. Wu et Hsuan 或风轮菜 **Clinopodium chinense**（Benth.）O. Kuntze 的干燥地上部分。夏季开花前采收，除去泥沙，晒干。

原植物

灯笼草 Clinopodium polycephalum（Vaniot）C. Y. Wu et Hsuan in 黄山植物的研究：168，1965；中国植物志，66: 223，1977；中华人民共和国药典（1977），1: 561，1978.

直立多年生草本。高 0.5～1m，多分枝，基部有时匍匐生根。茎被平展糙硬毛及腺毛。叶卵形，长 2～5cm，宽 1.5～3.2cm，两面被糙硬毛，下面脉上尤为密集。轮伞花序多花，圆球状，花时径达 2cm，沿茎及分枝形成宽而多头的圆锥花序。花萼圆筒形，花时长约 6mm，宽约 1mm，13 脉，脉上被具节长柔毛及腺微柔毛，萼内喉部具疏刚毛，果时基部一边膨胀，上唇 3 齿具尾尖，下唇 2 齿先端芒尖。花冠紫红色，长约 8mm，冠筒伸出于花萼，外被微柔毛。小坚果卵形，长约 1mm，褐色，光滑。花期 7～8 月，果期 9 月。

全国各省区均产。生于山坡、草地、路旁、灌丛中及林下，海拔可达 3400m 左右。

风轮菜 Clinopodium chinense（Benth.）O. Kuntze in Rev. Gen, Pl. 2: 515. 1891；中国植物志，66: 226，1977；中华人民共和国药典（1977），1: 561，1978.

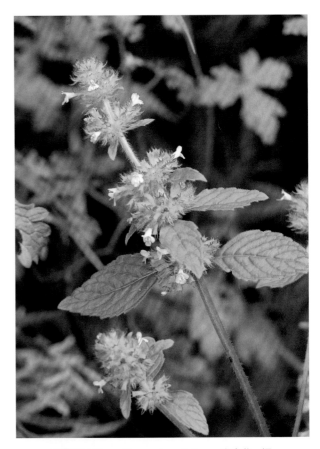

灯笼草 **Clinopodium polycephalum** 张金龙 摄

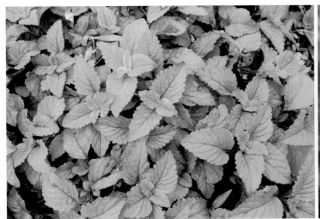

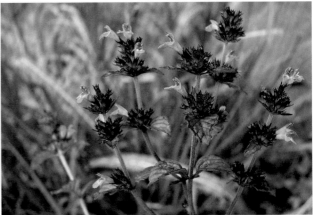

风轮菜 **Clinopodium chinense** 李华东 摄

多年生草本。茎基部匍匐生根，高可达 1m，密被短柔毛及腺微柔毛。叶卵圆形，长 2~4cm，宽 1.3~2.6cm，被毛，脉上尤密。轮伞花序多花密集，半球状，下部者径达 3cm，最上部者径 1.5cm，彼此远隔；总梗长约 1~2mm，分枝多数，花梗长约 2.5mm，与总梗及序轴被柔毛状缘毛及微柔毛。花萼狭管状，常染紫红色，长约 6mm，13 脉，果时基部稍一边膨胀。花冠紫红色，长约 9mm，冠筒向上渐扩大。雄蕊 4，前对雄蕊稍长，均内藏或前对微露出。小坚果倒卵形，长约 1.2mm，宽约 0.9mm，黄褐色。花期 5~8 月，果期 8~10 月。

华中至华东及华南各省区均产。生于海拔 1000m 以下的山坡、草丛、路边、沟边、灌丛、林下。

性　状　本品茎呈方柱形，四面凹下呈槽，分枝对生，长 30~90cm，直径 1.5~4mm；上部密被灰白色茸毛，下部较稀疏或近于无毛，节间长 2~8cm，表面灰绿色或绿褐色；质脆，易折断，断面不平整，中央有髓或中空。叶对生，有柄，叶片多皱缩、破碎，完整者展平后呈卵形，长 2~5cm，宽 1.5~3.2cm；边缘具疏锯齿，上表面绿褐色，下表面灰绿色，两面均密被白色茸毛。气微香，味涩、微苦。

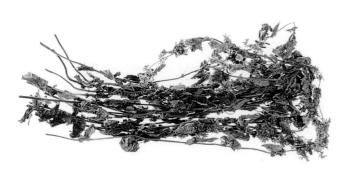

断血流 Herba Clinopodii polycephali　陈代贤　摄

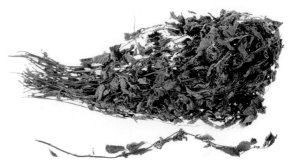

断血流 Herba Clinopodii chinensis　陈代贤　摄

功能主治　收敛止血。用于崩漏，尿血，鼻衄，牙龈出血，创伤出血。

淫羊藿 Yinyanghuo

FOLIUM EPIMEDII BREVICORNUS ET AL.

本品为小檗科植物淫羊藿 **Epimedium brevicornu** Maxim.、箭叶淫羊藿 **Epimedium sagittatum**（Sieb. et Zucc.）Maxim.、柔毛淫羊藿 **Epimedium pubescens** Maxim. 或朝鲜淫羊藿 **Epimedium koreanum** Nakai 的干燥叶。夏、秋季茎叶茂盛时采收，晒干或阴干。

原植物

淫羊藿 Epimedium brevicornu Maxim. in Acta Hort. Petrop. 11: 42, 1889; 中国植物志, 29: 296, 2001; 中华人民共和国药典（1963）, 1: 243, 1964.

多年生草本，高 30~60cm。茎禾秆色，无毛。根状茎横行，粗厚，木质化。通常为二回三出复叶基生或茎生，具小叶 9 片；基生叶 1~3 片丛生，具长柄，茎生叶 2 片对生；小叶卵形，长 3~7cm，宽 2.5~6cm，基部深心形，先端短渐尖或急尖，顶生小叶基部对称，侧生小叶基部两则不相等，上面无毛，基出脉 7 条，上面网脉明显，无毛，下面疏被柔毛或无毛，边缘具密刺齿。花茎具 2 片对生叶；圆锥花序长 10~35cm，具花 20~50 朵；花序轴及花梗被腺毛；花梗长 0.5~2cm；花白色或淡黄色；萼片 2 轮，外轮短小，内轮较大，长约 1cm，宽约 4mm；花瓣远短于内萼片，长仅 2~3mm，瓣片很小；雄蕊 3~4mm，外露。蒴果长约 1cm，宿存花柱喙状。花期 5~6 月，果期 6~8 月。

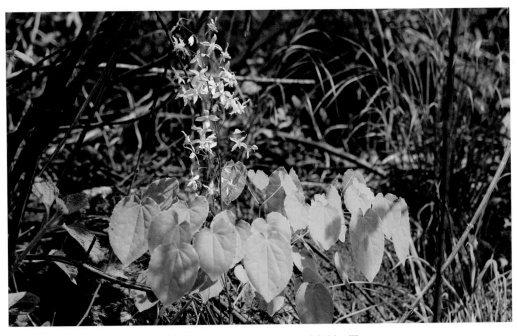

淫羊藿 **Epimedium brevicornu**　朱仁斌　摄

产于山西、河南、陕西、甘肃、青海、四川、湖北。生于 650~3500m 的林下、沟边灌丛中或山坡阴湿处。

箭叶淫羊藿 Epimedium sagittatum（Sieb. et Zucc.）Maxim. in Bull. Acad. Imp. Sci. St. Petersb. 23: 3 10, 1877; 中国植物志, 29: 272, 2001; 中华人民共和国药典（1963）, 1: 243, 1964.

多年生常绿草本，高 25~50cm。根状茎短粗，略呈结节状，坚硬，外皮褐色，断面白色。茎有条棱，无毛。一回三出复叶基生或茎生，具小叶 3 片，基生叶 1~3mm，一回三出复叶；叶柄细，长

4～18cm；茎生叶2，常生于茎顶，与基生叶同型；小叶革质，卵形至卵状披针形，长15～19cm，宽3～8cm，但叶片大小变化大，先端急尖或渐尖，基部心形，箭簇形，顶生小叶片基部对称，两侧小叶基部呈不对称心形，浅裂，边缘生细刺毛。圆锥花序顶生，挺直，花序轴及花梗通常无毛，有时被少数腺毛；花白色，直径约8mm，20～60朵花；花梗长约1cm；萼片两轮，外轮萼片4，长圆状卵形，带紫色斑点，长3～4.5mm，宽1.5～2mm，内轮萼片4，卵形或卵状三角形，长约4mm，宽约2mm，先端急尖，白色；花瓣囊状，淡棕黄色，有短距；雄蕊4，长约5mm；雌蕊长约3mm。蒴果果长约1cm，宿存花柱长约6mm。花期4～5月，果期5～7月。

产于陕西、甘肃、江苏、安徽、浙江、江西、福建、台湾、湖北、湖南、广东、广西、四川、贵州等地。生于海拔200～1750m的山地、密林、岩石缝中、溪旁或阴处潮湿地。

柔毛淫羊藿 Epimedium pubescens Maxim. in Bull. Acad. Imp. Sci. St. Petersb. 23: 309, 1877; 中国植物志, 29: 271, 2001; 中华人民共和国药典（1985），1: 288, 1985.

多年生草本，高达20～70cm。根状茎短粗，结节状，直径3～5mm。茎微具条棱，无毛或与叶柄相交接部有细柔毛。一回三出复叶基生或茎生，茎叶2片对生，小叶3枚；小叶革质，卵形至披针形，长3～20cm，宽2～8cm，先端短渐尖或渐尖，基部深或浅心形，上面有光泽，下面密被灰色柔毛或卷柔毛，沿叶脉及叶柄处尤多。圆锥花序具30～100余朵花，顶生或腋生，花序轴及花梗有腺毛；花白色，直径1cm；花梗长1～2cm；萼片两轮，外萼片4，宽卵形，长2～3mm，带紫色，内萼片披针形，长5～7mm，宽1.5～3.5mm，白色，有数脉；花瓣小，短于内萼，长约2mm，囊状，淡黄色；雄蕊长约4mm，外露；雌蕊长4mm，花柱长约2mm。蒴果长圆形，先端有长喙。花期4～5月，果期5～7月。

产于内蒙古、河北、陕西、甘肃、安徽、浙江、江西、河南、湖北、四川、贵州等地。生于山坡、林下草丛中，喜阴湿地带。

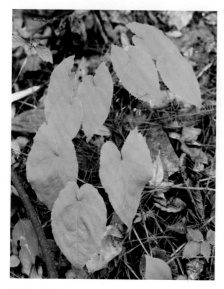

箭叶淫羊藿 **Epimedium sagittatum** 朱鑫鑫 摄

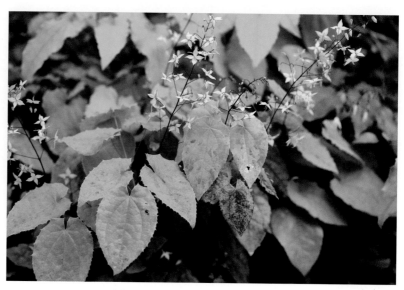

柔毛淫羊藿 **Epimedium pubescens** 李华东 摄

朝鲜淫羊藿 Epimedium koreanum Nakai in Fl. Sylv. Kor. 21: 64, 1936; 中国植物志, 29: 278, 2001; 中华人民共和国药典（1977）, 1: 562, 1978.

　　多年生草本，高 20~40cm。根状茎横走，长而硬，生多数须根。花茎基部被有鳞片。二回三出复叶基生或茎生，具小叶 9 片；小叶纸质，卵形，长 3~13cm，宽 2~8cm，先端急尖或渐尖，基部深心形，裂片常圆形，边缘有刺齿，总状花序顶生，具 4~16 朵花，长 10~15cm；花梗长 1~2cm。花大，直径 2~4.5cm，颜色多样，白色、淡黄色、深红色或紫堇色；萼片两轮，外轮 4 片，较小，长圆形，长 4~5mm，内轮 4 片，较大，狭卵形至披针形，长 8~18mm；花瓣常较内萼长；雄蕊长约 6mm；雌蕊长约 8mm。蒴果狭纺锤形，长约 6mm（带花柱）。种子 6~8 枚。花期 4~5 月，果期 5 月。

　　产于黑龙江、吉林、辽宁等地。生于海拔 400~1500m 的林下或灌丛间，喜富含腐殖质并较湿润的土壤。

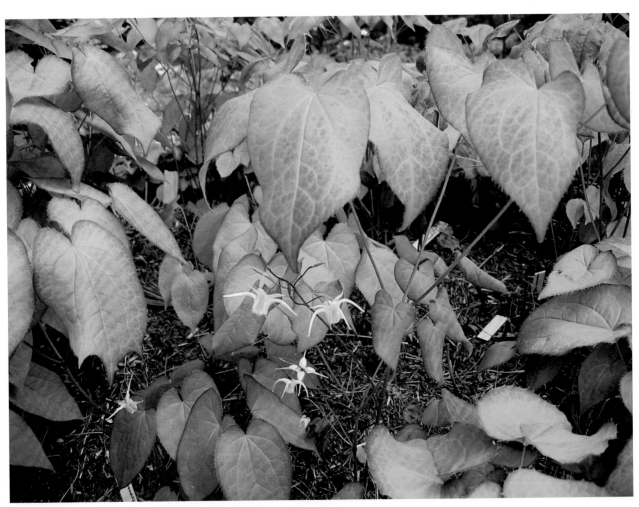

朝鲜淫羊藿 Epimedium koreanum　王瑛　摄

淫羊藿　本品为二回三出复叶；小叶片卵圆形，长 3~8cm，宽 2~6cm；先端微尖，顶生小叶基部心形，两侧小叶较小，偏心形，外侧较大，呈耳状，边缘具黄色刺毛状细锯齿；上表面黄绿色，下表面灰绿色，主脉 7~9 条，基部有稀疏细长毛，细脉两面突起，网脉明显；小叶柄长 1~5cm。叶片近革质。气微，味微苦。

箭叶淫羊藿　本品为一回三出复叶；小叶片长卵形至卵状披针形，长 4~12cm，宽 2.5~5cm；先端渐尖，两侧小叶基部明显偏斜，外侧呈箭形。下表面疏被粗短伏毛或近无毛。叶片革质。

柔毛淫羊藿　本品为一回三出复叶；叶下表面及叶柄密被绒毛状柔毛。

朝鲜淫羊藿　本品为二回三出复叶；小叶较大，长 4~10cm，宽 3.5~7cm，先端长尖。叶片较薄。

功能主治　补肾阳，强筋骨，祛风湿。用于肾阳虚衰，阳痿遗精，筋骨痿软，风湿痹痛，麻木拘挛。

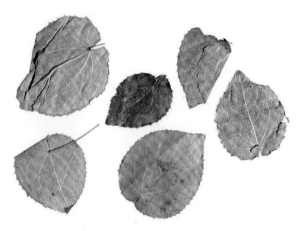

淫羊藿 Folium Epimedii brevicornus　张继　摄

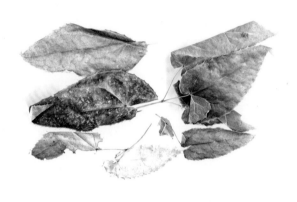

淫羊藿 Folium Epimedii sagittati　王如峰　摄

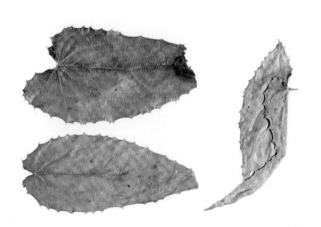

淫羊藿 Folium Epimedii pubescentis　张继　摄

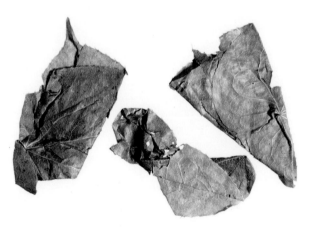

淫羊藿 Folium Epimedii koreani　张继　摄

淡竹叶 Danzhuye

HERBA LOPHATHERI

本品为禾本科植物淡竹叶 **Lophatherum gracile** Brongn. 的干燥茎叶。夏季未抽花穗前采割，晒干。

原植物 淡竹叶 **Lophatherum gracile** Brongn. in Duperr. , Voy. Coq. Bot. 50, pl. 8. 1831; 中国植物志, 9（2）: 35, 2002; 中华人民共和国药典（1963）, 1: 241, 1964.

多年生草本，具木质根头。须根中部膨大呈纺锤形小块根。秆直立，高 40~80cm。叶舌质硬，长 0.5~1mm，褐色；叶片披针形，长 6~20cm，宽 1.5~2.5cm，具横脉，基部收窄成柄状。圆锥花序长 12~25cm，分枝斜升或开展，长 5~10cm；小穗线状披针形，长 7~12mm，宽 1.5~2mm，具极短柄；颖顶端钝，具 5 脉，边缘膜质，第一颖长 3~4.5mm，第二颖长 4.5~5mm；第一外稃长 5~6.5mm，宽约 3mm，具 7 脉，顶端具尖头，内稃较短，其后具长约 3mm 的小穗轴；不育外稃向上渐狭小，互相密集包卷，顶端具长约 1.5mm 的短芒；雄蕊 2 枚。花果期 6~10 月。

产于江苏、安徽、浙江、江西、福建、台湾、湖南、广东、广西、四川、云南。生于山坡、林地或林缘、道旁蔽荫处。

性　状 本品长 25~75cm。茎呈圆柱形，有节，表面淡黄绿色，断面中空。叶鞘开裂。叶片披针形，有的皱缩卷曲，长 5~20cm，宽 1~3.5cm；表面浅绿色或黄绿色。叶脉平行，具横行小脉，形成长方形的网格状，下表面尤为明显。体轻，质柔韧。气微，味淡。

功能主治 清热泻火，除烦止渴，利尿通淋。用于热病烦渴，小便短赤涩痛，口舌生疮。

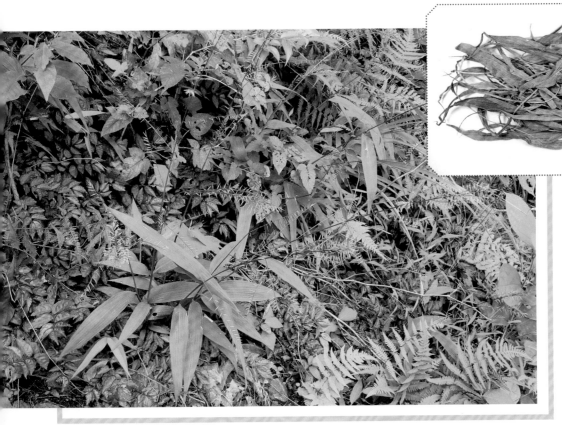

◀ 淡竹叶 Lophatherum gracile　李华东　摄

▲ 淡竹叶 Herba Lophatheri　钟国跃　摄

淡豆豉 Dandouchi

本品为豆科植物大豆 **Glycine max**（L.）Merr. 的干燥成熟种子（黑豆）的发酵加工品。

原植物 见"大豆"项下。

性　状 本品呈椭圆形，略扁，长 0.6~1cm，直径 0.5~0.7cm。表面黑色，皱缩不平。质柔软，断面棕黑色。气香，味微甘。

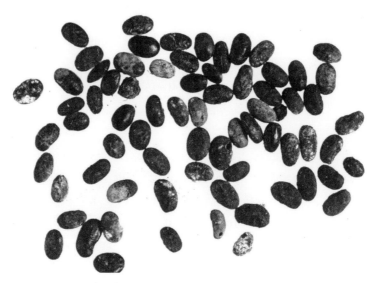

淡豆豉 **Semen Sojae Praeparatum** 张继 摄

功能主治 解表，除烦，宣发郁热。用于感冒，寒热头痛，烦躁胸闷，虚烦不眠。

密蒙花 Mimenghua

本品为马钱科植物密蒙花 **Buddleja officinalis** Maxim. 的干燥花蕾和花序。春季花未开放时采收，除去杂质，干燥。

原植物 密蒙花 **Buddleja officinalis** Maxim. in Bull. Acad. Sci. St. Petersb. 26: 496, 1880, et in Mel. Biol. 10: 675. 1880; 中国植物志, 61: 277, 1992; 中华人民共和国药典（1963）, 1: 244, 1964.

灌木，高 1~4m。全株各部密被灰白色星状短绒毛。叶对生，纸质；叶片长圆状披针形、宽披针形或线状披针形，长 4~19cm，宽 2~8cm，顶端渐尖、急尖或钝，基部楔形或宽楔形，全缘或有不明显的疏生小锯齿，上面深绿色，被细星状毛，下面浅绿色；叶柄长 2~20mm；托叶在两叶柄基部之间缢缩成一横线。聚伞圆锥花序顶生及腋生，密被灰白色柔毛，苞片披针形。花芳香，花萼钟状，先端 4 裂，裂片三角形或阔三角形；花冠紫堇色，后变白色或淡黄白色，花冠管上部缢缩，先端 4 裂，管内面黄色，疏生茸毛，外面密被茸毛。蒴果卵形，2 瓣裂，基部具宿存的花被。种子多数，细小，多扁平，两端具翅。花期 3~4 月，果期 5~8 月。

产于山西、陕西、甘肃、江苏、安徽、福建、河南、湖北、湖南、广东、广西、四川、贵州、云南和西藏等省区。生于海拔 200~2800m 的向阳山坡、河边、村旁的灌木丛中或林缘。

性状 本品多为花蕾密聚的花序小分枝，呈不规则圆锥状，长 1.5~3cm。表面灰黄色或棕黄色，密被茸毛。花蕾呈短棒状，上端略大，长 0.3~1cm，直径 0.1~0.2cm；花萼钟状，先端 4 齿裂；花冠筒状，与萼等长或稍长，先端 4 裂，裂片卵形；雄蕊 4，着生在花冠管中部。质柔软。气微香，味微苦、辛。

功能主治 清热泻火，养肝明目，退翳。用于目赤肿痛，多泪羞明，目生翳膜，肝虚目暗，视物昏花。

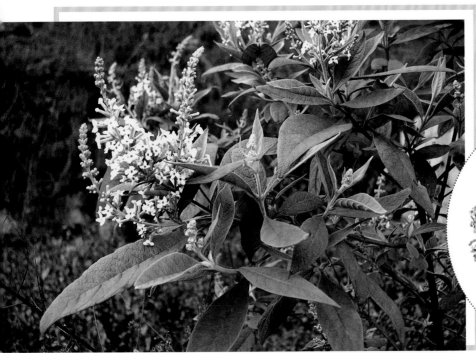
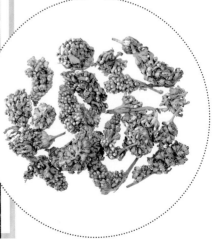

◀ 密蒙花 **Buddleja officinalis** 何顺志 摄

▼ 密蒙花 **Flos Buddlejae** 王如峰 摄

续断 Xuduan

RADIX DIPSACI

本品为川续断科植物川续断 **Dipsacus asper** Wall. ex Henry 的干燥根。秋季采挖，除去根头和须根，用微火烘至半干，堆置"发汗"至内部变绿色时，再烘干。

原植物 川续断 **Dipsacus asper** Wall. ex Henry, 中华人民共和国药典（1963），1: 260, 1964.——*D. asperoides* C. Y. Cheng et T. M. Ai, 中国植物志，73（1）：63, 1986; 中华人民共和国药典（1990），1: 295, 1990.

多年生草本，高达 2m。主根 1 条或在根状茎上生出数条，圆柱形，黄褐色，稍肉质。茎中空，具 6~8 条棱，棱上有倒钩刺。基生叶稀疏丛生，有长柄，叶片羽状琴裂，长 15~25cm，宽 5~20cm，顶端裂片大，卵形，长达 15cm，两侧裂片小，3~4 对，倒卵形或匙形；茎生叶对生，中裂片披针形，长达 12cm，两侧裂片 2~4 对；上部茎生叶披针形，不裂或基部 3 裂。头状花序球形，直径 2~3cm，总花梗长 20~55cm；总苞片 5~7 枚，披针形或线形；小苞片倒卵形，长 7~11mm，先端稍平截，被短柔毛，喙尖长 3~4mm，两侧有白色长刺毛，稀被短毛；小总苞四棱倒卵柱状；花萼四方皿状，长约 1mm，不裂或 4 浅裂至 4 深裂，外被短毛；花冠淡黄色或白色，窄漏斗状，长 9~11mm，顶端 4 裂，1 裂片稍大，外被短柔毛；雄蕊 4，着生花冠管上，明显伸出花冠；花柱短于雄蕊，子房下位，包于小总苞内。瘦果长倒卵柱状，长约 4mm，仅顶端露于小总苞之外。花期 7~9 月，果期 9~11 月。

产于湖北、湖南、江西、广西、云南、贵州、四川和西藏等省区。生于海拔 2400~3500m 的沟边、草丛、林缘和田野路旁。

注释：川续断的正确学名应为 **Dipsacus asper** Wall. ex DC.。

性状 本品呈圆柱形，略扁，有的微弯曲，长 5~15cm，直径 0.5~2cm。表面灰褐色或黄褐色，有稍扭曲或明显扭曲的纵皱及沟纹，可见横列的皮孔样斑痕和少数须根痕。质软，久置后变硬，易折断，断面不平坦，皮部墨绿色或棕色，外缘褐色或淡褐色，木部黄褐色，导管束呈放射状排列。气微香，味苦、微甜而后涩。

功能主治 补肝肾，强筋骨，续折伤，止崩漏。用于肝肾不足，腰膝酸软，风湿痹痛，跌扑损伤，筋伤骨折，崩漏，胎漏。酒续断多用于风湿痹痛，跌扑损伤，筋伤骨折。盐续断多用于腰膝酸软。

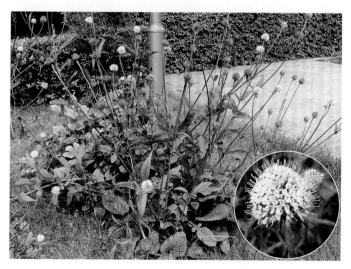

川续断 Dipsacus asper 艾铁民 摄

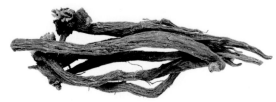

续断 Radix Dipsaci 郭月秋 摄

绵马贯众 Mianmaguanzhong

本品为鳞毛蕨科植物粗茎鳞毛蕨 **Dryopteris crassirhizoma** Nakai 的干燥根状茎和叶柄残基。秋季采挖，削去叶柄，须根，除去泥沙，晒干。

原植物 粗茎鳞毛蕨 **Dryopteris crassirhizoma** Nakai in Cat. Sem. Spor. Hort. Univ. Imp. Tokyo 32. 1920; 中国植物志, 5（1）: 149, 2000; 中华人民共和国药典（1977），1: 566, 1978.

植株高达 1m。根状茎粗大，直立或斜生，连同叶柄密被淡褐色或栗棕色、边缘具刺的卵状披针形或狭披针形鳞片，向上为线形或钻形而扭曲狭披针形鳞片。叶簇生；柄深禾秆色，叶片长圆形或倒披针形，长 0.5～1.2m，宽 15～30cm，二回羽状深裂；羽片 30 对以上，无柄，线状披针形，基部的缩短，中部稍上的长 8～15cm，宽 1.5～3cm，向两端渐狭，羽状深裂；裂片长圆形，宽 2～5mm，基部与羽轴合生，全缘或具浅锯齿。叶脉羽状，侧脉分叉，偶单一。叶草质或纸质，下面淡绿色，羽轴具鳞片，裂片两面散生扭卷鳞片和鳞毛。孢子囊群圆形，着生于叶片上部 1/3～1/2 处，背生于小脉中下部，每裂片 1～4 对；囊群盖圆肾形或马蹄形，近全缘，棕色，成熟时不完全覆盖孢子囊群。孢子具周壁。

产于黑龙江、吉林、辽宁、河北、山西、河南及宁夏。生于山地林下。

性状 本品呈长倒卵形，略弯曲，上端钝圆或截形，下端较尖，有的纵剖为两半，长 7～20cm，直径 4～8cm。表面黄棕色至黑褐色，密被排列整齐的叶柄残基及鳞片，并有弯曲的须根。叶柄残基呈扁圆形，长 3～5cm，直径 0.5～1.0cm；表面有纵棱线，质硬而脆，断面略平坦，棕色，有黄白色维管束 5～13 个，环列；每个叶柄残基的外侧常有 3 条须根，鳞片条状披针形，全缘，常脱落。质坚硬，断面略平坦，深绿色至棕色，有黄白色维管束 5～13 个，环列，其外散有较多的叶迹维管束。气特异，味初淡而微涩，后渐苦、辛。

功能主治 清热解毒，驱虫。用于虫积腹痛，疮疡。

▼ 粗茎鳞毛蕨 Dryopteris crassirhizoma　周繇　摄

▶ 绵马贯众 Rhizoma Dryopteridis crassirhizomatis　陈代贤　摄

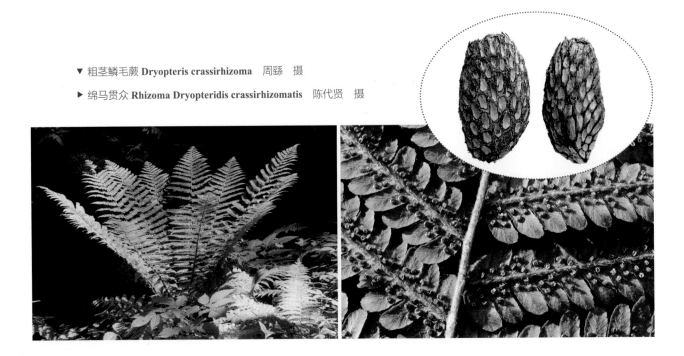

绵马贯众炭 Mianmaguanzhongtan

RHIZOMA DRYOPTERIDIS CRASSIRHIZOMATIS CARBONISATUM

本品为绵马贯众的炮制加工品。

原植物 见"绵马贯众"项下。
性　状 本品为不规则的厚片或碎片。表面焦黑色，内部焦褐色。味涩。
功能主治 收涩止血。用于崩漏下血。

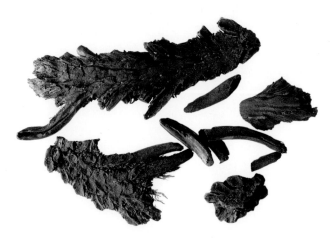

绵马贯众炭 **Rhizoma Dryopteridis crassirhizomatis Carbonisatum**　王如峰　摄

绵萆薢 Mianbixie

RHIZOMA DIOSCOREAE SPONGIOSAE ET AL.

本品为薯蓣科植物绵萆薢 **Dioscorea spongiosa** J. Q. Xi，M. Mizuno et W. L. Zhao 或福州薯蓣 **Dioscorea futschauensis** Uline ex R. Kunth 的干燥根状茎。秋、冬二季采挖，除去须根，洗净，切片，晒干。

原 植 物

绵萆薢 Dioscorea spongiosa J. Q. Xi, M. Mizuno et W. L. Zhao in Acta Phytotax. Sin. 25（1）: 52, 1987; Fl. China 24: 282, 2000; 中国植物志, 16（1）: 73, 1985; 中华人民共和国药典（2010），1: 311, 2010.——*D. septemloba* Thunb. 中华人民共和国药典（1977），1: 566, 1978.

缠绕草质藤本。根状茎横生，圆柱形，粗大，直径 2～5cm，多分枝，质地疏松，外皮浅黄色，具多数细长须根。茎左旋，光滑无毛。单叶互生，表面绿色，背面灰白色，基出脉 9；叶有二种类型，一种从茎基部至顶端全为三角状或卵状心形，全缘或边缘微波状；另一种茎基部的叶为掌状裂叶，5～9 深裂、中裂或浅裂，裂片顶端渐尖，茎中部以上的叶为三角状或卵状心形，全缘；叶柄短于叶片。花单性，雌雄异株。雄花序穗状，有时具分枝而成圆锥花序，腋生；花新鲜时橙黄色，有短梗，单生或 2 朵成对着生，稀疏排列于花序轴上；花被基部连合成管，顶端 6 裂，裂片披针形，花开时平展；雄蕊 6 枚，着生于花被基部，3 枚花药较大，3 枚较小。雌花序与雄花序相似；退化雄蕊有时呈花丝状。蒴果三棱形，每棱翅状，长 1.3～1.6cm，宽 1～1.3cm。种子通常 2 枚，着生于每室中轴中部，成熟后四周有薄膜状翅，上下较宽，两侧较狭。花期 6～8 月，果期 7～10 月。

产于浙江、福建、江西、湖北西南部、湖南、广东北部、广西东部。生于海拔 450～750m 的山地疏林或灌丛中。

福州薯蓣 Dioscorea futschauensis Uline ex R. Kunth in Engl. Pflanzenr. 87（4-43）: 264. 1924; 中国植物志, 16（1）: 73, 1985; 中华人民共和国药典（1995），1: 293, 1978.——*D. futschauensis* Uline, 中华人民共和国药典（1977），1: 566, 1978.

缠绕草质藤本。根状茎横生，不规则长圆柱形，外皮黄褐色。茎左旋，无毛。单叶互生，微革质，茎基部叶为掌状裂叶，7 裂，大小不等，基部深心形，中部以上叶为卵状三角形，边缘波状或全缘，顶

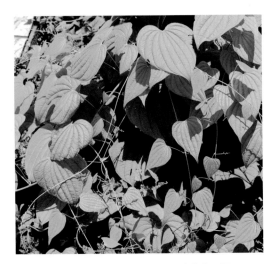

绵萆薢 Dioscorea spongiosa　李华东　摄

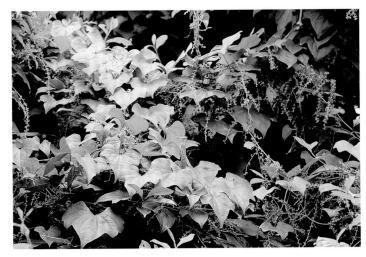

福州薯蓣 Dioscorea futschauensis　单鸣秋　摄

端渐尖，基部深心形或广心形，背面网脉明显，两面沿叶脉疏生白色刺毛。花单性，雌雄异株。雄花序总状，通常分枝呈圆锥花序，单生或 2～3 个簇生于叶腋；雄花有梗，花被新鲜时橙黄色，干后黑色，长 4～5mm，基部连合，顶端 6 裂，裂片卵圆形；雄蕊 6 枚，有时仅 3 枚发育，着生于花被管基部，有退化雌蕊。雌花序与雄花序相似；雌花花被 6 裂，退化雄蕊花药不完全或仅存有花丝。蒴果三棱形，每棱翅状，半圆形，长 1.5～1.8cm，宽 1～1.2cm。种子扁圆形，直径 4～5mm，着生于每室中轴中部，成熟时四周有薄膜状翅。花期 6～7 月，果期 7～10 月。

产于浙江南部、福建、湖南、广东北部、广西全州。生于海拔 700m 以下的山坡灌丛和林缘、沟谷边或路旁。

性　状　本品为不规则的斜切片，边缘不整齐，大小不一，厚 2～5mm。外皮黄棕色至黄褐色，有稀疏的须根残基，呈圆锥状突起。质疏松，略呈海绵状，切面灰白色至浅灰棕色，黄棕色点状维管束散在。气微，味微苦。

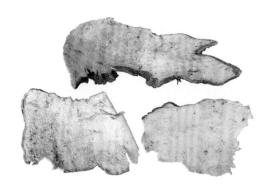

绵萆薢 Rhizoma Dioscoreae spongiosae　陈代贤　摄

功能主治　利湿去浊，祛风除痹。用于膏淋，白浊，白带过多，风湿痹痛，关节不利，腰膝疼痛。

款冬花 Kuandonghua

本品为菊科植物款冬 **Tussilago farfara** L. 的干燥花蕾。12 月或地冻前当花尚未出土时采挖，除去花梗和泥沙，阴干。

原 植 物 款冬 **Tussilago farfara** L., Sp. Pl. 2: 865. 1753; 中国植物志，77（1）: 93, 1999; 中华人民共和国药典（1963），1: 262, 1964.

多年生草本。根状茎横生地下。早春先叶抽出数个花葶，高 5~10cm，密被白色茸毛，有鳞片状、互生的苞叶，苞叶淡紫色。头状花序单生，直径 2.5~3cm，花后下垂；总苞钟状，总苞片 1~2 层，线形，顶端钝，常带紫色，被白色柔毛及脱毛，有时具黑色腺毛；边缘有多层雌花，舌状，黄色；柱头 2 裂；中央的两性花少数，管状，5 裂；通常不结实。瘦果圆柱形，长 3~4mm；冠毛白色，长 10~15mm。后生出基生叶阔心形，具长叶柄，叶片长 3~12cm，宽 4~14cm，边缘有波状，顶端增厚的疏齿，掌状网脉，下面密被白色茸毛；叶柄长 5~15cm，被白色绵毛。花期 3~4 月，果期 5 月。

产于东北、华北、华东、西北和湖北、湖南、江西、贵州、云南、西藏。常生于山谷湿地或林下。

性　状 本品呈长圆棒状。单生或 2~3 个基部连生，长 1~2.5cm，直径 0.5~1cm。上端较粗，下端渐细或带有短梗，外面被有多数鱼鳞状苞片。苞片外表面紫红色或淡红色，内表面密被白色絮状茸毛。体轻，撕开后可见白色茸毛。气香，味微苦而辛。

功能主治 润肺下气，止咳化痰。用于新久咳嗽，喘咳痰多，劳嗽咳血。

▶ 款冬 **Tussilago farfara**　赵鑫磊　摄

▼ 款冬花 **Flos Farfarae**　王海　摄

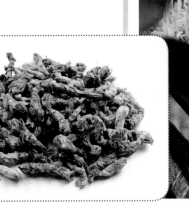

葛根 Gegen

RADIX PUERARIAE LOBATAE

本品为豆科植物野葛 **Pueraria lobata**（Willd.）Ohwi 的干燥根。习称野葛。秋、冬二季采挖，趁鲜切成厚片或小块；干燥。

原 植 物　野葛 **Pueraria lobata**（Willd.）Ohwi in Bull. Tokyo Sci. Mus. 18: 16. 1947; 中国植物志，41: 224, 1995; 中华人民共和国药典（1977），1: 570, 1978.——*P. pseudohirsuta* Tang et Wang, 中华人民共和国药典（1963），1: 271, 1964.

粗壮藤本。长可达 8m，全体被黄色长硬毛，茎基部木质，有粗厚的块状根。羽状复叶具 3 小叶；托叶背着，卵状长圆形，具线条；小托叶线状披针形，与小叶柄等长或较长；小叶三裂，偶尔全缘，顶生小叶宽卵形或斜卵形，长 7～15（～19）cm，宽 5～12（～18）cm，先端长渐尖，侧生小叶斜卵形、稍小，上面被淡黄色、平伏的疏柔毛，下面较密；小叶柄被黄褐色绒毛。总状花序长 15～30cm，中部以上有颇密集的花；苞片线状披针形至线形，远比小苞片长，早落；小苞片卵形，长不及 2mm；花 2～3 朵聚生于花序轴的节上；花萼钟形，长 8～10mm，被黄褐色柔毛，裂片披针形，渐尖，比萼管略长；花冠长 10～12mm，紫色，旗瓣倒卵形，基部有 2 耳及 1 黄色硬痂状附属体，具短瓣柄，翼瓣镰状，较龙骨瓣为狭，基部有线形、向下的耳，龙骨瓣镰状长圆形，基部有极小、急尖的耳；对旗瓣的 1 枚雄蕊仅上部离生；子房线形，被毛。荚果长椭圆形，长 5～9cm，宽 8～11mm，扁平，被褐色长硬毛。花期 9～10 月，果期 11～12 月。

除新疆、青海及西藏外，全国各省区均产。生于山地疏或密林中。

性　　状　本品呈纵切的长方形厚片或小方块，长 5～35cm，厚 0.5～1cm。外皮淡棕色至棕色，有纵皱纹，粗糙。切面黄白色至淡黄棕色，有的纹理明显。质韧，纤维性强。气微，味微甜。

功能主治　解肌退热，生津止渴，透疹，升阳止泻，通经活络，解酒毒。用于外感发热头痛，项背强痛，口渴，消渴，麻疹不透，热痢，泄泻，眩晕头痛，中风偏瘫，胸痹心痛，酒毒伤中。

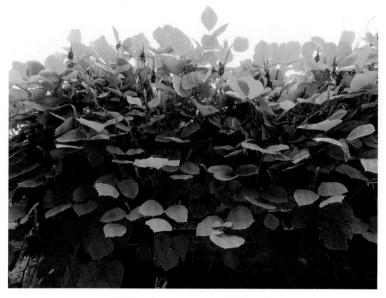

野葛 Pueraria lobata　赵鑫磊　摄

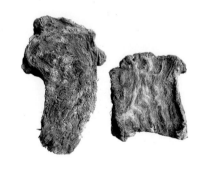

葛根 Radix Puerariae lobatae　陈代贤　摄

葶苈子 Tinglizi

SEMEN DESCURAINIAE; SEMEN LEPIDII

本品为十字花科植物播娘蒿 Descurainia sophia（L.）Webb. ex Prantl. 或独行菜 Lepidium apetalum Willd. 的干燥成熟种子。前者习称"南葶苈子"，后者习称"北葶苈子"。夏季果实成熟时采割植株，晒干，搓出种子，除去杂质。

原 植 物

播娘蒿 Descurainia sophia（L.）Webb. ex Prantl. in Engl. et Prantl Nat. Pflanzenfam. 3（2）: 192. 1891; 中国植物志，33: 448, 1987; 中华人民共和国药典（1977），1: 571, 1978.

一年生草本。植株高 20～80cm；有毛或无毛，毛为叉状分枝毛。茎直立，上部多分枝，常于下部成淡紫色。叶片三回羽状全裂，裂片纤细，条形或长圆形，长 3～5（～10）mm，宽 0.8～1.5（～2）mm。两面密生灰白色卷曲柔毛或几无毛；茎下部叶有柄，上部叶无柄。花序伞房状，果期伸长；萼片线形，长约 2mm，上部开展，早落；花瓣黄色，匙形，长 2～2.5mm，或稍短于萼片。长角果线形，长 2～3cm，宽约 1mm，黄绿色，无毛；果柄细，长 1～2cm。种子多数，细小，椭圆形或长圆形，长约 1mm，暗褐色，有细网纹。花期 4～5 月，果期 6～7 月。

产于华南以外的全国其他各省区。生于路旁、农田、山坡。

独行菜 Lepidium apetalum Willd. in Sp. Pl. 3: 439. 1800; 中国植物志, 33: 57, 1987; 中华人民共和国药典（1963），1: 264, 1964.

一年生或二年生草本。植株高 5～30cm。茎直立，有分枝，无毛或具微小头状毛。基生叶窄匙形，一回羽状浅裂或深裂，长 3～5cm，宽 1～1.5cm，叶柄长 1～2cm；茎上部叶线形，有疏齿或全缘。总状花序在果期可延长至 5cm；萼片卵形，长约 0.8mm，外面有柔毛，早落；花瓣不存或退化成丝状，比萼片短；雄蕊 2 或 4。短角果近圆形或宽椭圆形，长 2～3mm，上部有短翅，隔膜宽不到 1mm，顶端微缺，缺深 0.1～0.3mm；果梗弧形。种子椭圆形，长约 1mm，平滑，棕红色。花、果期 5～7 月。

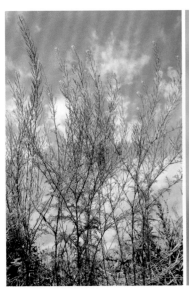
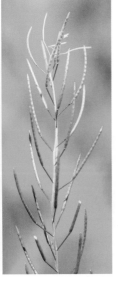

播娘蒿 Descurainia sophia　周繇、朱鑫鑫　摄

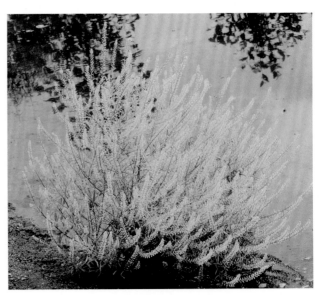

独行菜 Lepidium apetalum　周繇　摄

产于东北、华北、西北、西南以及江苏、浙江和安徽。生于海拔 400～2000m 的山坡、山沟、路旁及村庄附近。

性　状

南葶苈子　本品呈长圆形略扁，长约 0.8～1.2mm，宽约 0.5mm。表面棕色或红棕色，微有光泽，具纵沟 2 条，其中 1 条较明显。一端钝圆，另端微凹或较平截，种脐类白色，位于凹入端或平截处。气微，味微辛、苦，略带黏性。

北葶苈子　本品呈扁卵形，长 1～1.5mm，宽 0.5～1mm。一端钝圆，另端尖而微凹，种脐位于凹入端。味微辛辣，黏性较强。

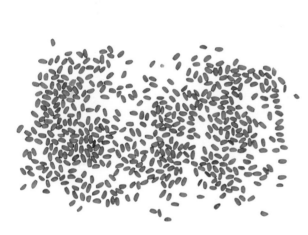

南葶苈子 Semen Descurainiae sophiae　安稳　摄

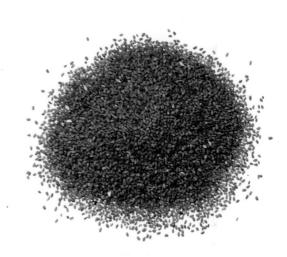

北葶苈子 Semen Lepidii apetali　陈代贤　摄

功能主治　本品泻肺平喘，行水消肿。用于痰涎壅肺，喘咳痰多，胸胁胀满，不得平卧，胸腹水肿，小便不利。

萹蓄 Bianxu

HERBA POLYGONI AVICULARIS

本品为蓼科植物萹蓄 **Polygonum aviculare** L. 的干燥地上部分。夏季叶茂盛时采收，除去根和杂质，晒干。

原 植 物　萹蓄 **Polygonum aviculare** L., Sp. Pl. 362. 1753; 中国植物志, 25（1）: 7, 1998; 中华人民共和国药典（1963）, 1: 265, 1964.

　　一年生草本。茎平卧、上升或直立，高 10～40cm，自基部多分枝，具纵棱。叶椭圆形，狭椭圆形或披针形，长 1～4cm，宽 0.3～1.2cm，先端圆钝或急尖，基部楔形，全缘，两面无毛，下面侧脉明显；叶柄极短或近无柄，基部具关节；托叶鞘膜质，下部褐色，上部白色，撕裂。花单生或数朵簇生于叶腋，遍布于植株；苞片薄膜质；花梗细弱，顶部具关节；花被 5 深裂；花被片椭圆形，长 2～2.5mm，绿色，顶部边缘白色或淡红色；雄蕊 8，花丝基部扩展；子房卵形，花柱 3，柱头头状。瘦果卵形，具 3 棱，长 2.5～3mm，黑褐色，密被由小点组成的细条纹，与宿存花被等长或稍超过。花期 5～7 月，果期 6～8 月。

　　产于全国各省区。生于海拔 10～4200m 的田边、路旁、沟边湿地。

性　　状　本品茎呈圆柱形而略扁，有分枝，长 15～40cm，直径 0.2～0.3cm。表面灰绿色或棕红色，有细密微突起的纵纹；节部稍膨大，有浅棕色膜质的托叶鞘，节间长约 3cm；质硬，易折断，断面髓部白色。叶互生，近无柄或具短柄，叶片多脱落或皱缩、破碎，完整者展平后呈披针形，全缘，两面均呈棕绿色或灰绿色。气微，味微苦。

功能主治　利尿通淋，杀虫，止痒。用于热淋涩痛，小便短赤，虫积腹痛，皮肤湿疹，阴痒带下。

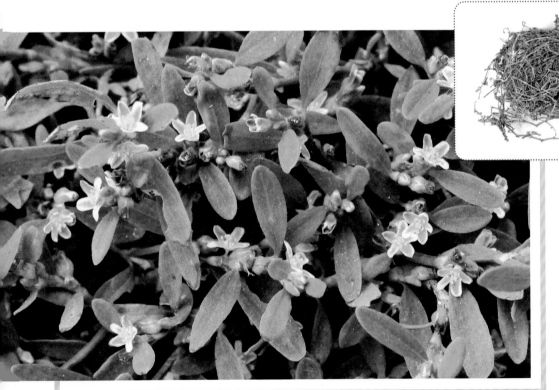

◀ 萹蓄 Polygonum
　 aviculare 周繇 摄

▲ 扁蓄 Herba Polygoni
　 avicularis
　 钟国跃 摄

楮实子 Chushizi

FRUCTUS BROUSSONETIAE

本品为桑科植物构树 **Broussonetia papyrifera**（L.）Vent. 的干燥成熟果实。秋季果实成熟时采收，洗净，晒干，除去灰白色膜状宿萼和杂质。

原 植 物 构树 **Broussonetia papyrifera**（L.）Vent. in Tabl. Regn. Veget. 3: 547. 17992; 中国植物志, 23（1）: 24, 1998; 中华人民共和国药典（1977）, 1: 574, 1978.——*B. papyrifera* Vent., 中华人民共和国药典（1963）, 1: 272, 1964.

乔木。高 10～20m，小枝有毛。叶螺旋状排列，宽卵形或长圆状卵形，长 6～18cm，宽 5～9cm，不裂或 2～5 裂，先端尖，基部近心形、平截或圆形，边缘具粗齿，不分裂或 3～5 裂，基生叶脉 3 出；叶柄长 2.5～8cm，被糙毛。花雌雄异株，雄花序为柔荑花序，长 3～8cm，花密集；花被 4 深裂，裂片三角状卵形，被毛，雄蕊 4；雌花序球形，苞片多数，棒状，顶端被毛；花被管状，顶端狭，紧贴花柱；子房卵圆形，花柱线形，被毛。聚花果球形，直径 1.5～3cm，成熟时橙红色，肉质。瘦果扁球形，表面具瘤状突起。花期 4～5 月，果期 6～7 月。

产于我国各省区。生于山坡、路旁、水边、荒地，或栽培。

注释：构树的完整学名为 **Broussonetia papyifera**（L.）L'Hert. ex Vent.。

性 状 本品略呈球形或卵圆形，稍扁，直径约 1.5mm。表面红棕色，有网状皱纹或颗粒状突起，一侧有棱，一侧有凹沟，有的具果梗。质硬而脆，易压碎。胚乳类白色，富油性。气微，味淡。

功能主治 补肾清肝，明目，利尿。用于肝肾不足，腰膝酸软，虚劳骨蒸，头晕目昏，目生翳膜，水肿胀满。

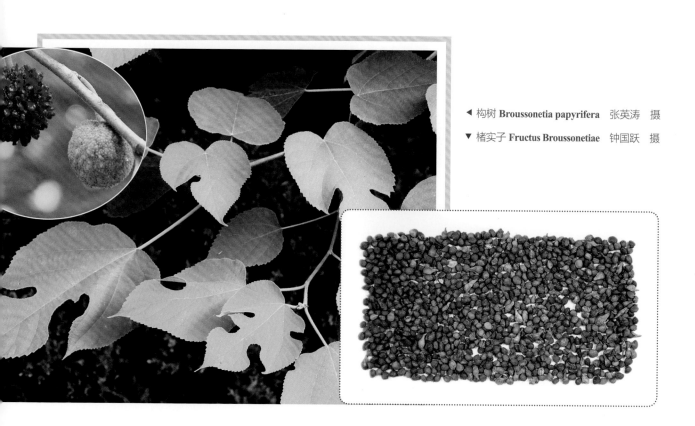

◀ 构树 Broussonetia papyrifera 张英涛 摄
▼ 楮实子 Fructus Broussonetiae 钟国跃 摄

棕榈 Zōnglǘ

PETIOLUS TRACHYCARPI

本品为棕榈科植物棕榈 **Trachycarpus fortunei**（Hook. f.）H. Wendl. 的干燥叶柄。采棕时割取旧叶柄下延部分和鞘片，除去纤维状的棕毛，晒干。

原 植 物 棕榈 **Trachycarpus fortunei**（Hook. f.）H. Wendl. in Bull. Soc. Bot. France 8: 429. 1861; 中国植物志, 13（1）: 12, 1991; 中华人民共和国药典（2005）, 1: 235, 2005.——*T. fortunei* H. Wendl., 中华人民共和国药典（1963）, 1: 272, 1964.

常绿乔木，高 3～15m，树干圆柱形。茎单生，外被纤维状残存老叶柄基部。叶片呈 3/4 圆形或近圆形，掌状深裂成 35～60 枚单折的裂片，裂片长 50～65cm，宽 2.5～3.5cm，先端浅 2 裂；叶柄长 55～80cm，边缘有小钝齿，顶端脊突明显；叶鞘开裂，具大量的棕黑色网状粗纤维。肉穗花序排成圆锥花序式，腋生，总苞多数。革质，被锈色绒毛；花小，黄白色，雌雄异株。果实阔肾形，长 11～13mm，宽 7～9mm，熟后蓝黑色，有白粉。种子 1，胚乳均匀。花期 4 月，果期 12 月。

产于长江以南各省区。通常栽培，罕见野生于 2000m 以下的疏林中。

性　状 本品呈长条板状，一端较窄而厚，另端较宽而稍薄，大小不等。表面红棕色，粗糙，有纵直皱纹；一面有明显的凸出纤维，纤维的两侧着生多数棕色茸毛。质硬而韧，不易折断，断面纤维性。气微，味淡。

功能主治 收敛止血。用于吐血，衄血，尿血，便血，崩漏。

▶ 棕榈 Trachycarpus fortunei
赵鑫磊 摄

▼ 棕榈 Petiolus
Trachycarpi 王如峰 摄

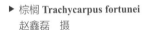

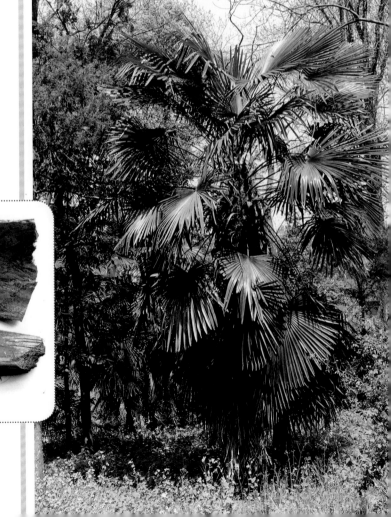

紫花地丁 Zihuadiding

HERBA VIOLAE

本品为堇菜科植物紫花地丁 **Viola yedoensis** Makino 的干燥全草。春、秋二季采收，除去杂质，晒干。

原植物 紫花地丁 **Viola yedoensis** Makino in Bot. Mag. Tokyo 26: 148. 1912; 中国植物志, 51: 63, 1991; 中华人民共和国药典（1977），1: 580, 1978.

多年生草本。无地上茎，高 4～14cm，果期高可达 20cm。根状茎短，垂直，淡褐色，长 4～13mm，粗 2～7mm；节密生，有数条细根。叶多数，基生，莲座状；叶柄于花期长于叶片 1～2 倍，具狭翅，于果期长可达 10cm，叶片下部的较小，上部者较长，呈长圆形、狭卵状披针形或长圆状卵形，长 1.5～4cm，宽 0.5～1cm，先端圆钝，基部截形或楔形，稀微心形，边缘较平的圆齿，两面无毛或被细短毛，果期叶片增大；托叶膜质，苍白色或淡绿色，2/3～4/5 与叶柄合生，离生部分线状披针形。花梗通常多数，细弱，与叶片等长或高出叶片；花紫堇色或淡紫色，稀呈白色，喉部色较淡并带有紫色条纹；萼片 5，卵状披针形或披针形，基部附属物短，末端圆或截形；花瓣 5，倒卵形或长圆状倒卵形；距细管状，长 4～8mm，末端圆；雄蕊 5，花药长约 2mm，药隔先端的附属物长约 1.5mm；子房卵形，花柱棍棒状，柱头三角形。蒴果长圆形，长 5～12mm，无毛。种子卵球形，长 1.8mm，淡黄色。花、果期 4 月中旬至9 月。

全国大部分省区均产。生于海拔 1700m 以下的田间、荒地、山坡草丛、林缘或灌丛中。

性状 本品多皱缩成团。主根长圆锥形，直径 1～3mm；淡黄棕色，有细纵皱纹。叶基生，灰绿色，展平后叶片呈披针形或卵状披针形，长 1.5～6cm，宽 1～2cm；先端钝，基部截形或稍心形，边缘具钝锯齿，两面有毛；叶柄细，长 2～6cm，上部具明显狭翅。花茎纤细；花瓣 5，紫堇色或淡棕色；花距细管状。蒴果椭圆形或 3 裂，种子多数，淡棕色。气微，味微苦而稍黏。

功能主治 清热解毒，凉血消肿。用于疔疮肿毒，痈疽发背，丹毒，毒蛇咬伤。

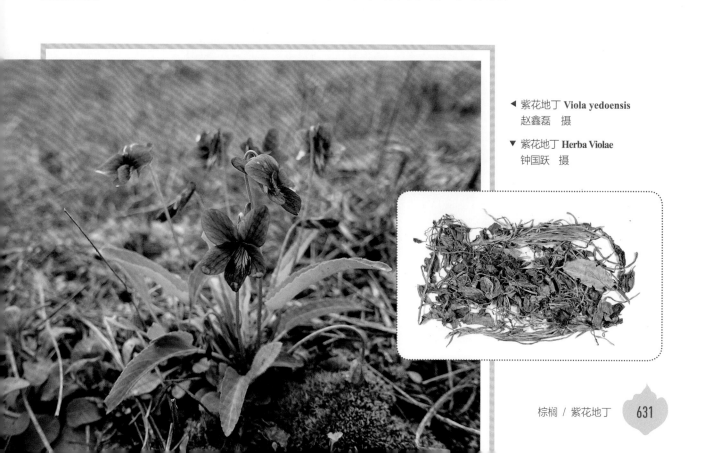

◀ 紫花地丁 Viola yedoensis
赵鑫磊 摄

▼ 紫花地丁 Herba Violae
钟国跃 摄

紫花前胡 Zihuaqianhu

RADIX PEUCEDANI DECURSIVI

本品为伞形科植物紫花前胡 **Peucedanum decursivum**（Miq.）Maxim. 的干燥根。秋、冬二季地上部分枯萎时采挖，除去须根，晒干。

原植物 紫花前胡 Peucedanum decursivum（Miq.）Maxim. in Mel. Biol. 12: 472. 1886; 中国植物志, 55（3）: 28, 1992; 中华人民共和国药典（2010），1: 317, 2010.——*P. decursivum* Maxim., 中华人民共和国药典（1963），1: 178, 1964.

多年生草本。高 1～2m，根圆锥状，棕黄色至棕褐色，味浓香。茎单生，常紫色。叶片三角状至卵圆形，坚纸质，一至二回羽状分裂，下方第一回裂片的小叶柄边缘翅状延长，侧裂片和顶端裂片的基部并合，或顶端裂片 3 裂，末回裂片椭圆形、长圆状披针形至倒卵状椭圆形，长 5～15cm，宽 2～5cm，边缘有细而规则的骨质锯齿；茎上部叶片逐渐简化成广阔膨大的紫色叶鞘。复伞形花序紫色，有柔毛，伞辐 10～20，长 2～4.5cm；总苞 1～2 片；小伞形花序成近球形，小总苞数个，披针形。花瓣深紫色。双悬果椭圆形，长 4～7mm；棱槽有油管 1～3，合生面有油管 4～6。花期 8～9 月，果期 9～11 月。

产于辽宁、河北、陕西、河南、四川、湖北、安徽、江苏、浙江、江西、广西、广东、台湾等地。生于山坡林缘、溪沟边或杂木林灌丛中。

性状 本品多呈不规则圆柱形、圆锥形或纺锤形，主根较细，有少数支根，长 3～15cm，直径 0.8～1.7cm。表面棕色至黑棕色，根头部偶有残留茎基和膜状叶鞘残基，有浅直细纵皱纹，可见灰白色横向皮孔样突起和点状须根痕。质硬，断面类白色，皮部较窄，散有少数黄色油点。气芳香，味微苦、辛。

功能主治 降气化痰，散风清热。用于痰热喘满，咯痰黄稠，风热咳嗽痰多。

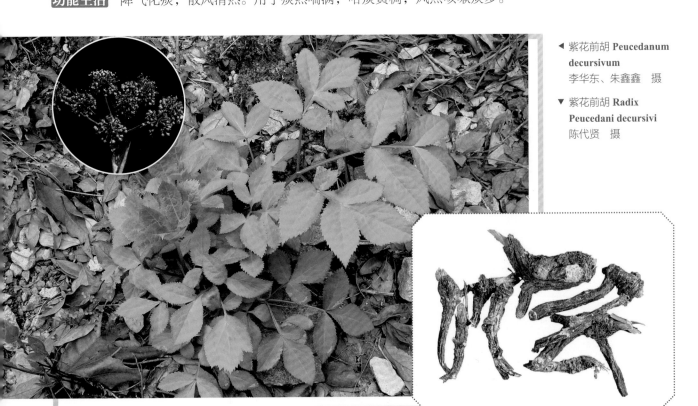

◀ 紫花前胡 Peucedanum decursivum
李华东、朱鑫鑫 摄

▼ 紫花前胡 Radix Peucedani decursivi
陈代贤 摄

紫苏子 Zisuzi

FRUCTUS PERILLAE

本品为唇形科植物紫苏 **Perilla frutescens**（L.）Britt. 的干燥成熟果实。秋季果实成熟时采收，除去杂质，晒干。

原植物 紫苏 **Perilla frutescens**（L.）Britt. in Mem. Torr. Bot. Club. 5: 277. 1894; 中国植物志，66: 282, 1977; 中华人民共和国药典（1985），1: 300, 1985.

一年生草本。茎高 0.3～2m，密被长柔毛。叶阔卵形或圆卵形，长 7～13cm，宽 4.5～10cm，先端短尖或突尖，基部圆形或阔楔形，边缘在基部以上有粗锯齿，膜质或草质，两面绿色或紫色，或仅下面紫色，上面被疏柔毛，下面被贴生柔毛，轮伞花序 2 花，组成长 1.5～15cm、密被长柔毛、偏向一侧的顶生及腋生总状花序；每花有 1 苞片；花萼钟形，10 脉，长约 3mm，直伸，下部被长柔毛，夹有黄色腺点，内面喉部有疏柔毛环，结果时增大，基部一边肿胀，萼檐二唇形，上唇宽大，3 齿，中齿较小，下唇比上唇稍长，2 齿，齿披针形；花冠紫红色或粉红色至白色，上唇微缺，下唇 3 裂。小坚果近球形，灰褐色，直径约 1.5mm，具网纹。花期 8～11 月，果期 8～12 月。

全国各省区广泛栽培。

性状 本品呈卵圆形或类球形，直径约 1.5mm。表面灰棕色或灰褐色，有微隆起的暗紫色网纹，基部稍尖，有灰白色点状果梗痕。果皮薄而脆，易压碎。种子黄白色，种皮膜质，子叶 2，类白色，有油性。压碎有香气，味微辛。

功能主治 降气化痰，止咳平喘，润肠通便。用于痰壅气逆，咳嗽气喘，肠燥便秘。

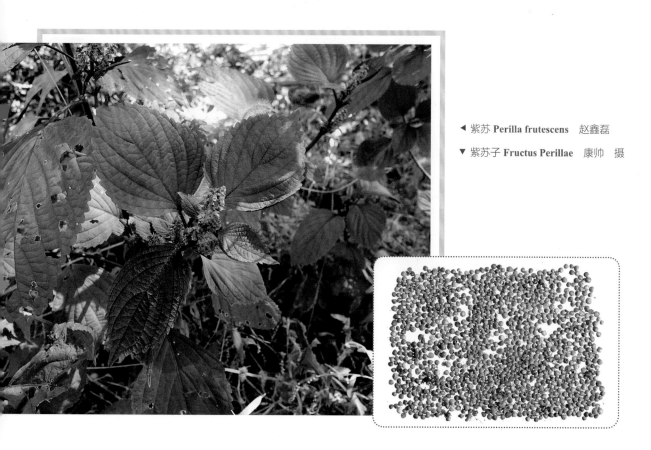

◀ 紫苏 Perilla frutescens 赵鑫磊
▼ 紫苏子 Fructus Perillae 康帅 摄

紫苏叶 Zisuye

FOLIUM PERILLAE

本品为唇形科植物紫苏 **Perilla frutescens**（L.）Britt. 的干燥叶（或带嫩枝）。夏季枝叶茂盛时采收，除去杂质，晒干。

原 植 物 见"紫苏子"项下。

性　状 本品叶片多皱缩卷曲、破碎，完整者展平后呈卵圆形，长 4 ~ 11cm，宽 2.5 ~ 9cm。先端长尖或急尖，基部圆形或宽楔形，边缘具圆锯齿。两面紫色或上表面绿色，下表面紫色，疏生灰白色毛，下表面有多数凹点状的腺鳞。叶柄长 2 ~ 7cm，紫色或紫绿色。质脆。带嫩枝者，枝的直径 2 ~ 5mm，紫绿色，断面中部有髓。气清香，味微辛。

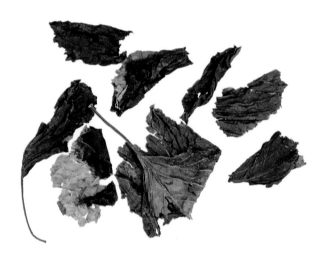

紫苏叶 Folium Perillae　郭庆梅　摄

功能主治 解表散寒，行气和胃。用于风寒感冒，咳嗽呕恶，妊娠呕吐，鱼蟹中毒。

紫苏梗 Zisugeng

　　本品为唇形科植物紫苏 **Perilla frutescens**（L.）Britt. 的干燥茎。秋季果实成熟后采割，除去杂质，晒干，或趁鲜切片，晒干。

原 植 物　见"紫苏子"项下。

性　　状　本品呈方柱形，四棱钝圆，长短不一，直径 0.5～1.5cm。表面紫棕色或暗紫色，四面有纵沟和细纵纹，节部稍膨大，有对生的枝痕和叶痕。体轻，质硬，断面裂片状。切片厚 2～5mm，常呈斜长方形，木部黄白色，射线细密，呈放射状，髓部白色，疏松或脱落。气微香，味淡。

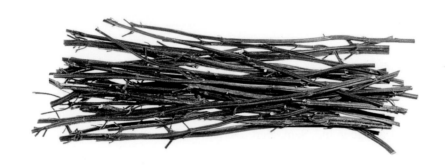

紫苏梗 **Caulis Perillae**　陈代贤　摄

功能主治　理气宽中，止痛，安胎。用于胸膈痞闷，胃脘疼痛，嗳气呕吐，胎动不安。

紫草 Zicao

本品为紫草科植物新疆紫草 **Arnebia euchroma**（Royle）Johnst. 或内蒙紫草 **Arnebia guttata** Bunge 的干燥根。春、秋二季采挖，除去泥沙，干燥。

原 植 物

新疆紫草 Arnebia euchroma（Royle）Johnst. in Contr. Gray Herb. 73: 49. 1924; 中国植物志 , 64（2）: 43, 1989; 中华人民共和国药典（1977）, 1: 587, 1978.——*Macrotomia endochroma*（Royle）Pauls., 中华人民共和国药典（1963）, 1: 280, 1964.

多年生草本。茎高 15 ~ 40cm，仅上部花序分枝，被开展的白色或淡黄色长硬毛。叶无柄，两面均疏生半贴伏的硬毛；基生叶线形至线状披针形，长 7 ~ 20cm，宽 5 ~ 15mm，先端短渐尖，基部扩展成鞘状；茎生叶披针形至线状披针形，无鞘状基部。镰状聚伞花序生茎上部叶腋，长 2 ~ 6cm；花萼裂片线形，长 1.2 ~ 1.6cm，密生淡黄色硬毛；花冠筒状钟形，深紫色或淡黄色带紫红色，筒部长 1 ~ 1.4cm，檐部直径 6 ~ 10mm；雄蕊着生于花冠筒中部或喉部。小坚果黑褐色，长约3.5mm，有粗网纹和少数疣状突起。花、果期 6 ~ 8 月。

产于新疆和西藏西部。生于海拔 2500 ~ 4200m 砾石山坡、洪积扇、草地、路边。

内蒙紫草 Arnebia guttata Bunge in Ind. Sem. Hort. Dorpat 1840: 7. 1840; 中国植物志 , 64（2）: 42, 1989; 中华人民共和国药典（1990）, 1: 306, 1990.

多年生草本。高 10 ~ 25cm，茎多分枝，密生长硬毛和短伏毛。叶无柄，匙状线形至线形，长 1.5 ~ 5.5cm，宽 3 ~ 11mm，两面密生具基盘的白色长硬毛。镰状聚伞花序长 3 ~ 10cm。花萼裂片线形，被开展或半贴伏的长伏毛；花冠黄色，筒状钟形，外面有短柔毛，檐部裂片宽卵形或半圆形，开展，具紫色斑点；雄蕊着生花冠筒中部或喉部。小坚果三角状卵形，长2.5 ~ 3mm，具疣状突起。花、果期6 ~ 10月。

产于西藏、新疆、甘肃西部、宁夏、内蒙古、山西、河北北部。生于戈壁、石质山坡、湖滨砾石地。

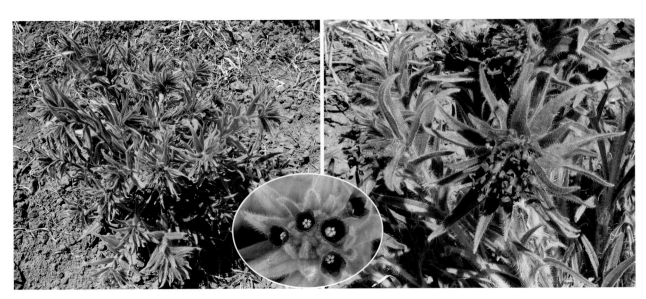

新疆紫草 Arnebia euchroma　杨晓绒　摄

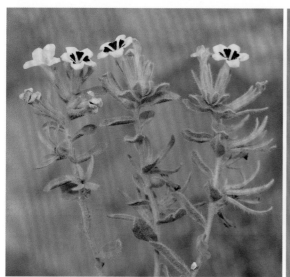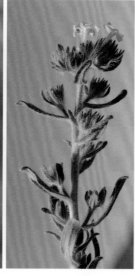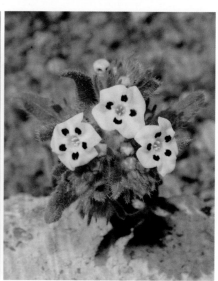

内蒙紫草 *Arnebia guttata* 　林秦文　摄

性　状

新疆紫草（软紫草）　本品呈不规则的长圆柱形，多扭曲，长 7～20cm，直径 1～2.5cm。表面紫红色或紫褐色，皮部疏松，呈条形片状，常 10 余层重叠，易剥落。顶端有的可见分歧的茎残基。体轻，质松软，易折断，断面不整齐，木部较小，黄白色或黄色。气特异，味微苦、涩。

内蒙紫草　本品呈圆锥形或圆柱形，扭曲，长 6～20cm，直径 0.5～4cm。根头部略粗大，顶端有残茎 1 或多个，被短硬毛。表面紫红色或暗紫色，皮部略薄，常数层相叠，易剥离。质硬而脆，易折断，断面较整齐，皮部紫红色，木部较小，黄白色。气特异，味涩。

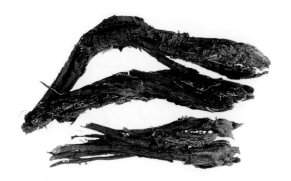

紫草 Radix Arnebiae euchromae　陈代贤　摄

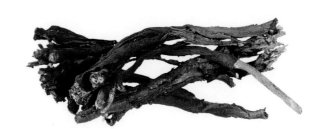

紫草 Radix Arnebiae guttatae　陈代贤　摄

功能主治　清热凉血，活血解毒，透疹消斑。用于血热毒盛，斑疹紫黑，麻疹不透，疮疡，湿疹，水火烫伤。

紫珠叶 Zizhuye

FOLIUM CALLICARPAE FORMOSANAE

本品为马鞭草科植物杜虹花 **Callicarpa formosana** Rolfe 的干燥叶。夏、秋二季枝叶茂盛时采摘，干燥。

原植物 杜虹花 **Callicarpa formosana** Rolfe in Journ. Bot. 11: 358. 1882; 中国植物志 , 65（1）: 43, 1982; 中华人民共和国药典（2010）, 1: 320, 2010.

灌木。高 1～3m，小枝、叶柄和花序均密被灰黄色星状毛和分枝毛。叶片卵状椭圆形或椭圆形，长 6～15cm，宽 3～8cm，顶端通常渐尖，基部钝圆，边缘有细锯齿，表面被短硬毛，稍粗糙，背面被灰黄色星状毛和细小黄色腺点；叶柄长 1～2.5cm。聚伞花序常 4～5 次分歧，花序梗长 1.5～2.5cm；花萼杯状，被灰黄色星状毛，萼齿钝三角形；花冠紫色或淡紫色，无毛，裂片钝圆；雄蕊长约 5mm，花药椭圆形，药室纵裂；子房无毛。果实近球形，紫色，径约 2mm。花期 5～7 月，果期 8～11 月。

产于我国东南各省和广东、广西及云南。生于海拔 1600m 以下的平地、山坡和溪边的林中或灌丛中。

性状 本品多皱缩、卷曲，有的破碎。完整叶片展平后呈卵状椭圆形或椭圆形，长 4～19cm，宽 2.5～9cm。先端渐尖或钝圆，基部宽楔形或钝圆，边缘有细锯齿，近基部全缘。上表面灰绿色或棕绿色，被星状毛和短粗毛；下表面淡绿色或淡棕绿色，密被黄褐色星状毛和金黄色腺点，主脉和侧脉突出，小脉伸入齿端。叶柄长 0.5～1.5cm。气微，味微苦涩。

功能主治 凉血收敛止血，散瘀解毒消肿。用于衄血，咯血，吐血，便血，崩漏，外伤出血，热毒疮疡，水火烫伤。

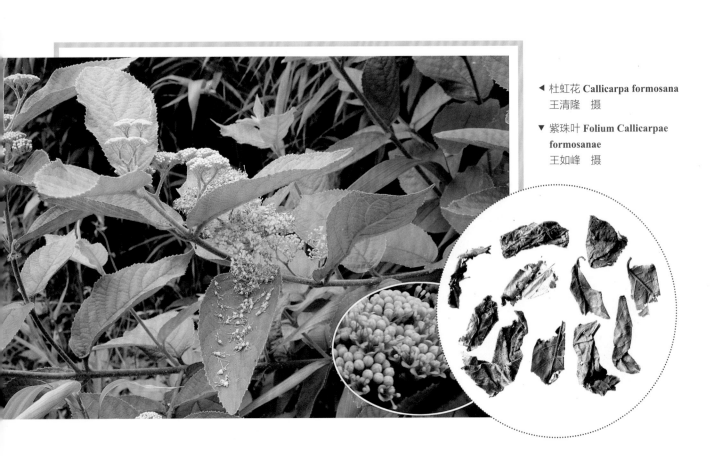

◀ 杜虹花 Callicarpa formosana
王清隆 摄

▼ 紫珠叶 Folium Callicarpae formosanae
王如峰 摄

紫萁贯众 Ziqiguanzhong

RHIZOMA OSMUNDAE

本品为紫萁科植物紫萁 **Osmunda japonica** Thunb. 的干燥根状茎和叶柄残基。春、秋二季采挖，洗净，除去须根，晒干。

原 植 物 紫萁 **Osmunda japonica** Thunb. in Nova Acta Reg. Soc. Sci. Upsal. Ⅱ 209, 1780; 中国植物志，2: 78, 1959; 中华人民共和国药典（1977），1: 589, 1978.

植株高 50～80cm 或更高。根状茎粗短，或稍弯呈短树干状。叶簇生，直立；幼时密被绒毛；叶片三角状阔卵形，长 30～50cm，宽 20～40cm，顶部一回羽状，其下二回羽状；羽片 3～5 对，对生，长圆形，长 15～25cm，基部宽 8～11cm，基部一对最大，柄长 1～1.5cm，斜上，奇数羽状；小羽片 5～9 对，对生或近对生，无柄，分离，长 4～7cm，宽 1.5～1.8cm，长圆形或长圆状披针形，先端稍钝或急尖，向基部稍宽，圆状或近平截，向上稍渐小，顶生的同形，具柄，其下的 1～2 对合生为圆裂片，或阔披针形小裂片，具细锯齿；叶纸质，成熟后无毛，干后棕绿色。能育叶与不育叶等高或稍高，羽片和小羽片均短缩，小羽片线形，长 1.5～2cm，沿中肋两侧背面密生孢子囊。

产于山东、河南、陕西、甘肃、江苏、安徽、浙江、台湾、福建、江西、湖北、湖南、广东、香港、广西、贵州、四川、云南及西藏。生于海拔约 2100m 的林下或溪边酸性土上。

性 状 本品略呈圆锥形或圆柱形，稍弯曲，长 10～20cm，直径 3～6cm。根状茎横生或斜生，下侧着生黑色而硬的细根；上侧密生叶柄残基，叶柄基部呈扁圆形，斜向上，长 4～6cm，直径 0.2～0.5cm，表面棕色或棕黑色，切断面有 "U" 形筋脉纹（维管束），常与皮部分开。质硬，不易折断。气微，味甘、微涩。

功能主治 清热解毒，止血，杀虫。用于疫毒感冒，热毒泻痢，痈疮肿毒，吐血，衄血，便血，崩漏，虫积腹痛。

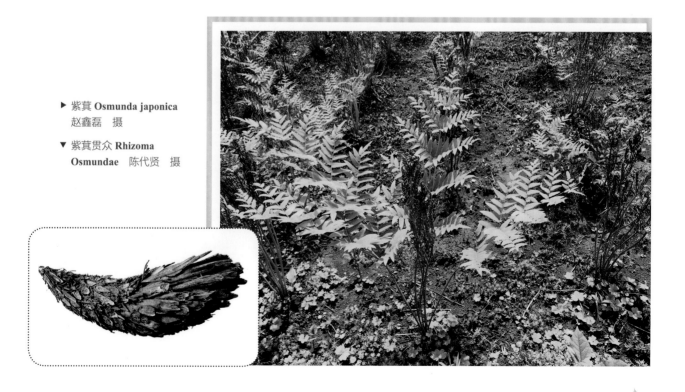

▶ 紫萁 **Osmunda japonica**
　赵鑫磊 摄

▼ 紫萁贯众 **Rhizoma Osmundae** 陈代贤 摄

紫菀 Ziwan

RADIX ET RHIZOMA ASTERIS

本品为菊科植物紫菀 **Aster tataricus** L. f. 的干燥根和根状茎。春、秋二季采挖，除去有节的根状茎（习称"母根"）和泥沙，编成辫状晒干，或直接晒干。

原植物 **紫菀** **Aster tataricus** L. f. in Suppl. Pl. 373. 1781; 中国植物志, 74: 136, 1985; 中华人民共和国药典（1963）, 1: 282, 1964.

多年生草本，高 40~50cm。茎粗壮，被疏粗毛。基部叶花期枯萎，长圆状或椭圆状匙形，基部渐狭成长柄，长 20~50cm，宽 3~13cm，顶端尖或渐尖，边缘有具小尖头圆齿或浅齿，下部叶匙状长圆形，基部渐狭或急狭成具宽翅的柄，全缘或有浅齿。上部叶小，厚纸质，上面被糙毛，下面被短粗毛，侧脉 5~10 对。头状花序径 2.5~4.5cm，多数排成复伞房状；花序梗有线形苞叶。总苞半球形，径 1~2.5cm；总苞片 3 层，覆瓦状，线形或线状披针形，先端尖或圆形，被密毛，外层的边缘宽膜质，带紫红色。舌状花约 20 个，舌片蓝紫色，长 15~17mm；管状花黄色，长 6~7mm。瘦果倒卵状长圆形，上部被疏粗毛；冠毛污白色或带红色，长 6mm。花果期 7~10 月。

产于黑龙江、吉林、辽宁、内蒙古、河北、山东、山西、河南、陕西、甘肃。生于海拔 400~2000m 的山坡等处或沼泽。

性状 本品根状茎呈不规则块状，大小不一，顶端有茎、叶的残基；质稍硬。根状茎簇生多数细根，长 3~15cm，直径0.1~0.3cm，多编成辫状；表面紫红色或灰红色，有纵皱纹；质较柔韧。气微香，味甜、微苦。

功能主治 润肺下气，消痰止咳。用于痰多喘咳，新久咳嗽，劳嗽咳血。

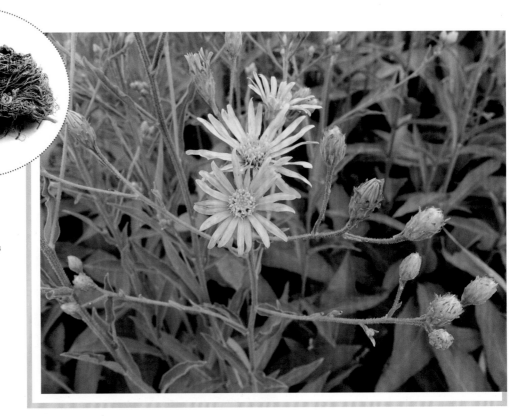

▶ 紫菀 Aster tataricus
赵鑫磊 摄

▲ 紫菀 Radix et
Rhizoma Asteris
王海 摄

黑芝麻 Heizhima

SEMEN SESAMI NIGRUM

本品为脂麻科植物脂麻 **Sesamum indicum** L. 的干燥成熟种子。秋季果实成熟时采割植株，晒干，打下种子，除去杂质，再晒干。

原植物 脂麻 **Sesamum indicum** L., Sp. Pl. 634. 1753; 中国植物志, 69: 63, 1990; 中华人民共和国药典（1963）, 1: 276, 1964.

一年生直立草本。高达1.5m，茎4棱形，分枝或不分枝，中空或具白色髓部，疏被短柔毛或近无毛。叶对生或上部的叶互生；叶柄长1~5cm；叶片形状大小变异很大，下部的叶片较大，卵形至卵状长圆形，上部的叶较小，卵形、长圆形、披针形至线形，长5~15cm，宽1~8cm，基部楔形，顶端短渐尖或钝尖，下部的叶常掌状3裂，中部的叶边缘浅裂或具疏齿，上部的叶边缘近全缘。花单生或2~3朵腋生，具短梗；花萼裂片狭披针形，长5~10mm，宽1.6~3.5mm，被柔毛；花冠筒状，长1.5~2.5cm，白色或粉红色，具紫色或黄色的彩晕；雄蕊4，内藏；子房上位，4室，被短柔毛。蒴果矩圆形，长2~3cm，顶端收狭成喙状，有纵棱，被毛，室背开裂至中部或基部。种子卵形，长2~3mm，有纵棱。种子有黑白之分。花期夏末秋初。

全国各省区均产。

性状 本品呈扁卵圆形，长约3mm，宽约2mm。表面黑色，平滑或有网状皱纹。尖端有棕色点状种脐。种皮薄，子叶2，白色，富油性。气微，味甘，有油香气。

功能主治 补肝肾，益精血，润肠燥。用于精血亏虚，头晕眼花，耳鸣耳聋，须发早白，病后脱发，肠燥便秘。

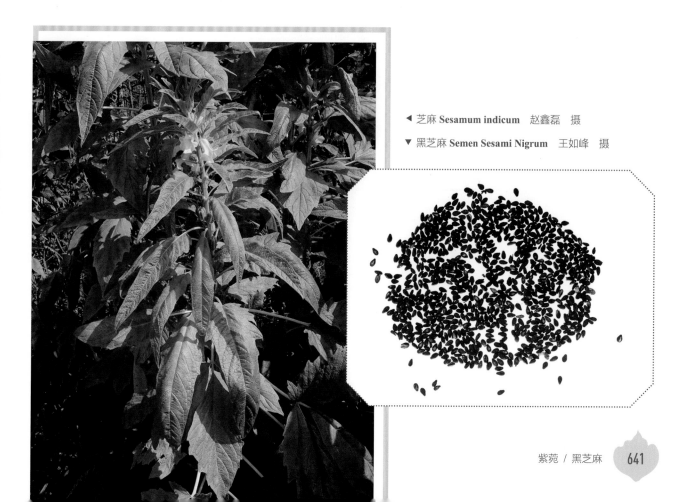

◀ 芝麻 Sesamum indicum　赵鑫磊　摄

▼ 黑芝麻 Semen Sesami Nigrum　王如峰　摄

黑豆 Heidou

SEMEN SOJAE NIGRUM

本品为豆科植物大豆 **Glycine max**（L.）Merr. 的干燥成熟种子。秋季采收成熟果实，晒干，打下种子，除去杂质。

原植物 见"大豆黄卷"项下。

性　　状 本品呈椭圆形或类球形，稍扁，长 6 ~ 12mm，直径 5 ~ 9mm。表面黑色或灰黑色，光滑或有皱纹，具光泽，一侧有淡黄白色长椭圆形种脐。质坚硬。种皮薄而脆，子叶 2，肥厚，黄绿色或淡黄色。气微，味淡，嚼之有豆腥味。

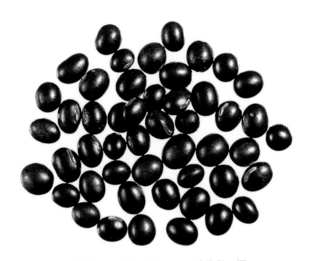

黑豆 **Semen Sojae Nigrum** 陈代贤　摄

功能主治 益精明目，养血祛风，利水，解毒。用于阴虚烦渴，头晕目昏，体虚多汗，肾虚腰痛，水肿尿少，痹痛拘挛，手足麻木，药食中毒。

黑种草子 Heizhongcaozi

本品为毛茛科植物腺毛黑种草 **Nigella glandulifera** Freyn et Sint. 的干燥成熟种子。夏、秋二季果实成熟时采割植株，晒干，打下种子，除去杂质，晒干。系维吾尔族习用药材。

原植物 腺毛黑种草 **Nigella glandulifera** Freyn et Sint. in Bull. Herb. Boiss., ser. 2, n. 7: 559. 1903; 中国植物志, 27: 112, 1979; 中华人民共和国药典（2010），1: 324, 2010.——*N. glandulifera* Freyn, 中华人民共和国药典（1977），1: 596, 1978.

茎高 35～50cm。有少数纵棱，上部分枝。叶为二回羽状复叶。茎中部叶有短柄；叶片卵形，羽片约 4 对，近对生，末回裂片条形或条状披针形，宽 0.6～1mm，表面无毛，背面疏被短腺毛。花直径约 2cm；萼片白色或带蓝色，卵形，基部有短爪，无毛；花瓣约 8，有短爪，上唇小，比下唇稍短，披针形，下唇二裂超过中部，裂片宽菱形，顶端近球状变粗，基部有蜜槽，边缘有少数柔毛；雄蕊长约 8mm，无毛，花药椭圆形，长约 1.6mm；心皮 5，子房合生到花柱基部，散生圆形小鳞状突起，花柱与子房等长。蒴果长约 1cm，有圆鳞状突起，宿存花柱与果实近等长；种子三棱形，长约 2.5mm，有横皱。

新疆有栽培。

性状 本品呈三棱状卵形，长 2.5～3mm，宽约 1.5mm。表面黑色，粗糙，顶端较狭而尖，下端稍钝，有不规则的突起。质坚硬，断面灰白色，有油性。气微香，味辛。

功能主治 补肾健脑，通经，通乳，利尿。用于耳鸣健忘，经闭乳少，热淋，石淋。

▶ 腺毛黑种草 **Nigella glandulifera**
王果平　摄

▼ 黑种草子
Semen Nigellae
王如峰　摄

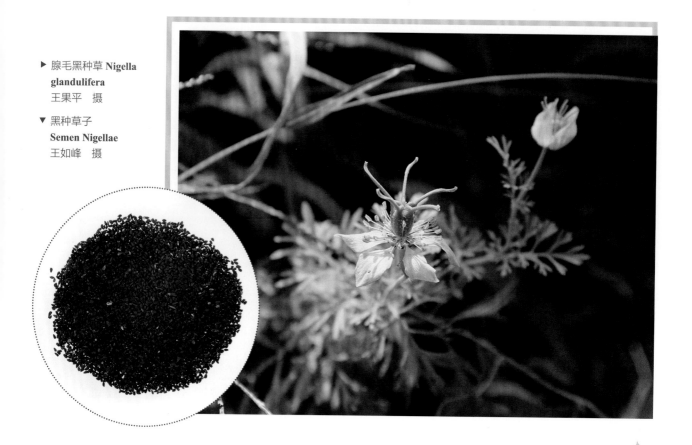

锁阳 Suoyang

本品为锁阳科植物锁阳**Cynomorium songaricum** Rupr. 的干燥肉质茎。春季采挖，除去花序，切段，晒干。

原植物 锁阳**Cynomorium songaricum** Rupr. in Mem. Acad. Sci. Petersb. ser. 7 14（4）: 73. 1869; 中国植物志，53（2）: 152, 2000; 中华人民共和国药典（1977），1: 597, 1978.——*C. coccineum* L., 中华人民共和国药典（1963），1: 285, 1964.

多年生肉质寄生草本。高15～100cm，无叶绿素，全株棕红色。茎圆柱形，大部分埋于沙中，通常仅以顶端露出地上，基部稍膨大，具螺旋状排列脱落性鳞片叶，在茎中部和基部密集，向上渐疏。肉穗花序顶生，肉质，棒状，长5～16cm，直径2～6cm；其上着生密集的小花，雄花、雌花和两性花相伴杂生，花序中散生鳞片状苞片；雄花花被片常4，线形；雄蕊1，长于花被，达6mm，退化雌蕊不显著或有时呈倒卵状突起；雌花花被片5～6，具数片线状肉质总苞片，花被片披针形，长1～2mm；雌蕊1，子房半下位，近圆形，胚珠1，花柱棒状；两性花少见，多在雄花前开放，具雄蕊和雌蕊各1。果实坚果状，多数非常小，近球形或椭圆形。种子有胚乳。花期5～7月，果期6～7月。

产于西北及内蒙古等荒漠草原、荒漠地带的固定沙地、盐渍化沙地、湖盆边缘、河流沿岸及覆沙的戈壁上。

性状 本品呈扁圆柱形，微弯曲，长5～15cm，直径1.5～5cm。表面棕色或棕褐色，粗糙，具明显纵沟和不规则凹陷，有的残存三角形的黑棕色鳞片。体重，质硬，难折断，断面浅棕色或棕褐色，有黄色三角状维管束。气微，味甘而涩。

功能主治 补肾阳，益精血，润肠通便。用于肾阳不足，精血亏虚，腰膝痿软，阳痿滑精，肠燥便秘。

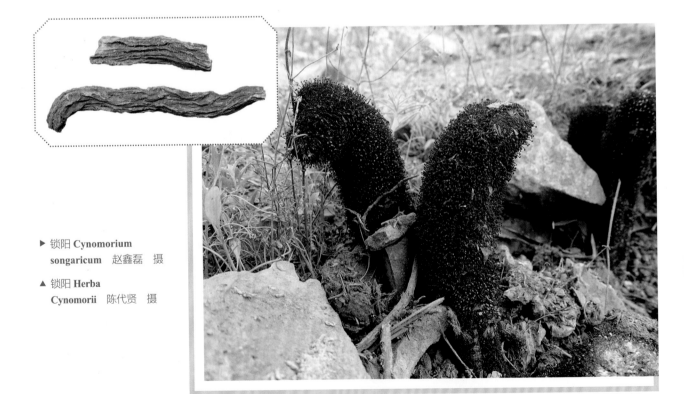

▶ 锁阳 **Cynomorium songaricum** 赵鑫磊 摄

▲ 锁阳 **Herba Cynomorii** 陈代贤 摄

筋骨草 Jingucao

HERBA AJUGAE

本品为唇形科植物筋骨草 **Ajuga decumbens** Thunb. 的干燥全草。春季花开时采收，除去泥沙，晒干。

原植物 筋骨草 **Ajuga decumbens** Thunb. in Syst. Veg., ed. 14. 525. 1784; 中国植物志, 65（2）: 75, 1977; 中华人民共和国药典（1977）, 1: 598, 1978.

一年生或二年生草本。平卧或上升，具匍匐茎，茎长 10～20cm，被白色长柔毛或绵状长柔毛。叶片薄纸质，匙形或倒卵状披针形，长 3～6cm，宽 1.5～2.5cm，两面被疏糙伏毛或疏柔毛。轮伞花序多花，排列长 7～12cm 的间断穗状花序。花萼漏斗状，长 5～8mm，萼齿 5，狭三角形或短三角形。花冠淡蓝色或淡红紫色，稀白色，基部略膨大，长 8～10mm，冠筒内近基部有毛环，冠檐二唇形，上唇短，下唇中裂片狭扇形或倒心形。雄蕊 4，伸出冠筒。花盘环状，前面微呈指状膨大。小坚果倒卵状三棱形，背部具网状皱纹，果脐约占腹面 2/3。花期 3～7 月，果期 5～11 月。

产于长江以南各省区，西至云南西部。生于海拔 360～1400m 的山坡湿润草丛、溪边、路旁。

性状 本品长 10～35cm。根细小，暗黄色。地上部分灰黄色或黄绿色，密被白色柔毛。细茎丛生，质软柔韧，不易折断。叶对生，多皱缩、破碎，完整叶片展平后呈匙形或倒卵状披针形，长 3～6cm，宽 1.5～2.5cm，绿褐色，边缘有波状粗齿，叶柄具狭翅。轮伞花序腋生，小花二唇形，黄棕色。气微，味苦。

功能主治 清热解毒，凉血消肿。用于咽喉肿痛，肺热咯血，跌打肿痛。

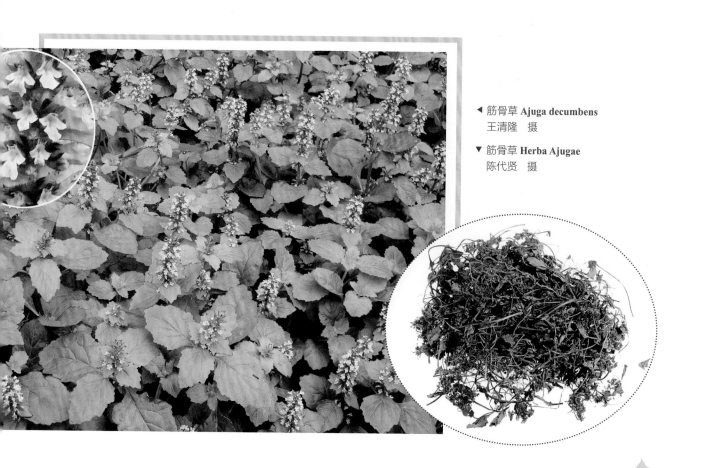

◀ 筋骨草 Ajuga decumbens
王清隆 摄

▼ 筋骨草 Herba Ajugae
陈代贤 摄

鹅不食草 Ebushicao

本品为菊科植物鹅不食草 **Centipeda minima**（L.）A. Br. et Aschers. 的干燥全草。夏、秋二季花开时采收，洗去泥沙，晒干。

原植物 鹅不食草 **Centipeda minima**（L.）A. Br. et Aschers. in Index Sem. Hort. Berol. App. 6. 1867; 中国植物志, 76（1）: 132, 1983; 中华人民共和国药典（1963）, 1: 286, 1964.

一年生小草本。茎多分枝，高 5～20cm，匍匐状，被蛛丝状毛或无毛。叶楔状倒披针形，长 7～18cm，顶端钝，基部楔形，边缘有少数锯齿，无毛或下面被蛛丝状毛。头状花序小，扁球形，径 3mm，单生于叶腋，无或有短花序梗。总苞半球形；总苞片 2 层，椭圆状披针形，绿色，边缘透明膜质，外层较大。雌花多层细管状，淡黄绿色，顶端 2～3 细裂，两性花管状，顶端 4 裂，淡紫红色。瘦果椭圆形，长约 1mm，具 4 肋，肋上有毛。无冠毛。花、果期 6～10 月。

产于东北、华北、华中、华东、华南及西南各省区。生于海拔 200～1350m 的路旁、荒野阴湿地。

性状 本品缠结成团。须根纤细，淡黄色。茎细，多分枝；质脆，易折断，断面黄白色。叶小，近无柄；叶片多皱缩、破碎，完整者展平后呈匙形，表面灰绿色或棕褐色，边缘有 3～5 个锯齿。头状花序黄色或黄褐色。气微香，久嗅有刺激感，味苦、微辛。

功能主治 发散风寒，通鼻窍，止咳。用于风寒头痛，咳嗽痰多，鼻塞不通，鼻渊流涕。

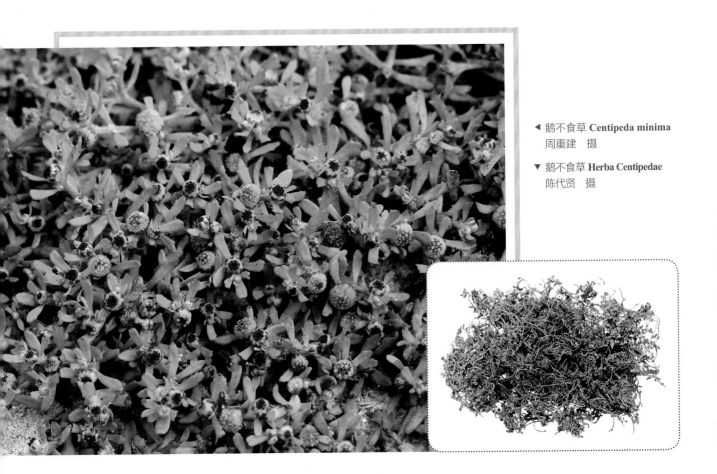

◀ 鹅不食草 Centipeda minima
周重建　摄

▼ 鹅不食草 Herba Centipedae
陈代贤　摄

番泻叶 Fanxieye

本品为豆科植物狭叶番泻 **Cassia angustifolia** Vahl 或尖叶番泻 **Cassia acutifolia** Delile 的干燥小叶。

原 植 物

狭叶番泻 Cassia angustifolia Vahl in Symb. Bot. 1: 29. 1790; 中华人民共和国药典（1953），1: 208, 1953.

草本状小灌木，高约 1m。托叶卵状披针形，长 2~4mm；偶数羽状复叶，互生；具短柄；小叶 5~8 对，叶片卵状披针形至线状披针形，长 2~4cm，宽 0.7~1.2cm，先端急尖，基部稍不对称，无毛或几无毛。总状花序腋生或顶生；花 6~14 朵，花梗基部有一卵形易落的苞片；萼片 5，长卵形，略不等大；花瓣 5，黄色，倒卵形，下面两瓣较大；雄蕊 10，上部 3 枚小形，不育，中央 4 枚等长，最下面 3 枚向下弯曲，两侧者较长，花药稍呈四方形，基部箭形，4 室；雌蕊弯曲如镰，子房具柄，被疏毛。荚果长方形，扁平，长 4~6cm，宽 1~1.7cm，先端尖突微小，不显著，幼时有毛；种子 4~7 颗，种皮棕绿色，有细线状种柄，具疣状皱纹。花期 9~12 月，果期翌年 3 月。

我国台湾、广西、云南有引种栽培。

尖叶番泻 Cassia acutifolia Delile in Égypte, Hist. Nat. 2（61）pl. 27. 1813; 中华人民共和国药典（1953），1: 208, 1953.

与狭叶番泻 **Cassia angustifolia** 相似，但小叶片 4~6 对，长卵形，先端急尖，基部不对称，叶背面灰绿色；花较小；荚果椭圆形，宽 2~2.5cm。

我国台湾、海南、云南有引种栽培。

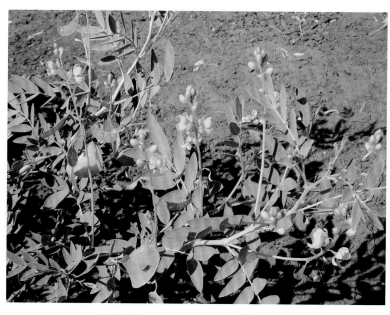

狭叶番泻 Cassia angustifolia　高贤明　摄

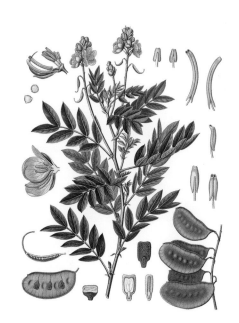

尖叶番泻 Cassia acutifolia

性 状

狭叶番泻　本品呈长卵形或卵状披针形，长 1.5~5cm，宽 0.4~2cm，叶端急尖，叶基稍不对称，全缘。

上表面黄绿色，下表面浅黄绿色，无毛或近无毛，叶脉稍隆起。革质。气微弱而特异，味微苦，稍有黏性。

尖叶番泻　本品呈披针形或长卵形，略卷曲，叶端短尖或微突，叶基不对称，两面均有细短毛茸。

功能主治　泻热行滞，通便，利水。用于热结积滞，便秘腹痛，水肿胀满。

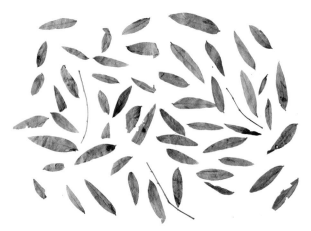

番泻叶 **Folium Cassiae angustifoliae**　康帅　摄

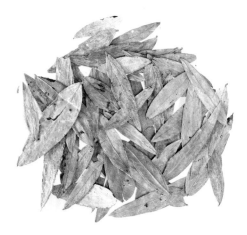

番泻叶 **Folium Cassiae acutifoliae**　王如峰　摄

湖北贝母 Hubeibeimu

本品为百合科植物湖北贝母 **Fritillaria hupehensis** Hsiao et K. C. Hsia 的干燥鳞茎。夏初植株枯萎后采挖，用石灰水或清水浸泡，干燥。

原植物 湖北贝母 **Fritillaria hupehensis** Hsiao et K. C. Hsia in Acta Phytotax. Sin. 15（2）：40, 1977; Flora of China, 24: 129, 2000; 中华人民共和国药典（2000），1: 286, 2000.

植株高 26～50cm。鳞茎由 2 枚鳞片组成，直径 1.5～3cm。叶 3～7 枚轮生；叶片长圆状披针形，长 7～13cm，宽 1～3cm，先端不卷曲或多少弯曲。花 1～4 朵，紫色，有黄色小方格；叶状苞片通常 3 枚；花梗长 1～2cm；花被片 6，长 4.2～4.5cm，宽 1.5～1.8cm，外花被片稍狭，蜜腺窝在背面稍凸出；雄蕊长约为花被片的一半，花药近基着生，花丝常稍具小乳突；柱头裂片长 2～3mm。蒴果长 2～2.5cm，宽 2.5～3cm，棱上的翅宽 4～7mm。花期 4 月，果期 5～7 月。

产于湖北西南部、四川东部和湖南西北部。

性　状 本品呈扁圆球形，高 0.8～2.2cm，直径 0.8～3.5cm。表面类白色至淡棕色。外层鳞叶 2 瓣，肥厚，略呈肾形，或大小悬殊，大瓣紧抱小瓣，顶端闭合或开裂。内有鳞叶 2～6 枚及干缩的残茎。内表面淡黄色至类白色，基部凹陷呈窝状，残留有淡棕色表皮及少数须根。单瓣鳞叶呈元宝状，长 2.5～3.2cm，直径 1.8～2cm。质脆，断面类白色，富粉性。气微，味苦。

功能主治 清热化痰，止咳，散结。用于热痰咳嗽，瘰疬痰核，痈肿疮毒。

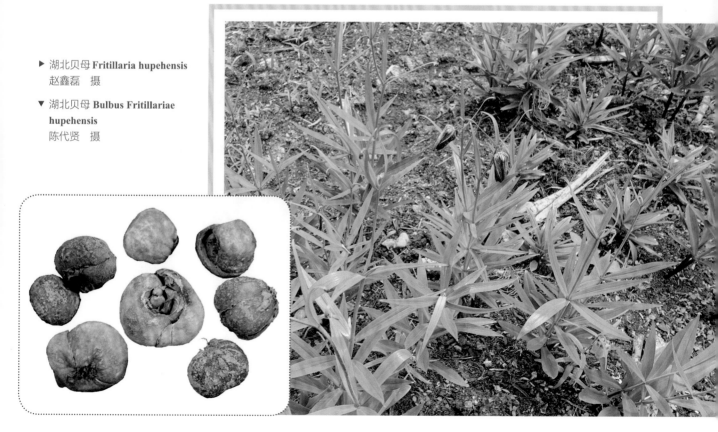

▶ 湖北贝母 Fritillaria hupehensis
　赵鑫磊　摄

▼ 湖北贝母 Bulbus Fritillariae
　hupehensis
　陈代贤　摄

蓍草 Shicao

HERBA ACHILLEAE

本品为菊科植物蓍 **Achillea alpina** L. 的干燥地上部分。夏、秋二季花开时采割，除去杂质，阴干。

原 植 物 蓍 **Achillea alpina** L., Sp. Pl. 899. 1753; 中国植物志, 76（1）：16, 1983; 中华人民共和国药典（1977），1: 603, 1978.

多年生草本。茎直立，高 30～80cm，被疏伏柔毛。叶无柄，线状披针形，长 6～10cm，宽 7～15mm，篦齿状羽状浅裂至深裂（叶轴宽 3～8mm），基部裂片抱茎，裂片线形或线状披针形，尖锐，边缘有不等的锯齿或浅裂，齿端和裂片顶端有软骨质尖头，上面被疏长柔毛，下面毛较密，有腺点或几无腺点。上部叶渐小。头状花序多数，排成伞房状。总苞长圆形或近球形，直径（4）5～7mm；总苞片 3 层，宽披针形至长椭圆形，中间草质，边缘膜质，褐色，被疏长柔毛。边缘舌状花 6～8，舌片白色，宽椭圆形，顶端 3 浅裂；管状花白色，檐部 5 裂。瘦果宽倒披针形，扁，有淡色边肋。有时腹面有 1～2 肋棱。花、果期 7～9 月。

产于东北、内蒙古、河北、山西、宁夏、河南、江西、湖北、四川、甘肃。生于海拔 850m 以上的山坡、草地、灌丛或林缘。

性 状 本品茎呈圆柱形，直径 1～5mm。表面黄绿色或黄棕色，具纵棱，被白色柔毛；质脆，易折断，断面白色，中部有髓或中空。叶常卷缩，破碎，完整者展平后为长线状披针形，裂片线形，表面灰绿色至黄棕色，两面被柔毛。头状花序密集成复伞房状，黄棕色；总苞片卵形或长圆形，覆瓦状排列。气微香，味微苦。

功能主治 解毒利湿，活血止痛。用于乳蛾咽痛，泄泻痢疾，肠痈腹痛，热淋涩痛，湿热带下，蛇虫咬伤。

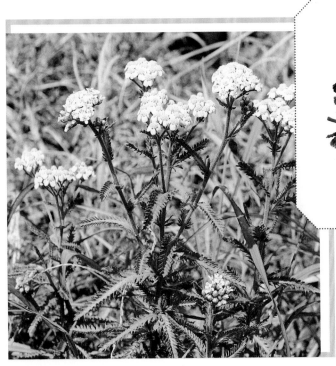
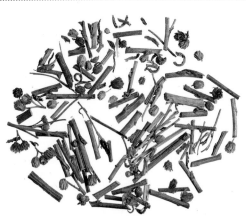

◀ 蓍 Achillea alpina　朱鑫鑫　摄

▲ 蓍草 Herba Achilleae　康帅　摄

蓝布正 Lanbuzheng

HERBA GEI ALEPPICI ET AL.

本品为蔷薇科植物路边青 **Geum aleppicum** Jacq. 或柔毛路边青 **Geum japonicum** Thunb. var. **chinense** Bolle 的干燥全草。夏、秋二季采收，洗净，晒干。

原 植 物

路边青 Geum aleppicum Jacq. in Icon. Pl. Rar. 1: 10. 1786; 中国植物志 , 37: 221, 1985; 中华人民共和国药典（1977）, 1: 604, 1978.

多年生草本。茎直立，高 30～100cm，被开展粗硬毛，稀几无毛。基生叶为大头羽状复叶，通常有小叶 2～6 对，连叶柄长 10～25cm，叶柄被粗硬毛；小叶大小极不相等，顶生小叶最大，菱状宽卵形或宽扁圆形，长 4～8cm，宽 5～10cm，两面疏生粗硬毛，顶端急尖或圆钝，基部宽心形至宽楔形，边缘有不规则粗大锯齿并浅裂，锯齿急尖或圆钝；茎生叶为羽状复叶，有时重复分裂，向上小叶逐渐减少；茎生叶托叶大，叶状，绿色，卵形。花序顶生，疏散排列；花梗被短柔毛或微硬毛；花直径 1～1.7cm；萼片卵状三角形；副萼片狭小，披针形，先端渐尖，稀 2 裂，比萼片短 1 倍多，外面被短柔毛及长柔毛；花瓣黄色，近圆形；花柱顶生，在上部 1/4 处扭曲，成熟后自扭曲处脱落。聚合果倒卵球形；瘦果被长硬毛；花柱宿存部分无毛，顶端有小钩；果托被短硬毛，毛长约 1mm。花、果期 7～10 月。

产于黑龙江、吉林、辽宁、内蒙古、山西、陕西、甘肃、新疆、山东、河南、湖北、四川、贵州、云南、西藏。生于海拔 200～3500m 的山坡草地、沟边、地边、河滩、林间隙地及林缘。

柔毛路边青 Geum japonicum Thunb. var. **chinense** Bolle in Notizbl. Bot. Gart. Berl. 11: 210. 1931; 中国植物志,

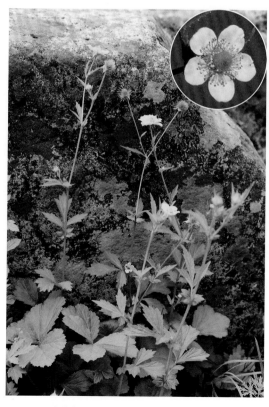

路边青 **Geum aleppicum** 张英涛 摄

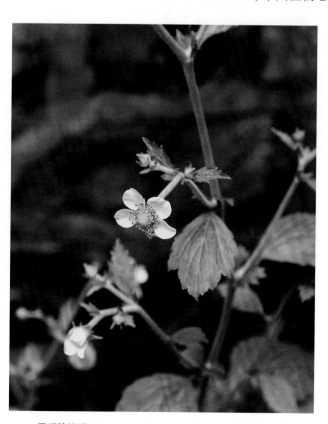

柔毛路边青 **Geum japonicum** var. **chinense** 陈世品 摄

37: 222, 1985; 中华人民共和国药典（1977），1: 604, 1978.

　　多年生草本。高 20～60cm，须根簇生。茎直立，被黄色短柔毛及粗硬毛。基生叶为大头羽状复叶，通常有小叶 1～2 对，其余侧生小叶呈附片状，连叶柄长 5～20cm，叶柄被粗硬毛及短柔毛；顶生小叶最大，卵形或宽卵形，浅裂或不裂，长 3～8cm，宽 5～9cm，先端圆钝，基部阔心形或宽楔形，边缘有粗大圆钝或急尖锯齿，两面绿色，被稀疏糙伏毛，下部茎生叶 3 小叶，上部茎生叶为单叶，3 浅裂；茎生叶托叶草质，边缘有不规则粗大锯齿。花两性；花序疏散，顶生数朵，花梗密被粗硬毛及短柔毛；花直径 1.5～1.8cm；萼片三角状卵形，副萼片狭小，比萼片短，外面被短柔毛；花瓣 5，近圆形，黄色，比萼片长；花柱顶生，在上部 1/4 处扭曲，成熟后自弯曲处脱落。聚合果卵球形或椭圆球形，瘦果被长硬毛，花柱宿存部分光滑，先端有小钩，果托被长硬毛。花、果期 5～10 月。

　　产于华东、中南、西南及陕西、甘肃、新疆等地。生于海拔 200～2300m 的山坡草地、田边、河边、灌丛及疏林下。

性　状　本品长 20～100cm。主根短，有多数细根，褐棕色。茎圆柱形，被毛或近无毛。基生叶有长柄，羽状全裂或近羽状复叶，顶裂片较大，卵形或宽卵形，边缘有大锯齿，两面被毛或几无毛；侧生裂片小，边缘有不规则的粗齿；茎生叶互生，卵形，3 浅裂或羽状分裂。花顶生，常脱落。聚合瘦果近球形。气微，味辛、微苦。

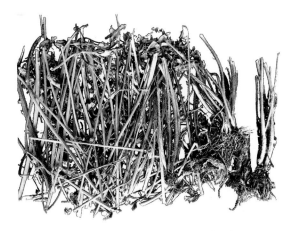

蓝布正 **Herba Gei aleppici** 　王维宁　摄

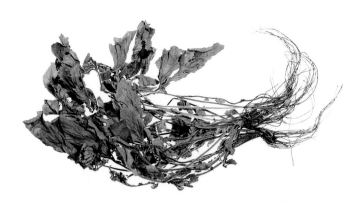

蓝布正 **Herba Gei aleppici japonici** 　陈代贤　摄

功能主治　益气健脾，补血养阴，润肺化痰。用于气血不足，虚痨咳嗽，脾虚带下。

蓖麻子 Bimazi

SEMEN RICINI

本品为大戟科植物蓖麻 **Ricinus communis** L. 的干燥成熟种子。秋季采摘成熟果实，晒干，除去果壳，收集种子。

原植物 蓖麻 **Ricinus communis** L., Sp. Pl. 1007. 1753; 中国植物志, 44（2）: 88, 1996; 中华人民共和国药典（1953），1: 237, 1953.

一年生粗壮草本或草质灌木。高达 5m，小枝、叶和花序常被白霜，茎多汁液。叶近圆形，长和宽达 40cm 或更大，掌状 7～11 中裂，裂片卵状长圆形或披针形，顶端急尖或渐尖，边缘具锯齿；掌状脉 7～11 条；叶柄中空，长可达 40cm，顶端具 2 枚盘状腺体。总状花序或圆锥花序，长 15～30cm 或更长；苞片阔三角形；雄花花萼裂片卵状三角形，雄蕊束众多；雌花萼片卵状披针形，凋落，子房卵状，密生软刺或无刺。蒴果卵球形或近球形，长 1.5～2.5cm，果皮具软刺或平滑；种子椭圆形，微扁平，长 8～18mm，具淡褐色或灰白色斑纹。花期几全年。

我国南部多种植。生于海拔 20～500m 村旁疏林及河流两岸冲积地。

性　状 本品呈椭圆形或卵形，稍扁，长 0.9～1.8cm，宽 0.5～1cm。表面光滑，有灰白色与黑褐色或黄棕色与红棕色相间的花斑纹。一面较平，一面较隆起，较平的一面有 1 条隆起的种脊；一端有灰白色或浅棕色突起的种阜。种皮薄而脆。胚乳肥厚，白色，富油性，子叶 2，菲薄。气微，味微苦辛。

功能主治 泻下通滞，消肿拔毒。用于大便燥结，痈疽肿毒，喉痹，瘰疬。

▼ 蓖麻 Ricinus communis　张英涛　摄

▶ 蓖麻子 Semen Ricini　张继　摄

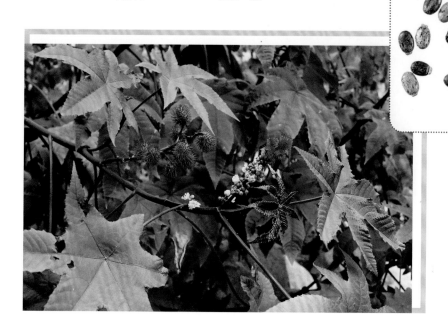

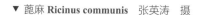

蒺藜 Jili

FRUCTUS TRIBULI

本品为蒺藜科植物蒺藜 **Tribulus terrestris** L. 的干燥成熟果实。秋季果实成熟时采割植株，晒干，打下果实，除去杂质。

原植物 蒺藜 **Tribulus terrestris** L., Sp. Pl. 387. 1753; Fl. China 11: 49, 2008; 中国植物志，43（1）：142，1998; 中华人民共和国药典（1977），1: 606, 1978.

一年生草本。茎通常由基部分枝，平卧地面，具棱条，长 20～60cm；全株被绢丝状柔毛。托叶披针形，形小而尖，长约 3mm；叶为偶数羽状复叶，长 1.5～5cm 对生，通常具 3～8 对小叶；小叶对生，长圆形或斜短圆形，长 4～15mm，宽 2～5mm，先端尖或钝，基部稍偏斜，被柔毛。花腋生，淡黄色；萼5，卵状披针形，宿存；花瓣5，倒卵形；雄蕊10，着生与花盘基部，基部有鳞片状腺体；子房5心皮，柱头5裂。果实由 5 个呈星状排列的果瓣组成，每个果瓣具长短棘刺各 1 对，背面有短硬毛及瘤状突起。花期 5～8 月，果期 6～9 月。

产于全国各省区。生于沙地、荒丘、田边及田间。

性状 本品由 5 个分果瓣组成，呈放射状排列，直径 7～12mm。常裂为单一的分果瓣，分果瓣呈斧状，长 3～6mm；背部黄绿色，隆起，有纵棱和多数小刺，并有对称的长刺和短刺各 1 对，两侧面粗糙，有网纹，灰白色。质坚硬。气微，味苦、辛。

功能主治 平肝解郁，活血祛风，明目，止痒。用于头痛眩晕，胸胁胀痛，乳闭乳痈，目赤翳障，风疹瘙痒。

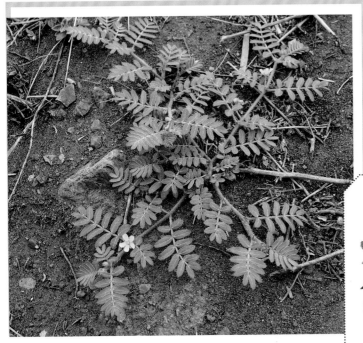

◀ 蒺藜 Tribulus terrestris　赵鑫磊　摄

▼ 蒺藜 Fructus Tribuli　钟国跃　摄

蒲公英 Pugongying

HERBA TARAXACI MONGOLICI ET AL.

本品为菊科植物蒲公英 **Taraxacum mongolicum** Hand.-Mazz.、碱地蒲公英 **Taraxacum borealisinense** Kitam. 或同属数种植物的干燥全草。春至秋季花初开时采挖，除去杂质，洗净，晒干。

原 植 物

蒲公英 Taraxacum mongolicum Hand.-Mazz. in Monogr. Tarax. 67. t. 2, f. 13. 1907; 中国植物志, 80（2）: 32, 1999; 中华人民共和国药典（1963）, 1: 288, 1964.

多年生草本。根垂直。叶根生，莲座状平展；具叶柄，柄基部两侧扩大呈鞘状；叶片矩圆状倒披针形或倒披针形，长 6～15cm，宽 1～5.5cm，羽状深裂，侧裂片 4～5 对，矩圆状披针形或三角状，顶裂片较大，戟状矩圆形，羽状浅裂或仅具波状齿，基部狭成短叶柄，被疏蛛丝毛或几无毛。花葶数个，与叶近等长，上端面密被蛛丝状毛；总苞淡绿色，多层，外面数层较短，卵状披针形，内面一层线状披针形，长于外层的 1.5～2 倍；先端均有小角状突起；舌状花黄色。瘦果倒披针形，长 4～5mm，上半部有尖小瘤，果顶具长 6～8mm 的喙；冠毛白色。花期 4～5 月，果期 6～7 月。

产于东北、华北、华东、华中、西南及陕西、甘肃、青海等地。生于山坡草地、路旁、河岸、沙地及田间。

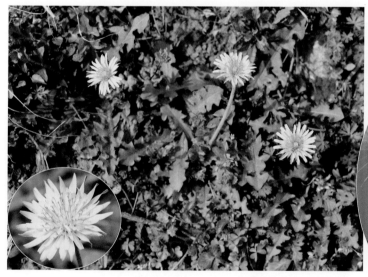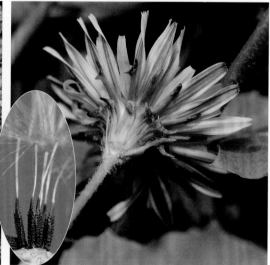

蒲公英 **Taraxacum mongolicum**　朱鑫鑫　摄

碱地蒲公英 Taraxacum borealisinense Kitam. in Acta Phytotax. Geobot. 31（1-3）: 45. 1980; 中国植物志, 80（2）: 17, 1999; 中华人民共和国药典（2010）, 1: 331, 2010.——*T. sinicum* Kitag., 中华人民共和国药典（1977）, 1: 607, 1978.

多年生草本。根颈部有褐色残存叶基。叶倒卵状披针形或狭披针形，稀线状披针形，长 4～12cm，宽 6～20mm，边缘叶羽状浅裂或全缘，具波状齿，内层叶倒向羽状深裂，顶裂片较大，长三角形或戟状三角形，侧裂片 3～7 片，狭披针形或线状披针形，全缘或具小齿，两面无毛。花葶 1 至数个，高 5～20cm，长于叶，顶端被蛛丝状毛或近于无毛；头状花序直径 20～25mm。总苞小；总苞片 3 层，先端淡紫色，无增厚，和无角状突起，或有时微增厚；外层总苞片披针形，内层总苞片披针形，长于外层总苞片 2 倍；舌状花黄色，稀白色，边缘花舌片背面有紫色条纹。瘦果倒卵状披针形，淡褐色，上部有刺状突起，下部有疏的钝小瘤，顶端有喙基，顶端喙长 3～4.5mm；冠毛白色，长 5～6mm。花、果期 6～8 月。

产于黑龙江、吉林、辽宁、内蒙古、河北、山西、陕西、甘肃、青海、河南、四川、云南等省区。生于海拔 300～2900m 稍潮湿的盐碱地或原野、砾石中。

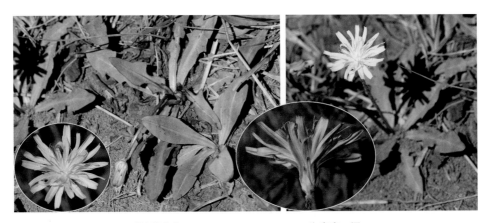

碱地蒲公英 **Taraxacum borealisinense**　朱鑫鑫　摄

性　状　本品呈皱缩卷曲的团块。根呈圆锥状，多弯曲，长 3～7cm；表面棕褐色，抽皱；根头部有棕褐色或黄白色的茸毛，有的已脱落。叶基生，多皱缩破碎，完整叶片呈倒披针形，绿褐色或暗灰绿色，先端尖或钝，边缘浅裂或羽状分裂，基部渐狭，下延呈柄状，下表面主脉明显。花茎 1 至数条，每条顶生头状花序，总苞片多层，内面一层较长，花冠黄褐色或淡黄白色。有的可见多数具白色冠毛的长椭圆形瘦果。气微，味微苦。

功能主治　清热解毒，消肿散结，利尿通淋。用于疔疮肿毒，乳痈，瘰疬，目赤，咽痛，肺痈，肠痈，湿热黄疸，热淋涩痛。

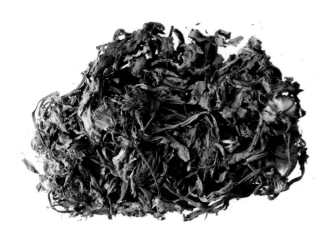

蒲公英 Herba Taraxaci mongolici　张继　摄

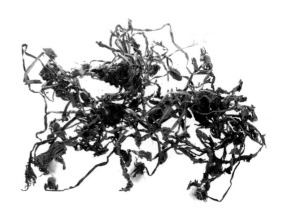

蒲公英 Herba Taraxaci borealisinensis　王如峰　摄

蒲黄 Puhuang

POLLEN TYPHAE ANGUSTIFOLIAE ET AL.

本品为香蒲科植物水烛香蒲 **Typha angustifolia** L. 、东方香蒲 **Typha orientalis** Presl 或同属植物的干燥花粉。夏季采收蒲棒上部的黄色雄花序，晒干后碾轧，筛取花粉。

原 植 物

水烛香蒲 Typha angustifolia L., Sp. Pl. 971. 1753; 中国植物志 , 8: 7, 1992; 中华人民共和国药典（1977），1: 608, 1978.

多年生湿地草本植物。地上茎直立，高约 1.5 ~ 3m。叶片长 54 ~ 120cm，宽 0.4 ~ 0.9cm，上部扁平，中部以下腹面微凹，背面向下逐渐隆起呈凸形；叶鞘抱茎。雌雄花序相距 2.5 ~ 6.9cm；雄花序轴具褐色扁柔毛，单出或分叉；雌花序长 15 ~ 30cm，基部具 1 枚叶状苞片；雄花由 2 ~ 4 枚雄蕊合生；孕性雌花柱头窄条形或披针形，长约 1.3 ~ 1.8mm，子房具褐色斑点；不孕雌花子房纺锤形，长 1 ~ 1.2mm，具褐色斑点；子房柄基部具白色丝状毛。小坚果长 1.5mm，具褐色斑点，纵裂。花、果期 6 ~ 9 月。

产于黑龙江、吉林、辽宁、内蒙古、河北、山东、河南、陕西、甘肃、新疆、江苏、湖北、云南、台湾等省区。生于海拔 900m 以下的河滩、水塘、湖泊、河流、池塘浅水处。

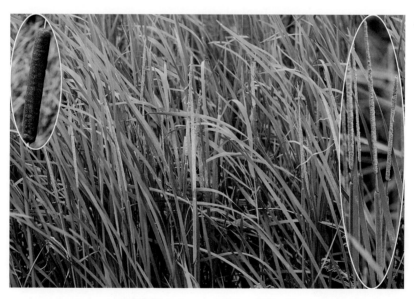

水烛香蒲 **Typha angustifolia** 周繇 摄

东方香蒲 Typha orientalis Presl in Epim. Bot. 239. 1849; 中国植物志 , 8: 3, 1992; 中华人民共和国药典（1977），1: 608, 1978.

多年生湿地草本植物。高 1.3 ~ 2m，叶片条形，长 40 ~ 70cm，宽 0.4 ~ 0.9cm，光滑无毛；叶鞘抱茎。雌、雄花序紧密连接；雄花序长 2.7 ~ 9.2cm，花序轴具白色弯曲柔毛，自基部向上具 1 ~ 3 枚叶状苞片；雌花序长 4.5 ~ 15.2cm，基部具 1 枚叶状苞片；雄花通常由 2 ~ 4 枚雄蕊组成，花丝短，基部合生成短柄；雌花无小苞片；孕性雌花柱头匙形、外弯，长 0.5 ~ 0.8mm，花柱长 1.2 ~ 2mm，子房纺锤形至披针形；不孕雌花子房长约 1.2mm，近倒圆锥形，先端呈圆形，不发育柱头宿存。小坚果椭圆形至长椭圆形，果皮具长形褐色斑点。花、果期 5 ~ 8 月。

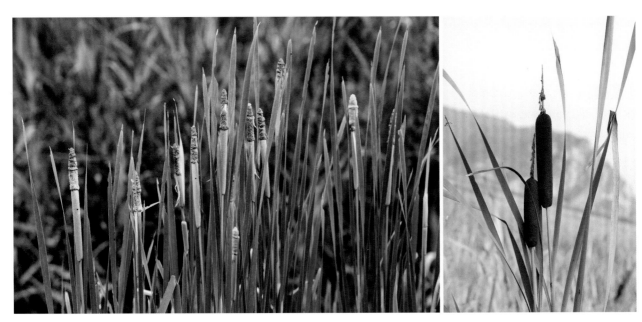

东方香蒲 **Typha orientalis**　李华东、王东　摄

产于黑龙江、吉林、辽宁、内蒙古、河北、山西、河南、陕西、安徽、江苏、浙江、江西、广东、云南、台湾等省区。生于湖泊、池塘、沟渠、沼泽及河流缓流带。

性　状　本品为黄色粉末。体轻，放水中则飘浮水面。手捻有滑腻感，易附着手指上。气微，味淡。

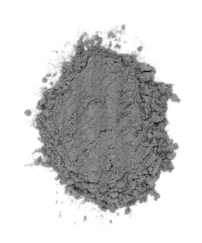

蒲黄 **Pollen Typhae angustifoliae**　孟武威　摄

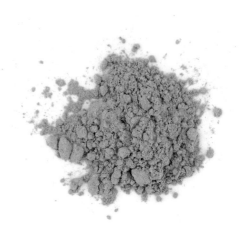

蒲黄 **Pollen Typhae orientalis**　李强　摄

功能主治　止血，化瘀，通淋。用于吐血，衄血，咯血，崩漏，外伤出血，经闭痛经，胸腹刺痛，跌扑肿痛，血淋涩痛。

椿皮 Chunpi

CORTEX AILANTHI

本品为苦木科植物臭椿 **Ailanthus altissima**（Mill.）Swingle 的干燥根皮或干皮。全年均可剥取，晒干，或刮去粗皮晒干。

原 植 物 臭椿 Ailanthus altissima（Mill.）Swingle in Journ. Wash. Acad. Sci. 6: 459, 1916; 中国植物志，43（3）: 4, 1997; 中华人民共和国药典（1977），1: 609, 1978.——*A. altissima* Swingle, 中华人民共和国药典（1963），1: 290, 1964.

落叶乔木，高可达 20m。树皮平滑而有直纹；嫩枝有髓，幼时被黄色或黄褐色柔毛，后脱落。叶为奇数羽状复叶，长 40～60cm，叶柄长 7～13cm，有小叶 13～27；小叶对生或近对生，纸质，卵状披针形，长 7～13cm，宽 2.5～4cm，先端长渐尖，基部偏斜，截形或稍圆，两侧各具 1 或 2 个粗锯齿，齿背有腺体 1 个，叶面深绿色，背面灰绿色，揉碎后具臭味。圆锥花序长 10～30cm；花淡绿色，花梗长 1～2.5mm；萼片 5，覆瓦状排列，裂片长 0.5～1mm；花瓣 5，长 2～2.5mm，基部两侧被硬粗毛；雄蕊 10，花丝基部密被硬粗毛，雄花中的花丝长于花瓣，雌花中的花丝短于花瓣；花药长圆形，长约 1mm；心皮 5，花柱黏合，柱头 5 裂。翅果长椭圆形，长 3～4.5cm，宽 1～1.2cm；种子位于翅的中间，扁圆形。花期 4～5 月，果期 8～10 月。

除黑龙江、吉林、新疆、青海、宁夏、甘肃和海南外，其余各省区均产。

性　状

根皮 本品呈不整齐的片状或卷片状，大小不一，厚 0.3～1cm。外表面灰黄色或黄褐色，粗糙，有多数纵向皮孔样突起和不规则纵、横裂纹，除去粗皮者显黄白色；内表面淡黄色，较平坦，密布梭形小孔或小点。质硬而脆，断面外层颗粒性，内层纤维性。气微，味苦。

干皮 本品呈不规则板片状，大小不一，厚 0.5～2cm。外表面灰黑色，极粗糙，有深裂。

功能主治 清热燥湿，收涩止带，止泻，止血。用于赤白带下，湿热泻痢，久泻久痢，便血，崩漏。

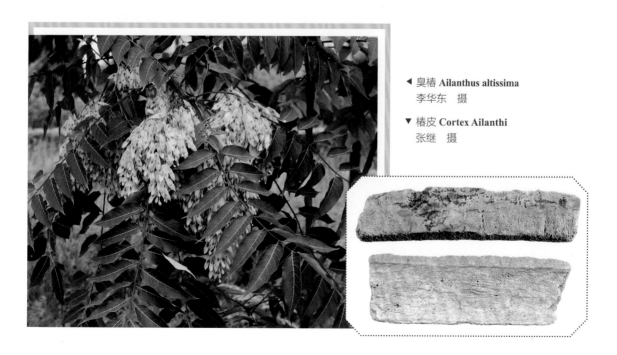

◀ 臭椿 Ailanthus altissima
李华东　摄

▼ 椿皮 Cortex Ailanthi
张继　摄

槐花 Huaihua

FLOS SOPHORAE

本品为豆科植物槐 **Sophora japonica** L. 的干燥花及花蕾。夏季花开放或花蕾形成时采收，及时干燥，除去枝、梗及杂质。前者习称"槐花"，后者习称"槐米"。

原植物 槐 **Sophora japonica** L., Mant. Pl. 1: 68. 1767; 中国植物志 , 40: 92, 1994; 中华人民共和国药典（1963）, 1: 299, 1964.

乔木，高达 25m。树皮灰褐色，具纵裂纹。当年生枝绿色，无毛。羽状复叶长达 25cm；托叶形状多变，有时呈卵形，叶状，有时线形或钻状，早落；小叶 4～7 对，对生或近互生，纸质，卵状披针形或卵状长圆形，长 2.5～6cm，宽 1.5～3cm，先端渐尖，具小尖头，基部宽楔形或近圆形，稍偏斜；小托叶 2 枚，钻状。圆锥花序顶生，常呈金字塔形，长达 30cm；花梗比花萼短；花萼浅钟状，长约 4mm，萼齿 5，近等大，圆形或钝三角形，被灰白色短柔毛，萼管近无毛；花冠白色或淡黄色，旗瓣近圆形，长和宽约 11mm，具短柄，有紫色脉纹，先端微缺，基部浅心形，翼瓣卵状长圆形，长 10mm，宽 4mm，先端浑圆，基部斜戟形，无皱褶，龙骨瓣阔卵状长圆形，与翼瓣等长，宽达 6mm；雄蕊近分离，宿存；子房近无毛。荚果串珠状，长 2.5～5cm 或稍长，径约 10mm，种子间缢缩不明显，种子排列较紧密，具肉质果皮，成熟后不开裂，具种子 1～6 粒；种子卵球形，淡黄绿色，干后黑褐色。花期 7～8 月，果期 8～10 月。

我国各省区均有栽培。

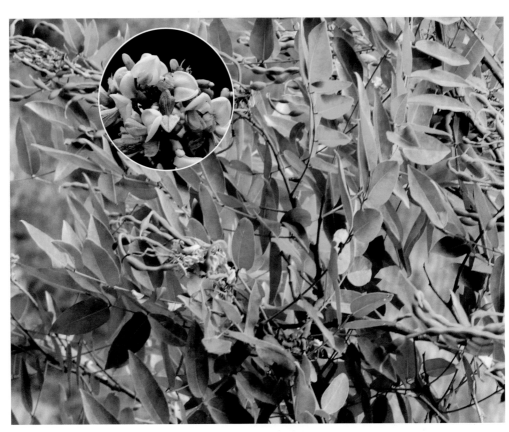

槐 **Sophora japonica** 周繇 摄

槐花　本品皱缩而卷曲，花瓣多散落。完整者花萼钟状，黄绿色，先端5浅裂；花瓣5，黄色或黄白色，1片较大，近圆形，先端微凹，其余4片长圆形。雄蕊10，其中9个基部连合，花丝细长。雌蕊圆柱形，弯曲。体轻。气微，味微苦。

槐米　本品呈卵形或椭圆形，长2～6mm，直径约2mm。花萼下部有数条纵纹。萼的上方为黄白色未开放的花瓣。花梗细小。体轻，手捻即碎。气微，味微苦涩。

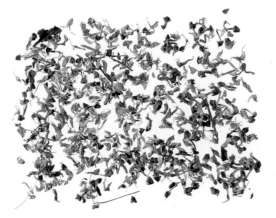

槐花 **Flos Sophorae**　陈代贤　摄

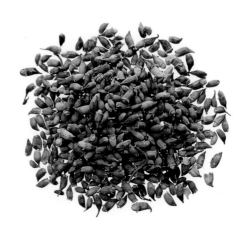

槐米 **Flos Sophorae**　陈代贤　摄

功能主治　凉血止血，清肝泻火。用于便血，痔血，血痢，崩漏，吐血，衄血，肝热目赤，头痛眩晕。

槐角 Huaijiao

FRUCTUS SOPHORAE

本品为豆科植物槐 **Sophora japonica** L. 的干燥成熟果实。冬季采收，除去杂质，干燥。

原 植 物 见"槐花"项下。

性　　状 本品呈连珠状，长 1 ~ 6cm，直径 0.6 ~ 1cm。表面黄绿色或黄褐色，皱缩而粗糙，背缝线一侧呈黄色。质柔润，干燥皱缩，易在收缩处折断，断面黄绿色，有黏性。种子 1 ~ 6 粒，肾形，长约 8mm，表面光滑，棕黑色，一侧有灰白色圆形种脐；质坚硬，子叶 2，黄绿色。果肉气微，味苦，种子嚼之有豆腥气。

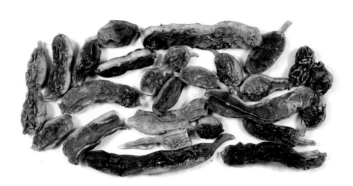

槐角 **Fructus Sophorae** 钟国跃 摄

功能主治 清热泻火，凉血止血。用于肠热便血，痔肿出血，肝热头痛，眩晕目赤。

雷丸 Leiwan

本品为白蘑科真菌雷丸 **Omphalia lapidescens** Schroet. 的干燥菌核。秋季采挖，洗净，晒干。

原植物 雷丸 **Omphalia lapidescens**（Horan.）Schroet., Natuurw. Tijdschr. 11 1891., 中华人民共和国药典（1963），1: 287, 1964.

菌核体通常为不规则的坚硬块状，歪球形或歪卵形，直径 0.8～2.5cm，罕达 4cm，表面黑棕色，具细密的纵纹；内面为紧密交织的菌丝体，蜡白色，半透明而略带黏性，具同色的纹理。越冬后由菌核体发出新的子实体，一般不易见到。

产于长江流域以南各省及甘肃、陕西、湖北、河南等地。寄生于病竹根部。

注释：雷丸的完整学名为 **Omphalia lapidescens**（Horan.）E. Cohn et J. Schröt.。

性　状 本品为类球形或不规则团块，直径 1～3cm。表面黑褐色或棕褐色，有略隆起的不规则网状细纹。质坚实，不易破裂，断面不平坦，白色或浅灰黄色，常有黄白色大理石样纹理。气微，味微苦，嚼之有颗粒感，微带黏性，久嚼无渣。

功能主治 杀虫消积。用于绦虫病，钩虫病，蛔虫病，虫积腹痛，小儿疳积。

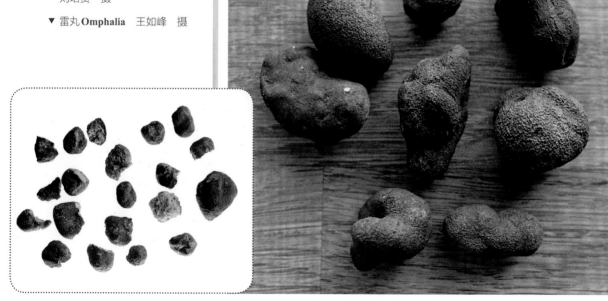

▶ 雷丸 Omphalia lapidescens
刘培贵　摄

▼ 雷丸 Omphalia　王如峰　摄

路路通 Lulutong

本品为金缕梅科植物枫香树 **Liquidambar formosana** Hance 的干燥成熟果序。冬季果实成熟后采收，除去杂质，干燥。

原植物 见"枫香脂"项下。

性　状 本品为聚花果，由多数小蒴果集合而成，呈球形，直径 2～3cm。基部有总果梗。表面灰棕色或棕褐色，有多数尖刺和喙状小钝刺，长 0.5～1mm，常折断，小蒴果顶部开裂，呈蜂窝状小孔。体轻，质硬，不易破开。气微，味淡。

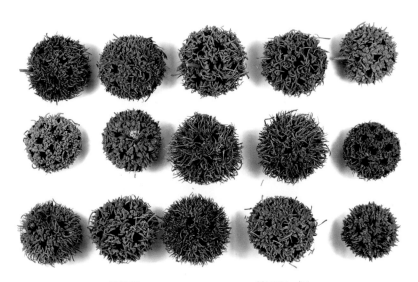

路路通 Fructus Liquidambaris　钟国跃　摄

功能主治 祛风活络，利水，通经。用于关节痹痛，麻木拘挛，水肿胀满，乳少，经闭。

锦灯笼 Jindenglong

本品为茄科植物酸浆 **Physalis alkekengi** L. var. **franchetii**（Mast.）Makino 的干燥宿萼或带果实的宿萼。秋季果实成熟、宿萼呈红色或橙红色时采收，干燥。

原植物 酸浆 **Physalis alkekengi** L. var. **franchetii**（Mast.）Makino in Bot. Mag. Tokyo 22: 34. 1908; 中国植物志, 67（1）: 54, 1978; 中华人民共和国药典（1977）, 1: 617, 1978.

多年生草本，基部常匍匐生根。茎粗壮，高约 40～80cm，节膨大，基部略带木质。叶互生，常 2 枚生于一节；叶柄长约 1～3cm；叶片长卵形至阔卵形，长 5～15cm，宽 2～8cm，先端渐尖，基部不对称狭楔形，下延至叶柄，全缘波状，或有粗牙齿，两面具柔毛，沿叶脉亦有短硬毛。花单生于叶腋，花梗长 6～16mm，无毛或仅有疏柔毛，果时无毛，开花时直立，后来向下弯曲；花萼阔钟状，5 裂，裂片密生柔毛，筒部毛被稀疏，萼齿三角形，花后萼筒膨大，弯为橙红或深红色，呈灯笼状包被浆果，除花萼裂片毛较密外筒部稀疏；花冠辐状，白色，5 裂，裂片开展，阔而短，先端骤然狭窄成三角形尖头，外有短柔毛；雄蕊 5，花药淡黄绿色；子房上位，卵球形，2 室。浆果球状，橙红色，直径 10～15mm，柔软多汁，成熟后果萼毛脱落而光滑无毛。种子肾形，淡黄色。花期 5～9 月，果期 6～10 月。

除西藏外其他各省区均有分布。常生于田野、沟边、山坡草地、林下或路旁水边。

性状 本品略呈灯笼状，多压扁，长 3～4.5cm，宽 2.5～4cm。表面橙红色或橙黄色，有 5 条明显的纵棱，棱间有网状的细脉纹。顶端渐尖，微 5 裂，基部略平截，中心凹陷有果梗。体轻，质柔韧，中空，或内有棕红色或橙红色果实。果实球形，多压扁，直径 1～1.5cm，果皮皱缩，内含种子多数。气微，宿萼味苦，果实味甘、微酸。

功能主治 清热解毒，利咽化痰，利尿通淋。用于咽痛音哑，痰热咳嗽，小便不利，热淋涩痛；外治天疱疮，湿疹。

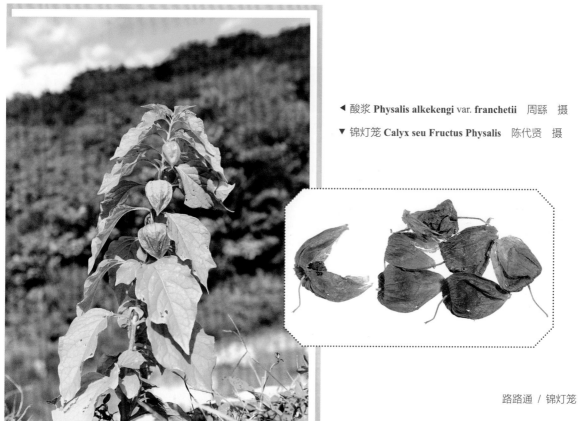

◀ 酸浆 **Physalis alkekengi** var. **franchetii** 周繇 摄

▼ 锦灯笼 Calyx seu Fructus Physalis 陈代贤 摄

矮地茶 Aidicha

本品为紫金牛科植物紫金牛 **Ardisia japonica**（Thunb.）Blume 的干燥全草。夏、秋二季茎叶茂盛时采挖，除去泥沙，干燥。

原植物 紫金牛 *Ardisia japonica*（Thunb.）Blume in Bijdr. Fl. Naderl. Ind. 690. 1825; 中国植物志 , 58: 90, 1979; 中华人民共和国药典（1977）, 1: 618, 1978.

小灌木或亚灌木，近蔓生。具匍匐生根的根状茎；直立茎长达 30cm，稀达 40cm，不分枝。叶对生或近轮生，叶片坚纸质或近革质，椭圆形至椭圆状倒卵形，顶端急尖，基部楔形，长 4～7cm，宽 1.5～4cm，边缘具细锯齿，多少具腺点，两面无毛或有时背面仅中脉被细微柔毛，侧脉 5～8 对，细脉网状；叶柄长 6～10mm，被微柔毛。亚伞形花序，腋生或生于近茎顶端的叶腋，总梗长约 5mm，有花 3～5朵；花梗长 7～10mm，常下弯，二者均被微柔毛；花长 4～5mm，有时 6 数，花萼基部连合，萼片卵形，顶端急尖或钝，长约 1.5mm 或略短，两面无毛，具缘毛，有时具腺点；花瓣粉红色或白色，广卵形，长 4～5mm，无毛，具密腺点；雄蕊较花瓣略短，花药披针状卵形或卵形，背部具腺点；雌蕊与花瓣等长，子房卵珠形，无毛；胚珠 15 枚，3 轮。果球形，直径 5～6mm，鲜红色转黑色，多少具腺点。花期 5～6月，果期 11～12 月，有时 5～6 月仍有果。

产于陕西及长江流域以南各省区。生于海拔约 1200m 以下的山间林下或竹林下，阴湿的地方。

性 状 本品根状茎呈圆柱形，疏生须根。茎略呈扁圆柱形，稍扭曲，长 10～30cm，直径 0.2～0.5cm；表面红棕色，有细纵纹、叶痕及节；质硬，易折断。叶互生，集生于茎梢；叶片略卷曲或破碎，完整者展平后呈椭圆形，长 3～7cm，宽 1.5～3cm；灰绿色、棕褐色或浅红棕色，先端尖，基部楔形，边缘具细锯齿；近革质。茎顶偶有红色球形核果。气微，味微涩。

功能主治 化痰止咳，清利湿热，活血化瘀。用于新久咳嗽，喘满痰多，湿热黄疸，经闭瘀阻，风湿痹痛，跌打损伤。

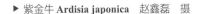

▶ 紫金牛 Ardisia japonica　赵鑫磊　摄

▼ 矮地茶 Herba Ardisiae japonicae
钟国跃　摄

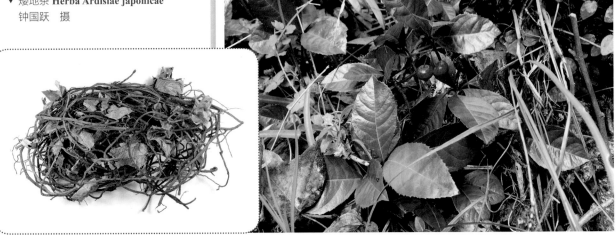

满山红 Manshanhong

FOLIUM RHODODENDRI DAURICI

本品为杜鹃花科植物兴安杜鹃 **Rhododendron dauricum** L. 的干燥叶。夏、秋二季采收，阴干。

原 植 物 **兴安杜鹃 Rhododendron dauricum** L., Sp. Pl. 392. 1753; 中国植物志, 57（1）: 211, 1999; 中华人民共和国药典（1977），1: 619, 1978.

落叶灌木，高 0.5~2m，幼枝被柔毛和鳞片。叶片近革质，披针状椭圆形，长 1~5cm，宽 1~1.5cm，两端钝，有时基部宽楔形，全缘或有细钝齿，叶面散生鳞片，叶背密被鳞片；叶柄长 0.2~0.6cm，被微柔毛。花序在近枝顶腋生（假顶生）、伞形状，具 1~4 花，先叶开放，伞形着生；花梗长 2~8mm；花萼长不及 1mm，5 裂，密被鳞片；花冠宽漏斗状，长 1.3~2.3cm，粉红色或紫红色，外面无鳞片，通常有柔毛；雄蕊 10，短于花冠；花药紫红色，花丝下部有柔毛；子房 5 室，密被鳞片，中轴胎座，花柱紫红色，光滑，伸出花冠。蒴果长 1~1.5cm。花期 5~6 月，果期 7 月。

产于黑龙江、内蒙古、吉林等省区。生于海拔 1000m 以下的山坡落叶松林下、桦木林下或林缘。

性　状 本品多反卷成筒状，有的皱缩破碎，完整叶片展平后呈椭圆形或长倒卵形，长 2~7.5cm，宽 1~3cm。先端钝，基部近圆形或宽楔形，全缘；上表面暗绿色至褐绿色，散生浅黄色腺鳞；下表面灰绿色，腺鳞甚多；叶柄长 3~10mm。近革质。气芳香特异，味较苦、微辛。

功能主治 止咳祛痰。用于咳嗽气喘痰多。

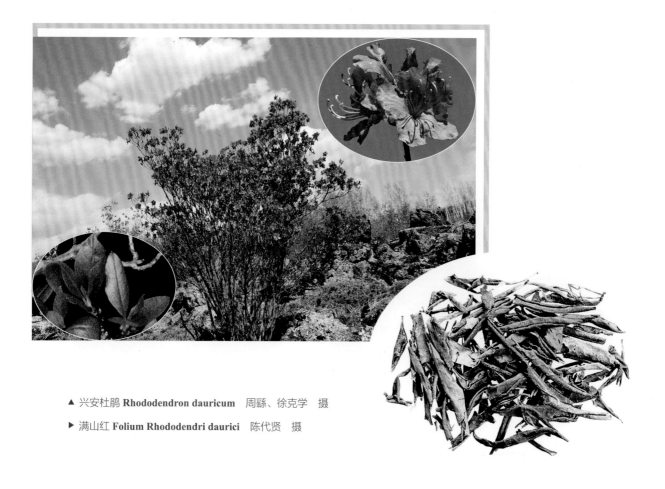

▲ 兴安杜鹃 **Rhododendron dauricum**　周繇、徐克学　摄

▶ 满山红 **Folium Rhododendri daurici**　陈代贤　摄

滇鸡血藤 Dianjixueteng

CAULIS KADSURAE

本品为木兰科植物内南五味子 **Kadsura interior** A. C. Smith 的干燥藤茎。秋季采收，除去枝叶，切片，晒干。

原植物 内南五味子 **Kadsura interior** A. C. Smith in Sargentia 7: 178. f. 35. 1947; 中国植物志, 30（1）: 238, 1996; 中华人民共和国药典（2010），1: 339, 2010.

常绿木质藤本，无毛，新枝暗绿色，基部宿存有数枚三角状芽鳞。茎暗紫绿色，有灰白色皮孔，主根黄褐色，横切面暗紫色。叶纸质，椭圆形或卵状椭圆形，长 6～13cm，宽 3～6cm，先端骤狭短急尖或渐尖，基部阔楔形或圆钝，全缘或有疏离的胼胝质小齿，侧脉每边 7～10 条，干后两面近同色，下面密被极细的白腺点。花单性同株。雄花花被片乳黄色，14～18 片，具透明细腺点及缘毛，中轮最大 1 片，卵形或椭圆形，长 10～17mm，宽 8～10mm；花托椭圆体形，顶端伸长圆柱形，圆锥状凸出于雄蕊群外；雄蕊群椭圆体形或近球形，直径 6～8mm，具雄蕊约 60 枚；雄蕊长 0.8～1.5mm；花丝与药隔连成宽扁倒梯形，顶端横长椭圆形，药室长为雄蕊长的 2/3，具明显花丝；花梗长 7～15mm。雌花花被片与雄花的相似而较大；雌蕊群卵圆形或近球形，直径 8～10mm，具雌蕊 60～70 枚，花柱顶端具盾状的柱头冠，中部向下延长至基部，胚珠 3～5 枚，叠生于腹缝线上。聚合果近球形，直径 5～10cm，成熟心皮倒卵圆形，顶端厚革质，具 4～5 角。花期 5～6 月，果期 9 月。

产于云南西南部（保山、凤庆、临沧、耿马）。生于海拔 1800m 以下的林中。

性状 本品呈圆形、椭圆形或不规则的斜切片，直径 1.8～6.5cm。表面灰棕色，栓皮剥落处呈暗红紫色，栓皮较厚，粗者具多数裂隙，呈龟裂状；细者具纵沟，常附有苔类和地衣。质坚硬，不易折断。横切面皮部窄，红棕色，纤维性强。木部宽，浅棕色，有多数细孔状导管。髓部小，黑褐色，呈空洞状。具特异香气，味苦而涩。

功能主治 活血补血，调经止痛，舒筋通络。用于月经不调，痛经，麻木瘫痪，风湿痹痛，气血虚弱。

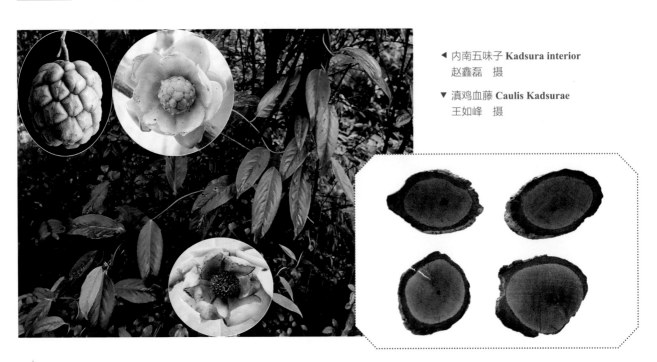

◀ 内南五味子 Kadsura interior
赵鑫磊 摄

▼ 滇鸡血藤 Caulis Kadsurae
王如峰 摄

裸花紫珠 Luohuazizhu

FOLIUM CALLICARPAE NUDIFLORAE

本品为马鞭草科植物裸花紫珠 **Callicarpa nudiflora** Hook. et Arn. 的干燥叶。全年均可采收，除去杂质，晒干。

原 植 物 裸花紫珠 **Callicarpa nudiflora** Hook. et Arn. Bot. in Beechey's Voy. 206. 1836；中国植物志，65（1）：37, 1982; 中华人民共和国药典（1977），1: 621, 1978.

灌木至小乔木，高（1～）3～4（～7）m；老枝无毛而皮孔明显，小枝、叶柄与花序密生灰褐色分枝茸毛。叶片卵状长椭圆形至披针形，长 12～22cm，宽 4～7cm，顶端短尖或渐尖，基部钝或稍呈圆形，表面深绿色，干后变黑色，除主脉有星状毛外，余几无毛，背面密生灰褐色茸毛和分枝毛，侧脉 14～18 对，在背面隆起，边缘具疏齿或微呈波状；叶柄长 1～2cm。聚伞花序开展，6～9 次分歧，宽 8～13cm，花序梗长 3～8cm，花柄长约 1mm；苞片线形或披针形；花萼杯状，通常无毛，顶端截平或有不明显的 4 齿；花冠紫色或粉红色，无毛，长约 2mm；雄蕊长于花冠 2～3 倍，花药椭圆形，细小，药室纵裂；子房无毛。果实近球形，径约 2mm，红色，干后变黑色。花期 6～8 月，果期 8～12 月。

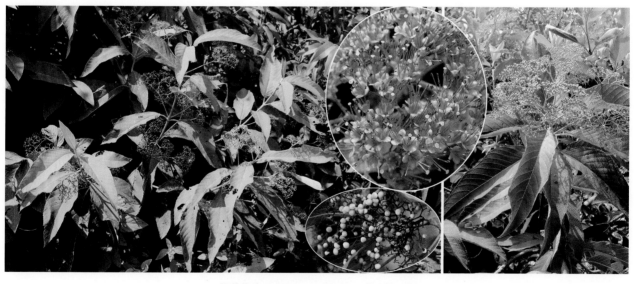

裸花紫珠 **Callicarpa nudiflora** 林广旋 摄

产于广东、广西。生于平地至海拔 1200m 的山坡、谷地、溪旁林中或灌丛中。

性 状 本品多皱缩、卷曲。完整叶片展平后呈卵状披针形或矩圆形，长 10～25cm，宽 4～8cm。上表面黑色，下表面密被黄褐色星状毛。侧脉羽状，小脉近平行与侧脉几成直角。叶全缘或边缘有疏锯齿。叶柄长 1～3cm，被星状毛。质脆，易破碎。气微香，味涩微苦。

功能主治 消炎，解肿毒，化湿浊，止血。用于细菌 性感染引起炎症肿毒，急性传染性肝炎，内外伤出血。

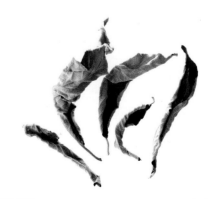

裸花紫珠 **Folium Callicarpae nudiflorae** 王如峰 摄

蔓荆子 Manjingzi

FRUCTUS VITICIS TRIFOLIAE SIMPLICIFOLIAE ET AL.

本品为马鞭草科植物单叶蔓荆 **Vitex trifolia** L. var. **simplicifolia** Cham. 或蔓荆 **Vitex trifolia** L. 的干燥成熟果实。秋季果实成熟时采收，除去杂质，晒干。

原植物

单叶蔓荆 Vitex trifolia L. var. **simplicifolia** Cham. in Linnaea 107. 1832; 中国植物志 , 65（1）: 140, 1982; 中华人民共和国药典（1977），1: 623, 1978.——*V. rotundifolia* L., 中华人民共和国药典（1963），1: 297, 1964.

落叶小灌木，植株高约 2m。全株被灰白色柔毛。主茎匍匐地面，节上常生不定根，幼枝四棱形，老枝近圆形。单叶对生，具短柄；叶片倒卵形至椭圆形，先端钝圆，基部楔形，全缘，长 2.5～5cm，宽 1.5～3cm，表面绿色，背面粉白色；侧脉约 8 对。圆锥花序顶生；花萼钟状，先端 5 齿裂；花冠淡紫色，先端 5 裂，下面 1 裂片最大，宽卵形，内面中下部有毛；雄蕊 4，伸于花冠管外；子房球形，密生腺点，柱头 2 裂。核果球形，径 5～7mm，具宿萼。花期 7～8 月，果期 8～10 月。

产于辽宁、河北、山东、江苏、安徽、浙江、江西、福建、台湾、广东。喜生于海滨，沙滩地及湖畔。

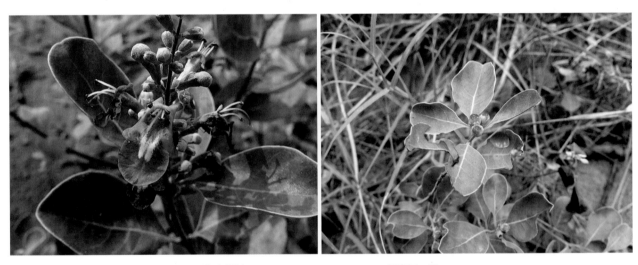

单叶蔓荆 Vitex trifolia var. simplicifolia 赵鑫磊 摄

蔓荆 Vitex trifolia L., Sp. Pl. 638. 1753; 中国植物志 , 65（1）: 138, 1982; 中华人民共和国药典（1963），1: 297, 1964.

落叶灌木，植株高 1.5～5m。具香味。小枝四棱形，密生细柔毛。三出复叶，对生，有时偶有单叶；叶柄长 1～3cm；小叶片卵形，长倒卵形或倒卵状长圆形，长 2～9cm，宽 1～3cm，先端钝或短尖，基部楔形，全缘，表面绿色，无毛或被微柔毛，背面密生灰白色绒毛；侧脉 8 对，小叶无柄或有时中间 1 片小叶下延成短柄。圆锥花序顶生，长 3～15cm，花序梗密被灰白色绒毛；花萼钟形，先端 5 浅裂，被灰白色绒毛；花冠淡紫色或蓝紫色，长 6～10mm，外面及喉部有毛，花冠管内有较密的长柔毛，先端 5 裂，二唇形；雄蕊 4，伸于花冠外；子房密生腺点。核果近圆形，径约 5mm，熟时黑色；萼宿存。花期 7 月，果期 9～11 月。

产于福建、台湾、广东、广西、云南。生于海边、沙滩、河边、平原及村寨附近。

性　状　本品呈球形，直径 4～6mm。表面灰黑色或黑褐色，被灰白色粉霜状茸毛，有纵向浅沟 4 条，顶端微凹，基部有灰白色宿萼及短果梗。萼长为果实的 1/3～2/3，5 齿裂，其中 2 裂较深，密被茸毛。体轻，质坚韧，不易破碎，横切面可见 4 室，每室有种子 1 枚。气特异而芳香，味淡、微辛。

功能主治　疏散风热，清利头目。用于风热感冒头痛，齿龈肿痛，目赤多泪，目暗不明，头晕目眩。

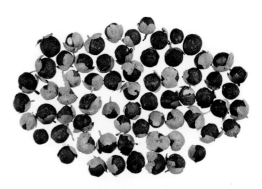

蔓荆子 **Fructus Viticis trifoliae simplicifoliae**　何希荣　摄

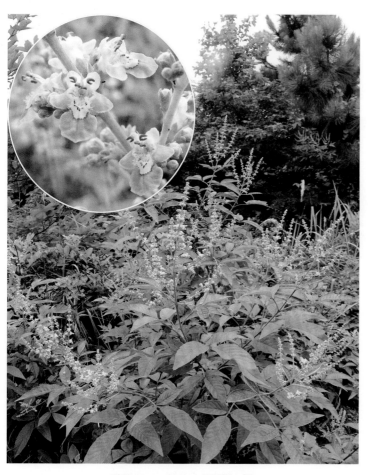

蔓荆 **Vitex trifolia**　梁同军　摄

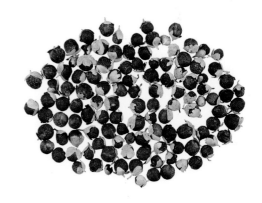

蔓荆子 **Fructus Viticis trifoliae**　何希荣　摄

蓼大青叶 Liaodaqingye

FOLIUM POLYGONI TINCTORII

　　本品为蓼科植物蓼蓝 **Polygonum tinctorium** Ait. 的干燥叶。夏、秋二季枝叶茂盛时采收两次，除去茎枝和杂质，干燥。

原 植 物　见"青黛"项下。

性　　状　本品多皱缩、破碎，完整者展平后呈椭圆形，长 3～8cm，宽 2～5cm。蓝绿色或黑蓝色，先端钝，基部渐狭，全缘。叶脉浅黄棕色，于下表面略突起。叶柄扁平，偶带膜质托叶鞘。质脆。气微，味微涩而稍苦。

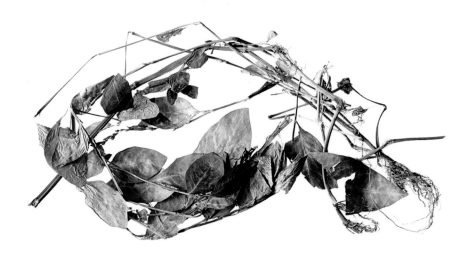

蓼大青叶 **Folium Polygoni tinctorii**　陈代贤　摄

功能主治　清热解毒，凉血消斑。用于温病发热，发斑发疹，肺热咳喘，喉痹，痄腮，丹毒，痈肿。

榧子 Feizi

SEMEN TORREYAE

本品为红豆杉科植物榧 **Torreya grandis** Fort. 的干燥成熟种子。秋季种子成熟时采收，除去肉质假种皮，洗净，晒干。

原 植 物 榧 **Torreya grandis** Fort. in Gard. Chron. 788. 1857; 中国植物志, 7: 458, 1978; 中华人民共和国药典（1963）, 1: 299, 1964.

常绿乔木，高达 25m，胸径可达 55cm。树皮淡黄灰色，不规则纵裂。一年生枝绿色，2~3 年生枝黄绿色或淡褐黄色。叶条形，劲直，长 1.5~2.5cm，宽 2.5~3.5mm，先端凸尖成刺状；叶上面光绿色，中脉不明显，有 2 条稍明显的纵槽，下面淡绿色，气孔带与中脉带近等宽，绿色边带与气孔带等宽或稍宽。雄球花圆柱形，长约 8mm，基部的苞片有明显的背脊，雄蕊多数，各有 4 个花药，药隔先端宽圆有缺齿。种子椭圆形、卵圆形、倒卵圆形或长椭圆形，长 2~4.5cm，直径 1.5~2.5cm，成熟时假种皮淡紫褐色，有白粉，顶端有小凸尖头，基部具宿存的苞片，胚乳微皱。花期 4 月，种子第二年 10 月成熟。

产于江苏南部、浙江、福建北部、江西北部、安徽南部，西至湖南西南部及贵州等地。生于海拔 1400m 以下，温暖多雨，黄壤、红壤、黄褐土地区。

注释：榧的完整学名应为 **Torreya grandis** Fort. ex Lindl.。

性　　状 本品呈卵圆形或长卵圆形，长 2~3.5cm，直径 1.3~2cm。表面灰黄色或淡黄棕色，有纵皱纹，一端钝圆，可见椭圆形的种脐，另端稍尖。种皮质硬，厚约 1mm。种仁表面皱缩，外胚乳灰褐色，膜质；内胚乳黄白色，肥大，富油性。气微，味微甜而涩。

功能主治 杀虫消积，润肺止咳，润燥通便。用于钩虫病，蛔虫病，绦虫病，虫积腹痛，小儿疳积，肺燥咳嗽，大便秘结。

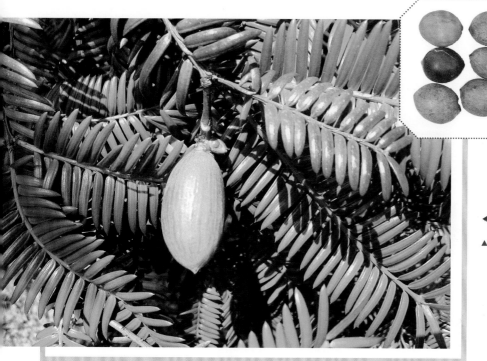

◀ 榧树 Torrcya grandis　南程慧　摄

▲ 榧子 Semen Torreyae　钟国跃　摄

榼藤子 Ketengzi

本品系民族习用药材。为豆科植物榼藤子 **Entada phaseoloides**（Linn.）Merr. 的干燥成熟种子。秋、冬二季采收成熟果实，取出种子，干燥。

原 植 物　榼藤子 **Entada phaseoloides**（Linn.）Merr. in Philip. Journ. Sci. Bot. 9: 86. 1914; 中国植物志，39: 13, 1988; 中华人民共和国药典（2010），1: 342, 2010.

常绿木质大藤本，茎扭旋，枝无毛。二回羽状复叶，长 10～25cm；羽片通常 2 对，顶生 1 对羽片变为卷须；小叶 2～4 对，对生，革质，长椭圆形或长倒卵形，长 3～9cm，宽 1.5～4.5cm，先端钝，微凹，基部略偏斜，主脉稍弯曲，主脉两侧的叶面不等大，网脉两面明显；叶柄短。穗状花序长 15～25cm，单生或排成圆锥花序式，被疏柔毛；花细小，白色，密集，略有香味；苞片被毛；花萼阔钟状，长 2mm，具 5 齿；花瓣 5，长圆形，长 4mm，顶端尖，无毛，基部稍连合；雄蕊稍长于花冠；子房无毛，花柱丝状。荚果长达 1m，宽 8～12cm，弯曲，扁平，木质，成熟时逐节脱落，每节内有 1 粒种子；种子近圆形，直径 4～6cm，扁平，暗褐色，成熟后种皮木质，有光泽，具网纹。花期 3～6 月，果期 8～11 月。

产于我国台湾、福建、广东、广西、云南、西藏等省区。生于山涧或山坡混交林中。攀援于大乔木上。

性　状　本品为扁圆形或扁椭圆形，直径 4～6cm，厚 1cm。表面棕红色至紫褐色，具光泽，有细密的网纹，有的被棕黄色细粉。一端有略凸出的种脐。质坚硬。种皮厚约 1.5mm，种仁乳白色，子叶 2。气微，味淡，嚼之有豆腥味。

功能主治　补气补血，健胃消食，除风止痛，强筋硬骨。用于水血不足，面色苍白，四肢无力，脘腹疼痛，纳呆食少；风湿肢体关节痿软疼痛，性冷淡。

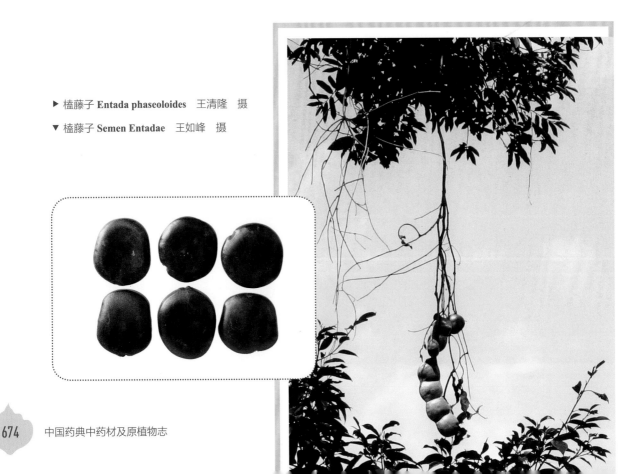

▶ 榼藤子 **Entada phaseoloides**　王清隆　摄

▼ 榼藤子 **Semen Entadae**　王如峰　摄

槟榔 Binglang

本品为棕榈科植物槟榔 **Areca catechu** L. 的干燥成熟种子。春末至秋初采收成熟果实，用水煮后，干燥，除去果皮，取出种子，干燥。

原植物 见"大腹皮"项下。

性 状 本品呈扁球形或圆锥形，高 1.5～3.5cm，底部直径 1.5～3cm。表面淡黄棕色或淡红棕色，具稍凹下的网状沟纹，底部中心有圆形凹陷的珠孔，其旁有 1 明显瘢痕状种脐。质坚硬，不易破碎，断面可见棕色种皮与白色胚乳相间的大理石样花纹。气微，味涩、微苦。

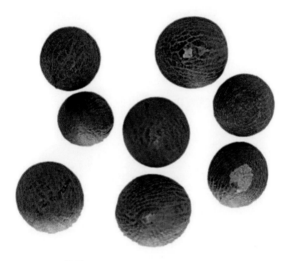

槟榔 **Semen Arecae**　王如峰　摄

功能主治 杀虫，消积，行气，利水，截疟。用于绦虫病，蛔虫病，姜片虫病，虫积腹痛，积滞泻痢，里急后重，水肿脚气，疟疾。

焦槟榔 Jiaobinglang

SEMEN ARECAE TOSTUM

本品为槟榔的炮制加工品。

原 植 物 见"大腹皮"项下。

性 状 本品呈类圆形薄片，直径 1.5～3cm，厚 1～2mm。表面焦黄色，可见大理石样花纹。质脆，易碎。气微，味涩、微苦。

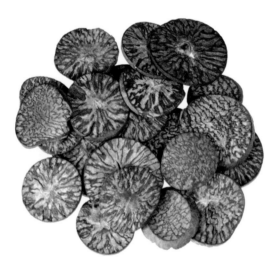

焦槟榔 **Semen Arecae** 王如峰 摄

功能主治 消食导滞。用于食积不消，泻痢后重。

酸枣仁 Suanzaoren

SEMEN ZIZIPHI SPINOSAE

　　本品为鼠李科植物酸枣 **Ziziphus jujuba** Mill. var. **spinosa**（Bunge）Hu ex H. F. Chou 的干燥成熟种子。秋末冬初采收成熟果实，除去果肉和核壳，收集种子，晒干。

原植物　酸枣 **Ziziphus jujuba** Mill. var. **spinosa**（Bunge）Hu ex H. F. Chou in Fam. Trees Hopei 307, f. 118. 1934; 中国植物志, 48（1）: 135, 1982; 中华人民共和国药典（1990）, 1: 325, 1990.——*Z. sativa* var. *spinosa*（Bge.）Schneid., 中华人民共和国药典（1963）, 1: 296, 1964.——*Z. spinosa* Hu, 中华人民共和国药典（1977）, 1: 630, 1978.

　　落叶灌木，稀为小乔木，高 1～3m。老枝灰褐色，幼枝绿色；于分枝基部处具刺 1 对，1 枚针形直立，长达 3cm，另 1 枚向下弯曲，长约 0.7cm。单叶互生；托叶针状；叶片长圆状卵形至卵状披针形，先端钝，基部圆形，稍偏斜，边缘具细锯齿。花小，2～3 朵簇生于叶腋；花萼 5 裂，裂片卵状三角形；花瓣 5，黄绿色，与萼片互生，雄蕊 5，与花瓣对生；花盘明显，10 浅裂；子房椭圆形，埋于花盘中，花柱 2 裂。核果肉质，近球形或短矩圆形，直径 0.7～1.2cm，具薄的中果皮，味酸，成熟时暗红褐色，果皮薄，核两头钝。花期 6～7 月，果期 8～9 月。

　　产于华北、西北及辽宁、吉林、山东、江苏、安徽、河南、湖北、四川。生于向阳或干燥的山坡、山谷、丘陵、平原、路旁以及荒地。

性状　本品呈扁圆形或扁椭圆形，长 5～9mm，宽 5～7mm，厚约 3mm。表面紫红色或紫褐色，平滑有光泽，有的有裂纹。有的两面均呈圆隆状突起；有的一面较平坦，中间有 1 条隆起的纵线纹；另一面稍突起。一端凹陷，可见线形种脐；另端有细小突起的合点。种皮较脆，胚乳白色，子叶 2，浅黄色，富油性。气微，味淡。

功能主治　养心补肝，宁心安神，敛汗，生津。用于虚烦不眠，惊悸多梦，体虚多汗，津伤口渴。

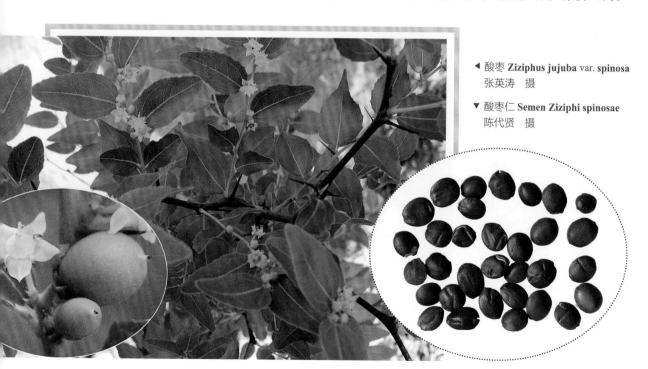

◀ 酸枣 Ziziphus jujuba var. spinosa
张英涛 摄

▼ 酸枣仁 Semen Ziziphi spinosae
陈代贤 摄

豨莶草 Xixiancao

HERBA SIEGESBECKIAE ORIENTALIS ET AL.

本品为菊科植物豨莶 **Siegesbeckia orientalis** L. 、腺梗豨莶 **Siegesbeckia pubescens** Makino 或毛梗豨莶 **Siegesbeckia glabrescens** Makino 的干燥地上部分。夏、秋二季花开前和花期均可采割，除去杂质，晒干。

原 植 物

豨莶 Siegesbeckia orientalis L., Sp. Pl. 900, 1753; 中国植物志 , 75: 339, 1979; 中华人民共和国药典（1977），1: 632, 1978.

一年生草本，高 30 ~ 100cm。茎直立，上部分枝常成复二歧状，全部分枝被灰白色短柔毛。叶对生；基部叶花期枯萎；中部叶三角状卵圆形或卵状披针形，长 4 ~ 10cm，宽 1.8 ~ 6.5cm，先端渐尖，基部阔楔形，下延成具翼的柄，边缘有不规则的浅裂或粗齿，上面绿色，下面淡绿，具腺点，两面被毛，三出基脉，侧脉及网脉明显；上部叶渐小，卵状长圆形，边缘浅波状或全缘，近无柄。头状花序多数，集成顶生的圆锥花序；花梗长 1.5 ~ 4cm，密生短柔毛；总苞阔钟状；总苞片 2 层，叶质，背面被紫褐色头状具柄的腺毛，外层苞片 5 ~ 6 枚，线状匙形或匙形，开展，长 8 ~ 11mm，宽约 1.2mm；内层苞片卵状长圆形或卵圆形，长约 5mm，宽 1.5 ~ 2.2mm；外层托片长圆形，内弯，内层托片倒卵状长圆形；花黄色；雌花花冠的管部长约 0.7mm；两性管状花上部钟状，上端有 4 ~ 5 卵圆形裂片。瘦果倒卵圆形，有 4 棱，先端有灰褐色状突起，长 3 ~ 3.5mm，宽 1 ~ 1.5mm。花期 4 ~ 9 月，果期 6 ~ 11 月。

产于陕西、甘肃、江苏、安徽、浙江、江西、福建、湖南、广东、海南、广西、四川、贵州、云南等地。生于海拔 100 ~ 2700m 的山野、荒草地、灌丛及林下。

腺梗豨莶 Siegesbeckia pubescens Makino in Journ. Jap. Bot. 1, 7: 21, 1917; 中国植物志 , 75: 341, 1979; 中华人民共和国药典（1963），1: 302, 1964.

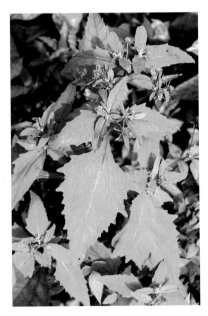

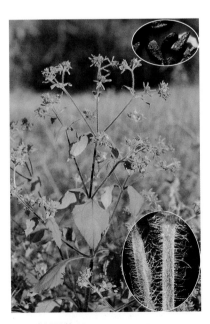

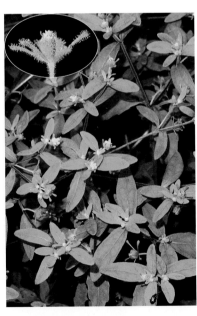

豨莶 **Siegesbeckia orientalis** 朱鑫鑫 摄

腺梗豨莶 **Siegesbeckia pubescens** 周鹏、朱鑫鑫 摄

毛梗豨莶 **Siegesbeckia glabrescens** 徐晔春、朱鑫鑫 摄

与豨莶 **Siegesbeckia orientalis** 相似，但花梗和分枝的上部被紫褐色头状具柄的密腺毛和长柔毛；中部叶卵圆形或卵形，边缘有尖头齿；分枝非二歧状。总苞背面密被紫褐色头状具柄腺毛；舌状花的花冠管部长 1 ~ 1.2mm，舌片先端 2 ~ 3 齿裂，有时 5 齿裂。瘦果 4 棱，先端有灰褐色球状突起。花期 5 ~ 8 月，果期 6 ~ 10 月。

产于西南及吉林、辽宁、河北、山西、陕西、甘肃、江苏、安徽、浙江、江西、湖南、湖北、四川、贵州、云南及西藏等地。生于海拔 100 ~ 3400m 的山坡、灌丛、林中或路旁。

毛梗豨莶 Siegesbeckia glabrescens Makino in Journ. Jap. Bot. 1: 25, 1917; 中国植物志 , 75: 340, 1979; 中华人民共和国药典（1977）, 1: 632, 1978.

与豨莶 **Siegesbeckia orientalis** 相似，但花梗和枝上部疏生平伏的短柔毛；叶片卵圆形或卵圆披针形，边缘有规则的齿；茎上部分枝非二歧状。总苞片背面密被紫褐色头状有柄的腺毛；托片倒卵状长圆形，背面疏被头状具柄腺毛。花期 4 ~ 9 月，果期 6 ~ 11 月。

产于江苏、安徽、浙江、江西、福建、湖北、湖南、广东、四川、贵州、云南等地。生于海拔 200 ~ 1000m 的山坡、路旁草地及灌丛中。

性　状　本品茎略呈方柱形，多分枝，长 30 ~ 110cm，直径 0.3 ~ 1cm；表面灰绿色、黄棕色或紫棕色，有纵沟和细纵纹，被灰色柔毛；节明显，略膨大；质脆，易折断，断面黄白色或带绿色，髓部宽广，类白色，中空。叶对生，叶片多皱缩、卷曲，展平后呈卵圆形，灰绿色，边缘有钝锯齿，两面皆有白色柔毛，主脉 3 出。有的可见黄色头状花序，总苞片匙形。气微，味微苦。

功能主治　祛风湿，利关节，解毒。用于风湿痹痛，筋骨无力，腰膝酸软，四肢麻痹，半身不遂，风疹湿疮。

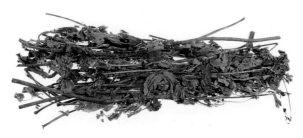

豨莶草 Herba Siegesbeckiae orientalis　陈代贤　摄

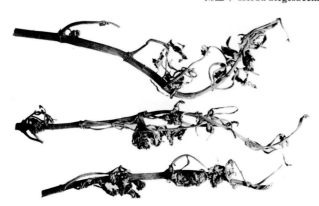

豨莶草 Herba Siegesbeckiae pubescentis　张继　摄

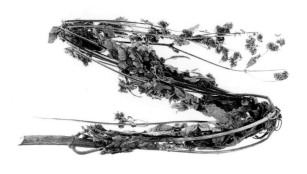

豨莶草 Herba Siegesbeckiae glabrescentis　陈代贤　摄

蜘蛛香 *Zhizhuxiang*

RHIZOMA ET RADIX VALERIANAE JATAMANSI

本品为败酱科植物蜘蛛香**Valeriana jatamansi** Jones 的干燥根状茎和根。秋季采挖，除去泥沙，晒干。

原植物 蜘蛛香 **Valeriana jatamansi** Jones in As. Res. 2：405，416. 1790；中国植物志，73（1）：28，1986；中华人民共和国药典（1977），1：633，1978.

植株高 20~70cm；根状茎短，粗厚，块柱状，节密，有浓烈香气。基生叶莲座状，叶片心形至卵状心形，长 2~14cm，宽 3~10cm，不分裂，边缘具疏浅波齿，被短毛或有时无毛，叶柄长为叶片的 2~3 倍；茎生叶比基生叶小，2 或 3 对，下部的心状圆形，近无柄，上部的常羽裂，无柄。花序为顶生伞房状聚伞花序，苞片和小苞片长钻形，中肋明显，最上部的小苞片常与果实等长。花白色或淡红色，杂性。雌花小，长 1.5mm，不育花药着生于极短的花丝上，位于花冠喉部；雌蕊伸出花冠外，柱头 3 深裂。两性花较大，长 3~4mm、雌雄蕊与花冠等长。瘦果长卵形，两面被毛。花期 5~7 月，果期 6~9 月。

产于河南、陕西、湖北、四川、贵州、云南、西藏。生于海拔 2500m 以下的山顶草地、林中或溪边。

性　状 本品根状茎呈圆柱形，略扁，稍弯曲，少分枝，长 1.5~8cm，直径 0.5~2cm；表面暗棕色或灰褐色，有紧密隆起的环节和突起的点状根痕，有的顶端略膨大，具茎、叶残基；质坚实，不易折断，折断面略平坦，黄棕色或灰棕色，可见筋脉点（维管束）断续排列成环。根细长，稍弯曲，长 3~15cm，直径约 0.2cm，有浅纵皱纹，质脆。气特异，味微苦、辛。

功能主治 理气止痛，消食止泻，祛风除湿，镇惊安神。用于脘腹胀痛，食积不化，腹泻痢疾，风湿痹痛，腰膝酸软，失眠。

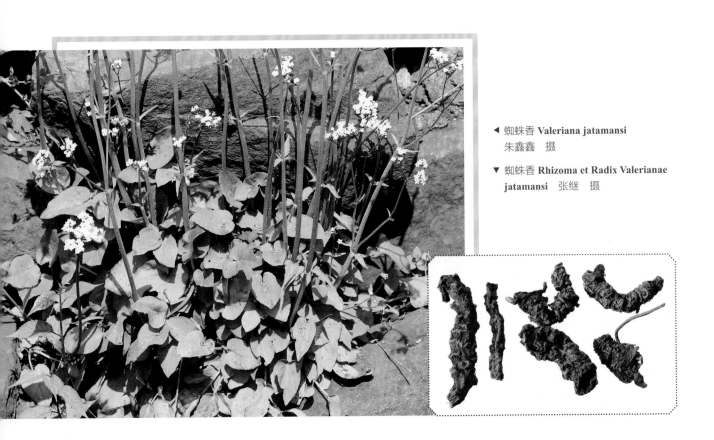

◀ 蜘蛛香 Valeriana jatamansi
朱鑫鑫 摄

▼ 蜘蛛香 Rhizoma et Radix Valerianae jatamansi 张继 摄

罂粟壳 Yingsuqiao

PERICARPIUM PAPAVERIS

本品为罂粟科植物罂粟 **Papaver somniferum** L. 的干燥成熟果壳。秋季将成熟果实或已割取浆汁后的成熟果实摘下，破开，除去种子和枝梗，干燥。

原植物 罂粟 **Papaver somniferum** L., Sp. pl. ed. 1: 508. 1753; 中国植物志 , 32: 52, 1999; 中华人民共和国药典（1953），1: 101, 1953.

一年生或二年生草本，高 30~60（~100）cm，栽培者可达 1.5m。无毛，或在植物体下部与总花梗上具极少的刚毛，有乳汁。根近圆锥状，垂直。茎直立，不分枝，无毛，具白粉。叶互生，无托叶；茎下部的叶有短柄，上部的叶无柄，抱于茎上；叶片长 5~30cm，宽 3~20cm，朱端渐尖或钝，基部心形，叶脉明显，略突起，边缘为不整齐的波状锯齿，两面无毛，被白粉成灰绿色。花单生，常下垂，具长柄，花梗长可达 25cm，无毛或稀散生刚毛；萼片 2，宽卵形，绿色，边缘膜质，早落；花瓣 4，有时为重瓣，近圆形或近扇形，长 4~7cm，宽 3~11cm，边缘浅波状或各种分裂，白色、粉红色、红色至紫色；雄蕊多数，花丝纤细，白色，花药黄色，2 室纵裂；雌蕊 1，子房球形，无毛，1 室，胚珠多数，着生于侧膜胎座上，无花柱，柱头 5~18 枚，辐射状排列，成扁盘状。蒴果球形或长圆状椭圆形，长 4~7cm，直径 4~5cm，无毛，成熟时褐色，孔裂。种子多数，细小，表面粗蜂窝状，黑色或深灰色。花果期 3~11 月。

原产于南欧。

性状 本品呈椭圆形或瓶状卵形，多已破碎成片状，直径 1.5~5cm，长 3~7cm。外表面黄白色、浅棕色至淡紫色，平滑，略有光泽，无割痕或有纵向或横向的割痕；顶端有 6~14 条放射状排列呈圆盘状的残留柱头；基部有短柄。内表面淡黄色，微有光泽；有纵向排列的假隔膜，棕黄色，上面密布略突起的棕褐色小点。体轻，质脆。气微清香，味微苦。

功能主治 敛肺，涩肠，止痛。用于久咳，久泻，脱肛，脘腹疼痛。

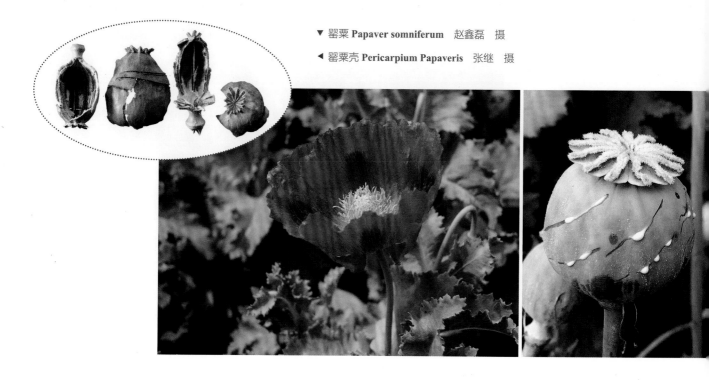

▼ 罂粟 **Papaver somniferum** 赵鑫磊 摄

◀ 罂粟壳 **Pericarpium Papaveris** 张继 摄

辣椒 Lajiao

FRUCTUS CAPSICI

　　本品为茄科植物辣椒 **Capsicum annuum** L. 或其栽培变种的干燥成熟果实。夏、秋二季果皮变红色时采收，除去枝梗，晒干。

原植物　辣椒 **Capsicum annuum** L.，Sp. Pl. 188，1753；中国植物志，67（1）：62，1978；中华人民共和国药典（1953），1：300，1953.

　　一年生或有限多年生草本。高 40~80cm。单叶互生，枝顶端节不伸长而成双生或簇生状；叶片长圆状卵形、卵形或卵状披针形，长 4~13cm，宽 1.5~4cm，全缘，先端短渐尖或急尖，基部狭楔形。花单生，俯垂；花萼杯状，不显著 5 齿；花冠白色，裂片卵形；雄蕊 5；雌蕊 1，子房上位，2 室，少数 3 室，花柱线状。浆果长指状，先端渐尖且常弯曲，未成熟时绿色，成熟后呈红色、橙色或紫红色，味辣。种子多数，扁肾形，淡黄色。花、果期 5~11 月。

　　我国各省区均有栽培。

性　状　本品呈圆锥形、类圆锥形，略弯曲。表面橙红色、红色或深红色，光滑或较皱缩，显油性，基部微圆，常有绿棕色、具 5 裂齿的宿萼及果柄。果肉薄。质较脆，横切面可见中轴胎座，有菲薄的隔膜将果实分为 2~3 室，内含多数种子。气特异，味辛、辣。

功能主治　温中散寒，开胃消食。用于寒滞腹痛，呕吐，泻痢，冻疮。

▶ 辣椒 **Capsicum annuum**
　李华东　摄

▼ 辣椒 **Fructus Capsici**
　王如峰　摄

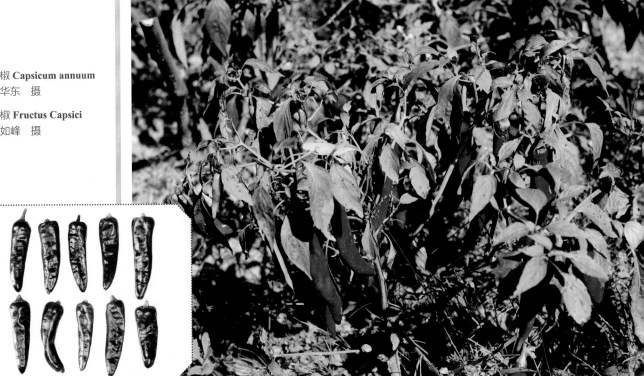

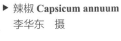

漏芦 Loulu

本品为菊科植物祁州漏芦 **Rhaponticum uniflorum**（L.）DC. 的干燥根。春、秋二季采挖，除去须根和泥沙，晒干。

原植物 祁州漏芦 **Rhaponticum uniflorum**（L.）DC. in Ann. Mus. Paris 16：189，1810；中国植物志，78（1）：184，1987；中华人民共和国药典（1977），1：636，1978.——*R. uniflorum* DC.，中华人民共和国药典（1963），1：295，1964.

多年生草本，高（6）30～100cm。根状茎粗厚，主根圆柱形，直径 1～3cm，上部密被残存叶柄。茎直立，不分枝，簇生或单生，有条纹，具白色绵毛或短毛。基生叶有长柄，叶柄长 6～20cm，被厚绵毛；基生叶及下部茎叶全为椭圆形，长 12～25cm，宽 5～10cm，羽状全裂呈琴形，裂片常再羽状深裂或深裂，两面均被蛛丝状毛或粗糙毛茸；中部及上部叶较小，有短柄或无柄。头状花序，单生茎顶，直径 3.5～6cm；总苞宽钟状，基部凹；总苞片约 9 层，具干膜质附片，外层短，卵形，中层附片宽，成掌状分裂，内层披针形，先端尖锐；花冠紫红色，长约 3.1cm，下部条形，上部稍扩张成圆筒形，先端 5 裂；雄蕊 5，花药聚合；子房下位，花柱伸出，柱头 2 裂，紫色。瘦果，倒圆锥形，长 5～6mm，棕褐色，具 4 棱；冠毛刚毛状，不等长。花期 5～7 月，果期 6～8 月。

产于东北及内蒙古、河北、山西、陕西、甘肃、青海、山东、河南、四川等地。生于海拔 390～2700m 的山坡丘陵地、松林下或桦木林下。

性　状 本品呈圆锥形或扁片块状，多扭曲，长短不一，直径 1～2.5cm。表面暗棕色、灰褐色或黑褐色，粗糙，具纵沟及菱形的网状裂隙。外层易剥落，根头部膨大，有残茎和鳞片状叶基，顶端有灰白色绒毛。体轻，质脆，易折断，断面不整齐，灰黄色，有裂隙，中心有的呈星状裂隙，灰黑色或棕黑色。气特异，味微苦。

功能主治 清热解毒，消痈，下乳，舒筋通脉。用于乳痈肿痛，痈疽发背，瘰疬疮毒，乳汁不通，湿痹拘挛。

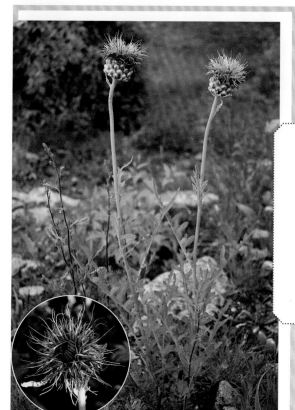

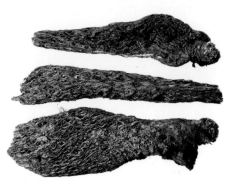

◀ 祁州漏芦 **Rhaponticum uniflorum**　张英涛　摄

▼ 漏芦 **Radix Rhapontici**　张继　摄

蕤仁 Ruiren

本品为蔷薇科植物蕤核 **Prinsepia uniflora** Batal. 或齿叶扁核木 **Prinsepia uniflora** Batal. var. **serrata** Rehd. 的干燥成熟果核。夏、秋间采摘成熟果实，除去果肉，洗净，晒干。

原 植 物

蕤核 **Prinsepia uniflora** Batal. in Act. Hort. Petrop. 12: 167. 1892; 中国植物志 , 38: 6, 1986; 中华人民共和国药典（1963），1: 306, 1964.

灌木，高 1～2m。老枝紫色，树皮光滑；小枝灰绿色或灰褐色，无毛或有短柔毛；枝刺钻形，长 0.5～1cm，无毛，刺上无叶。叶互生或丛生，近无叶柄；叶片长圆状披针形或窄长圆形，长 2～5.5cm，宽 6～8mm，先端圆钝或急尖，基部楔形或宽楔形，边全缘，有时呈浅波状或有不规则锯齿；两面无毛，托叶小，早落。花单生或 2～3 朵簇生于叶丛内；花梗长 3～5mm，无毛；花直径 8～10mm；萼筒陀螺状；萼片短三角形或半圆形，先端圆钝，全缘；花瓣白色，有紫色脉纹，倒卵形，基部有短爪，先端啮蚀状；雄蕊 10，花药黄色，长 5～6mm，圆卵形；心皮 1，无毛；花柱侧生，柱头头状。核果球形，红褐色或黑褐色，直径 8～12mm，无毛，有光泽；萼片宿存，反折；核为左右压扁的卵球形，长约 7mm。花期 4～5 月，果期 8～10 月。

产于河南、山西、陕西、内蒙古、甘肃和四川。生于海拔 900～1100m 的山坡阳处或山脚下。

齿叶扁核木 **Prinsepia uniflora** Batal. var. **serrata** Rehd. in Journ. Arn. Arb. 22: 575. 1941; 中国植物志 , 38: 8, 1986; 中华人民共和国药典（1985），1: 329, 1985.

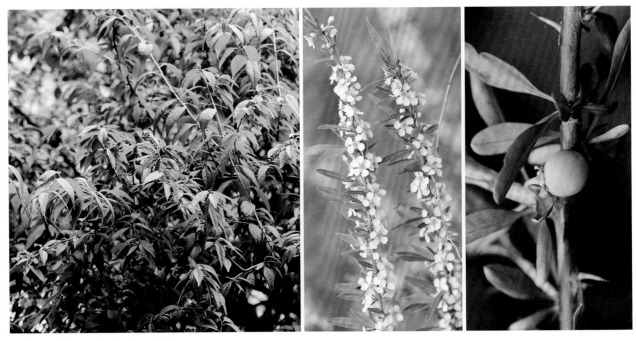

蕤核 **Prinsepin uniflora**　李华东、朱鑫鑫　摄

与蕤核原变种相似，但叶片边缘有明显锯齿，不育枝上叶片卵状披针形或卵状长圆形，先端急尖或短渐尖；花枝上叶片长圆形或窄椭圆形；花梗长 5～15mm。花期 4～5 月，果期 8～10 月。

　　产于山西、陕西、甘肃、青海、四川。生于海拔 800～2000m 的山坡、山谷以及沟边黄土丘陵地。

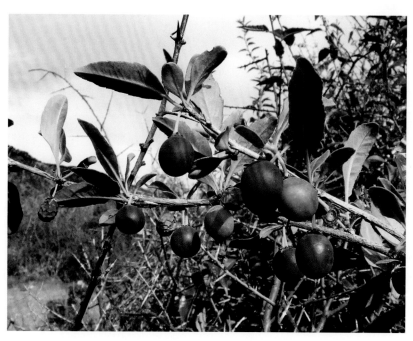

齿叶扁核木 **Prinsepia uniflora** var. **serrata**　朱大海　摄

性　　状　本品呈类卵圆形，稍扁，长 7～10mm，宽 6～8mm，厚 3～5mm。表面淡黄棕色或深棕色，有明显的网状沟纹，间有棕褐色果肉残留，顶端尖，两侧略不对称。质坚硬。种子扁平卵圆形，种皮薄，浅棕色或红棕色，易剥落；子叶 2，乳白色，有油脂。气微，味微苦。

功能主治　疏风散热，养肝明目。用于目赤肿痛，睑弦赤烂，目暗羞明。

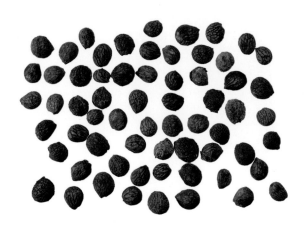

蕤仁 **Nux Prinsepiae uniflorae serratae**　康帅　摄

槲寄生 Hujisheng

本品为桑寄生科植物槲寄生 **Viscum coloratum**（Komar.）Nakai 的干燥带叶茎枝。冬季至次春采割，除去粗茎，切段，干燥，或蒸后干燥。

原植物 槲寄生 **Viscum coloratum**（Komar.）Nakai in Rep. Veg. Degelet Isl. 17. 1919; 中国植物志，24: 148, 1988; 中华人民共和国药典（1977），1: 640, 1978.

灌木，绿色或黄绿色，高 30～80cm。茎枝均圆柱状，小枝二歧、三歧或多歧地分枝，节间长 5～10cm，粗 3～5mm，稍膨大。叶对生成轮生，革质，椭圆形或长圆状披针形，长 3～7cm，宽 0.7～1.5（～2）cm，基出脉 3～5 条，基部楔形，先端钝或圆形；叶柄短。花序雌雄异株，顶生或腋生于茎叉状分枝处；雄花序聚伞状，无总梗或总梗长达 5mm，总苞舟状，长 5～7mm，通常具 3 朵花，中央 1 枚花具 2 枚小苞片或缺；雄花花蕾时卵球形，长 3～4mm；萼片 4 裂，卵形。雌聚伞状花序穗状，无梗或具短梗 2～3mm，具花 3～5 朵，顶生一枚具 2 枚小苞片或缺，侧生的每花具 1 枚小苞片；苞片宽三角形，长约 1.5mm。雌花花蕾时长卵球形，长约 2mm；萼片 4，三角形，长约 1mm；柱头乳头状。果球状，直径 6～8mm，淡黄色、橙红色，径 6～8mm，具宿存花柱，果皮平滑。花期 4～5 月，果期 9～11 月。

除新疆、西藏、云南、广东不产，其他各省区均产。生于海拔 500～2200m 的阔叶林中，寄生于榆、杨、柳、桦、李、梨、栎、苹果、枫杨、赤杨、椴属植物上。

性状 本品茎枝呈圆柱形，2～5 叉状分枝，长约 30cm，直径 0.3～1cm；表面黄绿色、金黄色或黄棕色，有纵皱纹；节膨大，节上有分枝或枝痕；体轻，质脆，易折断，断面不平坦，皮部黄色，木部色较浅，射线放射状，髓部常偏向一边。叶对生于枝梢，易脱落，无柄；叶片呈长椭圆状披针形，长 2～7cm，宽 0.5～1.5cm；先端钝圆，基部楔形，全缘；表面黄绿色，有细皱纹，主脉 5 出，中间 3 条明显，革质。气微，味微苦，嚼之有黏性。

功能主治 祛风湿，补肝肾，强筋骨，安胎元。用于风湿痹痛，腰膝酸软，筋骨无力，崩漏经多，妊娠漏血，胎动不安，头晕目眩。

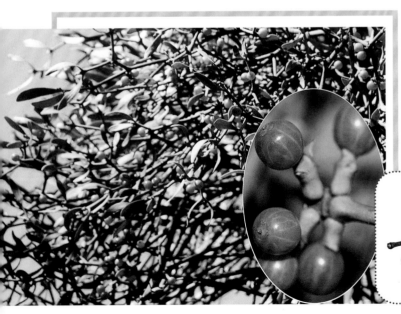

◄ 槲寄生 Viscum coloratum　周繇　摄

▼ 槲寄生 Herba Visci　陈代贤　摄

暴马子皮 Baomazipi

CORTEX SYRINGAE

本品为木犀科植物暴马丁香 **Syringa reticulata**（Bl.）Hara var. **mandshurica**（Maxim.）Hara 的干燥干皮或枝皮。春、秋二季剥取，干燥。

原植物 暴马丁香 **Syringa reticulata**（Bl.）Hara var. **mandshurica**（Maxim.）Hara in Journ. Jap. Bot. 17: 21. 1941; 中国植物志 , 61: 81, 1992; 中华人民共和国药典（1977），1: 641, 1978.

落叶小乔木或大乔木。高 4～10m，可达 15m，具直立或开展枝条；树皮紫灰褐色，具细裂纹。当年生枝绿色或略带紫晕，疏生皮孔，二年生枝棕褐色，光亮，具较密皮孔。叶片厚纸质，宽卵形、卵形至椭圆状卵形或为长圆状披针形，长 2.5～13cm，宽 1～6（～8）cm；叶柄长 1～2.5cm。圆锥花序由 1 到多对着生于同一枝条上的侧芽抽生，长 10～20（～27）cm，宽 8～20cm；花序轴、花梗和花萼均无毛；花序轴具皮孔；花梗长 0～2mm；花萼长 1.5～2mm，萼齿钝、凸尖或截平；花冠白色，呈辐状，长 4～5mm，花冠管长约 1.5mm，裂片卵形，长 2～3mm，先端锐尖；花丝与花冠裂片近等长或长于裂片可达 1.5mm，花药黄色。果长椭圆形，长 1.5～2（～2.5）cm，先端常钝，或为锐尖、凸尖，光滑或具细小皮孔。花期 6～7 月，果期 8～10 月。

产于黑龙江、吉林、辽宁。生于海拔 100～1200m 的山坡灌丛或林边、草地、沟边，或针、阔叶混交林中。

性状 本品呈槽状或卷筒状，长短不一，厚 2～4mm。外表面暗灰褐色，嫩皮平滑，有光泽，老皮粗糙，有横纹；横向皮孔椭圆形，暗黄色；外皮薄而韧，可横向撕剥，剥落处显暗黄绿色。内表面淡黄褐色。质脆，易折断，断面不整齐。气微香，味苦。

功能主治 清肺祛痰，止咳平喘。用于咳喘痰多。

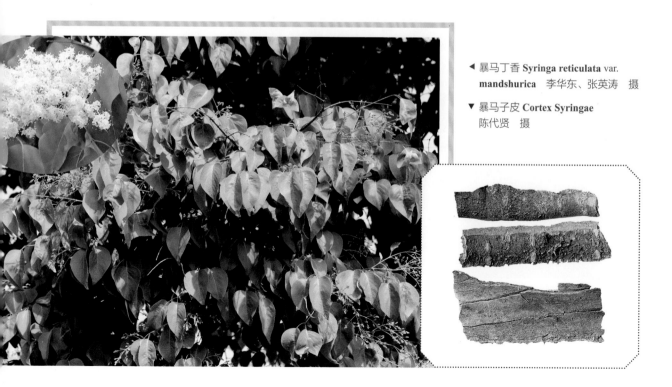

◀ 暴马丁香 Syringa reticulata var. mandshurica 李华东、张英涛 摄

▼ 暴马子皮 Cortex Syringae 陈代贤 摄

槲寄生 / 暴马子皮　　687

墨旱莲 Mohanlian

HERBA ECLIPTAE

本品为菊科植物鳢肠 **Eclipta prostrata** L. 的干燥地上部分。花开时采割，晒干。

原植物 **鳢肠 Eclipta prostrata** L., Mant. 2: 286. 1771; 中国植物志, 75: 344, 1979; 中华人民共和国药典（1977），1: 642, 1978.

一年生草本。茎直立，斜升或平卧，高 60（~100）cm，通常自基部分枝，被贴生糙毛。叶纸质，长圆状披针形或披针形，长 3~10cm，宽 0.5~2.5cm，顶端尖或渐尖，基部渐狭，无柄或具短柄，边缘细齿，两面被糙伏毛。头状花序径 6~8mm；花序梗纤细，长 2~4cm；总苞球状钟形，长 5mm，宽 6~7mm；总苞片 5~6，2 层，长圆形或长圆状披针形，外层较长。舌状花 2 层（雌花），舌片长 2.5~3mm，2 浅裂或全缘；管状花多数（两性花），白色，长约 1.5mm，顶端 4 齿裂。瘦果暗褐色，长 2.8mm，雌花的瘦果三棱形，两性花的瘦果四棱形，边缘具肋。顶端截形，具 1~3 细齿，表面有小瘤状突起，无毛。花果期 6~9 月。

产于全国各省区。生于河边、田边或路旁。

注释：鳢肠的完整学名为 **Eclipta prostrata**（L.）L.。

性状 本品全体被白色茸毛。茎呈圆柱形，有纵棱，直径 2~5mm；表面绿褐色或墨绿色。叶对生，近无柄，叶片皱缩卷曲或破碎，完整者展平后呈长披针形，全缘或具浅齿，墨绿色。头状花序直径 2~6mm。瘦果椭圆形而扁，长 2~3mm，棕色或浅褐色。气微，味微咸。

功能主治 滋补肝肾，凉血止血。用于肝肾阴虚，牙齿松动，须发早白，眩晕耳鸣，腰膝酸软，阴虚血热吐血、衄血、尿血，血痢，崩漏下血，外伤出血。

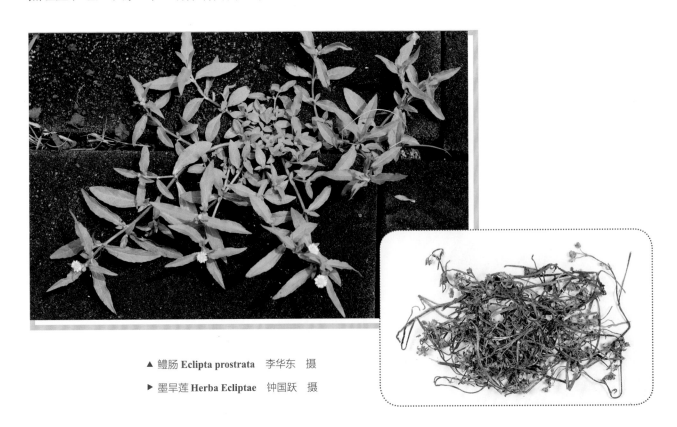

▲ 鳢肠 **Eclipta prostrata** 李华东 摄

▶ 墨旱莲 Herba Ecliptae 钟国跃 摄

稻芽 Daoya

FRUCTUS ORYZAE GERMINATUS

本品为禾本科植物稻 **Oryza sativa** L. 的成熟果实经发芽干燥的炮制加工品。将稻谷用水浸泡后，保持适宜的温、湿度，待须根长至约 1cm 时，干燥。

原植物 稻 **Oryza sativa** L. Sp. Pl. 333. 1753；中国植物志，9（2）：6，2002；中华人民共和国药典（1977），1：642，1978.

一年生水生草本。秆直立，高 0.5～1.5m，随品种而异。叶鞘无毛；叶舌披针形，长 10～25cm；具 2 枚镰形抱茎的叶耳；叶片线状披针形，长 40cm 左右，宽约 1cm。圆锥花序大型疏展，长约 30cm，分枝多，棱粗糙，成熟期向下弯垂；小穗含 1 成熟花，两侧甚压扁，长圆状卵形至椭圆形，长约 10mm，宽 2～4mm；颖极小，仅在小穗柄先端留下半月形的痕迹，退化外稃 2 枚，锥刺状，长 2～4mm；两侧孕性花外稃质厚，具 5 脉，中脉成脊，表面有方格状小乳头状突起，厚纸质，遍布细毛端毛较密，有芒或无芒；内稃与外稃同质，具 3 脉，先端尖而无喙；雄蕊 6 枚，花药长 2～3mm。颖果长约 5mm，宽约 2mm，厚 1～1.5mm；胚比小，约为颖果长的 1/4。

我国东北、华中、华东、华南及西南大部分省区均有栽培。

性状 本品呈扁长椭圆形，两端略尖，长 7～9mm，直径约 3mm。外稃黄色，有白色细茸毛，具 5 脉。一端有 2 枚对称的白色条形浆片，长 2～3mm，于一个浆片内侧伸出弯曲的须根 1～3 条，长 0.5～1.2cm。质硬，断面白色，粉性。气微，味淡。

功能主治 消食和中，健脾开胃。用于食积不消，腹胀口臭，脾胃虚弱，不饥食少。炒稻芽偏于消食。用于不饥食少。焦稻芽善化积滞。用于积滞不消。

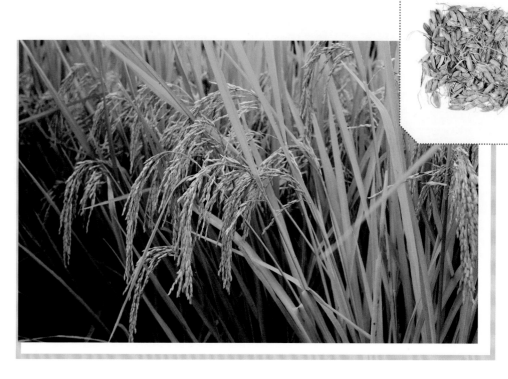

◀ 稻 **Oryza sativa**
李华东 摄

▲ 稻芽 Fructus Oryzae
Germinatus 钟国跃 摄

鹤虱 Heshi

FRUCTUS CARPESII

本品为菊科植物天名精 **Carpesium abrotanoides** L. 的干燥成熟果实。秋季果实成熟时采收，晒干，除去杂质。

原植物 天名精 **Carpesium abrotanoides** L., Sp. Pl. 860. 1753; 中国植物志, 75: 313, 1979; 中华人民共和国药典（1963）, 1: 305, 1964.

多年生草本，高 50～100cm。茎粗壮，圆柱状，上部密被短柔毛，多分枝。基部叶开花前凋萎，茎下部叶薄，宽椭圆形至长圆形，长 8～16cm，宽 4～7cm，顶端钝至尖，基部楔形，狭成具宽翅的柄，边缘有不规则的钝齿，两面被短柔毛，下面有小腺点。叶柄长 5～15mm，密被短柔毛；茎上部叶长圆形，无柄，渐小，顶端尖。头状花序多数，生于叶腋，近无梗，直径 6～8mm，排成穗状，通常无苞叶或有时有 1～2 片极小的苞叶。总苞钟状球形；总苞片 3 层，外层极短，卵圆形，渐尖，背面被短柔毛，基部干膜质，上端草质，中、内层长圆形，顶端圆形。雌花狭筒状，长 1.5mm，两性花筒状，长 2～2.5mm，具 5 齿。瘦果长约 3.5mm，喙长约 0.7mm。花果期 8～10 月。

产于华东、华中、华南、西南各省区及河北、山西、陕西等省区。垂直分布海拔 2800m 以下的村旁、路边荒地溪边及林缘。

性　状 本品呈圆柱状，细小，长 3～4mm，直径不及 1mm。表面黄褐色或暗褐色，具多数纵棱。顶端收缩呈细喙状，先端扩展成灰白色圆环；基部稍尖，有着生痕迹。果皮薄，纤维性，种皮菲薄透明，子叶 2，类白色，稍有油性。气特异，味微苦。

功能主治 杀虫消积。用于蛔虫病，蛲虫病，绦虫病，虫积腹痛，小儿疳积。

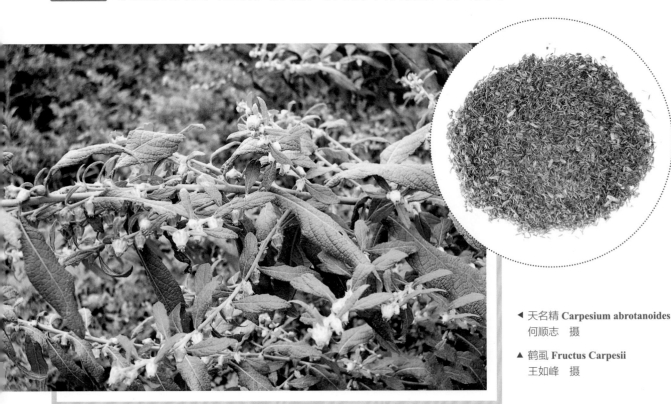

◀ 天名精 Carpesium abrotanoides
何顺志　摄

▲ 鹤虱 Fructus Carpesii
王如峰　摄

薤白 Xiebai

BULBUS ALLII MACROSTEMONIS ET AL.

本品为百合科植物小根蒜 **Allium macrostemon** Bge. 或薤 **Allium chinense** G. Don 的干燥鳞茎。夏、秋二季采挖，洗净，除去须根，蒸透或置沸水中烫透，晒干。

原 植 物

小根蒜 Allium macrostemon Bge. in Enum. Pl. China Bor. Coll. 65. 1833; 中国植物志, 14: 265, 1980; 中华人民共和国药典（1963）, 1: 309, 1964.

鳞茎近球状，粗 0.7 ~ 1.5（~ 2）cm，基部常具小鳞茎，易脱落；鳞茎外皮黑色，纸质。叶 3 ~ 5 枚，半圆柱状或三棱状半圆形，中空，上面具沟槽，短于花葶。花葶高 30 ~ 70cm，1/4 ~ 1/3 被叶鞘；总苞 2 裂，短于花序；伞形花序半球状至球状，花多而密，或间具珠芽或有时全为珠芽；小花梗近等长，长为花被片的 3 ~ 5 倍，基部具小苞片；珠芽暗紫色，基部亦具小苞片；花淡紫色或淡红色；花被片长圆形至长圆状披针形，长 4 ~ 5.5mm，宽 1.2 ~ 2mm，内轮常较狭；花丝等长，稍长于花被片，基部合生并贴生于花被片，分离的基部扩大成狭三角形，向上狭成锥形，内轮的基部约为外轮基部宽的 1.5 倍；子房近球形，腹缝线基部具有帘的凹陷蜜穴；花柱伸出花被片。花、果期 5 ~ 7 月。

除海南、青海、新疆外，全国各省区均产。生于海拔 1600m 以下的山坡、丘陵山谷或草地。

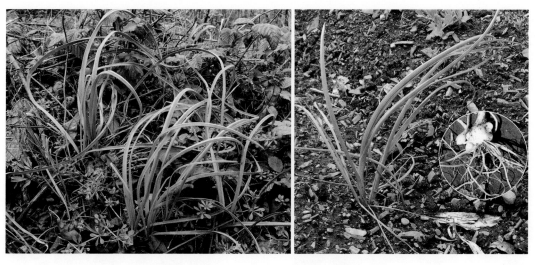

小根蒜 **Allium macrostemon** 赵鑫磊、于俊林　摄

薤 Allium chinense G. Don in Mem. Wern. Nat. Hist. Soc. 6: 83. 1827; 中国植物志, 14: 259, 1980; 中华人民共和国药典（2000）, 1: 309, 2000.

鳞茎数枚聚生，狭卵形，粗 1 ~ 1.5（~ 2）cm，外皮白色或带红色，膜质，不破裂。叶 2 ~ 5 枚，圆筒状，中空，具 3 ~ 5 棱，与花葶近等长，粗 1 ~ 3mm。花葶侧生，圆柱状，高 20 ~ 40cm，下部被叶鞘。总苞 2 裂，短于花序；伞形花序近半球状，较松散；小花梗近等长，长于花被片 1 ~ 4 倍，基部具小苞片；花淡紫色至暗紫色；花被片宽椭圆形至近圆形，顶端钝圆，长 4 ~ 6mm，宽 3 ~ 4mm，内轮稍长；花丝等长，长约为花被片的 1.5 倍，仅基部合生并贴生于花被片，内轮基部扩大，扩大部分每侧各具 1 齿，外轮锥形无齿；子房倒卵球状，腹缝线基部具有帘的凹陷蜜穴；花柱伸出花被外。花、果期

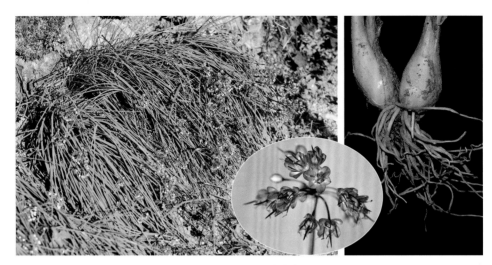

薤 **Allium chinense** 朱鑫鑫 摄

10～11月。

　　长江流域和以南各省区广泛栽培，也有野生。

性　状

小根蒜　本品呈不规则卵圆形，高 0.5 ～1.5cm，直径 0.5 ～1.8cm。表面黄白色或淡黄棕色，皱缩，半透明，有类白色膜质鳞片包被，底部有突起的鳞茎盘。质硬，角质样。有蒜臭，味微辣。

薤　本品呈略扁的长卵形，高 1 ～3cm，直径 0.3 ～1.2cm。表面淡黄棕色或棕褐色，具浅纵皱纹。质较软，断面可见鳞叶 2 ～3 层。嚼之粘牙。

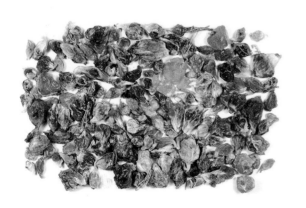

薤白 **Bulbus Allii macrostemonis** 张继 摄

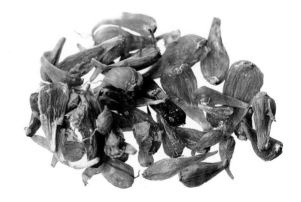

薤白 **Bulbus Allii chinensis** 陈代贤 摄

功能主治　通阳散结，行气导滞。用于胸痹心痛，脘腹痞满胀痛，泻痢后重。

薏苡仁 Yiyiren

SEMEN COICIS

本品为禾本科植物薏米 **Coix lacryma-jobi** L.var. **mayuen**（Roman.）Stapf 的干燥成熟种仁。秋季果实成熟时采割植株，晒干，打下果实，再晒干，除去外壳、黄褐色种皮和杂质，收集种仁。

原 植 物 薏米 **Coix lacryma-jobi** L. var. **mayuen**（Rom. Caill.）Stapf in Fl. Brit. India 7（21）: 100, 1896; 中国植物志, 10（3）: 293, 1997; Fl China 22: 649, 2006; 中华人民共和国药典（1977）, 1: 650, 1978.

一年生草本。秆高 1～1.5m，具 6～10 节，多分枝。叶片宽大开展，无毛。总状花序腋生，雄花序位于雌花序上部，具 5～6 对雄小穗。雌小穗位于花序下部，为甲壳质的总苞所包；总苞椭圆形，先端成颈状之喙，并具一斜口，基部短收缩，长 8～12mm，宽 4～9mm，有纵长直条纹，质地较软而薄，揉搓和手指按压可破，灰白色、暗褐色或浅棕褐色。颖果饱满，白色或黄白色，富含淀粉，长圆形，长 5～8mm，宽 4～6mm，厚 3～4mm，腹面具宽沟，基部有棕色种脐。雄小穗长约 9mm，宽约 5mm；雄蕊 3 枚，花药长 3～4mm。花、果期 7～12 月。

产于辽宁、河北、河南、陕西、江苏、安徽、浙江、江西、湖北、福建、台湾、广东、广西、四川、云南等省区；生于温暖潮湿的路边地和山谷溪沟，海拔 2000m 以下较普遍。

性　　状 本品呈宽卵形或长椭圆形，长 4～8mm，宽 3～6mm。表面乳白色，光滑，偶有残存的黄褐色种皮；一端钝圆，另端较宽而微凹，有 1 淡棕色点状种脐；背面圆凸，腹面有 1 条较宽而深的纵沟。质坚实，断面白色，粉性。气微，味微甜。

功能主治 利水渗湿，健脾止泻，除痹，排脓，解毒散结。用于水肿，脚气，小便不利，脾虚泄泻，湿痹拘挛，肺痈，肠痈，赘疣，癌肿。

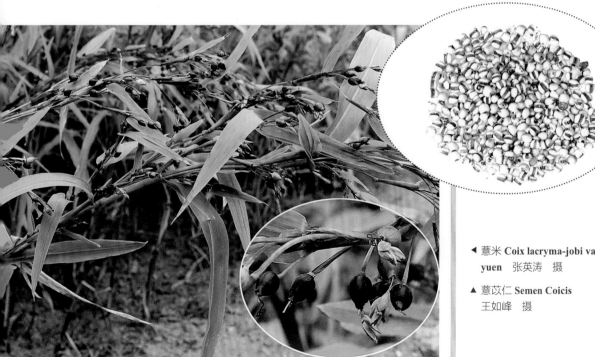

◀ 薏米 Coix lacryma-jobi var. ma-
　yuen　张英涛　摄

▲ 薏苡仁 Semen Coicis
　王如峰　摄

薄荷 Bohe

本品为唇形科植物薄荷 **Mentha haplocalyx** Briq. 的干燥地上部分。夏、秋二季茎叶茂盛或花开至三轮时，选晴天，分次采割，晒干或阴干。

原植物 薄荷 **Mentha haplocalyx** Briq. in Bull. Soc. Bot. Geneve 5: 39. 1889; 中国植物志 , 66: 262, 1977; 中华人民共和国药典（1977）, 1: 650, 1977.——*M. arvensis* Linn., 中华人民共和国药典（1953）, 1: 336, 1953.

多年生芳香草本，茎直立，高 30 ~ 80cm。具匍匐的根状茎，深入土壤可至 13cm，质脆，容易折断。茎锐四棱形，多分枝，四侧无毛或略具倒生的柔毛，角隅及近节处毛较显著。单叶对生；叶柄长 2 ~ 15mm；叶形变化较大，披针形、卵状披针形、长圆状披针形至椭圆形，长 3 ~ 7cm，宽 0.8 ~ 3cm，先端锐尖或渐尖，基部楔形至近圆形，边缘在基部以上疏生粗大的牙齿状锯齿，侧脉 5 ~ 6 对，上面深绿色，下面淡绿色，两面具柔毛及黄色腺鳞，以下面分布较密。轮伞花序腋生，轮廓球形，花时径约 18mm，愈向茎顶，则节间、叶及花序逐渐变小；花柄纤细，长 2.5mm，略被柔毛或近无毛；花萼管状钟形，长 2 ~ 3mm，外被柔毛及腺点，内面无毛，具 10 脉，萼齿 5，狭三角状钻形，长约 1mm，缘有纤毛；花冠淡紫色至白色，冠檐 4 裂，上裂片先端 2 裂，较大，其余 3 片近等大，花冠喉内部被微柔毛；雄蕊 4，前对较长，常伸出花冠外，花丝丝状，无毛，花药卵圆形，2 室，药室平行；花柱略超出雄蕊，先端近相等 2 浅裂，裂片钻形。小坚果卵珠形，长 0.9mm，宽 0.6mm，黄褐色或淡褐色，具小腺窝。花期 7 ~ 9 月，果期 10 ~ 11 月。

产于南北各地。生于水旁潮湿地，海拔可高达 3500m。

性状 本品茎呈方柱形，有对生分枝，长 15 ~ 40cm，直径 0.2 ~ 0.4cm；表面紫棕色或淡绿色，棱角处具茸毛，节间长 2 ~ 5cm；质脆，断面白色，髓部中空。叶对生，有短柄；叶片皱缩卷曲，完整者展平后呈宽披针形、长椭圆形或卵形，长 2 ~ 7cm，宽 1 ~ 3cm；上表面深绿色，下表面灰绿色，稀被茸毛，有凹点状腺鳞。轮伞花序腋生，花萼钟状，先端 5 齿裂，花冠淡紫色。揉搓后有特殊清凉香气，味辛凉。

功能主治 疏散风热，清利头目，利咽，透疹，疏肝行气。用于风热感冒，风温初起，头痛，目赤，喉痹，口疮，风疹，麻疹，胸胁胀闷。

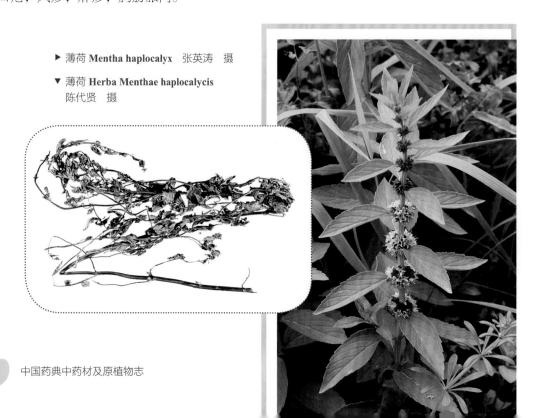

▶ 薄荷 Mentha haplocalyx 张英涛 摄

▼ 薄荷 Herba Menthae haplocalycis 陈代贤 摄

颠茄草 Dianqiecao

本品为茄科植物颠茄 **Atropa belladonna** L. 的干燥全草。在开花至结果期内采挖，除去粗茎和泥沙，切段干燥。

原植物 颠茄 **Atropa belladonna** L.，Sp. Pl. 181. 1753.；中国植物志，67（1）：19，1978；中华人民共和国药典（1953），1：348，1953.

草本。高 0.5～2m。叶互生或在枝上部大小不等的双生，叶柄长达 4cm；叶片卵形、卵状椭圆形或椭圆形，长 7～25cm，宽 3～12cm，顶端渐尖或急尖，基部楔形并下沿至叶柄，两面沿叶脉有柔毛。花俯垂，花梗长 2～3cm，密生白色腺毛；花萼长约花冠之半，裂片三角形，长 1～1.5cm，顶端渐尖，生腺毛，花后稍增大，果时成星芒状向外开展；花冠筒状钟形，下部黄绿色，上部淡紫色，长 2.5～3cm，直径约 1.5cm，筒中部稍膨大，5 浅裂，裂片花开放时向外反折；花丝长约 1.7cm，花药椭圆形，黄色；花柱长约 2cm，柱头带绿色。浆果球状，直径 1.5～2cm，成熟后紫黑色，光滑，汁液紫色。种子扁肾脏形，褐色，长 1.5～2mm，宽 1.2～1.8mm。花果期 6～9 月。

原产于欧洲中部、西部和南部。我国有引种栽培。

性状 本品根呈圆柱形，直径 5～15mm，表面浅灰棕色，具纵皱纹；老根木质，细根易折断，断面平坦，皮部狭，灰白色，木部宽广，棕黄色，形成层环纹明显；髓部白色。茎扁圆柱形，直径 3～6mm，表面黄绿色，有细纵皱纹和稀疏的细点状皮孔，中空，幼茎有毛。叶多皱缩破碎，完整叶片卵状椭圆形，黄绿色至深棕色。花萼 5 裂，花冠钟状。果实球形，直径 5～8mm，具长梗，种子多数。气微，味微苦、辛。

功能主治 抗胆碱药。

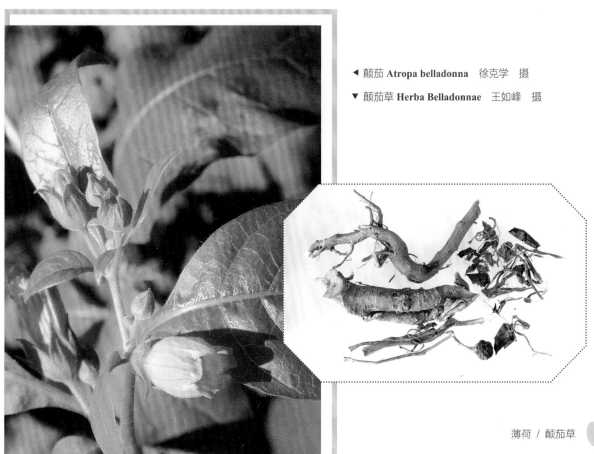

◄ 颠茄 Atropa belladonna　徐克学　摄

▼ 颠茄草 Herba Belladonnae　王如峰　摄

橘红 Juhong

本品为芸香科植物橘 **Citrus reticulata** Blanco 及其栽培变种的干燥外层果皮。秋末冬初果实成熟后采收，用刀削下外果皮，晒干或阴干。

原 植 物 见"陈皮"项下。

性 状 本品呈长条形或不规则薄片状，边缘皱缩向内卷曲。外表面黄棕色或橙红色，存放后呈棕褐色，密布黄白色突起或凹下的油室。内表面黄白色，密布凹下透光小圆点。质脆易碎。气芳香，味微苦、麻。

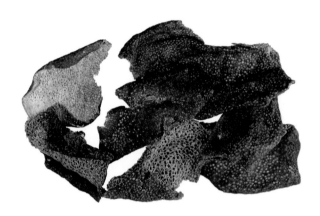

橘红 **Exocarpium Citri Rubrum** 陈代贤 摄

功能主治 理气宽中，燥湿化痰。用于咳嗽痰多，食积伤酒，呕恶痞闷。

橘核 Juhe

SEMEN CITRI RETICULATAE

本品为芸香科植物橘 **Citrus reticulata** Blanco 及其栽培变种的干燥成熟种子。果实成熟后收集，洗净，晒干。

原 植 物 见"陈皮"项下。

性　　状 本品略呈卵形，长 0.8～1.2cm，直径 0.4～0.6cm。表面淡黄白色或淡灰白色，光滑，一侧有种脊棱线，一端钝圆，另端渐尖成小柄状。外种皮薄而韧，内种皮菲薄，淡棕色，子叶 2，黄绿色，有油性。气微，味苦。

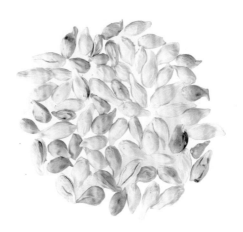

橘核 **Semen Citri reticulatae**　王如峰　摄

功能主治 理气，散结，止痛。用于疝气疼痛，睾丸肿痛，乳痈乳癖。

藏菖蒲 Zangchangpu

RHIZOMA ACORI CALAMI

本品为天南星科植物藏菖蒲 **Acorus calamus** L. 的干燥根状茎。秋、冬二季采挖，除去须根和泥沙，晒干。系藏族习用药材。

原植物 藏菖蒲 **Acorus calamus** L.，SP. PL. 1：324. 1753；中国植物志，13（2）：5，1979；中华人民共和国药典（2000），1：313，2000.

多年生草本。根状茎横走，稍扁，分枝，直径 5～10mm，外皮黄褐色，芳香，肉质根多数，长 5～6cm，具毛发状须根。叶基生，基部两侧膜质叶鞘宽 4～5mm，向上渐狭，至叶长 1/3 处渐行消失、脱落。叶片剑状线形，长 90～100（～150）cm，中部宽 1～2（～3）cm，基部宽、对褶，中部以上渐狭，草质，绿色，光亮；中肋在两面均明显隆起，侧脉 3～5 对，平行，纤弱，大都伸延至叶尖。花序柄三棱形，长（15～）40～50cm；叶状佛焰苞剑状线形，长 30～40cm；肉穗花序斜向上或近直立，狭锥状圆柱形，长 4.5～6.5（～8）cm，直径 6～12mm。花黄绿色，花被片长约 2.5mm，宽约 1mm；花丝长 2.5mm，宽约 1mm，子房长圆柱形，长 3mm，粗 1.25mm。浆果长圆形，红色。花期（2～）6～9 月。

全国各省区均产。生于海拔 2600m 以下的水边、沼泽湿地或湖泊浮岛上，也常有栽培。

性状 本品呈扁圆柱形，略弯曲，长 4～20cm，直径 0.8～2cm。表面灰棕色至棕褐色，节明显，节间长 0.5～1.5cm，具纵皱纹，一面具密集圆点状根痕；叶痕呈斜三角形，左右交互排列，侧面茎基痕周围常残留有鳞片状叶基和毛发状须根。质硬，断面淡棕色，内皮层环明显，可见众多棕色油细胞小点。气浓烈而特异，味辛。

功能主治 温胃，消炎止痛。用于补胃阳，消化不良，食物积滞，白喉，炭疽等。

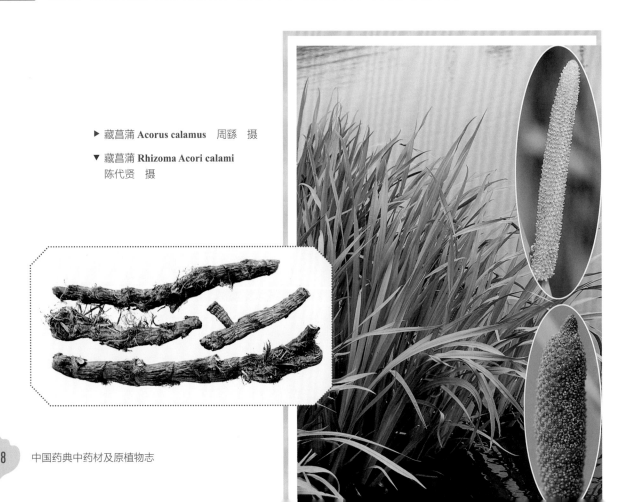

▶ 藏菖蒲 Acorus calamus　周鉎　摄

▼ 藏菖蒲 **Rhizoma Acori calami**
　陈代贤　摄

藁本 Gaoben

RHIZOMA ET RADIX LIGUSTICI SINENSIS ET AL.

本品为伞形科植物藁本 **Ligusticum sinense** Oliv. 或辽藁本 **Ligusticum jeholense** Nakai et Kitag. 的干燥根状茎和根。秋季茎叶枯萎或次春出苗时采挖，除去泥沙，晒干或烘干。

原 植 物

藁本 Ligusticum sinense Oliv. in Hook. Ic. Pl. 20: Pl. 1958. 1891; 中国植物志, 55（2）: 252, 1985; 中华人民共和国药典（1963）, 1: 312, 1964.

多年生草本，高达 1m。根状茎发达，具膨大的结节。茎直立，圆柱形，中空，有纵直沟纹。基生叶具长柄，柄长可达 20cm；叶片轮廓宽三角形，长 10～15cm，宽 15～18cm，二回三出式羽状全裂，第一回羽片轮廓长圆状卵形，长 6～10cm，宽 5～7cm，下部羽片具柄，柄长 3～5cm，基部略膨大；末回裂片卵形，长约 3cm，宽约 2cm，边缘具齿状浅裂，有小尖头，顶生小羽片先端渐尖至尾状；茎中部叶较大；茎上部叶简化。复伞形花序顶生或侧生；总苞片 6～10，线形至羽状细裂，长约 6mm；伞辐 14～30，长达 5cm，四棱形，粗糙；小伞形花序有小总苞片约 10 片，线形或窄披针形，长 3～4mm；花小，无萼齿；花瓣白色，倒卵形，先端微凹，具内折小尖头；雄蕊 5；花柱基隆起，花柱长，向外反曲。双悬果长圆卵形，长约 4mm，宽 2～2.5mm，先端狭，分生果背棱突起，侧棱略扩大成翅状，背棱棱槽内有油管 1～3，侧棱棱槽内有油管 3，合生面有油管 4～6，胚乳腹面平直。花期 7～9 月，果期 9～10 月。

产于陕西、浙江、江西、河南、湖南、湖北、四川等地。生于海拔 1000～2700m 的林下、沟边草丛中及湿润的水滩边。

辽藁本 Ligusticum jeholense Nakai et Kitag. in Rep. First Sci. Exped. Manch. sect. 4. 4: 36, 90. 1936; 中国植物志, 55（2）: 256, 1985; 中华人民共和国药典（1977）, 1: 662, 1978.

多年生草本，高 30～80cm。根圆锥形，分叉，表面深褐色。根状茎较短。茎直立，圆柱形，中空，具纵条纹，常带紫色。叶具柄，基生叶叶柄长达 19cm，向上渐短；叶片轮廓宽卵形，长 5～10cm，宽 8～16cm，二至三回三出式羽状全裂，第一回裂片 4～6 对，最下一对有较长的柄，柄长 2～5cm；第二回裂片常无柄；末回裂片卵形至菱状卵形，长 2～3cm，宽 1～2cm，基部心形至楔形，边缘常 3～5 浅裂，

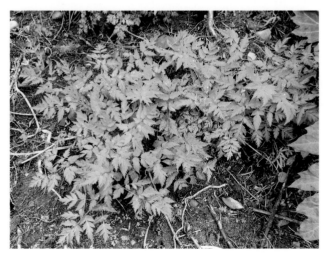

藁本 Ligusticum sinense　赵鑫磊　摄

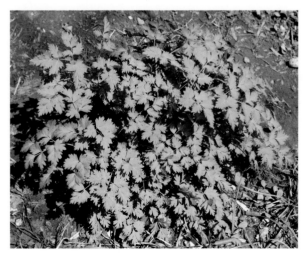

辽藁本 Ligusticum jeholense　李华东　摄

裂片具齿，齿端有小尖头。复伞形花序顶生或侧生，直径3～7cm；总苞片2，线形，长约1cm，被糙毛，边缘狭膜质，早落；伞辐8～16，长2～3cm；小总苞片8～10，钻形，长3～5mm，被糙毛；小伞形花序有花15～20；萼齿不明显；花瓣白色，长圆状倒卵形，具内折小舌片；花柱基隆起，半球形，花柱长，果期向下反曲。双悬果椭圆形，长3～4mm，宽2～2.5mm，分生果背棱突起，侧棱狭翅状，棱槽内有油管1，少为2，合生面2～4，胚乳腹面平直。花期7～9月，果期9～10月。

产于吉林、辽宁、河北、山西、山东等地。生于海拔1250～2500m的林下、草甸、林缘、阴湿石砾山坡及沟边。

性状

藁本 本品根状茎呈不规则结节状圆柱形，稍扭曲，有分枝，长3～10cm，直径1～2cm。表面棕褐色或暗棕色，粗糙，有纵皱纹，上侧残留数个凹陷的圆形茎基，下侧有多数点状突起的根痕和残根。体轻，质较硬，易折断，断面黄色或黄白色，纤维状。气浓香，味辛、苦、微麻。

辽藁本 本品较小，根状茎呈不规则的团块状或柱状，长1～3cm，直径0.6～2cm。有多数细长弯曲的根。

功能主治
祛风，散寒，除湿，止痛。用于风寒感冒，巅顶疼痛，风湿痹痛。

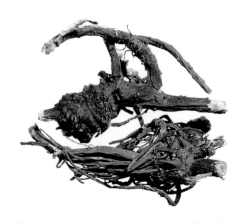
藁本 Rhizoma et Radix Ligustici sinensis 陈代贤 摄

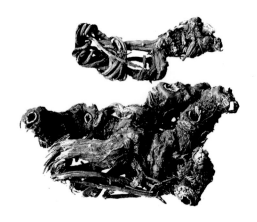
藁本 Rhizoma et Radix Ligustici jeholensis 陈代贤 摄

檀香 Tanxiang

本品为檀香科植物檀香 **Santalum album** L. 树干的干燥心材。

原植物 檀香 **Santalum album** L., Sp. Pl. 349.1753.; 中国植物志, 24: 57, 1988; 中华人民共和国药典（1963）, 1: 312, 1964.

常绿小乔木，高约 10m。枝圆柱状，灰褐色，具条纹，有多数皮孔和半圆形的叶痕；小枝细长，淡绿色，节间稍肿大。叶椭圆状卵形，膜质，长 4~8cm，宽 2~4cm，基部楔形，多少下延，边缘波状，稍外曲，先端锐尖，背面有白粉，中脉在背面隆起，侧脉约 10 对，网脉不明显；叶柄长 1~1.5cm。聚伞状圆锥花序腋生和顶生，长 2.5~4cm；总花梗长 2~5cm；花小，花被管钟状，4 裂，裂片卵状三角形，长 2~2.5mm，内面初时绿黄色，后变棕红色；雄蕊 4，长稍过裂片；花盘裂片卵圆形，长约 1mm；花柱长 3mm，深红色，柱头浅 3（~4）裂。核果长 1~1.2cm，径约 1cm，外果皮肉质多汁，熟时深紫红色或紫黑色，顶端稍平坦，花被残痕直径 5~6mm，宿存花柱基稍隆起；内果皮具纵棱 3~4 条。花期 5~6 月，果期 7~9 月。

广东、海南、台湾有栽培。

性状 本品为长短不一的圆柱形木段，有的略弯曲，一般长约 1m，直径 10~30cm。外表面灰黄色或黄褐色，光滑细腻，有的具疤节或纵裂，横截面呈棕黄色，显油迹；棕色年轮明显或不明显，纵向劈开纹理顺直。质坚实，不易折断。气清香，燃烧时香气更浓；味淡，嚼之微有辛辣感。

功能主治 行气温中，开胃止痛。用于寒凝气滞，胸膈不舒，胸痹心痛，脘腹疼痛，呕吐食少。

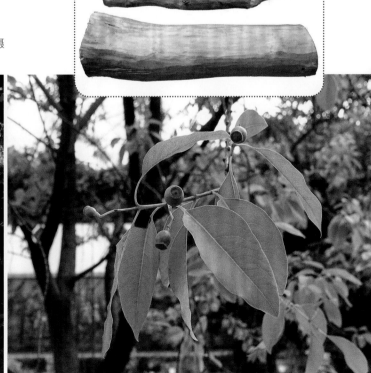

▼ 檀香 Santalum album　赵鑫磊　摄

▶ 檀香 Lignum Santali albi　孟武威　摄

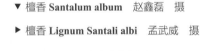

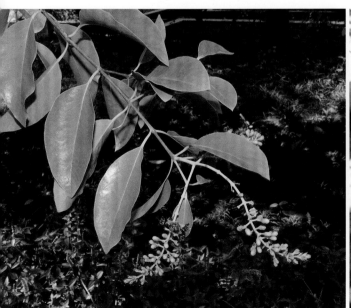

翼首草 Yishoucao

本品为川续断科植物匙叶翼首草 **Pterocephalus hookeri**（C. B. Clarke）Höeck 的干燥全草。夏末秋初采挖，除去杂质，阴干。系藏族习用药材。

原植物 匙叶翼首草 **Pterocephalus hookeri**（C. B. Clarke）Höeck in Engl. u. Pr., Nat. Pflanzenf. 4（4）：189.1897; 中国植物志, 73（1）: 69, 1986; 中华人民共和国药典（1977）, 1: 663, 1978.

多年生无茎草本，高 30～50cm。全株被白色柔毛。宿根粗壮，单一，木质化，近圆柱形。叶全部基生，匙形或条状匙形，长 5～18cm，宽 1～2.5cm，顶端圆钝或急尖，基部渐狭成翅状柄，全缘或一回羽状深裂，两面被疏毛。花葶从叶丛抽出，高 10～40cm，无叶；头状花序单生茎顶，球形，直径 3～4cm；总苞片长卵形，被柔毛，边缘有长缘毛，苞片条状匙形，长 10～12mm，基部有细爪；小总苞筒状，长 4～5mm，顶端略开张，具波状齿牙，外被白色硬糙毛；花萼全裂，成 20 余条柔软羽毛状毛；花冠白色至淡紫色，筒状漏斗状，长 10～15mm，外被长柔毛，先端 5 浅裂，最上的裂片较大，最下一对较小；雄蕊 4，稍伸出花冠管外；子房下位，包于小总苞内。瘦果倒卵形，长 3～5mm，淡棕色，具 8 条纵棱，疏生贴伏毛，顶端有 20 条宿萼刺，羽毛状。花、果期 7～10 月。

产于云南、四川、西藏东部和青海南部。生于海拔 1800～4800m 的山坡草地、高山草甸及耕地附近。

性状 本品根呈类圆柱形，长 5～20cm，直径 0.8～2.5cm；表面棕褐色或黑褐色，具扭曲的纵皱纹和黄白色点状须根痕，外皮易脱落；顶端常有数个麻花状扭曲的根状茎丛生，有的上部密被褐色叶柄残基。体轻，质脆，易折断，断面不平坦，木部白色。叶基生，灰绿色，多破碎，完整叶片长披针形至长椭圆形，全缘，基部常羽状浅裂至中裂，两面均被粗毛。花茎被毛，头状花序近球形，直径 0.8～2.5cm；花白色至淡黄色，萼片为羽毛状，多数。气微，味苦。

功能主治 解毒除瘟，清热止痢，祛风通痹。

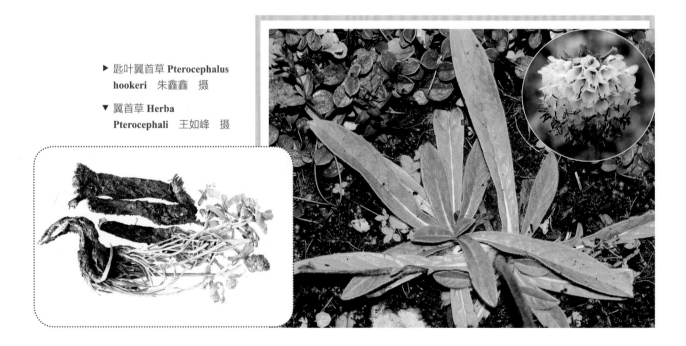

▶ 匙叶翼首草 Pterocephalus
hookeri 朱鑫鑫 摄

▼ 翼首草 Herba
Pterocephali 王如峰 摄

藕节 Oujie

本品为睡莲科植物莲 **Nelumbo nucifera** Gaertn. 的干燥根状茎节部。秋、冬二季采挖根状茎（藕），切取节部，洗净，晒干，除去须根。

原植物 见"莲子"项下。

性　状 本品呈短圆柱形，中部稍膨大，长 2～4cm，直径约 2cm。表面灰黄色至灰棕色，有残存的须根和须根痕，偶见暗红棕色的鳞叶残基。两端有残留的藕，表面皱缩有纵纹。质硬，断面有多数类圆形的孔。气微，味微甘、涩。

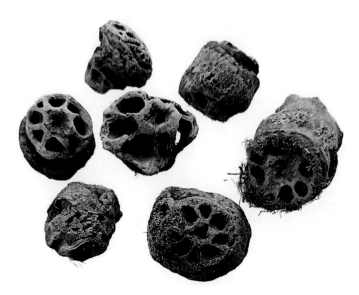

藕节 Nodus Nelumbinis Rhizomatis　郭月秋　摄

功能主治 收敛止血，化瘀。用于吐血，咯血，衄血，尿血，崩漏。

覆盆子 Fupenzi

本品为蔷薇科植物华东覆盆子 **Rubus chingii** Hu 的干燥果实。夏初果实由绿变绿黄时采收，除去梗、叶，置沸水中略烫或略蒸，取出，干燥。

原植物 **华东覆盆子 Rubus chingii** Hu in Journ. Arn. Arb. 6：141. 1925；中国植物志，37：118，1985；中华人民共和国药典（1985），1：339，1985.

藤状灌木，高 1.5～3m。枝细，具皮刺，无毛。单叶，近圆形，直径 4～9cm，两面仅沿叶脉有柔毛或几无毛，基部心形，边缘掌状 5 深裂，稀 3 或 7 裂，顶端渐尖，基部狭缩，顶生裂片与侧生裂片近等长或稍长，具重锯齿，有掌状 5 脉；叶柄长 2～4cm，微具柔毛或无毛，疏生小皮刺；托叶线状披针形。单花腋生，直径 2.5～4cm；花梗长 2～3.5（4）cm，无毛；萼筒毛较稀或近无毛；萼片卵形或卵状长圆形，先端具凸尖头，外面密被短柔毛；花瓣椭圆形或卵状长圆形，长 1～1.5cm，宽 0.7～1.2cm，白色，顶端圆钝，雄蕊多数；雌蕊多数，具柔毛。果实近球形，红色，直径 1.5～2cm，密被灰白色柔毛；核有皱纹。花期 3～4 月，果期 5～6 月。

产于江苏、安徽、浙江、江西、福建、广西。生于低海拔至中海拔地区，于山坡、路边阳处或阴处灌木丛中常见。

性状 本品为聚合果，由多数小核果聚合而成，呈圆锥形或扁圆锥形，高 0.6～1.3cm，直径 0.5～1.2cm。表面黄绿色或淡棕色，顶端钝圆，基部中心凹入。宿萼棕褐色，下有果梗痕。小果易剥落，每个小果呈半月形，背面密被灰白色茸毛，两侧有明显的网纹，腹部有突起的棱线。体轻，质硬。气微，味微酸涩。

功能主治 益肾固精缩尿，养肝明目。用于遗精滑精，遗尿尿频，阳痿早泄，目暗昏花。

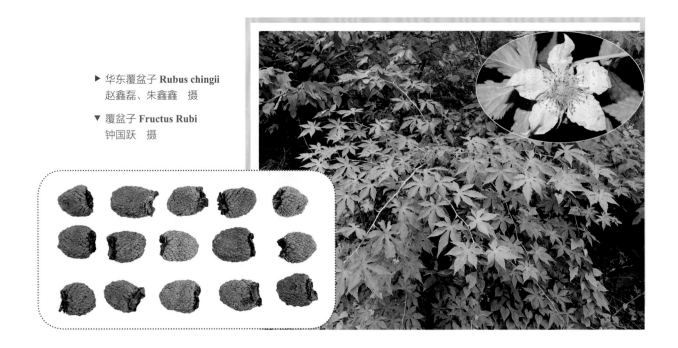

► 华东覆盆子 Rubus chingii
　赵鑫磊、朱鑫鑫　摄

▼ 覆盆子 Fructus Rubi
　钟国跃　摄

瞿麦 Qumai

HERBA DIANTHI SUPERBI ET AL.

　　本品为石竹科植物瞿麦 **Dianthus superbus** L. 或石竹 **Dianthus chinensis** L. 的干燥地上部分，夏、秋二季花果期采割，除去杂质，干燥。

原 植 物

瞿麦 Dianthus superbus L., Fl. Suec. ed. 2. 146. 1755; 中国植物志 , 26: 424, 1996; 中华人民共和国药典（1963）, 1: 314, 1964.

　　多年生草本，高可达 1m。茎丛生，直立，绿色，无毛，上部二歧分枝，节明显。叶对生，线形或线状披针形，长 5～10cm，宽 3～5mm，先端渐尖，中脉特显，基部成短鞘状抱茎，全缘，两面均无毛。花单生或 2 朵，或顶下腋生成稀疏歧式分枝的圆锥花序；花梗长达 4cm；小苞片 4～6，排成 2～3 轮；花萼圆筒形，淡紫红色，长达 4cm，先端 5 裂，裂片披针形，边缘膜质，有细毛；花瓣 5，长 4～5cm，淡红色、白色或淡紫红色，先端深裂成细线状，喉部具有丝毛状鳞片，基部有长爪，爪长 1.5～3cm，包于萼筒内；雄蕊 10；子房上位，1 室，花柱 2，细长。蒴果长圆形，与宿萼近等长。种子黑色。花期 6～9 月，果期 8～10 月。

　　全国大部分省区有分布。生于海拔 400～3700m 的山坡、草地、路旁或林下。

石竹 Dianthus chinensis L., Sp. Pl. 1: 411. 1753; 中国植物志 , 26: 414, 1996; 中华人民共和国药典（1963）, 1: 314, 1964.

　　与瞿麦 **Dianthus superbus** 相似，但苞片卵形、叶状披针形，开张，长为萼筒的 1/2，先端尾状渐尖；萼筒长 2～2.5cm，裂片宽披针形；花瓣通常紫红色，喉部有斑纹和疏生须毛，先端浅裂成锯齿状。花期 5～6 月，果期 7～9 月。

　　全国大部分省区有分布。生于海拔 1000m 以下的山坡草丛中。

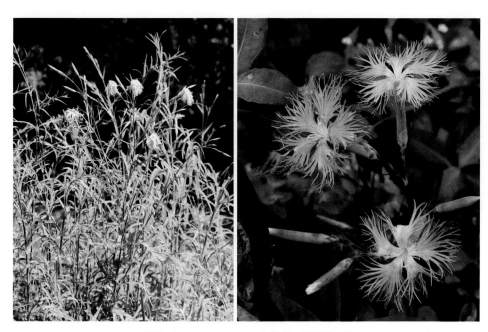

瞿麦 **Dianthus superbus**　朱鑫鑫、赵鑫磊　摄

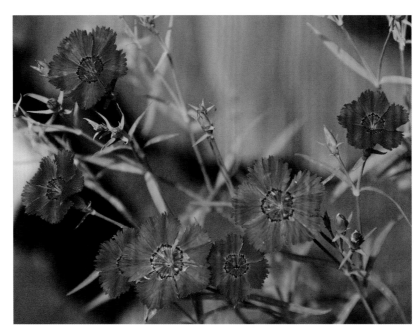

石竹 *Dianthus chinensis* 周繇 摄

性 状

瞿麦 本品茎圆柱形，上部有分枝，长30～60cm；表面淡绿色或黄绿色，光滑无毛，节明显，略膨大，断面中空。叶对生，多皱缩，展平叶片呈条形至条状披针形。枝端具花及果实，花萼筒状，长2.7～3.7cm；苞片4～6，宽卵形，长约为萼筒的1/4；花瓣棕紫色或棕黄色，卷曲，先端深裂成丝状。蒴果长筒形，与宿萼等长。种子细小，多数。气微，味淡。

石竹 本品萼筒长1.4～1.8cm，苞片长约为萼筒的1/2；花瓣先端浅齿裂。

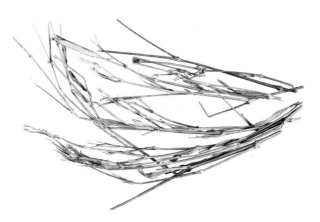

瞿麦 **Fructus Dianthi superbi** 郭庆梅 摄

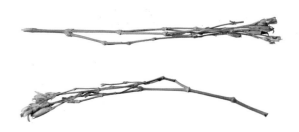

瞿麦 **Herba Dianthi chinensis** 康帅 摄

功能主治 本品利尿通淋，活血通经。用于热淋，血淋，石淋，小便不通，淋沥涩痛，经闭瘀阻。

翻白草 Fanbaicao

本品为蔷薇科植物翻白草 **Potentilla discolor** Bge. 的干燥全草。夏、秋二季开花前采挖，除去泥沙和杂质，干燥。

原植物 翻白草 **Potentilla discolor** Bge. in Mém. Acad. Imp. Sci. St.-Pétersbourg, Sér. 6, Sci. Math. 2: 99. 1833; 中国植物志, 37: 291, 1985; 中华人民共和国药典（1963），1: 315, 1964.

多年生草本。根粗壮，下部常肥厚呈纺锤状。花茎直立、上升或微铺散，高 10～45cm，密被白色绵毛。基生叶有小叶 2～4 对，连叶柄长 4～20cm，叶柄密被白色绵毛，有时并有长柔毛；小叶片对生或互生，无柄，长圆形或长圆状披针形，长 1～5cm，宽 5～8mm，上面暗绿色，被稀疏白色绵毛或脱落几无毛，下面密被白色或灰白色绵毛；基生叶托叶膜质，褐色，外面被白色长柔毛；茎生叶 1～2，有掌状 3～5 小叶；托叶草质，绿色，卵形或宽卵形，边缘有缺刻状牙齿，稀全缘，下面密被白色绵毛。聚伞花序，有花数朵至多朵，疏散；花梗长 1～2.5cm，被绵毛；花直径 1～2cm；萼片三角状卵形，副萼片披针形，比萼片短，均外面被白色绵毛；花瓣黄色，倒卵形，顶端微凹或圆钝，比萼片长；花柱近顶生，基部具乳头状膨大；柱头稍扩大。瘦果近肾形，直径约 1mm；光滑。花、果期 5～9 月。

产于黑龙江、吉林、辽宁、内蒙古、河北、山西、陕西、山东、河南、江苏、安徽、浙江、江西、湖北、湖南、四川、福建、台湾、广东。生于海拔 100～1850m 的荒地、山谷、沟边、山坡草地、草甸及疏林下。

性状 本品块根呈纺锤形或圆柱形，长 4～8cm，直径 0.4～1cm；表面黄棕色或暗褐色，有不规则扭曲沟纹；质硬而脆，折断面平坦，呈灰白色或黄白色。基生叶丛生，单数羽状复叶，多皱缩弯曲，展平后长 4～13cm；小叶 5～9 片，柄短或无，长圆形或长椭圆形，顶端小叶片较大，上表面暗绿色或灰绿色，下表面密被白色绒毛，边缘有粗锯齿。气微，味甘、微涩。

功能主治 清热解毒，止痢，止血。用于湿热泻痢，痈肿疮毒，血热吐衄，便血，崩漏。

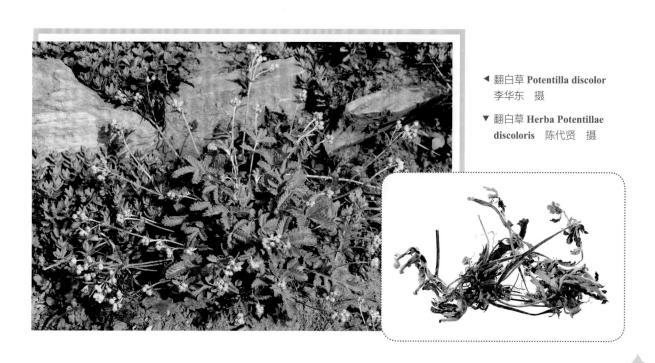

◀ 翻白草 **Potentilla discolor**
李华东　摄

▼ 翻白草 **Herba Potentillae discoloris**　陈代贤　摄

药材中文名索引

（按汉语拼音排序）

药材拉丁名索引

I

L

M

N

O

S

原植物拉丁学名索引

A

C

Q

R

T

<h1 style="text-align:center">内 容 提 要</h1>

本书收载《中国药典》（2020年版）一部植物来源品种542种（含22个炮制品）。每个品种均包括中文名称、拼音名称、拉丁名、来源、原植物、性状、功能主治项，每个品种均附原植物和药材图片，方便读者获取植物药基源、产地、鉴别和直观的影像数据，更准确理解和执行《中国药典》，从生产源头及全过程进行质量管理。

本书可供从事中药药政监督管理、药品生产、经营、使用、检验人员参考。

图书在版编目（CIP）数据

中国药典中药材及原植物志 / 艾铁民主编 . —北京：中国医药科技出版社，2022.8
ISBN 978-7-5214-2895-7

Ⅰ . ①中… Ⅱ . ①艾… Ⅲ . ①国家药典—中国 ②植物药—中国 Ⅳ . ① R921.2

中国版本图书馆 CIP 数据核字（2021）第 278111 号

责任编辑　于海平　曹化雨
版式设计　锋尚设计

出版　**中国健康传媒集团**｜**中国医药科技出版社**
地址　北京市海淀区文慧园北路甲 22 号
邮编　100082
电话　发行：010-62227427　邮购：010-62236938
网址　www.cmstp.com
规格　889×1194mm　¹/₁₆
印张　47
字数　1418 千字
版次　2022 年 8 月第 1 版
印次　2022 年 8 月第 1 次印刷
印刷　北京盛通印刷股份有限公司
经销　全国各地新华书店
书号　ISBN 978-7-5214-2895-7
定价　480.00 元

获取新书信息、投稿、为图书纠错，请扫码联系我们。